AF832779

Thieme

Alterstraumatologie

Herausgegeben von
Steffen Ruchholtz, Benjamin Bücking, Ralf-Joachim Schulz

Mit Beiträgen von

René Aigner
Daniela Berg
Christopher Bliemel
Tobias Braun
Heinrich Burkhardt
Klaus Josef Burkhart
Richard Dodel
Leopold Eberhart
Elena Enderle
Karl-Heinz Frosch
Florian Gebhard
Oliver Gonschorek
Michael Hackl
Peyman Hadji
Alexander Hofmann
Khira Jung
Antonio Krüger
Henning Kunter
Andreas Kurth
Andrea Kussin
Tim Leschinger
Tim Tobias Lögters
Lars Peter Müller
Ludwig Oberkircher
Wolfgang Oertel
Rupert Püllen
Christian Ries
Götz Röderer
Gabriele Röhrig-Herzog
Martin Rößler
Maria Rommens
Ulrich Sachs
Johannes Schneppendahl
Thorsten Steinfeldt
Christian Thiel
Kilian Wegmann
Martin Wehling
Joachim Windolf
Hinnerk Wulf
Ralph Zettl
Hans Zwipp

1. Auflage

624 Abbildungen

Georg Thieme Verlag
Stuttgart • New York

Bibliografische Information der Deutschen Nationalbibliothek
Die Deutsche Nationalbibliothek verzeichnet diese Publikation in der Deutschen Nationalbibliografie; detaillierte bibliografische Daten sind im Internet über http://dnb.d-nb.de abrufbar.

Ihre Meinung ist uns wichtig! Bitte schreiben Sie uns unter

www.thieme.de/service/feedback.html

Wichtiger Hinweis: Wie jede Wissenschaft ist die Medizin ständigen Entwicklungen unterworfen. Forschung und klinische Erfahrung erweitern unsere Erkenntnisse, insbesondere was Behandlung und medikamentöse Therapie anbelangt. Soweit in diesem Werk eine Dosierung oder eine Applikation erwähnt wird, darf der Leser zwar darauf vertrauen, dass Autoren, Herausgeber und Verlag große Sorgfalt darauf verwandt haben, dass diese Angabe **dem Wissensstand bei Fertigstellung des Werkes** entspricht.
Für Angaben über Dosierungsanweisungen und Applikationsformen kann vom Verlag jedoch keine Gewähr übernommen werden. **Jeder Benutzer ist angehalten**, durch sorgfältige Prüfung der Beipackzettel der verwendeten Präparate und gegebenenfalls nach Konsultation eines Spezialisten festzustellen, ob die dort gegebene Empfehlung für Dosierungen oder die Beachtung von Kontraindikationen gegenüber der Angabe in diesem Buch abweicht. Eine solche Prüfung ist besonders wichtig bei selten verwendeten Präparaten oder solchen, die neu auf den Markt gebracht worden sind. **Jede Dosierung oder Applikation erfolgt auf eigene Gefahr des Benutzers.** Autoren und Verlag appellieren an jeden Benutzer, ihm etwa auffallende Ungenauigkeiten dem Verlag mitzuteilen.

© 2016 Georg Thieme Verlag KG
Rüdigerstr. 14
70469 Stuttgart
Deutschland
www.thieme.de

Printed in Germany

1. Auflage 2016

Zeichnungen:Christiane und Dr. Michael von Solodkoff, Neckargemünd; Markus Voll, München; Karin Baum, Paphos, Zypern
Umschlaggestaltung: Thieme Verlagsgruppe
Umschlagsgrafik: Martina Berge, Stadtbergen; verwendete Abbildung von © Robert Kneschke – Fotolia.com, © kuzmafoto – Fotolia.com
Redaktion: Uta Schödl, Emmering
Satz: L 42 Media Solutions, Berlin
Druck: Aprinta Druck GmbH, Wemding

ISBN 978-3-13-177191-9 1 2 3 4 5 6

Auch erhältlich als E-Book:
eISBN (PDF) 978-3-13-177211-4
eISBN (epub) 978-3-13-177221-3

Geschützte Warennamen (Marken) werden **nicht** besonders kenntlich gemacht. Aus dem Fehlen eines solchen Hinweises kann also nicht geschlossen werden, dass es sich um einen freien Warennamen handelt.
Das Werk, einschließlich aller seiner Teile, ist urheberrechtlich geschützt. Jede Verwendung außerhalb der engen Grenzen des Urheberrechtsgesetzes ist ohne Zustimmung des Verlages unzulässig und strafbar. Das gilt insbesondere für Vervielfältigungen, Übersetzungen, Mikroverfilmungen oder die Einspeicherung und Verarbeitung in elektronischen Systemen.

Vorwort

Die Alterstraumatologie ist in den vergangenen Jahren zu einem sehr bedeutenden Spezialgebiet in der Traumatologie geworden. In einigen Kliniken sind bereits 50 % der Patienten über 65 Jahre alt. Durch den demografischen Wandel gewinnt die optimale Behandlung geriatrischer Patienten in der unfallchirurgisch-orthopädischen Tätigkeit stetig an Bedeutung. Auch in der Geriatrie werden zu einem großen Teil verletzte Patienten behandelt.

Im Zentrum der medizinischen Versorgung steht der multimorbide Patient, der zahlreiche Risikofaktoren für Komplikationen mit sich bringt. Im Zusammenspiel mit der häufig komplexen Fraktursituationen bei osteoporotischem Knochen wird somit die Alterstraumatologie zu einer der großen medizinischen Herausforderungen dieses Jahrhunderts.

Mittlerweile ist der Vorteil einer interdisziplinären unfallchirurgisch-geriatrischen Behandlung in der Alterstraumatologie evident. Nur in enger Zusammenarbeit kann es gelingen, nach einer Verletzung im Alter die funktionellen Kapazitäten abzuschätzen, therapeutisch zu nutzen und zu erhalten, die mit dem Erhalt der Selbstständigkeit und damit auch der Lebensqualität unserer gemeinsamen Patienten verknüpft sind. Die zunehmende Zahl von Zentren für Alterstraumatologie, in denen die Patienten gemeinsam behandelt werden, und die Bemühungen der Fachgesellschaften, diese gemeinsame Behandlung zu fördern, sind Ausdruck der großen Bedeutung der Alterstraumatologie.

Das vorliegende Buch – geschrieben von Unfallchirurgen, Geriatern und weiteren Fachleuten mit langjähriger Expertise in der Alterstraumatologie – ist somit nur die logische Konsequenz der gemeinsamen Bemühungen um unsere Patienten. Es stellt eine Ergänzung zu einschlägigen Fachbüchern der Traumatologie und Geriatrie dar.

Dem Leser – ob Unfallchirurg, Orthopäde oder Geriater – soll das Buch einen Überblick über die aktuellen Behandlungskonzepte in der Alterstraumatologie bieten.

Von der Antikoagulation bis hin zum Zentrum für Alterstraumatologie werden im ersten Teil die verschiedenen geriatrischen Problemstellungen beleuchtet.

Im unfallchirurgischen Teil stellen anerkannte Experten für die verschiedenen altersassoziierten Frakturen die Behandlungsprinzipien und Therapieoptionen dar. Denn gerade in den letzten Jahren wurden für die Versorgung von Frakturen des osteoporotischen Knochens von polyaxial winkelstabilen Platten-Schrauben-Systemen über zementaugmentierte Osteosynthesen bis hin zu primären Prothesen großer Gelenke zunehmend neue Behandlungsstrategien entwickelt. Auf die Technik und den Stellwert dieser Verfahren wird dabei in den einzelnen Kapiteln eingegangen.

Mit Merksätzen, Abbildungen, Videos und Therapiealgorithmen eignet sich das Buch sowohl als Begleiter für den alterstraumatologischen Alltag als auch als Nachschlagewerk für konkrete Behandlungssituationen.

Marburg/Köln, März 2016
Die Herausgeber

Inhaltsverzeichnis

Anschriften

Herausgeber

Priv.-Doz. Dr. med. Benjamin **Bücking**
Universitätsklinikum Gießen und Marburg GmbH
Standort Marburg
Zentrum für Orthopädie und Unfallchirurgie
Baldingerstr.
35043 Marburg

Prof. Dr. med. Steffen **Ruchholtz**
Universitätsklinikum Gießen und Marburg GmbH
Standort Marburg
Zentrum für Orthopädie und Unfallchirurgie
Baldingerstr.
35043 Marburg

Prof. Dr. med. Ralf-Joachim **Schulz**
Akademisches Lehrkrankenhaus der Universität zu Köln
St. Marien-Hospital GmbH
Klinik für Geriatrie
Kunibertskloster 11–13
50668 Köln

Mitarbeiter

Dr. med. René **Aigner**
Universitätsklinikum Gießen und Marburg GmbH
Standort Marburg
Klinik für Unfall-, Hand- und Wiederherstellungs-chirurgie
Baldingerstr. 1
35043 Marburg

Prof. Dr med Daniela **Berg**
Uniklinik Tübingen
Hertie Institut für klinische Hirnforschung und DZNE
Zentrum für Neurologie, Abt. Neurodegeneration
Hoppe-Seyler-Str. 3
72076 Tübingen

Priv.-Doz. Dr. med. Christopher **Bliemel**
Universitätsklinikum Gießen und Marburg GmbH
Standort Marburg
Zentrum für Orthopädie und Unfallchirurgie
Baldingerstr.
35043 Marburg

Tobias **Braun**
Hochschule für Gesundheit
Deptartment für Angewandte
Gesundheitswissenschaften
Gesundheitscampus 6–8
44801 Bochum

Priv.-Doz. Dr. med. Heinrich **Burkhardt**
Universitätsklinikum Mannheim
Geriatrisches Zentrum
Theodor-Kutzer-Ufer 1–3
68167 Mannheim

Priv.-Doz. Dr. med. Klaus Josef **Burkhart**
Röhn Klinikum AG
Klinik für Schulterchirurgie
Salzburger Leite 1
97616 Bad Neustadt

Prof. Dr. med. Richard **Dodel**
Universitätsklinikum Gießen und Marburg GmbH
Standort Marburg
Klinik und Poliklinik für Neurologie
Baldingerstr.
35043 Marburg

Prof. Dr. med. Leopold **Eberhart**
Philipps-Universität Marburg
Klinik für Anästhesie und Intensivtherapie
Baldingerstr.
35043 Marburg

Dr. med. Elena **Enderle**
Asklepios Klinik St. Georg
Unfall- und Wiederherstellungschirurgie
Lohmühlenstr. 5
20099 Hamburg

Prof. Dr. med. Karl-Heinz **Frosch**
Asklepios Klinik St. Georg
Unfall- und Wiederherstellungschirurgie
Lohmühlenstr. 5
20099 Hamburg

Prof. Dr. med. Florian **Gebhard**
Universitätsklinikum Ulm
Klinik für Unfall-, Hand-,
Plastische und Wiederherstellungschirurgie
Albert-Einstein-Allee 23
89081 Ulm

Dr. med. Oliver **Gonschorek**
BG-Unfallklinik Murnau
Abteilung Wirbelsäulenchirurgie
Professor-Küntscher-Str. 8
82418 Murnau

Dr. med. Michael **Hackl**
Klinikum der Universität zu Köln
Klinik für Unfall-, Hand- und
Wiederherstellungschirurgie
Kerpener Str. 62
50937 Köln

Prof. Dr. med. Peyman **Hadji**
Krankenhaus Nordwest
Sektion Osteoonkologie, Gynäkologische
Endokrinologie und Reproduktionsmedizin
Steinbacher Hohl 2–26
60488 Frankfurt

Univ.-Prof. Dr. med. Alexander **Hofmann**
Universitätsmedizin der Johannes Gutenberg
Universität Mainz
Zentrum für Orthopädie und Unfallchirurgie
Langenbeckstr. 1
55131 Mainz

Khira **Jung**
Neurologisches Therapiecentrum
Kunibertskloster 11–13
50668 Köln

Priv.-Doz. Dr. med. Antonio **Krüger**
Universitätsklinikum Gießen und Marburg GmbH
Standort Marburg
Klinik für Unfall-, Hand- und
Wiederherstellungschirurgie
Baldingerstr.
35043 Marburg

Dr. med. Henning **Kunter**
Evangelisches Krankenhaus Kalk
Buchforststr. 2
51103 Köln

Prof. Dr. med. Andreas **Kurth**
Themistocles Gluck hospital
Fachklinik für Gelenk-, Wirbelsäulen- und
Knochenerkrankungen
Rosenstr. 2
40882 Ratingen

Dr. med. Andrea **Kussin**
Universitätsklinikum Marburg
Standort Marburg
Klinik für Anästhesie und Intensivtherapie
Baldingerstr.
35043 Marburg

Tim **Leschinger**
Universitätsklinikum Köln
Klinik und Poliklinik für Orthopädie
und Unfallchirurgie
Kerpener Str. 62
50937 Köln

Prof. Dr. med. Tim Tobias **Lögters**
Universitätsklinikum Düsseldorf
Klinik für Unfall- und Handchirurgie
Moorenstr. 5
40225 Düsseldorf

Univ.-Prof. Dr. med. Lars Peter **Müller**
Klinikum der Universität zu Köln
Schwerpunkt für Unfall-, Hand-
und Ellenbogenchirurgie
Kerpener Str. 62
50937 Köln

Dr. med. Ludwig **Oberkircher**
Universitätsklinikum Gießen und Marburg GmbH
Standort Marburg
Klinik für Unfall-, Hand- und
Wiederherstellungschirurgie
Baldingerstr.
35043 Marburg

Prof. Dr. Dr. h.c. Wolfgang H. **Oertel**
Ehemaliger Direktor, Klinik für Neurologie,
Universität Marburg
Universitätsklinikum Gießen und Marburg GmbH
Standort Marburg
Klinik für Neurologie
Baldingerstraße
35043 Marburg

Priv.-Doz. Dr. med. Rupert **Püllen**
AGAPLESION Frankfurter Diakonie-Kliniken
Medizinisch-Geriatrische Klinik
Holzhausenstr. 72–92
60322 Frankfurt

Dr. med. Christian **Ries**
Universitätsklinikum Köln
Klinik und Poliklinik für Orthopädie
und Unfallchirurgie
Kerpener Str. 62
50937 Köln

Prof. Dr. med. Götz **Röderer**
Universitätsklinikum Ulm
Zentrum für Chirurgie
Klinik für Unfall-, Hand-, Plastische und
Wiederherstellungschirurgie
Albert-Einstein-Allee 23
89081 Ulm

Dr. med. Gabriele **Röhrig-Herzog, MPH**
Universitätsklinikum Köln
Klinik II für Innere Medizin
Schwerpunkt Klinische Altersforschung
Herderstr. 52
50937 Köln

Martin **Rößler**
St. Franziskus-Hospital
Anästhesie/Intensivmedizin
Schönsteinstr. 63
50825 Köln

Univ.-Prof. Dr. med. Dr. h. c. Pol Maria **Rommens**
Universitätsklinikum Mainz
Zentrum für Orthopädie und Unfallchirurgie
Langenbeckstr. 1
55131 Mainz

Prof. Dr. med. Ulrich **Sachs**
Universitätsklinikum Gießen und Marburg GmbH
Standort Gießen
Zentrum für Transfusionsmedizin und Hämotherapie
Langhansstr. 7
35392 Gießen

Dr. med. Johannes **Schneppendahl, M.D.**
Universitätsklinikum Düsseldorf
Klinik für Unfall- und Handchirurgie
Moorenstr. 5
40225 Düsseldorf

Dr. med. Thorsten **Steinfeldt**
Universitätsklinikum Gießen und Marburg GmbH
Standort Marburg
Klinik für Anästhesie und Intensivtherapie
Baldingerstr.
35043 Marburg

Prof. Dr. phil. habil. Christian **Thiel**
Hochschule für Gesundheit
Department für Angewandte Gesundheitswissenschaften
Gesundheitscampus 6–8
44801 Bochum

Dr. med. Kilian **Wegmann**
Klinikum der Universität zu Köln
Klinik und Poliklinik für Orthopädie und Unfallchirurgie
Kerpener Str. 62
50937 Köln

Prof. Dr. med. Martin **Wehling**
Medizinische Fakultät Mannheim der
Universität Heidelberg
Institut für Experimentelle und Klinische
Pharmakologie und Toxikologie
Maybachstr. 14
68169 Mannheim

Univ.-Prof. Dr. med. Joachim **Windolf**
Universitätsklinikum Düsseldorf
Zentrum für Operative Medizin II
Klinik für Unfall- und Handchirurgie
Moorenstr. 5
40225 Düsseldorf

Prof. Dr. med. Hinnerk **Wulf**
Universitätsklinikum Gießen und Marburg GmbH
Standort Marburg
Klinik für Anästhesie und Intensivtherapie
Baldingerstr.
35043 Marburg

Priv.-Doz. Dr. med. Ralph **Zettl**
Kantonsspital Frauenfeld
Orthopädie und Traumatologie
Pfaffenholzstr. 4
8500 Frauenfeld

Prof. Dr. med. Hans **Zwipp**
Universitätsklinikum Dresden
UniversitätsCentrum für Orthopädie
und Unfallchirurgie
Fetscherstr. 74
01307 Dresden

Kapitel 1

Allgemeine Grundlagen

1 Allgemeine Grundlagen

1.1 Zentren für Alterstraumatologie

B. Bücking, R. J. Schulz

1.1.1 Rationale für eine interdisziplinäre Behandlung in der Alterstraumatologie

In einem Großteil der Kliniken weltweit und auch in Deutschland wurden und werden verunfallte Patienten in chirurgischen Kliniken oder Kliniken für Orthopädie behandelt. Im Bereich der Unfallchirurgie ist es selbstverständlich, dass polytraumatisierte Patienten interdisziplinär und multiprofessionell entsprechend ihres Verletzungsmusters behandelt werden. Auch in vielen anderen medizinischen Gebieten, z. B. der Tumormedizin, hat sich die interdisziplinäre Behandlung durchgesetzt.

Bei jüngeren Patienten mit einer Einfachverletzung ist eine alleinige Therapie in der Orthopädie-Unfallchirurgie zumeist ausreichend. Bei geriatrischen Traumapatienten ist die Konstellation jedoch häufig eine andere. Bei diesen Patienten bestehen mehr oder weniger ausgeprägte **Komorbiditäten** mit entsprechender Medikation und geriatrietypischen Merkmalen wie Mangelernährung und Sturzneigung. Als **Nebenerkrankungen** sind vor allem internistische sowie neurologische Erkrankungen wie Demenz, Depression und Delir zu nennen. Letztere haben z. B. bei Patienten mit proximalen Femurfrakturen eine Prävalenz von etwa 50 % und einen unmittelbaren Einfluss auf die Akutbehandlung [10], [15]. Sie müssen daher erkannt und optimal behandelt werden. Neben der Mitbehandlung dieser Nebenerkrankungen gilt es, den sozialen Kontext der Patienten zu beachten und die damit verbundenen Ressourcen zu nutzen.

Die genannten Nebenerkrankungen und Umstände gefährden in Verbindung mit dem akuten Trauma die **Selbsthilfefähigkeit** der Patienten, die vor dem Unfall häufig noch gegeben war. Hauptziel der gesamten Therapie ist damit der Erhalt bzw. die Wiedererlangung der Selbsthilfefähigkeit der Patienten nach dem Unfall.

> **Merke**
>
> Gemeinsames Ziel der interdisziplinären Behandlung in der Alterstraumatologie ist der Erhalt der Selbsthilfefähigkeit der Patienten.

Ein weiterer wichtiger Aspekt ist eine adäquate Osteoporosetherapie und Sturzprophylaxe zur Sekundärprophylaxe.

Bei den verschiedenen Problemstellungen der Patienten erscheint der interdisziplinäre Behandlungsansatz für die Optimierung der Behandlung essenziell.

1.1.2 Historische Entwicklung der alterstraumatologischen Zentren

Eine interdisziplinäre Behandlung geriatrischer Traumapatienten gibt es schon seit vielen Jahren. Ausgehend von Großbritannien wurden bereits in den 1950er-Jahren erste interdisziplinäre unfallchirurgisch-geriatrische Behandlungsmodelle beschrieben [13]. Ende der 1970er-Jahre wurde in Nottingham ein Modell entwickelt, nach dem die geriatrischen Patienten mit proximaler Femurfraktur etwa 48 Stunden nach der operativen Versorgung auf eine geriatrische Station verlegt wurden [7]. Es bestand eine enge Kooperation zwischen den operierenden Chirurgen und den Geriatern mit gemeinsamen Visiten und gemeinsamer Stationsarbeit. Als ein Ergebnis konnte die Verweildauer der Patienten verkürzt werden. Zudem konnte ein größerer Teil der Patienten nach Hause entlassen werden und die Mortalität gesenkt werden.

> **Merke**
>
> Die Idee einer gemeinsamen unfallchirurgisch-geriatrischen Behandlung gibt es bereits seit den 1950er-Jahren.

Auch andere Kliniken machten ähnliche Erfahrungen. Schon damals wurde die Vermutung geäußert, dass der positive Effekt maximiert werden könnte, wenn die unfallchirurgisch-geriatrische Behandlung schon unmittelbar nach der Klinikaufnahme begonnen würde [21].

In den folgenden Jahren wurden weltweit verschiedene Modelle für die Akutbehandlung geriatrischer Traumapatienten entwickelt.

1.1.3 Unfallchirurgisch-geriatrische Kooperationsformen

Grundsätzlich ist eine Vielzahl unterschiedlicher unfallchirurgisch-geriatrischer Kooperationsformen denkbar. Verschiedene Faktoren beeinflussen die gemeinsame Behandlung auf lokaler Ebene. Die Unterschiede in den Gesundheitssystemen der einzelnen Länder machen Anpassungen nötig. Allein in den verschiedenen Bundesländern gibt es unterschiedliche **Geriatriekonzepte,** in denen der Schwerpunkt der Weiterbehandlung entweder auf das Akutkrankenhaus (§ 108/109 SGB V), eine weiterführende Rehabilitationseinrichtung (§ 11 SGB V) oder eine Mischung aus beidem gelegt wird [14]. Dies hat unmittelbaren Einfluss auf die Vergütung der Behandlung und damit auch auf die verschiedenen Kooperationsformen. Zudem bestimmen die Gegebenheiten in den einzelnen Kliniken die konkrete Umsetzung der interdisziplinären Behandlung. So befinden sich beispielsweise z.T. die Kliniken für Unfallchirurgie und Geriatrie an verschiedenen Standorten.

In allen bisher veröffentlichten Kooperationsmodellen lag der Fokus auf der Behandlung geriatrischer Patienten mit proximaler Femurfraktur. In Abgrenzung zur Standardbehandlung in der Unfallchirurgie mit internistischer Konsilmöglichkeit bis zur Entlassung in die Rehabilitation wurden von Kammerlander et al. 4 verschiedene **Grundtypen der unfallchirurgisch-geriatrischen Kooperation** während der Akutbehandlung zusammengefasst [18]:

Methode

Kooperationsmodelle in der Alterstraumatologie [18]

- Behandlung in der Unfallchirurgie mit Konsultationsmöglichkeit durch einen Geriater
- Behandlung in der Unfallchirurgie mit täglichen geriatrischen Visiten
- Behandlung in der Geriatrie mit unfallchirurgischen Visiten/Konsilen
- gemeinsame unfallchirurgisch-geriatrische Behandlung

Im Folgenden werden diese 4 verschiedenen Kooperationsformen näher beschrieben.

Merke

Es bestehen viele verschiedene interdisziplinäre Behandlungsmöglichkeiten – von einer reinen Konsiltätigkeit bis zur vollständigen interdisziplinären Behandlung.

Behandlung in der Unfallchirurgie mit Konsultationsmöglichkeit durch einen Geriater

Dies ist das einfachste Kooperationsmodell, das u.a. von Naglie et al. beschrieben wurde [22]. Es muss lediglich ein Geriater zur Verfügung stehen, der **bei Bedarf Konsile** durchführt. Als problematisch ist dabei zu sehen, in welchen Fällen die Konsile initiiert werden, durch wen also der geriatrische Behandlungsbedarf erfasst wird. Eine zweite Frage ist, in welchem Zeitrahmen (z.B. am Wochenende, an Feiertagen und nachts) und in welcher Frequenz (1/Woche bis täglich) die Konsile stattfinden können. Vorteilhaft ist, dass der Aufwand überschaubar ist. Es ist z.B. möglich, dass die Konsile durch einen Geriater aus einer benachbarten Akutgeriatrie durchführt werden und dieser schon dabei die Patienten „kennenlernt", die später in seiner Abteilung weiterbehandelt werden.

Nach einer deutschlandweiten Umfrage aus dem Jahr 2014 gaben 100 (39%) von 262 unfallchirurgischen Kliniken an, – größtenteils auf Abruf – geriatrische Konsile durchführen zu lassen. Dies war damit die häufigste Kooperationsform [11].

Behandlung in der Unfallchirurgie mit täglichen geriatrischen Visiten

Dieses Modell, wie Roberts et al. es durchführten [24], ist als Intensivierung bzw. **Verstetigung des Konsilmodells** zu sehen. Die Visiten finden häufig 2- bis 3-mal wöchentlich oder sogar nur einmal pro Woche statt [11]. Von großer Bedeutung ist auch hier, Kriterien zu entwickeln, nach denen die Patientenauswahl für die geriatrische Visite erfolgt. Der Aufwand ist etwas höher als im Konsilmodell, aber durch die kontinuierlichere Behandlung der Patienten und die Möglichkeit gemeinsamen Visiten wird eine größere Interdisziplinarität erreicht.

Behandlung in der Geriatrie mit unfallchirurgischen Visiten/Konsilen

Bei diesem Modell sind die Verhältnisse gegenüber den ersten beiden Modellen umgekehrt. In einigen Veröffentlichungen wird eine **Aufnahme in die geriatrische Behandlungseinheit** 48 Stunden nach der Operation [7] oder direkt post operationem beschrieben [25]. Adunsky et al. etablierten in Israel ein Modell, in dem die Patienten direkt von der Notaufnahme – also noch vor der Operation – in die Geriatrie aufgenommen werden [1]. Von den Autoren werden proximale Femurfrakturen eher als geriatrische statt als unfallchirurgische Erkrankung angesehen [2]. Gemäß dieser Sichtweise ist eine Behandlung in der Geriatrie durchaus sinnvoll.

Es sollte allerdings bedacht werden, dass die Operationen z.B. proximaler Femurfrakturen mit einem Großteil an Prothesen und Marknägeln große operative Eingriffe mit entsprechenden chirurgischen Komplikationen darstellen. Es ist somit in einem solchen Modell unbedingt eine intensive chirurgische (Mit-)Behandlung bis zum Abschluss der Wundheilung sicherzustellen. Des Weiteren muss bedacht werden, dass die infrastrukturellen Voraussetzungen für eine flächendeckende Behandlung alterstraumatologischer Patienten in der Geriatrie nicht gegeben sind.

Gemeinsame unfallchirurgisch-geriatrische Behandlung

Diese Kooperationsform, wie sie z.B. von Friedman oder Vidan beschrieben wurde [13], [27], stellt den vermuteten Königsweg der gemeinsamen Behandlung dar. Gemäß der zuvor genannten Umfrage scheint diese Kooperationsform in Deutschland mit 34 von 262 Kliniken die geringste Verbreitung zu haben [11]. Die Patienten werden idealerweise auf einer **eigenen Station** von der Aufnahme in die Klinik bis zur Entlassung von einem **Team aus Geriatern und Unfallchirurgen** behandelt. Um der Integration frührehabilitativer Aspekte unmittelbar Rechnung zu tragen, kann in Deutschland die unfallchirurgische Behandlung in Kombination mit der geriatrischen frührehabilitativen Komplexbehandlung durchgeführt und im DRG-System (DRG: Diagnosis Related Groups) mit der I34Z auch abgerechnet werden. Alternativ kann ein frühzeitige Verlegung in die Akutgeriatrie erfolgen [19].

M!

Merke

Eine vollständig gemeinsame geriatrisch-unfallchirurgische Behandlung von der Aufnahme bis zur Entlassung verspricht den größten Benefit für die Patienten, bedeutet aber auch den größten logistischen und personellen Aufwand.

Zusätzlich zur Kooperation zwischen den beiden ärztlichen Disziplinen hat die Behandlung durch die Pflegekräfte, Physiotherapeuten, Ergotherapeuten und Logopäden und auch die Mitbetreuung durch den Sozialdienst einen herausragenden Stellenwert. Dies findet Ausdruck in der Tatsache, dass für die Abrechnung der geriatrischen Komplexpauschale in der Akutgeriatrie bestimmte Standards für diese Berufgruppen vorgegeben sind bzw. eine Mindestanzahl an Behandlungen durchgeführt werden muss [12]. Die Integration der verschiedenen Berufsgruppen in die Behandlung der Patienten im Zentrum für Alterstraumatologie ist daher von großer Bedeutung. Zusätzlich ist gerade in der perioperativen Phase die Kooperation mit der Anästhesie unerlässlich.

Ungeachtet der beschriebenen Kooperationsmodelle ist die gemeinsame Erarbeitung und Implementierung von **klinikinternen Behandlungsstandards** (Standard Operating Procedures = SOP) für die verschiedenen Frakturtypen und die häufigsten geriatrietypischen Problemstellungen ein weiterer elementarer Bestandteil der Behandlung geriatrisch-unfallchirurgischer Patienten. Diese SOP gehören folgerichtig zum Kriterienkatalog der Zertifizierungsverfahren der verschiedenen Fachgesellschaften [3], [4].

M!

Merke

Neben der unfallchirurgisch-geriatrischen Kooperation sind die Integration anderer Fachdisziplinen und Berufsgruppen in die Behandlung der geriatrischen Patienten und die Etablierung von SOP für die häufigen Frakturen und Problemstellungen elementare Bestandteile eines Zentrums für Alterstraumatologie.

Zusammenfassend erscheint einleuchtend, dass die gemeinsame interdisziplinäre und interprofessionelle Behandlung über den gesamten Behandlungszeitraum von der Aufnahme bis zur Entlassung für die Patienten den größten Benefit ermöglicht. Allerdings verlangt sie auch die engste Kooperation zwischen den verschiedenen Fachdisziplinen. So ist z. B. die Verfügbarkeit des Geriaters am Wochenende und in der Nacht eine logistische Herausforderung. Zudem stehen die Ressourcen für eine flächendeckende gemeinsame Behandlung vermutlich nicht zur Verfügung, sodass auf lokaler Ebene Kompromisse geschlossen und individuelle Modelle etabliert werden müssen.

1.1.4 Evidenz für die interdisziplinäre Behandlung in der Alterstraumatologie

Es wurden bisher nur Studien zur interdisziplinären Behandlung geriatrischer Patienten mit **proximaler Femurfraktur** veröffentlicht. Dies kann damit erklärt werden, dass diese Frakturen durch die Häufigkeit und ihre begleitende Morbidität die größte Relevanz in diesem Zusammenhang haben. Auch wenn Analogien zu anderen Frakturtypen bestehen, sind Rückschlüsse aus den Studienergebnissen von Patienten mit proximaler Femurfraktur auf alle alterstraumatologischen Patienten nicht ohne Weiteres zu ziehen.

Die Erfahrungsberichte und Behandlungsergebnisse der verschiedenen Kooperationsmodelle sind durchweg positiv [18]. Es gibt auch aus dem deutschen Sprachraum einige Studien, in denen die Behandlung nach Einführung der interdisziplinären Behandlung mit historischen Kontrollen verglichen wurde [6], [17], [26]. Randomisiert-kontrollierte Studien aus Deutschland liegen nicht vor. In einer Metaanalyse von 2010 konnten Bachmann et al. einen Vorteil durch die geriatrische Mitbehandlung nachweisen. Allerdings wurden in dieser Analyse vor allem Studien eingeschlossen, die eine geriatrische Rehabilitation mit einer orthopädischen Rehabilitation verglichen [5]. Wurden nur die Studien berücksichtigt, die den Fokus auf der Akuttherapie legten, konnte kein signifikanter Vorteil bezüglich der Krankenhausmortalität, der Verweildauer und der 1-Jahres-Mortalität herausgearbeitet werden, obwohl eine Tendenz zugunsten der interdisziplinären Therapie bestand.

Einschränkend musste festgehalten werden, dass nur wenige, kleinere Studien mit einem hohen Verzerrungspotenzial vorlagen [8]. Eine weitere Metaanalyse mit etwas weiter gefassten Einschlusskriterien zeigte signifikante Vorteile für die gemeinsame Behandlung in Bezug auf die o. g. Outcome-Parameter [16]. Während eine neuere randomisierte Studie keinen Einfluss auf die Delir-Inzidenz und Kognition nach 4 Monaten zeigte [28], war in einer anderen Studie die Funktion zum selben Zeitpunkt in der Interventionsgruppe signifikant besser [23].

> **Merke**
>
> M!
>
> Es gibt praktisch nur positive Ergebnisse und Erfahrungsberichte mit ausreichender Evidenz, die den Vorteil der perioperativen interdisziplinären Behandlung in der Alterstraumatologie belegen.

Zusammenfassend liegt eine Vielzahl von Hinweisen vor, dass gerade Patienten mit proximaler Femurfraktur von einer perioperativen interdisziplinären Behandlung profitieren. Es gibt somit keinen rationalen Grund gegen die verschiedenen Kooperationsmodelle. Eine vergleichende Bewertung der verschiedenen Modelle ist auf Basis der zur Verfügung stehenden Literatur nicht möglich. Weitere Fragen sind, welche Patienten am meisten von der interdisziplinären Behandlung profitieren und welche Bedeutung die interdisziplinäre Behandlung für alterstraumatologische Patienten mit anderen Verletzungen als proximalen Femurfrakturen hat.

1.1.5 Zentren für Alterstraumatologie in Deutschland

Auch die unfallchirurgischen und geriatrischen Fachgesellschaften haben die Herausforderungen der Alterstraumatologie erkannt. So wurden bis 2013 **gemeinsame klinische Standards** erarbeitet, die für die verschiedenen Kliniken als Vorlage für klinikinterne SOP bei der Etablierung eines interdisziplinären Behandlungsmodells dienen konnten. Des Weiteren wurden weitere Anforderungen für die Bildung von Zentren für Alterstraumatologie formuliert und konsentiert. Diese gemeinsamen Anstrengungen mündeten im Jahr 2013 in einer Pilotphase eines Zertifizierungsverfahrens für Zentren für Alterstraumatologie, in der 10 Kliniken, basierend auf dem gemeinsam entwickelten Anforderungskatalog, auditiert wurden [9].

Bedauerlicherweise konnte der Kriterienkatalog für ein Zentrum für Alterstraumatologie im Anschluss zwar interdisziplinär überarbeitet werden, aber keine Einigung über die gemeinsame Trägerschaft eines regulären Zertifizierungsverfahrens erzielt werden. Im Jahr 2014 wurden durch die Deutsche Gesellschaft für Unfallchirurgie (DGU) mit dem **„AltersTraumaZentrum DGU“** und die geriatrischen Fachgesellschaften mit dem **„ATZ – Alterstraumatologisches Zentrum“** jeweils eigene Zertifizierungsverfahren etabliert.

Dauerhaftes Ziel im Sinne der interdisziplinären Behandlung der Patienten sollte eine Bündelung der Anstrengungen in einem gemeinsamen unfallchirurgisch-geriatrischen Zertifizierungsverfahren sein.

1.1.6 Kennzahlen und Qualitätsmessung in der Alterstraumatologie

Qualitätssicherung erhält im Gesundheitswesen einen immer größeren Stellenwert. Da die interdisziplinäre Behandlung in einem Zentrum für Alterstraumatologie als Qualitätsoffensive zur Verbesserung der Behandlungsqualität zu verstehen ist, ist die Messung der Behandlungsqualität anhand von Kennzahlen bzw. Indikatoren ein **essenzieller Bestandteil** der Zertifizierungsverfahren. Versorgungsforschungsregister, in denen diese Indikatoren, die indirekt oder direkt mit der Qualität der Versorgung verbunden sind, systematisch erhoben werden, sind ein wichtiges Instrument der Qualitätssicherung [20].

> **Merke**
>
> M!
>
> Es ist notwendig, die Behandlungsqualität in einem Zentrum für Alterstraumatologie kontinuierlich im Rahmen eines Registers zu messen.

Register können randomisierte Studien nicht ersetzen, da mit ihnen keine Kausalzusammenhänge nachgewiesen werden können. Studien können aber in Register eingebettet werden. Anschließend können durch ein Register wiederum Aussagen über die Wirksamkeit einer Intervention im Versorgungsalltag getroffen werden. Register und klinische Studien ergänzen bzw. unterstützen sich somit komplementär [29]. Im Rahmen der Zertifizierung „AltersTraumaZentrum DGU“ ist daher die Teilnahme am AltersTraumaRegister DGU obligat. Auch beim ATZ ist ein Register in Planung. Mit ihm werden die Indikatoren – zunächst – der Patienten mit der Indikatorverletzung proximale Femurfraktur erfasst. Eine modulartige Erweiterung des Datensatzes auf andere Verletzungen oder spezielle Fragestellungen sind möglich. In ▶ Tab. 1.1 sind die Kennzahlen aufgelistet, die im AltersTraumRegister DGU erfasst werden.

Durch eine regelmäßige Rückmeldung der Ergebnisse – auch im Vergleich mit anderen – erhalten die Beteiligten ein Benchmark im Sinne einer kontinuierlichen Qualitätsverbesserung. Da der Datensatz mit dem internationalen Minimum Common Dataset der „FFN (Fragility Fracture Network) Special Interest Group on Hip Fracture Audits“ identisch ist, kann auch ein internationaler Vergleich erfolgen.

Tab. 1.1 Kennzahlen bzw. Indikatoren, die im AltersTraumRegister DGU erhoben werden.

Bereich	Indikator
Prozessqualität	• frühzeitige Operation, Intervall zwischen Klinikaufnahme und Operation ≤ 24/48 Stunden • früher Erstkontakt des Geriaters mit dem Patienten • Mobilisation am 1. postoperativen Tag bei erlaubter Vollbelastung • Einleitung/Änderung der Osteoporosetherapie bis 7 Tage post operationem
Ergebnisqualität	• Gehfähigkeit am 7. postoperativen Tag • gesundheitsbezogene Lebensqualität am 7. postoperativen Tag • Zugang zur Rehabilitation (Entlassungmanagement) • Krankenhausmortalität • Gehfähigkeit am 30. postoperativen Tag • gesundheitsbezogene Lebensqualität am 30. postoperativen Tag • Revisionsoperation innerhalb von 30 Tagen

Literatur

[1] Adunsky A, Levi R, Cecic A et al. The „Sheba" model of comprehensive orthogeriatric care for elderly hip fracture patients: a preliminary report. Isr Med Assoc J 2002; 4: 259–261

[2] Adunsky A, Arad M, Levi R et al. Five-year experience with the „Sheba" model of comprehensive orthogeriatric care for elderly hip fracture patients. Disabil Rehabil 2005; 27: 1123–1127

[3] Alterstraumatologisches Zentrum. Anforderungskatalog. Im Internet: http://www.alterstraumazentrum.de; Stand: 07.12.2015

[4] Alterstraumazentrum DGU; Deutsche Gesellschaft für Unfallchirurgie. Kriterienkatalog. Im Internet: http://www.alterstraumazentrum-dgu.de; Stand: 07.12.2015

[5] Bachmann S, Finger C, Huss A et al. Inpatient rehabilitation specifically designed for geriatric patients: systematic review and meta-analysis of randomised controlled trials. BMJ 2010; 340: c1718

[6] Biber R, Singler K, Curschmann-Horter M et al. Implementation of a co-managed Geriatric Fracture Center reduces hospital stay and time-to-operation in elderly femoral neck fracture patients. Arch Orthop Trauma Surg 2013; 133: 1527–1531

[7] Boyd RV, Compton E, Hawthorne J et al. Orthogeriatric rehabilitation ward in Nottingham: a preliminary report. Br Med J (Clin Res Ed) 1982; 285: 937–938

[8] Buecking B, Timmesfeld N, Riem S et al. Early orthogeriatric treatment of trauma in the elderly: a systematic review and metaanalysis. Dtsch Arztebl Int 2013; 110: 255–262

[9] Buecking B, Hoffmann R, Riem S et al. AltersTraumaZentrum DGU. Unfallchirurg 2014; 117: 842–848

[10] Buecking B, Struewer J, Waldermann A et al. What determines health-related quality of life in hip fracture patients at the end of acute care? – a prospective observational study. Osteoporos Int 2014; 25: 475–484

[11] Buecking B. Interdisziplinäre Behandlung in der Alterstraumatologie aus unfallchirurgischer Sicht – Ergebnisse einer deutschlandweiten Umfrage. Der Unfallchirurg 2015

[12] Deutsches Institut für Medizinische Dokumentation und Information. OPS Version 2013. Im Internet: http://www.dimdi.de; Stand: 12.10.2014

[13] Friedman SM, Mendelson DA, Kates SL et al. Geriatric co-management of proximal femur fractures: total quality management and protocol-driven care result in better outcomes for a frail patient population. J Am Geriatr Soc 2008; 56: 1349–1356

[14] Geriatrie. Die Versorgung geriatrischer Patienten: Strukturen und Bedarf – Status Quo und Weiterentwicklung. Eine Analyse durch die GEBERA Gesellschaft für betriebswirtschaftliche Beratung mbH. Herausgegeben vom Bundesverband Geriatrie. Stuttgart: Kohlhammer; 2010

[15] Givens JL, Sanft TB, Marcantonio ER. Functional recovery after hip fracture: the combined effects of depressive symptoms, cognitive impairment, and delirium. J Am Geriatr Soc 2008; 56: 1075–1079

[16] Grigoryan KV, Javedan H, Rudolph JL. Orthogeriatric care models and outcomes in hip fracture patients: a systematic review and meta-analysis. J Orthop Trauma 2014; 28: e49–55

[17] Grund S, Roos M, Duchene W et al. Treatment in a center for geriatric traumatology. Dtsch Arztebl Int 2015; 112: 113–119

[18] Kammerlander C, Roth T, Friedman SM et al. Ortho-geriatric service – a literature review comparing different models. Osteoporos Int 2010; 21: S637–646

[19] Kammerlander C, Gosch M, Blauth M et al. The Tyrolean Geriatric Fracture Center: an orthogeriatric co-management model. Z Gerontol Geriatr 2011; 44: 363–367

[20] Müller D, Augustin M, Banik N et al. Memorandum registry for health services research. Gesundheitswesen 2010; 72: 824–839

[21] Murphy PJ, Rai GS, Lowy M et al. The beneficial effects of joint orthopaedic-geriatric rehabilitation. Age Ageing 1987; 16: 273–278

[22] Naglie G, Tansey C, Kirkland JL et al. Interdisciplinary inpatient care for elderly people with hip fracture: a randomized controlled trial. CMAJ 2002; 167: 25–32

[23] Prestmo A, Hagen G, Sletvold O et al. Comprehensive geriatric care for patients with hip fractures: a prospective, randomised, controlled trial. Lancet 2015; 385(9978): 1623–33

[24] Roberts HC, Pickering RM, Onslow E et al. The effectiveness of implementing a care pathway for femoral neck fracture in older people: a prospective controlled before and after study. Age Ageing 2004; 33: 178–184

[25] Stenvall M, Olofsson B, Lundström M et al. A multidisciplinary, multifactorial intervention program reduces postoperative falls and injuries after femoral neck fracture. Osteoporos Int 2007; 18: 167–175

[26] Suhm N, Kaelin R, Studer P et al. Orthogeriatric care pathway: a prospective survey of impact on length of stay, mortality and institutionalisation. Arch Orthop Trauma Surg 2014; 134: 1261–1269

[27] Vidán M, Serra JA, Moreno C et al. Efficacy of a comprehensive geriatric intervention in older patients hospitalized for hip fracture: a randomized, controlled trial. J Am Geriatr Soc 2005; 53: 1476–1482

[28] Watne LO, Torbergsen AC, Conroy S et al. The effect of a pre- and postoperative orthogeriatric service on cognitive function in patients with hip fracture: randomized controlled trial (Oslo Orthogeriatric Trial). BMC Med 2014; 12: 63

[29] Wegscheider K. Medical registries. Benefits and limitations. Bundesgesundheitsblatt Gesundheitsforschung Gesundheitsschutz 2004; 47: 416–421

1.2 Grundsätze der Rehabilitation

T. Braun, K. Jung, C. Thiel

1.2.1 Einleitung

Rehabilitation macht körperliche, psychische und soziale Folgen konservativ oder operativ versorgter Traumata – d. h. strukturelle Veränderungen, Funktions- und Aktivitätseinschränkungen, Störungen der Teilhabe – rückgängig oder reduziert diese weitestmöglich [132]. Die therapeutische und rehabilitative Versorgung älterer Menschen ist ähnlich komplex wie die medizinische und operative Versorgung. Multimorbidität und geriatrische Syndrome können die Versorgung erheblich erschweren. Sämtliche Faktoren, welche die Lebensqualität und Selbstständigkeit mindern, stellen eine therapeutische Behandlungsindikation dar.

Rehabilitationsziele umfassen insbesondere den Erhalt oder die bestmögliche Wiederherstellung von Mobilität, Selbstständigkeit bei Aktivitäten des täglichen Lebens und gesundheitsbezogener Lebensqualität sowie letztlich die Vermeidung von Pflegebedürftigkeit. Moderne alterstraumatologische Rehabilitation beinhaltet auch sekundärpräventive Aspekte und hat eine Reduktion des Sturz- und Frakturrisikos zum Ziel [119]. Die interprofessionell bzw. interdisziplinär organisierten rehabilitativen Maßnahmen [65] beinhalten Aufklärung und Beratung, Schmerzmanagement, Prophylaxe, Verbesserung der Vitalfunktionen, Mobilisation, körperliches Training und Entlassungsmanagement sowie ggf. auch psychosoziale Unterstützung und Ernährungsberatung [5], [66]. Die Evidenz für den Nutzen der einzelnen Maßnahmen variiert.

Die Rehabilitation erfolgt in der Regel stationär, ist aber auch teilstationär oder ambulant möglich. Das vorliegende Kapitel bezieht sich vorwiegend auf die stationäre Rehabilitation.

Um einen erfolgreichen Verlauf des Rehabilitationsprozesses zu gewährleisten, werden aus Sicht der Kostenträger Rehabilitationsbedarf, Rehabilitationsfähigkeit und eine positive Rehabilitationsprognose vorausgesetzt [58], [61]. Multimorbidität, kognitive Einschränkungen oder das Bestehen einer Pflegestufe haben nicht den Ausschluss von einer geriatrischen Rehabilitation zur Folge, sondern erhöhen häufig den Rehabilitationsbedarf [58].

Auch bei adäquater Fixierung und/oder operativer Versorgung können ältere Patienten mit Frakturen gravierende Funktionseinschränkungen aufweisen, insbesondere wenn die Fraktur im Bereich der unteren Extremitäten lokalisiert ist. Der gesundheitliche und psychophysische Zustand vor dem Ereignis sowie geriatrische Syndrome und Zustände wie Frailty, kognitive Beeinträchtigungen, Mangelernährung und postoperatives Delir beeinflussen die Prognose.

Vorbelastete Patienten entwickeln häufig große Sorgen vor dem Verlust der Selbstständigkeit und befürchten, Angehörigen „zur Last zu fallen". Kognitiv beeinträchtigten Patienten fällt es zuweilen schwer, die Notwendigkeit der Rehabilitationsbehandlung zu begreifen, was die Compliance beeinträchtigen kann.

> **Merke**
>
> Selbst bei erfolgreichem Rehabilitationsverlauf kann vor der Entlassung in die häusliche Umgebung große Unsicherheit hinsichtlich der eigenständigen Alltagsbewältigung und dem zukünftigen Sturzrisiko vorherrschen.

Rehabilitationsprozess

Die Wahl spezifischer Assessments und Behandlungsverfahren erfolgt in Anlehnung an die **Internationale Klassifikation der Funktionsfähigkeit, Behinderung und Gesundheit (ICF)** [133] im Rahmen interner (institutioneller) und externer (z. B. Fachgesellschaften) Empfehlungen und Vorgaben. Eine interprofessionell abgestimmte Befunderhebung mündet unter Beachtung der Therapiephase, des bisherigen Heilungsverlaufs und des Rehabilitationspotenzials in einer ICF-orientierten Formulierung möglicher Rehabilitationsziele, die mit Patienten und ggf. Angehörigen abgestimmt werden. Die interprofessionelle Planung und Durchführung von Behandlungsmaßnahmen berücksichtigt Fragen der Evidenzbasierung, Wirtschaftlichkeit und verfügbaren personellen und sächlichen Ressourcen. Unmittelbare und mittelfristige Effekte der Rehabilitation werden regelmäßig observiert und dokumentiert.

> **Tipp**
>
> Von besonderer Relevanz ist es, Patienten zu identifizieren, bei denen Abweichungen vom üblichen Rehabilitationsverlauf zu erwarten sind. In diesen Fällen sind prophylaktische Maßnahmen einzuleiten, um Rezidive, Hilfs- und Pflegebedürftigkeit, chronische Schmerzsyndrome, vegetative Entgleisungen, Immobilität, Institutionalisierungen und Depressionen zu vermeiden.

Die Rehabilitation umfasst **mehrere Phasen und Sektoren**. Der vollstationären Versorgung folgt in der Regel eine ambulante oder teilstationäre Weiterbehandlung und verlangt einen intensiven Austausch relevanter Informationen zwischen den Akteuren in den einzelnen Sektoren.

Merke

Die Rehabilitationsmaßnahmen orientieren sich an nationalen und internationalen Behandlungsleitlinien [119], [11], [16], [123].

Der **Erfolg des Rehabilitationsprozesses** wird maßgeblich von alters- und nicht altersbedingten Gesundheits- und Begleitfaktoren beeinflusst. Hierzu gehören geriatrische Syndrome und typische Funktionsstörungen wie kognitive Beeinträchtigungen, Depression, Seh- und Hörstörungen, Inkontinenz, (chronische) Schmerzsyndrome, Polypharmazie und medikamentöse Nebenwirkungen, Sturzangst, Sarkopenie, Frailty und Mangelernährung. Diese werden in der Regel interdisziplinär erfasst, behandelt oder gemanagt. Bei Patienten mit Migrationshintergrund können Sprach-, Traditions- und Kulturbarrieren den Rehabilitationsprozess ebenfalls beeinflussen [83].

Akteure der Rehabilitation

Die Akteure in der Rehabilitation handeln auf Grundlage einer ICD-10-verschlüsselten medizinischen Diagnosestellung [41] und nach ärztlicher Verordnung. Dem leitenden Arzt obliegt die Koordination und Führung des **interprofessionellen Behandlungsteams,** zu dem Physiotherapeuten, Ergotherapeuten und zu einem späteren Zeitpunkt Sporttherapeuten gehören, sowie indikationsabhängig der Sozialdienst, Pflegekräfte, Psychologen, Ernährungsberater und Logopäden. Im stationären Bereich finden regelmäßige Teamkonferenzen statt, auf denen sich alle behandelnden Berufsgruppen hinsichtlich rehabilitativer Zielsetzung sowie Therapieplanung, -anpassung und -verlauf abstimmen.

Um die teils fragilen sowie kognitiv und/oder emotional beeinträchtigten älteren Patienten nach einer möglicherweise als „Life Changing Situation" erlebten Fraktur zu motivieren, aktivieren und optimal auf eine Rückkehr in das gewohnte Lebensumfeld vorzubereiten, sind besondere kommunikative, pädagogische und psychologische Fähigkeiten erforderlich.

Physiotherapeuten

Physiotherapie (Physiotherapy) umfasst gemäß Ausbildungszielbeschreibung des Masseur- und Physiotherapeutengesetzes (MPhG §§3 und 8) aktive und passive Therapieformen. Dazu gehören die **Krankengymnastik** mit ihren Verfahren der Bewegungstherapie (Kinesiotherapy; Exercise Therapy), die dem Physiotherapeuten vorbehalten ist, sowie die **physikalische Therapie** (Physical Therapy: Massagen, Elektrotherapie, Hydrotherapie, Thermotherapie), die neben Physiotherapeuten auch Masseure durchführen dürfen. Der Begriff „Krankengymnastik" wird allerdings dem Charakter moderner physiotherapeutischer Verfahren nicht gerecht, insbesondere weil „Gymnastik" im Sinne von Leibes- und Körperübung nur einen Teil des bewegungstherapeutischen Interventionsspektrums beinhaltet.

Die **Durchführung von Trainingsinterventionen** mit alten, fragilen und/oder multimorbiden Patienten ist hochkomplex [39], [46], [74]. Physiotherapeuten sind sowohl im Umgang mit und Management von medizinisch anspruchsvollen Fällen, also im Handling komplexer medizinischer Risikokonstellationen, als auch in der Durchführung eines körperlichen Trainings geschult. Physiotherapeuten verfügen insbesondere über profunde Kenntnisse (gestörter) Körperfunktionen und Körperstrukturen und leisten einen entscheidenden Beitrag zu deren raschen Regeneration.

Ergotherapeuten

Eine zufriedenstellende Bewältigung des Alters, auch wenn Krankheiten und Behinderungen zu Kompetenzverlust und Einschränkungen führen, ist abhängig von der Einbindung in familiäre und außerfamiliäre Netzwerke sowie der subjektiven Überzeugung von der Kontrollierbarkeit des eigenen Lebens, der individuellen Bewertung der eigenen Lebenssituation und Zugangsmöglichkeiten zu Hilfsmaßnahmen [63].

Ergotherapeuten erfassen und behandeln **alltagsrelevante Einschränkungen in der Funktions- und Handlungsfähigkeit** alterstraumatologischer Patienten. Durch die Anwendung von spezifischen Modellen und Assessments werden Defizite und Ressourcen erkrankter älterer Menschen ermittelt. In der Alterstraumatologie liegt der ergotherapeutische Schwerpunkt in der Behandlung motorischer Funktionseinschränkungen.

Die **Behandlungsschwerpunkte** richten allesamt den Fokus auf die Verhütung oder Verringerung der Pflegebedürftigkeit, der Verbesserung von Motorik und Mobilität sowie der Wiederherstellung der „Activities of daily Living" (ADL) [102]. Außerdem sollen körperliche und geistige Ressourcen gefördert und die Kompensation von funktionellen Defiziten erlernt werden.

Ergotherapie beschäftigt sich mit der menschlichen Handlungsfähigkeit in den Bereichen Produktivität, Freizeit und Selbstversorgung in Abhängigkeit von Umgebungsfaktoren. Neben dem Training von Köperfunktionen oder zielgerichteten Aktivitäten stellen die Umfeldanpassung und Angehörigenberatung wichtige Therapieinhalte dar [63].

Wie auch die anderen Therapeuten fördern Ergotherapeuten in **Einzel- und Gruppenangeboten** alltägliche Fähigkeiten wie den Umgang mit Hilfsmitteln, die Selbstversorgung, die Grob- und Feinmotorik, die Sensibilität, die Kognition und die Mobilisation. Auch physiologische Funktionen, die Koordination und Anbahnung normaler Bewegungsabläufe mit dem Abbau von Bewegungspathologien sowie die Kontrakturprophylaxe sind ergotherapeutische Inhalte in der Alterstraumatologie. Hier stellt die **Hilfsmittelversorgung** im Wohnraum sowie die Rollstuhl-, Prothesen- oder Schienenversorgung ebenfalls ein Aufgabenfeld dar.

Sporttherapeuten

Sporttherapeuten sind in der Regel studierte Sportwissenschaftler mit Magister-, Diplom-, Bachelor- oder Master-Abschluss, die vertiefte Fertigkeiten und Kenntnisse im Bereich der Bewegungs- und Trainingswissenschaft, Sportmedizin, Psychologie und Pädagogik aufweisen. Vielfach haben die Therapeuten eine Weiterbildung zum Sport- und Bewegungstherapeuten DVGS (Deutscher Verband für Gesundheitssport und Sporttherapie) erworben. Sie arbeiten individuell oder mit einer kleinen Zahl von Patienten in der medizinischen Trainingstherapie sowie mit Gruppen unterschiedlicher Größe in der Sport- und Bewegungstherapie. In der Regel kommen Sporttherapeuten in späteren Reha-Phasen und in der teilstationären oder ambulanten Versorgung zum Einsatz.

Im Zentrum der sporttherapeutischen Intervention steht gemäß DVGS neben der **Erlangung motorischer Fertigkeiten** (sensomotorische Lernzielebene) und Fähigkeiten (motorische Lernzielebene: Kraft, Ausdauer, Beweglichkeit) die Wissensvermittlung als Basis nachhaltiger **gesundheitsbezogener Handlungskompetenz** (kognitive Lernzielebene) sowie die Förderung von **Motivation** und Volition zur Durchführung körperlichen Trainings und zur Pflege eines körperlich aktiven Lebensstils (affektive und edukative Lernzielebene).

Sporttherapeuten sind befähigt, über eine funktionell und somatisch ausgerichtete Intervention hinaus Patienten zur regelmäßigen, selbstgesteuerten körperlichen Aktivität und gesundheitsbezogenen Verhaltensänderung zu führen. Dabei dienen ihre vertieften bewegungs- und trainingswissenschaftlichen Kenntnisse der evidenzbasierten, epidemiologisch begründeten Auswahl und Dosierung der körperlichen Aktivität und ermöglichen eine differenzierte, langfristig orientierte Sport- und Bewegungsberatung. Ihre Qualifikation erlaubt ihnen neben der Entwicklung, Implementierung und Weiterentwicklung von Bewegungsangeboten auch die Evaluation und Qualitätssicherung bewegungsbezogener Interventionen.

> **Merke**
>
> Therapeutische Ziele richten sich insbesondere auf die Aktivitätsebene und weniger auf die Funktionsebene der Patienten. Um individuelle bedeutungsvolle Tätigkeiten wieder zu ermöglichen und zur größtmöglichen Lebensqualität zu verhelfen, sollen lebensgeschichtlich erworbene und alterstypische Kompetenzen verstärkt und aktiviert werden.

Modelle, Behandlungsverfahren und Methoden

Wie nachfolgend exemplarisch im Bereich Ergotherapie dargestellt, beeinflusst die Perspektive der Therapeuten auf den Patienten naturgemäß die Ausrichtung und Gestaltung der Rehabilitation.

In der Ergotherapie beschreiben Modelle menschliches Handeln und seine umweltgegebenen Einflussfaktoren. Der Modellbegriff wird dynamisch charakterisiert. Wesentliche Faktoren werden miteinander in Bezug gesetzt und sind geprägt durch Veränderungen wie neue Erkenntnisse und gesellschaftliche Entwicklungen. Je nach Modell werden der Patient und seine Handlungsfähigkeit aus unterschiedlichen Blickwinkeln analysiert. Modellbasierte Assessments dienen dem Therapeuten zur Beschreibung und Bewertung von spezifischen Funktionen. Die modellbasierte Analyse eines Patienten ermöglicht das **ganzheitliche und strukturierte Erfassen der individuellen Patientensituation** sowie seiner Kontextfaktoren.

> **Tipp**
>
> Das „Bieler Modell", das „Model of Human Occupation (MOHO)" und das „Canadian Model of Occupational Performance (CMOP)" finden in Deutschland häufig Gebrauch [102], [100].

Eine strukturierte Analyse verhilft zur individuellen Zielformulierung und weiteren **Behandlungsplanung.** Ergotherapeutische Modelle bieten somit die Voraussetzung eines klientenzentrierten Behandlungsansatzes.

1.2.2 Assessments und klinische Entscheidungsfindung

Physiotherapeutische, ergotherapeutische und sportwissenschaftliche Assessments vervollständigen die ärztliche Diagnostik und das geriatrische Assessment (Kap. 1.7). Sie liefern Informationen zur therapeutischen und rehabilitativen Planung, Durchführung, Kontrolle und Evaluation interdisziplinärer Behandlung und dienen als Grundlage für die Kommunikation mit Patienten und Angehörigen hinsichtlich der Behandlungsmaßnahmen und -ziele. Sie haben zudem prognostischen Wert und weisen auf Risikokonstellationen hin. Die Ergebnisse der Assessments sind **Grundlage therapeutischer Intervention**, bspw. der individuellen Belastungssteuerung.

Merke

Die Durchführung von Assessments und deren Ergebnisse können zur Motivierung von Patienten und Verbesserung ihrer Compliance beitragen. Assessments sind nicht zuletzt Voraussetzung und Zielgröße evidenzbasierter Forschung und klinischer Qualitätssicherung.

Patienten werden in der Regel unmittelbar nach der Operation physiotherapeutisch untersucht (Patienten nach Hüftfraktur innerhalb der ersten 24 Stunden [126]), wobei der Heilungs- und Rehabilitationsverlauf regelmäßig kontrolliert wird. Ziel ist die **Früherkennung** und das entsprechende **Management von Verschlechterungen des klinischen Zustands** der Patienten. Art und Umfang der Anamnese und Untersuchungen berücksichtigen die maßgeblichen ICF-Ebenen und beziehen u. a. die Art der Fraktur, das Operations- und Behandlungsregime sowie die Wundheilungsphase mit ein.

Cave

Es gilt, bei den therapeutischen Assessments unnötige Belastungen oder gar Risiken für den Patienten zu vermeiden.

Abhängig von Erkenntnisinteresse und verfügbaren Ressourcen erstrecken sich die Assessments auf folgende Bereiche [126]:

- prämorbider Zustand, Verletzungsgeschehen und Kontextfaktoren
- relative und absolute Kontraindikationen sowie Flaggen (Therapieabbruch und -modifikation)
- körperliche Funktions- und Leistungsfähigkeit (Schmerz, Kraft, Gleichgewicht/Koordination, Beweglichkeit, Ausdauer, Merkfähigkeit, Orientierung, exekutive Funktionen, Stimmungslage)
- Aktivitäten (Mobilität, körperliche Aktivität und funktionelle Fähigkeiten in den Aktivitäten des täglichen Lebens)
- Teilhabe und Lebensqualität
- Identifikation von Risikozuständen und Risikopatienten (bspw. Sturzrisiko, Delir, kognitive Beeinträchtigung, Sarkopenie, Frailty, Mangelernährung, psychiatrische Erkrankungen)

Der physio- und ergotherapeutischen sowie der sportmedizinischen Diagnostik kommt im Kontext einer stetig wachsenden Bedeutung von Bewegungstraining und körperlicher Aktivität in den unterschiedlichen Phasen nach einem Trauma eine zentrale Rolle zu. Dies gilt vor allem beim geriatrischen Patienten, bei dem das Risiko von **Immobilität und raschem Muskelabbau** besonders hoch ist. Mobilität, Muskelkraft, Gangparameter und posturale Kontrolle haben zentrale Bedeutung für die Wiedererlangung der reduzierten körperlichen Funktionsfähigkeit und Fortbewegungssicherheit.

Ergänzend zu Kap. 1.7 thematisiert der folgende Abschnitt wichtige Assessments aus Sicht der Therapieberufe, mit Focus auf die körperliche Funktions- und Leistungsfähigkeit.

Prämorbider Zustand, Verletzungsgeschehen und Kontextfaktoren

Das prämorbide Mobilitätslevel und die **physische Funktionsfähigkeit** stellen neben dem mentalen Zustand der betroffenen Patienten oder dem Vorliegen geriatrischer Syndrome wie Frailty die verlässlichsten Prädiktoren für eine erfolgreiche Rehabilitation, bspw. nach Hüftgelenksfraktur, dar [119], lassen sich aber nur z. T. präzise einschätzen. **Sturzhistorie und Sturzhergang** sollten nach Möglichkeit präoperativ erhoben werden. Die Anamnese des Patienten wird durch fremdanamnestische Angaben (Angehörige, Bekannte, Pflegepersonal bei Pflegeheimbewohnern) ergänzt und validiert. Auch Umfang und Qualität **sozialer Unterstützung**, die bei einer Rückkehr in das häusliche Umfeld zur Verfügung steht, sind zu erfassen.

Relative und absolute Kontraindikationen sowie Flaggen (Therapieabbruch und -modifikation)

Ärztliche Vorgaben für die Intervention berücksichtigen in der Regel die Fraktur, betroffene Gelenke und Körperregionen, psychiatrische sowie kardiale und metabolische Parameter. Therapeutenseitig ist zu klären, welche weiteren Risiken bestehen und welche Interventionen abhängig von Gesundheit und Leistungsfähigkeit durchgeführt werden können.

Während komplexe geriatrische Zustände und Multimorbidität ein systematisches körperliches Training mit älteren Patienten nach einer Fraktur erheblich einschränken oder verunmöglichen können, ist bei „jüngeren Älteren“ mit prämorbid altersgemäßer Leistungs- und Funktionsfähigkeit ein gezieltes, **intensives Training motorischer Hauptbeanspruchung** sinnvoll. Dessen Durchführung setzt gemäß evidenz- und best-practice-basierten Empfehlungen und Leitlinien [40], [54] eine Prüfung gesundheitlicher Voraussetzungen voraus.

Checkliste

Zu den **relativen und absoluten Kontraindikationen** gegen ein intensiviertes körperliches Training gehören [40], [3], [130]:

- akute (Wieder-)Verletzungen des Bewegungsapparats, Zustand unmittelbar nach Operation, offene Wunden und Wundheilungsstörungen
- akute, mit Fieber verbundene schwere Infektionskrankheiten, fieberhafte Entzündungen und systemische Erkrankungen, darunter grippale Infekte und Entzündungen der Bronchien, Lunge, Blase, Zahnwurzeln, Kieferhöhle
- akute allergische Erkrankungen (z. B. akuter Asthmaanfall)
- rheumatoide Arthritis im akuten Schub
- akute neurologische Kompressionssyndrome mit Sensibilitätsstörung und Ausfallerscheinung
- schwerwiegende Stoffwechselkrankheiten (schlecht eingestellter Diabetes, Hyperthyreose)
- stark fortgeschrittene Arteriosklerose, insbesondere Zerebralsklerose und PAVK Stadien III und IV
- akute kardiale Dekompensation, frischer Myokardinfarkt, instabile Angina pectoris, schwerwiegende Klappenerkrankungen, Aortenstenose und -aneurysma
- nicht kontrollierbare Herzrhythmusstörungen, AV-Block III. Grades
- akute Thrombose, Venenthrombose, ventrikuläres Aneurysma, hypertrophe Kardiomyopathie, aktive Myokarditis
- chronische Hypertonie (WHO-Stadium III), unkontrollierte Hypertonie (systolisch > 200 mmHg oder diastolisch > 120 mmHg), Formen der sekundären Hypertonie
- Dehydrierung

Cave

Vor und während der Durchführung der Therapie sind grundsätzlich mögliche „Red Flags“ zu beobachten und zu beachten.

Ist die Temperatur im Wundgebiet im Seitenvergleich übermäßig erhöht, kann dies auf eine überschießende Entzündungsreaktion hinweisen, die dem Arzt zu melden ist. Treten während körperlicher Belastung Übelkeit, Schwindel, Ohnmachtsattacken oder Schmerzen und Engegefühl im Brustbereich auf, ist das Training unverzüglich zu beenden und der Arzt hinzuzuziehen.

Gibt der Patient Schmerzen in den Beinen an, sind Thrombosedruckpunkte zu prüfen. Zeichen einer Lungenembolie sind plötzliche thorakale Schmerzen mit Dyspnoe und Husten. Auch Tachykardie und ein fortgeleiteter Schulterschmerz sind zu beachten.

Bei Patienten, die nicht oder nur eingeschränkt mobilisationsfähig sind, sollte ein Dekubitus-Assessment vorgenommen werden [119]. Therapeuten können das Pflegepersonal bei der mindestens 2-mal täglich stattfindenden Inspektion der Dekubitus-Risikostellen bei immobilen Patienten unterstützen [119] (Kap. 1.8).

Körperfunktionen

Physio-, Ergo- und Sporttherapeuten verwenden **standardisierte Testverfahren** zur Beurteilung der Körperstrukturen und Körperfunktionen u. a. im Seitenvergleich, in Bezug zu altersadjustierten Normdaten und mit Blick auf angestrebte Aktivitäten des täglichen Lebens.

Schmerz und Sensorik

Schmerzen können den Rehabilitationsprozess beeinflussen. Die in Kap. 1.5 erwähnten Prinzipien der Diagnostik gelten auch für die physio-, ergo- und sporttherapeutische Untersuchung und Behandlung. Therapeuten erfragen und dokumentieren das Schmerzempfinden der Patienten in Ruhe, bei spezifischen Bewegungen sowie während therapeutischer Aktivitäten regelmäßig und in standardisierter Weise [119]. Auffälligkeiten und Aktivitäten limitierende Schmerzzustände werden unmittelbar an den behandelnden Arzt bzw. das interdisziplinäre Team kommuniziert. Eine Schmerzzunahme und Reibegeräusche bei Bewegungen können durch das Auswandern von Schrauben in ein Gelenk oder Redislokation der Fraktur entstehen, was eine radiografische Abklärung erfordert.

Kraft

Kraft ist die Fähigkeit des neuromuskulären Systems, Widerstände zu überwinden (konzentrische Kontraktion), sie zu halten (isometrische Kontraktion) oder ihnen entgegenzuwirken (exzentrische Kontraktion). Dazu gehört, das eigene Körpergewicht zu tragen und zu beschleunigen, funktionelle Körperhaltungen einzunehmen sowie Gegenstände zu heben und zu bewegen. Kraft ist bei Alltagsaktivitäten meist nicht alleine, sondern in Kombination mit anderen motorischen Hauptbeanspruchungsformen erforderlich.

Merke

In der Rehabilitation geht es nicht um die maximale Ausprägung spezieller Kraftfähigkeiten, sondern um die Wiederherstellung oder Verbesserung des verletzungs- und immobilisationsbedingt eingeschränkten Kraftniveaus.

Zur **Beurteilung der Muskelkraft** im geriatrischen Alltag kommen häufig einfache Testverfahren wie die dynamometrische Messung der Handkraft, der 5-Times-Chair-Rise-Test (Beurteilung der Beinkraft) [84] oder die sechsgradige Skala des Medical Research Council zum Einsatz [94]. Zum Zeitpunkt der Aufnahme des Krafttrainings kann der Leistungsstand anhand der Zahl der Wiederholungen bei einer definierten submaximalen Anstrengung (z. B. Borg 15 = „anstrengend" [12]) mit einem definierten Gewicht abgeschätzt werden.

Ausreichende Belastbarkeit vorausgesetzt, lässt sich zu einem späteren Zeitpunkt das Einwiederholungsmaximum (1RM) bei definierten Bewegungen ermitteln. Zudem gestatten elektronische oder hydraulische Dynamometer sowie portable Kraftaufnehmer (z. B. Dehnungsmessstreifen) eine ökonomische Erfassung der isometrischen Maximalkraft der Extremitäten oder des Rumpfes. Die Isokinetik erlaubt eine umfassende Bewertung konzentrisch- und exzentrisch-dynamischer Muskelarbeit, erfordert allerdings erhebliche Ressourcen und ist vergleichsweise unspezifisch.

Beweglichkeit

Beweglichkeit ist die Fähigkeit des Muskel-Gelenk-Systems, Bewegungen mit einer großen Amplitude (Bewegungsausmaß) durchführen zu können. Eine altersentsprechend normal ausgeprägte Beweglichkeit ist Voraussetzung für die sichere und ökonomische Durchführung vieler Alltagsaktivitäten. Die Beweglichkeit kann nach Traumata, Operationen oder Immobilisation deutlich eingeschränkt sein. Die **goniometrische Registrierung des Bewegungsausmaßes** von Gelenken mit der Neutral-Null-Methode erlaubt eine meist hinreichende Beurteilung der Beweglichkeit. Bei Gelenken mit einer Vielzahl von Freiheitsgraden können Objektivität, Reliabilität und Validität der Goniometrie aber eingeschränkt sein [105]. Beispielsweise liegt der Variationskoeffizient der goniometrisch erfassten Hüftbeweglichkeit bei wiederholten Messungen (gleicher Untersucher, gleicher Patient) abhängig von der Bewegungsrichtung bei bis zu 23 % und der Standardmessfehler bei bis zu 3,9° [103].

Koordination und Gleichgewicht

Koordination lässt sich als die Fähigkeit betrachten, Bewegungen aufgabengerecht und zielorientiert zu steuern. Motorisches Lernen und Wiedererlernen sowie die zielgerichtete zeitliche, räumliche und kraftbezogene Abstimmung von (Teil-)Bewegungen unter variierende Bedingungen spielen eine zentrale Rolle in der Rehabilitation. Das Zusammenwirken von Sinnesorganen, Nervensystem und Bewegungsapparat kann unmittelbar durch eine Verletzung oder Operation (z. B. Schädigung von muskulären Strukturen oder Nerven), aufgrund langer Immobilisation, schmerzbedingter Störungen und/oder durch fehlendes Training beeinträchtigt sein.

Das statische und dynamische Gleichgewicht ist ein **zentraler Bestandteil der Koordination** und Zielparameter der Rehabilitation von Patienten mit (sturzbedingten) Frakturen, da ein reduziertes Gleichgewicht einer der Hauptrisikofaktoren für Stürze ist [34]. Zu den funktionellen Leistungen des Gleichgewichtsystems gehören [92]:

- Aufrechterhaltung einer stabilen Position wie Sitzen oder Stehen
- Ermöglichen willkürlicher Bewegungen wie Transfers oder Greifbewegungen
- Reaktionen auf externe Störungen wie Stolpern oder Ausrutschen

Etablierte nicht apparative Testverfahren zur Beurteilung von Gleichgewichtsfähigkeit und Fortbewegungssicherheit sind die Berg-Balance-Scale, das Performance Oriented Mobility Assessment (POMA) und der Timed Up and Go Test (TUG) (Kap. 1.7) [79], [115]. Diese können durch gerätegestützte Posturografie (z. B. Kraftmessplatte) ergänzt werden.

Ausdauer

Ausdauer ist die motorische Fähigkeit des Organismus, eine gegebene Leistung über einen längeren Zeitraum ohne Ermüdung aufrechterhalten zu können. Die Wiedererlangung, Steigerung oder Erhaltung der Ausdauer kann wesentlich zu Selbstständigkeit und Teilhabe beitragen und ist wichtige Grundlage für andere Formen der Trainingsintervention.

Zwei- und 6-Minuten-Gehtests haben sich in der klinischen Praxis als reliable und valide Instrumente für den Einsatz mit unterschiedlichen geriatrischen Populationen bewährt [115], [48], [109]. Etwas präziser, aber auch körperlich belastender lässt sich die Ausdauerleistungsfähigkeit bei einer Belastungsergometrie (ansteigende Belastung auf Fahrradergometer, Laufband oder als freies Gehen) ermitteln.

Ein **Goldstandard zur Charakterisierung der Ausdauer** stellt die bei schwerer körperlicher Arbeit atemgasanalytisch unter standardisierten Bedingungen ermittelte höchste beobachtete Sauerstoffaufnahme (VO_2peak) dar. Jedoch sind dafür materielle und personelle Ressourcen erforderlich. In der Regel werden dabei auch Herzfrequenz, EKG, arterielle Sauerstoffsättigung, Blutdruck und subjektiver Beanspruchungsgrad registriert. Insbesondere bei Senioren mit kardialen, pulmonalen oder metabolischen Erkrankungen hat die atemgasanalytische Belastungsergometrie prädiktiven und diagnostischen Wert.

Kognition und mentale Funktionen

Die Durchführung des geriatrischen Assessments in der Ergotherapie beinhaltet u. a. Testinstrumente zur Überprüfung der Kognition wie den Mini-Mental Status Test (MMST), den Uhrentest, den DemTect, den Syndrom-Kurztest und die geriatrische Depressionsskala [50] (Kap. 1.7). Diese Instrumente liefern erste Hinweise auf kognitive Einschränkungen und deren Relevanz für die Alltagsbewältigung.

Um bspw. eine Alzheimerdemenz zu diagnostizieren, sollten weitere bildgebende Verfahren und eine weiterführende neuropsychologische Diagnostik stattfinden. Eine demenzielle Erkrankung ist häufig schwer von einer Depression, einem Delir oder von altersgemäßen kognitiven Beeinträchtigungen zu unterscheiden. Ergänzende neuropsychologische und therapeutische standardisierte Testverfahren gewährleisten Hinweise zur Diagnosestellung und Abgrenzung kognitiver Veränderungen. Die Confusion Assessment Method (CAM) [77] dient der Diagnosezuordnung eine möglichen Delirs, während der Syndrom-Kurztest Aussagen zum Schweregrad des Delirs erlaubt. Es bestehen erhebliche Unterschiede hinsichtlich ökonomischer Durchführungsaspekte dieser Testverfahren im klinischen Alltag.

Aktivitäten des täglichen Lebens

Die Funktionalität und Selbstständigkeit in den Aktivitäten des täglichen Lebens ist die zentrale Zielgröße in der Rehabilitation älterer Patienten. Eine Beurteilung findet bspw. mit dem Barthel-Index (BI) oder dem Functional Independence Measure (FIM) statt [122] (Kap. 1.7).

Mobilität

Die Mobilität älterer Patienten kann während einer stationären Behandlung durch verschiedenste Faktoren und Symptome entscheidend beeinträchtigt sein [17]. Weil sie einen bedeutsamen Einfluss auf die **Selbstständigkeit** und die **Lebensqualität** älterer Menschen hat [87] und ein gewisser Grad an Mobilität für viele alte Menschen die Grundvoraussetzung für eine Teilhabe am sozialen Leben ist [80], bilden Verbesserungen der Mobilität ein zentrales Ziel in der interdisziplinären Behandlung stationärer geriatrischer Patienten [52], [72].

Um dem Zustand sehr variabler und breit gestreuter Leistungsfähigkeit in dieser Zielgruppe gerecht zu werden, sollte ein geeigneter Test das gesamte Mobilitätsspektrum abbilden sowie geringe Decken- und Bodeneffekte aufzeigen, um Veränderungen über den Rehabilitationsverlauf überhaupt abbilden zu können. Die **Gehgeschwindigkeit** und der **TUG** gehören zu den gängigsten Assessments der Mobilität [79], [107]. Da beide Verfahren von vielen Patienten nach einer Fraktur am Anfang der Rehabilitation nicht durchführbar sind, solange eine ausreichende Gehfähigkeit nicht gegeben ist, kann eine Verlaufsmessung bei diesen Patienten nicht objektiv erfolgen [36].

> **Tipp**
>
> Das Hierarchical Assessment of Balance and Mobility (HABAM) [91] sowie der De Morton Mobility Index (DEMMI) [14], [37], [38] stellen hinreichend valide und bodeneffektfreie Verfahren zur Beurteilung der Mobilität geriatrischer Patienten dar.

Eine Beurteilung der Mobilität mit einer dieser beiden Skalen sollte regelmäßig erfolgen, da Veränderungen der Mobilität einen hohen prädiktiven Wert für den allgemeinen Rehabilitationsprozess und den Heilungsverlauf bei geriatrischen Patienten darstellen [73].

Eine grobe Einteilung der Gehfähigkeit sollte routinemäßig anhand der Functional Ambulation Categories (FAC) [95] erfolgen.

Körperliche Aktivität

Objektive Registrierungen körperlicher Aktivität, bspw. durch Akzelerometrie, oder kostengünstigere, aber weniger valide fragebogengestützte Erhebungen (bspw. International Physical Activity Questionnaire, IPAQ [28]) geben Einblick in Mobilität und Teilhabe im Alltag und gestatten Rückschlüsse auf die Compliance mit etwaigen Aktivitätsempfehlungen in der Rehabilitationsklinik.

Teilhabe und Lebensqualität

Zur Erfassung von Teilhabe und Lebensqualität geriatrischer Patienten eignen sich standardisierte Fragebögen wie der EuroQoL EQ-5D [68] und der SF-36 [18]. Sturzangst und sturzassoziierte Selbstwirksamkeit können mit der Activities-Specific Balance Confidence (ABC) Scale [118] oder der Falls Efficacy Scale-International (FES-I) [42] standardisiert erfasst werden.

Identifikation von Risikozuständen und Risikopatienten

Im Unterschied zu jüngeren Patienten mit einer Fraktur steht beim geriatrischen Patienten oft nicht das typische Leitsymptom Schmerz im Vordergrund, sondern vielmehr alterstypische Symptome und Zustände. Eine Fraktur, v. a. der Wirbelkörper oder der unteren Extremität, kann bei prämorbid fragilen Patienten durch lange Immobilisation massive **Einbußen in der Funktionsfähigkeit, Selbstständigkeit und Lebensqualität** auslösen. Es gilt daher, Begleiterkrankungen und alterstypische Syndrome, die sich negativ auf den Rehabilitationsverlauf auswirken können, früh zu erkennen und zu berücksichtigen.

Die allgemeinen **Komplikationen der Frakturheilung** und Frakturbehandlung, die auch bei jüngeren Patienten auftreten können, sind auch beim geriatrischen Patienten zu beachten. Physio- und Ergotherapeuten kennen die Zeichen einer Pseudoarthrose, einer verzögerten Knochenheilung, einer Osteitis, eines Kompartment-Syndroms oder eines komplexen regionalen Schmerzsyndroms (CRPS) (Kap. 1.5). Weist ein Patient solche Zeichen auf, müssen sie umgehend dem Arzt mitgeteilt werden.

Alterstypische Syndrome und Zustände, die einen entscheidenden Einfluss auf die Rehabilitation und therapeutische Behandlung älterer Patienten mit Frakturen haben, sind kognitive und psychoemotionale Beeinträchtigungen, postoperatives Delir, Mangelernährung, Sarkopenie, Frailty, Fatigue, Sturzangst, Schwindel und Inkontinenz.

Aufgrund der individuellen Sturzfolgen für die betroffenen Personen [101] sowie aufgrund der hohen finanziellen Belastungen für das Gesundheitssystem [69] wird der Vermeidung von Stürzen und den damit verbundenen Risiken und Belastungen eine enorme Bedeutung zugemessen [90]. In jeder Phase der Rehabilitation sollte daher das **Sturzrisiko** der Patienten multifaktoriell mit validierten Assessments erfasst werden. Die Berg Balance Scale [10] und das Physiological Profile Assessment (PPA) [89] gelten als prognostisch gute und einfach anzuwendende Verfahren in der klinischen Praxis. Sie können durch neuere Verfahren der Ganganalyse und Testverfahren, die motorisch-kognitive Leistungen in Kombination erfassen (Doppelaufgaben, „stops walking while talking"), ergänzt werden [15], [60], [129].

Dokumentation

Die Dokumentation der Untersuchungs- und Behandlungsergebnisse kann papiergebunden oder elektronisch erfolgen. Mobile Eingabegeräte erlauben, klinische Daten in eine elektronische Patientenakte einzugeben, die dann über ein Klinikinformationssystem allen beteiligten Berufsgruppen zur Verfügung steht und auch die sektorenübergreifende Kooperation erleichtert. Die Dokumentation sollte mittels einheitlichen Begrifflichkeiten vorgenommen werden und in der Struktur der ICF-Ebenen erfolgen.

1.2.3 Maßnahmen in der Rehabilitation

Physio-, Ergo- und Sporttherapie weisen, wie eingangs aufgeführt, unterschiedliche sowie überlappende Kenntnisse, Fähigkeiten und Perspektiven auf. Im Verbund mit weiteren Therapie- und Gesundheitsberufen spielen sie eine wichtige Rolle bei der Versorgung und Rehabilitation geriatrischer Patienten mit Frakturen. Das **Interventionsspektrum** inkludiert:

- funktionelle und teilhabeorientierte Trainingsansätze (Mobilisierung, ADL-Training, Gelenkschutztraining, Prothesen- und Rollstuhltraining, Bewegen außerhalb der Wohnung, Teilnahme am Verkehr)
- Training der motorischen Hauptbeanspruchungsformen (Kraft, Koordination/Balance, Beweglichkeit, Ausdauer)
- Behandlungskonzepte wie propriozeptive neuromuskuläre Fazilitation (PNF)
- roboter- und gerätegestützte aktive und passive Bewegungstherapie
- Lagerungen
- Sensibilitätstraining, Nervenmobilisation, Narbenbehandlung
- Schienenversorgung, Hilfsmittelberatung, -versorgung und -erprobung
- manuelle Therapie, Gelenkmobilisation
- physikalische Intervention (thermische Anwendungen, Bäder, Elektrotherapie, manuelle Lymphdrainage)
- kognitiv-therapeutische Übungen
- Entspannungstechniken
- Information und Aufklärung

Diese Maßnahmen sind hinsichtlich der spezifischen Effekte auf relevante Endpunkte der Rehabilitation unterschiedlich stark evidenzbasiert.

Ziele

Die rehabilitativen Interventionen orientieren sich an der **ICF** der World Health Organization (WHO). Als biopsychosoziales Bezugssystem funktionaler Gesundheit berücksichtigt die ICF Körperfunktionen und -strukturen, Aktivitäten, und Partizipation des Menschen. Die ICF hat eine ressourcenorientierte Ausrichtung und berücksichtigt mit Lebenshintergrund, personenbezogenen Faktoren und Umweltfaktoren weitere Aspekte, die für die Rehabilitation relevant sind.
Zu den **Interventionszielen** gehören insbesondere

- bei guter Prognose (Anamnese, Assessments) rasche Wiederherstellung körperlicher Funktion (Kuration)
- bei vorliegender Multimorbidität und/oder geriatrischen Syndromen (erhöhtes Risiko einer schlechten Prognose) Stabilisation und Versuch der behutsamen Heranführung an das prämorbide Funktionsniveau, Abmilderung zwischenzeitlicher Rückschritte und Risikoreduktion
- grundsätzlich Wiedererlangung der Mobilität und nach Möglichkeit selbstständige Wiederaufnahme aller Aktivitäten im Kontext Haushalt, Freizeit und soziales Umfeld
- Steigerung/Erhalt der Lebensqualität
- Sturz- und Frakturprävention

M!

Merke

In der Regel ist im Rehabilitationsprozess, abhängig vom Patientenstatus, eine Reevaluation der Ziele und Therapieinhalte notwendig.

Grundsätze der Planung und Durchführung einer Intervention

Voraussetzungen zur gemeinsamen Zielfindung und -formulierung mit dem Patienten sind Eigenmotivation, ausreichende Belastbarkeit und Vigilanz sowie Compliance. Neben der Zusammenwirkung aller beteiligten Disziplinen ist entscheidend, dass der Patient sich nach Möglichkeit als **zentralen Akteur** sieht, der Verantwortung für sein persönliches Therapieziel übernimmt. Bei kognitiv eingeschränkten Personen ist hier die Unterstützung der Angehörigen von Bedeutung.

Die sturzbedingte Hüftgelenksfraktur hat bei Senioren eine hohe Inzidenz und führt bei 50 % der älteren Patienten innerhalb eines Jahres mindestens zur Pflegebedürftigkeit [67]. Grundsätze und Praxis der Rehabilitation werden deshalb nachfolgend immer wieder exemplarisch mit Bezug auf die Hüftgelenksfraktur dargestellt.

Aus dem oben genannten Interventionsspektrum spielen nach Hüftgelenksfraktur insbesondere die Aufklärung der Patienten, Mobilisation und Prophylaxen, die Unterstützung des Heilungsverlaufs, die Hilfsmittelversorgung, die eigentliche rehabilitative Intervention mit einem Schwerpunkt auf bewegungs- und teilhabeorientierten Maßnahmen sowie die Sicherung der sektorenübergreifenden Weiterversorgung im Rahmen des Entlassungsmanagements eine Rolle.

Die therapeutische Intervention hängt wesentlich von der medizinischen Versorgung (u. a. konservative versus operative Behandlung) sowie von ärztlich vorgegebenen Bewegungs- und Belastungslimitierungen ab.

Hinsichtlich der motorisch-funktionellen Behandlungsverfahren existieren Überschneidungen zwischen ergo-, physio- und sporttherapeutischen Therapieinhalten, die der Abstimmung im konstruktiven kollegialen Austausch bedürfen. Berufsspezifische Behandlungsziele, Perspektiven und Ansätze, u. a. mit Blick auf die Struktur-, Funktions- oder Aktivitätsebene, sollten in der **interprofessionellen Zusammenarbeit** offen thematisiert werden.

Im stationären Therapieverlauf kann gemäß Rehabilitationspotenzial auch eine Weiterbehandlung und Nachsorge im interdisziplinären Team thematisiert werden. Hier kommt insbesondere der Ergotherapie die Rolle der Hilfsmittelversorgung und -beratung mit Einbeziehung der Angehörigen zu.

Aufklärung, Beratung und partizipative Entscheidungsfindung

Ältere Patienten haben in der Regel unzureichende Kenntnisse über die (eigenen) internen und externen Sturz- und Frakturrisiken. Die Erinnerung an das Frakturereignis kann mitunter getrübt oder gar nicht vorhanden sein. Betroffene Patienten werden vor Behandlungsbeginn in enger Absprache mit weiteren Berufsgruppen über (Sturz-)Risiken, Behandlungsziele und -inhalte aufgeklärt. Im Sinne der **partizipativen Entscheidungsfindung** (Shared Decision Making) ist die ausreichende Aufklärung und Beratung des Patienten entscheidend, um diesen gleichberechtigt in Entscheidungen über Assessments und Intervention einbeziehen zu können.

> **Merke** M!
>
> Shared Decision Making wird insbesondere in späteren Behandlungsphasen wichtig, weil mehr Handlungsoptionen existieren, die therapeutische Unterstützung für die weitere Behandlung reduziert wird und eine gute Mitarbeit des Patienten zur Sicherung der Nachhaltigkeit des Therapieerfolgs notwendig ist.

Den Wunsch des betroffenen älteren Menschen gilt es, stets in die Behandlung einzubinden. Auch Entscheidungen gegen den institutionell gewünschten Behandlungsplan sind zu respektieren. Die **Information und Beratung** des Patienten erfolgt bedarfsabhängig gemäß Anamnese und Assessments in folgenden Bereichen:

- Aufklärung über die allgemeinen und individuellen Sturz- und Frakturrisiken
- Informationen über den (möglichen) Sturzhergang, im Kontext der Risikofaktoren
- Informationen über die möglichen Sekundärkomplikationen, die durch die Fraktur und den damit einhergehenden Zustand entstehen können, sowie die Bedeutung prophylaktischer Maßnahmen. Zu den Risiken zählen insbesondere Thrombose, Sarkopenie/Muskelschwund, Dekubitus und kardiorespiratorische Komplikationen. Die Relevanz der Gegenmaßnahmen wie Mobilisationsübungen, Aktivität und Eigentraining sollte mit Nachdruck vermittelt werden.
- Informationen über die Möglichkeiten der Sturz- und Frakturprophylaxe während und nach der stationären Versorgung. Bedenken von Patienten mit Sturzangst (ABC-Scale, FES-I) müssen ernst genommen und aufgegriffen werden. Es gilt, schrittweise die positiven Effekte von Aktivität und Bewegung zu vermitteln und dabei die Risiken der Immobilität und Risiken der Mobilisierung abzuwägen.
- Informationen über mögliche therapeutische Ziele
- Informationen über die weitere (ambulante) therapeutische Versorgung
- Hilfsmittelberatung (Ergo- und Physiotherapie)
- Wohnraumanpassungen (Ergotherapie)

Zeitpunkt und Art der Aufklärung und Beratung berücksichtigen die Schmerzsituation und den kognitiven und emotionalen Status der Patienten sowie die sozialen Kontextfaktoren.

Mobilisation

Patienten werden unter Berücksichtigung der ärztlichen Vorgaben und des medizinischem Zustands **frühestmöglich** mobilisiert, bei operativ versorgter Hüftgelenksfraktur bspw. innerhalb der ersten 24 Stunden postoperativ [119]. Die progressive Mobilisation unter physio- oder ergotherapeutischer Aufsicht dient der Prävention von Dekubiti, tiefen Beinvenenthrombosen und pulmonalen Komplikationen sowie der Eigenmobilisation und der Selbstständigkeit der Patienten.

Ältere Patienten mit Hüftfrakturen dürfen in der Regel unter Vollbelastung schmerzadaptiert und mit zunehmender Intensität mobilisiert werden. Operationsverfahren, die Teilbelastungen erfordern, werden zunehmend vermieden, da ältere Patienten die Vorgaben kaum adäquat einhalten können. Patienten sollten spätestens 24 Stunden nach der Operation in eine sitzende Position (Bettkante, Rollstuhl) kommen und aufstehen sowie nach Möglichkeit hilfsmittelunterstützt und initial unter Aufsicht gehen und die betroffenen Extremität belasten. Der **Grad der weiteren Mobilisation** orientiert sich am interindividuell stark variierenden Heilungsverlauf und funktionellen Fortschritt. Der Behandlungsschwerpunkt liegt anfänglich auf Gehen und anderen Aktivitäten des täglichen Lebens wie Transfers, Körperpflege, Ankleiden und Toilettengänge [119].

Auch Patienten mit anderen Frakturlokalisationen werden frühzeitig, schmerzadaptiert und gemäß ärztlicher Vorgabe mobilisiert. Mitunter sind zusätzliche Belastungsgrenzen und Hilfsmittel (z. B. Schienen, Korsette, Fixationen) zu beachten. Ist der Patient nicht in der Lage, sich selbstständig und sicher aus dem Bett heraus zu transferieren, werden **selbstständige Mobilisationen** und Umlagerungen im Bett geübt und angeleitet. Die Anleitung dosierter isometrischer Muskelkontraktionen, Atemtherapie und Bewegungsübungen der oberen Extremitäten sollten bei relativ immobilen Patienten in jedem Fall, bei gehfähigen Patienten nach individuellem Bedarf und Risiko angeleitet werden.

Gehfähige Patienten werden – bedarfsabhängig mit **Hilfsmitteln** ausgestattet – zum selbstständigen Gehen motiviert. Ist dies nicht möglich (FAC 2 oder 3) und der Patient ohne Supervision sturzgefährdet, kann eine regelmäßige Mobilisation auch durch das Pflegepersonal und andere Professionen sowie später durch Angehörige angeleitet werden. Kurze Gehstrecken, z. B. vom Bett zur Toilette oder vom Zimmer zum Speisesaal, sollten nicht im Rollstuhl, sondern unter Aufsicht gehend zurückgelegt werden.

Die Mobilität wird regelmäßig objektiv erfasst (HABAM/DEMMI) und im Fortgang der interprofessionellen Rehabilitation berücksichtigt. Insbesondere von Physio- und später von Sporttherapeuten sollte das **Verhältnis von motorischer Leistungsfähigkeit und tatsächlichem Bewegungsverhalten** („Capacity" und „Performance") observiert und Patienten mit einem Missverhältnis identifiziert werden, bspw. wenn Patienten ihre funktionell vorhandene Gehfähigkeit nicht nutzen. Gründe hierfür können Sturzangst, Depressionen, Schmerzen und Fatigue sein. Hingegen können Patienten mit engen Belastungsvorgaben, Verwirrtheitszuständen und erhöhtem Sturzrisiko abweichend von ärztlichen und therapeutischen Vorgaben übermäßig aktiv sein und sich einem vermeidbaren Risiko aussetzen.

Ist die Mobilisation oder physische Belastung des Patienten schmerzbedingt nicht hinreichend möglich, kann eine Rücksprache mit dem behandelnden Arzt oder Schmerztherapeuten (Kap. 1.5) hinsichtlich einer Anpassung der **medikamentösen Therapie** sinnvoll sein. Neben der Lebensqualität gilt es dabei, die Bedeutung von Mobilisationseffekten wie die Vermeidung von Sekundärkomplikationen abzuwägen.

Hilfsmittel

Die Verordnung von Gehhilfsmitteln soll Patienten eine sichere und schmerzfreie Gehfähigkeit in Rehabilitation und Alltag ermöglichen oder verbessern. Gehhilfsmittel tragen zur **Kompensation einer reduzierten motorischen Leistungsfähigkeit** (z. B. Kraft, Koordination) bei und sind Voraussetzung für eine Mobilisation mit Teilbelastung. Waren Patienten bereits prämorbid auf ein Gehhilfsmittel angewiesen, ist abzuklären, ob Anpassungen notwendig sind.

Bei entsprechender medizinischer Indikation haben Patienten gemäß § 33 SGB V Anspruch auf ein ärztlich verordnetes Hilfsmittel. Bis zur Klärung des Bedarfs in der häuslichen Umgebung werden Gehhilfsmittel wie Rollatoren und Unterarmgehstützen in der Klinik nur leihweise abgegeben. Zu weiteren verordnungsfähigen und häufig eingesetzten Hilfsmitteln zur Mobilitätsverbesserung zählen Rollstühle, Prothesen und Orthesen. Hingegen gelten Gehböcke als veraltet und Gehstöcke bieten nur bei geringem Sturzrisiko Sicherheit.

Bei der **Wahl und Anpassung der Hilfsmittel** sollte prioritär berücksichtigt werden, welches Hilfsmittel die größtmögliche Gangsicherheit bietet und vom Patienten am besten angenommen wird. Zu beachten sind auch die Einsetzbarkeit im häuslichen und außerhäuslichen Umfeld (Rollator/Rollstuhl bei Türschwellen) und die Vereinbarkeit des Hilfsmittels mit dem individuellen Mobilitätsradius des Patienten (z. B. Rollator bei Treppe).

Prophylaxen

Zur Prophylaxe lebensbedrohlicher **Thrombosen** prüfen Therapeuten vor, während und nach der Therapie den korrekten Sitz der Kompressionsstrümpfe. Sie leiten aktive Bewegungen der Extremitäten als Eigenübungen sowie statische Muskelkontraktionen um das betroffene Gelenk an. Betroffene Körperregionen werden angepasst gelagert (z. B. Hochlagerung ödematisierter Beine). Sobald Gehfähigkeit vorliegt, werden Patienten zur regelmäßigen (Selbst-)Mobilisation angeleitet und deren Durchführung kontrolliert.

Zur **Pneumonieprophylaxe** (möglichst vollständige Ventilation aller Lungensegmente) werden gemäß Funktionslevel Lagerungen, Atemtherapie und Mobilisationen eingesetzt.

Das bei immobilen Patienten erhöhte **Dekubitusrisiko** kann durch Anleitung und Motivation zur Eigenmobilisation im Bett reduziert werden. Risikobehaftete oder bereits betroffene Körperregionen werden möglichst druckfrei gelagert (großflächige Druckverteilung) und punktuelle Druckbelastungen vermieden. Lagerungspläne müssen interprofessionell abgestimmt und eingehalten sowie Risikostellen (Hinterkopf, Ellenbogen, Kreuz- und Steißbein, Trochanter major, Knöchel, Ferse) regelmäßig inspiziert werden.

Resorptionsförderung

Bei geschwollenen Körperregionen kann Resorptionsförderung die **Beweglichkeit** der betroffenen Gelenke und die Durchblutung des Gewebes fördern, den Lymphabfluss steigern und zur **Schmerzreduktion** beitragen. Unter anderem werden physikalische Maßnahmen (Kurzzeiteis, Elektrotherapie), Lagerungen, aktives und passives Bewegen, statische und dynamische Aktivierung der Muskelpumpe, Lymphdrainage und funktionelle Weichteiltechniken angewendet. Die manuelle Lymphdrainage sollte durch adäquate Kompression der betroffenen Extremität und eine geeignete Lagerung unterstützt werden [8].

Phasenadaptiertes Training motorischer Hauptbeanspruchungsformen

Bei **Patienten mit geringer Krankheitslast** besteht eine klare Evidenz für die Effekte eines körperlichen Kraft-, Koordinations-/Balance- und Ausdauertrainings auf Funktion und Teilhabe. Das Training setzt grundsätzlich die ärztliche Freigabe und eine ausreichende vorherige Mobilisierung voraus.

In angepasster Form lassen sich einige, aber nicht alle der im Weiteren genannten Trainingsinhalte auch bei **fragilen oder multimorbiden Patienten** einsetzen. Insbesondere die phasenartige Progression und der Fokus auf dem Training motorischer Hauptbeanspruchungsformen lassen sich bei diesen Patienten jedoch selten lehrbuchgemäß realisieren. Häufig geht es vielmehr darum, Patienten mit geringer und zudem schwankender Leistungsfähigkeit und kognitiver Kapazität möglichst schnell zu mobilisieren und sie mit pragmatischen Mitteln an die wichtigen Alltagsaktivitäten heranzuführen.

Orientierung der Trainingsbelastung an der Gewebeheilung

Die Unterscheidung zwischen **Belastung** (Charakteristika eines Trainingsreizes) und **Beanspruchung** (Response des Organismus) ist grundlegend für eine adäquate Belastungssteuerung. Eine gleichartige Belastung kann zu sehr unterschiedlichen körperlichen Beanspruchungen führen. Die Relation zwischen Belastung und Beanspruchung variiert inter- und intraindividuell und hängt von Körperstruktur, Funktion und Leistungsfähigkeit ab. Die mechanische Belastung stellt einen entscheidenden Faktor in der traumatologischen Rehabilitation dar, lässt sich aber ebenso wie die Belastbarkeit des heilenden Gewebes nur schwer quantifizieren. Adäquate sensorische Funktion vorausgesetzt, lässt sich die mechanische Beanspruchung anhand eines Druck-/Spannungsgefühls und unmittelbarer Schmerzen beim Training einschätzen, sowie anhand der verzögerten Response des Gewebes wie Schwellung, Temperaturveränderung oder Zunahme der Schmerzen.

Studien zu gewebe- oder organspezifischen Effekten von Immobilisation und Bewegungsreizen geben nur sehr grobe Hinweise für die Belastungsgestaltung [43]. In der **Frakturnachsorge** müssen neben der Beanspruchung des unmittelbar vom Trauma betroffenen Bereichs auch die Beanspruchung des übrigen Bewegungsapparats sowie kardiorespiratorische, metabolische und vegetative Beanspruchungen berücksichtigt werden.

Hinsichtlich der **Mobilisation unter Teilbelastung** machen Kliniken selbst bei vergleichbaren Operationsverfahren und Patienten durchaus unterschiedliche Vorgaben für die Progression. Die Belastungslimitierungen werden gemäß Erfahrung des Operateurs in Absprache mit den Therapeuten vorgegeben. In der Vergangenheit wurden in Deutschland Belastungsempfehlungen tendenziell zurückhaltender formuliert als im angelsächsischen Raum.

Die **adäquate Vorgabe und Steuerung der mechanischen Belastung** stellt eine Herausforderung dar und kann nicht allein auf Basis therapeutischer Intuition erfolgen. Beispielsweise können einige Übungen, die nicht mit voller Belastung des Körpergewichts durchgeführt wurden, größere Kompressionskräfte im Hüftgelenk erzeugen als Gehen oder Treppensteigen mit Vollbelastung. Zudem werden Teilbelastungsvorgaben selten korrekt umgesetzt. Patienten belasten ihr betroffenes Bein trotz physiotherapeutischer Einweisung im Schnitt um 35–130 % stärker als vorgegeben. Gründe könnten eine zu kurze Einweisung, zu geringe Stützkraft, unzureichende Sensomotorik und möglicherweise inadäquate Hilfen zur Belastungskontrolle (Waage) sein. Es sind jedoch nur wenige aus der stärkeren Belastung resultierende Komplikationen bekannt [43]. Zudem werden bei Senioren überwiegend Operationsverfahren eingesetzt, die eine schmerzadaptierte Vollbelastung erlauben.

Neben der Fraktur sind eine Reihe struktureller und quantitativer Folgen von Immobilisation auf alle Bindegewebstypen des menschlichen Bewegungssystems zu beachten [43]. Gewebe mit einer geringen Turnover-Rate (Knorpel, Gelenkkapsel, Ligamente und Bänder) kann, selbst wenn es gar nicht von einem Trauma betroffen war, nach einer Immobilisation die Progression erheblich verzögern.

Schemata der Einteilung der Gewebeheilung in Phasen weisen Gemeinsamkeiten und Unterschiede hinsichtlich

Benennung, Dauer und empfohlenen Interventionen auf. Verbreitet ist die Unterscheidung von **Entzündungsphase, Proliferationsphase** und **Remodellierungsphase.**

> **Merke**
>
> Der Phasenbegriff suggeriert, dass es sich um serielle, klar getrennte physiologische Vorgänge handelt. Tatsächlich sind fließende Übergänge und deutliche Überlagerungen der Phasen zu beobachten.

Unmittelbar an der betroffenen Struktur darf eine aktive Trainingsintervention meist erst in der Proliferationsphase einsetzen, außerhalb der betroffenen Struktur u. U. bereits in der Entzündungsphase. Nachfolgend wird exemplarisch ein Schema der an der Wundheilung orientierten, schmerzadaptierten Nachbehandlung einer vollzementierten Hüftendoprothese nach Fraktur bei Patienten mit guter Knochendichte vorgestellt [43].

Entzündungsphase

Physiologie

- Entzündung, Schwellung und Hyperthermie als physiologische Reaktion
- erhöhte Schmerzsensibilität
- Dauer: einige Tage post-OP; interprofessionelles Assessment und Einschätzung, wann die Proliferationsphase erreicht ist

Intervention

- Patientenaufklärung (Ernährungsempfehlungen, Genussmittelkonsum etc.)
- Beweglichkeit: funktionelle Immobilisation, im betroffenen Bereich keine aktive Bewegungsintervention
- Beurteilung der Stärke der Entzündungsreaktion
  - Normaler Heilungsverlauf: Kontrolle, nicht zwingend Behandlung der Entzündung; rasche Mobilisation; Kraft-/Ausdauer-/Koordinationstraining in entfernten Regionen möglich, u. a. Training der Stützkraft der Arme; ggf. Continuous Passive Motion (CPM); physikalische Therapie in der Regel nicht notwendig
  - Überschießende Entzündung: Kälteanwendungen und Medikamente; eingeschränkte Mobilisation; Training auch in nicht betroffenen Regionen kontraindiziert; Verzögerung der Progression

Proliferationsphase

Physiologie

- Quantitative Phase: Vorläuferzellen wandern ein, proliferieren und synthetisieren als Bindegewebszellen neue, unspezifische Matrix (Kollagenfasern Typ 3 mit ungeordneter Struktur und verminderter Stabilität)
- Phasendauer: Osteointegration benötigt ca. 6–10 Wochen; interprofessionelle Einschätzung, ergänzt durch klinisches Assessment, wann die Remodellierungsphase erreicht ist

Intervention

- Weiterführung der Mobilisation
- Gelenkmobilisation, schmerzfreie Dehnung (Bindegewebsausrichtung), Kompression
- Training der lokalen aeroben Ausdauer und der allgemeinen aeroben Ausdauer
- Balance- und Koordinationstraining mit gut kontrollierbaren, sicheren Übungen (Closed-Loop)
- Lokal in der Regel kein Krafttraining (hohe mechanische Belastung, anaerob-laktazider Stoffwechsel); Vorbereitung auf ein Krafttraining mit geringen Lasten am Ende der Proliferationsphase möglich

Remodellierungsphase

Physiologie

- Qualitative Phase: Kollagenumbau und Ausrichtung der Struktur in Richtung der einwirkenden Kräfte
- Phasendauer: in der Regel mindestens 1 Jahr

Intervention

- intensive Mobilisation und Dehnung (Bindegewebsverlängerung, Dehnschmerz erlaubt)
- Krafttraining mit steigender Intensität. Progression: Kraftausdauer, Hypertrophie; ggf. später zudem intramuskuläre Koordination, Schnellkraft, Reaktivkraft
- alle Formen des Ausdauertrainings
- alle Formen des Koordinationstrainings inkl. schnelle Bewegungen, die Antizipation erfordern (Open-loop)

Der individuelle zeitliche Ablauf der Gewebeheilung variiert abhängig von den betroffenen Gewebetypen, dem Operationsverfahren und der Schwere der Schädigung/Degeneration, Vor- und Begleiterkrankungen (z. B. Stoffwechselerkrankungen), Art und Dauer der Immobilisation und genetischen Faktoren.

Krafttraining

▶ Tab. 1.2 zeigt ausgewählte Methoden des Krafttrainings bei Senioren und die mit diesen Methoden zu erzielenden Anpassungserscheinungen [43], [62], [93]. Die Reihung der Methoden in der Tabelle entspricht der Reihung, wie sie im ersten Teil eines mehrere Monate dauernden Reha-Prozesses geplant wird.

Tab. 1.2 Krafttraining in der traumatologischen Rehabilitation: Methoden und Adaptionen.

Methode	Intensität (% 1RM)	Wiederholungen	Serien	Serienpause (min)	Schwerpunkt der Adaptation
Vorbereitung auf Krafttraining: unvollständige Ermüdung	30–50 %	10–15	2–3	2	intermuskuläre Koordination, Erlernen der Bewegung
Kraft-Ausdauer-Methoden	40–70 %	15–25	1–4	0,5–2	enzymatische Anpassungen, energetische und neuronale Ermüdungsresistenz
submaximale Kontraktionen	65–80 %	8–15	1–4	2–3	Hypertrophie, Maximalkraft

Methode

Referenzmethode zur **Bestimmung der Belastungsintensität** ist die Berechnung des Trainingsgewichts relativ zum Einwiederholungsmaximum (One Repetition Maximum, 1RM), also des Gewichts, was bei maximaler willkürlicher Anstrengung einmal exzentrisch und konzentrisch bewegt werden kann. In der Praxis wird die Intensität aber meist anhand der vorgegebenen Wiederholungszahlen gesteuert. Dazu wird, beginnend mit einer niedrigen Last, in mehreren Versuchen das Gewicht identifiziert, mit dem die gewünschte Wiederholungszahl gerade noch bei sehr großer Anstrengung realisiert werden kann. Die Beobachtung der Bewegungsqualität und die Abfrage des Anstrengungsempfindens helfen bei der Bemessung der Trainingslast.

Die Krafttrainingsübungen sollten über das gesamte schmerzfreie und ärztlich freigegebene Bewegungsausmaß ausgeführt werden. Kriterien einer **adäquaten Übungsausführung** sind eine erkennbare Umsetzung des Bewegungsrhythmus und einer gleichbleibenden Bewegungsgeschwindigkeit über das gesamte Bewegungsausmaß und die Stabilisation nicht beteiligter Gelenke. Bei adäquater Reizsetzung kommt es in den ersten Wochen eines neu aufgenommenen Krafttrainings (3 und 10 unterschiedliche Kraftübungen, 2–3 Trainingseinheiten pro Woche) bereits mit nur einem Trainingssatz (= 1 Serie) zu einem gewissen Kraftzuwachs. Später sollte die Zahl der Serien erhöht werden.

Tipp

Nach TEP-versorgter Hüftgelenksfraktur ist insbesondere eine Kräftigung der Hüftextensoren und Hüftabduktoren bedeutsam.

Krafttraining spielt eine besondere Rolle beim Vorliegen von Sarkopenie, einer übermäßigen muskulären Atrophie mit Kraftverlust und/oder funktionellen Einschränkungen [29], [44]. Die Entstehung von **Sarkopenie** wird von körperlicher Inaktivität, chronischen Erkrankungen, oxidativem Stress und chronisch niedriggradigen Entzündungsprozessen (Inflammation) sowie Veränderungen der neuroendokrinen Regulation begünstigt [112]. Bei prämorbid vorliegender Sarkopenie lassen sich Muskelkraft und -funktion durch gezielte Krafttrainingsreize vergleichsweise zügig, die Muskelmasse hingegen nur über einen längeren Zeitraum und in Verbindung mit adäquater Ernährung beeinflussen [112].

Koordinations- und Balancetraining

Diemer und Sutor [43] unterscheiden **3 Stufen des Koordinationstrainings,** die orientiert an der Wundheilung und dem funktionellen Fortschritt des Patienten eingesetzt werden können.

1. Zunächst erfolgt das Training lokaler Gelenkstabilisatoren und die Verbesserung der kinästhetischen Fähigkeiten (Fähigkeit zur propriozeptiven Wahrnehmung von Gelenkwinkeln, Bewegungen und Kräften).
2. Zu einem späteren Zeitpunkt kommt Balancetraining zur Verbesserung von Feedback-Mechanismen hinzu (statische Stabilität), noch später die kontrollierte (teils verlangsamte) Durchführung von Gang- und Alltagsbewegungen mit koordinativ hohen Anforderungen (dynamische Stabilität).
3. Falls erforderlich und möglich, werden zuletzt schnellere und/oder belastendere Bewegungen geübt, die vorausschauende Bewegungskontrolle erfordern (Feed-Forward-Mechanismen: Aussteigen aus einem Zug, Ausfallschritt nah Stolpern).

Ein Beispiel für das Training lokaler Gelenkstabilisatoren ist die Aktivierung des M. vastus medialis, des M. quadriceps femoris durch dosierte isometrische Kontraktionen für 10 × 4 × 2 Sekunden. Zur Schulung des Lage-, Bewegungs- und Kraftsinns (Kinästhesie) werden u. a. Gelenkwinkel-Reproduktionsübungen (z. B. mit geschlossenen Augen einen am Unterschenkel fixierten Laserpointer auf einen definierten Punkt richten) eingesetzt.

Beim Training der **Feedback-Mechanismen** (Closed Loop) nach Diemer und Sutor [43] geht es zunächst um statische Stabilität. Dies ist die Fähigkeit, Beinachse, Fußgewölbe, Schulter oder Rumpf in einer Ausgangsstellung wie Sitz, Vierfüßlerstand, Zweibein- oder Einbeinstand stabil zu halten. Durch die Wahl der Unterlage (stabil, instabil, mobil etc.) oder Veränderungen des Visus (geschlossene Augen) können insbesondere die Anforderungen an das kinästhetische System, durch Störmanöver (Kopf bewegen, motorische Zusatzaufgaben) die Anforderungen an das vestibuläre System gesteigert werden.

Ziel von Übungen zur Verbesserung der **dynamischen Stabilität** ist es, ausgewählte Alltagsaktivitäten unter kontrollierten Bedingungen ökonomisch und sicher durchführen zu können. Bei den Alltagsbewegungen (z. B. Gehen, Treppensteigen; Heben und Bewegen von Gegenständen; Ankleiden) können ggfs. auch geringe Widerstände (< 20 % des 1RM) eingesetzt werden.

Ausdauertraining

Zum **Einstieg** kann ein leichtes Dauertraining auf dem Fahrradergometer, Stepper oder gehend bei 30–40 % der maximalen aeroben Leistungsfähigkeit erfolgen (entspricht 30–40 % der individuellen Herzfrequenzreserve oder einem Anstrengungsempfinden von 11 auf der Borg-Skala = „leicht“). Im **weiteren Verlauf** sollte ein moderates Dauertraining bei 40–60 % der aeroben Leistungsfähigkeit (40–60 % der Herzfrequenzreserve, Borg 13 = „etwas anstrengend“) angestrebt werden. Für ein risikoarmes, an eine geringe Leistungsfähigkeit angepasstes Training kann auch intervallförmig gearbeitet werden (initial 30 Sekunden Belastung, 60 Sekunden Pause) [108].

Zwei bis 3 Ausdauer-Trainingseinheiten mit einer Dauer von 15–20, später mehr als 30 Minuten pro Woche (angeleitet durch den Therapeuten oder später, sofern ärztlich freigegeben, als Heimtraining) induzieren nach längerer Immobilisation bereits Trainingseffekte. Der gewählte Umfang des Ausdauertrainings wird aber in der Regel vom prämorbiden Leistungsniveau, kardiometabolischen Erkrankungen des Patienten und von der zur Verfügung stehenden Zeit bestimmt (andere motorische Hauptbeanspruchungsformen werden häufig stärker priorisiert).

Entlassungsmanagement

Die (poststationäre) Weiterversorgung des Patienten wird frühzeitig interdisziplinär thematisiert [119], [104]. Ziel ist eine komplikationslose und sichere Entlassung, sowie die Reduktion der stationären Aufenthaltsdauer. Auf Grundlage der Sozialanamnese sollte die aktuelle **Wohn- und Versorgungssituation** des Patienten bekannt sein. Je nach Rehabilitationsziel, Therapieverlauf und Patientenstatus erfolgt nach Ende der stationären Rehabilitation die Entlassung in die bisherige Wohnsituation oder in eine Pflege- oder Senioreneinrichtung.

Der Patient wird über den gesamten Rehabilitationsverlauf auf die Situation nach der stationären Entlassung vorbereitet. Die (pflegenden) Angehörigen sind ebenfalls einzubeziehen. Der Umgang mit bestehenden Defiziten in Bezug auf Selbstversorgung und **Mobilität** soll möglichst frühzeitig und alltagsnah erprobt werden. Auch die Erprobung von Hilfsmitteln und die Förderung der Wiederaufnahme von individuellen Freizeitaktivitäten werden im Therapieverlauf integriert. Durch wiederholende Inhalte wie Eigenübungen, routinierte ADL-Aktivitäten und den korrekten Hilfsmittelgebrauch soll das Rehabilitationsergebnis auch nach der Entlassung gesichert oder weiterführend verbessert werden. Die Empfehlung weiterführender Therapien unterstützen diese Ziele.

> **Tipp**
>
> Ein gemeinsamer Hausbesuch vor der Entlassung dient der Erprobung und Überprüfung von Alltagskompetenzen im Wohnumfeld des Patienten.

Um die größtmögliche **eigenständige Alltagsführung** nach der Entlassung zu gewährleistet, kann es erforderlich sein, die bisherige Wohnsituation anzupassen. Die Rückkehr in das gewohnte Umfeld wird erleichtert durch eine frühzeitige Einleitung von adäquaten Hilfen (bedarfsabhängig z. B. Hilfsmittelversorgung, Pflegedienst, Haushaltshilfe, Einkaufsservice). Die Einleitung einer Pflegestufe kann durch den Sozialdienst während der Rehabilitation vorgenommen werden.

Komplikationen und Schwierigkeiten im Entlassungsmanagement können durch frühzeitige Gespräche mit dem Patienten und seinen Angehörigen vorgebeugt werden. Sollte der Patientenstatus erhebliche alltagsrelevante Defizite aufzeigen und das Hinzuziehen der o. g. Hilfsmaßnahmen nicht ausreichen, um eine Entlassung in die Häuslichkeit zu gewährleisten, ist die (mitunter zeitlich bedingte) Unterbringung in einer weiterversorgenden Einrichtung zu thematisieren. Der Sozialdienst steht dabei beratend zur Seite und ermöglicht die Herstellung von Kontakten zu entsprechenden Institutionen.

Domizilbesuche

Wenn Patienten die therapeutische Praxis aufgrund von Mobilitätseinschränkungen nicht aufsuchen können oder lebenspraktische Schwierigkeiten vom Alltagsumfeld ausgehen, können **mobile Ergo- und Physiotherapie** (Hausbesuche) initiiert werden. Sie kommen dem Wunsch älterer Patienten nach einem Verbleib im gewohnten Wohnumfeld entgegen und versprechen eine bessere Übertragbarkeit und Nachhaltigkeit der therapeutischen Interventionen. Barrieren und Ressourcen lassen sich vor Ort gezielt ermitteln und berücksichtigen. Zudem können Hilfsmaßnahmen spezifischer an die Gegebenheiten angepasst werden [119].

1.2.4 Prävention

Grundsätze der Prävention

Während in der Gesundheitsförderung der Fokus auf dem Erhalt und der Verbesserung vorhandener Kompetenzen sowie der Förderung des positiven Einflusses ausgehend vom sozialen Netzwerk des Patienten liegt, ist Prävention auf die Vermeidung von Krankheit und ihrer Folgen ausgerichtet [75]. Dabei wird wie folgt unterschieden:

- **Primäre Prävention:** Maßnahmen, die der Entstehung und dem Ausbruch von Erkrankungen vorbeugen, ohne dass Risikoindikatoren vorliegen (Zielgruppe: „gesunde" Menschen).
- **Sekundärprävention:** Maßnahmen, die durchgeführt werden um bei bekannter Risikokonstellation den Ausbruch einer noch nicht manifesten Erkrankung zu verhindern oder um die Progredienz einer Erkrankung im frühen Stadium zu stoppen und Gesundheitsfolgen einzudämmen.
- **Tertiäre Prävention:** Bei manifester Erkrankung werden Maßnahmen ergriffen, um weitere Progredienz, Krankheitsfolgen und -komplikationen zu beeinflussen. Unter anderem soll chronischen Gesundheitseinschränkungen und bleibenden Behinderungen vorgebeugt werden.

Diese 3 Ebenen sind nicht immer ganz trennscharf abzugrenzen. Nach einem Sturz mit Frakturfolge stellt bspw. eine häusliche Hilfsmittelversorgung sowohl eine prophylaktische Maßnahme zur Verringerung des Sturzrisikos als auch eine kompensatorische Hilfsmaßnahme dar.

Risikozustände

Sturzangst

Die Prävalenzrate von Sturzangst unter älteren Menschen liegt bei 21–85 % [116]. Zu den Hauptrisikofaktoren gehören hohes Alter, weibliches Geschlecht und vorangegangener Sturz [27], [2], [4], [82]. Zu den **Konsequenzen** der Sturzangst können weitere Stürze, die Vermeidung von ADL und sozialen Aktivitäten, eine Reduktion der Selbstständigkeit und Lebensqualität [35], [86] sowie eine Verschlechterung des Allgemeinzustands gehören [32], [47], [51], häufig einhergehend mit dem Ende eines selbstbestimmten und aktiven Lebens zu Hause [101], [53], [134].

Es gilt, durch gezielte **Maßnahmen** der Sturzprävention und Behandlung von Sturzangst dazu beizutragen, ein „Post-Fall-Syndrom" [1] zu verhindern. Neben Heimübungen und multifaktoriellen Programmen wird dazu auch Tai-Chi in einer Gruppe eingesetzt [137]. Die Evidenz zu den Effekten körperlichen Trainings auf die Sturzangst älterer Menschen ist allerdings überschaubar, mit Hinweisen auf kleine Effekte unmittelbar nach einer Trainingsintervention, deren Nachhaltigkeit jedoch nicht gesichert ist [82].

Osteoporose

Die Ätiologie und Epidemiologie der Osteoporose wird in Kap. 1.10 beschrieben. Neben medikamentösen und ernährungstherapeutischen Maßnahmen bildet **körperliches Training** einen wichtigen Baustein in allen Phasen der Prävention der Osteoporose.

Menschliches Bindegewebe, zu dem auch der Knochen gehört, wird permanent auf- und abgebaut (Turnover). Mediiert über mechanische, chemische, thermische und piezoelektrische Reize, beeinflusst Bewegung in spezifischer Form die Rate der Auf- und Abbauprozesse (Quantität), aber auch die Qualität des Knochengewebes. Um die **Erhaltung oder Erhöhung der Knochenmasse** auszulösen, erscheinen insbesondere Belastungskonfigurationen geeignet, die dosierten Druck auf den Knochen ausüben (gewichtstragende Belastungen wie Gehen; Krafttraining). Anders als medikamentöse und ernährungsbezogene Interventionen zur Förderung der Knochengesundheit vermag körperliches Training zudem strukturelle Adaptationen entgegen der Hauptbeanspruchungsrichtung zu induzieren.

Gehen ist mit einem mäßigen Anstieg der Belastung auf das Skelettsystem verbunden und gilt daher als moderat wirksam [59]. Krafttraining und ein vielseitiges Training mit mehreren gewichtstragenden Komponenten stellen wirkungsvolle Maßnahme zur Verbesserung und zum Erhalt der Knochenmasse im Alter dar. Wenngleich apparatives Ganzkörpervibrationstraining ebenfalls wirkungsvoll ist, fehlen rigorose Studien zu dessen potenziellen Nebenwirkungen in der alterstraumatologischen Rehabilitation.

Frailty

Frailty (Gebrechlichkeit) ist charakterisiert durch eine reduzierte Reserve und **verminderte Abwehrfähigkeit** von Stressoren und beschreibt den vulnerablen Zustand älterer Menschen für negative Gesundheitsereignisse [13], [25]. Viele Patienten in der Alterstraumatologie sind entweder bereits von Frailty betroffen oder unterliegen einem erhöhtem Risiko, aus einem fitten/robusten Stadium (vor dem Trauma) in einen intermediären (pre-frail) Frailty-Status überzutreten.

Merke

Da Frailty sich negativ auf den Heilungsverlauf auswirkt, sollte dieses Syndrom frühzeitig behandelt werden [25], [128]. Die im Rehabilitationsprozess involvierten Professionen sollten für das Frailty-Syndrom sensibilisiert sein.

Screenings können helfen, betroffene Patienten bereits vor risikoreichen Eingriffen zu identifizieren und sie adäquat vorzubereiten sowie die Rehabilitation entsprechend anzupassen [13], [128], [99]. Das Screening kann u. a. anhand der Gehgeschwindigkeit (Grenzwert < 0,8 m/s), des TUG (< 10 s) und des PRISMA-7-Fragebogens (> 3 Punkte) erfolgen [26].

Die **Versorgung** von Patienten mit Frailty beinhaltet insbesondere ein frühzeitiges umfassendes geriatrisches Assessment, eine interprofessionelle Betreuung, Trainingsinterventionen zur Verbesserung von Kraft, Koordination und Ausdauer, Ernährungstherapie und Überprüfungen der Medikation [25], [20], [21], [30], [33], [45], [49], [57], [71].

Regelmäßiges Training (Krafttraining alleine oder kombiniertes Kraft-, Ausdauer-, Balance- und Beweglichkeitstraining) verbessert die funktionellen Fähigkeiten älterer Patienten [23], [125]. Die größten Effekte erzielt ein Training mit mehreren Komponenten, wenn es über mehr als 5 Monate mit 2–3 Trainingseinheiten á 30–45 Minuten pro Woche durchgeführt wird [125]. Körperliches Training hat auch positive Effekte auf die Selbstständigkeit in den basalen und instrumentellen ADLs fragiler Patienten, besonders auf die moderat Betroffenen (pre-frail), wenn es über einen relativ langen Zeitraum und in hoher Intensität durchgeführt wird [33].

Als eine wichtige Ursache für Immobilität, Frailty und ein erhöhtes Sturzrisiko im hohen Alter gilt die Sarkopenie (S. 31) [9], [24]. Epidemiologische Untersuchungen geben bei den 60- bis 70-Jährigen eine Sarkopenieprävalenz von 5–13 % an, bei den > 80-Jährigen 11–50 % [29], [98]. Es gibt gute Hinweise, aber noch keine hochwertige Evidenz, dass Krafttraining, Mehrkomponententraining und Bewegungstherapie die Muskelkraft und die Muskelfunktion älterer Menschen mit Sarkopenie verbessern [31].

Besondere präventive Interventionen

Sturzprophylaxe

In westlichen Ländern liegt die Jahresprävalenz von Stürzen bei ca. 30 % der zu Hause lebenden älteren Menschen, 40 % der Pflegeheimbewohner und 50 % der über Achtzigjährigen [113]. Ältere Menschen mit zentralneurologischen Erkrankungen wie Parkinson und Schlaganfall haben teilweise noch höhere Sturzraten [7], [124].

Etwa 90 % der Femurfrakturen und 50 % der Wirbelkörperfrakturen werden auf Stürze zurückgeführt [113]. Frakturen sind die fünfthäufigste Todesursachen der Altersgruppe 65 +, wobei ⅔ dieser Sterbefälle durch Stürze verursacht werden [113]. Die meisten Stürze sind jedoch nicht unmittelbar lebensbedrohlich. Zwischen 5 und 10 % der Stürze gehen mit schwerwiegenden Verletzungen bzw. Traumata einher [113].

Zu Maßnahmen im Sinne der **Reduktion modifizierbarer, intrinsischer und extrinsischer Sturzrisikofaktoren** gehören insbesondere ein funktionelles körperliches Training (Gleichgewicht, Muskelkraft, Gangsicherheit, Reaktionsfähigkeit) und die Therapie geriatrischer Syndrome wie Frailty, Sarkopenie, Inkontinenz, kognitive Beeinträchtigungen, Delir und Polymedikation [78], aber auch die Verhältnisprävention (ergotherapeutische Wohnraumgestaltung).

Cave

Insbesondere bei unsachgemäßer Wahl der Bewegungsform, in risikoreichen Umgebungsbedingungen und bei Ermüdung kann körperliches Training allerdings auch das Sturzrisiko erhöhen.

Wie die hohen Inzidenzraten zeigen, können trotz aller Bemühungen Stürze bei älteren Menschen, insbesondere bei fragilen Menschen, nicht vollständig verhindert werden [76], [111]. Ein weiterer Ansatz ist daher, die **Folgen eines Sturzes** so gering wie möglich zu halten. Somit spielen die Prävention und Therapie von Osteoporose und Sarkopenie sowie allgemein die Steigerungen der Knochengesundheit und die Stärkungen des Muskel-Sehnen-Apparats in der Rehabilitation eine Rolle. Wenngleich hinreichende Evidenz für die Effekte körperlichen Trainings auf das Risiko von Fragilitätsfrakturen besteht [56], [16], [121], wird das Potenzial von Trainingsinterventionen in der Versorgung bislang nicht ausreichend genutzt.

Therapeutisch angeleitetes körperliches **Training zur Sturzprophylaxe** basiert auf trainings- und bewegungswissenschaftlichen Erkenntnissen und berücksichtigt neuropsychologische, emotionale, verhaltens- und umgebungsbezogene Aspekte. Entsprechende Bewegungsangebote werden in der Gruppe oder als Einzeltraining über einen Zeitraum von mindestens 3, besser jedoch 6 Monaten [19], [120] durchgeführt. In der stationären Rehabilitation werden Patienten abhängig von körperlicher Einschränkung, kognitiver Leistungsfähigkeit und Grad der Mobilität häufig individuell angeleitet und an selbstständiges Üben herangeführt. Unterstützend (keinesfalls als solitäre Maßnahme) werden Übungshandbücher, Übungsvideos und -DVDs bereitgestellt.

Neben Personen, die bereits einmal gestürzt sind [27], sind besonders ältere Menschen nach einem stationären Krankenhausaufenthalt sturzgefährdet (14 % der über 65-Jährigen stürzen innerhalb des 1. Monats) [64]. Angesichts von Fallpauschalen und kürzeren Liegezeiten ist ein effektives Entlassungsmanagement unverzichtbar, um sog. „Drehtüreffekte" zu vermeiden [6], [114]. Gelingt es, durch gezieltes Screening sturzgefährdete Personen zu identifizieren und nehmen diese an einem multimodalen Interventionsprogramm teil, können Stürze und Sturzfolgen signifikant verringert werden [121], [55], [106].

Tipp

Ein evidenzbasiertes und kosteneffektives Programm ist das Otago-Übungsprogramm [22], [70], [88], das seit über 15 Jahren vornehmlich im englischsprachigen Raum Einsatz findet. Eine deutsche Übersetzung [117] liegt vor.

Angehörigenarbeit

Die Angehörigen von älteren Patienten sind wichtige **Kontaktpersonen** für Therapeuten, um Informationen über das Lebensumfeld eines älteren Patienten zu erhalten. Besonders bei kognitiv beeinträchtigten Patienten ist der Angehörigenkontakt unerlässlich.

Um im Sinne der Tertiärprävention einen möglichst reibungslosen Übergang vom stationären, klinischen Rahmen in die Häuslichkeit zu gewährleisten, werden Angehörige nach Möglichkeit in die Therapie eingebunden. Das Üben von Transfers oder die Vermittlung von Informationen über den fachgerechten und sicheren Umgang mit Hilfsmitteln (noch in der Klinik) können Angehörige entlasten [131].

Wohnraumberatung

Im Alter nimmt die soziale Partizipation ab und die eigene Wohnsituation gewinnt, bezogen auf den Erhalt der Selbstständigkeit und als Mittelpunkt des Alltagsgeschehens, an Bedeutung [85]. Wenige Wohnungen älterer Menschen sind hinreichend **seniorengerecht** und **barrierefrei.** Beratende Ergotherapeuten können dazu beitragen, die persönliche Alltags- und Wohnsituation anzupassen und einen Umzug zu vermeiden oder hinauszuzögern. Die Planung, Finanzierung, Organisation sowie ggf. die Einleitung baulicher Maßnahmen wird zusammen mit einer örtlichen Wohnberatungsstelle durchgeführt.

Unzureichende Beleuchtung, rutschende Teppiche oder Untergründe, Stolperfallen wie Kanten und Kabel, Alltagsgegenstände außerhalb des individuellen Greifraums, instabile Möbel, fehlende Handläufe und Griffe sowie fehlende Notrufsysteme können bedeutsame Sturzrisikofaktoren darstellen. Stufen im Eingangsbereich können dazu führen, dass ältere Menschen ihre Wohnungen seltener verlassen, ihre sozialen Aktivitäten reduzieren und Kontakte verlieren.

Hilfsmittel

Die von Ergotherapeuten erläuterten und erprobten Hilfsmittel haben in der Regel nicht nur eine therapeutisch-rehabilitative, sondern ebenso eine präventive Funktion. Voraussetzung für die Hilfsmittelverordnung ist eine adäquate Compliance und Awareness des Patienten. Angehörige können hinzugezogen werden, um die Hilfsmaßnahme zu erproben und den sicheren Gebrauch im privaten Umfeld zu gewährleisten.

Hilfsmittel können für den Haushaltsbereich, die Selbstversorgung, die Wohnraumanpassung, die Körperpflege und die Fortbewegung verordnet werden. Die Alltagshilfen, die mit einer Hilfsmittelnummer versehen sind, gelten als wirksam und werden bei medizinischer Notwendigkeit von Krankenkassen übernommen oder bezuschusst. Hilfsmittel bedürfen eines ärztlichen Rezepts und einer medizinische Begründung ihrer Notwendigkeit.

Mehrdimensionale Aktivität

Körperliche, soziale und geistige Aktivitäten steigern die sozialen Kompetenz, stimulieren Wohlbefinden und Gedächtnisfunktion und sorgen für einen Abbau von Unruhe und Angst. Angebote für individuelle oder Gruppenaktivitäten sollen Freude bereiten und eine Alltagsstruktur bieten. Im klinischen Setting werden häufig Sturzprophylaxe, Musik- und Kochgruppen, Außentrainingsgruppen und eine Reihe unterschiedlicher Bewegungsangebote vorgehalten. Die Ausführung von Hobbys wahrt vergangene Interessen und erzeugt auch nach der Rückkehr in das eigene Wohnumfeld ein Gefühl von Sinnhaftigkeit. Regelmäßige Aktivitäten in einem Verein, in der Gemeinde oder in anderen organisierten Gruppen fördern Alltagsstruktur und die Sozialkompetenz.

1.2.5 Therapeutischer Umgang mit Patienten mit kognitiven Defiziten

Ein hoher Anteil geriatrischer Patienten in der stationären Versorgung weist kognitive Beeinträchtigungen auf. Die Prävalenz dieser meist durch demenzielle Erkrankungen (z. B. Alzheimer-Demenz) oder ein Delir bedingten kognitiven Störungen älterer Menschen in der stationären Versorgung liegt bei 41–76 % [81], [96], [135], [136]. Die demenziellen Symptome können sich z. B. durch ein postoperatives Delir, ein für den Patienten unbekanntes Umfeld und Veränderungen der Medikation weiter verschlimmern. Im Folgenden werden rehabilitativ bedeutsame Aspekte des therapeutischen Umgangs mit älteren Patienten mit kognitiven Defiziten und demenziellen Syndromen in der Alterstraumatologie näher beschrieben.

Die betroffenen Patienten verlangen besondere Aufmerksamkeit und Expertise im Umgang mit **krankheitstypischen Symptomen und Verhaltensweisen,** darunter:

- Neue Verhaltensweisen und Routinen können kaum oder nicht mehr selbst initiiert und durchgehalten werden.
- Die therapeutischen Aufforderungen werden schnell vergessen und können nur eingeschränkt selbstständig umgesetzt werden.
- Die Umsetzung von Eigenübungsprogrammen und die Befolgung von Bewegungslimitationen im Alltag werden kaum oder gar nicht umgesetzt.
- Die Gruppenfähigkeit kann beeinträchtigt sein.
- Die subjektive Realität der Erkrankten ist häufig unbekannt.
- Die Unterscheidung von Patientenwillen und therapeutischem Weg ist schwer zu erfassen.
- Durch Missverständnisse und Desorientierung können Reaktionen wie Wut, Aggression und Rückzug entstehen.
- Betroffene leiden häufig unter der Schwierigkeit, Erlebtes der Vergangenheit von dem aktuellen Geschehen zu trennen.

Grundsätze im Umgang mit Demenz

Das therapeutische Personal hilft den Betroffenen als **„aufmerksamer Begleiter“** durch den Rehabilitationsprozess. Dabei stehen Ressourcen und **Lebensqualität** der Betroffenen im Vordergrund. Hintergrundinformationen wie Persönlichkeitsmerkmale und biografische Informationen ermöglichen eine patienenzentrierte Behandlung. Wiederkehrende Abläufe verhelfen dem Erkrankten zur Orientierung und **Entwicklung einer Tagestruktur**. Schilder, Fotos, Kalender und Erinnerungskarten sind leicht zu integrierende Alltagshilfen. Therapeutenwechsel sind ebenso zu vermeiden wie wechselnde Zimmer- und Bettenbelegungen. Mit den Betroffenen sollte langsam und deutlich gesprochen werden. Offene und komplexe Fragen sind zu vermeiden. Die **Kommunikation** sollte mit Augenkontakt und auf gleicher Augenhöhe stattfinden.

In der Therapiesituation ist auf ein **ruhiges und geschütztes Setting** zu achten. Oft ist es förderlich, eingangs an die vergangene Therapiesituation anzuknüpfen. Um einen besseren Zugang zu den Patienten herzustellen und die Motivation und Therapiebereitschaft zu fördern, können folgende Elemente in der Therapiegestaltung genutzt werden: Musik, Kunst, die Arbeit mit Fotos, Biografiearbeit, Gedächtnistraining, räumliches Orientierungstraining, Entspannungtechniken, sensorische Reize, Alltagshandlungen (wie Kochen und Ankleiden) oder die Einbindung von **altbekannten Tätigkeiten** (z. B. ein Handwerk). Besonders die letztgenannten Aktivitäten werden von den Betroffenen als bedeutungsvoll empfunden, sodass das Gefühl von „Gebraucht-werden“ entsteht und der Selbstwert steigen kann.

Tipp

Betätigungen können den Abbau von Ängsten und Unruhe fördern, das Kommunikations- und Sozialverhalten anregen und die Körperwahrnehmung verbessern [97].

Die Rolle der Angehörigen

Da Patienten mit (schwerer) Demenz oft nur eingeschränkt ihre Wünsche äußern und selbstständig Entscheidungen treffen können, kommt den Angehörigen und Bezugspersonen eine wichtige Rolle im Rehabilitationsprozess zu. Diese Verantwortung kann aber auch eine große zusätzliche Belastung darstellen und zur Überforderung führen. Es ist Aufgabe des interdisziplinären Teams, die Angehörigen intensiv und partizipativ in den Rehabilitationsprozess einzubinden, sie zu unterstützen, Hilfsmöglichkeiten anzubieten sowie sie regelmäßig über den Rehabilitationsverlauf zu informieren und sie ggf. einzubinden.

Auf dem Punkt gebracht

Die stationäre Rehabilitation älterer Patienten mit einem operativ versorgten Trauma erfolgt interdisziplinär und patientenzentriert. Die Prävalenz von Multimorbidität, geriatrischen Syndromen und kognitiven Beeinträchtigungen macht es erforderlich, dass Therapeuten spezialisiert und geriatrisch geschult sind.

Das Handeln von Physio-, Ergo- und Sporttherapie zielt auf größtmögliche Selbstständigkeit in den Aktivitäten des täglichen Lebens und die Rückkehr in das gewohnte Wohnumfeld zur schnellen Wiedererlangung einer möglichst hohen Lebensqualität ab. Der Rehabilitationsprozess beinhaltet ein frühzeitiges postoperatives Assessment, die interprofessionelle Abstimmung patientenorientierter Therapieziele, die Durchführung unterschiedlicher, insbesondere aktivitäts- und bewegungsbezogener therapeutischer Maßnahmen, Evaluation und Qualitätssicherung sowie ein rechtzeitig eingeleitetes Entlassungsmanagement. Zum Schutz der meist multimorbiden und fragilen älteren Patienten, u. a. vor (weiteren) Fragilitätsfrakturen, spielen im Rehabilitationsprozess auch präventive Aspekte eine Rolle.

Zu den Voraussetzungen für ein optimales Rehabilitationsergebnis gehören:

- konsequente Orientierung therapeutischen Handelns an der Evidenz und an nationalen und internationalen Leitlinien und Empfehlungen
- Stärkung der Patientenorientierung und des Shared Decision Makings inkl. Beratung und Informationen (Orientierung am Patientennutzen, aber auch Patienten stärker engagieren)
- stringente Nutzung funktions- und teilhabeorientierter Assessments zur Prognose und Therapiesteuerung

- Individualisierung der Intervention und längsschnittliches Monitoring von Schlüsselparametern der Funktion und Teilhabe
- Entwicklung multimodaler populationsspezifischer Rehabilitationskonzepte sowie Messung und Veröffentlichung der Behandlungsergebnisse
- interprofessionelle/interdisziplinäre Kooperation geriatrisch spezialisierter Experten auf Augenhöhe (integrierte Behandlungseinheiten)

Eine breitere Berücksichtigung dieser Voraussetzungen in der Gesundheitsversorgung könnte aus Therapeutensicht durch eine gemeinsame (interdisziplinäre) akademische Ausbildung von Gesundheits- und Medizinberufen sowie durch Veränderungen im Gesundheitssystem und der Kostenrechnung begünstigt werden [110].

Literatur

[1] Alarcon T, Gonzalez-Montalvo JI, Barcena A et al. Post-fall syndrome: a matter to study in patients with hip fractures admitted to orthopaedic wards. Age Ageing 2006; 35: 205–206

[2] Ambrose AF, Paul G, Hausdorff JM. Risk factors for falls among older adults: a review of the literature. Maturitas 2013; 75: 51–61

[3] American College of Sports Medicine. ACSM's guidelines for exercise testing and prescription. 9. Aufl. Philadelphia, PA: Lippincott Williams & Wilkins; 2013

[4] Andresen EM, Wolinsky FD, Miller JP et al. Cross-sectional and longitudinal risk factors for falls, fear of falling, and falls efficacy in a cohort of middle-aged African Americans. Gerontologist 2006; 46: 249–257

[5] Avenell A, Handoll HH. Nutritional supplementation for hip fracture aftercare in older people. Cochrane Database Syst Rev 2010: CD001 880

[6] Bakker FC, Robben SHM, Olde Rikkert MGM. Effects of hospital-wide interventions to improve care for frail older inpatients: a systematic review. BMJ Qual Saf 2011; 20: 680–691

[7] Batchelor FA, Mackintosh SF, Said CM et al. Falls after stroke. Int J Stroke 2012: 482–490

[8] Baumeister R, Berens von Rautenfels D, Brauer WJ et al. Diagnostik und Therapie der Lymphödeme - Leitlinie der Gesellschaft Deutschsprachiger Lymphologen. AWMF-Leitlinien-Register, 2010

[9] Baumgartner RN, Koehler KM, Gallagher D et al. Epidemiology of sarcopenia among the elderly in New Mexico. Am. J. Epidemiol 1998; 147: 755–763

[10] Berg KO, Wood-Dauphinee SL, Williams JI et al. Measuring balance in the elderly: validation of an instrument. Can J Public Health 1992; 83 Suppl 2: 7–11

[11] Bonnaire F, Weber B. Schenkelhalsfraktur des Erwachsenen – Leitlinien Unfallchirurgie. AWMF-Leitlinien-Register, 2008

[12] Borg G. Anstrengungsempfinden und körperliche Aktivität. Deutsches Ärzteblatt 2004; 101: 1016–1021

[13] Braun T, Schulz R, Hoffmann M et al. German version of the de Morton Mobility Index. First clinical results from the process of the cross-cultural adaptation. Z Gerontol Geriatr 2015; 48: 154–163

[14] Braun T, Thiel C, Grüneberg C. Frailty – ein wichtiges Handlungsfeld für die Physiotherapie: Eine Übersicht mit Blick auf aktuelle und zukünftige Handlungsfelder. Zeitschrift für Physiotherapeuten 2014; 66: 17–30

[15] Bridenbaugh SA, Kressig RW. Laboratory review: the role of gait analysis in seniors' mobility and fall prevention. Gerontology 2011; 57: 256–264

[16] British Orthopaedic Association. The Care of Patients With Fragility Fracture. London, United Kingdom: British Orthopaedic Association, 2007

[17] Brown CJ, Redden DT, Flood KL et al. The underrecognized epidemic of low mobility during hospitalization of older adults. J Am Geriatr Soc 2009; 57: 1660–1665

[18] Bullinger M. German translation and psychometric testing of the SF-36 Health Survey: preliminary results from the IQOLA Project. International Quality of Life Assessment. Soc Sci Med 1995; 41: 1359–1366

[19] Bundesinitiative Sturzprävention. Empfehlungspapier für das körperliche Training zur Sturzprävention bei älteren, zu Hause lebenden Menschen. Frankfurt am Main, 2009

[20] Cadore EL, Rodriguez-Manas L, Sinclair A et al. Effects of different exercise interventions on risk of falls, gait ability, and balance in physically frail older adults: a systematic review. Rejuvenation Res 2013; 16: 105–114

[21] Cameron ID, Fairhall N, Langron C et al. A multifactorial interdisciplinary intervention reduces frailty in older people: randomized trial. BMC Med 2013; 11: 65

[22] Campbell AJ, Robertson MC, Gardner MM et al. Randomised controlled trial of a general practice programme of home based exercise to prevent falls in elderly women. BMJ 1997; 315: 1065–1069

[23] Chin A Paw MJM, van Uffelen JGZ, Riphagen I et al. The functional effects of physical exercise training in frail older people: A systematic review. Sports Med 2008; 38: 781–793

[24] Chumlea W, Cesarit M, Evans WJ et al. International working group on sarcopenia. J Nutr Health Aging 2011; 15: 450–455

[25] Clegg A, Rogers L, Young J. Diagnostic test accuracy of simple instruments for identifying frailty in community-dwelling older people: a systematic review. Age Ageing 2015; 44: 148–152

[26] Clegg A, Young J, Iliffe S et al. Frailty in elderly people. Lancet 2013; 381: 752–762

[27] Close JCT, Lord SR, Antonova EJ et al. Older people presenting to the emergency department after a fall: a population with substantial recurrent healthcare use. Emerg Med J 2012; 29: 742–747

[28] Craig CL, Marshall AL, Sjöström MP et al. International Physical Activity Questionnaire: 12-Country Reliability and Validity. Medicine & Science in Sports & Exercise 2003; 35: 1381–1395

[29] Cruz-Jentoft AJ, Baeyens JP, Bauer JM et al. Sarcopenia: European consensus on definition and diagnosis: Report of the European Working Group on Sarcopenia in Older People. Age Ageing 2010; 39: 412–423

[30] Cruz-Jentoft AJ. Perspective: Protein and exercise for frailty and sarcopenia: still learning. J Am Med Dir Assoc 2013; 14: 69–71

[31] Cruz-Jentoft AJ, Landi F, Schneider SM et al. Prevalence of and interventions for sarcopenia in ageing adults: a systematic review. Report of the International Sarcopenia Initiative (EWGSOP and IWGS). Age Ageing 2014; 6: 748-759

[32] Cumming RG, Salkeld G, Thomas M et al. Prospective study of the impact of fear of falling on activities of daily living, SF-36 scores, and nursing home admission. J Gerontol A Biol Sci Med Sci 2000; 55: 299-305

[33] Daniels R, van Rossum E, Witte L de et al. Interventions to prevent disability in frail community-dwelling elderly: a systematic review. BMC Health Serv Res 2008; 8: 278

[34] Deandrea S, Bravi F, Turati F et al. Risk factors for falls in older people in nursing homes and hospitals. A systematic review and meta-analysis. Arch Gerontol Geriatr 2013; 56: 407–415

[35] Delbaere K, Close, Jacqueline C T, Brodaty H et al. Determinants of disparities between perceived and physiological risk of falling among elderly people: cohort study. BMJ 2010; 341: 4 165

[36] de Morton NA, Berlowitz DJ, Keating JL. A systematic review of mobility instruments and their measurement properties for older acute medical patients. Health Qual Life Outcomes 2008; 6: 44

[37] de Morton NA, Davidson M, Keating JL. The de Morton Mobility Index (DEMMI): an essential health index for an ageing world. Health Qual Life Outcomes 2008; 6: 63

[38] de Morton NA, Harding KE, Taylor NF et al. Validity of the de Morton Mobility Index (DEMMI) for measuring the mobility of patients with hip fracture during rehabilitation. Disabil Rehabil 2013; 35: 105–111
[39] Dettling DS, van der Schaaf M, Blom RL et al. Feasibility and Effectiveness of Pre-operative Inspiratory Muscle Training in Patients Undergoing Oesophagectomy: A Pilot Study. Physiother Res Int 2013; 18: 16–26
[40] Deutsche Gesellschaft für Sportmedizin und Prävention. S 1-Leitlinie Vorsorgeuntersuchung im Sport, 2007. Im Internet: http://www.dgsp.de; Stand: 15.12.2015
[41] Graubner B. ICD-10-GM 2015 Systematisches Verzeichnis – Internationale statistische Klassifikation der Krankheiten und verwandter Gesundheitsprobleme. 1. Aufl. Köln: Deutscher Ärzte-Verlag; 2014
[42] Dias N, Kempen GIJM, Todd CJ et al. The German version of the Falls Efficacy Scale-International Version (FES-I). Z Gerontol Geriatr 2006; 39: 297–300
[43] Diemer F, Sutor V. Praxis der medizinischen Trainingstherapie. 2. Aufl. Stuttgart, New York: Thieme; 2011
[44] Drey M. Sarcopenia - pathophysiology and clinical relevance. Wien Med Wochenschr 2011; 161: 402–408
[45] Drey M, Zech A, Freiberger E et al. Effects of strength training versus power training on physical performance in prefrail community-dwelling older adults. Gerontology 2012; 58: 197–204
[46] Dronkers JJ, Lamberts H, Reutelingsperger IMMD et al. Preoperative therapeutic programme for elderly patients scheduled for elective abdominal oncological surgery: a randomized controlled pilot study. Clin Rehabil 2010; 24: 614–622
[47] Dunlap P, Perera S, Vanswearingen JM et al. Transitioning to a narrow path: the impact of fear of falling in older adults. Gait Posture 2012; 35: 92–95
[48] Enright PL. The six-minute walk test. Respir Care 2003; 48: 783–785
[49] Fairhall N, Sherrington C, Kurrle SE et al. Effect of a multifactorial interdisciplinary intervention on mobility-related disability in frail older people: randomised controlled trial. BMC Med 2012; 10: 120
[50] Freund H. Geriatrisches Assessment und Testverfahren: Grundbegriffe - Anleitungen - Behandlungspfade. 2. Aufl. Stuttgart: Kohlhammer; 2014
[51] Fried LP, Tangen CM, Walston J et al. Frailty in older adults: evidence for a phenotype. J Gerontol A Biol Sci Med Sci 2001; 56 (3): M146-156
[52] Fuchs H. Geriatric rehabilitation from the perspective of Book 9 of the German social code, SGB IX. Rehabilitation 2007; 46(5): 296–309
[53] Fuller GF. Falls in the elderly. Am Fam Physician 2000; 61 (7): 2159–68, 2173–2174
[54] Gibbons RJ, Balady GJ, Bricker JT et al. ACC/AHA 2002 guideline update for exercise testing: summary article: a report of the American College of Cardiology/American Heart Association Task Force on Practice Guidelines (Committee to Update the 1997 Exercise Testing Guidelines). Circulation 2002; 106 (14): 1883–1892
[55] Gillespie LD, Gillespie WJ, Robertson MC et al. Interventions for preventing falls in elderly people. Cochrane Database Syst Rev 2003; CD000 340
[56] Gillespie LD, Robertson MC, Gillespie WJ et al. Interventions for preventing falls in older people living in the community. Cochrane Database Syst Rev 2012; CD007 146
[57] Gine-Garriga M, Roque-Figuls M, Coll-Planas L et al. Physical exercise interventions for improving performance-based measures of physical function in community-dwelling frail older adults: a systematic review and meta-analysis. Arch Phys Med Rehabil 2014; 753–769
[58] Gogol M. Rehabilitation. In: Pantel J, Schröder J, Bollheimer C, Sieber C, Kruse A (Hrsg.) Praxishandbuch Altersmedizin. Geriatrie – Gerontopsychiatrie – Gerontologie. Stuttgart: Kohlhammer; 2014
[59] Gomez-Cabello A, Ara I, Gonzalez-Aguero A et al. Effects of training on bone mass in older adults: a systematic review. Sports Med 2012; 301–325
[60] Granacher U, Muehlbauer T, Gschwind YJ et al. Assessment and training of strength and balance for fall prevention in the elderly. Recommendations of an interdisciplinary expert panel. Z Gerontol Geriatr 2014; 47(6): 513–526
[61] Greitemann B. Rehabilitation nach Alterstrauma. In: Raschke MJ, Stange R (Hrsg.) Alterstraumatologie. Prophylaxe, Therapie und Rehabilitation. Munich: Elsevier, Urban & Fischer; 2009
[62] Güllich A, Schmidtbleicher D. Struktur der Kraftfähigkeiten und ihrer Trainingsmethoden. Deutsche Zeitschrift für Sportmedizin 1999; 50 (7): 8
[63] Haberstroh J. Psychosoziale und nichtpharmakologische Interventionen. In: Pantel J, Schröder J, Bollheimer C, Sieber C, Kruse A (Hrsg.) Praxishandbuch Altersmedizin. Geriatrie – Gerontopsychiatrie – Gerontologie. Stuttgart: Kohlhammer; 2014
[64] Haines TP, Russell T, Brauer SG et al. Effectiveness of a video-based exercise programme to reduce falls and improve health-related quality of life among older adults discharged from hospital: a pilot randomized controlled trial. Clin Rehabil 2009; 23 (11): 973–985
[65] Handoll HH, Cameron ID, Mak JC et al. Multidisciplinary rehabilitation for older people with hip fractures. Cochrane Database Syst Rev 2009; CD007 125
[66] Handoll HH, Sherrington C, Mak JC. Interventions for improving mobility after hip fracture surgery in adults. Cochrane Database Syst Rev 2011; CD001 704
[67] Hartholt KA, Oudshoorn C, Zielinski SM et al. The epidemic of hip fractures: are we on the right track? PLoS ONE 2011; e22 227
[68] Haywood KL, Griffin XL, Achten J et al. Developing a core outcome set for hip fracture trials. The Bone & Joint Journal 2014; 96(8): 1016–1023
[69] Heinrich S, Rapp K, Rissmann U et al. Cost of falls in old age: a systematic review. Osteoporos Int 2010; 21(6): 891–902
[70] Hektoen LF, Aas E, Luras H. Cost-effectiveness in fall prevention for older women. Scand J Public Health 2009; 37(6): 584–589
[71] Heppenstall CP, Wilkinson TJ, Hanger HC et al. Frailty: dominos or deliberation? N Z Med J 2009; 122(1299): 42–53
[72] Hubbard RE, O'Mahony MS, Cross E et al. The ageing of the population: implications for multidisciplinary care in hospital. Age Ageing 2004; 33: 479–482
[73] Hubbard RE, Eeles EMP, Rockwood MRH et al. Assessing balance and mobility to track illness and recovery in older inpatients. J Gen Intern Med 2011; 26: 1471–1478
[74] Hulzebos EHJ, van Meeteren NLU, van den Buijs BJWM et al. Feasibility of preoperative inspiratory muscle training in patients undergoing coronary artery bypass surgery with a high risk of postoperative pulmonary complications: a randomized controlled pilot study. Clin Rehabil 2006; 20: 949–959
[75] Hurrelmann K, Klotz T, Haisch J (Hrsg.). Lehrbuch Prävention und Gesundheitsförderung. 4. Aufl. Bern: Hans Huber; 2014
[76] Icks A, Haastert B, Wildner M et al. Trend of hip fracture incidence in Germany 1995-2004: a population-based study. Osteoporos Int 2008; 19: 1139–1145
[77] Inouye SK, van Dyck, C H, Alessi CA et al. Clarifying confusion: the confusion assessment method. A new method for detection of delirium. Ann. Intern. Med 1990; 113: 941–948
[78] Inouye SK, Studenski S, Tinetti ME et al. Geriatric syndromes: clinical, research, and policy implications of a core geriatric concept. J Am Geriatr Soc 2007; 55: 780–791
[79] Jamour M, Becker C, Bachmann S et al. Recommendation of an assessment protocol to describe geriatric inpatient rehabilitation of lower limb mobility based on ICF. An interdisciplinary consensus process. Z Gerontol Geriatr 2011; 44: 429–436
[80] Jette AM, Keysor J, Coster W et al. Beyond function: predicting participation in a rehabilitation cohort. Arch Phys Med Rehabil 2005; 86: 2087–2094
[81] Joray S, Wietlisbach V, Bula CJ. Cognitive impairment in elderly medical inpatients: detection and associated six-month outcomes. Am J Geriatr Psychiatry 2004; 12: 639–647
[82] Kendrick D, Kumar A, Carpenter H et al. Exercise for reducing fear of falling in older people living in the community. Cochrane Database Syst Rev 2014; 11: CD009 848

[83] Kornblum F. Patienten mit Migrationshintergrund. In: Willkomm M (Hrsg.). Praktische Geriatrie: Klinik, Diagnostik, Interdisziplinäre Therapie. Stuttgart: Thieme; 2012

[84] Kuh D, Bassey EJ, Butterworth S et al. Grip strength, postural control, and functional leg power in a representative cohort of British men and women: associations with physical activity, health status, and socioeconomic conditions. J Gerontol A Biol Sci Med Sci 2005; 60: 224–231

[85] Laukel-Pfeiffer H. Soziale Veränderungen im Alter. In: Habermann C, Wittmershaus C (Hrsg.). Ergotherapie im Arbeitsfeld Geriatrie. Stuttgart: Thieme; 2005

[86] Legters K. Fear of falling. Phys Ther 2002; 82: 264–272

[87] Levasseur M, Desrosiers J, Noreau L. Is social participation associated with quality of life of older adults with physical disabilities? Disabil Rehabil 2004; 26: 1206–1213

[88] Liu-Ambrose T, Donaldson MG, Ahamed Y et al. Otago Home-Based Strength and Balance Retraining Improves Executive Functioning in Older Fallers: A Randomized Controlled Trial. J Am Geriatr Soc 2008; 56: 1821–1830

[89] Lord SR, Menz HB, Tiedemann A. A physiological profile approach to falls risk assessment and prevention. Phys Ther 2003; 83: 237–252

[90] Lord SR, Sherrington C, Cameron ID et al. Implementing falls prevention research into policy and practice in Australia: past, present and future. J Safety Res 2011; 42: 517–520

[91] MacKnight C, Rockwood K. Rasch analysis of the hierarchical assessment of balance and mobility (HABAM). J Clin Epidemiol 2000; 53: 1242–1247

[92] Mancini M, Horak FB. The relevance of clinical balance assessment tools to differentiate balance deficits. Eur J Phys Rehabil Med 2010; 46: 239–248

[93] Mayer F, Scharhag-Rosenberger F, Carlsohn A et al. The intensity and effects of strength training in the elderly. Dtsch Arztebl Int 2011; 108: 359–364

[94] Medical Research Council. Aids to the examination of the peripheral nervous system. 5. Aufl. Edinburgh, New York: Saunders; 2010

[95] Mehrholz J. Den Gang zuverlässig beurteilen. Zur Gehfähigkeit nach Schlaganfall: Die deutschsprachige Version der »Functional Ambulation Categories« (FAC) – Reliabilität und konkurrente Validität. Z f Physiotherapeuten 2007: 1–10

[96] Meziere A, Blachier M, Thomas S et al. Neuropsychiatric symptoms in elderly inpatients: a multicenter cross-sectional study. Dement Geriatr Cogn Dis Extra 2013; 3: 123–130

[97] Mohr C. Progression verzögern. Ergopraxis 2008; 1: 20–23

[98] Morley JE. Sarcopenia: diagnosis and treatment. J Nutr Health Aging 2008; 12: 452–456

[99] Morley JE, Vellas B, van Abellan Kan G et al. Frailty consensus: a call to action. J Am Med Dir Assoc 2013; 14: 392–397

[100] Müller C. Adaptierende Verfahren. In: Koesling C, Bollinger Herzka T (Hrsg.). Ergotherapie in Orthopädie, Traumatologie und Rheumatologie. Stuttgart: Thieme; 2008

[101] Nachreiner NM, Findorff MJ, Wyman JF et al. Circumstances and consequences of falls in community-dwelling older women. J Womens Health 2007; 16: 1437–1446

[102] Nieuwesteeg-Gutzwiller MT. Modelle der Ergotherapie. In: Koesling C, Bollinger Herzka T (Hrsg.). Ergotherapie in Orthopädie, Traumatologie und Rheumatologie. Stuttgart: Thieme; 2008

[103] Nussbaumer S, Leunig M, Glatthorn JF et al. Validity and test-retest reliability of manual goniometers for measuring passive hip range of motion in femoroacetabular impingement patients. BMC Musculoskelet Disord 2010; 11: 194

[104] NZ Guidelines Group. Acute Management and Immediate Rehabilitation after Hip Fracture amongst people aged 65 years and over. Wellington, NZ: NZ Guidelines Group; 2003

[105] Oesch P. Bewegungsapparat: Assessments in der Rehabilitation. 2. Aufl. Bern: Hans Huber; 2011

[106] Panel on Prevention of Falls in Older Persons, American Geriatrics Society and British Geriatrics Society. Summary of the Updated American Geriatrics Society/British Geriatrics Society clinical practice guideline for prevention of falls in older persons. J Am Geriatr Soc 2011; 59: 148–157

[107] Peel NM, Kuys SS, Klein K. Gait speed as a measure in geriatric assessment in clinical settings: a systematic review. J Gerontol A Biol Sci Med Sci 2013; 68: 39–46

[108] Perk J, Backer G de, Gohlke H et al. European Guidelines on cardiovascular disease prevention in clinical practice (version 2012). European Journal of Preventive Cardiology 2012; 19: 585–667

[109] Pin TW. Psychometric Properties of 2-Minute Walk Test: A Systematic Review. Arch Phys Med Rehabil; 95: 1759–1775

[110] Porter ME, Guth C. Chancen für das deutsche Gesundheitssystem: Von Partikularinteressen zu mehr Patientennutzen. Heidelberg: Springer; 2012

[111] Rapp K, Freiberger E, Todd C et al. Fall incidence in Germany: results of two population-based studies, and comparison of retrospective and prospective falls data collection methods. BMC Geriatr 2014; 14: 105

[112] Rizzoli R, Reginster J, Arnal J et al. Quality of life in sarcopenia and frailty. Calcif Tissue Int 2013; 93: 101–120

[113] Rubenstein LZ, Josephson KR. The epidemiology of falls and syncope. Clin Geriatr Med 2002; 18: 141–158

[114] Rummer A, Schulz R. Vermeidung des Drehtüreffekts. Deutsches Aerzteblatt 2012; 109: 746–748

[115] Schädler S, Kool J, Lüthi H et al. Assessments in der Rehabilitation - Band 1: Neurologie. 3. Aufl. Bern: Hans Huber; 2012

[116] Scheffer AC, Schuurmans MJ, van Dijk N et al. Fear of falling: measurement strategy, prevalence, risk factors and consequences among older persons. Age Ageing 2008; 37: 19–24

[117] Scherfer E, Stranzinger K. Das Otago-Übungsprogramm zur Sturzprävention: Ein individuelles Trainingsprogramm für alte, von Fragilität bedrohte Menschen. PT – Zeitschrift für Physiotherapeuten 2012; 64: 38–41

[118] Schott N. Deutsche Adaptation der „Activities-Specific Balance Confidence (ABC) Scale" zur Erfassung der sturzassoziierten Selbstwirksamkeit. Z Gerontol Geriatr 2008; 41: 475–485

[119] Scottish Intercollegiate Guidelines Network. Management of hip fracture in older people. (SIGN Guideline No 111). Edinburgh, Scotland: Scottish Intercollegiate Guidelines Network; 2009

[120] Sherrington C, Whitney JC, Lord SR et al. Effective Exercise for the Prevention of Falls: A Systematic Review and Meta-Analysis. J Am Geriatr Soc 2008; 56: 2234–2243

[121] Sherrington C. Prevention of fractures in older people: what does the evidence say? Physiotherapy Canada 2011; 63: 146–151

[122] Skinner A, Turner-Stokes L. The use of standardized outcome measures in rehabilitation centres in the UK. Clin Rehabil 2006; 20: 609–615

[123] Smits-Engelsman BC, Bekkering GE, Hendriks HJ. Clinical practice guidelines for physical therapy in patients with osteoporosis. Im Internet: https://www.fysionet-evidencebased.nl/images/pdfs/guidelines_in_english/osteoporosis_practice_guidelines_2003.pdf; Stand: 15.12.2015

[124] Stolze H, Klebe S, Zechlin C et al. Falls in frequent neurological diseases – prevalence, risk factors and aetiology. J Neurol 2004; 251: 79–84

[125] Theou O, Stathokostas L, Roland KP et al. The effectiveness of exercise interventions for the management of frailty: a systematic review. J Aging Res 2011; 2011: 1–19

[126] Thomas S, Mackintosh S, Halbert J. Determining current physical therapist management of hip fracture in an acute care hospital and physical therapists' rationale for this management. Phys Ther 2011; 91: 1490–1502

[127] Tung F, Yang Y, Lee C et al. Balance outcomes after additional sit-to-stand training in subjects with stroke: a randomized controlled trial. Clin Rehabil 2010; 24: 533–542

[128] Turner G, Clegg A. Best practice guidelines for the management of frailty: a British Geriatrics Society, Age UK and Royal College of General Practitioners report. Age Ageing 2014; 43: 744–747

[129] Verghese J, Holtzer R, Lipton R et al. Quantitative gait markers and incident fall risk in older adults. J Gerontol A Biol Sci Med Sci 2009; 64: 896–901

[130] Warburton, DER, Gledhill N, Jamnik VK et al. Evidence-based risk assessment and recommendations for physical activity clearance: Consensus Document 2011. Appl Physiol Nutr Metab 2011; 36 Suppl 1: 266–298

[131] Wittmershaus C. Ergotherapeutische Arbeitsfelder in der Geriatrie. In: Habermann C, Wittmershaus C (Hrsg.). Ergotherapie im Arbeitsfeld Geriatrie. Stuttgart: Thieme; 2005

[132] World Health Organization. Internationale Klassifikation der Funktionsfähigkeit, Behinderung und Gesundheit: ICF. Genf: World Health Organization; 2005

[133] World Health Organization. Rehabilitation. Im Internet: http://www.who.int; Stand: 15.12.2015

[134] Yardley L, Smith H. A prospective study of the relationship between feared consequences of falling and avoidance of activity in community-living older people. Gerontologist 2002; 42: 17–23

[135] Yiannopoulou KG, Anastasiou IP, Ganetsos TK et al. Prevalence of dementia in elderly patients with hip fracture. Hip Int 2012; 22: 209–213

[136] Zapatero A, Barba R, Canora J et al. Hip fracture in hospitalized medical patients. BMC Musculoskelet Disord 2013; 14: 15

[137] Zijlstra GAR, van Haastregt JCM, van Rossum E et al. Interventions to reduce fear of falling in community-living older people: a systematic review. J Am Geriatr Soc 2007; 55: 603–615

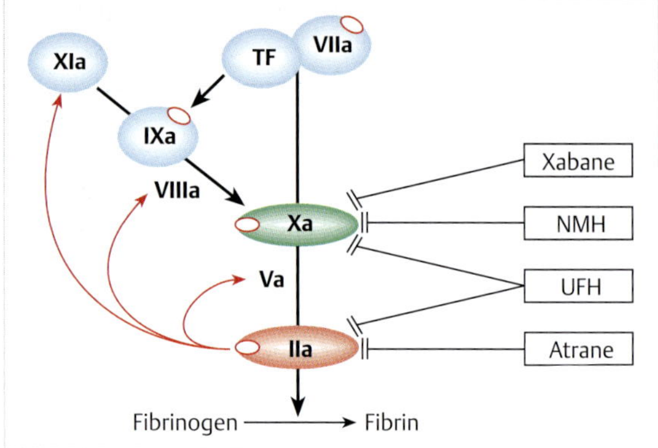

Abb. 1.1 Gerinnungskaskade und Angriffspunkte häufig verwendeter Antikoagulanzien. Die Aktivierung der Gerinnung beginnt mit der Exposition von Tissue Factor (TF) durch die Endothelzellschädigung. Gemeinsam mit dem frei zirkulierenden Faktor VIIa bildet TF einen Komplex, der den Gerinnungsfaktor X zu Xa aktiviert. F Xa wiederum aktiviert gemeinsam mit seinem Co-Faktor Va das Prothrombin zu Thrombin (= Faktor IIa). Thrombin besitzt eine Schlüsselstellung in der Gerinnungskaskade, da es über die Aktivierung von F XI, F VIII und F V (linke Seite) seine eigene Aktivierung aus Prothrombin verstärken kann. Nur so entsteht eine ausreichende Menge Thrombin, um genügend Fibrinogen in das für den Gerinnselaufbau benötigte Fibrin zu überführen. Thrombin ist außerdem ein sehr starker Aktivator von Thrombozyten und unterdrückt effektiv die Fibrinolyse (in der Abbildung nicht dargestellt), sodass die Gerinnselbildung weiter begünstigt wird. Die Xabane (z. B. Rivaroxaban, Apixaban) hemmen direkt F Xa, niedermolekulares Heparin (NMH) inaktiviert F Xa gemeinsam mit dem körpereigenen Antihrombin. Die Atrane (z. B. Dabigatran) hemmen direkt F IIa. Unfraktioniertes Heparin (UFH) inaktiviert gemeinsam mit dem körpereigenen Antithrombin F IIa und F Xa. Vitamin-K-Antagonisten (z. B. Phenprocoumon) verhindern die vollständige Synthese der Faktoren II, VII, IX und X (in der Abbildung schematisch angedeutet durch die Löcher).

1.3 Antikoagulation

U. J. Sachs

1.3.1 Einleitung

Die Blutgerinnung und ihre Hemmung (Antikoagulation) können in der chirurgischen Versorgung älterer Patienten in doppelter Hinsicht eine Herausforderung darstellen (▶ Abb. 1.1). Auf der einen Seite führen biologische Faktoren, die mit dem Lebensalter im Zusammenhang stehen, zu einer erhöhten Thrombose- und Emboliegefahr, die insbesondere bei Verletzungen der unteren Extremität erheblich verstärkt wird, sodass perioperativ eine wirksame, aber möglichst blutungssichere Antikoagulation erforderlich ist. Auf der anderen Seite werden viele ältere Patienten aus verschiedensten Gründen bereits vor dem Verletzungsereignis mit Wirkstoffen behandelt, die die Blutgerinnung beeinträchtigen, sodass zunächst die Wiederherstellung einer ausreichenden Gerinnung die Voraussetzung für den operativen Eingriff und die initiale Wundheilung darstellt. Anschließend bergen der Wiederbeginn der ursprünglichen Antikoagulation oder deren zeitweiser Ersatz durch besser steuerbare Wirkstoffe Fallstricke für den behandelnden Arzt.

1.3.2 Thromboserisiko des älteren Menschen

Die tatsächlichen Ursachen für das Auftreten einer Thrombose sind häufig nicht eindeutig greifbar. Vereinfacht kann aber festgehalten werden, dass es einer **Imbalance zwischen prokoagulatorischen und antikoagulatorischen Faktoren** bedarf, damit es zu einer Thrombose kommen kann. Das Thromboserisiko steigt mit zunehmendem Lebensalter erheblich an. Während venöse Thrombosen in der Kindheit mit einer Häufigkeit von etwa 1:100 000 pro Jahr eine Seltenheit sind, treten sie jenseits des 65. Lebensjahres mit einer Häufigkeit von etwa 1:300 pro Jahr auf [22].

Die **Ursachen** für diese erhebliche Zunahme des Thromboserisikos scheinen vielfältig zu sein und allen Bereichen der klassischen Virchow-Trias (vermehrte Gerinnungsfähigkeit des Blutes, Veränderungen der Gefäßwand, verlangsamte Blutströmung) zu entstammen. So steigt die Konzentration verschiedener prokoagulatorischer Faktoren (u. a. Fibrinogen, F V, F VII, F VIII) an, während dies für die antikoagulatorischen Faktoren nicht in gleichem Sinne gilt [9]. Auch die Thrombozytenfunktion verbessert sich mit zunehmendem Lebensalter und die durchschnittliche Blutungszeit verkürzt sich. Die Gefäße des alternden Menschen werden rigider, produzieren weniger protektive Faktoren (wie Stickoxide und Prostazykline) und zeigen auch strukturelle Alterungserscheinungen, insbesondere an den Venenklappen. Schließlich beeinträchtigen der abnehmende Muskeltonus und die mit dem Alter zunehmende Häufigkeit von Herzinsuffizienz, chronisch-obstruktiven Lungenerkrankungen (COPD) und Immobilisation (aus den verschiedensten Gründen) die Blutströmung [18].

Die beschriebenen Veränderungen greifen Hand in Hand mit der im höheren Lebensalter festzustellenden chronischen Inflammation, die vielen als ursächlich für die meisten der zu beobachtenden Alterationen der Gerinnung gilt [29].

Merke

Geriatrische Patienten haben gegenüber jüngeren Patienten ein erhöhtes Thromboserisiko.

1.3.3 Thromboseprophylaxe in der Alterstraumatologie

Für die Traumatologie kommt zu dem aufgezeigten altersabhängigen Risiko erschwerend hinzu, dass Hüft-, Becken- und Oberschenkelfrakturen sowie Mehrfachfrakturen und der Gelenkersatz der unteren Extremität grundsätzlich mit einem besonders hohen Thromboserisiko behaftet sind [8]. Jeder Patient mit einer dieser Diagnosen bedarf daher einer **Hochrisiko-Thromboseprophylaxe.**

Für Frakturen des Unterschenkels liegen nur sehr spärliche Daten vor. Zwar ist das Thromboserisiko umso höher, je näher die Verletzung am Knie liegt [10], eine evidenzbasierte Empfehlung für die Thromboseprophylaxe bei Verletzungen distal des Knies kann aber nicht ausgesprochen werden [27]. Sie erscheint umso sinnvoller, je mehr zusätzliche Risikofaktoren bei einem Patienten vorliegen. Hier kann die Ermittlung des **$CHADS_2$-Scores** sinnvoll sein (▶ Tab. 1.3).

Die Thromboseprophylaxe bei chirurgischen Patienten ist eine Gratwanderung zwischen der Vermeidung einer Thrombose und der Vermeidung einer Blutung. Das Auftreten von Thrombosen ist daher auch bei sachgerechter Thromboseprophylaxe nicht immer zu vermeiden und tritt bei 1–3 % der Patienten auf [8], [6], [24].

Niedermolekulare Heparine

Etablierter **Standard** in der Thromboseprophylaxe ist die Gabe von NMH. NMH werden aus natürlichen Heparinen aufbereitet; sie binden das körpereigene Antithrombin und katalysieren so die Inaktivierung des aktivierten Gerinnungsfaktors X. Damit unterbrechen sie die Gerinnungskaskade an zentraler Stelle.

NMH werden subkutan verabreicht, für die **Regelprophylaxe** erfolgt die Anwendung einmal täglich. Bei unfallchirurgisch-orthopädischen Patienten soll, soweit nicht unmittelbar operiert wird, die letzte Gabe 12 Stunden vor dem Eingriff erfolgen und mit einer täglichen Injektion (12–24 Stunden nach dem Eingriff) fortgesetzt werden. Die Dosierung erfolgt als Hochrisikoprophylaxe, also bspw. mit 40 mg Enoxaparin s. c. oder 5 000 IE Dalteparin s. c. Die HWZ (Halbwertszeit) von NMH liegt bei etwa 4 Stunden, sodass sich der prophylaktische Effekt als Mittelwert einer typischen **„on/off"-Kinetik** ergibt: Vor der nächsten Injektion („on") ist in der Regel kein NMH-Effekt mehr nachweisbar („off"). Diese Kinetik erklärt auch, warum NMH-Injektionen unmittelbar vor und nach dem Eingriff vermieden werden sollen: Spitzenkonzentrationen gilt es im besonders blutungsgefährdeten Zeitraum zu vermeiden.

Bei sachgerechter Anwendung führt NMH zu einer deutlichen Risikoreduktion für tiefe Beinvenenthrombosen (RR 0,5; 95 %-Konfidenzintervall 0,43–0,59), während die Blutungsrate nicht erhöht ist (RR 0,81; 95 %-Konfidenzintervall 0,38–1,72) [8].

Eine **Überwachung** des NMH-Effekts auf die Blutgerinnung ist nicht erforderlich. Unter besonderen Umständen wie ausgeprägter Adipositas oder stark eingeschränkter Nierenfunktion kann es im Einzelfall sinnvoll sein, die Konzentration des NMH zu bestimmen, insbesondere um eine Überdosierung (und damit eine verstärkte Blutungsneigung) zu erkennen. Dazu soll eine Blutentnahme im Wirkmaximum (2–3 Stunden nach der subkutanen Injektion) erfolgen, aus der die Anti-Xa-Einheiten im Labor bestimmt werden. Der Zielbereich für die Prophylaxe liegt bei etwa 0,2–0,4 U/ml. Im üblichen Dosierungsbereich verlängern NMH nicht die aktivierte partielle Thromboplastinzeit (aPTT), die damit zur Erkennung einer Überdosierung ungeeignet ist.

Die NMH-Gabe sollte aufgrund guter Evidenz **bis Tag 35 nach dem Eingriff** fortgesetzt werden und nicht, wie

Tab. 1.3 $CHADS_2$-Score (Quelle: [20]). Bei Patienten mit Vorhofflimmern wird ab einem Score von 2 zur Antikoagulation geraten, da davon auszugehen ist, dass der Nutzen (Schlaganfallprophylaxe) überwiegt.

Abkürzung	Kriterium		Punktzahl
C	Congestive Heart Failure	Herzinsuffizienz	1
H	Hypertension	Bluthochdruck	1
A	Age	Alter > 75 Jahre	1
D	Diabetes mellitus	Diabetes mellitus	1
S	Stroke or TIA	Schlaganfall oder TIA in der Anamnese	2

TIA: transitorische ischämische Attacke

früher üblich, nur für 10–14 Tage. Die ausgedehnte Prophylaxe führt zu einer weiteren Risikoreduktion (RR 0,46 [0,26–0,82]) [8]. Die Compliance ist poststationär leider nicht immer überzeugend [28].

NMH sind in der Gesamtabwägung zwischen Wirksamkeit (Thromboembolieprophylaxe) und Risiko (Blutung) den sog. direkten oralen Antikoagulanzien (DOAC) Rivaroxaban, Dabigatran und Apixaban gleichwertig, wobei hier Langzeitdaten noch fehlen [8]. Ob die orale Einnahme einen Compliance-Vorteil darstellt, ist nicht gesichert. NMH sind in der Gesamtabwägung eindeutig besser als unfraktioniertes Heparin (UFH), Vitamin-K-Antagonisten, Acetylsalicylsäure (ASS) und die passive mechanische Kompression (S. 43), die damit für das Gros der Patienten keine relevante Alternative darstellen.

Eine **Kontraindikation** zur Verwendung von NMH besteht bei Überempfindlichkeit oder Allergie gegen den Wirkstoff oder sonstige Bestandteile sowie bei Patienten mit einer bekannten heparininduzierten Thrombozytopenie Typ 2 (HIT Typ 2). Letztere stellt auch die schwerwiegendste unerwünschte Wirkung bei der Anwendung dar.

M!

Merke

NMH sind der Standard in der Thrombembolieprophylaxe.

Fondaparinux

Alternativ kann statt NMH das Pentasaccharid Fondaparinux eingesetzt werden, das NMH in der antithrombotischen Wirkung wohl gleichwertig ist. Es handelt sich um ein rein synthetisches Pentasaccharid, das ebenfalls antithrombinvermittelt Faktor Xa inhibiert.

Die Blutungsrate unter Fondaparinux ist etwas höher als bei NMH, daher soll die Substanz etwa 6–8 Stunden nach dem Eingriff erstmals subkutan injiziert werden [2]. Auch in der ausgedehnten (poststationären) Prophylaxe nach dem operativen Eingriff zeigt sich eine etwas verstärkte Blutungsneigung [7]. Bei Patienten mit einer HIT Typ 2 in der Anamnese (nicht aber mit einer aktuellen, aktiven HIT Typ 2) kann Fondaparinux statt NMH eingesetzt werden.

Direkte orale Antikoagulanzien

Für Patienten nach Hüft- und Knieendoprothetik stehen die DOAC zur Verfügung, die als noch recht junge Wirkstoffe gelegentlich auch unter dem Begriff „neue" orale Antikoagulanzien (NOAC) geführt werden. Diese Wirkstoffgruppe umfasst oral verfügbare Inhibitoren des Gerinnungsfaktors Xa (wie Rivaroxaban und Apixaban) und des Gerinnungsfaktors IIa (wie Dabigatranetexilat) [15], [16], [12]. Diese Präparate haben, ähnlich wie NMH, eine typische **„on/off"-Kinetik** und sind wenige Stunden nach der oralen Einnahme mit ihrer Spitzenkonzentration im Plasma nachweisbar („on"), während sie kurz vor der erneuten Einnahme nicht mehr im Plasma nachgewiesen werden können („off"). Die orale Prophylaxe mit DOAC soll mindestens bis Tag 10 nach dem Eingriff, bevorzugt aber, in Anlehnung an die Erfahrungen mit NMH, **bis Tag 35** nach dem orthopädisch-unfallchirurgischen Eingriff fortgesetzt werden [8].

Die Substanzen sind für die Prophylaxe nach elektiver Hüft- und Kniegelenksendoprothetik, nicht aber in der (Alters-)Traumatologie zugelassen. Ihr den NMH ähnliches Wirkprofil („on/off") legt aber nahe, dass sie auch bei dieser Indikation Verwendung finden könnten. Die aktuelle Datenlage ist jedoch unzureichend, um eine Empfehlung aussprechen zu können: Eine prospektive Beobachtungsstudie an Patienten mit Beckenfraktur (z. T. im Rahmen eines Polytraumas) zeigte eine niedrige Thrombose- und Blutungsrate unter Rivaroxaban [11]. Hier fehlt allerdings eine Vergleichsgruppe und geriatrische Patienten waren in diese Studie nicht eingeschlossen worden [11]. Eine weitere, retrospektive Studie mit Frakturen der unteren Extremität, in der auch geriatrische Patienten mit proximaler Femurfraktur eingeschlossen wurden, zeigte für Rivaroxaban eine Reduktion des Thromboembolierisikos ohne Zunahme der Blutungskomplikationen im Vergleich zu NMH [17]. Randomisierte, prospektive Studien stehen aus.

Weitere medikamentöse Alternativen

UFH hat in der reinen Thromboseprophylaxe heute keinen Platz mehr: Bei intravenöser Gabe erfordert es die Überwachung der Wirkung mittels aPTT, es induziert bei einem signifikanten Anteil von Patienten eine HIT Typ 2 und ist (bei internistischen Patienten) signifikant schlechter in der Vorbeugung von thromboembolischen Ereignissen als NMH [19]. Damit ist UFH lediglich eine Option für wenige, ausgewählte Patienten, bspw. für Polytraumatisierte, bei denen wiederholt Eingriffe in kurzen Abständen erforderlich sind.

Die im angelsächsischen Raum übliche Gabe des **Coumarins Warfarin** (beginnend am Abend vor OP, die Ziel-INR [internationale normierte Relativzahl] wird etwa am 3. postoperativen Tag erreicht) hat sich in Deutschland, trotz grundsätzlich guter Wirksamkeit, nicht etablieren können, vermutlich wegen der langen HWZ des in Deutschland bevorzugt verwendeten Coumarins Phenprocoumon und des erkennbaren Trends zu vermehrter Blutung [8].

ASS ist kein Antikoagulans, sondern ein Thrombozytenfunktionshemmer. Sie besitzt eine gewisse Wirksamkeit bei der Reduktion der Thrombosehäufigkeit, nicht aber bei der Reduktion des Häufigkeit von Embolien, und ihr Einsatz in der Thromboseprophylaxe ist insgesamt umstritten [8], [21], [1]. Erwünschte und unerwünschte Wirkungen von ASS bei unfallchirurgisch-orthopädischen Patienten scheinen sich die Waage zu halten, sodass ihr Einsatz bei dieser Patientengruppe nicht sinnvoll erscheint.

Mechanische Thromboseprophylaxe

Neben Medikamenten können auch passive und aktive mechanische Maßnahmen zur Risikoreduktion eingesetzt werden, deren wesentliches Wirkprinzip auf der Begünstigung der Blutströmung beruhen soll. Hauptvertreter des **passiven mechanischen Verfahrens** ist der Kompressionsstrumpf. Seine Wirkung ist im Hinblick auf die Reduktion des Thrombose- und Embolierisikos bei unfallchirurgisch-orthopädischen Patienten allerdings nicht belegt [8], sodass sich, trotz noch immer breiter Anwendung im deutschsprachigen Raum, keine evidenzgestützte Indikation für alterstraumatologische Patienten ableiten lässt.

> **Merke**
>
> Es gibt keine evidenzbasierte Rationale für den Einsatz von Kompressionsstrümpfen zur Thromboseprophylaxe.

In Deutschland noch wenig vertreten ist hingegen die **intermittierende pneumatische Kompression** als bewegtes mechanisches Verfahren. Sie reduziert das Risiko für Thrombose und Lungenembolie [8], wobei hier einschränkend auf die noch niedrige Datenqualität verwiesen werden muss. Ein Kernproblem der Verfahren ist die Compliance: Für eine gute Wirksamkeit müssen die Systeme 18 Stunden am Tag angewendet werden. Selbst bei batteriebetriebenen Systemen, die die Patientenmobilität nicht einschränken und auch poststationär (ambulant) einsetzbar sind, ist die Therapietreue oft niedrig. Naturgemäß beeinflussen die Verfahren der mechanischen Prophylaxe nicht die systemische Gerinnung, sodass sie bei blutungskritischen Patienten als mögliche Alternative vermehrt diskutiert werden.

1.3.4 Thromboseprophylaxe bei Patienten mit erhöhtem Blutungsrisiko

Mit Ausnahme der mechanischen Verfahren erhöht jede Thromboseprophylaxe das Blutungsrisiko. Das A-priori-Blutungsrisiko eines Patienten ist dabei schlecht zu fassen, denn allgemein anerkannte Risikofaktoren für eine erhöhte Blutungsneigung existieren nicht. Zwar wurden verschiedene Blutungs-Scores vorgeschlagen, sie haben aber allesamt keine breite Verwendung im klinischen Alltag gefunden.

Zur **Beurteilung des Blutungsrisikos** sollten folgende Aspekte herangezogen werden: Bluthochdruck, Störungen der Leber- und Nierenfunktion, höheres Lebensalter (> 65), die Einnahme von Medikamenten, Drogen und/oder Alkohol sowie eine positive Blutungsanamnese (vor allem starke Blutungen bei einer zurückliegenden interventionellen Maßnahme) (s. Checkliste „Strukturierte Blutungsanamnese“). Daneben haben auch die Art des Eingriffs und anatomische bzw. chirurgische Besonderheiten eine Bedeutung.

> **Checkliste**
>
> **Strukturierte Blutungsanamnese**
>
> Von einer vermehrten Blutungsneigung kann ausgegangen werden, wenn eine oder mehrere der folgenden Fragen mit „ja“ beantwortet werden [14]:
>
> - Gibt es in Ihrer Familie eine bekannte Blutungsneigung?
> - Ist bei Ihnen eine Blutungsneigung festgestellt worden: Nasenbluten, häufig blaue Flecken, punktförmige Einblutungen, Gelenkblutungen?
> - Kommt es bei Schnitt- oder Schürfwunden zu längerem Nachbluten?
> - Kommt es zu längeren Nachblutungen bei Zahnextraktionen?
> - Kommt es zu längeren Nachblutungen nach Operationen?
> - Nehmen Sie Medikamente zur Blutverdünnung, zur Schmerzstillung oder sog. „Rheumamedikamente“ ein?
> - Bei Frauen: Dauert (dauerte) Ihre Regelblutung länger als 7 Tage?

Lediglich für den Risikofaktor Niereninsuffizienz kann ein abgestuftes Vorgehen zur Dosisreduktion von UFH, NMH und DOAC als etabliert gelten; für die übrigen Risikofaktoren muss der klinische Gesamteindruck darüber entscheiden, ob eine aufgrund des Thromboserisikos indizierte Prophylaxe individuell angepasst werden muss. Alle Patienten, die bereits vor dem Eingriff aufgrund eines Thromboembolierisikos einer Antikoagulanzientherapie unterzogen wurden, bspw. bei Vorhofflimmern, sollten ebenfalls als vermehrt blutungsgefährdet betrachtet werden. Diese Patientengruppe wird im Folgenden genauer betrachtet.

1.3.5 Perioperatives Vorgehen bei Patienten mit medikamentöser Gerinnungshemmung

Im höheren Lebensalter wird ein nicht unerheblicher Anteil von Patienten mit Wirkstoffen behandelt, die die Blutgerinnung mit dem Ziel beeinträchtigen, das Auftreten oder das Wiederauftreten von thromboembolischen Ereignissen zu vermeiden (Primär- und Sekundärprophylaxe). Zu den typischen Indikationen zählen dabei das nicht valvuläre Vorhofflimmern, der mechanische Herzklappenersatz und zurückliegende thromboembolische Ereignisse im venösen oder arteriellen Schenkel.

Für den operativen Eingriff muss daher zunächst eine **adäquate Hämostase** wiederhergestellt werden. Dieses Ziel lässt sich in Abhängigkeit von der Grunderkrankung, dem zur Prophylaxe eingesetzten Wirkstoff und dem verfügbaren Zeitfenster zwischen dem Unfallereignis und dem Eingriff auf verschiedenen Wegen erreichen. Dabei werden die Patienten einem erhöhten Thromboembolierisiko ausgesetzt (▶ Tab. 1.4). In der postoperativen Periode kann daher eine alternative Antikoagulation erforderlich sein, bevor der ursprüngliche Wirkstoff wieder angewendet werden kann. Für dieses vorübergehende Ausweichen auf eine andere Antikoagulation hat sich der Begriff **„Bridging“** durchgesetzt.

Vitamin-K-Antagonisten

Die meisten Patienten mit der Indikation zur längerfristigen Antikoagulation erhalten Vitamin-K-Antagonisten (VKA). VKA gehören in die Gruppe der Coumarinderivate. Sie werden oral verbreicht und inhibieren die Carboxylierung der Vitamin-K-abhängigen Gerinnungsfaktoren II, VII, IX und X, sodass diese biologisch inaktiv sind. Da äußere Faktoren, z. B. die Ernährung sowie Wechselwirkungen mit anderen Medikamenten, die Bioverfügbarkeit von VKA stark beeinflussen, muss ihre Wirkung regelmäßig überwacht werden. Dazu wird die **INR** ermittelt, die aus der Thromboplastinzeit nach Quick (kurz „Quickwert“) berechnet wird. Patienten mit einem mechanischen Herzklappenersatz sollten auf einen INR-Zielwert von 2,5–3,5 eingestellt sein, Patienten nach einem thromboembolischen Ereignis oder mit nicht valvulärem Vorhofflimmern auf eine Ziel-INR von 2,0–3,0.

VKA haben eine lange **Wirkdauer;** bei dem in Deutschland am häufigsten verwendeten Phenprocoumon liegt die Ausklingzeit im Mittel bei 6,5 Tagen. Erst ab einer INR < 1,5 ist für die meisten unfallchirurgischen Eingriffe mit einer ausreichenden Gerinnung zu rechnen. Durch die Gabe von Vitamin K als Antidot kann dieser INR-Wert bei Patienten, die am Unfalltag im Zielbereich lagen, meist innerhalb von 24 Stunden erreicht werden [4], wobei die erforderliche Dosis für die meisten Patienten zwischen 5 und 20 mg Vitamin K beträgt. Zur Umgehung möglicher enteraler Resorptionsstörungen empfiehlt sich die intravenöse Vitamin-K-Gabe. Hohe Dosierungen von Vitamin K sind grundsätzlich gut verträglich, erschweren aber die Rückumstellung des Patienten auf die erforderliche Ziel-INR im postoperativen Verlauf.

Tipp

Mit der intravenösen Gabe von Vitamin K kann bei Patienten, die unter der Einnahme von Phenprocoumon im INR-Zielbereich liegen, im Regelfall innerhalb von 24 Stunden eine ausreichende Gerinnung wiederhergestellt werden.

Muss die Wirkung von VKA sofort aufgehoben werden, kann **Prothrombinkomplex-Konzentrat (PPSB)** zum Einsatz gelangen, das alle Vitamin-K-abhängigen Gerinnungsfaktoren enthält. Als Faustregel gilt, dass eine Einheit Prothrombinkomplex-Konzentrat pro Kilogramm Körpergewicht den Quickwert um ca. 1–2 % anhebt.

Perioperativ sollte der Quickwert über 60 % liegen, d. h., ein 70 kg schwerer Patient mit einem Ausgangswert von 20 % der Norm und einem erwarteten Anstieg von 1,5 %

Tab. 1.4 Risikostratifizierung für die perioperative Thromboembolie (Quelle: [20]).

Risikogruppe	Indikation für die Antikoagulation		
	Mechanische Herzklappe	Vorhofflimmern	Thromboembolisches Ereignis
Hochrisiko (> 10 %)	a) Mitralklappenersatz b) Kugelkäfig- oder Kippscheibenprothese der Aortenklappe c) Schlaganfall/TIA in den letzten 6 Monaten	a) $CHADS_2$ 5–6 b) Schlaganfall/TIA in den letzten 3 Monaten	a) in den letzten 3 Monaten b) schwerwiegende Thrombophilie*
moderates Risiko (5–10 %)	Doppelflügelklappe und mindestens einer der folgenden Risikofaktoren: Alter > 75 Jahre, Diabetes mellitus, Herzinsuffizienz, Bluthochdruck, Vorhofflimmern, TIA/Schlaganfall in der Anamnese	a) $CHADS_2$ 3–4 b) rheumatische Herzklappenerkrankung	a) in den letzten 3–12 Monaten b) wiederholte Thrombembolie c) aktive Tumorerkrankung d) nicht schwerwiegende Thrombophilie
niedriges Risiko (< 5 %)	Doppelflügelklappe ohne weitere Risikofaktoren	$CHADS_2$ 0–2	vor mehr als 12 Monaten

TIA: transitorische ischämische Attacke
* Als vereinbar mit einer schwerwiegenden Thrombophilie werden folgende Diagnosen angesehen: Antithrombinmangel, Protein-C-Mangel, Protein-S-Mangel; Homozygotie für die Faktor-V-Leiden-Mutation, Homozygotie für die Prothrombin-G20210A-Mutation oder eine Compound-Heterozygotie für diese Mutationen; Antiphospholipid-Syndrom

pro infundierter Einheit Faktor und Kilogramm Körpergewicht benötigt ([60–20] × 70)/1,5 = 2800/1,5 = 1866 Einheiten = 2000 Einheiten des Konzentrats intravenös.

Die Wirkung tritt sofort ein und hält einige Stunden an (limitierender Faktor ist die HWZ von F VII mit 2–9 Stunden). Die Wirkdauer wird natürlich auch durch das Ausmaß des Faktorenverbrauchs (bei aktiver Blutung) begrenzt. Der Patient sollte parallel zur Konzentratgabe Vitamin K (meist 10 mg i. v.) erhalten. In Abhängigkeit von Ausmaß und Dauer des Eingriffs sollte die Gerinnung intraoperativ kontrolliert werden.

Tipp

Die HWZ von Prothrombinkomplex-Konzentraten (PPSB) beträgt 2–9 Stunden, sodass nach Ablauf dieser Zeit die Gefahr besteht, dass sich die Gerinnung wieder verschlechtert. Daher sollte bei Antagonisierung von VKA mit PPSB immer zusätzlich Vitamin K gegeben werden.

Mit dem Absetzen von VKA steigt das peri- und postoperative Thromboembolierisiko. Daher kann es sinnvoll sein, solche Patienten mit einem anderen Antikoagulans überbrückend zu versorgen, bevor die erneute Aufsättigung mit VKA vorgenommen wird. Dazu werden **NMH** eingesetzt [26], ohne dass diese Substanzen dafür per se zugelassen sind. Nur noch selten kommt UFH zum Einsatz.

Abhängig von der Grunderkrankung, die die Antikoagulation erforderlich macht, und der Dringlichkeit des Eingriffs kann die Überbrückung schon in den Zeitraum vor den Eingriff fallen. Sie beginnt, wenn die INR unter den Zielbereich gefallen ist. Bei Patienten, die aus besonderen Gründen UFH zur Überbrückung erhalten, wird die Gabe 4 Stunden vor Schnitt unterbrochen. Bei NMH beträgt der Abstand in der Regel 12 Stunden, jedoch 24 Stunden bei volltherapeutischer Dosierung. Postoperativ kann die Heparingabe in Abhängigkeit vom Eingriff nach 12–24 Stunden fortgesetzt werden, in Ausnahmefällen kann auch ein größerer zeitlicher Abstand erforderlich sein. Bei Patienten mit einer vorbekannten HIT Typ 2 besteht eine **Kontraindikation** für die Gabe von UFH und NMH. Hier muss auf alternative Antikoagulanzien ausgewichen werden (z. B. Argabtroban [Argatra]).

Direkte orale Antikoagulanzien

Für verschiedene Indikationen können Patienten statt mit VKA auch mit DOAC (S. 42) behandelt werden. Unter der Gabe dieser Präparate kommt es, ähnlich wie bei der Gabe von NMH, zu einer „on/off"-Kinetik, d. h., die Wirkstoffe sind einige Stunden nach der Einnahme mit maximaler Konzentration nachweisbar, kurz vor der erneuten Einnahme nach 12 oder 24 Stunden aber nicht mehr im Blut des Patienten nachzuweisen.

Abhängig von der aktuellen Blutkonzentration beeinflussen DOAC die **Gerinnungsanalytik** [23]. Das Ausmaß der Beeinträchtigung der Laborwerte korreliert dabei aber nicht mit dem potenziellen Blutungsrisiko des Patienten (im Gegensatz zur INR unter der Einnahme von VKA). Rein orientierend kann als grobe Faustregel gelten, dass Patienten unter Dabigatranetexilat mit einer Thrombinzeit im Referenzbereich keine relevante Menge des Wirkstoffs mehr im Kreislauf haben. Für den **Nachweis** der DOAC existieren spezifische Testverfahren, die aber nur in spezialisierten Laboratorien vorgehalten werden, da eine Überwachung der DOAC in der Regel nicht erforderlich ist.

Das Wirkprofil der DOAC ermöglicht bei elektiven Operationen meist ein einfaches perioperatives Management.

Merke

Im Gegensatz zu VKA werden DOAC perioperativ nicht überbrückt (▶ Tab. 1.5).

Ausreichend valide Daten für den Umgang mit Patienten, die DOAC einnehmen und sich einem dringlichen operativen Eingriff unterziehen müssen, gibt es gegenwärtig nicht. Spezifische Antidots befinden sich in der klinischen Prüfung, werden aber vermutlich selbst bei Erreichen der Marktreife kaum in der Breite verfügbar sein. Handlungsempfehlungen basieren daher gegenwärtig auf der Kenntnis der Pharmakokinetik der Substanzen und den Ergebnissen tierexperimenteller Untersuchungen sowie auf kleineren Fallserien mit Probanden und Patienten [25], [3], [13]. Detaillierte Erkenntnisse für unfallchirurgische Patienten existieren nicht.

Wie im Falle des Elektiveingriffs gilt zunächst auch für den dringlichen Eingriff grundsätzlich, dass der zunehmende Abstand zur letzten Einnahme des DOAC die beste präoperative Maßnahme darstellt (▶ Tab. 1.5). Da Dabigatranetexilat in relevantem Umfang renal eliminiert wird, können gerade hier im höheren Lebensalter relative Überdosierungen bei abnehmender Nierenleistung beobachtet werden. Daher sollte bedacht werden, dass Dabigatranetexilat **gut dialysierbar** ist (Reduktion um ca. ⅔ nach 4 Stunden), sodass bei diesen Patienten in Abhängigkeit von der klinischen Situation eine präoperative Dialyse oder Hämofiltration erwogen werden kann.

Muss der Eingriff unaufschiebbar zeitnahe zur letzten Einnahme erfolgen, sollte primär die **tatsächliche klinische Blutungssituation** zur Steuerung der gerinnungsaktiven Therapie herangezogen werden. Allgemeine Maßnahmen umfassen die lokale Blutstillung und die Transfusion von Frischplasma (nicht als Antidot, sondern zur Verdünnung des DOAC) sowie die Kontrolle bzw. Korrektur der weiteren gerinnungsphysiologisch relevanten Parameter (z. B. Thrombozytenzahl und Hämatokrit). Der Einsatz von Tranexamsäure (systemisch, 1–2 g i. v.) wird

Tab. 1.5 Empfehlungen zum Aussetzen von DOAC (Quelle: [5]).

Präparat	Nierenfunktion (ml/min)	Präparat zuletzt einnehmen an Tag		OP-Tag (Tag 0)	Präparat wieder einnehmen an Tag	
		Niedriges Blutungsrisiko	Hohes Blutungsrisiko		Niedriges Blutungsrisiko	Hohes Blutungsrisiko
Dabigatran (2 × 150 mg)	> 50	−1	−2		+ 1	+ 2[b]
	30–50	−2	−3			
Rivaroxaban (1 × 20 mg)	> 50	−1	−2		+ 1	+ 2[b]
	30–50	−1	−2			
	15–30[a]	−2	−2			
Apixaban (2 × 5 mg)	50	−1	−2		+ 1	+ 2[b]
	30–50	−2	−2			

[a] Rivaroxaban 15 mg bei eingeschränkter Nierenleistung

[b] Bei hohem Thromboserisiko kann erwogen werden, an Tag 1 und Tag 2 die halbe Dosis und ab Tag 3 die volle Dosis des DOAC zu geben.

Lesebeispiel: Ein Patient mit normaler Nierenleistung unter Rivaroxaban 20 mg sollte für einen Eingriff mit niedrigem Blutungsrisiko am Tag vor dem Eingriff und am OP-Tag kein Rivaroxaban einnehmen; bereits am 1. postoperativen Tag kann erneut mit Rivaroxaban begonnen werden.

gelegentlich empfohlen, ohne dass hierfür Daten verfügbar wären. Bei stärkerer Blutung empfiehlt sich der Einsatz von **Prothrombinkomplex-Konzentrat** in einer Dosierung von 25–50 Einheiten pro Kilogramm Körpergewicht. Eine rein prophylaktische Gabe wird gegenwärtig nicht empfohlen [25], [3].

Die Gabe von aktiviertem Prothrombin-Komplexkonzentrat (FEIBA) kann alternativ erwogen werden (50 IE/kg), Hinweise für einen zusätzlichen Benefit gegenüber Prothrombin-Komplexkonzentrat liegen nicht vor. Gleiches gilt auch für rekombinanten aktivierten Faktor VII (Novoseven; empfohlene Dosierung 90 µg/kg), der in experimentellen Studien eine von Prothrombin-Komplexkonzentrat mechanistisch unterscheidbare Verbesserung der Gerinnselbildung zeigt, für den aber gleichwohl klinisch die Überlegenheit über Prothrombin-Komplexkonzentrat nicht gezeigt ist. Die Gabe von rekombinantem aktiviertem Faktor VII kann erwogen werden, falls eine Blutungssituation mit Prothrombin-Komplexkonzentrat nicht beherrschbar ist. Das individuelle Vorgehen bei solchen Risikopatienten sollte frühzeitig zwischen Operateur, Anästhesist und einem hämostaseologisch erfahrenen Arzt abgesprochen werden.

Merke

Solange sich noch keine ausreichende Routine im Umgang mit den DOAC eingestellt hat, sollte im Umfeld des eigenen Krankenhauses die Möglichkeiten bestehen, über 24 Stunden am Tag einen hämostaseologisch erfahrenen Arzt zu konsultieren, damit dieser insbesondere bei lebensbedrohlichen Blutungen und Notfalloperationen in die Gerinnungstherapie involviert werden kann.

Antiaggreganzien (Thrombozytenaggregationshemmer)

In der Sekundärprophylaxe nach arteriellen Thrombosen (Schlaganfall, TIA, Myokardinfarkt) erhalten Patienten häufig ASS oder ADP-Rezeptorantagonisten (ADP: Adenosindiphosphat) (z. B. Clopidogrel [Plavix], Ticagrelor [Brilique] oder Prasugrel [Efient]). Die gleichen Präparate werden auch nach der Implantation von kardiovaskulären Stents eingesetzt. Abhängig von der Indikation für das Antiaggreganz kann ein Absetzen erhebliche Folgen für den Patienten haben; nach der Implantation von klassischen Drug-Eluting Stents etwa besteht Konsens, dass eine **duale Thrombozytenfunktionshemmung** (ASS + ADP-Rezeptorantagonist) mindestens 12 Monate aufrechterhalten werden soll und elektive Eingriffe für diesen Zeitraum aufzuschieben sind [20].

Die Funktion der Thrombozyten bleibt auch nach dem Absetzen dieser Wirkstoffe noch für lange Zeit beeinträchtigt, etwa 4 Tage für ASS und 5–10 Tage für die verschiedenen ADP-Rezeptorantagonisten. Die Erwägung, diese Wirkstoffe vor dem Eingriff auszusetzen, ist daher für die Alterstraumatologie ohne Bedeutung, da die Zeiträume zum Auswaschen des Effekts zu lang sind. Es muss betont werden, dass Studien über den möglichen Effekt kürzerer präoperativer Pausen (2–3 Tage) auf Blutungsneigung und Thromboserisiko nicht verfügbar sind und dass auf ein unkontrolliertes Absetzen von Antiaggreganzien grundsätzlich verzichtet werden sollte [20].

Merke

Thrombozytenaggrationshemmer werden perioperativ im Regelfall nicht pausiert.

Eine **Sekundärprophylaxe mit ASS** soll aufgrund der nur geringen Zunahme der Blutungsneigung jedenfalls grundsätzlich beibehalten werden, auch in der elektiven Chirurgie (Ausnahmen gelten nur in der Neurochirurgie und der Chirurgie des hinteren Augenabschnitts).

In sehr blutungskritischen Fällen wird sich der hämostaseologisch erfahrene Arzt für ein komplexes Management bei Patienten aussprechen, die mehrere Antiaggreganzien einnehmen müssen (hier kommen initiale Thrombozytentransfusionen und nachfolgendes „Bridging" mit einem schnell wirksamen Antiaggreganz, z. B. Tirofiban, in Betracht).

Literatur

[1] Anderson DR, Dunbar MJ, Bohm ER et al. Aspirin versus low-molecular-weight heparin for extended venous thromboembolism prophylaxis after total hip arthroplasty: a randomized trial. Ann Intern Med 2013; 158: 800–806

[2] Bauer KA, Eriksson BI, Lassen MR et al. Fondaparinux compared with enoxaparin for the prevention of venous thromboembolism after elective major knee surgery. N Engl J Med 2001; 345: 1305–1310

[3] Bauersachs RM, Gogarten W, Hach-Wunderle V et al. Perioperatives Management der Antikoagulation mit Rivaroxaban. Konsensus einer interdisziplinären Arbeitsgruppe. Klinikarzt 2012; 41: 424–431

[4] Buecking B, Eschbach D, Bliemel C et al. Effectiveness of vitamin K in anticoagulation reversal for hip fracture surgery – a prospective observational study. Thromb Res 2014; 133: 42–47

[5] Draenert FG, Neff A, Sachs UJ et al. Orale Antikoagulation. Wirkprinzip, Monitoring, perioperatives Vorgehen und Blutungsmanagement. MKG-Chirurg 2014; 7: 137–151

[6] Eikelboom JW, Quinlan DJ, Douketis JD. Extended-duration prophylaxis against venous thromboembolism after total hip or knee replacement: a meta-analysis of the randomised trials. Lancet 2001; 358: 9–15

[7] Eriksson BI, Lassen BR, PENTSaccharide in HIp-FRActure Surgery Plus Investigators. Duration of prophylaxis against venous thromboembolism with fondaparinux after hip fracture surgery: a multicenter, randomized, placebo-controlled, double-blind study. Arch Intern Med 2003; 163: 1337–1342

[8] Falck-Ytter Y, Francis CW, Johanson NA et al. Prevention of VTE in orthopedic surgery patients. Antithrombotic therapy and prevention of thrombosis, 9th ed. American College of Chest Physicians evidence-based clinical practice guidelines. Chest 2012; 141: e278S–e325S

[9] Franchini M. Hemostasis and aging. Crit Rev Onc Hem 2006; 60: 144–151

[10] Geerts WH, Bergqvist D, Pineo GF et al. Prevention of venous thromboembolism: American College of Chest Physicians evidence-based clinical practice guideline (8th edition). Chest 2008; 133: 381S–453S

[11] Godoy Monzon D, Iserson KV, Cid A et al. Oral thromboprophylaxis in pelvic trauma: a standardized protocol. J Emerg Med 2012; 43: 612–617

[12] Hankey GJ, Eikelboom JW. Dabigatran etexilate: a new oral thrombin inhibitor. Circulation 2011; 5: 1436–1450

[13] Heidbuchel H, Verhamme P, Alings M et al. EHRA practical guide on the use of new oral anticoagulants in patients with non-valvular atrial fibrillation: executive summary. Eur Heart J 2013; 8: 2094–2106

[14] Koscielny J, Ziemer S, Radtke H et al. A practical concept for preoperative identification of patients with impaired primary hemostasis. Clin Appl Thromb Hemost 2004; 10: 195–204

[15] Kwong LM. Comparative safety and efficacy of antithrombotics in the management of venous thromboembolism after knee or hip replacement surgery: focus on rivaroxaban. Clin Pharmacol 2013; 5: 143–148

[16] Lassen MR, Gallus A, Raskob GE et al. Investigators. Apixaban versus enoxaparin for thromboprophylaxis after hip replacement. N Engl J Med 2010; 363: 2487–2498

[17] Long A, Zhang L, Zhang Y et al. Efficacy and safety of rivaroxaban versus low-molecular-weight heparin therapy in patients with lower limb fractures. J Thromb Thrombolysis 2014; 38: 299–305

[18] López-Jiménez L, Montero M, González-Fajardo JA et al. Venous thromboembolism in very elderly patients: findings from a prospective registry (RIETE). Haematologica 2006; 91: 1046–1051

[19] McGarry LJ, Stokes ME, Thompson D. Outcomes of thromboprophylaxis with enoxaparin vs. unfractionated heparin in medical inpatients. Thromb J 2006; 4: 17–25

[20] Ortel TL. Perioperative management of patients on chronic antithrombotic therapy. Blood 2012; 120: 4 699–4 705

[21] PEP trial investigators. Prevention of pulmonary embolism and deep vein thrombosis with low dose aspirin: Pulmonary Embolism Prevention (PEP) trial. Lancet 2000; 355: 1295–1302

[22] Rosendaal FR, van Hylckama A, Doggen CJM. Venous thrombosis in the elderly. J Thromb Haemost 2007; 5 (Suppl. I): 310–317

[23] Samama MM, Guinet C. Laboratory assessment of new anticoagulants. Clin Chem Lab Med 2012; 49: 761–772

[24] Schiff RL, Kahn SR, Shrier I et al. Identifying orthopedic patients at high risk for venous thromboembolism despite thromboprophylaxis. Chest 2005; 128: 3 364–3 371

[25] Spannagl M, Bauersachs R, Debus ES et al. Dabigatran therapy – perioperative management and interpretation of coagulation tests. Haemostaseologie 2012; 32: 294–305

[26] Spyropoulos AC, Douketis JD. How I treat anticoagulated patients undergoing an elective procedure or surgery. Blood 2012; 120: 2954–2962

[27] Testroote M, Stigter WA, Janssen L et al. Low molecular weight heparin for prevention of venous thromboembolism in patients with lower-leg immobilization. Cochrane Database Syst Rev 2014; 4: CD006 681

[28] Wilke T, Müller S. Nonadherence in outpatient thromboprophylaxis after major orthopedic surgery: a systematic review. Expert Rev Pharmacoecon Outcomes Res 2010; 10: 691–700

[29] Wilkerson WR, Sane DC. Aging and thrombosis. Sem Thromb Hemost 2002; 28: 555–567

1.4 Idiopathisches Parkinson-Syndrom

R. Dodel, W. H. Oertel, D. Berg

1.4.1 Einleitung

Die Parkinson-Syndrome werden in unterschiedliche Krankheitsentitäten unterteilt, nämlich in das idiopathische Parkinson-Syndrom (IPS), die symptomatischen Parkinson-Syndrome sowie die atypischen Parkinson-Syndrome [16]. Zu Letzteren gehören die Multisystematrophie (MSA), die progressive supranukleäre Blickparese (PSP), die kortikobasale Degeneration sowie die Demenz vom Lewy-Körpertyp.

Das IPS ist die häufigste Erkrankung mit einer Prävalenz von 100–200 Erkrankten/100 000 Personen und einer Inzidenz von 16–20 Erkrankten/100 000 Personen [25]. Die Prävalenzraten sind altersabhängig und betragen in der Altersgruppe der 75- bis 79-Jährigen bis zu 1800/100 000 Personen. Etwa 1–2 % der über 65-Jährigen sind betroffen, Männer meist häufiger als Frauen (Geschlechterverhältnis: 1,46). Bei nur etwa 4 % der Patienten beginnt die Erkrankung vor dem 50. Lebensjahr. Unter den Parkinson-Syndromen ist das IPS die häufigste Form mit ca. 85 % aller Fälle, die Häufigkeit der atypischen Parkinson-Syndrome wird mit 4,4 Erkrankten/100 000 Personen für die MSA und mit 5–6 Erkrankten/100 000 Personen für die PSP angegeben.

Der Parkinson-Krankheit liegt eine **Degeneration der melaninhaltigen dopaminergen Zellen der Substantia nigra** zugrunde, mit dem Nachweis von eosinophilen zytoplasmatischen Einschlusskörperchen (sog. Lewy-Körper). Aber nicht nur die Substantia nigra ist betroffen, auch in anderen Gruppen von Neuronen findet sich ein Zelluntergang, sodass neben dem Mangel an dem Neurotransmitter Dopamin auch ein Verlust der Transmitter Noradrenalin, Adrenalin, Serotonin, γ-Aminobuttersäure (GABA) und Acetylcholin nachgewiesen werden kann. Die Ursache der Parkinson-Krankheit ist weiterhin unbekannt.

In den letzten Jahren sind zahlreiche **Gen-Loci** für die Parkinson-Syndrome beschrieben worden, von denen die Mehrzahl autosomal-dominant vererbt wird [3]. Derzeit sind mehr als 16 (PARK1–PARK16) monogenetische Loci beschrieben worden, wobei die häufigste Form PARK8 durch eine Mutation im Gen für leucinreiche Repeat Kinase 2 bedingt ist und bei ca. 1 % der PS und ca. 4 % der monogenetischen Formen als Ursache gilt. Insgesamt lassen sich aber nur ca. 5 % der Parkinson-Erkrankungen durch monogenetische Erbgänge erklären.

1.4.2 Klinik

Die derzeit gültigen Kriterien für die Diagnose eines IPS beruhen auf dem Nachweis der klinischen Kardinalsymptome – **Bradykinese, Tremor, Rigor, posturale Störungen** – und dem positiven Ansprechen auf **L-Dopa** („UK Parkinson's Disease Society Brain Bank Criteria“) [12] (▸ Tab. 1.6).

Checkliste

Klinische Kardinalsymptome des IPS

- Bradykinese
- Tremor
- Rigor
- posturale Störungen

Bradykinese

Es besteht eine Verlangsamung des Bewegungstempos beim Patienten mit einer verlangsamten Bewegungsinitiation („Akinese“), verminderten Bewegungsamplitude sowie einer Abnahme der Spontanbewegungen („Hypokinese“). Diese kann alle motorischen Funktionen betreffen

Tab. 1.6 Kardinalsymptome der Parkinson-Krankheit.

Symptom	Kennzeichen
Bradykinese	• Mikrografie • Einschränkung der feinmotorischen Tätigkeiten • kleinschrittiges Gangbild • hypophone Sprache • Hypomimie • Schluckbeschwerden • Sialorrhö
Tremor	• Ruhetremor • Haltetremor • Aktionstremor
Rigor	• Haltungsstörung • Pisa-Syndrom • Zahnradphänomen • Schmerzen
posturale Reflexe	• Stürze

und zeigt sich besonders bei feinmotorischen Tätigkeiten. Sie ist die für den Patienten am stärksten beeinträchtigende Einschränkung und ist daher auch das **Hauptzielsymptom der symptomatischen Behandlung** der Parkinson-Krankheit.

Tremor

Der klassische Parkinson-Tremor ist ein in Ruhe oder in Entspannung auftretender rhythmischer Tremor mit einer Frequenz von 4–6 Hz, der durch geistige oder emotionale Anspannung (z. B. Rechenaufgabe) verstärkt werden kann. Er kann an allen Körperteilen auftreten, ist aber bevorzugt an den Extremitäten zu beobachten (an den Händen kann er auch in Form eines Pillendreher-Tremors sichtbar werden). Untersucht wird der Tremor beim sitzenden Patienten mit leichter Pronationshaltung der Hände, die auf den Oberschenkeln des Patienten ruhen.

Der Tremor ist das **häufigste Symptom** beim IPS und tritt im Krankheitsverlauf bei etwa 75 % der Patienten auf. Seltener ist beim IPS das Auftreten eines Haltetremors zu beobachten mit einer Frequenz von 5–7 Hz und einem raschen Aktionstremor mit einer Frequenz von 8–12 Hz. Es ist zu beachten, dass die verschiedenen Tremorformen auf eine Behandlung unterschiedlich ansprechen können.

Rigor

Es handelt sich dabei um eine Tonuserhöhung, die z. B. bei leichten Extensions- und Flexionsbewegungen im Hand- oder Ellenbogengelenk durch den Untersucher nachgewiesen und während des gesamten Bewegungsumfangs erfasst werden kann. Tritt gleichzeitig ein Tremor auf, entsteht das sog. „Zahnradphänomen“ mit einer „gestuften“ Bewegung bei passiver Untersuchung.

Der Rigor gemeinsam mit der Akinese bedingt die **typische Körperhaltung** bei der IPS mit einem nach vorne über gebeugten Oberkörper, flektierten Ellenbogen sowie leichter Beugung in den Knien.

Störung der posturalen Reflexe

Der Verlust der posturalen Reflexe bedeutet für den Patienten eine schwere Einschränkung in seiner Mobilität und ist häufige **Ursache von Stürzen.** Untersucht wird die Störung der posturalen Reflexe, indem der Patient mit eng geschlossenen Beinen nach vorne oder nach hinten kräftig an den Schultern von dem Untersucher geschubst wird. Mehr als ein Ausfallschritt kann als pathologisch angesehen werden.

Nicht motorische Symptome

Neben den motorischen Kardinalsymptomen der Erkrankung finden sich eine Reihe von nicht motorischen Symptomen (▸ Tab. 1.7), die ebenfalls zu einer schweren Einschränkung bei den Patienten führen und die Lebensqualität der Patienten signifikant beeinträchtigen können; hierzu gehören die Verhaltens- und psychischen Störungen der Erkrankung, die gastrointestinalen Störungen, Schlafstörungen etc. In einer Gesamtbehandlung der Patienten mit einem IPS müssen diese besonders berücksichtigt werden. Für eine detaillierte Beschreibung der Behandlung und Diagnostik sei auf die Literatur verwiesen [4].

1.4.3 Verlauf der Erkrankung

Der Verlauf der Erkrankung ist chronisch progredient und stadienhaft, verbunden mit verschiedenen therapieassoziierten motorischen (Dyskinesien, motorische Fluktuationen) und nicht motorischen Komplikationen. Insbesondere das Auftreten von Dyskinesien und motorischen Fluktuationen unter Pharmakotherapie mit raschen Veränderungen der Beweglichkeit stellen einen wesentlichen Einschnitt im Krankheitsverlauf für den Patienten dar. Die Krankheitsdynamik ist individuell unterschiedlich und folgt keinem linearen Verlauf. Entsprechend der **Hoehn-und-Yahr-Skala** wird die Erkrankung in 5 Stadien eingeteilt (▸ Tab. 1.8). Auch wenn diese Skala und deren Wertigkeit umstritten ist [10], ist sie die am häufigsten verwendete Skala zur Stadieneinteilung der Erkrankung.

Merke M!

Das IPS ist eine chronisch progrediente Erkrankung mit stadienhaftem Verlauf.

Tab. 1.7 Nicht motorische Symptome der Parkinson-Krankheit (z. T. *therapiebedingt).

Symptom	Kennzeichen
Verhaltens- und psychische Symptome	• Depression • Apathie • Anhedonie • kognitive Störungen • Psychose • Impulskontrollstörungen* • dopaminerges Dysregulationssyndrom*
Schlafstörungen	• Schlaffragmentation • REM-Schlaf-Verhaltensstörung • Restless-Legs-Syndrom • pathologische Tagesmüdigkeit
autonome Störungen	• orthostatische Hypotension • urogenitale Störungen • Obstipation
sensorische Symptome/Schmerzen	• Hyposmie • Farbdiskriminationsstörung • Schmerz

Tab. 1.8 Stadieneinteilung nach Hoehn und Yahr (Quelle: [16]).

Stadium	Kennzeichen
I	streng einseitige Symptome mit minimaler oder fehlender funktioneller Behinderung
II	bilaterale Beteiligung ohne Gleichgewichtsstörungen
III	bilaterale Erkrankung: leichte oder mäßige Behinderung mit Einschränkung posturaler Reflexe (pathologischer Pull-Test), noch körperlich selbstständig
IV	schwer behindernde Erkrankung, Patient noch in der Lage, ohne fremde Hilfe zu stehen oder zu gehen
V	ohne fremde Hilfe an Rollstuhl gebunden oder bettlägrig

1.4.4 Diagnostik

Bei typischer Anamnese, einem unilateralen Verlauf, dem Nachweis der spezifischen motorischen Kardinalsymptome und dem entsprechenden Untersuchungsbefund kann die Diagnose in der Mehrzahl der Fälle klinisch gestellt werden. Dennoch kann der gezielte Einsatz von Zusatzuntersuchungen indiziert sein, um andere Ursachen (z. B. zur Abgrenzung von atypischen Parkinson-Syndromen) auszuschließen. Diese umfassen neben einer Bildgebung mittels kranialer Computertomografie (cCT) oder kranialer Magnetresonanztomografie (cMRT) auch eine nuklearmedizinische Untersuchung (IBZM-/FP-CIT-SPECT [Einzelphotonen-Emissionscomputertomografie], Fluorodopa-PET [PET: Positronen-Emissions-Tomografie]), die speziellen Fragestellungen dienen, sowie die pharmakologische Untersuchung auf das Ansprechen der Kernsymptome der Erkrankung auf L-Dopa oder Dopaminagonisten („L-Dopa-" oder „Apormorphin-Test").

1.4.5 Therapie

Zurzeit stehen keine krankheitsmodifizierenden Therapien für das IPS zur Verfügung; alle Therapieansätze zielen auf eine **symptomatische Behandlung** der motorischen und nicht motorischen Symptome der Erkrankung.

> **Merke**
>
> Bis heute existiert keine kausale Therapie des IPS. Ziel ist die symptomatische Therapie der motorischen und nicht motorischen Symptome des IPS.

Medikamentöse Therapie

Das wesentliche Ziel der Behandlung motorischer Symptome ist die **Substitution des striatalen Dopaminmangels.** Hierzu stehen die Dopamin-Vorläuferstufe L-Dopa (meist in Kombination mit einem Hemmer der peripheren aromatischen L-Aminosäure-Decarboxylase [AADC]), direkte Dopaminagonisten und die Inhibitoren der dopaminabbauenden Enzyme (Monoaminooxidase-B-Hemmer [MAO-B] und Catechol-O-Methyl-Transferase [COMT]) zur Verfügung. Daneben kommen nicht dopamimetische Substanzen wie das Amantadin (NMDA-Rezeptorinhibitor [NMDA: N-Methyl-D-Aspartat]) und Anticholinergika zum Einsatz.

Medikamente zur Therapie des idiopathischen Parkinson-Syndroms

L-Dopa

Die Vorstufe des Dopamins, die zentral zu Dopamin verstoffwechselt wird, stellt immer noch die **Basistherapie** des IPS dar, da es den stärksten Effekt auf die motorischen Kardinalsymptome entfaltet. Es wird als Mono- oder Kombinationstherapie in allen Stadien der Erkrankung eingesetzt. Es steht in unterschiedlichen Präparationen zur Verfügung. Die Wirkung einer L-Dopa-Standardpräparation tritt nach ca. 30–60 Minuten nach oraler nüchtern Einnahme ein und kann am Anfang der Erkrankung eine Wirkdauer über 4–8 Stunden entfalten; diese verkürzt sich in fortgeschrittenen Stadien der Erkrankung auf ca. 1,5–2 Stunden.

> **Merke**
>
> Es sollte darauf geachtet werden, dass L-Dopa-Präparate ½ Stunde vor dem Essen oder 1½ Stunden nach dem Essen eingenommen werden.

Orale L-Dopa-Retardpräparate entfalten ihre Wirkung langsamer, die Wirkdauer ist etwas länger und sie werden gerne nachts zur Behandlung eingesetzt. Bei den löslichen Darreichungsformen (LT: lösliche Tablette) wird die maximale Plasmakonzentration früher erreicht und kann bei Patienten als **„Zusatz- oder Notfallmedikation“** hilfreich sein.

Für das fortgeschrittene Stadium des IPS mit ausgeprägten Wirkungsfluktuationen ist die jejunale Infusionstherapie von L-Dopa zur Behandlung zugelassen. Da die Therapie sehr aufwendig und teuer ist, ist sie spezialisierten Zentren vorbehalten.

Dopaminagonisten

In Deutschland ist eine Vielzahl von Dopaminagonisten in der Therapie des IPS zugelassen. Es werden **Ergot-Derivate** und **Non-Ergot-Derivate** unterschieden; im Folgenden werden nur die Non-Ergot-Derivate besprochen, da Ergot-Derivate aufgrund ihres Nebenwirkungsprofils nicht mehr eingesetzt werden sollen.[1]

Dopaminagonisten wirken direkt an den Dopaminrezeptoren und müssen nicht verstoffwechselt werden. Sie unterscheiden sich z. T. erheblich in ihrer Pharmakodynamik und -kinetik, ihrer Wirkung auf die unterschiedlichen Dopaminrezeptoren sowie in ihrem Nebenwirkungsprofil. Diese sind in ▸ Tab. 1.9 zusammengetragen.

Dopaminagonisten werden in allen Krankheitsstadien eingesetzt, sowohl am Anfang als Mono- oder in späteren Stadien in der Kombinationstherapie. Eine transdermale Applikation steht für Rotigotin zur Verfügung. Eine subkutane Formulation ist als Apomorphin (z. B. als Pen, als Infusion) für fortgeschrittene Krankheitsstadien oder für die akinetische Krise erhältlich.

COMT-Hemmer

L-Dopa in Kombination mit AADC wird nach Einnahme peripher überwiegend durch die COMT abgebaut und die Einnahme eines COMT-Inhibitors führt zu einer erhöhten Bioverfügbarkeit und einer Verlängerung der HWZ von L-Dopa. Gegenwärtig stehen 2 Präparate zur Verfügung: das peripher wirkende **Entacapon** und das peripher und zentral (im Tierversuch nachgewiesen) wirkende **Tolcapon.** Sie unterscheiden sich in Ihrer HWZ und in ihrer Wirksamkeit.

Entacapon sollte mit jeder L-Dopa-Einnahme in einer konstanten Dosis von 200 mg eingenommen werden, eine feste Kombination von L-Dopa (50, 75, 100, 125 mg), Carbidopa und Entacapon stehen zur Verfügung.

Tolcapon wird entweder als 100-mg-Dosierung 4- bis 6-mal täglich eingenommen oder 3-mal täglich in einer Dosierung von 200 mg/d. Die zugelassene Höchstdosis beträgt 600 mg/Tag. Regelmäßige Kontrollen der Leberfunktionswerte sind bei der Anwendung von Tolcapon vorgeschrieben. Die Nebenwirkungen sind in ▸ Tab. 1.9 beschrieben.

---

[1] Es mehren sich die Hinweise, dass die Induktion von fibrotischen Veränderungen nicht in der Struktur der Dopaminagonisten begründet ist, sondern in ihrer Affinität zum 5-HT_{2B}-Rezeptor [18].

Tab. 1.9 Nebenwirkungen (NW) der pharmakologischen Parkinson-Therapie (Quelle: [16]).

Substanz	Motorische NW	Gastrointestinale NW	Autonome NW	Psychische NW	Andere NW
L-Dopa	Dyskinesien	• Übelkeit • Erbrechen	• orthostatische Hypotension • vermehrtes Schwitzen • Tachykardie	• Psychose • Unruhe • Verwirrtheit • dopaminerges Dysregulationssyndrom • Punding	• exzessive Tagesmüdigkeit • „Schlafattacken“
Non-Ergot-Dopaminagonisten	Dyskinesien	• Übelkeit • Erbrechen • Obstipation	• orthostatische Hypotension	• Psychose • Unruhe • Verwirrtheit • Impulskontrollstörung	• Beinödeme • exzessive Tagesmüdigkeit • „Schlafattacken“
Ergot-Dopaminagonisten	Dyskinesien	• Übelkeit • Erbrechen • Obstipation	• orthostatische Hypotension	• Psychose • Unruhe • Verwirrtheit • Impulskontrollstörung	• pleuropulmonale Fibrosen • Herzklappenfibrosen • Magenblutung • Raynaud-Phänomen • Beinödeme • exzessive Tagesmüdigkeit • „Schlafattacken“
COMT-Hemmer	Dyskinesien	• Diarrhoe • Übelkeit		• Psychose • Unruhe • Verwirrtheit	• dunkle Verfärbung des Urins • Tolcapon: Lebertoxizität
Selegilin	Zunahme vorbestehender Dyskinesien			• Psychose • Unruhe • Verwirrtheit • Hypersexualität	
Rasagilin	Zunahme vorbestehender Dyskinesien	• Übelkeit	• Zunahme einer vorbestehenden orthostatischen Hypotension		• Kopfschmerzen • Gewichtsabnahme
Amantadin (s. auch Anticholinergika)				• Psychose • Unruhe • Verwirrtheit	• Livedo reticularis • Knöchelödeme
Anticholinergika		• Übelkeit • Erbrechen • Obstipation	• Mundtrockenheit • Tachykardie • Harnverhalten • Erhöhung des Augeninnendrucks	• Unruhe • mnestische und kognitive Störungen • Verwirrtheit	

MAO-B-Hemmer

MAO-B-Hemmer reduzieren die Oxidation von Dopamin und erhöhen die zentrale Dopaminkonzentration. **Selegilin** und **Rasagilin** sind in Deutschland für frühe und fortgeschrittene Stadien der Erkrankung zugelassenen Substanzen. Selegilin wird in einer Dosierung von 5–10 mg/Tag eingesetzt und hat eine sehr lange HWZ von 40 Tagen. Rasagilin wird in einer Dosierung von 1 mg pro Tag aufgrund eines irreversiblen Hemmmechanismus eingesetzt (die HWZ der Substanz beträgt allerdings nur 1–2 Stunden).

Amantadin

Amantadin ist ein nicht kompetitiver Hemmstoff am NMDA-Rezeptor und entfaltet darüber hinaus eine anticholinerge Wirkkomponente. Es ist erhältlich als **Amantadin-HCl** und **Amantadinsulfat**, wobei Ersteres rascher resorbiert wird und höhere Spitzenkonzentrationen erreichen kann. Es wird überwiegend unverändert renal ausgeschieden, weshalb eine Dosisanpassung bei Niereninsuffizienz erfolgen muss. Es wird vornehmlich im Frühstadium der Erkrankung eingesetzt, kürzlich konnte aber auch ein positiver Effekt bei motorischen Komplikationen nachgewiesen werden. Bei akinetischen Krisen bzw. in der perioperativen Versorgung hat die Verabreichung des Amantadin-HCl als Infusion einen wichtigen Stellenwert (Kap. 1.4.6). Zur Dosierung und dem Auftreten von häufi-

Tab. 1.10 Dosierungsempfehlungen für die medikamentöse Therapie (Quelle: [16]).

Substanz	Beginn	Wöchentliche Steigerung	Erhaltungsdosis	Tagesgesamtdosis
L-Dopa				
L-Dopa	50 mg morgens	50 mg alle 3 Tage	–	3–4 × 100 mg
Non-Ergot-Dopaminagonisten				
Piribedil	50 mg abends	50 mg alle 2 Wochen	2–3 × 50 mg bis 100–50–100 mg	150–250 mg
Pramipexol Standard	3 × 0,088 mg	2. Woche: 3 × 0,18 mg; 3. Woche: 3 × 0,35 mg; weiter wöchentl. um 3 × 0,18 mg	3 × 0,35–0,7 mg	1,05–3,3 mg
Pramipexol retardiert	0,26 mg morgens	2. Woche: 1 × 0,52 mg; 3. Woche: 1 × 1,05 mg; weiter wöchentl. auf: 1 × 2,1 mg, 1 × 3,15 mg	1 × 1,05–2,1 mg	1,05–3,15 mg
Ropinirol Standard	1 mg morgens	1 mg; ab 6 mg: 1,5–3 mg	3 × 3–8 mg	6–24 mg
Ropinirol retardiert	2 mg morgens	2 mg	6–24 mg	6–24 mg
Rotigotin transdermal	2 mg/24 h	2 mg/24 h	4–8 mg/24 h (Frühstadium) 8–16 mg/24 h (fortgeschrittenes Stadium)	6–16 mg/24 h
Ergot-Dopaminagonisten[1]				
Bromocriptin	1,25 mg	1,25–5 mg	3 × 2,5–10 mg	7,5–30 mg
Cabergolin	0,5–1 mg morgens	1 mg	1 × 3–6 mg	3–6 mg
α-Dihydroergocriptin	2-mal 5 mg	5 mg	3 × 20–40 mg	60–120 mg
Lisurid	0,1 mg abends	0,1–0,2 mg	3 × 0,4–1 mg	1,2–3 mg
Pergolid	0,05 mg abends	0,05 mg; ab 0,75 mg: 0,25 mg	3 × 0,5–1,5 mg	1,5–5 mg
MAO-B-Hemmer				
Selegilin	5 mg	–	–	5–10 mg
Rasagilin	1 mg	–	–	1 mg
COMT-Hemmer				
Entacapon[2]	200 mg	–	3 × 200 mg	3 × 200 mg
Tolcapon	100 mg	–	3 × 100 mg oder 3 × 200 mg	3 × 100 mg oder 3 × 200 mg
NMDA-Rezeptor				
Amantadin	100 mg morgens	100 mg alle 3 Tage	–	400 mg (Amantadin-HCl) oder bis 600 mg (Amantadinsulfat)

[1] Bei Patienten unter einer Therapie mit Ergot-Dopaminagonisten sollten halbjährlich eine körperliche Untersuchung mit Auskultation des Herzens und der Lunge sowie jährlich eine thranstorakale Echokardiografie durchgeführt werden. [2] Verfügbar als feste Kombination mit Carbidopa, L-Dopa, Entacapon.

gen Nebenwirkungen sei auf ▶ Tab. 1.9 und ▶ Tab. 1.10 verwiesen.

Anticholinergika

Anticholinergika (z. B. Biperiden, Metixen, Trihehxyphenidyl) haben heutzutage nur bei anderweitig nicht behandelbarem Tremor bei gesunden Parkinson-Patienten ihren Einsatz, da die anticholinergen peripheren (Zunahme des Augeninnendrucks, Harnverhalt) und zentralen Nebenwirkungen (Nebenwirkungen auf die Kognition, Psychosen) die Anwendbarkeit beschränken.

Operative Therapieverfahren

Derzeit ist die **tiefe Hirnstimulation** das am häufigsten eingesetzte operative Verfahren. Therapieziel ist die Verbesserung motorischer Symptome und der motorischen

Komplikationen durch das Einbringen von Elektroden in genau definierte Bereiche (z. B. N. subthalamicus, Globus pallidum) in den Basalganglien bzw. assoziierter Bahnen mittels stereotaktischer Verfahren und deren anschließender repetitiver Stimulation. Insbesondere in den fortgeschrittenen Stadien hat dieser Therapieansatz bei ausgesuchten Patienten und in spezialisierten Zentren seinen Stellenwert gefunden. Kürzlich konnte auch für frühe Stadien der Erkrankung ein positiver Effekt der tiefen Hirnstimulation nachgewiesen werden [19]. Zur Indikation sei auf die Literatur verwiesen.

Nicht medikamentöse Therapieverfahren

Krankengymnastik, Ergotherapie und Logopädie sind für die Therapieunterstützung essenziell und sollten insbesondere in den fortgeschrittenen Stadien die medikamentöse Therapie ergänzen.

1.4.6 Sonderfälle in der Therapie der Parkinson-Krankheit: perioperative Versorgung und akinetische Krise

Perioperative Therapie

Eine anstehende Operation gilt insbesondere bei älteren und multimorbiden Patienten mit einem IPS als potenziell kritische Situation, deshalb ist eine genaue Planung essenziell, um z. T. schwerwiegende Komplikation (z. B. Delir, akinetische Krise) zu vermeiden [14].

Cave

Bei Patienten mit IPS stellt eine Operation eine kritische Situation dar, da schwerwiegende Verschlechterungen der Motorik bis hin zur akinetische Krise auftreten können.

Die **orale Medikation** (L-Dopa, Dopaminagonisten, MAO-B-Hemmer) sollte präoperativ bis zum Vorabend der Operation fortgeführt werden. Anticholinergika und Amantadin sollten nicht abrupt („Entzugssyndrom"), sondern bereits einige Zeit vor der geplanten Operation abgesetzt werden. Postoperativ sollte die Medikation so rasch wie möglich wieder fortgeführt werden.

Der besseren Steuerung wegen kann auch prä- bzw. postoperativ eine **Monotherapie mit L-Dopa** eingesetzt werden. Hier kann die notwendige Dosis anhand der Levodopa-Äquivalenzdosis abgeschätzt werden (▸ Tab. 1.11).

Aufgrund einer veränderten gastrointestinalen Motilität, Infektion oder Interaktion mit anderen Medikamenten kann die vorbestehende Dosis mit L-Dopa nicht ausreichend sein. Hier kann die Dosis entsprechend der klinischen Symptomatik erhöht werden. Eine ausreichende Hydrierung der Patienten sollte stattfinden.

Tab. 1.11 Levodopa-Äquivalenzdosis (Quelle: [20]).

Präoperative orale Medikation	Levodopa-Äquivalenzdosis
Levodopa	× 1 (100 mg)
Levodopa (controlled release)	× 0,75 (133 mg)
Duodopa	× 1,11 (90 mg)
Pramipexol	× 100 (1 mg)
Ropinirol	× 20 (5 mg)
Rotigotin	× 30 (3,3 mg)
Piribedil	× 1 (100 mg)
Lisurid	× 100 (1 mg)
Bromocriptin	× 10 (10 mg)
Cabergolin	× 66,67 (1,5 mg)
Pergolid	× 100 (1 mg)
DHEC	× 5 (20 mg)
Rasagilin	× 100 (1 mg)
Selegilin (oral)	× 10 (10 mg)
Selegilin (sublingual)	× 80 (1,25 mg)
Amantadin	× 1 (100 mg)
Apomorphin (Infusion)	× 10 (10 mg)
Entacapon oder Stalevo*	LD × 0,33 (33 mg)
Tolcapon*	LD × 0,5 (200 mg)
Budipin	× 10 (10 mg)

* COMT-Inhibitoren: Um die Äquivalenzdosis von COMT-Inhibitoren zu berechnen, wird die gesamte L-Dopa-Dosis mit dem entsprechenden Wert multipliziert.

Nach **abdominellen Operationen** oder anderen gastrointestinalen Resorptionshindernissen kann eine parenterale Therapie postoperativ erforderlich werden. Zum Einsatz können Apomorphin in subkutaner Anwendung und Amantadin als Infusion kommen. Kürzlich konnte auch die Wirksamkeit des Rotigotin-Pflasters für die perioperative Behandlung in einer Studie mit kleinen Patientenzahlen gezeigt werden [29].

Tipp

Als parenterale Medikamente stehen zur perioperativen Behandlung des IPS Amantadin (i. v.), Apomorphin (subkutan) oder Rotigotin (transdermal) zur Verfügung.

Akinetische Krise

Cave

Bei der akinetischen Krise handelt es sich um einen akut lebensbedrohlichen Zustand, der unter intensivmedizinischen Bedingungen behandelt werden sollte.

Als **Auslöser** kommen eine Reihe von Faktoren infrage, die unmittelbar behandelt werden sollten (Dehydrierung, Infektion, Einnahmefehler, Gabe von Neuroleptika, Störungen der Resorption, Antibiotikagabe, etc.). Eine parenterale Gabe von Amantadin oder Apomorphin sollte erfolgen. Amantadin sollte intravenös in einer Dosierung von 1–2 × 200 mg über jeweils 3 Stunden (maximale Dosis 3 × 200 mg/Tag) verabreicht werden (**Cave:** Psychoserisiko bei älteren und multimorbiden Patienten). Apomorphin kann subkutan gegeben werden: beginnend mit einer Bolusinjektion von 2–10 mg (Wirkeintritt nach 10–15 Minuten; Wirkdauer 30–60 Minuten) kann eine s. c. Dauerinfusion mit 1–2 mg/Stunde erfolgen (wenn notwendig, kann eine Steigerung um 0,5–1 mg/alle 12 Stunden erfolgen; maximale Rate: 10 mg/Stunde). Zur Vermeidung von Übelkeit kann eine zusätzliche Gabe von Domperidon (3 × 20 mg) in Erwägung gezogen werden.

1.4.7 Sturzpathologie

Da die Häufigkeit der atypischen Parkinson-Syndrome niedrig ist, werden wir uns an dieser Stelle vornehmlich auf Stürze beim IPS beschränken.

Mehrere Faktoren kommen beim IPS zusammen, die zu einer vermehrten Sturzhäufigkeit führen. Hierzu gehören die **motorisch bedingten Ursachen** wie die Störung der Halte- und Stellreflexe sowie die Bradykinesie. Die Bradykinesie z. B. verlängert die Reaktionszeiten nach einer posturalen Beeinträchtigung und verzögert die Schutzreaktionen, einschließlich Ausstrecken der Arme.

Zu den **nicht motorisch bedingten Ursachen** sind autonome und kognitive Störungen sowie zentral wirksame Medikamente zu rechnen, die die Sturzhäufigkeit erhöhen [24].

> **Merke** M!
>
> Die motorischen Symptome (posturale Störung und Bradykinese), die nicht motorischen Symptome wie kognitive Störungen und zentral wirksame Medikamente sind häufige Sturzursachen beim IPS.

In einer retrospektiven Fragebogen-Studie mit 1131 Patienten trat in 2 Jahren bei 55,9 % der IPS-Patienten mindestens ein Sturz auf, wobei 65 % sich verletzten, 33 % eine Fraktur erlitten, bei 40,6 % der Patienten mit der Notwendigkeit einer operativen Versorgung [27]. In einer krankenhausbasierten Studie wurden im Mittel 2,2 ± 1,4 Stürze über einen Zeitraum von 18 Monaten beobachtet [5]. Bei Patienten mit IPS traten Stürze erstmalig im Krankheitsverlauf später auf (erster Sturz im Median nach 108 Monaten Krankheitsdauer) als bei Patienten mit atypischen Parkinson-Syndromen (PSP: 12–47 Monate; MSA: 42 Monate) [28].

1.4.8 Frakturen

Bei Patienten mit Parkinson-Syndrom besteht ein erhöhtes Frakturrisiko im Gegensatz zu gesunden Gleichaltrigen [13], [8], [26] mit einer adjustierten Hazard-Ratio von 1,89 (95 %-Konfidenzintervall: 1,67–2,14) [17].

> **Merke** M!
>
> Parkinson-Patienten haben ein annähernd doppelt so hohes Frakturrisiko wie nicht erkrankte Gleichaltrige.

Dies ist vornehmlich bedingt durch die erhöhte Inzidenz von Stürzen [28] im Rahmen der Erkrankung selbst und das Auftreten von Komorbiditäten (z. B. kognitive Störungen, autonome Störungen) [28], [15]; aber auch eine verminderte Knochenmineraldichte (BMD), verbunden mit erniedrigten Vitamin-D-Spiegeln und sekundärem Hyperparathyreoidismus, werden als häufige **Ursachen** beschrieben [5], [9], [22], [21]. Weitere Faktoren, die als Risiko in der Literatur angegeben werden, sind Medikamenteneinnahme (hier insbesondere zentral wirksame Medikamente), weibliches Geschlecht, niedriger Ernährungsstatus, Vitamin-K_1-Mangel und hohe Homocysteinspiegel [24], [23].

Im Gegensatz zu den Unterarmfrakturen, die am häufigsten im Alter auftreten, sind bei Parkinson-Syndromen die **proximalen Femurfrakturen** am häufigsten anzutreffen [1] (▸ Abb. 1.2). Diese können durch die unterschiedliche Sturzpathologie erklärt werden, da die Parkinson-Patienten aufgrund der Verlagerung der Körperachse im Rahmen der Erkrankung meist nach hinten stürzen [28].

Das **Outcome** nach Frakturen ist ungünstig [6]. Die Aufnahme in Pflegeheime nach Frakturen ist häufiger als bei IPS-Patienten ohne Fraktur und die Mortalität nach Hüftfraktur bei Parkinson-Patienten ist deutlich erhöht mit einer Hazard-Ratio von 2,41, wobei Frauen eine etwas geringe Mortalitätsrate aufweisen sollen [11]. In einer älteren Studie wurde die 6-Monats-Mortalität mit 47 %, die Dislokationsrate mit 37 % und die Dekubitusrate mit 47 % angegeben [7]. Die Kosten für das Gesundheitssystem sind als hoch anzusehen, obgleich derzeit keine Daten für Deutschland für Frakturen bei IPS existieren [2].

> **Merke** M!
>
> Das IPS stellt einen Risikofaktor für ein schlechtes Outcome nach stattgehabter proximaler Femurfraktur dar.

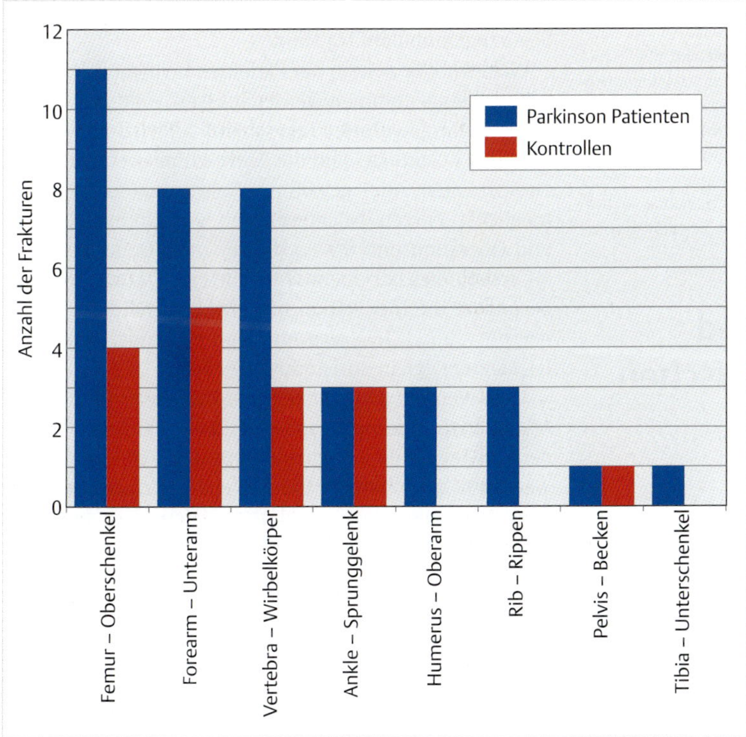

Abb. 1.2 Häufigkeiten der Frakturen bei Patienten mit IPS innerhalb von 1092 Personenjahren. (blau: IPS-Patienten; rot: Kontrollen) (Quelle: [8]).

Literatur

[1] Bhattacharya RK, Dubinsky RM, Lai SM et al. Is there an increased risk of hip fracture in Parkinson's disease? A nationwide inpatient sample. Mov Disord 2012; 27: 1440–1443

[2] Bleibler F, Konnopka A, Benzinger P et al. The health burden and costs of incident fractures attributable to osteoporosis from 2010 to 2050 in Germany – a demographic simulation model. Osteoporos Int 2013; 24: 835–847

[3] Bonifati V. Genetics of Parkinson's disease – state of the art, 2013. Parkinsonism Relat Disord 2014; 20 (Suppl. 1): S 23–28

[4] Chaudhuri KR, Odin P, Antonini A et al. Parkinson's disease: the non-motor issues. Parkinsonism Relat Disord 2011; 17: 717–723

[5] Cheng KY, Lin WC, Chang WN et al. Factors associated with fall-related fractures in Parkinson's disease. Parkinsonism Relat Disord 2014; 20: 88–92

[6] Clubb VJ, Clubb SE, Buckley S. Parkinson's disease patients who fracture their neck of femur: a review of outcome data. Injury 2006; 37: 929–934

[7] Coughlin L, Templeton J. Hip fractures in patients with Parkinson's disease. Clin Orthop Relat Res 1980; 148: 192–195

[8] Genever RW, Downes TW, Medcalf P. Fracture rates in Parkinson's disease compared with age- and gender-matched controls: a retrospective cohort study. Age Ageing 2005; 34: 21–24

[9] Gnadinger M, Mellinghoff HU, Kaelin-Lang A. Parkinson's disease and the bones. Swiss Med Wkly 2011; 141: w13 154

[10] Goetz CG, Poewe W, Rascol O et al. Movement Disorder Society Task Force report on the Hoehn and Yahr staging scale: status and recommendations. Mov Disord 2004; 19: 1020–1028

[11] Harris-Hayes M, Willis AW, Klein SE et al. Relative mortality in U. S. Medicare beneficiaries with Parkinson disease and hip and pelvic fractures. J Bone Joint Surg Am 2014; 96: e27

[12] Hughes AJ, Daniel SE, Kilford L et al. Accuracy of clinical diagnosis of idiopathic Parkinson's disease: a clinico-pathological study of 100 cases. J Neurol Neurosurg Psychiatry 1992; 55: 181–184

[13] Johnell O, Melton LJ 3 rd, Atkinson EJ et al. Fracture risk in patients with parkinsonism: a population-based study in Olmsted County, Minnesota. Age Ageing 1992; 21: 32–38

[14] Kalenka A, Hinkelbein J. Anaesthesia in patients with Parkinson's disease. Anaesthesist 2005; 54: 401–409; quiz 410–401

[15] Melton LJ 3 rd, Leibson CL, Achenbach SJ et al. Fracture risk after the diagnosis of Parkinson's disease: Influence of concomitant dementia. Mov Disord 2006; 21: 1361–1367

[16] Oertel WH, Deuschl G, Poewe W. Parkinson-Syndrome und andere Bewegungsstörungen. Stuttgart: Thieme; 2012

[17] Pouwels S, Bazelier MT, de Boer A et al. Risk of fracture in patients with Parkinson's disease. Osteoporos Int 2013; 24: 2283–2290

[18] Roth, BL. Drugs and valvular heart disease. N Engl J Med 2007; 356: 6–9

[19] Schuepbach WM, Rau J, Knudsen K et al. Neurostimulation for Parkinson's disease with early motor complications. N Engl J Med 2013; 368: 610–622

[20] Tomlinson CL, Stowe R, Patel S et al. Systematic review of levodopa dose equivalency reporting in Parkinson's disease. Mov Disord 2010; 25: 2649–2653

[21] Torsney KM, Noyce AJ, Doherty KM et al. Bone health in Parkinson's disease: a systematic review and meta-analysis. J Neurol Neurosurg Psychiatry 2014; 85: 1159–1166

[22] van den Bos F, Speelman AD, van Nimwegen M et al. Bone mineral density and vitamin D status in Parkinson's disease patients. J Neurol 2013; 260: 754–760

[23] van der Marck MA, Dicke HC, Uc EY et al. Body mass index in Parkinson's disease: a meta-analysis. Parkinsonism Relat Disord 2012; 18: 263–267

[24] Vestergaard P, Rejnmark L, Mosekilde L. Fracture risk associated with parkinsonism and anti-Parkinson drugs. Calcif Tissue Int 2007; 81: 153–161

[25] von Campenhausen S, Bornschein B, Wick R et al. Prevalence and incidence of Parkinson's disease in Europe. Eur Neuropsychopharmacol 2005; 15: 473–490

[26] Wang HC, Lin CC, Lau CI et al. Risk of accidental injuries amongst Parkinson disease patients. Eur J Neurol 2014; 21: 907–913
[27] Wielinski CL, Erickson-Davis C, Wichmann R et al. Falls and injuries resulting from falls among patients with Parkinson's disease and other Parkinsonian syndromes. Movement Disorders 2005; 20: 410–415
[28] Williams DR, Watt HC, Lees AJ. Predictors of falls and fractures in bradykinetic rigid syndromes: a retrospective study. J Neurol Neurosurg Psychiatry 2006; 77: 468–473
[29] Wullner U, Kassubek J, Odin P et al. Transdermal rotigotine for the perioperative management of Parkinson's disease. J Neural Transm 2010; 117: 855–859

1.5 Schmerztherapie und Anästhesie beim geriatrischen Traumapatienten

L. Eberhart, A. Kussin, T. Steinfeldt, H. Wulf

1.5.1 Einleitung

Wenn man sich mit dem Thema Schmerztherapie im Alter beschäftigt, stellt sich zu allererst die Frage, was wir denn genau unter „Alter" verstehen. Die sinnvollste Herangehensweise ist wahrscheinlich, Alter als kontinuierlichen Prozess zu begreifen, der in erster Linie durch ein **irreversibles Nachlassen der Anpassungsfähigkeit gegenüber äußeren Reizen und unbekannten Situationen** gekennzeichnet ist.

Bei dieser Altersdefinition wird klar, dass die Situation „Krankenhaus" und „Operation" eine enorme Herausforderung für einen alten Patienten ist: ungewohnte Umgebung, viele fremde Menschen stellen schon für sehr anpassungsfähige Individuen eine schwer zu bewältigende Situation dar. Umso mehr gilt das für den alten Patienten, noch dazu wenn die Einweisung ins Krankenhaus aufgrund eines Unfalls/Notfalls erfolgt und keine entsprechende mentale, emotionale und soziale Vorbereitung getroffen werden konnte.

1.5.2 Grundlagen

Wo kann hier der Chirurg zusammen mit Anästhesist und Schmerztherapeut im Rahmen der Alterstraumatologie ansetzen? Letztlich sollte ein Hauptaugenmerk darauf liegen, auch auf physiologischer Ebene möglichst wenig die limitierte Anpassungsfähigkeit des Organismus auf „äußere Reize" zu testen. Das bedeutet, einen Rahmen zu schaffen, möglichst **alle körperlichen, mentalen und sozialen Parameter** in gewohnten (physiologischen) Bereichen zu halten.

Dieses zugegebenermaßen recht theoretische Konzept muss an vielen Stellen des Klinikalltags und für jeden Patienten individuell neu übersetzt werden. Eine entscheidende Größe ist dabei sicherlich, einen möglichst **kurzen Krankenhausaufenthalt** zu erreichen und Patienten so schnell wie möglich in ihre vertraute Umgebung zurückzuführen. Die postoperative Rehabilitation sollte daher bevorzugt ambulant stattfinden.

Während der Zeit, in der Patienten zwingend im Krankenhaus aufgenommen werden müssen, sollte, wo immer möglich, ihr **gewohnter Tagesablauf** beibehalten werden. Wichtige Eckpunkte sind die Anwesenheit vertrauter Bezugspersonen, die gewohnte Nahrungsaufnahme mit möglichst kurzen Nüchternzeiten vor Untersuchungen und Operation und die Fortführung der Dauermedikation, soweit dies perioperativ möglich ist. Dazu gehört insbesondere die Medikation mit Wirkung auf das Zentralnervensystem (ZNS), also Antidepressiva oder Schlafmittel, Letztere ggf. in dosisreduzierter Form.

Auch wenn in den meisten Krankenhäusern ein totales Alkoholverbot herrscht, sollte darüber nachgedacht werden, inwieweit dies medizinisch wirklich zwingend notwendig ist und ob man Patienten ein Bier zum Essen oder einen „Dämmerschoppen" zum Schlafengehen genehmigen kann.

Cave

Die Notwendigkeit einer medikamentösen Prämedikation, die derzeit sehr häufig mit Benzodiazepinen durchgeführt wird, sollte hingegen sehr kritisch evaluiert werden. Gerade Benzodiazepinen wird eine nennenswerte Mitschuld bei der Auslösung eines postoperativen Delirs zugeschrieben.

Bereis präoperativ sollte hingegen großer Wert auf eine **schmerztherapeutische Behandlung** gelegt werden. Unbehandelter Schmerz vor der Operation (z. B. im Rahmen einer hüftgelenksnahen Femurfraktur oder anderen Traumata) können den Patienten akut aus dem Gleichgewicht reißen: Gestörter Schlaf und eingeschränkte Beweglichkeit tragen mit den bereits genannten anderen Stressoren einer Krankenhausaufnahme zur Desorientierung der Patienten bei.

Merke

Schon präoperativ ist eine adäquate Schmerztherapie von großer Bedeutung in der Alterstraumatologie.

Schmerzmessung

Eine wichtige Voraussetzung für eine effiziente Schmerztherapie ist eine adäquate Schmerzmessung. Auch bei alten Patienten wird die Schmerzmessung mittels einer **11-stufigen Rating-Skala** empfohlen. Gelegentlich können Patienten dieses Konzept aber nicht begreifen. Dann bietet es sich an, auf eine gröbere Skalierung auszuweichen (Schmerzen: keine, leicht, mittel, stark). Auch damit kann eine ausreichend genaue Therapiesteuerung vorgenommen werden, wobei stets nur eine einzige etablierte Erhebungsmethode verwendet werden darf, um den Patienten nicht unnötig zu verwirren. Erfahrungsgemäß tendieren ältere Patienten eher zu einer zurückhaltenden Schmerzbewertung bis hin zur Dissimilation ihrer Beschwerden.

Tipp

Können geriatrische Patienten das Konzept der Schmerzmessung mittels einer 11-stufigen Rating-Skala nicht begreifen, kann eine gröbere Skalierung (z. B. keine, leichte, mittlere oder starke Schmerzen) verwendet werden.

Elementar ist in jedem Fall jedoch die Herstellung der **Kommunikationsfähigkeit** seitens der Patienten. Entsprechende Hilfsmittel (Brille, Hörgerät) sind in einer solchen Phase essenziell. Alle Behandler sollten in der Lage sein, ein fiependes Hörgerät eines Patienten wieder in Funktion zu bringen, und dürfen es eben nicht entnervt dem Patienten abnehmen und abschalten.

Ist ein Patient auch nach Wiederherstellung eines guten Hör- und Sehvermögens immer noch außerstande, selbst sehr einfache Formen der Schmerzmessung zu nutzen, muss zur Therapiesteuerung der Analgesie auf nonverbale Erhebungsmethoden zurückgegriffen werden. Neben vegetativen (Stress-)Zeichen (Schwitzen, Tachykardie, arterielle Hypertension, Hyperventilation) können vor allem auch folgende Zeichen einen Hinweis auf ein akutes Schmerzempfinden geben:

- Unruhe
- Aggressivität
- stereotype Bewegungsabläufe (z. B. Hin- und Herlaufen oder monotones Schaukeln)
- Wimmern
- Stöhnen oder Schreien
- angespannter oder ängstlicher Gesichtsausdruck
- Schonhaltung oder verkrampfte Haltung
- Berührungsempfindlichkeit und -abwehr
- Schlafstörungen
- Apathie
- fehlende Reaktion auf Trost oder Zuwendung

Da diese Zeichen höchst unterschiedlich interpretiert werden können, sollten solche Beobachtungen möglichst standardisiert von erfahrenen Pflegekräften erhoben und dokumentiert werden, idealerweise mithlfe validierter Messinstrumente wie der **BESD-Skala** (BESD: Beurteilung der Schmerzen bei Demenz) (▸ Tab. 1.12).

Tipp

Sollten die Patienten nicht in der Lage sein, ihre Schmerzen zu äußern, sollten validierte Messinstrumente wie die BESD-Skala zur Schmerzmessung genutzt werden.

Es gilt folgende Empfehlung zur Interpretation:

- 0 Punkte: kein Schmerzverhalten erkennbar – Schmerz nicht ausgeschlossen
- 1 Punkt: erhöhte Aufmerksamkeit für mögliche Schmerzursachen und weitere Schmerzzeichen
- Ab 2 Punkte: Schmerzen wahrscheinlich

Präoperative Schmerztherapie

Je weniger ein Patient aktiv und gerichtet nach außen kommunizieren und damit auch seine Schmerzen äußern kann, desto wichtiger ist eine probatorische schmerztherapeutische Behandlung. Beispielsweise sollte die ältere Patientin mit „Schenkelhalsfraktur", die präoperativ unruhig und ein wenig verwirrt ist, nicht mit Sedativa, sondern (kausal) mit **Analgetika** behandelt werden. Grundsätzliche analgetische Therapiekonzepte unterscheiden sich hierbei nicht von denen der postoperativen Phase (Kap. 1.5.3).

Tab. 1.12 BESD-Skala zur Beurteilung von Schmerzen bei Demenz [40].

Aspekt	0	1	2	Score
Atmung (unabhängig von Lautäußerung)	normal	gelegentlich angestrengt atmen, kurze Phasen von Hyperventilation	lautstark angestrengt atmen, lange Phasen von Hyperventilation, Cheyne-Stokes-Atmung	
negative Lautäußerung	keine	gelegentlich stöhnen oder ächzen, sich leise negativ oder missbilligend äußern	wiederholt beunruhigt rufen, laut stöhnen oder ächzen, weinen	
Gesichtsausdruck	lächelnd, nichtssagend	traurig, ängstlich, sorgenvoller Blick	grimassieren	
Körpersprache	entspannt	angespannt, nervös hin- und hergehen, nesteln	starr, geballte Fäuste, angezogene Knie, sich entziehen oder wegstoßen, schlagen	
Trost	trösten nicht notwendig	ablenken oder beruhigen durch Stimme oder Berührung möglich	trösten, ablenken, beruhigen nicht möglich	
				Total

Überlegenswert sind bereits präoperativ **regionalanästhesiologische Maßnahmen** (s. u.). Beispielhaft genannt sei hier der Fascia-iliaca-Compartment-Block. Diese Technik zur Anästhesie des N. Femoralis, z. B. bei hüftgelenksnahen Femurfrakturen, ist schnell, ohne Nervenstimulator (und auch ohne Ultraschallgerät) und damit ohne Assistenzpersonal sowohl in Single-Shot-Technik, aber auch als Katheterverfahren bereits unmittelbar bei Krankenhausaufnahme durchführbar und gewährleistet eine perfekte Analgesie für die ansonsten sehr schmerzhafte Umlagerung (Röntgen, OP-Tisch etc.).

Anästhesieverfahren und intraoperative Schmerztherapie

Die Anästhesie selbst kann entweder als Regional- oder Allgemeinanästhesie erfolgen. In jedem Fall ist perioperativ besonderes Augenmerk auf die **Beibehaltung der physiologischen Homöostase** zu legen (ggf. Ausgleich einer Hyponatriämie, Hypokaliämie, Bewahrung der Normothermie und im Falle einer Allgemeinanästhesie auch einer Normokapnie). Derzeit ist die Gabe niedrigdosierter Neuroleptika (z. B. Haloperidol oder Droperidol in Dosierungen von 1 mg und weniger) die einzige evidenzbasierte pharmakologische Prophylaxe eines postoperativen Delirs. Durch den intraoperativen Einsatz von **Nichtopioidanalgetika** gelingt meist ein problemloser Transfer der Patienten in den Aufwachraum. Dort wird mit titrierten Bolusgaben intravenöser Opioide ein Grundstock für die postoperative Schmerztherapie gelegt. Aufgabe der weiterbehandelnden Station ist es dann, das hier eingestellte Schmerzniveau zu halten.

1.5.3 Systemische postoperative Analgesie

Grundsätzlich empfiehlt es sich, für die einzelnen häufigen Eingriffe und Verletzungen **interdisziplinäre Analgesiestandards** (SOP: Standard Operating Procedure) zu erstellen, die spezielle Modifikationen für geriatrische Patienten und deren Komorbiditäten (Niereninsuffizienz etc.) beinhalten. Auch bei alten Patienten besteht die systemische Schmerztherapie primär aus einer Kombination von Nichtopioidanalgetika, die in der Regel nach einem festen Schema angeordnet werden, und Opioiden. Letztere sollten eher „nach Bedarf", idealerweise als patientenkontrolliertes Verfahren (PCA), appliziert werden.

Werden auch bei Opioiden feste Dosierungen und Dosierintervalle gewählt, ist gerade bei alten Patienten eine **Überdosierung** wahrscheinlich, da sich viele standardisierte Schmerzschemata eher an jüngeren, vitalen Patienten orientieren. Erinnert sei an dieser Stelle an die Fragilität des alten Organismus (Stichwort: „reduzierte Anpassungsfähigkeit an äußere Reize") und der daraus resultierenden Anfälligkeit für Opioidüberdosierungen, insbesondere dann, wenn eine Begleitmedikation mit anderen Substanzen besteht, die direkte oder indirekte Arzneimittelinteraktionen bewirken. Ähnlich wie bei Anästhetika ist aber das Alter eine wesentliche Determinante für den postoperativen Opioidbedarf. Daher müssen bei alten Patienten reduzierte Dosierungen angewandt werden oder aber man dosiert tatsächlich nach Bedarf, also mittels PCA.

Gerade im Bereich der PCA zeichnen sich in naher Zukunft zahlreiche Neuerungen ab, die durch die transdermale (IONSYS-System), bukkale (Sufentanil nano-tabs) oder nasale Applikation von Opioiden eine relativ einfach zu benutzende Alternative zu den aufwendigen intravenösen PCA-Verfahren darstellen. Alle **PCA-Verfahren** erweisen sich für ältere Patienten als optimal, da mit ihnen eine individuelle Dosistitration von Opioiden gewährleistet ist. Hingegen wird in der täglichen Praxis bei der Verordnung von retardierten Opioidschmerzmitteln nicht selten eine Standarddosis verwendet, ohne dabei Rücksicht auf die eingeschränkten Anpassungsfähigkeit älterer Patienten zu nehmen. Deren Reserven sind u. a. reduziert durch einen eingeschränkten Metabolismus und ein geringeres Verteilungsvolumen der Medikamente.

Nicht selten beobachtet man, dass bei Verwendung von PCA-Verfahren nur eine sehr geringe Opioiddosis angefordert wird. Relative Überdosierungen, wie sie in diesen Fällen durch eine Fixdosis retardierter Opioide aufgetreten wären, können so vermieden werden. Selbstverständlich muss dabei auf die individuellen Fähigkeiten der älteren Patienten bei der Bedienung elektronischer Geräte Rücksicht genommen werden und Hersteller sind aufgefordert, bei der Konzipierung solcher Applikatoren den Bedürfnissen älterer Patienten entgegenzukommen. In diesem Zusammenhang sei aber auch darauf hingewiesen, dass schon in naher Zukunft die jetztige internet- und technikaffine Generation zu den „älteren Patienten" zählen wird. Es ist also kein Platz für Überheblichkeit, die generell älteren Patienten die Nutzung von PCA-Systemen als „zu kompliziert" vorenthalten möchte. Im Zweifelsfall ist eine unzureichende Einweisung und Schulung der Patienten der Grund, wenn es im Einzelfall zu Verständnisschwierigkeiten kommt.

M!

Merke

Bei der Gabe von Opiaten ist – falls möglich – ein PCA gegenüber festen Dosierungen nach einem Schema vorzuziehen, da hiermit Überdosierungen vermieden werden können.

Adjuvante Analgetika sind primär chronischen Schmerzpatienten vorbehalten. Ihr genereller perioperativer Einsatz (z. B. Gabapentin, Pregabalin oder Ketamin) ist bei älteren Patienten wegen starker und vor allem schwer vorherzusehender zentralnervöser Nebenwirkungen nicht zu empfehlen.

Nichtopioidanalgetika

Paracetamol

Nicht ganz zu Unrecht genießt Paracetamol in der postoperativen Schmerztherapie einen zweifelhaften Ruf. Die Wirkung ist nur mäßig stark. Dennoch gilt die Substanz gerade beim alten Patienten als interessante Therapiemöglichkeit, da sie bei korrekter Dosierung **weitgehend frei von Nebenwirkungen** ist. Damit stellt sie insbesondere in der Initialphase der Schmerztherapie (wenn bspw. die Nierenfunktion des Patienten oder die kardiovaskuläre Risikosituation noch unklar ist) eine gute Option dar.

Tipp

Bei eingeschränkter Nierenfunktion oder hohem kardiovaskulärem Risiko ist Paracetamol ein gutes – wenngleich nur mäßig starkes – Analgetikum.

Die Dosierung beträgt intravenös 1 g. Spätestens bei einer Wiederholungsgabe sollte aber auch das Gefahrenpotenzial von Paracetamol bedacht werden, dessen **Toxizität** besonders bei Fehl- und Mangelernährung (fehlende Gluthationvorräte der Leber), ethyltoxischer Leberschädigung und Kachexie stark erhöht ist.

Saure nicht steroidale Antirheumatika

Alle Vertreter dieser Medikamentengruppe (Ibuprofen, Diclofenac, Naproxen u. a.) haben **ausgezeichnete analgetische Effekte** bei Weichteilschmerzen, sind also grundsätzlich im Bereich der Traumatologie empfehlenswert. Allerdings muss im gleichen Atemzug auf die Nebenwirkungen hingewiesen werden, die in erster Linie die Organsysteme „Niere“, „Herz“ und „Magen/Duodenum“ betreffen.

Die Niere ist gerade in Phasen relativer Hypoperfusion (Flüssigkeits- und Volumenmangel sowie arterielle Hypotension, insbesondere zusammen mit ACE-Hemmern [ACE: Angiotensin Converting Enzyme] oder Angiotensin-2-Inhibitoren) essenziell auf die Bildung vasodilatierender Prostaglandine angewiesen, um einen ausreichenden glomärulären Filtrationsdruck aufrechtzuerhalten. Daher sollten saure nicht steroidale Antirheumatika (NSAR) bei vorbestehender **Nierenfunktionsstörung** nur unter sehr sorgfältiger Risiko-Nutzen-Abwägung und so kurz wie möglich eingesetzt werden.

Merke

Die unkritische Gabe von NSAR bei Nierenfunktionsstörungen zählt zu den häufigsten Medikationsfehlern im Krankenhaus.

Da der Kreatininwert häufig der einzig verfügbare Parameter einer Nierenfunktionsstörung ist, soll hier noch einmal daran erinnert werden:

Cave

Der Kreatininwert steigt erst ab einer Nierenfunktionseinschränkung von 50 % an!

Sensitiver ist die mithilfe unterschiedlicher Formeln unter Zuhilfenahme des Alters, des Geschlechts und des Körpergewichts errechnete glomäruläre Filtrationsrate. Derzeit liegen keine ausreichenden Daten vor, um auf Vor- oder Nachteile eines bestimmten NSAR in Bezug auf die Nephrotoxizität zu schließen.

In Bezug auf **kardiovaskuläre Risiken** der NSAR bestehen dagegen durchaus gewisse Unterschiede. Zwar erhöhen alle NSAR mit Ausnahme des Naproxens die Rate an kardiovaskulären Ereignissen wie Myokardinfarkten oder zerebralen Insulten. Diclofenac scheint aber mit einer Verdoppelung dieser Ereignisse ein besonders ungünstiges Nebenwirkungsprofil zu besitzen. Ibuprofen weist in Metaanalysen ein relatives Risiko von etwa 1,3 auf. Insofern muss auch im Hinblick auf das bei älteren Patienten inhärent höhere kardiovaskuläre Risiko eine Risiko-Nutzen-Abwägung getroffen werden. Auch hier gilt, dass eine möglichst kurz dauernde Therapie anzustreben ist. Bei alten Patienten sollte eine Dosierung von 1600 mg (aufgeteilt in 4 Einzeldosen) nur im Ausnahmefall überschritten werden.

Während Naproxen von allen NSAR das günstigste kardiovaskuläre Risikoprofil besitzt, triggert diese Substanz im besonderen Maße **gastrale und duodenale Ulzera.** Aber auch andere saure NSAR besitzen diese Nebenwirkung. Da zudem ein höheres Lebensalter neben einer Co-Medikation mit Kortikosteroiden und einer positiven Anamese für obere gastrointestinale (GI) Blutungen ein weiterer unabhängiger Risikofaktor für das Entstehen von oberen GI-Blutungen darstellt, ist bei Patienten mit entsprechender Anamnese oder bei länger dauernder Gabe auch perioperativ eine prophylaktische Therapie mit einem Protonenpumpenhemmer indiziert.

Cyclooxygenase-2-Inhibitoren

Diese Substanzgruppe hat seit dem „Vioxx-Skandal“ einen schlechten Ruf, wurde doch an dieser Substanz erstmalig das kardiovaskuläre Gefahrenpotenzial in großen Studien klar belegt. Da mittlerweile aber unstrittig ist, dass dies auch für die bisher in der postoperativen Schmerztherapie sehr freizügig eingesetzten Substanzen wie Ibuprofen oder Diclofenac gilt, hat eine rationale Nutzenbewertung dieser Substanzgruppe stattgefunden. Auf dem Markt verfügbar sind Parecoxib (nur intravenös) sowie Etoricoxib und Celecoxib. COX-2-Inhibitoren (COX: Cyclooxygenase) sind hinsichtlich der Nierenfunktionsproblematik sowie der Erhöhung des kardiovaskulären Gesamtrisikos nicht anders zu werten als die klassischen sauren NSAR.

M!

Merke

COX-2-Inhibitoren sind hinsichtlich der Nephrotoxizität und des kardiovaskulären Risikos mit den klassischen NSAR gleichzusetzen.

Vorteile zeigen sie aber bei der **ulzerogenen Potenz,** sodass bei einer perioperativen Kurzzeittherapie auf einen Magenschutz verzichtet werden kann.

Etoricoxib sollte bei alten Patienten nur mit 60 mg (Einmalgabe), Celecoxib mit 2 × 100 mg zurückhaltender als bei jüngeren Patienten dosiert werden.

Metamizol

An kaum einem Schmerzmedikament entfachen sich derart hitzige Diskussionen wie am Metamizol. Während Gegner der Substanz darauf verweisen, dass Metamizol in vielen Ländern aus Sicherheitsgründen vom Markt genommen wurde, weisen die Befürworter der Substanz gerne auf epidemiologische Daten hin, die bei Langzeiteinnahme ein **erheblich niedrigeres Gesamtmortalitätsrisiko** zeigen als bspw. unter der Einnahme von ASS oder Diclofenac.

Hinsichtlich der immer wieder diskutierten Gefahr, unter Metamizoltherapie eine Neutropenie bis hin zur toxischen Agranulozytose zu entwickeln, scheint ein erheblicher Nord-Süd-Unterschied zu bestehen (Schweden: Inzidenz ca. 1:1500; südliches Europa: 1:800 000). Während auch unter Langzeittherapie kaum gastrointestinale Probleme auftreten, ist eine abschließende Sicherheitsbewertung hinsichtlich der Organsysteme Niere und Herz mangels aussagekräftiger Studien nicht möglich. Allerdings legt die nachgewiesene Inhibition des COX-Systems (COX 1 wie auch der COX 2) nahe, dass auch Metamizol eine Nierenfunktionsstörung induzieren und das kardiovaskuläre Risiko erhöhen kann. Insgesamt gilt die Substanz im Rahmen einer Kurzzeitanwendung als sicher, sollte aber wie alle Analgetika bei geriatrischen Patienten zurückhaltend dosiert werden (Tagesdosis ≤ 3 000 mg, verteilt auf 3–4 Einzeldosen).

Tipp

Metamizol eignet sich bei vorsichtiger Dosierung gut zur analgetischen Therapie beim geriatrischen Patienten.

Opioidanalgetika

Generell eignen sich alle auf dem Markt befindlichen Opioidanalgetika auch für den Einsatz beim betagten Patienten. Bei **Morphin** muss beachtet werden, dass die Substanz in Form des Morphin-6-Glucuronids einen aktiven Metaboliten besitzt, der im Fall einer eingeschränkten Nierenfunktion kumuliert. Eine differenzierte Aufstellung verschiedener zur Verfügung stehender Opioidschmerzmittel findet sich in Kap. 1.5.5 im Rahmen der chronischen Schmerztherapie.

Für die postoperative Akutschmerztherapie macht es allerdings in der Regel wenig Sinn, etablierte Konzepte, die mit einem bestimmten Opioidschmerzmittel gut eingespielt sind, bei älteren Patienten nicht anzuwenden. Hier würden Risiken durch den Wechsel einer Substanz (erhöhte Verwechslungsgefahr, geringere Erfahrung mit Alternativprodukten) die Vorteile bei der Umstellung auf ein anderes Opioid (z. B. geringere Kumulationstendenz bei Hydromorphon gegenüber Morphin) deutlich überwiegen.

Entscheidend ist vielmehr eine **individuelle Gabe** des Opioids, da bekanntermaßen der Bedarf von Patient zu Patient immens schwanken kann. Während bei jüngeren Patienten eine Schmerztherapie mit oralen Opioiden nach dem Motto „one size fits all" noch deshalb gelingen mag, weil mit diesem Konzept überdosierte Patienten dies meist gut wegstecken und deutlich unterdosierte Patienten sich meist aktiv durch Protest bemerkbar machen, ist die Situation bei älteren Patienten anders. Überdosierte Patienten erscheinen dann plötzlich verwirrt, nicht kooperativ oder beginnend delirant (wobei das Delir durch vermehrte Aktivität, aber eben auch durch fehlende Aktivität gekennzeichnet ist).

M!

Merke

Opioide sollten niederschwellig in der Alterstraumatologie eingesetzt werden, wobei die Dosis individuell angepasst sein muss.

Fazit systemische Analgesie

Die Schmerztherapie in der postoperativen Phase stellt eine ganz besondere Herausforderung dar und bedarf eines interdisziplinären und interprofessionellen Ansatzes. Regionalästhesiologische Methoden, die idealerweise bereits früh nach Aufnahme in die Klinik einsetzen, sollen mit vorsichtig dosierter Gabe von Nichtopioidschmerzmitteln kombiniert werden, wobei bei Letzteren Kontraindikationen, insbesondere eine bestehende Niereninsuffizienz, beachtet werden müssen. Aber auch die Gabe von Opioiden sollte niederschwellig erfolgen und stattdessen andere zentral wirkende Medikamente äußerst zurückhaltend eingesetzt werden. Eine individuelle Dosistitration ist aufgrund der reduzierten Kompensationsreserven älterer Patienten die Applikationstechnik der Wahl.

Kommunikationsschwierigkeiten können durch temporäre Verwirrtheitszustände bis hin zum postoperativen Delir entstehen, werden aber oft durch Schwerhörigkeit und/oder Fehlsichtigkeit und das Fehlen der entsprechenden technischen Hilfsmittel (Hörgerät/Brille) aggraviert.

Eine suffiziente Schmerztherapie leistet einen sehr wichtigen Beitrag zur schnellen, komplikationslosen Rekonvaleszenz älterer Patienten, die in besonderem Maße von einem möglichst kurzen stationären Krankenhausaufenthalt profitieren.

1.5.4 Regionalanästhesie

M!

Merke

Regionalanästhesietechniken können als alleiniges Anästhesieverfahren im Rahmen einer operativen Versorgung eingesetzt werden, sind aber auch sinnvoll mit Allgemeinanästhesien als adjuvantes Analgesieverfahren kombinierbar.

Ihre Verwendung vermag es, die operationsbedingte Stressantwort abzumildern, den Opioidbedarf intra- und postoperativ zu reduzieren, die postoperative Erholung zu beschleunigen [18], unter Verkürzung bzw. Vermeidung des intensivstationären Aufenthalts bei geringerer Beeinträchtigung der kardialen und pulmonalen Funktion [25]. Im Vergleich zu jüngeren Patienten profitieren ältere Patienten besonders deutlich von „opioideinsparenden“ Verfahren im Hinblick auf ein erhöhtes Risiko auftretender opioidbedingter Nebenwirkungen [15], [23], [19], [8] (▸ Tab. 1.13). Der verminderte Einsatz von Opioiden und sedierenden Medikamenten vereinfacht das Monitoring der Vigilanz und des mentalen Status insbesondere bei Patienten mit zusätzlichen Kopfverletzungen.

Tab. 1.13 Opioidbedingte Nebenwirkungen.

Nebenwirkung	Relevanz für	
	akute Therapie	chronische Therapie
Atemdepression	+++	+
Übelkeit	++	++
Erbrechen	++	+
Obstipation	+	+++
Vigilanzminderung	+	++
Abhängigkeitsentwicklung	+	++

Regionalanästhesie in der präoperativen Phase

Obwohl die genannten Vorzüge der Regionalanästhesietechniken bekannt sind, werden diese gerade bei **Akutverletzten** deutlich zu selten eingesetzt [14], [3]. Daten weisen darauf hin, dass mehr als 30 % der Patienten mit akuter Hüftfraktur im Bereich der Notaufnahme keine systemische Analgesie oder Regionalanästhesie in Form einer einmaligen Infiltration peripherer Nerven (▸ Abb. 1.3, ▸ Abb. 1.4) oder Plexusstrukturen erhalten [14], [3].

Lang wirksame Lokalanästhetika mit kurzer Anschlagszeit können den Transport und die Lagerung der Patienten erleichtern. Zusätzlich tragen sie dazu bei, dass die Patienten bei besserer Vigilanz auch präoperativ leichter zu überwachen sind und einen geringeren Personalbedarf mit sich bringen [3]. Die vereinfachte präoperative Versorgung kann außerdem dazu beitragen, dass die Patienten früher operativ zu behandeln sind. So können im Hinblick auf die schmerztherapeutische Versorgung nicht unerhebliche Vorteile resultieren. Frühzeitig versorgte Patienten entwickeln seltener und weniger ausgeprägte chronische kausalgische Schmerzen [15].

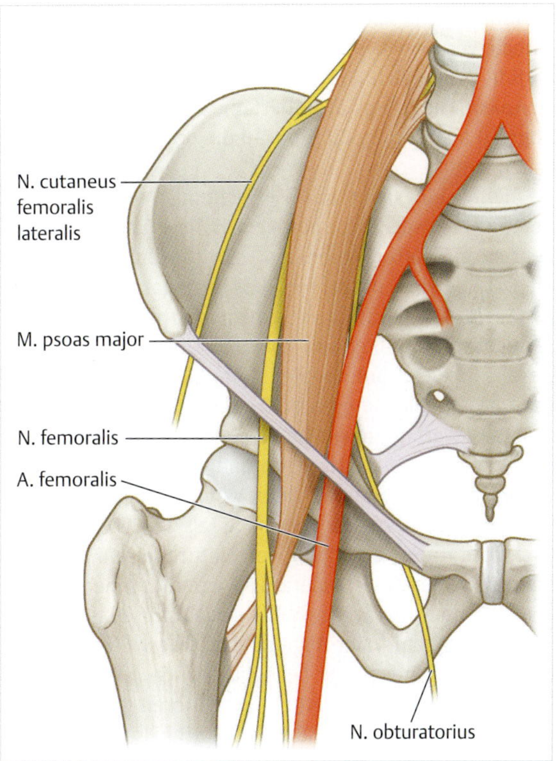

Abb. 1.3 Anatomische Strukturen in der N.-femoralis-Region.

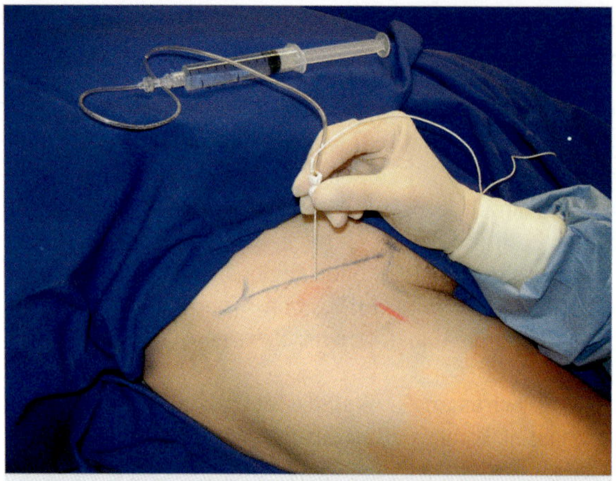

Abb. 1.4 N.-femoralis-Blockade nach typischer Landmarkentechnik. (Quelle: [36]).

Anästhesie bei proximalen Femurfrakturen

Patienten mit proximaler Femurfraktur sind die am besten untersuchte alterstraumatologische Patientengruppe im Hinblick auf die verschiedenen Anästhesieverfahren. Die verzögerte Entlassung älterer Patienten nach Hüftfrakturen kann mit neu auftretendem Delir, nosokomialer Pneumonie und daraus resultierendem stationärem Aufenthalt verbunden sein [22]. In diesem Zusammenhang wird in den letzten Jahren immer wieder die zu wählende Anästhesietechnik diskutiert, die den vermeintlich geringsten oder besten Einfluss auf die postoperative Phase haben könnte.

Eine der jüngsten – und vielleicht auch die valideste – ist eine retrospektive, multizentrische Analyse von Patienten mit Hüftfrakturen aus 126 Krankenhäusern [28]. Die Daten weisen darauf hin, dass Regionalanästhesieverfahren im Vergleich zu Allgemeinanästhesien mit einer geringeren Mortalität von 29 % und einer um 25 % reduzierten Inzidenz **pulmonaler Komplikationen** assoziiert waren [28]. Die Autoren schlussfolgern, dass Regionalanästhesieverfahren bei älteren Patienten mit Hüftfrakturen vorzugsweise anzuwenden sind.

Konträr dazu veröffentlichten White et al. [32] kürzlich britische Registerdaten von mehr als 65 000 Patienten nach operativer Versorgung von Hüftfrakturen. Primärer Endpunkt war die postoperative Mortalität innerhalb der ersten 5 und 30 Tage in Abhängigkeit von einer durchgeführten Spinal- oder Allgemeinanästhesie. Im Ergebnis konnte kein Unterschied bezüglich der 5- oder 30-Tage-Mortalität festgestellt werden. Die Autoren geben jedoch zu bedenken, dass ihre Daten keine Schlüsse im Hinblick auf den postoperativen kognitiven Status, Mobilisation, Schmerzen, Hypotension und respiratorische Komplikationen zulassen.

Auch Abou-Setta et al. [2] konnten gemäß ihrer systematischen Metaanalyse (83 Studien) keine Unterschiede bezüglich der Mortalität nach Allgemeinanästhesie oder regionalen Verfahren feststellen. Selbst in Bezug auf das Auftreten eines postoperativen Delirs ergaben sich keine Hinweise auf ein besseres Outcome nach Regionalanästhesieverfahren. Die Autoren weisen darauf hin, dass ältere Studien (vor 1990) nicht berücksichtigt wurden, und stellen fest, dass eine höhere Sicherheit moderner Allgemeinanästhesien diesen Unterschied gegenüber Regionalanästhesietechniken aufgeholt haben könnte.

Zusammenfassend ergibt sich keine eindeutiger Nachweis, dass Regionalanästhesieverfahren – insbesondere neuroaxiale Techniken – die postoperative Mortalität positiv beeinträchtigen könnten. Auch sind Kontraindikationen für Spinal- oder Epiduralanästhesie (z. B. vorbestehende Antikoagulation) nicht selten. Es obliegt daher der **individuellen Abwägung von Risiken und Komorbiditäten** durch den Anästhesisten, welche Anästhesietechnik beim einzelnen Patienten im jeweiligen Krankenhaus in Betracht gezogen werden sollte.

M!

Merke

Es gibt keine Evidenz dafür, dass Patienten mit proximaler Femurfraktur von einer Regionalanästhesie – gegenüber einer Vollnarkose – profitieren.

Anästhesie bei Verletzungen der oberen Extremität

Für chirurgische Interventionen an der oberen Extremität sind Regionalanästhesieverfahren am Plexus brachialis zur Analgesie und Anästhesie weitgehend etabliert. Der Plexus brachialis ist distal, axillar, periklavikulär oder auch interskalenär zu blockieren (▶ Abb. 1.5, ▶ Abb. 1.6).

In den letzten Jahren hat sich gezeigt, dass – insbesondere mit Einführung der Ultraschalltechnik – sicher wirkende Blockaden mit deutlich geringerem Lokalanästhetikumvolumen auch für kurze Eingriffe mit geringerer Schmerzintensität von **deutlichem Nutzen** sein können [29]. Die Verweildauer im Aufwachraum und Opioidgaben sind dadurch zu minimieren und die Patienten sind früher zu entlassen [29]. Auch Sedierungen/Kurznarkosen bei Luxationen sind durch interskalenäre Blockaden vermeidbar. Selbst im Hinblick auf die „muskuläre Anspannung" bietet der interskalenäre Block neben der kompletten Analgesie auch die gewünschte Relaxation [5].

Die proximale Humerusfraktur ist eine der häufigsten Frakturen bei älteren Patienten [9], [6]. Da Frakturen des Humerus und des Ellenbogens vielfach auch nach operativer Versorgung einen nicht unerheblichen Bedarf an Schmerztherapie nach sich ziehen, sollten insbesondere bei älteren Patienten kontinuierliche Regionalanästhesieverfahren im Fokus stehen.

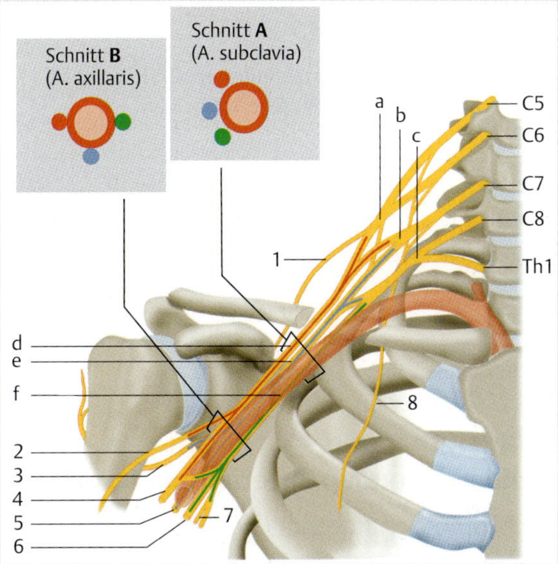

Abb. 1.5 Anatomie des Plexus brachialis.
A und B: Schnittebenen in infraklavikulärer und axillärer Region. 1: N. suprascapularis; 2: N. musculocutaneus; 3: N. axillaris; 4: N. medianus; 5: N. radialis; 6: N. ulnaris; 7: N. cutaneus antebrachii medialis und N. cutaneus brachii medialis; 8: N. thoracicus longus; a: Truncus superior (C 5 und C 6); b: Truncus medius (C 7); c: Truncus inferior (C 8 und Th 1); d: Fasciculus lateralis; e: Fasciculus posterior; f: Fasciculus medialis.

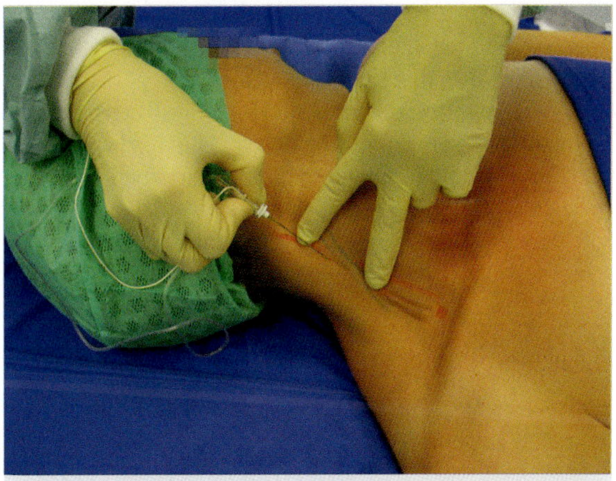

Abb. 1.6 Interskalenäre Plexusblockade für chirurgische Eingriffe im Schulter- und Oberarmbereich. (Quelle: [36]).

Anästhesie bei Rippenfrakturen

Einzelne Rippen- oder Rippenserienfrakturen können mit erheblichen Schmerzen verbunden sein. Patienten mit 3 oder mehr Rippenfrakturen haben ein höheres Risiko, pulmonale Komplikationen zu erleiden. Schmerzen können die Ventilation und das Abhusten beeinträchtigen, woraus Atelektasen und Hypoxie resultieren können. Die Anlage einer **kontinuierlichen Epiduralanästhesie** in dieser Situation erhöht die Vitalkapazität, reduziert paradoxe Thoraxwandbewegungen, vermeidet opioidindizierte Nebenwirkungen wie Somnolenz, gastrointestinale Symptome, respiratorische Insuffizienz sowie nosokomiale Pneumonien [34]. Alternativ zur epiduralen Anästhesie können paravertebrale, interkostale Blockaden oder intrapleurale Katheter eingesetzt werden.

Kontinuierliche Regionalanästhesieverfahren

Während die Effekte einer „Single-Shot"-Technik – je nach eingesetztem Lokalanästhetikum – nur eine limitierte Zeit wirken (3–24 Stunden), können kontinuierliche, perineurale Katheterverfahren eine gesteuerte, anhaltende Regionalanalgesie erzielen [21]. Während kontinuierliche Techniken zuverlässig im Bereich der Schulter und des Oberarms einzusetzen sind, können sie im Ellenbogen- und Handbereich z. T. komplexer „einzustellen" sein, da mehrere Nervenstrukturen einzubinden sind, die von einem Katheter und einem relativ geringen stündlichen Volumen an Lokalanästhetika nicht abgedeckt sind. Ähnlich kann die analgetische Versorgung des Knies nach Knieendoprothetik häufig nicht vollständig von einem Katheter am N. femorais abgedeckt werden, ohne den N. ischiadicus zu berücksichtigen [21].

Als wichtiger unerwünschter Effekt der kontinuierlichen Blockade ist die häufig mit einhergehende **motorische Blockade** zu nennen. Insbesondere ältere Patienten, die kognitive Defizite aufgrund einer Demenz, Delirs oder anderer Einschränkungen aufweisen, können dadurch der Gefahr von Stürzen ausgesetzt sein, da die muskuläre Schwäche durch den Patienten nicht hinreichend berücksichtigt wird. Die fehlende Compliance des Patienten oder eingeschränkte Beobachtungsmöglichkeiten können durchaus Kontraindikationen für kontinuierliche Verfahren darstellen.

Regionalanästhesie und Kompartmentsyndrom

Das Kompartmentsyndrom der Extremitäten ist eine sehr seltene, aber schwerwiegende Komplikation in der Alterstraumatologie. Das wichtigste Symptom des Kompartmentsydroms stellt das Vorliegen **massiver Schmerzen** dar. Es wird angenommen, dass Regionalanästhesieverfahren symptomatische Schmerzen maskieren und somit die entsprechende Therapie zu verzögern vermögen [27], [10].

Es liegen keine randomisierten, kontrollierten Studien vor, die diesen Zusammenhang belegen. Vorliegende Fallberichte zeigen jedoch eine gewisse Häufung im Zusammenhang mit Epiduralanästhesien auf (n = 22), während nur 2 Fallberichte im Zusammenhang mit peripheren Nervenblockaden vorliegen. Gemäß einer systematischen

Übersichtsarbeit zu dieser Thematik wird der Schluss gezogen, dass jede (auch systemische) Form der analgetischen Therapie die Symptome eines Kompartmentsyndroms zu maskieren vermag [26]. Zumeist zeigt sich ein Kompartmentsyndrom aber durch „Durchbruchschmerzen" bzw. erhöhten Schmerzmittelbedarf auch unter Regionalanalgesie. Unabhängig von der Analgesiequalität gilt es also, das Kompartmentsyndrom durch klinische Untersuchungen auszuschließen [26].

Auf den Punkt gebracht

Vor- und Nachteile von Regionalanästhesieverfahren zur perioperativen Schmerztherapie

Vorteile
- kein Risiko der „Übersedierung"
- kein Risiko der Hypotension, mit Ausnahme der Epiduralanästhesie
- kein Risiko der respiratorischen Einschränkung
- keine gastrointestinalen Nebenwirkungen
- geringerer Personalaufwand, bedingt durch Sedierung
- „Bypassing" an Intensiv- oder Intermediate-Care-Überwachung

Nachteile
- benötigt Training und Expertise
- benötigt zusätzliche Materialien
- Risiko der Lokalanästhetika-Intoxikation
- Risiko des Nervenschadens oder lokaler Infektion
- erhöhtes Blutungsrisiko in antikoagulierten Patienten
- Hypotension bei Epiduralanästhesie
- Risiko des nicht diagnostizierten Kompartmentsyndroms

1.5.5 Chronische Schmerzen bei älteren Patienten

Derzeit leiden in Deutschland etwa 17 % der Bevölkerung an chronischen Schmerzen, wobei das Risiko für schmerzhafte Erkrankungen vor allem durch degenerative Veränderungen mit zunehmendem Alter ansteigt. Es ist somit nicht selten, dass Patienten in der Alterstraumatologie unter chronischen Schmerzen leiden. Bezüglich der Schmerzprävalenz der in Pflegeeinrichtungen lebenden älteren Menschen findet sich nach aktueller Studienlage sogar eine Prävalenz von 50–86 %.

Die häufigsten **Ursachen** für chronische Schmerzen im Alter sind:
- Arthrose
- Osteoporose
- Folgen von Sturz/Frakturen
- (Poly-)Neuropathien, Neuralgien
- Gefäßerkrankungen
- Tumorerkrankungen

Merke

Stürze, Frakturen und Osteoporose zählen zu den häufigsten Ursachen für chronische Schmerzen.

Zu den wichtigsten Grundlagen einer medikamentösen Schmerztherapie älterer Menschen gehören die Beachtung der altersbedingten physiologischen Veränderungen sowie eine ausführliche Anamnese bezüglich Komorbiditäten und Einnahme von Medikamenten inklusive frei käuflicher Präparate, Nahrungsergänzungsmittel und Phytotherapeutika.

Schmerztherapie – Medikamente, Nebenwirkungen, Interaktionen

Nichtopioidanalgetika (WHO-Stufe I)

Trotz gut belegter hoher Wirksamkeit bei muskoloskelettalen Schmerzen stellt das häufige Auftreten von gastrointestinalen und renalen Nebenwirkungen der NSAR in der **Langzeittherapie** chronischer Schmerzen bei alten Menschen eine deutliche Einschränkung dar. Die Dauertherapie sollte zwar unter Protonenpumpeninhibition erfolgen. Aufgrund der kontroversen Diskussionen bezüglich eines gehäuften Auftretens atypischer Pneumonien und der Verstärkung einer Osteoporose wird diese rein prophylaktische Gabe von Protonenpumpeninhibitoren (PPI) allerdings kritisch betrachtet.

Das Blutungsrisiko wird durch die zusätzliche Einnahme von Steroiden, Thrombozytenaggregationshemmern, Antikoagulantien, Antidepressiva vom SSRI-Typ (SSRI: selektive Serotonin-Wiederaufnahmehemmer), aber auch durch pflanzliche Präparate wie Teufelskralle oder Weidenrinde noch weiter erhöht. Eine **Kombinationstherapie** sollte daher nur unter strenger Indikationsstellung für eine kurze Intervallbehandlung erfolgen.

Bei gleichzeitiger Gabe von **ASS** und **Ibuprofen** ist zu beachten, dass ASS zwei Stunden vor Ibuprofengabe eingenommen werden muss, um die Thrombozytenaggregationshemmung sicherzustellen.

COX-2-Inhibitoren weisen zwar ein geringeres gastrointestinales Risiko auf, sind aber aufgrund einer erhöhten Inzidenz kardio- und zerebrovaskulärer Komplikationen ebenfalls nur bedingt unter strenger Kontrolle der Nierenfunktionsparameter für eine Langzeittherapie geriatrischer Patienten geeignet.

Paracetamol wird in den Leitlinien zur analgetischen Therapie bei älteren Menschen empfohlen, ist jedoch bei stärkeren Schmerzen oft nur unzureichend wirksam. Die Hepatotoxizität ist dosisabhängig, bei Patienten mit Leberfunktionsstörungen sollte eine Reduktion auf 25–50 % der normalen Erwachsenendosis erfolgen. Ab dem 75. Lebensjahr wird generell eine maximale Tagesdosis von 3 g/d empfohlen. Das Risiko einer Leberschädigung steigt bei zusätzlicher Einnahme von Co-Analgetika wie Carbamazepin, Phenytoin, Citalopram sowie regelmäßigem Alkoholkonsum.

Metamizol besitzt ein gutes analgetisches Potenzial, auch bei krampfartigen viszeralen Schmerzen. Aufgrund geringer Interaktionsneigung und des niedrigen gastrointestinalen Risikos ist es auch in der Geriatrie ein häufig eingesetztes Medikament. Jedoch führt die Fachinformation ebenfalls eine strenge Indikationsstellung bei Leber- und Nierenfunktionseinschränkung an. Aufgrund der nach wie vor kontrovers diskutierten Gefahr der Agranulozytose sollte die Gabe unter regelmäßiger Blutbildkontrolle erfolgen.

Merke

Alle Medikamente der WHO-Stufe I müssen für die Langzeittherapie chronischer Schmerzen bei geriatrischen Patienten einer sorgfältigen Nutzen-Risiko-Abwägung unterzogen werden.

Opioiodanalgetika

Für die längerfristige Therapie älterer Menschen mit Opioiden gilt der Leitsatz „start low – go slow". Zur Langzeittherapie werden vor allem **retardierte Präparate** mit möglichst konstanten Wirkspiegeln und guter Steuerbarkeit eingesetzt. Kurz wirksame Medikamente kommen nur im Bedarfsfall in möglichst niedriger Dosierung zum Einsatz, wobei intranasale und bukkale Fentanylpräparate derzeit nur für die Therapie von Durchbruchschmerzen bei Tumorpatienten zugelassen sind.

Cave

Die Kombination unterschiedlicher retardierter Opioide sollte vermieden werden, da sie keinen Nutzen bringt, sondern mögliche Nebenwirkung potenziert.

Vor allem im höheren Lebensalter ist eine konsequente Prophylaxe und Therapie gastrointestinaler Symptome (Obstipation!) unter Opioidtherapie unabdingbar.

Niederpotente Opioidanalgetika (WHO-Stufe II)

Tramadol, Tilidin und Codein werden in der Leber in ihre wirksamen Metaboliten überführt. Bei Einschränkung der hepatischen Funktion kann die verminderte Metabolisierung zu einer unzureichenden Schmerzlinderung führen. Alle 3 Substanzen unterliegen einer Tageshöchstdosis, ihr Einsatz bei starken Schmerzen ist daher limitiert.

Codein bewirkt häufig eine ausgeprägte Obstipationsneigung.

Tilidin steht in einer fixen Kombination mit Naloxon zur Verfügung, um eine Überdosierung zu vermeiden. Bei reduziertem First-Pass-Effekt und eingeschränkter Metabolisierung ist die Wirksamkeit durch den gleichzeitigen Antagonisten deutlich eingeschränkt.

Tramadol verfügt über einen dualen Wirkmechanismus als µ-Agonist und Serotonin-Reuptake-Hemmer und zeigt daher Vorteile bei der Therapie neuropathischer Schmerzen. In Kombination mit trizyklischen Antidepressiva und des SSRI-/SNRI-Typs (SNRI: Serotonin-Noradrenalin-Wiederaufnahmehemmer), aber auch mit Phytotherapeutika wie Johanniskraut kann es zum Auftreten eines serotonergen Syndroms kommen. Einige Serotonin-Reuptake-Hemmer (Paroxetin, Sertralin, Duloxetin) können außerdem den Metabolismus von Tramadol durch CYP2D6 hemmen und so die Wirksamkeit reduzieren. Bei der Behandlung mit Tramadol treten nicht selten Nebenwirkungen wie Übelkeit und Erbrechen auf. In kleineren Studien zeigte sich eine mögliche Herabsetzung der analgetischen Potenz von Tramadol durch Blockade spinaler Serotonin-Rezeptoren durch 5-HT_3-Rezeptoragonisten.

Hochpotente Opioidanalgetika (WHO-Stufe III)

Morphin ist nach wie vor eine häufig eingesetzte Substanz, bedingt durch die langjährige Erfahrung, breite Verfügbarkeit und geringen Therapiekosten. Eine eingeschränkte Nierenfunktion kann jedoch zu einer Kumulation von aktiven Metaboliten (Morphin-3- und Morphin-6-Glucuronid) führen, die eine gegensätzliche analgetische und algetische Wirkung zeigen und zentralnervöse Wirkungen wie Verwirrtheit bis zum Delir durch Morphin-6-Glucuronid begünstigen.

Oxycodon bildet keine aktiven Metaboliten, eine Dosisreduktion wird bei Leber- und Niereninsuffizienz empfohlen. Vorteilhaft für Patienten mit bestehender Obstipationsneigung kann die fixe Kombination mit Naloxon sein. Der Antagonist wird bis zu einer Dosis von 80 mg Naloxon pro Tag (entsprechend 160 mg Oxycodon pro Tag) in der Leber eliminiert und führt zu einer Hemmung lokaler Darmrezeptoren. Die meisten derzeit verfügbaren Präparate weisen ein biphasisches Resorptionsmodell auf und dürfen daher nicht zerteilt oder über Sonde appliziert werden.

Hydromorphon stellt aufgrund einer sehr niedrigen Plasmaeiweißbindung und einer weitgehend Cytochrom-P450-neutralen Metabolisierung vor allem bei älteren Patienten mit Polymedikation und eingeschränkter Leber- und Nierenfunktion eine gute Alternative dar. Die gleichzeitige Einnahme von Inhibitoren der Cytochrom-P450-Oxidasen kann zu einer deutlichen Verstärkung unerwünschter Nebenwirkungen von Opioiden führen, die einem oxidativen Metabolismus durch CYP3A4 unterliegen (Fentanyl, Methadon, Buprenorphin).

Tapentadol scheint aufgrund des günstigen Nebenwirkungsprofils und des dualen Wirkmechanismus (μ-Agonist + Noradrenalin-Wiederaufnahmehemmung) eine gute Alternative auch bei älteren Patienten darzustellen. Langzeitstudien bezüglich dieser Patientengruppe stehen hier jedoch noch aus.

Fentanyl und **Buprenorphin** liegen zur Therapie chronischer Schmerzen in transdermaler Form vor und sind daher aufgrund des starren Wirkprinzips weniger für Schmerzen mit starken Intensitätsschwankungen geeignet. Resorption und Wirkung sind abhängig von Hautdurchblutung, Schwitzen und Anteil der subkutanen Fettschicht, Hautfalten können zu einer verminderten Kontaktfläche führen. Zu beachten ist das langsame An- und Abfluten (je nach Anteil des Köperfettgewebes 12–24 Stunden). Bei geplanten Operationen mit möglichen Resorptionsstörungen (Auskühlen, höheren Volumenverschiebungen, Hypotension, Katecholaminbedarf) sollte die transdermale Opioidtherapie präoperativ beendet und erst nach ausreichender postoperativer Stabilisierung wieder aufgenommen werden.

Tipp

Eine transdermale Opioidtherapie sollte präoperativ beendet und erst nach postoperativer Stabilisierung erneut aufgenommen werden.

Buprenorphin kann als Partialantagonist eine Wirkabschwächung anderer Opioide bedingen, eine präoperative Umstellung auf einen reinen μ-Rezeptoragonisten muss vor allem bei hohen Dosierungen erwogen werden.

Merke

Prinzipiell kann eine bereits bestehende Opioidtherapie bei chronischen Schmerzen perioperativ möglichst mit den gleichen Substanzen weitergeführt und ggf. angepasst werden, um unnötige Entzugssymptome zu vermeiden. Eine Umstellung auf ein anderes Opioid oder eine geeignetere Applikationsform sollte idealerweise bereits präoperativ erfolgen, wobei die Titration gerade bei alten Menschen langsam und individuell erfolgen muss. Sowohl Unter- als auch Überdosierungen von Opoiden können Ursachen perioperativer Verwirrtheitszustände, Agitation und Delir-Symptome darstellen.

Co-Analgetika

Vor allem neuropathische Schmerzzustände sind durch Nichtopioid- und Opioidanalgetika häufig nicht oder nur unzureichend beherrschbar und können daher den Einsatz von Antidepressiva oder/und Antikonvulsiva auch bei geriatrischen Patienten erfordern. Grundsätzlich sollten aber auch alle anderen Möglichkeiten wie die topische Anwendung von Lidocain- und/oder Capsaicin-Pflaster, physikalische Maßnahmen, Ergotherapie und transkutane Nervenstimulation ausgeschöpft werden.

Antidepressiva

Trizyklische Antidepressiva (Amytriptilin u. a.) sollten aufgrund ihres hohen Nebenwirkungsprofils und der anticholinergen Wirkung bei alten Menschen nur sehr zurückhaltend und mit sehr niedriger Anfangsdosis zum Einsatz kommen. Neuere Präparate wie Duloxetin und Venlafaxin werden häufig deutlich besser vertragen, bergen aber ebenfalls das Risiko der Entstehung eines serotonergen Syndroms, vor allem in Kombination mit anderen serotonergen Substanzen wie Phenylpiperidinopioiden (Tramadol, Fentanyl, Pethidin und Methadon). **Duloxetin** wird häufig bei Polyneuropathien eingesetzt, besitzt jedoch ein nicht unerhebliches Interaktionspotenzial und ist bei höhergradiger Leber- und Niereninsuffizienz kontraindiziert. **Venlafaxin** unterliegt einer hepatischen Metabolisation und wird bei Störungen der Leberfunktion verzögert ausgeschieden.

Antikonvulsiva

Ältere Medikamente wie Carbamazepin oder Phenytoin wirken als starke Induktoren der Cytochrom-P-Isoenzyme und können damit die Metabolisierung anderer Substanzen erhöhen und zu klinisch signifikanten Interaktionen mit anderen Arzneimitteln, u. a. Opioiden, führen. Das Interaktionspotenzial neuerer Antiepileptika ist zwar deutlich geringer, dennoch ist die Verträglichkeit aufgrund zentralnervöser Nebenwirkungen wie Konzentrationsstörungen bis zur Verwirrtheit und Somnolenz mit erhöhter Sturzneigung bei älteren Patienten häufig begrenzt. Gabapentin und Pregabalin sollten in niedrigster Dosierung begonnen und möglichst langsam einschleichend über jeweils mehrere Tage gesteigert werden.

Fazit Behandlung chronischer Schmerzen

Die Behandlung chronischer Schmerzzustände im Alter erfordert aufgrund veränderter Organphysiologie und häufig bestehender Komorbidität mit Mehrfachmedikation eine besondere Sorgfalt bei der Auswahl einer geeigneten medikamentösen Therapie (▸ Tab. 1.14). Erschwerend kommt häufig eine eingeschränkte Kommunikation bezüglich der Schmerzsymptome hinzu, sei es aufgrund kognitiver Einschränkungen wie Demenz oder eines Verschweigens/Untertreibens der Beschwerden („Underreporting of Pain") aus Angst und Scham vor Unverständnis, möglichen Folgen oder Nebenwirkungen von Medikamenten.

Schmerzbehandlung im Alter bedarf aufgrund der häufig großen Komplexität des Schmerzgeschehens auch bezüglich psychosozialer Faktoren einer individuell ange-

Tab. 1.14 Substanz- und Handelsnamen häufig eingesetzter Analgetika.

Substanzname	Handelsnamen
Nichtopioide	
Paracetamol	ben-u-ron u. a.
Metamizol	Novalgin u. a.
Ibuprofen	Imbun u. a.
Acetysalicylsäure (ASS)	Aspirin u. a.
Diclofenac	Voltaren u. a.
Naproxen	Dolormin u. a.
Etoricoxib	Arcoxia u. a.
Celecoxib	Celebrex u. a.
Parecoxib	Dynastat
Opioide/Opiate	
Morphin	MST u. a.
Hydromorphon	Palladon u. a.
Oxycodon (+ Naloxon)	Oxygesic u. a. (Targin)
Fentanyl	Durogesic Pflaster u. a.
Sufentanil	Sufenta u. a.
Buprenorphin	Temgesic u. a., Transtec Pflaster
Tramadol	Tramal u. a.
Tilidin (+ Naloxon)	Valoron (Valoron N) u. a.
Tapentadol	Palexia
Co-Analgetika	
Amitryptilin	Saroten u. a.
Duloxetin	Cymbalta u. a.
Venlafaxin	Trevilor u. a.
Carbamazepin	Tegretal u. a.
Gabapentin	Neurontin u. a.
Pregabalin	Lyrica u. a.
Ketamin	Ketanest u. a.
Clonidin	Catapresan u. a.
Dexamethason	Fortecortin u. a.

passten mechanismenorientierten Therapie. Leider sind multimodale altersadaptierte Therapieangebote für Patienten im höheren Lebensalter selten, Zugang zu spezialisierten Zentren oder Therapeuten ist nur mit Fremdunterstützung möglich, Bewohner von Pflegeheimen und Alleinlebende sind häufig unterversorgt.

Die medikamentöse Therapie stellt nur einen Teil der Behandlung dar. Gerade bei geriatrischen Patienten sollten alle Möglichkeiten der nicht medikamentösen Schmerzbehandlung – Ergo- und Physiotherapie, Bewegungsübungen, physikalische Maßnahmen, Einsatz von Hilfsmitteln, Wärme- und Kälteanwendungen, transkutane elektrische Nervenstimulation (TENS), Akupunktur, aber auch Verhaltenstherapie und das Erlernen von Entspannungsverfahren und Coping-Strategien – angewendet werden, um den Einsatz von Medikamenten und den damit verbundenen Nebenwirkungen und Interaktionen möglichst gering zu halten („so viel wie nötig, so wenig wie möglich"). Dies bedeutet nicht, alten Menschen Medikamente vorzuenthalten, sondern eine sinnvolle Kombination möglichst weniger Substanzen anzustreben.

Vor allem der Einsatz von Arzneimitteln mit synergistischer sedierender Wirkung auf das zentrale Nervensystem stellt aufgrund zunehmend eingeschränkter Kommunikationsfähigkeit und Sturzneigung eine große Gefahr für geriatrische Patienten dar. Hierzu gehören neben den Opioiden Substanzen wie Benzodiazepine, Neuroleptika, Monoaminooxydase-Inhibitoren, Antiepileptika und trizyklische Antidepressiva, aber auch Antihistaminika und Antiemetika.

In den letzten Jahren wurden Listen entwickelt, in denen potenziell inadäquate Medikamente für ältere Patienten von Expertengruppen identifiziert und bewertet wurden. Hierzu gehören die Beers-Liste, die bereits 1990 in den USA entwickelt wurde, sowie die Priscus-Liste für den deutschen Sprachraum. Weiterhin wurde das Wertungssystem FORTA („Fit for the Aged") entworfen, das wichtige Arzneimittel bezüglich ihrer Alterstauglichkeit klassifiziert.

Chronische Schmerzpatienten stellen sich bei der Versorgung im Krankenhaus in einer Akutsituation per se häufig als „schwierig und aufwendig" dar, da sie aufgrund bereits präoperativ bestehender erhöhter Schmerzintensität und meist auch erhöhter Ängstlichkeit durch die zugrunde liegende „Schmerzerfahrung" oft nicht durch bestehende Konzepte versorgt werden können. Dies gilt umso mehr bei Patienten im höheren Lebensalter.

Cave

Chronische Schmerzpatienten können im Falle eines akuten Traumas oft nicht adäquat durch bestehende Schmerzkonzepte behandelt werden.

Hier empfiehlt sich die frühzeitige Einbeziehung des schmerztherapeutischen Dienstes, um das weitere Vorgehen bezüglich Weiterführung oder Umstellung der Therapie sowie den Einsatz weiterer medikamentöser und nicht medikamentöser Verfahren oder den Einsatz einer Regionalanästhesie zu planen und für den Patienten damit ein erhöhtes Maß an Sicherheit und Vertrauen zu schaffen.

Literatur

[1] American Geriatrics Society. American Geriatrics Society updated Beers Criteria for potentially inappropriate medication use in older adults. A J Geriatr Soc 2012; 60: 616–31

[2] Banks SE, Lewis MC. Trauma in the elderly: considerations for anesthetic management. Anesthesiol Clin 2013; 31(1): 127–39

[3] Barker R, Schiferer A, Gore C et al. Femoral nerve blockade administered preclinically for pain relief in severe knee trauma is more feasible and effective than intravenous metamizole: a randomized controlled trial. J Trauma 2008; 64(6): 1535–8

[4] Beubler E. Arzneimittelinteraktionen im Alter, Wechselwirkungen werden meist ignoriert. Focus Neurogeriatrie 2009; 3: 6–9
[5] Blaivas M, Adhikari S, Lander L. A prospective comparison of procedural sedation and ultrasound-guided interscalene nerve block for shoulder reduction the emergency department. Acad Emerg Med 2011; 18(9): 922–7
[6] Chu SP, Kelsey JL, Keegan TH et al. Risk factors for proximal humerus fracture. Am J Epidemiol 2004; 160(4): 360–7
[7] Clegg A, Young JB. Which medications to avoid in people at risk of delirium: a systematic review. Age Ageing 2011; 40: 23–9
[8] Coldrey JC, Upton RN, Macintyre PE. Advances in analgesia in the older patient. Best Pract Res Clin Anaesthesiol 2011; 25(3): 367–78
[9] Court-Brown CM, Garg A, McQueen MM. The epidemiology of proximal humeral fractures. Acta Orthop Scand 2001; 72(4): 365–71
[10] Davis ET, Harris A, Keene D et al. The use of regional anaesthesia in patients at risk of acute compartment syndrome. Injury 2006; 37(2): 128–33
[11] Dräger D, Könner F, Budnick A et al. Schmerz im Alter. Berlin: De Gruyter; 2013
[12] Erlenwein J, Schlink J, Pfingsten M et al. Vorbestehender Schmerz als Komorbidität im postoperativen Akutschmerzdienst. Anästhesist 2013; 62: 808–816
[13] Falzone E, Hoffmann C, Keita H. Postoperative analgesia in elderly patients. Drugs Aging 2013; 30: 81–90
[14] Foss NB, Kristensen BB, Bundgaard M et al. Fascia iliaca compartment blockade for acute pain control in hip fracture patients: a randomized, placebo-controlled trial. Anesthesiology 2007; 106(4): 773–8
[15] Gallagher RM, Polomano R. Early, continuous, and restorative pain management in injured soldiers: the challenge ahead. Pain Med 2006; 7(4): 284–6
[16] Graggober G. Medikamenteninteraktionen in der Schmerztherapie. Wiener klinisches Magazin 2011; 14: 36–40
[17] Griffiths R, Beech F, Brown A et al. Peri-operative care of the elderly 2014: Association of Anaesthetists of Great Britain and Ireland. Anaesthesia 2014; 69 (Suppl. 1): 81–98
[18] Halaszynski TM. Pain management in the elderly and cognitively impaired patient: the role of regional anesthesia and analgesia. Curr Opin Anaesthesiol 2009; 22(5): 594–9
[19] Hanna MN, Murphy JD, Kumar K et al. Regional techniques and outcome: what is the evidence? Curr Opin Anaesthesiol 2009; 22(5): 672–7
[20] Holt S, Schmiedl S, Thürmann PA. Potentiell inadäquate Medikation für ältere Menschen: Die Priscus-Liste. Dtsch Ärztebl Int 2010; 107: 543–51
[21] Ilfeld BM. Continuous peripheral nerve blocks: a review of the published evidence. Anesth Analg 2011; 113(4): 904–25
[22] Kamel HK, Iqbal MA, Mogallapu R et al. Time to ambulation after hip fracture surgery: relation to hospitalization outcomes. J Gerontol A Biol Sci Med Sci 2003; 58(11): 1042–5
[23] Kettner SC, Willschke H, Marhofer P. Does regional anaesthesia really improve outcome? Br J Anaesth 2011; 107: 90–5
[24] Klotz U. Pharmacokinetics and drug metabolism in the elderly. Drug Metab Rev 2009; 41: 67–76
[25] Malchow RJ, Black IH. The evolution of pain management in the critically ill trauma patient: Emerging concepts from the global war on terrorism. Crit Care Med 2008; 36: S 346–57
[26] Mar GJ, Barrington MJ, McGuirk BR. Acute compartment syndrome of the lower limb and the effect of postoperative analgesia on diagnosis. Br J Anaesth 2009; 102(1): 3–11
[27] Mutty CE, Jensen EJ, Manka MA Jr et al. Femoral nerve block for diaphyseal and distal femoral fractures in the emergency department. Surgical technique. J Bone Joint Surg Am 2008; 90 (Suppl. 2): 218–26
[28] Neuman MD, Silber JH, Elkassabany NM et al. Comparative effectiveness of regional versus general anesthesia for hip fracture surgery in adults. Anesthesiology 2012; 117(1): 72–92
[29] O'Donnell BD, Ryan H, O'Sullivan O et al. Ultrasound-guided axillary brachial plexus block with 20 milliliters local anesthetic mixture versus general anesthesia for upper limb trauma surgery: an observer-blinded, prospective, randomized, controlled trial. Anesth Analg 2009; 109(1): 279–83
[30] O'Neil CK, Hanlon JT, Marcum ZA. Adverse effects of analgesics commonly used by older adults with osteoarthritis: focus on non-opioid and opioid analgesics. Am J Geriatr Pharmacother 2012; 10: 331–42
[31] Peden CJ, Grocott MP. National Research Strategies: what outcomes are important in peri-operative elderly care? Anaesthesia 2014; 69 (Suppl. 1): 61–9
[32] Radcliff TA, Henderson WG, Stoner TJ et al. Patient risk factors, operative care, and outcomes among older community-dwelling male veterans with hip fracture. J Bone Joint Surg Am 2008; 90(1): 34–42
[33] Schofield PA. The assessment and management of peri-operative pain in older adults. Anaesthesia 2014; 69 (Suppl. 1): 54–60
[34] Simon BJ, Cushman J, Barraco R et al.; EAST Practice Management Guidelines Work Group. Pain management guidelines for blunt thoracic trauma. J Trauma 2005; 59(5): 1256–67
[35] Strobach D. Klinisch relevante Interaktionen zwischen Analgetika und Psychopharmaka. Arzneimitteltherapie 2012; 30: 83–92
[36] van Aken H, Wulf H. Lokalanästhesie, Regionalanästhesie, Regionale Schmerztherapie. Stuttgart: Thieme; 2010
[37] Von Renteln-Kruse W, Frilling B, Neumann L. Arzneimittel im Alter. Berlin: De Gruyter; 2013
[38] Wehling B. Arzneitherapie für Ältere. Berlin, Heidelberg: Springer; 2010
[39] Wirz S. Pharmakologische Schmerztherapie bei geriatrischen Patienten. Schmerzmedizin 2014; 1: 8–10
[40] www.dgss.org/fileadmin/pdf/BESD_Kurzanleitung_130 626.pdf)

1.6 Delir-Management

R. J. Schulz, M. Rößler

1.6.1 Einleitung

Ein Delirium ist eine in Schwere und Häufigkeit noch stark unterschätzte Komplikation während eines stationären Krankenhausaufenthalts bei „älteren" Patienten über 65 Jahre. Die Genese ist multifaktoriell und stark abhängig von Patientenalter, bestehenden altersphysiologischen Prozessen, Gebrechlichkeit und Umweltfaktoren (Krankenhausaufenthalt).

Das Outcome der Patienten ist oft deutlich bis schwer reduziert und geht mit einer erheblich erhöhten Mortalität (22–76 %) und Morbidität einher [1], [2]. Daraus können sich gesundheitsökonomisch relevante Phänomene wie längere Liegezeiten, vermehrte postakute Heimunterbringungen und dauerhafte kognitive Beeinträchtigungen entwickeln (z. B. eine Demenz). Ohne Einsatz von entsprechenden Assessment-Tools ist die Detektion sehr gering. 32–67 % der Delirien werden nicht erkannt [3]. Mit einem entsprechenden Delir-Management lässt sich die Inzidenz um bis zu 40 % senken [4], [5].

Epidemiologie

Im Rahmen der demografischen Entwicklung und der zunehmenden Lebenserwartung der Menschen müssen wir davon ausgehen, dass die Problematik eines Deliriums zunimmt. Die durchschnittliche Lebenserwartung lag im

Jahr 2000 für Frauen bei 80,8 Jahren, für Männer bei 74,8 Jahren. Für das Jahr 2050 ist eine Lebenserwartung für Frauen von 86,6 Jahren, für Männer von 81,6 Jahren prognostiziert [6].

Die **Prävalenz** eines Deliriums in der allgemeinen Bevölkerung wird mit 0,5–2 % angegeben [7]. In Studien konnte gezeigt werden, dass schon bei Krankenhausaufnahme eine delirante Symptomatik in 14–24 % der Fälle besteht. Für den stationären Krankenhausaufenthalt sind Zahlen zwischen 6–87 % genannt (▶ Tab. 1.15), wobei letztere Zahl beatmete Patienten auf der Intensivstation betrifft. Außerhalb der Intensivstation wird die Prävalenz mit 6–56 % angegeben [5]. Das Patientenkollektiv ist sehr heterogen.

M!

Merke

Es gibt einen Zusammenhang zwischen der Schwere der patientenabhängigen Defizite und des Ausmaßes des auslösenden Faktors (je kränker und älter der Patient, desto geringer muss die auslösende Noxe sein) [8].

Ursachen

Mit dem Altern gehen unumkehrbare Veränderungen einher, die sowohl die Psyche als auch die Physis betreffen. Diese im Alltag oft keine oder nur geringe Einschränkungen verursachenden Veränderungen bekommen bei Patienten in einer akuten, möglicherweise sogar lebensbedrohenden Situation eine neue Qualität. Eine Anpassung an neue Umstände wie einen Krankenhausaufenthalt, besonders wenn er als Notfall geschieht, ist für ältere Patienten oft schwer zu verarbeiten. Physiologische und psychische Stressfaktoren können nicht mehr kompensiert werden [9].

M!

Merke

Diese eingeschränkte Kompensationsfähigkeit bei Menschen in hohem Lebensalter kann auch als „Syndrom der Instabilität" bezeichnet werden [10].

Um diese „Instabilität" zu überwinden, brauchen diese Menschen erheblich mehr Zeit und Unterstützung. Eine **vorbestehende kognitive Einschränkung** (z. B. eine Demenz) gilt als stärkster Prädiktor für die Entwicklung eines Deliriums. Praktisch bedeutet dies, dass Diagnostik und Therapie sowie das Patientenmanagement deutlich erschwert sind und es häufiger zu Komplikationen kommt. Abhängig von einem bestehenden kognitiven Defizit sind diese Patienten schon mit einfachsten Anforderungen im stationären und ungewohnten Umfeld überfordert. Dies führt nicht selten zu Unsicherheit und Angst. Es lassen sich eine Reihe zusätzlicher, relevanter **Risikofaktoren** identifizieren. Zum einen sind es patientenseitige Risikofaktoren, zum anderen umweltbedingte Faktoren (▶ Tab. 1.16).

Besonders **operative Eingriffe** erhöhen für diese Patientengruppe das Risiko, ein Delirium zu entwickeln. Studien zeigen, dass die Prävalenz, abhängig vom operativen Eingriff, deutlich variiert (▶ Tab. 1.17).

Das Zusammenspiel von Vulnerabilität und Schwere des auslösenden Ereignisses lässt sich grafisch gut darstellen (▶ Abb. 1.7). Bei hoher Vulnerabilität kann ein vergleichsweise geringes Ereignis (einmalige Gabe eines Schlafmedikaments, Sedierung bei einer Untersuchung) ein Delirium auslösen.

Die hohe Varianz innerhalb der Prävalenz ist dem Umstand geschuldet, dass es sich hier um ein sehr heterogenes Patientenkollektiv handelt und die standardisierte Erfassung eines Deliriums abhängig von den eingesetzten Tools und den patientenseitigen Risikofaktoren sowie den Umweltfaktoren ist.

Outcome

Derzeit wird davon ausgegangen, dass etwa 24–34 % der kritisch kranken Patienten nach einem Delir ein kognitives Defizit noch nach 12 Monaten aufweisen, ähnlich wie nach traumatischen Hirnschäden oder einer milden Alzheimer-Demenz [12]. Nach 3 Monaten betrug die Rate kognitiver Einschränkungen ca. 40 %. Je länger ein Delirium anhält, desto größer ist dieser Effekt [12]. Dies bedeutet u. U. bei einem aktiven oder berufstätigen Patienten eine Katastrophe. Ebenfalls kann eine signifikant erhöhte 6-Monats-Mortalität festgestellt werden [2], [13].

Für den stationären Aufenthalt sind **vermehrte Komplikationen** relevant. Katheterdislokationen durch Manipulation, respiratorische Komplikationen infolge man-

Tab. 1.15 Delir-Prävalenz im Krankenhaus (eine Auswahl).

Alter (Jahre)	Patienten	Delir (%)	Autor	Jahr
> 65	118 ICU	70	McNicoll	2003
> 65	113 palliativ	42	Laxlor	2000
> 65	2158 postakut	16	Kiely	2003
> 65	551	23	Marcantonio	2003

ICU: Intensive Care Unit

Tab. 1.16 Risikofaktoren.

Typ	Risikofaktoren
„Host"-Faktoren	• Alter über 65 Jahre • bestehendes kognitives Defizit (Demenz) • Hypakusis, Visusminderung • Polypharmazie (insbesondere anticholinerge Substanzen) • Gebrechlichkeit, Immobilität • Substanzabusus (Alkohol, Drogen, Nikotin, Sedativa) • akute, schwere Erkrankung (Sepsis, Pneumonie) • Hypoxämie (COPD, Anämie, Pneumonie) • chronische Vorerkrankungen • Organdysfunktionen (Niere, Leber, Herz, Gehirn) • metabolische Störungen (Elektrolyte, Diabetes) • Malnutrition, Dehydratation
Umweltfaktoren	• Krankenhauseinweisung (elektiv, akut) • Traumata, Frakturen, Unfallereignis • operative Versorgung/Narkose/Sedierung • Intensivstation/Beatmung • mangelnde Analgesie • Isolation/Deprivation • fehlendes soziales Umfeld • Zeitmangel, Personalmangel • fehlendes Delir-Management • mangelhafte Versorgungsstrukturen • Tag-Nacht-Rhythmus, Schlafentzug • Lärm, Licht • nicht ausreichend geschultes Personal

Tab. 1.17 Prävalenz des postoperativen Delirs, abhängig vom Eingriff [11].

Delir (%)	Operativer Eingriff
26–61	Schenkelhalsfraktur
46	Aortenaneurysma
32	offene Herzchirurgie
24–38	Klappenersatz

gelnder Atemgymnastik, Malnutrition, Exsikkose, Wundheilungsstörungen, Infekte, vermehrte Stürze und Revisionsoperationen sind häufig.

Die Organisation in Krankenhäusern folgt einem straffen Zeitplan, der diese Patienten deutlich überfordert. Problematisch wirken sich hier Personal- und Zeitmangel aus. Die Diskrepanz zwischen den Bedürfnissen der Patienten und den gegebenen Möglichkeiten, diesen nachzukommen, ist groß. Daraus resultiert nicht selten eine Überforderung des Personals. Andere Aufgaben und Pflichten drohen infolge des Zeitaufwands vernachlässigt zu werden, was oft in Zeitdruck und Ungeduld mündet. Dies kann zu einer **Insuffizienz der pflegerischen und ärztlichen Betreuung** und Kommunikation führen und der Entstehung eines Delirs deutlichen Vorschub leisten.

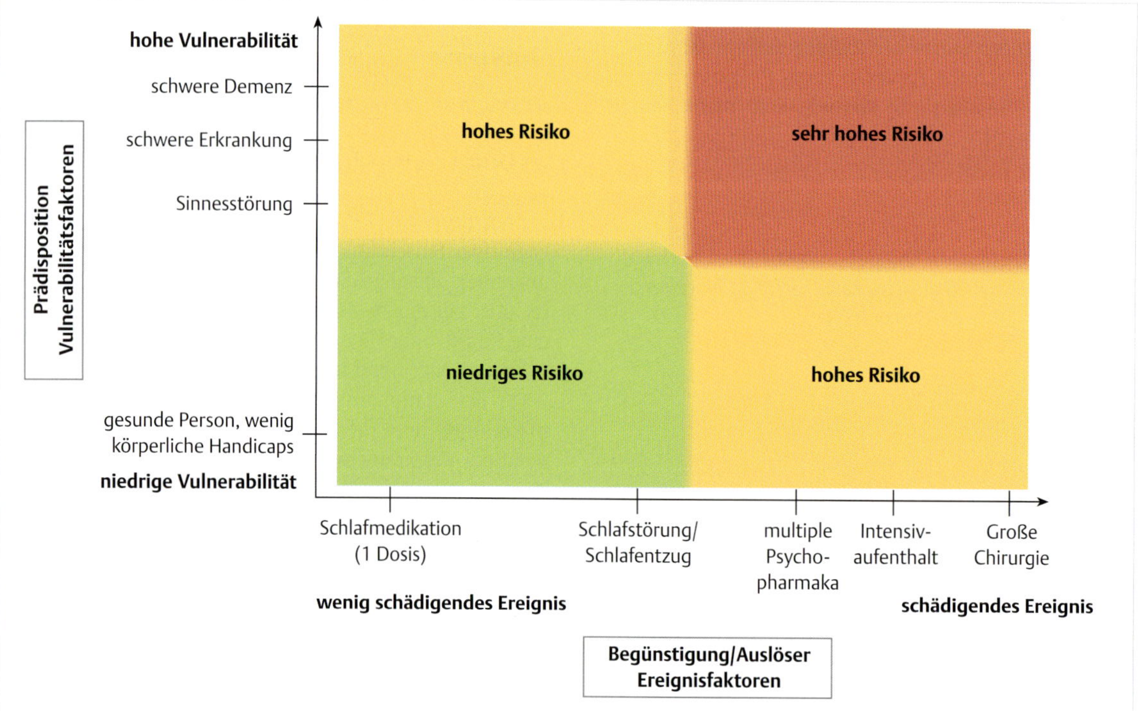

Abb. 1.7 **Risikoerfassung der Begleitumstände.** (Daten aus [8])

Kosten

Es ergeben sich **verlängerte Liegezeiten** und erhöhte Kosten, die im Vergütungssystem nicht oder nur unzureichend abgebildet sind. Studien aus den USA ergaben erhöhte Kosten von 295 $ pro Tag bzw. eine Verdopplung der Kosten von Patienten mit Delir im Vergleich zu Patienten ohne Delirium. Patienten, die ein Delirium erlebt haben, führen aufgrund der **poststationären Pflegebedürftigkeit** zu deutlich erhöhten Kosten innerhalb eines Jahres (16 303–64 421 $). Die Gesamtkosten im amerikanischen Gesundheitssystems werden mit 38–152 Milliarden $ geschätzt [14]. Untersuchungen in Deutschland haben gezeigt, dass Personal-, Sachkosten und Verweildauer von Delir-Patienten zu erhöhten Kosten von bis zu 1200 € pro stationärem Krankenhausaufenthalt führen [15]. Ein Delirium kann eine deutlich längere Liegezeit zur Folge haben (4,2 Tage) [15].

Wenn wir diese Fakten berücksichtigen, zeichnet sich ein dramatisches Bild dieser oft unterschätzen Erkrankung. Es ist festzustellen, dass ein Delir sowohl für den Patienten als auch die Angehörigen eine Katastrophe bedeuten kann. Nicht selten hört man denn Satz: „Unsere Mutter ist nach dem Krankenhaus nicht mehr dieselbe!" Gesamtgesellschaftlich und wirtschaftlich kommen gehäufte poststationäre Unterbringung in Pflegeheimen, Berufsunfähigkeit, erhöhter finanzieller Aufwand und eine deutliche erhöhte Sterblichkeit zum Tragen. Diese Fakten unterstreichen die Notwendigkeit das Delir als **potenziell vital bedrohlichen medizinischen Notfall** zu klassifizieren. Hat es doch mit 22–76 % eine Mortalität, die anderen schweren Erkrankungen, z. B. einer Myokardischämie, in wenig nachsteht [1]. Angesichts dieser Zahlen und Erkenntnisse lässt sich leicht die Dringlichkeit der Entwicklung neuer und angepasster Behandlungskonzepte und eines Delir-Managements ableiten.

M!

Merke

- Mortalität: signifikante Mortalität innerhalb 6 Monate nach einem Delir
- Kognition: in bis zu 24–34 % der Fälle noch nach 12 Monaten eingeschränkt
- Heimunterbringung: vorzeitig
- Komplikationen: Stürze, Dekubitus, Infekte (Harnwege, Lunge), Malnutrition
- Strukturell: Überforderung von Personal, Personalmangel, Zeitmangel
- Krankenhausverweildauer: bis 4,2 Tage und mehr
- Kosten: bis zu 1200 € pro zusätzlichem stationärem Aufenthalt
- Pflegebedürftigkeit: deutlich erhöht

1.6.2 Definition

Der Zustand einer akuten Verwirrung ist historisch nicht unbekannt. Schon unsere medizinischen Ahnen haben sich mit diesem Problem beschäftigt. Aulus Cornelius Celsus (ca. 50 n. Chr.) prägte den Begriff Delir (lat. „de lira" = abseits des Pfades). So kann schon in der Ableitung des Wortes „de lira" eine gewisse Charakteristik dieser Erkrankung erkannt werden. Im Grunde eine sehr passende Bezeichnung, sind die Patienten doch tatsächlich im wahrsten Sinne des Wortes „neben der Spur". Für eine genaue Definition, geschweige denn eine Diagnostik, ist dies jedoch nicht ausreichend. Es gibt 2 Definitionen des Delirs entsprechend **ICD-10** (International Statistical Classification of Diseases and Related Health Problems) und **DSM IV** (Diagnostic and Statistical Manual of Mental Disorders) (▶ Tab. 1.18).

1.6.3 Klassifikation und klinisches Bild des Delirs

Ein Delir ist vielgestaltig. Die Patienten können eine große Bandbreite an Symptomen bieten. Die Symptomatik zeigt eine **fluktuierende Systematik im Tagesverlauf** und beginnt typischerweise innerhalb von Stunden oder wenigen Tagen. **Charakteristisch** für ein Delir sind Denkstörungen, Aufmerksamkeitsstörungen und Wahrnehmungsstörungen.

Es gibt eine Reihe von Begrifflichkeiten, die in der Beschreibung eines Delirs verwendet werden: Durchgangssyndrom, ICU-Syndrom (ICU: Intensive Care Unit), hirnorganisches Psychosyndrom, akute symptomatische Psychose, akute organische Psychose und viele mehr. Problematisch ist dabei die fehlende Einheit und Systematik. Es ist günstig sich auf einen definierten Begriff zu einigen, um Missverständnissen vorzubeugen. Der Begriff des Durchgangssyndroms kann hier exemplarisch für eine Unterschätzung des Delirs stehen. In der Annahme, es handelt sich um eine vorübergehende Symptomatik, die selbstlimitierenden Charakter hat, wird über diesen Terminus ein Delir möglicherweise verharmlost und nicht ernst genug genommen.

Es wird ein **hyperaktives Delir** mit psychomotorischer Unruhe, Halluzinationen, erhöhter Irritierbarkeit, Angst und teilweise ausgeprägten vegetativen Zeichen (Schwitzen, Tremor, Tachykardie, erhöhter Blutdruck) von einem hypoaktiven Delir abgegrenzt. Das **hypoaktive Delir** ist durch eine reduzierte und verlangsamte Kontaktaufnahme, ebenfalls Halluzinationen, Desorientierung und scheinbare Bewegungsarmut gekennzeichnet. Man könnte diesen Patienten auch eine reaktive Depression unterstellen. In diesem Fall zeigen sich kaum vegetative Symptome.

Tab. 1.18 Definitionen des Delirs nach ICD-10 und DSM IV.

Definition	Kriterien		Merkmale
ICD-10	A	Bewusstseinsstörung	• eingeschränkte Umgebungswahrnehmung • Wahrnehmungsstörungen • reduzierte Fähigkeit, die Aufmerksamkeit zu fokussieren, aufrechtzuerhalten und umzustellen
	B	Störung der Kognition, manifestiert durch 2 Merkmale	• Beeinträchtigung im Hier und Jetzt sowie Störungen des Kurzzeitgedächtnisses bei noch intaktem Langzeitgedächtnis • Desorientiertheit zu Zeit, Ort und Person
	C	psychomotorische Störungen (mindestens 1 Merkmal)	• rascher, nicht vorhersagbarer Wechsel zwischen Hypo- und Hyperaktivität • verlängerte Reaktionszeit • vermehrter oder verminderter Redefluss • verstärkte Schreckreaktion
	D	Störung des Schlaf-Wach-Rhythmus (mindestens 1 Merkmal)	• Schlafstörung, in schweren Fällen völlige Schlaflosigkeit, mit oder ohne Schläfrigkeit am Tage oder Umkehr des Schlaf-Wach-Rhythmus • nächtliche Verschlimmerung der Symptome • unangenehme Träume oder Alpträume, die nach Erwachen als Halluzinationen oder Illusionen weiter bestehen können
	E	plötzlicher Beginn und Tagesschwankungen des Symptomverlaufs	
	F	objektiver Nachweis aufgrund Anamnese, körperlicher, neurologischer und laborchemischer Untersuchung einer zugrunde liegenden zerebralen oder systemischen Krankheit, die für die klinischen Symptome unter A–D verantwortlich gemacht werden kann	Kommentar: affektive Störungen wie Depression, Angst oder Furcht, Reizbarkeit, Euphorie, Apathie oder staunende Ratlosigkeit, Wahrnehmungsstörungen (Illusionen, Halluzinationen, meist optische) und flüchtige Wahnideen sind typisch, aber diagnostisch nicht spezifisch
DSM IV	A	Bewusstseinsstörung (d. h. reduzierte Klarheit der Umgebungswahrnehmung) mit eingeschränkter Fähigkeit, die Aufmerksamkeit zu richten, aufrechtzuerhalten oder zu verlagern	
	B	Veränderung kognitiver Funktionen (Störungen des Gedächtnisses, der Orientierung und Sprache) oder Entwicklung einer Wahrnehmungsstörung, die nicht besser durch eine bereits bestehende oder sich entwickelnde Demenz erklärt werden kann	
	C	Entwicklung des Störungsbilds innerhalb einer kurzen Zeitspanne (Stunden oder Tage) und Fluktuation der Symptomatik im Tagesverlauf	
	D	Verursachung des Störungsbilds durch einen medizinischen Krankheitsfaktor; Hinweise in der Anamnese, körperlichem Untersuchungsbefund oder technischen Untersuchungen, dass das Delir die direkte Folge der körperlichen Wirkung eines medizinischen Krankheitsfaktors, einer Intoxikation oder Entzug, Medikamenteneinnahme oder einer Kombination dieser Faktoren ist	
	Zusätzlich gilt: psychomotorische Verhaltensstörungen (Nesteln, Unruhe), erhöhte Sympathikusaktivierung (Schwitzen, Tachykardie, hypertensive Entgleisung, Tremor), Schlafstörungen, affektive Störungen (Angst, Depression, Euphorie etc.)		

Cave

Aufgrund der trügerischen „Ruhe" der Patienten wird das hypoaktive Delir häufig übersehen und ist mit einem schlechteren Outcome assoziiert als die hyperaktive Form.

Das hyperaktive Delir tritt mit einer Häufigkeit von ca. 21 %, das hypoaktive Delir mit einer Häufigkeit von ca. 29 % auf. Am häufigsten findet sich eine Mischung aus beiden Typen (ca. 43 %). Etwa 7 % der Fälle verlaufen subsyndromal, fallen im Alltag nicht auf und erschweren die Diagnostik erheblich [16].

Merke

Formen des Delirs [17]

- hypoaktive Form (ca. 29 %)
  - geringe bis keine motorische Aktivität
  - bis zur Bettlägerigkeit (Dekubitus)
- hyperaktive Form (ca. 21 %)
  - gesteigerte bis hohe motorische Aktivität
  - Unruhe, Agitation, Sturzneigung
  - Halluzinationen, Verhaltensprobleme
- Mischform (43 %)
  - Anteile aus beiden Formen
- keine psychomotorischen Veränderungen (7 %)

Alle Symptome eines Delirs können in ihrer Stärke variieren. Dies kann von einem stuporösen Erscheinungsbild beim hypoaktiven Delir bis hin zur schweren Agitation mit kardiopulminalen Komplikationen beim hyperaktiven Delir führen. Im Falle des hyperaktiven Delirs kann man gut eine **Schweregradeinteilung** vornehmen (▶ Tab. 1.19):

- Im **prädeliranten** Zustand kommt es lediglich zu flüchtigen Halluzinationen (vor allem abends; Tiere: Mäuse, Spinnen, Fliegen), leichten Schlafstörungen, Gedankenkreisen, Schreckhaftigkeit, Schwitzen und morgendlichem Tremor. Der Patient ist dabei noch weitgehend orientiert und kann geführt werden.
- Im **vollständigen** Delir ist der Patient deutlich desorientiert zu Zeit, Ort und auch Person. Halluzinationen treten jetzt häufiger auf, es kann zunehmend zu wahnhaften Gedankeninhalten kommen. Nicht selten entsteht ein ausgeprägtes Misstrauen gegenüber dem Personal. Dies erschwert die Zusammenarbeit erheblich und führt zu vermehrten Komplikationen. In diesem Stadium sind die Patienten nur noch schwer bis gar nicht mehr zu führen.
- Im **Vollbild** eines Delirs kommt es schließlich zu akut lebensbedrohenden Symptomen. Die Patienten leiden unter schwersten Bewusstseinsstörungen. Massive Agitation und eine ausgeprägte vegetative Entgleisung stellen unmittelbar lebensbedrohliche Umstände dar. Es kann zu schweren kardiopulmonalen Komplikationen kommen (kardiale Dekompensation, hypertensive Krisen, kardiale und zerebrale Ischämien) [18]. Hier ist oft die einzige Option die Sedierung und Beatmung des Patienten.

Tab. 1.19 Schweregrade des hyperaktiven Delirs (Quelle: [11]).

Schweregrad	Kennzeichen
unvollständiges hyperaktives Delir (Prädelir)	flüchtige, meist abendliche Halluzination und/oder leichte und flüchtige vegetative Symptomatik mit Schreckhaftigkeit, Schlafstörungen, Schwitzen und morgendlichem Tremor
vollständiges hyperaktives Delir	Bewusstseins-, affektive und Orientierungsstörungen, Übererregbarkeit, Halluzinationen (illusionäre Verkennung, optische und taktile Halluzinationen, Suggestibilität) und vegetative Entgleisung
lebensbedrohliches hyperaktives Delir	schwerste Bewusstseinsstörungen mit schweren, vor allem kardialen und pulmonalen Komplikationen

1.6.4 Differenzialdiagnostik

Wie eingangs schon dargestellt, haben „ältere" Patienten, hier definiert mit einem Alter über 65 Jahren, ein erhöhtes Risiko, aufgrund der physiologischen Alterungsprozesse ein Delir im Krankenhaus und im Rahmen von Operationen zu erfahren. Es gibt eine Reihe ursächlicher, eine Delirium auslösender Faktoren, die bei Auftreten einer deliranten Symptomatik diagnostiziert und behandelt werden müssen:

Checkliste

I watch death [18]

- **I** – Infektionen
- **W** – Withdrawal (Entzug, Alkohol, Drogen, Benzodiazepine)
- **A** – akute metabolische Störung (Leber, Niere, Elektrolyte)
- **T** – Trauma (Schädel-Hirn-Trauma [SHT], postoperativ, psychisch)
- **C** – CNS-Pathologien (Apoplex, intrazerebrale Blutung [ICB], Tumor, Parkinson, Läsionen)
- **H** – Hypoxämie (Anämie, kardiale Dekompensation, Lungenembolie)
- **D** – Defizite (Vitamine, Mangelernährung, Flüssigkeit)
- **E** – Endokrinopathien (Schilddrüse, Diabetes, Parathyreoidismus)
- **A** - akuter Schock (vaskulär, Volumenmangel, Blutung, Hypoxie)
- **T** – Toxine (Alkoholabusus, Drogen, anticholinerge Medikamente, Intoxikationen)
- **H** – Heavy Metalls (Schwermetalle) Arsen, Blei etc.

Es ist wichtig, frühzeitig beeinflussbare und nicht beeinflussbare Faktoren zu identifizieren und darauf zu reagieren (▶ Tab. 1.20). Aufgrund der multifaktoriellen Genese des Deliriums ist hier ein umfassender und ganzheitlicher Ansatz wünschenswert. Prinzipiell ist die Versorgung von Patienten mit einem Delir oder einer entsprechenden Vulnerabilität eine interdisziplinäre und anspruchsvolle Aufgabe, die nahezu den ganzen stationären Versorgungsapparat betrifft.

Schulung und Sensibilisierung des Personals, Analgesieprotokolle, Delir-Sreening und -Management, geeignete operative und anästhesiologische Verfahren und eine systematische Erfassung des individuellen Delir-Risikos haben dabei einen hohen Stellenwert.

Wenn wir diese Fakten berücksichtigen, wird ersichtlich, dass ein Delirium ein **Alarmzeichen** einer gravierenden Störung oder Erkrankung des Patienten ist (ähnlich dem Brustschmerz bei einem Herzinfarkt). Es kann uns als Zeichen zu einer im Hintergrund stehenden, behandlungsbedürftigen Erkrankung führen. Umgekehrt kann ein Delirium die Folge einer Erkrankung oder eines Ungleichgewichts zwischen den Anforderungen der Diagnostik und Therapie einer Erkrankung und den Bewältigungsmöglichkeiten des Patienten sein.

Tab. 1.20 Beeinflussbare und nicht beeinflussbare Risikofaktoren.

Typ	Risikofaktoren

beeinflussbare Faktoren	• Hypakusis, Visusminderung
	  ◦ Hörgeräte, Brille anlegen
	• Immobilität
	  ◦ Krankengymnastik
	  ◦ Mobilität fördern
	• metabolische Störungen
	  ◦ Blutzuckereinstellung
	  ◦ Elektrolytausgleich
	• Malnutrition/Dehydratation
	  ◦ Ernährungsberatung
	  ◦ Volumenausgleich
	• Polypharmazie
	  ◦ kritische Überprüfung der Medikation
	• akute Erkrankung
	  ◦ Therapie der ursächlichen Erkrankung
	• Schmerzen
	  ◦ ausreichende Analgesie
	  ◦ Protokolle (VAS/BESD)
	• Kommunikation
	  ◦ emotionale und stützende Kommunikation
	  ◦ kein Jargon
	  ◦ patientenorientierte Kommunikation
	  ◦ Probleme und Sorgen ernst nehmen und nicht bagatellisieren
	• Tag-Nacht-Rhythmus
	  ◦ ausreichend Ruhe
	  ◦ Licht
	• Isolation, Einsamkeit, Hilflosigkeit
	  ◦ Angehörige einbeziehen und aufklären
	  ◦ Mitpatienten zur Achtsamkeit anhalten

nicht beeinflussbare Faktoren	• Krankenhausaufenthalt
	• Demenz
	• Alter > 65 Jahre
	• männliches Geschlecht
	• neurologische Vorerkrankungen
	• Multiple Komorbiditäten:
	  ◦ frühzeitige Einbindung der Geriatrie
	  ◦ Delir-Management, Schulung des Personals
	  ◦ optimierte Behandlungsabläufe
	• Intensivstation:
	  ◦ Sedierungs- und Beatmungsprotokolle
	  ◦ orientierende Maßnahmen (Delir-Bundle)
	  ◦ Tag-Nacht-Rhythmus etablieren
	  ◦ frühe Mobilisierung
	  ◦ Delir-Monitoring
	  ◦ Delir-Therapie (konservativ, medikamentös)
	• Ambulanz/Sprechstunde:
	  ◦ Erfassung des Risikos
	  ◦ Delir-Screening bei Aufnahme
	• Station:
	  ◦ Analgesie, Delir-Screening und -Therapie
	• Operativer Bereich:
	  ◦ patientengerechte Gestaltung der Abläufe
	  ◦ Vermeidung langer Nüchternzeiten
	  ◦ Ansetzen eines möglichst frühen OP-Termins
	  ◦ minimalinvasive Techniken
	  ◦ anästhesiologische Maßnahmen

1.6.5 Pathophysiologie des Delirs

Die Erkenntnisse über die Pathophysiologie sind noch unvollständig und vieles nicht endgültig geklärt. Die Entstehung des Delirs ist ein Zusammenspiel von vielen Faktoren. Wie vorangehend beschrieben ergeben, sich diese Faktoren aus einer erhöhten, patientenseitigen Vulnerabilität und äußeren Faktoren (Operationen, Schmerzen, Medikamente).

Es werden in Bezug auf die **Entstehung** eines Deliriums 3 Hypothesen diskutiert (▶ Tab. 1.21) [7]:

- Bei der **Neurotransmitterhypothese** wird von einer Dysbalance von bestimmten Neurotransmittern (Dopamin, Acetylcholin, Serotonin, GABA und Glutamat) in Hirnregionen ausgegangen.
- Die **Entzündungshypothese** behandelt den Zusammenhang zwischen der Entstehung deliranter Zustände bei Infektionen, im Rahmen derer es mediatorvermittelt zu Beeinträchtigungen des Hirnstoffwechsels und der Neurotransmitterregulation kommt.
- **Stresshypothese:** Chronischer Stress kann über die Aktivierung der HPA-Achse (Hypothalamus-Hypophysen-Nebennierenrinden-Achse) ebenfalls zu Dysbalancen im Hirnstoffwechsel und Neurotransmitterhaushalt führen und damit ein Delirium verursachen.

Neurotransmitterhypothese

Im Vordergrund der bisherigen Erkenntnisse stehen hier das cholinerge und das dopaminerge System und deren Interaktionen.

Acetylcholin findet sich als Neurotransmitter sowohl im peripheren als auch zentralen Nervensystem und spielt eine große Rolle im Bereich sensorischer Wahrnehmung und motorischer Funktionen sowie kognitiver Prozesse und dem Gedächtnis. Gesteuert werden Aufmerksamkeit, Vigilanz, Schlaf, Nozizeption, Motivation und Belohnungssystem. Anticholinerg wirksame Medikamente haben bei der Entstehung eines Deliriums großen Einfluss (▶ Tab. 1.22). Einen weiteren Einfluss haben Serotonin, GABA und Glutamat.

Dopamin spielt über seine Beeinflussung auf den Acetylcholinspiegel ebenfalls eine wichtige Rolle bei der Delir-Entstehung. Die Stimmulation von D_1-Subtypen führt

Tab. 1.21 Hypothesen zur Pathophysiologie des Delirs.

Typ	Kennzeichen
Neurotransmitter-hypothese	Acetylcholinmangel, Dopaminüberschuss, Serotonindepletion, GABA, Glutamat
Entzündungs-hypothese	zentrale Wirkung von TNF-α, IL-1, IL-2, IL-6 auf Neurotransmitterhaushalt, Aktivierung Mikrogliazellen
Stresshypothese	Aktivierung der HPA-Achse, Hyperkortiolismus (endogen, exogen) führt zu Neurotransmitterungleichgewicht

IL: Interleukin; TNF: Tumornekrosefakor

Tab. 1.22 Medikamente mit anticholinerger Wirkung.

Arzneistoffgruppe	Vertreter (Beispiele)
Antiemetika, Antivertiginosa	Dimenhydrinat, Promethazin, Scopolamin
Parkinson-Medikamente	Benzatropin, Biperiden, Trihexyphenidyl, Metixen
gastrointestinale Spasmolytika, Sekretionshemmer	Butylscopolamin, Pirenzepin
urologische Spasmolytika	Oxybutynin, Tolterodin, Fesoterodin, Darifenacin, Solifenacin
inhalative Bronchodilatatoren	Ipratropium, Tiotropium, Aclidiniumbromid
Mydriatika	Atropin, Scopolamin, Homatropin, Tropicamid
Intensivmedizin, Anästhesie	Atropin
Antiarrhythmika	Chinidin, Procainamid
Antihistaminika (Sedativa, Antiallergika)	Diphenhydramin, Promethazin, Cetirizin
Muskelrelaxanzien	Orphenadrin
Ulkusmedikamente	Cimetidin, Ranitidin
Antidepressiva	Trizyklika
Antipsychotika	Chlorpromazin, Thioridazin, Clozapin, Olanzapin
Analgetika	Pethidin, Fentanyl, Methadon, Morphin, Tramadol

zu einer erhöhten, die Stimulation von D_2-Subtypen zu einer erniedrigten Acetylcholinausschüttung.

Es besteht eine gute Evidenz, dass eine **Dysbalance im cholinergen und dopaminergen System** delirante Zustände begünstigen und auslösen kann. Haloperidol ist aufgrund seiner Wirkungsweise (Blockade des D_2-Subtyps – Blockade der Hemmung einer Acetycholinausschüttung) ein geeignetes Medikament, um delirante Zustände medikamentös zu behandeln [7].

Entzündungshypothese

Die Rolle von TNF-α (TNF: Tumornekrosefaktor) und anderen Zytokinen bei der Delirentstehung ist gut untersucht (IL-1, IL-2, IL-6). **Interleukine** (IL) und **TNF-α** beeinflussen die Blut-Hirn-Schranke selbst sowie die Regulation der HPA-Achse. Es findet sich u. a. eine zytokinvermittelte Ausschüttung und Hemmung von Neurotransmittern (Acetylcholin und Dopamin) [7]. Unter Beachtung dieser Erkenntnis lässt sich gut darstellen, warum nach schweren operativen Eingriffen oder schweren Infektionen die Prävalenz eines Deliriums steigt.

Stresshypothese

Bei vulnerablen Patienten bedeutet eine Operation, eine schwere Erkrankung oder sogar einfach die Unterbringung in einem Krankenhaus Stress. Dieser, durch Traumen, Infektionen und äußere Umstände hervorgerufene Stress stimuliert das autonome Nervensystem und führt über die Aktivierung der HPA-Achse zu einer chronischen Erhöhung von Kortisol. Ein **erhöhter Kortisolspiegel,** ob exogen oder endogen, wird mit einem erhöhten Risiko für psychische Störungen assoziiert [7].

Nicht zuletzt dürfen wir auch einfach unsere klinische Erfahrung nutzen und einsetzen. Wer hat nicht schon Patienten mit einer Pneumonie erlebt, die neben der Spur waren (Infektion, Hypoxie, Hyperkapnie). Wer kennt nicht den Patienten mit postoperativem Delirium nach einer Schenkelhalsfraktur (Gewebstrauma, Anästhesie). Jeder Intensivmediziner hat sich sicher schon mit exazerbierten COPD-Patienten völlig überfordert gefühlt, weil sie massive Compliance-Probleme aufgrund eines Deliriums mitbringen können (Hypoxie, Dyspnoe, Angst, Panik etc). Wir alle dürften zahllose Beispiele kennen und schon erlebt haben.

M!

Merke

Ein **Delirium:**
- ist häufig (bis 87 %) und wird oft übersehen (32–67 %)
- betrifft eine relevante und große Patientengruppe (>65 Jahre)
- ist ein medizinischer Notfall mit potenziell vitaler Bedrohung (Komplikationen)
- beeinträchtigt das Outcome und die Lebenserwartung nachhaltig und teilweise massiv
- stellt eine gesundheitsökonomisch relevante Problematik dar (Kosten)
- bindet Personal, Zeit und Aufmerksamkeit (Krankenhausstruktur)
- ist pathophysiologisch nachvollziehbar
- ist erfassbar und behandelbar

Ein **Delir-Management:**
- ist empfohlen
- kann Sterblichkeit, Liegezeit und Kosten senken
- verbessert Achtsamkeit, Behandlungsqualität und Outcome
- bedeutet Investition, Personal, Zeit und Schulung

1.6.6 Delir-Management

Studien weisen darauf hin, dass durch frühzeitige Intervention und Nutzung multimodaler Konzepte zur Reorientierung und Verbesserung von Defiziten die Inzidenz um bis zu 40 % deutlich gesenkt werden kann [4], [5]. Welche Anforderungen an ein Delir-Management gestellt werden und welche Assessment-Tools zum Einsatz kommen können, soll hier gezeigt werden.

Die bisherigen Erkenntnisse lassen darauf schließen, dass schon bei **erstem Kontakt** in der Krankenhausaufnahme und Ambulanz mit dem Delir-Management begonnen werden sollte.

Checkliste

Ein **Delir-Management** sollte folgende Punkte erfassen:

- Sensibilisierung des Personals: würdevoller Umgang mit älteren Patienten, Entlastung des Personals durch spezielle Fortbildungen und Techniken der Patientenführung, erhöhte Achtsamkeit
- Einführung von strukturierten Screenings und Monitorings bei erstem Patientenkontakt („if we don't take the temperature, we won't find the fever")
- regelmäßiges Screening während des stationären Aufenthalts (alle 8 Stunden)
- Durchführung präventiver und konservativer Konzepte zur Orientierung der Patienten (sog. Delir-Bundles)
- Erkennen und zeitnahe Behandlung von Ursachen („I watch death")
- Erkennen und Berücksichtigen von Risikofaktoren und Durchführen von unterstützenden Maßnahmen:
  - Geeignetes Umfeld schaffen: Beschäftigung, Mobilisation, Tag-Nacht-Rhythmus erhalten, wenig Lärm, angepasstes, patientenorientiertes Verhalten der Mitarbeiter
  - Ausgleich von Defiziten: Malnutrition, Exsikkose, Elektrolyte, Oxygenierung, Verbesserung und Stabilisierung von chronischen Erkrankungen
  - Auswahl geeigneter operativer und anästhesiologischer Verfahren und postoperatives Management

Die Studienlage zur medikamentösen Intervention und Prophylaxe ist sehr heterogen und inkonsistent. Eine abschließende und generelle Empfehlung zur Prophylaxe mit Neuroleptika kann nicht gegeben werden und ist mit möglichen Risiken und Komplikationen verbunden. Effekte auf Mortalität und Outcome konnten nicht oder nur sehr schwach nachgewiesen werden [19].

Screening

Ein Delir-Screening von Risikopatienten ist die Voraussetzung für eine bessere Detektion. Ohne validierte Instrumente ist die Diagnostik sehr schlecht und die diagnostische Erfassung schwach (ca. 30 %). Es gibt eine Reihe gut validierter **Assessment-Tools**, die hierfür genutzt werden können.

Tipp

Es sollte bei der Auswahl darauf geachtet werden, dass die Tools nach den jeweils örtlichen Gegebenheiten ausgesucht werden (Durchführbarkeit, Integration in vorhandene Abläufe, Auswahl des durchführenden Personenkreises).

Tab. 1.23 Assessment-Tools: Spezifität und Sensitivität (Quellen: [20], [21], [22], [23]).

Tool	Spezifität (%)	Sensitivität (%)
CAM-ICU	89–93	95–100 [20]
Nu-DESC	87	86 [21]
CAM	90–95	94–100 [22]
ICDSC	81,9 gepoolt	74 gepoolt [23]

CAM: Confusion Assessment Method; CAM-ICU: Confusion Assessment Method for the Intensive Care Unit; ICDSC: Intensive Care Delirium Screening Checklist; Nu-DESC: Nursing Delirium Screening Scale

▸ Tab. 1.23 gibt eine Übersicht über einige der vorhandenen Assessment-Tools. Bedauerlicherweise existiert noch kein zuverlässiger, prädiktiver Risiko-Score, der voraussagen kann, welcher Patient mit welcher Wahrscheinlichkeit (in Zahlen) ein Delirium entwickeln wird. Anders sieht es bei den Assessment-Tools aus. Wir können nicht zuverlässig vorhersagen, wer ein Delir entwickelt, aber mit hoher Präzision diagnostizieren, wer eines hat. Die Spezifität und Sensitivität der einzelnen Assessment-Tools zur Delir-Detektion sind studienabhängig und variieren je nach Untersuchung.

Es wird empfohlen, ein Delir-Screening bzw. -Monitoring wenigstens einmal pro Schicht, also **alle 8 Stunden**, durchzuführen. Damit können Fluktuationen, Veränderungen und Interventionsbedarf gesteuert werden. Patienten der Risikogruppen sollten routinemäßig untersucht werden, andere Patienten bei Auftreten von Störungen der Aufmerksamkeit oder des Verhaltens gegenüber dem Referenzverhalten vor der Veränderung. Es scheint sinnvoll, sich auf ein Tool festzulegen, um das Monitoring so praktikabel wie möglich zu halten. Eine mögliche Variante wäre, in der Peripherie den Nu-DESC-Bogen zu nutzen (Nu-DESC: Nursing Delirium Screening Scale) und auf der Intensivstation CAM-ICU (Confusion Assessment Method for the Intensive Care Unit) oder ICDSC (Intensive Care Delirium Screening Checklist). Für die komplexe Versorgungssituation auf der Intensivstation wird die Berücksichtigung der „S 3-Leitlinie der AWMF" Analgesie, Sedierung und Delirmanagement empfohlen [24].

Prävention und nicht medikamentöse Therapie

Aufgrund der inkonsistenten Studienlage und des Fehlens einer ursächlichen, auf das Delirium spezifisch ausgerichteten medikamentenösen Therapie wird ein entscheidender Einfluss auf die Inzidenz des Delirs durch konservative Maßnahmen gesehen (Reduktion der Inzidenz um bis zu 40 %). Die Implementierung von **Delir-Bundles**, die eine Anleitung zur Orientierung und Maßnahmen des Erhaltens der persönlichen Integrität und Selbstbestimmung darstellen, stehen im Vordergrund. Diese Maßnahmen sind darauf ausgerichtet, bestimmte patientenseitige und umweltseitige Defizite entweder auszugleichen oder zu verbessern.

Sämtliche Mitarbeiter sollten im Umgang mit Risikopatienten, Assessment-Tools und Delir-Bundles geschult sein und diese jederzeit durchführen können (▶ Tab. 1.25). Multiprofessionelle Teams werden teilweise empfohlen und können den Verlauf, die Schwere, die Dauer und die Inzidenz positiv beeinflussen. Wahlweise können dies Geriater, aber auch speziell geschulte Personen sämtlicher Disziplinen sein. Ein **multimodaler Ansatz** scheint am erfolgreichsten (Physiotherapie, Ergotherapie, ausgebildetes Pflegepersonal, ausgebildete Ärzte, Geriater, Betreuung durch Bezugspersonen) [5].

Den Einfluss auf die Inzidenz durch spezialisierte Teams spiegeln ▶ Abb. 1.8 und ▶ Tab. 1.24 wider.

Behandlung ätiologischer Ursachen

Ein Delir kann durch viele Faktoren ausgelöst werden. Wie schon dargestellt, ist ein Missverhältnis aus Vulnerabilität und einwirkenden Noxen entscheidend. Die frühzeitige Differenzialdiagnostik bei diagnostiziertem Delir ist entscheidend. Mögliche Differenzialdiagnosen ergibt der Satz: „I watch death" (S. 73).

Die **Basisdiagnostik** richtet sich nach der vermuteten Ursache des Delirs. Sie sollte eine körperliche Untersuchung (inkl. Vitalparameter, funktionellem Status, Ernährungsstatus, psychischem Status), eine Überprüfung und kritische Reevaluation von potenziell schädlichen Medikamenten (anticholinerge Präparate, vgl. ▶ Tab. 1.22) und deren Optimierung (Absetzen, Ersetzen etc.), sowie Laboruntersuchungen des Blutes beinhalten. Bei entsprechendem Verdacht sollten apparative Verfahren ergänzend eingesetzt werden (Röntgen Thorax, EKG, Echokardiografie, CT etc.) Eine Zusammenfassung zeigt ▶ Tab. 1.26.

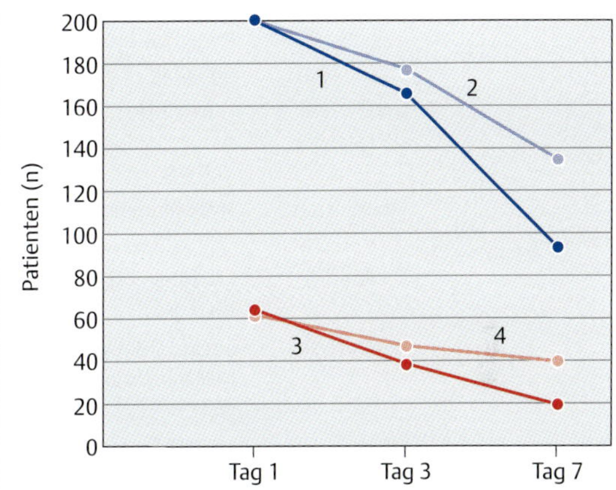

Abb. 1.8 Outcome bei geriatrischer Betreuung mit und ohne Delir (Quelle: [25]).
1 Interventionsgruppe
2 Kontrollgruppe
3 Delirante Patienten Interventionsgruppe
4 Delirante Patienten Kontrollgruppe

Tab. 1.24 Wirksamkeit geriatischer Konsultation auf das Delir [26].

Outcome	Mit Konsil	Ohne Konsil	Signifikanz
kumulative Inzidenz Delir	32 %	50 %	0,04
kumulative Inzidenz schweres Delir	12 %	29 %	0,02
Liegedauer	5 Tage +/–2	5 Tage +/–2	0,95
Delir bei Entlassung	13 %	19 %	0,35

Tab. 1.25 Delir-Bundle (konservative Maßnahmen), Beispiel [27].

Symptomatik	Maßnahmen
kognitive Beeinträchtigung, Desorientierung	stimulierende Aktivitäten 3-mal täglich, Ergotherapie, örtliches Orientierungstrainig, Wortspiele, Bilderspiele, Angehörige einbeziehen, Sitzwachen, ruhige und klar strukturierte Umwelt, Reizarmut, angepasste Kommunikation
Schlafstörung	warmes Getränk zur Bettzeit, Massagen, geräuscharme Station bei Nacht, Lichtbelastung reduzieren (helle Geräte auf Intensivstation [ITS] abdecken oder Nachtmodus), Unterlagen nicht im Patientenzimmer deponieren, Betreten der Zimmer nur, wenn nötig und leise, größeres Intervall der Messung von Vitalparametern erwägen
Immobilität	Frühmobilisierung mehrfach täglich, keine Katheter, Abrüsten von Infusionen und Zugängen, Fixierung vermeiden
Sehstörung	Brille, ausreichende Beleuchtung, große Uhren und Kalender
Hörstörung	Hörgeräte, Cerumen obturans
Exsikkose	Trinkprotokoll, Trinken anbieten, wann immer möglich (gesamtes Personal – auch Ärzte), Infusionen meiden
Malnutrition	Essprotokolle, bei nicht ausreichender Kalorienzufuhr durch spezielle Nahrung ergänzen (hochkalorische Trinkpacks), parenterale Ernährung oder enterale Ernährung via Magensonde, wenn andere Möglichkeiten ausscheiden

Tab. 1.26 Basisdiagnostik.

Diagnostische Maßnahme	Parameter	
körperliche Untersuchung	funktioneller Status, Ernährungsstatus, psychischer Status, Vitalparameter	
Medikamentencheck	Überdosierungen/Unterdosierungen (Analgesie, Sedierung), anticholinerge Medikamente	
Labor	kleines Blutbild	Anämie, Leukozytose
	Blutgasanalyse	respiratorische Problematik (Hypoxie, Hyperkapnie, Azidose/Alkalose)
	Elektrolyte	Osmolarität, Elektrolytentgleisungen
	Retentionswerte	Nierenversagen, Harnstoff
	Glukose	Hyperglykämie, Hypoglykämie
	Leberwerte	Leberstoffwechselstörungen, Leberversagen, Zirrhose
	Vitaminstatus	Hypovitaminosen, Malnutrition
	Schilddrüse	Hypothyreose, Hyperthyreose
	Urinanalyse	Infekte, Hinweise auf Nierenfunktionstörungen
EKG	Rhythmusstörungen, Ischämien	
Echokardiografie	reduzierte Pumpfunktion, Pumpversagen	
EEG/CT	Apoplex, Blutung, Läsionen, Epilepsie	

Medikamentöse Prophylaxe und Therapie

Es gibt keine, das Delir kausal behandelbare, medikamentöse Therapie. Es ergeben sich Hinweise, dass eine **Prophylaxe** mit Haloperidol in niedriger Konzentration (1,5 mg/d präoperativ und für 3 Tage) die Schwere, Dauer und Liegezeit, nicht aber die Inzidenz eines postoperativen Delirs positiv beeinflussen kann [28]. Allgemein lässt sich für die medikamentösen Therapien ableiten, dass deren Einsatz gebunden an Symptome ist, die für den Patienten belastend sind oder die Möglichkeit einer Therapie der akuten somatischen Erkrankung verschlechtern. Fremd und -Eigengefährdung sind die womöglich stärksten **Indikationen** einer Medikation.

Eine generelle Empfehlung bezüglich einer längeren Medikation bei bestehendem Delir ist nach derzeitiger Studienlage auch unter Hinweis auf die verschiedenen Formen des Delirs und der unterschiedlichen Pathogenese nicht möglich. Ein Delir kann als Symptom, ähnlich dem Fieber in der Akutsituation, verstanden werden.

Merke M!

Eine medikamentöse Intervention sollte in eine primär symptomatische Therapie münden und von einer begleitenden Dauertherapie unterschieden werden.

Dafür ist erfolgsentscheidend ein vorausgegangenes strukturiertes **Erfassen der Form und Ausprägung des Delirs** mit fortwährendem Monitoring und einer **Dosisanpassung** gemäß der Symptomatik. Im Kontext der Multimorbidität gibt es nur wenige Krankheitsbilder außer intensivstationspflichtigem Organversagen (Leber, Niere, Herz, Lunge, kardiopulmonale Dekompensationen etc.), die fortwährend intensiv und präzise medikamentös eingestellt werden sollten und müssen.

Bei **hyperaktiven Formen** sollten eher die sedierenden und anxiolytischen Konzepte favorisiert werden. Aufbauend auf einer Basistherapie mit Risperidon sollte abhängig von Halluzinationen mit Haloperidol eine individuelle Haloperidol-Dosis titriert werden (Low Dose – Short Time). Ist die Angstkomponente führend, sollte ein in der HWZ tolerables Medikament wie Lorazepam als begleitendes oder im Bedarf auch von der Galenik als Akutpräparat gegebenes Präparat (z. B. Tavor expedit) eingesetzt werden. Eine entsprechende Auswahl der Medikamente ist in ▶ Tab. 1.27 aufgelistet.

Schwieriger in der Identifikation und der therapeutischen Einstellung ist die Delir-Form mit einer primär **inaktiven und antriebsarmen Symptomatik,** die häufig erst mithilfe der Familienanamnese zufriedenstellend erfasst werden kann und sehr viel Empathie bei dem behandelnden Personal erfordert. Diese symptomatische Therapie hat eine starke Betonung auf die Umgebungsgestaltung mit Milieutherapie als Grundvoraussetzung. Eine Sicherstellung des Flüssigkeits- und metabolischen Gleichgewichts sowie eine vorsichtige stimmungsaufhellende Medikation, die häufig auch auf einer nicht primär zu identifizierenden angstlösenden Lorazepam-Medikation basiert, kann durchgeführt werden. Eine an den Symptomen ausgerichtete Medikation ist in ▶ Tab. 1.28 noch einmal zusammengefasst.

Perioperatives Management

Was von operativer und anästhesiologischer Seite aus für diese Patienten getan werden kann, ist bisher nicht zufriedenstellend untersucht. Es fehlen Studien, zu welchen Teilen das operative Verfahren oder die Auswahl der Anästhesie einen signifikanten Einfluss auf die Delir-Inzidenz haben kann.

Praktisch bedeutet das, dass wir pathophysiologische und physiologische Fakten berücksichtigen müssen und entsprechend handeln. Dies beinhaltet sowohl die Auswahl eines **geeigneten Operationsverfahrens,** um eine Reduktion des Gewebstraumas und der damit verbunde-

Tab. 1.27 Medikamentenauswahl [29].

Autor	Medikament	Studientyp	Bemerkungen
Breitbart, Tremblay, Gibson 2002	Olanzapine	Open Label, nicht kontrolliert	onkologische Patienten
Leso, Schwartz 2002	Ziprasidone	Case Report	
Kim, Bader, Kotlyar et al. 2003	Quetiapine	Open Label, nicht kontrolliert (n = 12)	90 mg/Tag für im Mittel 6 Tage
Horikawa, Yamazaki, Miyamoto 2003	Risperidone, Haloperidol	retrospektiv (n = 77)	
Liu, Juang, Liang et al. 2004	Risperidone	Open Label, nicht kontrolliert (n = 10)	37–83 Jahre
Parellada, Baerza, de Pablo et al. 2004	Risperidone	Open Label, nicht kontrolliert (n = 64)	mittleres Alter 67 Jahre, SD 11,4 Jahre
Sasaki, Matsuyama, Inoye et al. 2003	Quetiapine	Open Label, nicht kontrolliert (n = 12)	37–84 Jahre
Skrobik, Bergeron, Dumont et al. 2004	Olanzapine, Haloperidol	Open Label, quasi randomisiert (n = 73)	18–75 Jahre, Intensivstation, Olanzapine besser verträglich

Tab. 1.28 Medikamentöse Therapie.

Symptome	Medikament	Dosierung	
Denkstörung, Wahn, Halluzination	Haloperidol	Einzeldosis	0,3–2,5 mg
		Tagesdosis	bis 5 mg
psychomotorische Unruhe, Schlaflosigkeit	Melperon	Einzeldosis	12,5–50 mg
		Tagesdosis	bis 100 mg
	Pipamperon	Einzeldosis	10–40 mg
		Tagesdosis	bis 200 mg
vegetative Zeichen, nestelnde Bewegungen	Clomethiazol	Einzeldosis	200–400 mg
		Tagesdosis	bis 1600 mg
Angst	Lorazepam in Komb. mit hochpot. Neuroleptika	Einzeldosis	0,5–1 mg
		Tagesdosis	bis 2 (3) mg

nen Zytokinausschüttung zu vermeiden, als auch **anästhesiologische Maßnahmen.** Die Aufrechterhaltung einer physiologischen Homöostase, die Auswahl der Medikamente einer Allgemeinanästhesie, zusätzliche Verfahren zur Narkosesteuerung (BIS-Monitor, BIS: bispektraler Index) und ein Verständnis für medikamentöse Wechselwirkungen und deren Stellenwert bei der Delir-Entstehung sind hilfreich und sollten geschult werden.

Präoperative Maßnahmen

Schon vor anästhesiologischen und operativen Handlungen muss nach Risiken gesucht werden. Dies kann im Rahmen der chirurgischen und anästhesiologischen Sprechstunde geschehen. Hier sollten die stärksten **Risikofaktoren** berücksichtigt werden (Demenz, Alter, Medikamente, Krankheiten, Geschlecht). Dazu gehört auch eine Anamnese, die Delir-Ereignisse in der Vergangenheit (Verwirrung und Desorientierung nach Operationen) und Substanzmissbrauch erfasst. Alkoholmissbrauch geht mit einer deutlich erhöhten Wahrscheinlichkeit eines postoperativen Alkohlentzugsdelirs einher [30]. Defizite müssen erkannt und kompensiert werden (Volumen, Anämie, Hypoxie, Elektrolyte etc.).

Eine **Prämedikation** mit Benzodiazepinen (Gedächtnisstörungen, Delir-Auslösung) oder Promethazin (anticholinerg wirksam) muss hier sehr **kritisch** und mit großer Zurückhaltung durchgeführt werden. Auf Nachfrage wollen tatsächlich viele Patienten keine „Beruhigungspille". Eine gute Vorbereitung auf das, was den Patienten erwartet, wäre wünschenswert, ist aber wegen der hohen Arbeitsverdichtung leider immer schwieriger.

Niedrig dosiertes Haloperidol (1,5 mg pro Tag) konnte in einigen Fällen die Inzidenz, Dauer und Schwere senken und ist mit einer geringen Inzidenz an unerwünschten Nebenwirkungen verbunden [28], [30].

Nicht untersucht ist bisher, inwieweit **minimalinvasive operative Techniken** hilfreich sein können. Theoretisch und unter Berücksichtigung der Pathophysiologie des Delirs sollten sich Operationen mit geringerem Trauma und kürzerer OP-Zeit positiv auswirken. Lange Nüchternzeiten über 6 Stunden sollten vermieden werden [31]. Risikopatienten können von einem möglichst frühen OP-Termin profitieren.

Intraoperative Maßnahmen

Die Wahl des Anästhesieverfahrens (Allgemeinanästhesie versus Regionalanästhesie) scheint bisher weniger Einfluss auf die Inzidenz zu haben [32]. Mögliche positive Einflüsse werden in der **Wahl der Anästhetika** (kurz wirksame Substanzen wie Propofol und Remifentanyl) und einem intraoperativen Management, das sich dem Erhalt physiologischer Parameter widmet (Normokapnie, Normotonie, Normothermie, Oxygenierung, Elektrolyte, Glukuse, Volumenmanagement etc.) gesehen.

Die Rolle der Nutzung des prozessierten **EEG-Index BIS** wird unterschiedlich beurteilt, allgemein kann gelten: Sowohl eine zu tiefe Anästhesie als auch eine zu flache Anästhesie wirken sich ungünstig aus (BIS < 20, BIS > 60, möglicher empfohlener Bereich 40–50) [33], [34]. Große Blutdruckschwankungen sollten vermieden werden, um eine ausreichende, konstante Perfusion und Oxygenierung (vor allem des Gehirns) zu gewährleisten.

Perioperative Blutverluste und Transfusionen gehen mit einem höherem Risiko für ein Delir einher und könnten möglicherweise durch **blutsparende Verfahren** (Cellsaver, Einsatz von Tranexamsäure, minimalinvasive Operation, gute Blutstillung) günstig beeinflusst werden [35]. Derzeit noch nicht ausreichend geklärt ist der Stellenwert regionalanästhesiologischer Verfahren und deren Effekt auf die Inzidenz eines Delirs. Möglicherweise können regionale Verfahren ohne eine zusätzliche Sedierung und mit intraoperativer Betreuung durch Bezugspersonen einen günstigen Effekt erzielen. Gesichert ist jedoch eine bessere postoperative Analgesie, diese wiederum dürfte sich positiv auf die Delir-Inzidenz auswirken.

Bei der Therapie von intraoperativen Bradykardien kann als Alternative zum Atropin (stark anticholinerg) z. B. hochverdünntes Suprarenin in Erwägung gezogen werden (z. B. 10 µg/ml titrieren).

Postoperative Maßnahmen

Auch hier gibt es Hinweise auf eine Wirksamkeit von Haloperidol [36]. Wichtiger sind jedoch eine gute und **bedarfsgerechte Analgesie** (Analgesie-Monitoring mit geeigneten Tools) und ein **Delir-Screening.** Die Erhaltung physiologischer Parameter und eine zeitige Identifizierung von drohenden Komplikationen sollten auch hier Beachtung finden (Stoffwechselstörungen, Myokardinfarkte, Infektionen, respiratorische Komplikationen, Hypoxie erkennen und behandeln). Patienten mit einem hohen Risiko oder auffälligem Verhalten im Aufwachraum müssen postoperativ einem Screening (z. B. Nu-DESC oder CAM) unterzogen werden.

Brille und Hörgeräte bei entsprechenden Patienten sollten so schnell wie möglich zur Verfügung gestellt werden, um eine rasche Orientierung zu ermöglichen. Eine frühe Mobilisation und eine Reduktion freiheitsentziehender Maßnahmen sind anzustreben (transuretrale Dauerkatheter, Infusionen, Drainagen, Kathetersysteme, Monitoring, unter Berücksichtigung der Patientensicherheit). Fixierung und Bettgitter sollten nur im absoluten Notfall angewendet werden. Delirante Patienten, die schon im Aufwachraum nicht mehr zu führen sind, bedürfen einer intensiven Überwachung. Möglicherweise ist die Aufnahme auf eine Überwachungsstation notwendig.

Merke

Abschließend zum perioperativen Management sei gesagt, dass Personal- und Zeitmangel nur schwer zu kompensieren sind. Aufgrund von hohen OP-Zahlen, kurzen Wechselzeiten, überlaufenden Aufwachräumen und vollen Überwachungsstationen gibt es viele Engstellen, die sich negativ auf eine gute und patientenorientierte Betreuung auswirken. Es ist dringend notwendig, den strukturellen Schwächen des Versorgungsapparats Aufmerksamkeit zu schenken und entsprechende Maßnahmen zu ergreifen. Ein gut geschultes und darüber hinaus motiviertes Personal ist am wirkungsvollsten, wenn genug Personal vorhanden ist.

Strukturiertes Vorgehen

Primär sollten demnach zusammenfassend die Therapie und das **Behandlungskonzept** an den folgenden Punkten ausgerichtet sein:

Checkliste

- Nach einer möglichen Delir-Gefahr oder -Symptomatik sollte bei hochbetagten Patienten aktiv gesucht werden, da die Inzidenz im Krankenhaus sehr hoch ist.
- Die zum Delir führende Erkrankung muss schnell erkannt und primär behandelt werden.
- Eine aktive Suche nach Risikofaktoren sollte von dem gesamten betreuenden medizinischen Personal erfolgen.
- Daher sollten alle Berufsgruppen auf diese Faktoren hin sensibilisiert und geschult werden.
- Ein an die Risikofaktoren adaptiertes medizinisches und pflegerisches Management reduziert die Delir-Häufigkeit und Delir-Dauer.
- Ein Verhindern des Delirs (Prävention) beeinflusst die Morbidität, Mortalität, kognitive und funktionelle Beeinträchtigung sowie die Krankenhausliegedauer erheblich.
- Die präoperative Vorbereitung der Patienten sollte strukturiert und interdisziplinär durchgeführt werden. Vorhandene Defizite und Dysfunktionen sollten, wenn möglich, präoperativ behandelt und ausgeglichen werden.
- Der Erhalt physiologischer Parameter und schonende operative Verfahren können zumindest theoretisch positive Effekte haben. Regionale Verfahren zur Analgesie sind sinnvoll.

- Postoperativ sollten die Patienten so früh wie möglich mobilisiert und mithilfe orientierender Maßnahmen (Brille, Hörgerät, Kalender, verbale Orientierung, wenig fixierende Maßnahmen) unterstützt werden. Eine Fortsetzung dieser Maßnahmen im Rahmen der anschließenden stationären Behandlung ist wichtig.
- Komplikationen müssen früh erkannt und behandelt werden (Anämie, Elektrolytausgleich, Volumenstatus etc.).
- Der Stellenwert einer Prophylaxe mit Neuroleptika wird kontrovers gesehen und kann derzeit nicht pauschal empfohlen werden. Ausnahmen können hoher Leidensdruck, Gefährdung und Versagen konservativer Maßnahmen sein.

Um das strukturierte Vorgehen besser gliedern zu können, sollten die bestehenden organisatorischen Besonderheiten jedes Hauses berücksichtigt werden und in Flow-Charts (z. B. von www.icudelirium.org) strukturiert werden. Eine allgemeine Gliederung könnte wie in ▶ Tab. 1.29 dargestellt aussehen.

Tab. 1.29 Algorithmus eines Delir-Managements. Maßnahmen und Schulungen des kompletten, involvierten Personals zur Verbesserung im Umgang mit älteren und/oder dementen Patienten sowie der Erkennung eines Delirs.

Schritt	Ambulanz/Sprechstunde	Station	Aufwachraum	Intensivstation
Screening	• Risikopatienten identifizieren: Alter, Demenz, Polypharmazie, chronische Erkrankungen • Durchführende Personen: Ärzte der Chirurgie/Anästhesie, Pflegepersonal Ambulanz • Medikamentencheck (anticholinerge Substanzen) • Tools: Nu-DESC/CAM durchführen	• Delir-Screening alle 8 Stunden bei Risikopatienten oder festgestellter Auffälligkeit (Aufmerksamkeitsstörungen, Denkstörungen, vegetative Symptome) • Durchführende Personen: Stationsärzte aller Disziplinen, Stationspflege • Medikamentencheck (anticholinerge Substanzen) • Tools: Nu-DESC/CAM durchführen	• postoperatives Screening von Risikopatienten oder bei inadäquatem Verhalten, z. B. verzögertes Erwachen, Agitation, Desorientiertheit • Durchführende Personen:, Anästhesisten, Anästhesiepflege • Medikamentencheck (anticholinerge Substanzen) • Tools: (Nu-DESC/CAM)	• Delir-Screening alle 8 Stunden • Durchführende Personen: Stationsärzte, Intensivpflege • Medikamentencheck (anticholinerge Substanzen) • Tools: (CAM-ICU/ICDSC)
Prävention	• Geriatrisches Konsil, Rahmenbedingungen für Patienten optimieren: Anwendung Delir-Bundle, Defizite ausgleichen • Bei operativen Eingriffen: lange Nüchternzeit meiden, Wahl eines geeigneten operativen und anästhesiologischen Verfahrens	• Geriatrisches Konsil, Rahmenbedingungen für Patienten optimieren: Anwendung Delir-Bundle, Defizite ausgleichen • Bei operativen Eingriffen: lange Nüchternzeit meiden, Wahl eines geeigneten operativen und anästhesiologischen Verfahrens	• Geriatrisches Konsil, Rahmenbedingungen für Patienten optimieren: Anwendung Delir-Bundle, Defizite ausgleichen bzw. behandeln • Anwendung von Analgesie-Screening, Delir-Screening	• Geriatrisches Konsil, Rahmenbedingungen für Patienten optimieren: Anwendung Delir-Bundle, Defizite ausgleichen • Anwendung von Sedierungsprotokollen, Analgesieprotokollen, Frühmobilisierung, Tag-Nacht-Rhythmus, Delir-Screening
↓ **Bei positivem Delir-Screening** ↓				
Diagnostik	• Ursachen: „I watch death" • körperliche Untersuchung, Labor, apparative Diagnostik	• Ursachen: „I watch death" • körperliche Untersuchung, Labor, apparative Diagnostik	• Ursachen: „I watch death" • körperliche Untersuchung, Labor, apparative Diagnostik	• Ursachen: „I watch death" • körperliche Untersuchung, Labor, apparative Diagnostik
Therapie	• reorientierende Maßnahmen (Delir-Bundle), Therapie der ursächlichen Erkrankung • Bei Leidensdruck, Gefährdung und Versagen konservativer Ansätze: symptomatische medikamentöse Therapie • Bei vitaler Bedrohung: Übernahme auf eine Überwachungsstation organisieren	• reorientierende Maßnahmen (Delir-Bundle), Therapie der ursächlichen Erkrankung • Bei Leidensdruck, Gefährdung und Versagen konservativer Ansätze: symptomatische medikamentöse Therapie, Übernahme auf eine Überwachungsstation organisieren	• reorientierende Maßnahmen (Delir-Bundle), Therapie der ursächlichen Erkrankung • Bei Leidensdruck, Gefährdung und Versagen konservativer Ansätze: symptomatische medikamentöse Therapie, Übernahme auf eine Überwachungsstation organisieren	• reorientierende Maßnahmen (Delir-Bundle), Therapie der ursächlichen Erkrankung • Bei Leidensdruck, Gefährdung und Versagen konservativer Ansätze: symptomatische medikamentöse Therapie

CAM: Confusion Assessment Method; CAM-ICU: Confusion Assessment Method for the Intensive Care Unit; ICDSC: Intensive Care Delirium Screening Checklist; Nu-DESC: Nursing Delirium Screening Scale

Literatur

[1] Inouye SK. Delirium in older persons. N Engl J Med 2006; 354 (11): 1157–1165
[2] Tan AHaw, Scott J. Association of point prevalence diagnosis of delirium on length of stay, 6-month mortality, and level of care on discharge at Waitemata District Health Board, Auckland. N Z Med J 2015; 128 (1411): 68–76
[3] Inouye SK. The dilemma of delirium: clinical and research controversies regarding diagnosis and evaluation of delirium in hospitalized elderly medical patients. Am J Med 1994; 97 (3): 278–288
[4] Inouye SK., Bogardus ST., Charpentier PA. et al. A multicomponent intervention to prevent delirium in hospitalized older patients. N Engl J Med 1999; 340 (9): 669–676
[5] Inouye SK. et al. Postoperative delirium in older adults: best practice statement from the American Geriatrics Society. J Am Coll Surg 2015; 220 (2): 136-48.e1
[6] Milisen K, Hrsg. Die Pflege alter Menschen in speziellen Lebenssituationen: Modern, wissenschaftlich, praktisch. Berlin: Springer; 2004: 3-15
[7] Jenewein J BS. Neurobiologische und pathophysiologische Grundlagen des Delirs. SCHWEIZER ARCHIV FÜR NEUROLOGIE UND PSYCHIATRIE 2007; 8 (158): 360–367
[8] Inouye SK. Predisposing and precipitating factors for delirium in hospitalized older patients. Dement Geriatr Cogn Disord 1999; 10 (5): 393–400
[9] Walker MK. Physiologie des Alterungsprozesses. Intensivpflege älterer Menschen 1994: 39–57
[10] Renteln-Kruse Wv, Anders J, Hrsg. Medizin des Alterns und des alten Menschen: Mit 47 Tabellen. Darmstadt: Steinkopff; 2004: 63-64
[11] Weixler D. Praxis der Sedierung. Wien: Facultas; 2003: 446
[12] Pandharipande PP., Girard TD., Jackson JC. et al. Long-term cognitive impairment after critical illness. N Engl J Med 2013; 369 (14): 1306–1316
[13] Luetz Alawi, Finn M Radtke, Anja Heymann, Claudia Spies. Was wir nicht messen, detektieren wir meist auch nicht. Anasthesiol Intensivmed Notfallmed Schmerzther 2012; 45 (02): 106–111
[14] Leslie DL., Marcantonio ER., Zhang Y et al. One-year health care costs associated with delirium in the elderly population. Arch Intern Med 2008; 168 (1): 27–32
[15] Weinrebe W, Johannsdottir E, Karaman M et al. Was kostet ein Delir?: Eine ökonomische Bewertung des hypermotorischen Delirs. Z Gerontol Geriatr 2016; 49 (1): 52–58
[16] O'Keeffe ST., Lavan JN. Clinical significance of delirium subtypes in older people. Age Ageing 1999; 28 (2): 115–119
[17] Rahn A. Delir – Management im Krankenhaus: Diagnostik und Therapie. Z Gerontol Geriatr 2008; 6 (41): 440–446
[18] Krahne D. Hyperaktives Delir und Blutglucosespiegel bei kritisch kranken Patienten auf der Intensivstation, Berlin, Charite, Univ.-Med., Diss., 2011: 6, 9
[19] Serafim RB., Bozza FA., Soares M et al. Pharmacologic prevention and treatment of delirium in intensive care patients: A systematic review. J Crit Care 2015; 30 (4): 799–807
[20] Ely EW., Margolin R, Francis J et al. Evaluation of delirium in critically ill patients: validation of the Confusion Assessment Method for the Intensive Care Unit (CAM-ICU). Crit Care Med 2001; 29 (7): 1370–1379
[21] Lütz A, Radtke FM., Franck M et al. Die Nursing Delirium Screening Scale (Nu-DESC) – Richtlinienkonforme Ubersetzung für den deutschsprachigen Raum. Anasthesiol Intensivmed Notfallmed Schmerzther 2008; 43 (2): 98–102
[22] Inouye SK., van Dyck CH., Alessi CA. et al. Clarifying confusion: the confusion assessment method. A new method for detection of delirium. Ann Intern Med 1990; 113 (12): 941–948
[23] Gusmao-Flores D, Salluh JIbrain Figueira, Chalhub RÁvila et al. The confusion assessment method for the intensive care unit (CAM-ICU) and intensive care delirium screening checklist (ICDSC) for the diagnosis of delirium: a systematic review and meta-analysis of clinical studies. Crit Care 2012; 16 (4): R115
[24] Leitlinie AWMF, Analgesie, Sedierung und Delirmanagement in der Intensivmedizin: (Im Internet: awmf.de/leitlinien/detail/001-012.html, Registernummer 001-012, Stand 31.08.2015
[25] Lundström M, Edlund A, Karlsson S et al. A multifactorial intervention program reduces the duration of delirium, length of hospitalization, and mortality in delirious patients. J Am Geriatr Soc 2005; 53 (4): 622–628
[26] Marcantonio ER., Flacker JM., Wright RJohn et al. Reducing delirium after hip fracture: A randomized trial. Journal of the American Geriatrics Society : JAGS ; official journal 2001; 49 (5): 516–522
[27] Casarett DJ., Inouye SK, American College of Physicians-American Society of Internal Medicine End-of-Life Care Consensus Panel. Diagnosis and Management of Delirium near the End of Life. Ann Intern Med 2001; 135: 32–40
[28] Kalisvaart KJ., de Jonghe, Jos F M, Bogaards MJ. et al. Haloperidol prophylaxis for elderly hip-surgery patients at risk for delirium: a randomized placebo-controlled study. J Am Geriatr Soc 2005; 53 (10): 1658–1666
[29] The August 2004 update for Delirium in Old Age. Oxford: Oxford University Press; 2004
[30] Seeling M. Validierung der Nursing Delirium Scale und der Delirium Detection Scale zur Detektion des frühen postoperativen Delirs [Berlin, Medizinische Fakultät Charité - Universitätsmedizin Berlin, Diss., 2009]. Berlin: Medizinische Fakultät Charité - Universitätsmedizin Berlin; 2009: 7
[31] Radtke FM, Franck M, Westhoff S, Wei M, und Spies CD, et al. Delirium in the Recovery Room Is Associated with Preoperative Fasting. Anesthesiology 2007; (107): A501
[32] Bryson GL., Wyand A. Evidence-based clinical update: general anesthesia and the risk of delirium and postoperative cognitive dysfunction. Can J Anaesth 2006; 53 (7): 669–677
[33] Rundshagen I. Postoperative cognitive dysfunction. Dtsch Arztebl Int 2014; 111 (8): 119–125
[34] Krüger S. Einfluss der Überwachung der Narkosetiefe mit dem Bispektralen Index auf die postoperative Delirinzidenz. Berlin: Medizinische Fakultät Charité - Universitätsmedizin Berlin; 2015: 23-30
[35] Marcantonio ER., Goldman L, Orav EJ. et al. The association of intraoperative factors with the development of postoperative delirium. Am J Med 1998; 105 (5): 380–384
[36] Wang W, Li H, Wang D et al. Haloperidol prophylaxis decreases delirium incidence in elderly patients after noncardiac surgery: a randomized controlled trial. Crit Care Med 2012; 40 (3): 731–739

1.7 Assessment

R. Püllen

1.7.1 Einleitung

Was für ältere Patienten im Allgemeinen gilt, hat besondere Bedeutung für einen alterstraumatologischen Patienten: Es geht nicht nur um Erkrankungen und Verletzungen – im Vordergrund stehen Funktionsdefizite und die selbstbestimmte Lebensqualität des älteren Menschen. Diesem Primat folgt auch die Diagnostik bei älteren Patienten. Klassische und allgemein eingesetzte Untersuchungsmethoden, angefangen bei der körperlichen Untersuchung über klinisch-chemische Untersuchungen bis hin zu bildgebenden Verfahren, werden ergänzt durch das geriatrische Assessment.

Merke

Das geriatrische Assessment ist ein zentraler Bestandteil einer jeden Untersuchung eines älteren Patienten, da es in besonderer Weise geeignet ist, funktionelle Defizite in verschiedenen Domänen aufzuzeigen und zu quantifizieren [12].

Das geriatrische Assessment kann definiert werden als multidimensionaler, meist **interdisziplinärer diagnostischer Prozess**, der medizinische, psychosoziale und funktionelle Reserven und Einschränkungen eines älteren Menschen erfasst – mit dem Ziel, einen individuellen Behandlungsplan zu erstellen [11].

Der Anspruch des Assessments, unverzichtbarer Bestandteil geriatrischer Diagnostik zu sein, wird durch Studien untermauert. Ein Cochrane-Review mit 22 randomisierten klinischen Studien und 10 350 Studienteilnehmern konnte belegen, dass ein geriatrisches Assessment mit anschließender Therapie mittel- und langfristig die Mortalität älterer Patienten (> 70 Jahre) senkt und die Selbstständigkeit erhöht [4]. So hatten ältere Patienten, die vor einer Krankenhausbehandlung ein Assessment erhielten, eine signifikant größere Wahrscheinlichkeit, nach 6 Monaten zu Hause – und nicht in einer Pflegeeinrichtung – zu sein, im Vergleich zu den Patienten, die eine herkömmliche Krankenhausbehandlung ohne Assessment erhielten (OR 1,25, 95 % KI 1,11–1,42). Das Assessment hatte zudem einen positiven Einfluss auf die Morbidität, die Mortalität und auf die Kognition.

Merke

Ein geriatrisches Assessment lässt sich in aller Regel ohne größere Hilfsmittel und damit preiswert patientennah durchführen; es zählt zu den medizinischen diagnostischen Verfahren mit besonders guter Evidenz für den Nutzen für ältere Patienten.

Ein Assessment kann in vielen Bereichen erhoben werden. In Deutschland gehört zur geriatrischen Krankenhausbehandlung routinemäßig ein Assessment in den Bereichen Alltagsaktivitäten (ADL), Mobilität, Kognition, Depression und soziale Situation. Weitere Anwendungsmöglichkeiten für Assessment-Instrumente bieten sich im Bereich der instrumentellen Alltagsaktivitäten (IADL), der Ernährung und der Fahreignung. Eine zusätzliche Anwendungsmöglichkeit ist die Beurteilung pflegender Angehöriger („Care-Giver"). Auch hier liegen mehrere Assessment-Instrumente vor, die die Belastung und Ressourcen pflegender Angehöriger einschätzen lassen, so bspw. das Zarid-Burden-Interview [2].

Einen guten Überblick über Assessment-Instrumente in der Altersmedizin liefert das Kompetenzzentrum Geriatrie des GKV-Spitzenverbands (GKV: Gesetzliche Krankenversicherung) und der Gemeinschaft der Medizinischen Dienste der Krankenversicherung (www.kcgeriatrie.de). Dort finden sich auch konkrete Hinweise zur Durchführung und Interpretation häufiger Assessment-Tests.

1.7.2 Mobilitäts-Assessment

In der Alterstraumatologie kommt dem Assessment der Mobilität eine besonders große Bedeutung zu [3]. Dabei lassen sich 3 wichtige **Fragestellungen** abgrenzen:

- Objektivierung der Mobilität zu einem bestimmten Zeitpunkt
- Abschätzung der Sturzgefahr
- Beurteilung des Erfolgs einer rehabilitativ-geriatrischen Behandlung

In der Praxis überlappen sich diese Aspekte vielfach, u. a. weil ein und derselbe Test unter allen 3 Fragestellungen eingesetzt werden kann. Aber auch andere Assessment-Bereiche wie die Beurteilung der Alltagstauglichkeit, der Kognition, der Ernährung und des sozialen Umfelds sind erforderlich, um in der Alterstraumatologie ein gutes Behandlungsergebnis zu erzielen und um langfristig die Selbstständigkeit im Alltag zu sichern.

Zur Abschätzung der Mobilität eines Patienten zu einem bestimmten Zeitpunkt existieren mehrere Tests, die in Abhängigkeit von der erwarteten Mobilität eingesetzt werden können. Ein gutes Mobilitäts-Assessment muss deshalb die **große Spannbreite möglicher Bewegungseinschränkungen** älterer Patienten berücksichtigen. Aus diesem Grund enthält ein umfassendes Mobilitäts-Assessment sowohl Instrumente zur Beurteilung der Bewegung bettlägeriger Patienten als auch zur Beurteilung rüstiger und gehfähiger Personen. Alle Tests sind einfach in der Durchführung und können in wenigen Minuten ohne aufwendige apparative Diagnostik in verschiedenen räumlichen Umgebungen durchgeführt werden.

Für Patienten mit nur sehr geringer eigener Mobilität eignet sich der Trunk Control Test (TCT), mit dessen Hilfe eine Einschätzung der **Rumpfkontrolle** eines Patienten auch im Bett möglich ist. Dabei wird geprüft, ob sich ein Patient im Bett auf die „schwache" und auf die „starke" Seite rollen kann, ob er sich im Bett aufrichten kann und ob er 30 Sekunden lang auf der Bettkante sitzen kann. Für jede der 4 Aufgaben werden Punkte vergeben, bei normaler Durchführung der Aufgaben maximal 25 Punkte, sodass ein unbeeinträchtigter Patient 100 Punkte erreichen kann.

Zur Beurteilung des **Transfers** eignet sich die Esslinger Transferskala. Ermittelt wird das Ausmaß der Unterstützung. Rüstige Patienten bewältigen den Transfer ohne Hilfe (H0), H1 bedeutet sporadische Laienhilfe, die größte Einschränkung beim Transfer liegt bei H4 vor – ein professioneller Helfer für den Transfer reicht nicht aus.

Als wichtiger Sturzrisikofaktor gilt eine Störung der **Balance.** Deshalb ist ihre Abschätzung unerlässlicher Bestandteil eines jeden Assessments. Die Balance lässt sich mithilfe des modifizierten Romberg-Tests einfach und zuverlässig einschätzen. Dabei wird der Patient aufgefordert, im geschlossenen Stand, dann im Semitandem-Stand und abschließend im Tandem-Stand 10 Sekunden zu stehen. Von einer Balancestörung mit erhöhter Sturzgefahr ist auszugehen, wenn der Semitandem-Stand über 10 Sekunden nicht möglich ist.

Ein international weit eingesetztes Instrument im Rahmen des Mobilitäts-Assessments ist der TUG. Hierbei muss der Patient von einem Stuhl aufstehen, 3 Meter gehen, sich um 180° drehen, zurückgehen und sich wieder auf den Stuhl setzen. Wenn für diesen Test 12 Sekunden oder mehr gebraucht werden, ist von motorischer Einschränkung und Sturzgefahr auszugehen.

Ein zentraler Sturzrisikofaktor ist die **Muskelkraft.** Ihre Bestimmung ist auch für die Diagnose einer Sarkopenie eine wichtige Voraussetzung. Im Rahmen des Mobilitäts-Assessments wird oft der sogenannte Five-chair-Rise-Test eingesetzt, ein 5-faches Erheben von einem Stuhl ohne Benutzung der Armlehne. Braucht ein Proband für das 5-malige Aufstehen vom Stuhl länger als 15 Sekunden, so ist von einem Defizit an Muskelkraft auszugehen, das mit erhöhter Sturzgefahr korreliert.

Die höchste Anforderung an die Mobilität stellt das **Treppesteigen.** Um hier eine einfache Graduierung zu ermöglichen, wird lediglich ermittelt, ob Treppesteigen ohne Hilfe, mit spontaner Laienhilfe, mit geschulter Laienhilfe, mit einem professionellen Helfer oder nur mit mehr als einem professionellen Helfer möglich ist.

Ein jedes Assessment zur Mobilität wird ergänzt durch eine Beurteilung von **Schmerzen.** Dabei muss zwischen Ruheschmerz und Belastungsschmerz unterschieden werden. Eine Quantifizierung des Schmerzes, bspw. mithilfe der Visuellen Analog-Skala mit Angabe einer Punktzahl zwischen 0 und 10, rundet das Assessment ab und eröffnet Wege für einen Therapieplan.

1.7.3 Assessment im Krankenhaus und in stationären Alteneinrichtungen

Sowohl in Krankenhäusern als auch in stationären Alteneinrichtungen besteht ein erhöhtes **Sturzrisiko** für ältere Personen [3]. Vor diesem Hintergrund sprechen viele Gründe für die Auffassung, jeder ältere Patient habe als sturzgefährdet zu gelten. Ein Assessment verzögere nur Maßnahmen zur Prävention von Stürzen; präventive Maßnahmen gegen Stürze müssten bereits unverzüglich bei Krankenhausaufnahme erfolgen, da gerade zu Beginn eines stationären Aufenthalts – in ungewohnter Umgebung und mit Akuterkrankung – die Sturzgefahr besonders groß ist.

Im Krankenhaus wird zur Abschätzung des Sturzrisikos vielfach die modifizierte **STRATIFY-Skala** eingesetzt [3].

Methode

In der Krankenhausnotaufnahme nach einem akuten Sturz lassen Schmerzen und Bewegungseinschränkungen Assessment-Untersuchungen vielfach nicht zu. Hier reichen folgende 3 Fragen aus, um einen Patienten mit erhöhter Sturzgefahr zu identifizieren:

- Sind Sie bereits während der letzten 12 Monate einmal gestürzt?
- Sind Sie zu Hause in den eigenen 4 Wänden gestürzt?
- Konnten Sie nach einem Sturz nicht wieder alleine aufstehen?

Falls der Patient auch nur eine dieser Frage mit ja beantwortet, ist von einer erhöhten Sturzgefahr auszugehen und es sind weitere Untersuchungen sowie Interventionen zur Sturzprävention indiziert.

Die Assessment-Instrumente wurden zwar nicht entwickelt, um den Erfolg einer rehabilitativ-geriatrischen Behandlung zu ermitteln, doch werden einige Instrumente in diesem Sinne eingesetzt. Ein Beispiel ist der TUG. Er wird vielfach zu Beginn und nach Abschluss einer Behandlung erhoben, um eine Änderung der Mobilität zu dokumentieren, zu quantifizieren und um eine künftige Sturzgefährdung aufzuzeigen.

1.7.4 Assessment der Alltagsaktivitäten

Die Alltagsaktivitäten lassen sich in die **basalen Aktivitäten** des täglichen Lebens (Activity of daily Living, ADL bzw. auf deutsch ATL) und die komplexeren **instrumentellen Aktivitäten** des täglichen Lebens (IADL) einteilen.

Im Zentrum jeglicher geriatrischer Diagnostik und Therapie stehen die **ADL.** Das international am häufigsten eingesetzte Assessment-Instrument ist der Barthel-Index (BI). Der nach der Erstbeschreiberin benannte Index stammt bereits aus den 1960er-Jahren. Zehn grundlegende Bereiche der Alltagsbewältigung wie Essensaufnahme, Ankleiden, Mobilität und Körperhygiene werden mit jeweils 0, 5, 10 oder 15 Punkten bewertet. Eine volle Punktzahl in einem Bereich kann nur dann vergeben werden, wenn die Aktivität selbstständig ausgeführt wird, d. h. ohne Aufforderung und ohne Aufsicht. Maximal können 100 Punkte erreicht werden; diese Punktzahl steht für vollständige Selbstständigkeit.

Die **IADL** umfassen Fähigkeiten, die zur selbstständigen Führung eines Haushalts nötig sind. International wird das Assessment nach Lawton und Brody eingesetzt. Es umfasst die Bereiche Einkaufen, Kochen, Wäsche, Haushalt, Transport, Telefonieren, Umgang mit Geld und mit

Medikamenten. Frauen erreichen meist höhere Werte als Männer. Bei der Auswertung wird lediglich entschieden, ob die Aufgabe bewältigt werden kann oder nicht, d. h., es wird entweder 1 Punkt oder es werden 0 Punkte vergeben. Die maximale Punktzahl ist 8.

1.7.5 Kognitives Assessment

Ein geriatrisches Assessment muss stets auch die Kognition überprüfen; das gilt in besonderem Maße für alterstraumatologische Patienten. Kognitive Einschränkungen finden sich bei vielen alterstraumatologischen Patienten, sei es in Form einer vorbestehenden Demenz, in Form eines Delirs (akuter Verwirrtheit) oder auch in einer Kombination von beidem. Einschränkungen der Kognition erhöhen die Sturzgefahr älterer Patienten; ein Delir nach einem Sturz oder einer Operation verzögert die Wiedereingliederung des Patienten in den Alltag und korreliert mit einer schlechteren Gesamtprognose [6].

Ein kognitives Assessment ist an bestimmte **Voraussetzungen** gebunden. So ist vor Testbeginn nach Einschränkungen des Sehens und des Hörens zu fahnden, erforderliche Hilfsmittel wie Hörgeräte und Brille sind einzusetzen. Motorische Einschränkungen wie Paresen oder Frakturen, das vorbestehende Bildungsniveau sowie Sprachkenntnisse (bei Personen ohne Deutsch als Muttersprache) müssen bei der Auswertung der Tests ebenfalls berücksichtigt werden. Grundsätzlich müssen kognitive Tests in einem ruhigen Raum und ohne Störung durchgeführt werden.

Als orientierender Test zur Ermittlung der Kognition eignet sich der sog. Uhrentest [13]. Dabei wird der Patient aufgefordert, in einen vorgegeben Kreis die 12 Ziffern einer Uhr einzutragen. Bei der Auswertung wird die Verteilung der Ziffern auf die 4 Quadranten des Uhrkreises beurteilt.

International besonders weite Verbreitung gefunden hat der MMST nach Folstein [5]. Der Test vergibt maximal 30 Punkte zu den Bereichen Orientierung, Gedächtnis, Aufmerksamkeit, Sprache, Rechnen und Visukonstruktion. Bei 24 Punkten und weniger besteht der Verdacht auf eine Demenz. Die einfache Durchführung innerhalb von 10–15 Minuten, die hohe Spezifität und Sensivität sowie eine orientierende Schweregradeinteilung machen den MMST zu einem besonders weitverbreiteten Test in der Geriatrie und darüber hinaus.

Weitere Tests zur Erfassung der Kognition sind der DemTect [7], der eine höhere Sensivität für geringfügige kognitive Störungen als der MMST aufweist, sowie das Montreal-Cognitive-Assessment (MoCA) [9], bei dem – ähnlich wie beim MMST – maximal 30 Punkte erreicht werden können. Bei 25 Punkten und weniger besteht der Verdacht auf eine kognitive Einschränkung.

Alterstraumatologische Patienten sind in besonderer Weise gefährdet, eine **akute Verwirrtheit** (Delir) zu erleiden. Zur Diagnose eines Delirs kann die Konfusion-Assessment-Methode (CAM) herangezogen werden. Dieses Assessment-Instrument überprüft folgende 4 Bereiche:

- akuter Beginn oder fluktuierender Verlauf (obligates Kriterium)
- Störungen der Aufmerksamkeit (obligates Kriterium)
- Desorganisiertheit des Denkens
- quantitative Bewusstseinsveränderung

Ein Delir liegt vor, wenn beide obligaten Kriterien und mindestens eines der beiden anderen Kriterien erfüllt ist.

1.7.6 Weitere Assessment-Bereiche

Die große Prävalenz von **depressiven Störungen** unter alterstraumatologischen Patienten lässt ein Assessment auch in diesem Bereich sinnvoll erscheinen. Hinweise auf eine Depression unter älteren Patienten liefert die geriatrische Depressionsskala nach Yesevage [14]. Die 15 Fragen dieses Tests lassen sich auch bei leichten kognitiven Störungen beantworten.

M!

Merke

Da dieser Test einige Aspekte nicht umfasst, auf die sich die Diagnose einer depressiven Episode stützt, kann er die übliche ärztliche Depressionsdiagnostik nicht ersetzen. Die kürzere Version der geriatrischen Depressionsskala, die nur 4 Fragen umfasst, klassifiziert andere Patienten als depressiv als die übliche 15-Item-Version [1].

Auch eine **Malnutrition** – bestehend oder im Verlauf drohend – ist ein häufiges Problem alterstraumatologischer Patienten. Sie geht mit einer schlechteren Prognose einher. Wenn man sich gegen eine routinemäßige Ernährungsintervention alterstraumatologischer Patienten entscheidet, können Screening-Tests oder ausführlichere Untersuchungen Hinweise auf eine Malnutrition geben. Besonders einfach durchführbar und im akutmedizinischen Kontext sinnvoll ist das Mini-Nutritional-Risk-Screening. Es umfasst lediglich 4 Punkte (Body Mass Index [BMI] < 20,5 kg/m^2, Gewichtsverlust während der letzten 3 Monate, verminderte Nahrungszufuhr in der vergangenen Woche, schwere Erkrankung). Wird nur ein Punkt bejaht, liegt weiterer Untersuchungs- und oft Interventionsbedarf vor.

Besonders gut validiert und gerade unter älteren Menschen vielfach eingesetzt ist das Mini Nutritional Assessment. Es existiert ein Kurz- und eine Langversion, die zuverlässige Rückschlüsse auf die Ernährungssituation älterer Patienten erlauben. Der Test wurde von der Firma Nestlé entwickelt und steht kostenfrei in vielen Übersetzungen im Internet zur Verfügung (www.mna-elderly.com).

Auf den Punkt gebracht

Ein geriatrisches Assessment muss Bestandteil jeglicher alterstraumatologischer Basisdiagnostik sein. Bei den geringen Kosten des Assessements, der hohen Aussagekraft und der guten Evidenz für den Nutzen für den Patienten ist eine alterstraumatologische Behandlung ohne ein Assessment unvollständig.

Literatur

[1] Amadori K, Hermann E, Püllen R. Comparison of the 15-item Geriatric Depression Scale (GDS 15) and the GDS 4 during screening for depression in an in-patient geriatric patient group. J Am Geriatr Soc 2011; 59: 171–2

[2] Cameron ID, Aggar C, Robinson AL et al. Assessing and helping carers of older people. BMJ 2011; 343: d5 202

[3] Close JCT, Lord ST. Fall assessment in older people. BMJ 2011; d5 153, DOI: 10.1136

[4] Ellis G, Whitehead MA, O'Neill D et al. Comprehensive geriatric assessment for older adults admitted to hospital (Review). The Cochrane Library 2011; 7: CD006 211

[5] Folstein MF, Folstein SE, McHugh PR. Mini-mental state. A practical method for grading the cognitive state of patients for the clinician. J Psychiatr Res 1975; 12(3): 189–198

[6] Inouye SK, Westendorp RGJ, Saczynski JS. Delirium in elderly people. Lancet 2014; 383(9 920): 911–22

[7] Kessler J, Calabrese P, Kalbe E et al. DemTect. Ein neues Screening-Verfahren zur Unterstützung der Demenzdiagnostik. Psycho 2000; 6: 343–347

[8] Kompetenzzentrum Geriatrie. Im Internet: http://www.kcgeriatrie.de; Stand: 30.10.2014

[9] Nasreddine ZS, Phillips NA, Bédirian V et al. MoCA: a brief screening tool for mild cognitive impairment. J Am Geriatr Soc 2005; 53(4): 695–699

[10] Nestlé Nutrition Institute. MNA Forms. Im Internet: http://www.mna-elderly.com; Stand: 11.08.2015

[11] Rubenstein, LZ, Rubenstein LV. Multidimensional Geriatric Assessement. In: Fillit HM, Rockwood K, Woodhouse K, eds. Brooklehurst's Textbook of Geriatric Medicine and Gerontolgy. 7th ed. Saunders Elsevier: Philadelphia; 2010: 211

[12] Stuck AE, Iliffe S. Comprehensive geriatric assessment for older adults. BMJ 2011; 343: d6 799

[13] Watson YI, Arfken CL, Birge SJ. Clock completion: an objective screening test for dementia. J Am Geriatr Soc 1993; 41: 1235–1240

[14] Yesevage JA, Brink TL, Rose TL et al. Development and validation of a geriatric depression screening scale: a preliminary report. J Psychiatr Res 1982; 39: 37–49

1.8 Perioperative Versorgung

G. Röhrig, H. Kunter

1.8.1 Präoperative Maßnahmen

Risikoeinschätzung

Im physiologischen Alterungsprozess kommt es zu zahlreichen Reduktionen in den Organfunktionen. Für die Einschätzung des individuellen operativen Risikos spielen besonders die kardiovaskulären und respiratorischen Veränderungen eine zentrale Rolle. Aber auch die Reduktion der Leber- und Nierenfunktion beeinträchtigt besonders die Medikamentendosierung, insbesondere die der Anästhetika. Zur Einschätzung der Zumutbarkeit der Größe des operativen Eingriffs muss ebenfalls die möglicherweise reduzierte Immunantwort durch Veränderungen im T- und B- Zellsysteme sowie der Makrophagen in Betracht gezogen werden [14].

Unter Berücksichtigung dieser Kenntnisse muss die Kernfrage gestellt werden: Überwiegt der **Nutzen einer Operation** für den hochaltrigen Patienten?

Die Komplikationsrate alterstraumatologischer Patienten ist höher als bei jüngeren Patienten [29]. Besonders risikobehaftet sind alterstraumatologische Notfallpatienten, aber auch Patienten mit einer relevanten Anämie, einer Leukozytose, einer ASA-Klassifikation von 4 (ASA: American Society of Anesthesiologists) und palliative Patienten weisen eine erhöhtes Letalitätsrisiko auf [18]. Vor diesem Hintergrund ist eine Risikostratifizierung unabdingbar.

Die bei jüngeren Patienten gut einsetzbaren Risiko-Scores kommen beim multimorbiden geriatrischen Patienten sehr schnell an ihre Grenzen, da sie vor allem einen organzentrierten und damit eindimensionalen Fokus haben [7]. Die multifunktionellen Einschränkungen eines multimorbiden und polymedizierten geriatrischen Patienten werden mit diesen Score-Systemen nicht ausreichend erfasst, was zu einer Untertriagierung führt. Der ergänzende Einsatz von Elementen des multidimensionalen geriatrischen Assessments im perioperativen Setting ermöglicht hingegen eine **individuelle Risikoprädiktion** ebenso wie die Erfassung von Ressourcen auf kognitiver und funktioneller Ebene.

In den letzten Jahren konnte im Rahmen einer ganzen Reihe wissenschaftlicher Untersuchungen gezeigt werden, dass der ergänzende Einsatz von geriatrischen Assessment-Instrumenten einen hohen prädiktiven Wert hat in Bezug auf den postoperativen Verlauf alterstraumatologischer Patienten. Die Leitlinien des American College of Surgeons (ACS) empfehlen seit 2012 sogar ausdrücklich einen interdisziplinären Ansatz unter Berücksichtigung des multidimensionalen geriatrischen Assessments bei der Behandlung alterstraumatologischer Patienten [1].

Indikationsstellung

Die Besonderheit in der Indikationsstellung besteht in der möglichen **Verschiebung der Indikationsstärke.** Zu einer Verschiebung von einer absoluten hin zu einer relativen OP-Indikation kann es durch folgende Faktoren kommen [44]:

- kurze verbleibende Lebenserwartung (**Cave:** aktuelle Lebenserwartung einer 85-jährigen Frau: 6,3 Jahre) [65]
- hohes Operationsrisiko
- individueller Wunsch des Patienten und/oder seiner Familie
- inkurables Grundleiden, in Bezug auf Tumor- und chronische Erkrankungen

Eine weitere besondere Schwierigkeit stellt die relative oder sogar elektive Indikation zur OP dar. Hier müssen besonders die erhöhten Risiken und der Nutzen für den Patienten abgewogen werden (z. B. Operationen bei degenerativen Schädigungen des Bewegungsapparats: Gelenkersatz- ober Wirbelsäulenoperationen).

Ist die absolute OP-Indikation gestellt, spielt bei den hochaltrigen Patienten eine zeitliche **Dringlichkeit** eine zentrale Rolle: Da der gebrechliche alte Patient die altersphysiologischen Veränderungen (S.86) aufweist, ist sein Kompensationspotenzial für eine längerfristige Immobilisierung (Folge: kardiopulmonale Komplikationen) und eine prolongierte Hospitalisierung (Folge: Steigerung der Infektrate) deutlich reduziert.

Eine **Notfallindikation** wird zur akuten Gefahrabwehr oder Symptomlinderung gestellt. Nach Ansicht der Autoren muss in dieser Situation analysiert werden, ob eine kurzfristige Verbesserung der kardiovaskulären, respiratorischen oder metabolischen Veränderungen vorgenommen werden kann. Sollte kein Optimierungspotenzial dieser Veränderungen bestehen, überwiegt das Risiko einer prolongierten Bettlägerigkeit und der daraus resultierenden Komplikationen für die Patienten.

Cave

Aufgrund der reduzierten Kompensationsmechanismen ist der Eingriff beim hochaltrigen Patienten immer ein zeitlich dringlicher.

Ein Nichtdurchführen einer Operation sollte nur dann erfolgen, wenn der Operateur dies als maximalen Nutzen für den Patienten ansieht. Dieses Vorgehen lässt sich auch mit dem hippokratischen Prinzip des „Nichtschadens" und den aktuellen Aspekten der Medizinethik im Sinne der Patientenautonomie [8] in Einklang bringen.

Risikoeinschätzung des operativen Eingriffs

In Abhängigkeit des allgemeinen Risikoprofils muss das geeignete operative Verfahren ermittelt werden. Dabei sollte dem hochaltrigen Patienten so wenig wie möglich, aber so viel wie nötig Chirurgie zugemutet werden.

Die sog. **„Single Shot Surgery"** steht als Leitfaden im Vordergrund.

Das bedeutet, dass eine wohlmöglich vordergründig umfangreichere Operation nachhaltig zu einem besseren Ergebnis führt. Dies lässt sich dadurch erklären, dass Teilbelastungen, komplexe Verbände oder Orthesen vermieden werden können. Beispiele hierfür sind übungsstabile inverse Schulterprothesen, belastungsstabile Sprunggelenksarthodesen sowie Knie- und Hüftgelenksprothesen.

Merke

- Eine adäquate Risikoeinschätzung alterstraumatologischer Patienten verlangt neben den klassischen (organbezogenen) Risiko-Scores die Ergänzung durch Elemente des multidimensionalen geriatrischen Assessments.
- Die Risikoeinschätzung sollte interdisziplinär erfolgen und therapeutische Konsequenzen haben.
- Die zeitliche Dringlichkeit der Operation sollte vom Optimierungspotenzial des Patienten abhängig gemacht werden.
- Bei der Verfahrenswahl ist eine einmalige (Single Shot), definitive operative Lösung anzustreben.

Delir-Prävention

Zur Therapie des Delirs s. Kap. Delir-Behandlung.

Delir hat bei älteren Patienten eine hohe Prävalenz und kann sich klinisch sowohl in einer hypoaktiven Form (29 %) manifestieren als auch in einer hyperaktiven Form (21 %), einer Mischform (43 %) oder auch ganz ohne psychomotorische Veränderungen (7 %) [49]. Gemäß Diagnostic and Statistical Manual of Mental Disorders (DSM-V) ist das Delir definiert als eine sich innerhalb kurzer Zeit entwickelnde Aufmerksamkeitsstörung mit Änderung der Kognition, die nicht allein durch eine kognitive Einschränkung bzw. präexistente Demenz erklärt werden, jedoch mit einem unmittelbaren Auslöser (operativer Eingriff, Medikation, Infektion etc.) in Verbindung gebracht werden kann [3].

- Aufmerksamkeit und Bewusstsein sind bei Depressionen oder demenziellem Syndrom nicht gestört [20].
- Im Vergleich zur hyperaktiven Form des Delirs sind bei einer Psychose die Symptome bruchstückhaft und fluktuierend [43].

Das **rechtzeitige Erkennen** eines Delirs ist für den gesamten Krankheitsverlauf von großer Bedeutung. Als Screening-Instrument für das Vorliegen eines Delirs hat sich die CAM etabliert, die für Patienten im Alter > 65 Jahre entwickelt wurde [32]. Die CAM berücksichtigt folgende Punkte [19]:

- plötzliches Auftreten
- wechselnder Verlauf
- Aufmerksamkeitsstörung
- Verwirrtheit

Besonders bei **chirurgischen Interventionen** hat das Delir eine hohe Prävalenz von bis zu 60 %. Aufgrund des negativen Einflusses auf den gesamten Krankheitsverlauf des betroffenen Patienten und der schwierigen und überwiegend empirischen Behandlung des Delirs ist eine adäquate Prävention wünschenswert.

Da sich die Umsetzung nicht pharmakologischer Therapieansätze im klinischen Alltag oft als kompliziert erweist, wurden in den letzten Jahren im Rahmen wissenschaftlicher Untersuchungen unterschiedliche Substanzen geprüft hinsichtlich der Möglichkeit, das Auftreten eines Delirs zu vermindern [25]. So konnte in einer kleineren Studie gezeigt werden, dass Haloperidol präoperativ intravenös verabreicht bei Patienten mit hohem Delir-Risiko, einer Alkoholanamnese oder einer vorbekannten Demenz eine deutlich geringere Delir-Inzidenz aufwies [9]. Eine große radomisierte, placebokontrollierte Studie zeigt wiederum bei der Therapie von 430 Patienten mit 3-mal 0,5 mg Haloperidol eine gleiche Inzidenz, bei Verkürzung der Dauer des Delirs (Mittel 6,5 Tage) sowie einer Verkürzung des stationären Aufenthalts (Mittel 5,5 Tage) [35]. Auch für Olanzapin und Risperidon konnten vergleichbare Effekte bei präoperativer Verabreichung gezeigt werden [55], [39]. Eine delirpräventive Wirkung durch die präoperative Einnahme von Melatonin wurde in 2 unabhängigen Studien nachgewiesen [2], [66].

Doch trotz vielversprechender Ansätze kann bis heute keine allgemeine Empfehlung für eine medikamentöse Delir-Prophylaxe ausgesprochen werden. Vielmehr gilt es, auf der Basis eines multidimensionalen geriatrischen Assessments Patienten mit Risikofaktoren für ein Delir zu selektionieren. Zu diesen **Risikofaktoren** gehören u. a. [16], [4]:

- Alter > 75 Jahre
- Volumenmangel
- Schmerzen
- vorbestehende kognitive Defizite
- inflammatorische Prozesse
- Störungen des Blutzucker- oder Elektrolythaushalts
- Komorbiditäten

Eine Reduktion des Delir-Risikos um 30–40 % zeigen **interprofessionelle Präventionsmaßnahmen** [33] (▶ Tab. 1.30).

Tab. 1.30 Interprofessionelle Präventionsmaßnahmen (Quelle: [62]).

Aspekt	Maßnahmen
Selbst- und Umweltwahrnehmung fördern	Brille, Hörgeräte
Födern der Kommunikation	Kommunikationshilfsmittel Block, Alphabet
Fördern der Orientierung	Uhr und Kalender im Blickfeld positionieren
Schmerzbehandlung und Schmerzerfassung	Visual Analog Scale Score < 3
ausreichende Sauerstoffversorgung	O_2/Atemtherapie nach Bedarf, SpO_2 > 92 %
Ausgleichen des Nährstoffhaushalts	Substitution von Elektrolyten nach Bedarf, Überwachung der Nahrungs- und Flüssigkeitsaufnahme
Fördern eines normalen Schlaf-Wach-Rhythmus	Nachtruhe einhalten, Einschlafhilfen
Vermeidung von Infektionen und Fieber	überflüssige Katheter entfernen, Kontrolle aller Einstichstellen, Behandeln von Fieber und Ausgleich von Flüssigkeitsverlusten
Mobilität/Frühmobilisation	Mobilisation so früh und häufig wie möglich
Sowie: Miteinbezug und Information der Angehörigen!	

Durch Berücksichtigung von Risikofaktoren, z. B. bei der Wahl der Anästhesie, und ggf. mögliche präoperative Korrektur von Risikofaktoren (z. B. Volumensubstitution, Analgesie, Ausgleich entgleister Elektrolyt- und Glukosespiegel, Ausgleich eines Ernährungsdefizits) kann eine nicht medikamentöse Prophylaxe erfolgreich durchgeführt werden.

Merke M!

- Eine medikamentöse Delir-Prophylaxe kann aufgrund zu dünner Datenlage nicht generell empfohlen werden.
- Interprofessionelle Delir-Prävention zeigt die deutlichste Reduktion der Inzidenz.
- Das individuelle Delir-Risiko sollte auf der Basis des multidimensionalen geriatrischen Assessments erfasst werden.
- Nicht medikamentösen Prophylaxemaßnahmen ist der Vorzug zu geben.

Anämieprävention

Anämie hat im Alter eine hohe Prävalenz [22], [26] und gilt als Risikofaktor für erhöhte Mortalität und Morbidität [71], [59], [6], [36]. Eine präoperativ vorliegende Anämie bei älteren Patienten ist mit postoperativ eingeschränkter Funktionalität ebenso wie mit erhöhten peri- und postoperativen Komplikationen und einer gesteigerten Transfusionsrate verbunden [34], [45], [24].

Bis heute gibt es keine einheitlichen Leitlinien für ein **standardisiertes perioperatives „Blood Management“** bei alterstraumatologischen Patienten. Hinsichtlich der transfusionsassoziierten Komplikationen und steigenden Kosten wurde in einzelnen Untersuchungen die Effektivität von zurückhaltendem versus großzügigem Transfusionsverhalten geprüft [12], [13], [53]. Dabei zeigte sich, dass auch bei älteren, multimorbiden Patienten ein zurückhaltendes, symptomorientiertes Transfusionsverhalten keinen Einfluss auf den postoperativen Verlauf hatte [53].

Als alternativer Ansatz zur Bluttransfusion wurde in den letzten Jahren vermehrt der präoperative Einsatz von **Eisenpräparaten** zur Anämieprävention geprüft. Während der präoperative Einsatz oraler Eisenpräparate kontrovers diskutiert wird [37], [52], besteht hinsichtlich der Effektivität präoperativ intravenös verabreichter Eisenpräparate Einigkeit, besonders auch hinsichtlich des verminderten Transfusionsbedarfs [58], [46], [63], [15]. Der noch immer praktizierte perioperative Einsatz einer oralen Eisensubstitution hat sich als ineffektiv erwiesen [38]. Hier kann ein Zusammenhang mit Hepcidin vermutet werden. Dieses Schlüsselhormon der menschlichen Eisenhomöostase ist als Akute-Phase-Protein nach operativen Eingriffen erhöht [51], kann auf diese Weise eine enterale Eisenresorption hemmen und so eine orale Eisensubstitution ineffektiv werden lassen. Ein ähnlicher Zusammenhang konnte bei geriatrischen Patienten mit chronischer Niereninsuffizienz gezeigt werden [56].

Vor diesem Hintergrund lassen sich folgende Schlussfolgerungen ziehen:

Tipp

- Ein präoperative Anämie beim alterstraumatologischen Patienten sollte ausgeglichen werden.
- Bluttransfusionen sollten nur symptomorientiert verabreicht werden.
- Eine präoperative intravenöse Eisensubstitution sollte erwogen werden.

Gerinnungsmanagement

Während es von den verschiedenen Fachgesellschaften Empfehlungen zum Umgang mit Antikoagulanzien bei elektiven Eingriffen gibt [60], fehlen solche Empfehlungen bis heute jedoch im Bereich der Hüftfrakturen. Das Lebenszeitrisiko für eine Hüftfraktur im Alter > 50 Jahren liegt um 12 % [31]. Bei den meisten Patienten mit Hüftfraktur erfolgt während der postoperativen Zeit der eingeschränkten Mobilisation eine Thromboseprophylaxe, wobei jedoch > 50 % dieser Patienten bereits zum Zeitpunkt der operativen Intervention aus anderen Gründen unter einer laufenden Antikoagulation stehen [11].

Am Tiroler Zentrum für Altersfrakturen wurde speziell für alterstraumatologische Patienten mit Hüftfraktur und vorbestehender Antikoagulation ein **Algorithmus zum perioperativen Gerinnungsmanagement** entwickelt, mit dem Ziel einer Minimierung des perioperativen Blutungsrisikos unter gleichzeitiger Berücksichtigung der internistischen Grunderkrankungen [70]. In Abhängigkeit vom individuellen Thromboembolierisiko, eingeschätzt auf der Basis z. B. des $CHADS_2$-Scores [41], kann bei oralen Antikoagulanzien die Medikation entweder fortgesetzt werden oder es erfolgt eine Umstellung („Bridging“) auf Heparin. Patienten mit einer laufenden Therapie eines der neueren oralen Antikoagulanzien wie Fondaparinux, Rivaroxaban oder Dabigatran benötigen einen mindestens 24-stündigen Abstand des operativen Eingriffs zur letzten Gabe. In Abhängigkeit vom individuellen Risiko werden Thrombozytenaggregationshemmer abgesetzt oder fortgesetzt, wobei insbesondere bei einer dualen Thrombozytenaggregationshemmung ein interdisziplinäres Vorgehen mit der Kardiologie empfohlen wird.

Merke

Durch ein risikostratifiziertes perioperatives Gerinnungsmanagement können operative Interventionen zeitnah durchgeführt und Liegezeiten verkürzt werden, womit dem geriatrischen Komorbiditätsspektrum angemessen Rechnung getragen wird.

Prävention von Mangelernährung

Die Prävalenz der Mangelernährung ist unter geriatrischen Patienten mit 30–39 % hoch [67]. Die Tatsache, dass 42,1 % aller chirurgischen Patienten > 65 Jahre alt sind, jedoch nur in 6,3 % der chirurgischen Abteilungen ein standardisiertes Ernährungs-Sreening eingesetzt wird [10], unterstreicht den Handlungsbedarf [61].

Gemäß Leitlinien der Deutschen und Europäischen Gesellschaften für Ernährungsmedizin (DGEM: Deutsche Gesellschaft für Ernährungsmedizin e. V.; ESPEN: European Society for Nutrition and Metabolism) hat eine **ernährungstherapeutische Betreuung** von chirurgischen Patienten das Ziel, einerseits das Entstehen von Unterernährung zu verhindern bzw. zu behandeln und andererseits einen ausreichenden Ernährungsstatus zu erhalten. Dieses Ziel wird durch Erkenntnisse gestützt, denen gemäß ein ausreichender Ernährungsstatus einen **präventiven Einfluss** auf die Entstehung von Dekubitalulzera [30] und die Delir-Prävalenz [68] ausübt. Ebenso wurde ein Zusammenhang zwischen einem ausreichenden Glutaminspiegel und einer reduzierten Infektionsrate bei chirurgischen Patienten gesehen [47]. Eine rechtzeitige, präoperative Erfassung des Ernährungsstatus durch validierte Screening-Instrumente ist daher von großer Bedeutung.

Empfohlen wird der Einsatz des Nutritional Risk Screening (NRS) und des Subjective Global Assessment (SGA) sowie für alterstraumatologische Patienten der Einsatz des Mini Nutritional Assessment (MNA) oder der NRS [5]. Liegt eine Mangelernährung vor, sollte nach Leitlinien von DGEM und ESPEN ein operativer Eingriff zugunsten einer Stabilisierung des Ernährungszustands um 7–10 Tage verschoben werden [69]. Doch auch Patienten ohne Mangelernährung sollten eine künstliche Ernährung erhalten, wenn absehbar ist, dass sie mehr als 7–14 Tage keine bzw. nur eine unzureichende Nahrungszufuhr (< 60–80 % des Bedarfs) aufweisen werden [69].

Im Gegensatz zur tradierten Ansicht, eine postoperative Nahrungszufuhr dürfe erst nach Auskultation der Darmgeräusche und Defäkation erfolgen, empfehlen die Leitlinien heute, auf eine längere Nüchternphase vor und nach einem operativen Eingriff zu verzichten [69] und möglichst früh mit einer bevorzugt enteralen Ernährung zu beginnen. Eine Ausnahme bilden nur Patienten mit einer absoluten Kontraindikation wie enterale Passagestörungen. Hier kommt bevorzugt der parenterale Ernährungsweg zum Einsatz.

Cave

Grundsätzlich sollte auch das Risiko eines Refeeding-Syndroms nach langer Nahrungskarenz bzw. unzureichender Nährstoffzufuhr immer berücksichtigt werden, um organische oder hämatologische Komplikationen wie Herzrhythmusstörungen oder Zytopenien zu verhindern [57].

1.8.2 Postoperative Maßnahmen

Allgemein

Unmittelbar postoperativ muss das intraoperativ begonnene Wärmemanagement der Patienten fortgeführt werden, da das Auskühlen besonders bei hochaltrigen Patienten die Komplikationsrate massiv erhöht [54].

Die sofortige **Wiedereingliederung in einen gewohnten Lebensrhythmus** ist das erste postoperative Ziel. Zur Vermeidung der postoperativen Bewusstseinseinschränkungen erhalten die operierten hochaltrigen Patienten sämtliche Hilfsmittel (Zahnprothesen, Brille, Hörgerät) schon im Aufwachraum zurück. Dazu sollte eine Uhr sichtbar für den Patienten sein. Intensivmedizinische Interventionen mit massiver Einschränkung des Tag-Nacht-Rhythmus sollten möglichst vermieden werden [27]. Schnell sollten die Patienten in das gleiche Stationszimmer mit dem gewohnten Umfeld und den regelmäßigen Abläufen wie Visiten und Mahlzeiten zurückgeführt werden.

Mobilisierung

Näheres hierzu s. Kap. Mobilisierung.

Schmerztherapie

Zur Bekämpfung eines postoperativen Schmerzes in der Alterstraumatologie kommt man in den meisten Fällen nicht um den Einsatz von Analgetika herum. Eine ausreichende Schmerzbehandlung ist wesentliche Voraussetzung für die **Delir-Prophylaxe** als auch für eine **effektive Mobilisation.** Grundsätzlich eignet sich das etablierte dreistufige WHO-Modell der Schmerztherapie auch beim älteren Patienten, doch gilt es hier einige Besonderheiten zu beachten: So können NSAR und COX-2-Inhibitoren als **Stufe-I-Analgetika** eine vorbestehende chronische Niereninsuffizienz verschlechtern und zudem wegen ihrer gastrointestinalen und kardivaskulären Nebenwirkungen problematisch werden.

Bei den mittelstarken **Stufe-II-Analgetika** wie Tramadol oder Codein besteht neben der unerwünschten emetogenen Wirkung auch die Gefahr eines Ceiling-Effekts, der eine Dosissteigerung sinnlos werden lässt. Ein frühzeitiger Einstieg bei den opioiden **Stufe-III-Analgetika** kann daher bei starken Schmerzen vorteilhaft sein. Allerdings müssen hier die altersphysiologische Abnahme der renalen und hepatischen Elimination ebenso berücksichtigt werden wie die Abnahme von Plasmaproteinen und die altersphysiologische relative Zunahme von Fettgewebe, da Opiate durch ihre Lipophilität einen verzögerten Abbau aufweisen. Dies muss besonders bei transdermalen Applikationen bei adipösen Patienten berücksichtigt werden. Der Einsatz von Opiaten kann das Sturzrisiko erhöhen, das durch einen verzögerten Abbau noch verstärkt werden kann. Feste zeitliche Einnahmeschemata sind unabdingbar.

Hydromorphon ist ein gut verträgliches Opiat unter geriatrischen Patienten, da es zum einen eine geringe Plasmaeiweißbindung aufweist und zum anderen cytochromunabhängig metabolisiert wird, was die Gefahr von Interaktionen mit anderen Medikamenten mindert [23]. Es kann als Retardtablette 2-mal täglich in definierten Zeitabständen oral verabreicht werden, um einen ausreichenden Wirkspiegel zu erhalten. Generell gilt: Midazolam und Fentanyl vermeiden, da Hydromorphon weniger mit Delirien vergesellschaftet ist [50].

Zur Bekämpfung von Schmerzspitzen sollten ebenfalls Stufe-III-Analgetika zum Einsatz kommen, wobei jedoch zu beachten ist, dass das gleiche Opiat zum Einsatz kommt wie in der Basismedikation, um partiell antagonistische Effekte zu vermeiden.

Eine Begleitmedikation zur Behandlung der opiatassoziierten Obstipationsneigung ist angeraten.

Die Indikation zur Fortsetzung der Schmerztherapie sollte während des stationären Verlaufs regelmäßig durch visuelle oder numerische **Schmerzskalen** überprüft und die Schmerzmedikation entsprechend angepasst werden, um eine unkontrollierte Dauermedikation zu vermeiden.

M!

Merke

- Bei der analgetischen Einstellung des älteren Traumapatienten gilt es, altersphysiologische, vor allem metabolische Veränderungen zu berücksichtigen.
- Die Indikation zur Fortsetzung der Schmerztherapie muss durch regelmäßige Kontrollen auf der Basis von Schmerzskalen überprüft werden und die Medikation ggf. angepasst werden.

Osteoporosetherapie

Generell wird die Vermeidung der Immobilisierung in den Vordergrund gestellt. Muskelkraft und Koordination werden gemäß den Leitlinien aus 2014 durch regelmäßige, risikobewusste und dem funktionellen postoperativen Zustand angepasste körperliche Aktivität gefördert. Die **sofortige postoperative Mobilisierung** steht dabei klar im Vordergrund. Medikamentös erhalten alle Patienten gemäß den DVO-Leitlinien (DVO: Dachverband Osteologie e. V.) von 2 014 1000 I.E. Vitamin D pro Tag substituiert. Eine Zufuhr von 1000 mg Kalzium täglich mit der Nahrung als Basistherapie wird in den Ernährungsplan eingearbeitet.

Bei typischen klinischen osteoporotischen Aspekten bei Vorliegen einer proximalen Femurfraktur oder einer Wirbelkörperfraktur kann nach Ansicht der Leitliniengruppe des DVO in Abhängigkeit von der jeweiligen klinischen Gesamtsituation auf eine Knochendichtemessung verzichtet werden und eine spezifische Therapie indiziert sein.

Für den Beginn der medikamentösen, meist antiresorptive Therapie der Osteoporose nach Fraktur sind der aktuellen Literatur und den DVO-Leitlinien von 2014 keine Empfehlungen zu entnehmen [28], [64].

Das eigene Vorgehen besteht aus der Empfehlung zur medikamentösen Therapie, die dann nach Abschluss an die Rehabilitation in der Sprechstunde verordnet wird. Um hier eine Kontinuität in der Therapie zu gewährleisten, ist die Anbindung an ein **Osteologen-Netzwerk** nach Meinung der Autoren unerlässlich.

Delir-Behandlung

Grundsätzlich sollte versucht werden, die Entstehung eines Delirs durch das Erkennen von Risikofaktoren und die Durchführung entsprechender Präventivmaßnahmen zu verhindern (Kap. Delir-Prävention).

Liegt ein Delir vor, so sollte die Therapie dreigleisig fahren [21]:

- kausal
- milieutherapeutisch
- symptomatisch

Die **kausale Therapie** umfasst die Beseitigung der auslösenden Erkrankung bzw. Situation (z. B. Infekt, Schmerz, Exsiccose). Der **milieutherapeutische Ansatz** ist der wichtigste und beruht auf einer Schaffung von Tagesstrukturierung, Orientierungshilfen, klaren räumlichen Strukturen, ruhiger Atmosphäre und Vertrautheit. Dabei spielt neben der Bereitstellung persönlicher Hilfsmittel (z. B. Hörgerät, Brille, Zahnersatz) auch die Anwesenheit vertrauter Personen (Angehörige, Partner) und vertrauter Gegenstände (z. B. Kissen, Fotos, Tonträger) eine wichtige Rolle, da sie dem Patienten helfen, in seine persönliche Welt zurückzufinden. Die Kenntnis biografischer Ereignisse kann zudem wesentlich dazu beitragen, Brücken zu schlagen und auf Ängste und Erregungen des Patienten angemessen zu reagieren. Die globale Betreuung durch das therapeutische Team (Pflege, Therapeuten, Ärzte, Sozialdienst, Seelsorger) in der Geriatrie bildet dafür den idealen, interdisziplinären Rahmen.

Die mit einem Delir oft einhergehenden psychotischen Symptome wie Halluzinationen verlangen teilweise eine vorübergehende medikamentöse **symptomatische Therapie.** Zum Einsatz kommen dabei antipsychotische Neuroleptika. Hier hat vor allem Haloperidol einen hohen Stellenwert, wobei die Gefahr extrapyramidal-motorischer Symptome oder einer QT-Zeit-Verlängerung nicht außer Acht gelassen werden darf. Ist eine eher sedierende Komponente gefragt, können auch Melperon oder Pipamperon zum Einsatz kommen.

Aufgrund der stärker antidopaminergen Wirkung von Haloperidol wird bei deliranten Parkinson-Patienten oder Patienten mit Lewybody-Demenz der Einsatz von Quetiapin empfohlen. Benzodiazepine könnnen bei Alkoholenzugserscheinungen effektiv eingesetzt werden, bergen jedoch das Risiko, ihrerseits ein Delir auszulösen (paradoxe Reaktion). Clomethiazol und Chloraldurat haben wegen negativer Einflüsse auf pulmonale Erkrankungen und eine QT-Zeit-Verlängerung beim geriatrischen Patienten keinen Stellenwert. Der therapeutische Einsatz von Melatonin kann aufgrund zu dünner Datenlage bis heute nicht empfohlen werden [17].

M!

Merke

- Die beste Delir-Therapie ist die Prävention.
- Der Therapieansatz eines Delirs sollte kausal, milieutherapeutisch und symptomatisch sein, wobei der Schwerpunkt bei der nicht medikamentösen Milieutherapie liegt.
- Eine medikamentöse symptomatische Therapie sollte nur vorübergehend erfolgen.

Geriatrische Weiterbehandlung

Im Anschluss an die traumatologische Versorgung ist für den älteren Patienten eine frühzeitige Mobilisation im Rahmen eines holistischen Therapienasatzes sehr wichtig. Ein solcher multidimensionaler Ansatz kann dem Patienten in einer geriatrischen Abteilung geboten werden, wo, basierend auf dem multidimensionalen geriatrischen Assessment, ein individueller, dem Komorbiditätsspektrum und den Ressourcen angepasster Therapieplan im therapeutischen Team erarbeitet wird.

In **Abhängigkeit vom postoperativen Allgemeinzustand** stehen dem Patienten die Möglichkeiten einer akutgeriatrischen Frührehabilitation (gemäß §§ 108/109 SGB V), einer geriatrischen Rehabilitation (gemäß § 111 SGB V) oder eine teilstationäre tagesklinische Versorgung zur Verfügung. Die Entscheidung darüber, welche der 3 Optionen sich für den betrachteten Patienten am ehesten eignet, sollte interdisziplinär zwischen Geriater und Traumatologe erfolgen. Während es sich bei der akutgeriatrischen Frührehabilitation um eine Krankenbehandlung im Akutkrankenhaus handelt und die Einholung einer Kostenzusage durch den Kostenträger im Vorfeld nicht notwendig ist, wird dies bei einer geriatrischen Rehabilitation hingegen verlangt.

Als **Kriterien** für die Entscheidung, welche Form der Weiterbehandlung im individuellen Fall passend erscheint, werden die Ergebnisse des multidimensionalen geriatrischen Assessments herangezogen. Neben einer Einschätzung der kognitiven Fähigkeiten, ist besonders die Einschätzung der Alltagstauglichkeit auf der Basis des BI [42] von Bedeutung. Es gibt zwar keinen allgemeingültigen Cut-off-Wert, der die Entscheidung für akutgeriatrische Frührehabilitation von der für die geriatrische Rehabilitation trennt, doch lässt ein BI von < 40 Punkten auf so viel Unterstützungsbedarf bei den Verrichtungen des täglichen Lebens schließen, dass ein solcher Patient in einer geriatrischen Rehabilitationseinrichtung überfordert wäre.

In einer akutgeriatrischen Einrichtung liegt der Schwerpunkt zu gleichen Teilen bei der medizinischen, pflegerischen und therapeutischen Versorgung, während die Patienten in einer geriatrischen Rehabilitationseinheit weniger medizinische und pflegerische Unterstützung benötigen und der Schwerpunkt demzufolge auf der rein therapeutischen Ebene liegt. Die Betreuung in einer geriatrischen Tagesklinik setzt voraus, dass der betreffende Patient einen Grad der Selbstständigkeit erreicht hat, der es ihm ermöglicht, morgens durch einen Fahrdienst abgeholt und nachmittags wieder heimgebracht zu werden und sowohl Nächte als auch Wochenenden zu Hause zu verbringen.

Merke M!

- Es gibt 3 mögliche Formen der geriatrischen Weiterbehandlung: akutgeriatrische Frührehabilitation, geriatrische Rehabilitation und teilstationäre geriatrische Tagesklinik.
- Die Entscheidung für eine der 3 Optionen wird vom Allgemeinzustand des Patienten abhängig gemacht, basierend auf der Einstufung durch den BI.

Literatur

[1] ACS NSQIP AGS. Geriatric Guidelines 2012. Im Internet: www.facs.org/quality-programs/acs-nsqip/downloads; Stand: 04.12.2015

[2] Al-Aama T, Brymer C, Gutmanis I, et al. Melatonin decreases delirium in elderly patients: a randomized, placebo-controlled trial. Int J Geriatr Psych 2011; 26(7): 687–694

[3] American Psychiatric Association. Diagnostic and Statistical Manual of Mental Disorders. 5th ed. Washington, DC: American Psychiatric Association; 2013

[4] Ansaloni L, Catena F, Chattat R et al. Risk factors and incidence of postoperative delirium in elderly patients after elective and emergency surgery. Br J Surg 2010; 97(2): 273–80

[5] Bauer JM, Volkert D, Wirth R et al. Diagnosing malnutrition in the elderly. Dtsch Med Wochenschr 2006; 131(5): 223–227.

[6] Beard CM, Kokmen E, O'Brien PC et al. Risk of Alzheimer's disease among elderly people with anemia: population based investigations in Olmsted County, Minjnesota. Ann Epidemiol 1997; 7: 219–224

[7] Beck S, Büchi C, Lauber P et al. Perioperative risk assessment of geriatric patients undergoing noncardiac surgery. Z Gerontol Geriatr 2014; 47(2): 90–4

[8] Bein T, Graf BM. Ethische Fallberatung in der Intensivmedizin. Anaesthesist 2012; 61: 6–13

[9] Boogaard M, van den Schoonhoven L, van Achterberg T et al. Haloperidol prophylaxis in critically ill patients with a high risk for delirium. Crit Care 2013; 17(1): R9

[10] Breuer JP, Langelotz C, Paquet P et al. Perioperative nutrition – a nationwide web-based survey of German surgery departments. Zentralbl Chir 2013; 138(6): 622–629

[11] Bücking B, Bliemel C, Waschnick L et al. Anticoagulation medication for proximal femoral fractures: prospective validation study of new institutional guidelines. Unfallchirurg 2013; 116(10): 909–15

[12] Carson JL, Duff A, Berlin JA et al. Perioperative blood transfusion and postoperative mortality. JAMA 1998; 279(3): 199–205

[13] Carson JL, Terrin ML, Noveck H et al.; FOCUS Investigators. Liberal or restrictive transfusion in high-risk patients after hip surgery. N Engl J Med 2011; 365(26): 2453–62

[14] Colloca G, Santoro M. Age-related physiologic changes and perioperativ management of elderly patients. Surg oncol 2010; 19: 124–130

[15] Cuenca J, García-Erce JA, Muñoz M et al. Patients with pertrochanteric hip fracture may benefit from preoperative intravenous iron therapy: a pilot study. Transfusion 2004; 44(10): 1447–52

[16] De Castro S, Unlü C, Tuynman J et al. Incidence and risk factors of delirium in the elderly general surgical patient. Am J Surg 2014; 208(1): 26–32

[17] Drach LM. Psychopharmacological treatment of delirium in the elderly. Med Monatsschr Pharm 2014; 37(4): 124–31

[18] Duron JJ, Duron E, Dugue T. Risk factors for mortality in major digestiv surgery in the elderly: a multicenter prospective study. Ann Surg 2011; 254: 471–479

[19] Ely EW. Delirium in mechanically ventilated patients: validity and reliability of the confusion assessment method for the intensive care unit (CAM-ICU). JAMA 2001; 286(21): 2703–10

[20] Fricchione GL. Postoperative delirium. Am J Psychiatry 2008; 165(7): 803–12
[21] Frühwald T. Delir – eine klinische Herausforderung in der Geriatrie (2009). Im Internet: http://www.springermedizin.at; Stand: 12.08.2015
[22] Gaskell H, Derry S, Andrew Moore R et al. Prevalence of anaemia in older persons: systematic review. BMC Geriatr 2008; 8: 1
[23] Gensthaler BM. Schmerztherapie – im Alter auf Besonderheiten achten (2006). Im Internet: http://www.pharmazeutische-zeitung.de; Stand: 09.07.2014
[24] Goodnough LT, Shander A. Patient blood management. Anesthesiology 2012; 116(6): 1367–76
[25] Gosch M, Nicholas JA. Pharmacologic prevention of postoperative delirium. Z Gerontol Geriatr 2014; 47(2): 105–9
[26] Guralnik JM, Eisenstaedt RS, Ferruci L et al. Prevalence of anemia in persons 65 years and older in the United States: evidence for a high rate of unexplained anemia. Blood 2004; 104(8): 2263–8
[27] Gurlit S, Möllmann M. How to prevent perioperative delirium in the elderly? Gerontol Geriatr 2008; 41(6): 447–52
[28] Hagino H. Pharmaceutical treatment for patients with hip fracture. Clin Calcium 2010; 20(9): 1394–400
[29] Hamel MB, Henderson WG, Khuri SF et al. Surgical outcomes for patients aged 80 and older: morbidity and mortality from major noncardiac surgery. J Am Geriatr Soc 2005; 53(3): 424–9
[30] Hengstermann S, Fischer A, Steinhagen-Thiessen E, Schulz RJ. Nutrition status and pressure ulcer: what we need for nutrition screening. JPEN J Parenter Enteral Nutr 2007; 31(4): 288–294
[31] Hopkins RB, Pullenayegum E, Goeree R et al. Estimation of the lifetime risk of hip fracture for women and men in Canada. Osteoporos Int 2012; 23(3): 921–7
[32] Inouyé SK, van Dyke C, Alessi C et al. Claryfying confusion: the confusion assessment method. Ann Intern Med 1990; 113: 941–948
[33] Inouyé SK. A multicomponent intervention to prevent delirium in hospitalized older patients. N Engl J Med 1999; 340(9): 669–76
[34] Jans Ø, Jørgensen C, Kehlet H et al.; Lundbeck Foundation Centre for Fast-track Hip and Knee Replacement Collaborative Group. Role of preoperative anemia for risk of transfusion and postoperative morbidity in fast-track hip and knee arthroplasty. Transfusion 2014; 54(3): 717–26
[35] Kalisvaart KJ. Haloperidol prophylaxis for elderly hip-surgery patients at risk for delirium: a randomized placebo-controlled study. J Am Geriatr Soc 2005; 53(10): 1658–66
[36] Kikuchi M, Inagaki T, Shinagawa N. Five-year survival of older people with anemia: variation with hemoglobin concentration. J Am Geriatr Soc 2001; 49(9): 1226–8
[37] Kotzé A, Carter LA, Scally AJ. Effect of a patient blood management programme on preoperative anaemia, transfusion rate, and outcome after primary hip or knee arthroplasty: a quality improvement cycle. Br J Anaesth 2012; 108(6): 943–52
[38] Lachance K, Savoie M, Bernard M et al. Oral ferrous sulfate does not increase preoperative hemoglobin in patients scheduled for hip or knee arthroplasty. Ann Pharmacother 2011; 45(6): 764–70
[39] Larsen KA, Kelly SE, Stern TA et al. Administration of olanzapine to prevent postoperative delirium in elderly joint-replacement patients: a randomized, controlled trial. Psychosomatics 2010; 51(5): 409–18
[40] Larsen KA, Kelly SE, Stern TA et al. Melatonin decreases delirium in elderly patients: a randomized placebo-controlled trial. Int J Geriatr Psychiatry 2011; 26(7): 687–694
[41] Lip GY, Piotrponikowski P, Andreotti F et al.; Heart Failure Association (EHFA) of the European Society of Cardiology (ESC) and the ESC Working Group on Thrombosis. Thromboembolism and antithrombotic therapy for heart failure in sinus rhythm: an executive summary of a joint consensus document from the ESC Heart Failure Association and the ESC Working Group on Thrombosis. Thromb Haemost 2012; 108(6): 1009–22
[42] Mahoney FI, Barthel DW. Functional evaluation: The Barthel index. Maryland State Medical Journal 1965; 21: 61–65
[43] Marcantonio E. Delirium severity and psychomotor types: their relationship with outcomes after hip fracture repair. J Am Geriatr Soc 2002; 50(5): 850–7
[44] Mennigen R. Operationen im hohen Alter. Orthopädie und Unfallchirurgie up2date 2014; 9: 55–68
[45] Müller MM, Fischer D, Stock U et al. Patient blood management – The preoperative patient. Anasthesiol Intensivmed Notfallmed Schmerzther 2014; 49(4): 246–53
[46] Muñoz M, Leal-Noval SR. Restrictive transfusion triggers in major orthopaedic surgery: effective and safe? Blood Transfus 2013; 11(2): 169–71
[47] Novak F, Heyland DK, Avenell A, Drover JW, Su X. Glutamine supplementation in serious illness: a systematic review of the evidence. Crit Care Med 2002; 30(9): 2022–2029
[48] O'Driscoll SW, Giori NJ. Continuous passive motion (CPM): theory and principles of clinical application. Journal of rehabilitation research and development 2000; 37(2): 179–188
[49] O'Keeffe ST, Lavan JN. Clinical significance of delirium subtypes in older people. Age Ageing 1999; 28(2): 115–9
[50] Pandharipande P, Cotton BA, Shintani A et al. Prevalence and risk factors fordevelopment of delirium in surgical and trauma intensive care unit patients. J Trauma 2008; 65(1): 34–41
[51] Park KH, Sawada T, Kosuge T et al. Surgical inflammation induces hepcidin production after abdominal surgery. World J Surg 2012; 36 (4): 800–6
[52] Parker MJ. Iron supplementation for anemia after hip fracture surgery: a randomized trial of 300 patients. J Bone Joint Surg Am 2010; 92 (2): 265–9
[53] Parker MJ. Randomised trial of blood transfusion versus a restrictive transfusion policy after hip fracture surgery. Injury 2013; 44(12): 1916–8
[54] Peterson SD. Geriatric surgery is about disease not age. J R Soc Med 2008; 101: 409–415
[55] Prakanrattana U, Prapaitrakool S. Efficacy of risperidone for prevention of postoperative delirium in cardiac surgery. Anaesth Intensive Care 2007; 35(5): 714–719
[56] Röhrig G, Nobbe C, Weiß V et al. Hepcidin in anaemic geriatric patients with non-dialysis chronic kidney disease (ND-CKD). European Geriatric Medicine 2013; 4: 221–225
[57] Rohrer S, Dietrich JW. Refeeding syndrome: A review of the literature. Z Gastroenterol 2014; 52(6): 593–600
[58] Rowlands M, Forward DP, Sahota O et al. The effect of intravenous iron on postoperative transfusion requirements in hip fracture patients: study protocol for a randomized controlled trial. Trials 2013; 14: 288
[59] Salive ME, Cornoni-Huntley J, Guralnik JM. Anemia and hemoglobin levels in older persons: relationship with age, gender and health status. J Am Geriatr Soc 1992; 40: 489–496
[60] Schlitt A, Jámbor C, Spannagl M et al. Perioperativer Umgang mit Antikoagulanzien und Thrombozytenaggregationshemmern. Dtsch Arztebl Int 2013; 110(31–32): 525–532
[61] Schulz RJ, Maurmann M, Noreik M. Perioperative Ernährungstherapie. Z Gerontol Geriat 2014; 47: 131–135
[62] Schweickert WD. Early physical and occupationaltherapy in mechanically ventilated, critically ill patients: a randomised controlled trial. Lancet 2009; 373(9 678): 1874–1882
[63] Serrano-Trenas JA, Ugalde PF, Cabello LM et al. Role of perioperative intravenous iron therapy in elderly hip fracture patients: a single-center randomized controlled trial. Transfusion 2011; 51(1): 97–104
[64] Seton M. How soon after hip fracture surgery should a patient start bisphosphonates? Cleve Clin J Med 2010; 77(11): 751–5
[65] Statistisches Bundesamt. Periodensterbetafeln. Im Internet: www.destatics.de/DE/ZahlenFakten/GesellschaftStaat/Bevoelkerung/Sterbefaelle/AktuellePeriodensterbetafeln.html
[66] Sultan SS. Assessment of role of perioperative melatonin prevention and treatment of postoperative delirium after hip arthroplasty under spinal anaesthesia in the elderly. Saudi J Anaesth 2010; 4(3): 169–173

[67] Volkert D, Sieber CC. Mangelernährung in der Geriatrie. Aktuel Ernaehr Med 2011; 36: 175–190
[68] Volkert D. Malnutrition in older adults – urgent need for action: a plea for improving the nutritional situation of older adults. Gerontol 2013; 59(4): 328–333
[69] Weimann A, Braga M, Harsanyi L et al. ESPEN Guidelines on Enteral Nutrition: Surgery including organ transplantation. Clin Nutr 2006; 25(2): 224–244
[70] Wendl-Soeldner MA, Moll CWI, Kammerlander C et al. Algorithm for anticoagulation management in geriatric hip fracture patients – Surgeons save Blood. Z Gerontol geriat 2014; 47: 95–104
[71] Zilinski J, Zillmann R, Becker I et al. Prevalence of anemia among older people inpatients and its association with multidimensional loss of function. Ann Hematol 2014; 93(10): 1645–1654

1.9 Grundlegende Aspekte der Arzneimitteltherapie bei älteren Patienten

H. Burkhardt, M. Wehling

1.9.1 Epidemiologische Aspekte

Nach der aktuellen Definition des älteren Menschen gehören zu dieser Bevölkerungsgruppe alle Menschen, die 65 Jahre und älter sind. Von diesen werden auch die meisten verordneten Medikamente eingenommen. Obwohl die Daten zur Medikamentenverordnung und -einnahme aufgrund uneinheitlicher Kategorienbildung und unvollständiger systematischer Erfassung etwas schwanken, kann sicher gezeigt werden, dass die Anzahl der verordneten Medikamentenicht nur insgesamt, sondern auch auf den einzelnen Patienten gesehen, mit zunehmendem Alter ansteigt. Erst in der Gruppe der 80-Jährigen und Älteren wird dann ein Plateau erreicht. ▶ Abb. 1.9 stellt Verordnungszahlen für 2 verschiedene Untergruppen älterer Patienten dar.

Zwangsläufig steigt mit den Verordnungszahlen auch der Anteil derjenigen unter den älteren Patienten, die von einer **Polypharmazie** betroffen sind. Unter Polypharmazie versteht man, obwohl kein eindeutiger Konsens diesbezüglich besteht, die gleichzeitige Einnahme von 5 oder mehr Wirkstoffen. Man kann davon ausgehen, dass zwischen 30 % und 40 % der 70-jährigen und älteren Patienten hiervon betroffen sind.

Diese Polypharmazie beruht natürlich auf dem Zusammentreffen verschiedener chronischer Erkrankungen. Sie spiegelt aber nicht nur die Multimorbidität der Patienten, sondern birgt zusätzliche Probleme durch Interaktionen, zunehmende Therapiefehler oder schlicht aus dem Phänomen heraus, dass sich Nutzen und Risiken nicht gleichsinnig addieren, sondern im ungünstigen Fall die Risiken deutlich stärker zunehmen als der zu erwartende Nutzen.

Cave

Besonders problematisch ist es, über längere Zeit oder sogar dauerhaft eine Polypharmazie etablieren zu müssen. Was hier unter engem Monitoring, z. B. im akutstationären Umfeld, funktioniert, kann nicht ohne Weiteres auf den ambulanten Bereich und einen langen Zeitraum übertragen werden.

Für eine erfolgreiche Pharmakotherapie sind gerade beim älteren Menschen das **Selbstmanagement** und die für sein Gelingen relevanten **funktionellen Ressourcen** von zunehmend dominanter Bedeutung. Folgende funktionelle Domänen spielen eine wichtige Rolle:

- Kognition
- Visus
- manuelle Fertigkeiten

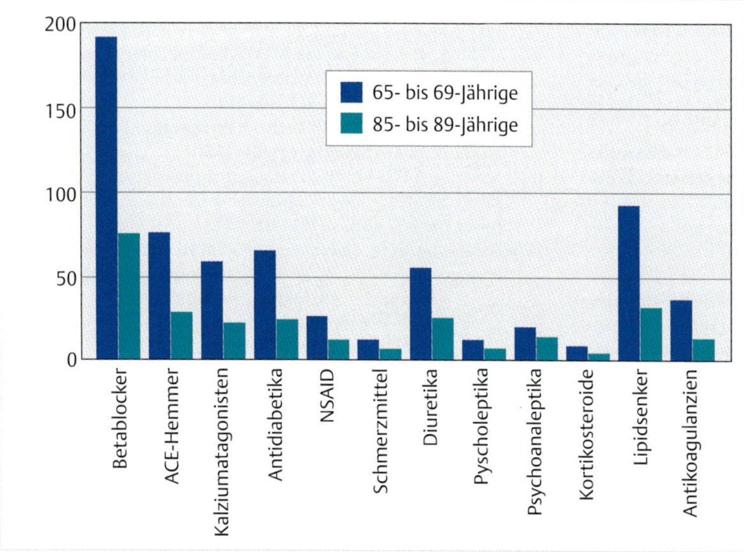

Abb. 1.9 Verordnungszahlen 2007. Durchschnittliche Tagesdosen pro Versichertem pro Jahr (Daten der gesetzlichen Krankenversicherungen).

Ab dem 75. Lebensjahr werden kognitive Defizite häufiger und erreichen schließlich in den hochaltrigen Jahrgängen Prävalenzraten bis zu 20%. Für einen eingeschränkten oder nicht ausreichend korrigierten Visus findet man unterschiedliche Prävalenzraten bis zu 50%, z. B. bei Patienten in Altenpflegeheimen. Auch für den dritten Aspekt, die manuelle Feinmotorik, ist von hohen Prävalenzraten auszugehen, auch wenn keine verlässlichen epidemiologischen Daten existieren.

1.9.2 Pharmakologisch relevante Altersveränderungen

Altersassoziierte Veränderungen im Organismus können sowohl die Pharmakokinetik wie auch die Pharmakodynamik eines Medikaments signifikant beeinflussen. Änderungen in der Pharmakokinetik lassen sich generell besser erfassen und beschreiben als diejenigen der Pharmakodynamik.

Die **Pharmakokinetik** eines Medikamentes – zeitlicher Verlauf der Plasma- (oder auch Liquor-)konzentrationen eines Arzneimittels – wird im Wesentlichen von den folgenden Kerndeterminanten bestimmt:

M!

Merke

ADME-Prinzip

- Absorption (im deutschen eher Resorption)
- Distribution
- Metabolismus
- Elimination

Theoretisch ließe sich der Plasmaspiegel eines Medikaments bei genauer Kenntnis der Einflussfaktoren genau vorhersagen. Tatsächlich spielen aber individuelle Faktoren des Patienten eine so erhebliche Rolle, dass auch komplexe mathematische Modelle nur eine Annäherung geben können und daher in der Praxis nur begrenzt hilfreich sind. Während Dosis, Zubereitungsform und Applikationsweg gewählt werden können, sind alle anderen Einflussgrößen durch den individuellen Patienten vorgegeben und in ihrer pharmakokinetischen Bedeutung oft nur schwer vorhersehbar. Wichtige Aspekte sind hierbei:

- Nierenfunktion (insbesondere glomeruläre Filtrationsrate)
- Leberdurchblutung
- Enzymaktivität der hepatischen CYP-Systeme
- Zusammensetzung der Körperkompartimente

Da auch komplexe mathematische Modelle nur begrenzt hilfreich sind, bleibt die Verordnung eines Pharmakons eigentlich immer ein **Individualexperiment** mit der Notwendigkeit einer genauen Beobachtung der Wirkungen. Insbesondere geht es darum, sowohl unerwünschte Arzneimittelwirkungen (UAW) durch Überdosierung wie auch eine Unterdosierung und daher einen mangelnden Therapieerfolg zu vermeiden. Faktoren, welche dies konkret erschweren, sind z. B. Folgende:

Nur 30–50% der Plasmakonzentration ist durch genetisch bedingte, habituelle Faktoren wie die Aktivität der CYP-Systeme determiniert. Für viele Medikamente ergibt sich in der Praxis außerdem nicht die Möglichkeit eines laborchemischen Drug-Monitorings mit Bestimmung der Serumspiegel. Für einige besteht auch keine direkte Möglichkeit, die biologische Wirkung zu beobachten, wenn diese z. B. auf Ereignisprävention angelegt ist.

An dieser Stelle ist der Begriff der **therapeutischen Breite** von Bedeutung. Ein Medikament mit großer therapeutischer Breite entfaltet seine Wirkung auch bei variablen Bedingungen in gewissen Grenzen, ohne einerseits toxische Probleme oder anderseits Therapieversagen wegen Unterdosierung zu riskieren. Für Medikamente mit eher geringerer therapeutischer Breite besteht aber eine erhebliche Abhängigkeit von individuellen pharmakokinetischen Aspekten des Patienten.

Für die meisten Aspekte der Organfunktionen oder auch der zugehörigen Funktionsreserven zeigt sich mit zunehmendem Alter ein typischer über längere Zeit abnehmender Verlauf der entsprechenden Kenngrößen bzw. -merkmale. Diese Änderungen sind aber interindividuell und auch intraindividuell sehr unterschiedlich ausgeprägt und Alterungsprozesse werden sowohl durch genetische als auch durch Umwelteinflüsse gesteuert. Im höheren Lebensalter führt dies zu einer ausgesprochenen Heterogenität der Patienten. Zudem ist es häufig nicht möglich, zwischen rein altersbedingten und krankheitsbedingten Veränderungen zu unterscheiden.

Ein wichtiges Beispiel ist die altersabhängige Abnahme der Nierenfunktion, der entscheidende Parameter ist hierbei die **glomeruläre Filtrationsrate** (GFR). In der Baltimore Longitudinal Study zeigten sich diesbezüglich individuell sehr unterschiedliche zeitliche Verlaufsmuster:

- stabiler Verlauf
- langsamer Verlust der GFR (alterungsbedingt?)
- stärker akzentuierter progredienter Verlust (chronische Nierenerkrankung?)

Im Kontext der Pharmakokinetik ist die verminderte GFR die bedeutsamste altersassoziierte Veränderung und geht mit einer hohen Rate von vermeidbaren, z. T. schweren UAW einher. Das **Erfassen der aktuellen GFR** ist aus diesem Grund die wichtigste Maßnahme beim Etablieren, aber auch im Rahmen eines Monitorings der Pharmakotherapie. Hierzu lassen sich am besten Schätzformeln verwenden. Die Cockcroft-Gault- und die MDRD-Formel sind nach wie vor die gebräuchlichsten. Es gibt aber in diesem Feld immer wieder neue Varianten oder Entwicklungen (aktuelle Übersicht in [8]).

Nicht alle sind aber speziell für diese Fragestellung entwickelt, weswegen aus geriatrischer Sicht hervorzuheben ist, dass die **Formel nach Cockcroft** mehrfach für ältere Patienten in unterschiedlichen Subkollektiven validiert worden ist und daher an dieser Stelle auch empfohlen wird. Aufwendigere Verfahren, insbesondere solche, die eine Sammelurinprobe erfordern, erwiesen sich bei älteren Patienten oft als unpraktikabel und fehlerbehaftet [2]. Die Schätzverfahren versagen allerdings bei Clearance-Werten von unter etwa 10 ml/min und können dann die direkte Messung der Clearance nicht mehr ersetzen.

Schätzformel nach Cockcroft u. Gault [3]:

$$\text{CCR [ml/min]} = \frac{(140 - \text{Alter}) \times \text{Gewicht [kg]}}{72 \times \text{Serumkreatinin [mg/dl]}} \qquad (1.1)$$

(bei Frauen Korrekturfaktor 0,85, also Verminderung um 15 %)

Weiter ist bei älteren Patienten, insbesondere solchen mit akzentuiertem Verlust an Muskelmasse (Gebrechlichkeit – Frailty), in diesem Zusammenhang zu beachten, dass der sog. **kreatininblinde Bereich,** der sich aus dem reziproken Zusammenhang zwischen GFR und Serumkreatininwert erklärt, deutlich ausgeweitet ist. Das bedeutet, dass ein unproblematisch erscheinender Serumkreatininwert von 1,0 mg/dL bereits mit einer relevanten Einschränkung der Nierenfunktion einhergeht: Nach der Cockcroft-Gault-Formel hat ein 80-jähriger, 72 kg schwerer Mann eine renale Clearance von 60 ml/min. Ein Arzneimittel, das über die Nieren ausgeschieden wird, darf eigentlich nur noch mit 50 % der üblichen Dosis gegeben werden. Hält man sich vor Augen, dass ca. 40 % der Medikamente hauptsächlich über die Nieren eliminiert werden, wird die klinische Bedeutung dieses Aspekts klar.

Wichtig gerade im traumatologischen Kontext ist außerdem, zu beachten, dass die Nierenfunktion und insbesondere die GFR sehr empfindlich auf **Störungen im Flüssigkeitshaushalt** (effektives Plasmavolumen) und andere potenziell nephrotoxische Aspekte (z.B Hypoxie oder Infektionsepsis, aber auch Medikamente wie NSAID [Non-steroidal anti-inflammatory Drugs]) reagiert. Oft tauchen in diesen Situationen dann auch zusätzliche UAW auf, die sich durch Dosisakkumulation erklären lassen. Dieser Aspekt unterstreicht die Notwendigkeit eines **engmaschigen Monitorings der Nierenfunktion** insbesondere perioperativ.

Auch andere Komponenten des ADME-Prinzips (S. 95) ändern sich mit dem Altern:

- Veränderungen im Gastrointestinaltrakt (A: herabgesetzte Motilität, verzögerte Magenentleerung, erhöhter Magen-pH bei geringerer Säureproduktion)
- Veränderungen bei den plasmatischen Transportproteinen (D: Abnahme Serumalbumin, Zunahme α1-saures Antitrypsin)
- Veränderungen in der Leber (M: reduzierter First-Pass-Metabolismus bei geringerer Lebermasse, reduzierte Leberperfusion)
- Veränderungen der Körperzusammensetzung (D: höherer Anteil des Körperfetts auf Kosten des Körperwassers)

Die **Verteilungsvolumina von Arzneimitteln** (= theoretisches Volumen, in dem eine Menge x eines Arzneimittels sich verteilen müsste, um die gemessene Serumkonzentration zu erklären) sinken in der Regel. Daher ist bei wasserlöslichen Substanzen wie dem Digoxin ein vorsichtigeres Aufdosieren notwendig, da rascher höhere Konzentrationen erreicht werden. Unter anderem stützt dieser Aspekt eine einfache Eindosierungsregel, die bei der Behandlung älterer Patienten beachtet werden sollte:

> **Merke** M!
>
> **Eindosierungsregel**
> Start low, go slow.

Beispiele sind das Eindosieren von Antihypertensiva, Diuretika, auch mancher zentral wirksamer Medikamente, insbesondere der Opiate. Dies bedeutet aber nicht, dass die Zieldosis eines Medikaments bei älteren Menschen grundsätzlich niedriger ist und bezieht sich auch nicht auf Situationen, in denen das Erreichen eines hohen Wirkspiegels in kurzer Zeit (z. B. antibiotische Therapie) erforderlich ist.

An dieser Stelle sei erwähnt, dass **Standarddosierungen** für erwachsene Patienten in der Regel auf ein Körpergewicht von 70–75 kg berechnet sind. Bei vielen leichteren Erwachsenen und natürlich auch bei gebrechlichen älteren Patienten mit Sturzereignissen, Frailty und evtl. auch Malnutrition kann hier bereits eine Standarddosis zu einem erheblich höheren Wirkspiegel führen (20–30 %), was insbesondere für Medikamente mit einer geringen therapeutischen Breite von Relevanz ist. Viele andere Medikamente sind allerdings durchaus mit einer entsprechenden therapeutischen Breite ausgestattet, es sei denn, zusätzliche Vulnerabilitäten des Patienten führen zu einem erhöhten Risiko für UAW.

Für überwiegend hepatisch eliminierte Medikamente erfolgt die **Verstoffwechslung in der Leber** i. d. R. in 2 Schritten: In einer sog. Phase-1-Reaktion durch CYP-abhängige Oxydasen erfolgt zunächst ein oxidativer Schritt, an den sich dann in einer sog. Phase-2-Reaktion die Konjugation des oxidierten Produkts und damit Verbesserung seiner Löslichkeit anschließt.

Der kritische Schritt ist die Phase-1-Reaktion. Hier kann es durch ein Substrat sowohl zur Inhibition wie auch zur Induktion eines CYP-Systems kommen; daher ist das CYP-System mit seinen unterschiedlichen Enzymen eine wichtige Schnittstelle für mögliche Medikamenteninteraktionen. Der hepatische Blutfluss und die Phase-2-Reaktion treten demgegenüber in den Hintergrund.

Alle 3 Aspekte der hepatischen Metabolisierung zeigen gewisse altersassoziierte Veränderungen (Abnahme der Aktivität bzw. Rückgang der hepatischen Perfusion). Allerdings spielen diese Veränderungen in einer Größenordnung von bis zu 20 % eine untergeordnete Rolle, betrachtet man im Vergleich die in den CYP-Systemen auftretenden **genetisch bedingten Polymorphismen** (u. a. für die wichtigen CYP-Enzyme CYP1A1, CYP1A2, CYP2A6, CYP2C9, CYP2C19 und CYP2E1); diese führen zu einer wesentlich stärkeren Abweichung der Enzymaktivität und erklären so einen viel größeren Teil der hepatisch bedingten Varianz in der Elimination entsprechender Medikamente.

Tipp

Leider lässt sich weder der hepatische Blutfluss noch die Aktivität der CYP-Systeme in einem ähnlich praktikablen Bed-Side-Ansatz überprüfen, wie dies bei der Nierenfunktion möglich ist. In dieser Situation ist es wichtig, immer wieder nach evtl. bereits vorgekommenen Unverträglichkeiten von Medikamenten aktiv zu fragen.

Pharmakodynamische Veränderungen betreffen in der Praxis vor allen Dingen veränderte **Wirkungen im ZNS**, hier ist besonders die erhöhte Empfindlichkeit alternder Gehirne gegenüber Benzodiazepinen zu nennen, die aus diesem Grund für ältere Patienten besonders problematisch sind und u. a. mit einem hohen Sturzrisiko einhergehen. Benzodiazepine sollten nur sehr restriktiv zur Schlafregulation bei Senioren verwendet werden und dies erst nach Ausschöpfen nicht pharmakologischer Maßnahmen der Schlafhygiene. Ist eine pharmakotherapeutische Intervention nicht zu vermeiden, könnte Melperon eine bessere Alternative darstellen.

Eine weitere Veränderung der Pharmakodynamik ist die erhöhte Anfälligkeit von Senioren für das Eintreten einer **orthostatischen Hypotension**, weswegen unbedingt bei Eindosierung und Dosisanpassung von Antihypertensiva auf die Reaktion des systolischen Blutdrucks im Stehen geachtet werden sollte. Sinkt dieser unter 120 mmHg oder um mehr als 20 mmHg ab, ist eine Dosisreduktion der Antihypertensiva ins Auge zu fassen.

1.9.3 Adherence bei älteren Patienten

Adherence oder Therapietreue hängt von vielfältigen Faktoren ab. Dies umfasst sowohl patientenbezogene Faktoren wie Gesundheitsüberzeugungen und Persönlichkeitsaspekte als auch patientenfernere Aspekte wie Zugang zur Beratung, Ärzten und anderen Bereichen des Gesundheitswesens. Da sich Therapiefehler und Non-Adherence relativ schwer erfassen lassen und grundsätzlich von einer großen Dunkelziffer ausgegangen werden kann, ist eine exakte epidemiologische und methodische Beschreibung und Erforschung des Problems schwierig. Dies erklärt, warum in der Literatur sehr variable Prävalenzraten (15–90 %) angegeben werden.

Ein konkretes Beispiel, für das umfangreichere und verlässlichere Daten vorliegen, ist die **arterielle Hypertonie.** Es zeigt, dass sich in Deutschland nur ca. 50 % der betroffenen Patienten streng an die Verordnung der Medikamenteneinnahme halten. Dies kann die Größenordnung des Problems ganz gut illustrieren. Betrachtet man die zur Verfügung stehende Literatur, wird weiter deutlich, dass einer der bedeutendsten Faktoren in diesem Zusammenhang die Anzahl der verordneten Medikamente ist. So gilt als kritische Grenze der Polypharmazie, ab der mit einer erheblichen **Einschränkung der Therapietreue** gerechnet werden muss, eine Gesamtanzahl von 5 Medikamenten und mehr. Hier ist mit mindestens einem Therapiefehler pro Woche zu rechnen.

Adherence-Probleme treten in allen Altersgruppen auf. Ältere Patienten zeigen nicht grundsätzlich eine geringere Therapietreue, sie sind aber vermehrt von Polypharmazie betroffen und es spielen hier vor allen Dingen zunehmend **funktionelle Schwierigkeiten** (Kognition, Viruseinschränkung und Einschränkung der manuellen Fertigkeiten) eine große Rolle. Diese Einschränkungen können frühzeitig gut durch geeignete Untersuchungen, insbesondere aber anhand von Tests aus dem geriatrischen Assessment überprüft werden (z. B. Geldzähltest nach Nikolaus). Es kann damit auch für komplexere therapeutische Aspekte wie die Selbstinjektion von Insulin oder das Selbstmanagement der Blutdruckmessung erkannt werden, ob ein Verbesserungsbedarf besteht, der beim robusten älteren Patienten auch mit Schulung aufgefangen werden kann, oder ob im Gegenteil eine Überforderung vorliegt und auf die Unterstützung durch Dritte (Care-Giver) übergegangen werden sollte.

Ideal ist es, in einem längerfristig angelegten Diskurs mit dem Patienten und seinem Umfeld möglichst offen Risiken und Nutzen der Pharmakotherapie, notwendiges Verhalten und Möglichkeiten für dessen Umsetzung, aber auch Situationen der Überforderung anzusprechen. Dieser **kooperative Ansatz** (Shared Decision Making) gilt als eine gute Möglichkeit, Therapietreue zu stärken, und kann in vielen Fällen als Leitmodell dienen. Seine Umsetzung hängt aber auch von den Gesundheitsüberzeugungen des Patienten ab. Ob für ältere Patienten hier spezielle Aspekte beachtet werden sollten, muss im Detail noch untersucht werden. Sicher bleibt aber nach wie vor ein Großteil der Gestaltung einer optimalen Arzt-Patient-Interaktion dem **Einfühlungsvermögen des Arztes** überlassen. In diesem Zusammenhang verdient der von der WHO formulierten Grundsatz aus dem Jahre 2003 unbedingt Beachtung:

WHO-Grundsatz

Patients need to be supported not blamed.
(Patienten unterstützen, statt kritisieren.)

1.9.4 Risiko-Nutzen-Analyse bei älteren Patienten

Grundsätzlich erfordert jede therapeutische Maßnahme eine individuelle Risiko-Nutzen-Analyse. Dies gilt selbstverständlich auch für die Pharmakotherapie. Die Risiko-Nutzen-Analyse kann sich im Verlauf ändern, was gelegentlich aus dem Blickfeld gerät und erklärt, warum das Absetzen von nicht mehr angemessenen Medikamenten in der Dauertherapie immer wieder verpasst wird.

Cave

Es sollte unbedingt **in regelmäßigen Abständen** eine erneute Abwägung von Risiken und Nutzen einer Therapie vorgenommen werden.

Wissenschaftliche Evidenz ist eine wichtige Grundlage für diese Abwägung. Für ältere Patienten und insbesondere für denjenigen, die durch Gebrechlichkeit oder Demenz gekennzeichnet sind, liegen in der Regel keine eigenen Untersuchungen vor, sodass aufgrund fehlender epidemiologischer Befunde und Daten aus kontrollierten Studien in sehr vielen Fällen eine Extrapolation des zu erwartenden Nutzens, aber auch der Nebenwirkungen vorgenommen wird. Diese Evidenzlücke macht den Umgang mit den Regeln der Evidence-based Medicine (EBM nach Sackett [10]) kompliziert und es muss in jedem Einzelfall nachgedacht werden, ob nicht doch eine veränderte Nutzen-Risiko-Bilanz vorliegt. Analog hierzu finden sich nur wenige spezielle Leitlinien für ältere Patienten und die meisten vorliegenden Leitlinien zu Themen der Erwachsenenmedizin enthalten außerdem keine ausreichende Kommentierung dieses Problems.

Ein wichtiges Argument, das für eine veränderte Nutzenerwartung spricht, ist eine **kurze verbleibende Lebenserwartung.** Dies trifft für Patienten in der letzten Lebensphase, aber auch für viele Demenz-Kranke und von Gebrechlichkeit betroffenen Patienten zu. Hier wird dann die Symptomkontrolle wichtiger sein (z. B. Schmerztherapie) als eine medikamentös präventive Behandlung. Dies gilt auch für die Abwägung verschiedener Therapieziele in der Situation der Multimorbidität. Soll z. B. eine präventive Therapie mit Statinen grundsätzlich bei älteren Patienten beendet werden? Diese Frage kann nur individuell abgeschätzt werden. Immerhin sollte aber bedacht werden, dass bei robusten älteren Patienten über 80 Jahren durchaus noch eine auf mehrere Jahre zu veranschlagende Lebenserwartung vorliegen kann, sodass in dieser Situation die Fortführung der Therapie gerechtfertigt erscheint, bei anderen Patienten mit einer prognostizierten Lebenserwartung von unter einem Jahr aber nicht mehr (differenzierte Diskussion hierzu in [4]).

Neben dem Nutzen einer Pharmakotherapie gilt es immer, auch ihre Risiken zu betrachten. Hier stehen die **UAW** ganz im Vordergrund. Immer wieder werden besorgniserregende Zahlen zu den Auswirkungen der UAW – und dahinter steht meist eine Polypharmazie – berichtet. Für die USA werden z. B. etwa 2,1 Mio. nebenwirkungsbedingte Krankenhauseinweisungen und 100 000 Sterbefälle in Verbindung mit der Pharmakotherapie pro Jahr geschätzt (für Deutschland etwa 20 000). Offensichtlich kann die Behandlungsqualität noch deutlich verbessert werden, wobei allerdings berücksichtigt werden muss, dass nur ein Teil der UAW vorhersagbar z. B. auf Überdosierungen beruht, andere sog. idiosynkratische UAW aber nicht vorhersehbar sind. Wichtig bleibt aber auf jeden Fall, unangemessene Behandlungskaskaden zu vermeiden, indem UAW frühzeitig erkannt werden und die auslösenden Substanzen abgesetzt werden ▸ Abb. 1.10 [9].

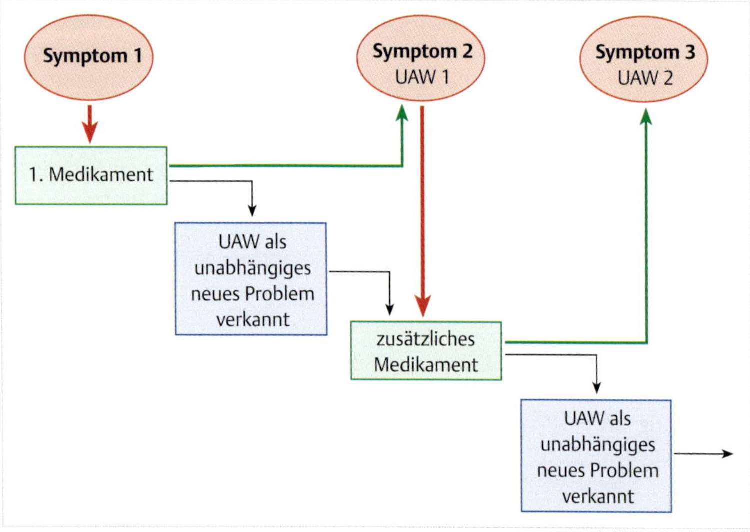

Abb. 1.10 Verordnungskaskade.

1.9.5 Spezielle geriatrische Risiken im Zusammenhang mit Pharmakotherapie

Neben unerwünschten Wirkungen verabreichter Medikamente, die über alle Lebensalter hinweg auftauchen können, z. B. allergische Reaktion, finden sich **zusätzliche Risikopotenziale** bei älteren Menschen, die sonst in der Erwachsenenmedizin nicht diese dominante Rolle spielen. Hier sind 2 Aspekte besonders zu nennen:
- Sturzrisiko
- Risiko eines Delirs

Beide Ereignisse sind mit einer deutlich erhöhten Mortalität und Morbidität vergesellschaftet und treten bei älteren Patienten zunehmend häufiger auf. Sturzereignissen bei älteren Patienten, meist multifaktoriell bedingt, liegt in vielen Fällen als wichtiger Faktor ein alterungsbedingter Verlust an Muskelmasse und Muskelkraft (Sarkopenie) und damit Verlust der lokomotorischen Reserve bzw. Performance zugrunde. Aus geriatrischer Sicht wird dies auch als Gebrechlichkeits- oder Frailty-Syndrom bezeichnet. Patienten, die hiervon betroffen sind, zeigen eine erheblich erhöhte Empfindlichkeit gegenüber Medikamenten, welche die **Gangsicherheit** beeinträchtigen können. Was beim Jüngeren noch leicht kompensiert werden kann, führt beim Älteren oft zu einem deletären Sturzereignis mit Fraktur und nachfolgenden Komplikationen.

Viele Medikamente können das Sturzrisiko begünstigen und werden dann einschlägig auch als **FRID** (Fall Risk Increasing Drugs) bezeichnet. Alle zentral wirksamen Substanzen können die Lokomotion beeinflussen, sind mit einem erhöhten Sturzrisiko vergesellschaftet und gehören daher in erster Linie hierzu. Unter diesen wiederum bergen die Benzodiazepine die höchste Sturzgefahr. Eine Abstufung des tatsächlichen Sturzrisikos nach Einzelpräparaten ist allerdings oft schwierig und nicht sicher möglich, da hierfür häufig die Datenbasis nicht zuletzt auch aufgrund methodischer Probleme mit der Pharmakovigilanz zu schwach ist.

Auch Antihypertensiva können ein Sturzrisiko bergen, indem im Rahmen einer zu raschen Aufdosierung in der Initialphase oder durch anhaltende Übertherapie mit Orthostasereaktionen ein solches Ereignis auftritt. Anders als bei den zentral nervös wirkenden Substanzen kann diesem aber viel besser vorgebeugt werden durch möglichst vorsichtiges und langsames Eindosieren mit niedriger Startdosis und umsichtig gewählten, nicht zu kurzen Eskalationsintervallen der Dosierung (start low, go slow).

Merke M!

Für die primär zentral wirksamen Medikamente ist es wichtig, im Vorfeld zu prüfen, wie die lokomotorische Performance ist (geriatrisches Assessment), damit frühzeitig entsprechende Hochrisikopatienten erkannt werden können, um ein eng gestaffeltes Monitoring in der klinischen Situation zu etablieren und zu gewährleisten.

Ebenso nimmt mit zunehmenden strukturellen Veränderungen im Gehirn die zerebrale Vulnerabilität für das Eintreten eines **Verwirrtheitszustands** zu. Auch hier gilt, dass Verwirrtheitszustände bei älteren Patienten durch vielfältige Einflüsse begünstigt oder ausgelöst werden können und in vielen Fällen auch eher multifaktoriell bedingt sind und selten nur auf eine auslösende Ursache zurückzuführen sind. Hier sind anamnestische Hinweise zu beachten, z. B.: Ist schon einmal ein Verwirrtheitszustand aufgetreten? Liegt eine Veränderung nach Schlaganfall vor? Bestehen Hinweise für kognitive Defizite? Auch Befunde aus der zerebralen Bildgebung können nützliche Hinweise geben und in diesem Zusammenhang kann auch ein geriatrisches Screening sinnvoll sein um – z. B. präoperativ – das Delir-Risiko abzuschätzen.

Auch wenn die exakte Pathophysiologie des Delirs noch nicht entschlüsselt ist, wird dem **cholinergen System** eine bedeutsame Rolle zugeschrieben und man kann eine recht gute Assoziation zwischen anticholinerger Aktivität einer Substanz und ihrem delirogenen Risiko beschreiben. Nicht nur primär zentralnervös wirkende Substanzen, sondern auch viele andere Medikamente wie Digoxin, Theophyllin oder NSAID können Verwirrtheitszustände auslösen, ohne dass der genaue Mechanismus hierfür bekannt wäre.

Ein weiterer Aspekt bei älteren Patienten ist die oft aufgrund unkritischer Verordnung bestehende **Benzodiazepin-Gewöhnung**, die nach Absetzen zu einem Entzugsproblem und im schlimmsten Fall einem Delir führen kann. Ist das Sturzereignis beim älteren Patienten meistens als kritisches Ereignis registriert, bleibt eine große Anzahl an Verwirrtheitszuständen unerkannt oder findet nicht die entsprechende Beachtung, insbesondere wenn diese bei nur diskreter psychomotorischer Aktivierung als sog. hypoaktive Form übersehen oder einer Fluktuation bei demenzieller Erkrankung zugeschrieben werden.

Jeder Verwirrtheitszustand, sei er auch hypoaktiv oder rasch reversibel bedarf aber der Beachtung und stellt ein wichtiges klinisches Moment dar, nicht zuletzt um die zukünftige Vulnerabilität des Patienten zu erkennen. Diesem Umstand wird Rechnung getragen durch die aktuelle Entwicklung geeigneter Managementstrategien für einschlägig vulnerable Patienten, mit dem Ziel, die Rate der postoperativen deliranten Syndrome zu minimieren. Insbesondere in der Traumatologie ist dies von großer Bedeutung, bislang aber noch unzureichend etabliert.

1.9.6 Polypharmazie begrenzen

Neben dem bereits genannten Aspekt Therapietreue ist Polypharmazie auch ein wichtiger Faktor für das Eintreten von UAW. Dies kann auch durch zunehmende Interaktionen erklärt werden, wobei Interaktionen primär nur für etwa 10% der schweren UAW verantwortlich sind. Sie bleiben damit Dosierungsfehlern, die sich aus Adherence-Problemen oder Nichtbeachten **pharmakokinetischer Gegebenheiten** ergeben, insgesamt untergeordnet. Zum Beispiel liegt bei 7 Medikamenten die Chance für eine Interaktion bezüglich des hepatischen Eliminationssystems CYP3A4 bei über 90%. Nur relativ wenige hiervon sind allerdings klinisch relevant.

Neben pharmakokinetischen gibt es auch **pharmakodynamische Interaktionen,** wenn z.B. 2 Medikamente am selben Rezeptor oder derselben Struktur angreifen (2 Plättchenhemmer wie ASS und Clopidogrel) oder als weiteres Beispiel die verstärkte Sensitivität älterer Patienten gegenüber zentralnervös wirksamen Substanzen. Bezüglich Letzterem sind neben den Benzodiazepinen auch die Opiate zu nennen, die häufig nicht nur aufgrund pharmakokinetischer Aspekte länger und stärker wirken als bei jüngeren Patienten.

Weiter ergeben sich **Pharmakon-Krankheiten-Interaktionen.** Relevante Beispiele hierfür sind die Interaktion von NSAID mit anderen, die Nierenfunktion verschlechternden Pharmaka (z.B. ACE-Hemmer und Spironolacton), was zu einem akuten Nierenversagen führen kann, oder als weiteres Beispiel in dieser Kategorie die Verschlechterung der kognitiven Performance bei vorbestehender Demenz durch Benzodiazepine.

Wenn Polypharmazie so viele negativen Aspekte mit sich bringt, wie zuvor ausführlich beschrieben, ist eine **fortlaufende kritische Prüfung** unabdingbar, ob wirklich alles unternommen wurde, um verordnete Medikamente einzusparen und ob tatsächlich alle verordneten Medikamente notwendig sind. Geeignete und notwendige Schritte sind:

- regelmäßige Überprüfung der Nutzen-Risiko-Relation
- Verordnungskaskaden vermeiden, indem ausgeschlossen wird, dass ein neues Symptom nicht in Wirklichkeit eine UAW eines bereits verordneten Medikamentes darstellt
- Step-down oder Deeskalation pharmakotherapeutischer Maßnahmen erwägen
- nicht pharmakologische Maßnahmen ausschöpfen (z.B. bei Schlafstörungen)
- Verordnungsschemata möglichst einfach halten (falls möglich, keine Tabletten teilen, evtl. transdermale Systeme nutzen)
- Adherence des Patienten unterstützen

Häufig werden unkritisch Medikamente in der Dauermedikation weitergeführt, die eigentlich für ein interkurrentes Problem gedacht waren (z.B. PPI oder auch Antidepressiva). Häufig wird auch nicht frühzeitig genug erkannt, dass der Patient Unterstützung mit dem Management der Pharmakotherapie benötigt. Der Weg, eine Polypharmazie zu begrenzen, ist nicht einfach und vielfältig bedürfen ältere Patienten trotz allem mehrere Medikamente, um zumindest die Symptomlast kontrollieren zu können.

1.9.7 Kategorisierung von Pharmaka

Um den vorgenannten Aspekten Rechnung zu tragen und die Nutzen-Risiko-Relation verschiedener Pharmaka einschätzen zu können, stehen dem Anwender verschiedene Hilfsmittel zur Verfügung. Beruhend auf der bereits vor über 10 Jahren angefertigten **Liste ungeeigneter Medikamente** für den Einsatz bei älteren Patienten (PIM: potenziell inadäquate Medikamente), die erstmals in Nordamerika für die dortige Verschreibungspraxis entwickelt wurde (Beers-List), existiert seit geraumer Zeit auch für die deutsche Verordnungspraxis eine analoge Liste (Priscus-Liste [7]), die auf einem Delphi-Prozess (Expertenabstimmung) beruht und zahlreiche kritische Medikamente umfasst. Derartige Listen müssen natürlich immer wieder einer sich verändernden Verordnungspraxis angepasst werden und man wird neu entwickelte und eingesetzte Medikamente auf ihnen naturgemäß nicht finden können.

Der Nutzen dieser sog. Negativlisten ist allerdings in der praktischen Anwendung nicht belegt. Sie allein sind auf keinen Fall ausreichend, da als Pendant die positive Bewertung von Arzneimitteln in diesem Ansatz fehlt. Nicht vergessen werden darf, dass es durchaus belegten Therapienutzen auch für Hochbetagte gibt. Therapeutischer Nihilismus ist also keinesfalls angebracht und führt zu einer kritischen und **unangebrachten Unterversorgung.** Dies trifft z.B. für die arterielle Hypertonie zu. Die bei sehr alten Patienten (>80 Jahre) durchgeführte HYVET-Studie [1] hat hier einen günstigen Endpunkteffekt der antihypertensiven Therapie bewiesen. Methoden zur Verbesserung der Arzneimittelgabe im Alter sollten daher sowohl die im Alter ungünstigen Arzneimittel, aber auch die weiter notwendige Gabe unverzichtbarer Arzneimittel berücksichtigen. Der letztere Ansatz erscheint sogar als der wichtigere, denn er basiert auf der spärlichen Evidenz, die es in diesem Zusammenhang gibt.

Diesen Zielen dient die im Folgenden kurz beschriebene Einteilung der wichtigen Arzneimittel nach ihrer Alterswirksamkeit und -verträglichkeit.

M!

Merke

FORTA = Fit for the Aged

Die abgestufte Bewertung des FORTA-Konsortiums beruht seit Kurzem ebenfalls auf einem abgestimmten Delphi-Prozess. FORTA formuliert 4 Bewertungsgruppen von A–D [11]:

- **A:** Arzneimittel, die im Alter in großen Studien geprüft sind und für die eindeutig positive Nutzen-Risiko-Bewertungen vorliegen (z. B. ACE-Hemmer, Kalziumantagonisten und Angiotensin-Rezeptoren-Antagonisten in der arteriellen Hypertoniebehandlung oder Statine in der kardiovaskulären Protektion oder ACE-Hemmer und Diuretika in der Herzinsuffizienzbehandlung).
- **B:** Arzneimittel, die zwar eine Wirksamkeit bei älteren Patienten bewiesen haben, aber auch Einschränkungen hinsichtlich des Wirkungsausmaßes oder ihrer Sicherheit (z. B. Diuretika und Beta-Blocker in der Behandlung der arteriellen Hypertonie).
- **C:** Arzneimittel mit einer ungünstigen Nutzen-Risiko-Analyse für ältere Patienten, die in einer Polypharmaziesituation als Erste weggelassen werden sollten (z. B. Digoxin bei Herzinsuffizienz [nur in wenigen Fällen bei persistierenden Beschwerden indiziert], Amiodaron (s. o.) bei Vorhofflimmern oder Spironolakton bei Hypertonie [Hyperkalämiegefahr]).
- **D:** Substanzen, die bei Älteren praktisch immer vermieden werden sollten und so im Wesentlichen auch auf Negativlisten wie der Beers-Liste zu finden sind (z. B. Benzodiazepine, Promethazin, Pentazocin und trizyklische Antidepressiva). Wichtig ist hierbei auch, dass sich immer altersverträgliche Alternativen finden lassen und der Einsatz auch deshalb nicht sinnvoll ist.

Diese Kennzeichnung soll helfen, in kurzer Zeit einen raschen Überblick über notwendige, überflüssige (schädliche) und fehlende Medikamente zu geben. Erste Untersuchungen [5] zeigen die Nützlichkeit dieser schnellen Orientierungshilfe, die die Zahl der Medikamente reduzieren und ihre Qualität verbessern hilft.

1.9.8 Kategorisierung besonders vulnerabler Patienten

Vonseiten der Patienten ist ebenfalls eine Bewertung des Risikopotenzials erforderlich. Dazu gehört es, die von Altersveränderungen kritisch betroffenen Organsysteme und ihre Reserven zu erfassen. Zusätzlich hat sich hier das geriatrische Assessment bewährt, nicht nur um im Detail funktionelle Defizite mit Relevanz zur Pharmakotherapie aufdecken zu können, sondern auch, um eine allgemeine Belastbarkeit des Patienten darzustellen. In diesem Zusammenhang verdienen die sog. **Gillick-Kriterien** [6] Erwähnung, die ältere Patienten in 4 Kategorien einteilen:

- der robuste ältere Patient
- der gebrechliche ältere Patient
- der demenzkranke ältere Patient
- der sterbende ältere Patient

Eine solche Einordnung, so grob sie auch ist, kann für alle therapeutischen und diagnostischen Strategien, so auch für die Pharmakotherapie, durchaus hilfreich sein, um mehr Sicherheit in der aktuellen und individuellen Risiko-Nutzen-Analyse und damit auch der Verordnungspraxis zu erhalten.

In dieser komplexen Situation ist die Definition **individuell sinnvoller Therapieziele** von zentraler Bedeutung. Wichtig ist die Beschränkung auf essenzielle Therapien und damit die Verminderung der Zahl der Medikamente. Trotzdem bleibt jede Arzneimittelanwendung ein Individualexperiment, das nur unter genauer klinischer Verlaufskontrolle sicher durchzuführen ist. Resignation ist hier nicht am Platz, sondern man sollte sich als Verordner der Herausforderung stellen, in eine differenzierte und rational begründete Diskussion mit dem Patienten und seinem Umfeld zu gelangen um individuell die optimale Balance zwischen Risikobelastung durch die Therapie, erreichbarem Nutzen für den Patienten und seinen Präferenzen zu finden.

1.9.9 Spezielle Aspekte im traumatologischen Kontext

Im traumatologischen Kontext besteht durch das Trauma selbst und die ausgelösten Stresskaskaden per se ein erhöhtes Delir-Risiko, daher muss unbedingt vorsichtig mit delirogenen Substanzen umgegangen werden. Folgende konkreten Gesichtspunkte verdienen besondere Erwähnung:

Tipp

- Ausschöpfen aller Mittel, bevor Benzodiazepine zur Schlafregulierung eingesetzt werden. Besser in dieser Situation ist Melperon, noch besser optimale Schmerzkontrolle und Tagesstrukturierung sowie Vermeiden von Lärm oder ungünstigen Lichtverhältnissen.
- Immer prüfen, inwiefern eine Benzodiazepin-Gewöhnung besteht (Anamnese). Dann postoperativ nur vorsichtig reduzieren.

In der perioperativen Phase entstehen oft kurzfristig starke Schwankungen im Flüssigkeitshaushalt und in der Kreislaufregulation. Dies erhöht die spezielle Toxizität einiger Medikamente bzw. fördert das Auftreten kritischer Ereignisse. Zu beachten ist besonders:

Tipp

- Bei Einsatz von NSAID zur Schmerzkontrolle engmaschiges Monitoring von Nierenfunktion und Blutdruckverhalten. Bei mäßigen Schmerzen ist Paracetamol immer einen Versuch wert, bei stärkeren Schmerzen besser frühzeitig mit Opiaten statt mit NSAID.
- In der postoperativen Mobilisations- und Rehabilitationsphase auf orthostatische Hypotonie achten (Blutdruck im Stehen überprüfen) und Blutdruckmedikation entsprechend anpassen.
- Viele klinische Zeichen der Dehydratation sind bei älteren Patienten unzuverlässig und viele ältere Patienten weisen eine diastolische Dysfunktion des Herzens auf. Daher Vorsicht mit raschem Flüssigkeitsersatz. Falls möglich, nicht invasive apparative Methoden zur Beurteilung der Kreislaufverhältnisse und des Flüssigkeitshaushalts einsetzen (Sonografie).
- Viele ältere Patienten neigen zur Dehydratation, daher sind Diuretika zur Hypertonuskontrolle problematisch, falls nicht wirklich eine Überwässerung vorliegt. Immer kritisch prüfen, dass Diuretika wirklich zur Kontrolle des Flüssigkeitshaushalts unentbehrlich sind.

Hinweis: Dieser Artikel ist in ähnlicher Form bereits in dem Buch Willkomm „Praktische Geriatrie" erschienen (Burkhardt H, Wehling M. Pharmakotherapie – Grundlagen der Arzneimitteltherapie bei älteren Patienten. In: Willkomm M, Hrsg. Praktische Geriatrie. Stuttgart: Thieme; 2013: 89–96

Literatur

[1] Beckett NS, Peters R, Fletcher AE et al. Treatment of hypertension in patients 80 years of age or older. N Engl J Med 2008; 358: 1887–1898

[2] Burkhardt H, Hahn T, Gretz N et al. Bedside estimation of the glomerular filtration rate in hospitalized elderly patients. Nephron Clin Pract 2005; 101: c1–c8

[3] Cockcroft DW, Gault MH. Prediction of creatinine clearance from serum creatinine. Nephron 1976; 16: 31–41

[4] Döser S, Marz W, Reinecke MF et al. Empfehlungen zur Statintherapie im Alter, Daten und Konsensus. Internist 2004; 45: 1053–1062

[5] Frohnhofen H, Michalek C, Wehling M. Bewertung von Medikamenten in der Geriatrie mit der neuen FORTA-Klassifikation. Dtsch Med Wochenschr 2011; 136: 1417–1421

[6] Gillick M. Choosing medical care in the old age. Cambridge, Massachusetts: Harvard University Press; 1998

[7] Holt S, Schmiedl S, Thürmann PA. Potenziell inadäquate Medikation für ältere Menschen: Die PRISCUS-Liste. Im Internet: http://www.priscus.net; Stand: 12.08.2015

[8] Maw TT, Fried L. Chronic kidney disease in the elderly. Clin Geriatr Med 2013; 29(3): 611–24

[9] Rochon PA, Gurwitz JH. Optimising drug treatment for elderly people: the prescribing cascade. BMJ 1997; 315: 1096–1099

[10] Sackett DL, Rosenberg WM, Gray JA et al. Evidence based medicine: what it is and what it isn't. 1996. Clin Orthop Relat Res 2007; 455: 3–5

[11] Wehling M, Burkhardt H. Arzneitherapie für Ältere. Heidelberg: Springer; 2011

1.10 Osteoporose in Diagnostik und Therapie

P. Hadji, A. Kurth

1.10.1 Einleitung

Die Osteoporose zählt nach den Ergebnissen der BEST-Studie mit ca. 6,3 Mio. betroffenen Patienten (in 2009) zu einer der bedeutendsten Volkskrankheiten in der BRD [28]. Die WHO hat die Erkrankung in die Liste der 10 bedeutsamsten weltweit auftretenden Erkrankungen aufgenommen. Die derzeit gültige Definition des Krankheitsbilds beschreibt die Osteoporose als eine „systemische Skeletterkrankung, die durch eine niedrige Knochenmasse und eine mikroarchitektonische Verschlechterung des Knochengewebes charakterisiert ist, mit einem konsekutiven Anstieg der Knochenfragilität und der Neigung zu Frakturen" [14], [36].

Die BMD kann mit akzeptabler Genauigkeit und Präzision gemessen werden und bildet die Basis für eine operationale Definition der Osteoporose zur besseren klinischen Nutzbarkeit. Sind bereits Frakturen als Folge der Osteoporose aufgetreten, liegt eine manifeste Osteoporose vor.

Die klinische Bedeutung der Osteoporose liegt im Auftreten von Knochenbrüchen und deren Folgen. Die klinische Diagnose einer Osteoporose stützt sich auf Risikofaktoren wie eine niedrige Knochendichte als eine der wesentlichen Komponenten der Osteoporose. Zusätzlich zur erniedrigten Knochendichte tragen mikroarchitektonische Störungen, die z. T. indirekt über klinische Risikofaktoren erfasst werden können, sowie extraossäre Faktoren (z. B. Stürze oder sekundäre Ursachen) wesentlich zu der vermehrten Knochenbrüchigkeit bei einer Osteoporose bei [48].

Anmerkung: Dieses Kapitel enthält einige Originalzitate aus der DVO-S-III-Leitlinie 2014 [19], diese sind jedoch nicht extra gekennzeichnet.

1.10.2 Definition

Nach der operationalen Definition der WHO aus dem Jahr 1994 liegt eine Osteoporose dann vor, wenn der Knochenmineralgehalt in einer DXA-Knochendichtemessung (DXA: Dual X-ray Absorptiometry) an der Lendenwirbelsäule (LWS) und/oder am proximalen Femur (Gesamtfemur oder Schenkelhals) um **< –2,5 Standardabweichungen** vom Mittelwert einer 20- bis 29-jährigen Frau abweicht [36].

Die in Standardabweichungen angegebene Abweichung der Knochendichte von der einer 20- bis 29-jährigen Frau wird als **T-Score** bezeichnet. Diese operationale Definition kann auf Männer ab dem 50. Lebensjahr übertragen werden, wobei sich der T-Score bei Männern auf ein männliches Referenzkollektiv für den T-Score beziehen muss [40], [34]. Die auf den T-Score beruhende operationale Definition der Osteoporose gilt erst nach **Ausschluss anderer Erkrankungen,** die mit einer Verminderung der Knochendichte einhergehen können.

Cave

Die operationale Diagnose einer Osteoporose auf der Grundlage eines DXA-T-Score kann nie alleine aus dem Knochendichtemesswert, sondern nur im Kontext mit weiteren Riskofaktoren gestellt werden.

1.10.3 Epidemiologie und sozialmedizinische Bedeutung

Die Osteoporose ist nach aktuellen Ergebnissen der BEST-Studie mit ca. 6,3 Mio. betroffenen Patienten im Alter ab 50 Jahren eine der bedeutendsten Volkskrankheiten in Deutschland. Sie weist eine deutlich geschlechtsspezifische Inzidenz auf [28]. Frauen erkranken 5-mal häufiger als Männer, wobei die Frakturen in einem wesentlich früheren Lebensabschnitt auftreten und Frauen aufgrund ihrer höheren Lebenserwartung länger mit den z. T. drastischen Einschränkungen leben müssen [58] (▶ Abb. 1.11). Etwa 20 % der Patienten werden nach einer osteoporosebedingten Fraktur hilfsbedürftig, ca. 30 % pflegebedürftig und ca. 15–20 % der Patienten versterben im ersten postoperativen Jahr nach einer Schenkelhalsfraktur [46]. Die osteoporosebedingte Fraktur führt somit zu einer **massiven Einschränkung der Lebensqualität** sowie der **Lebenserwartung** der betroffenen Frauen [29]. Insgesamt wird jede 3. Frau nach der Menopause von einer osteoporosebedingter Fraktur betroffen sein, wobei sich die Inzidenz in den kommenden 50 Jahren laut Berechnung einer Expertengruppe der EU verdoppeln wird (▶ Abb. 1.11).

Die Gesamtkosten für medizinische Betreuung, Rehabilitationsmaßnahmen und Pflege betragen nach den Ergebnissen der BEST-Studie in 2009 ca. 5 Milliarden € [28].

Merke

Die demografische Bevölkerungsentwicklung, der zunehmende Anstieg der durchschnittlichen Lebenserwartung sowie die Veränderung der Lebensgewohnheiten werden in den kommenden Jahren zu einer weiteren Zunahme der Osteoporoseinzidenz und damit zu altersassoziierten Frakturen führen.

1.10.4 Prävalenz und Inzidenz

Zur **Prävalenz** der Osteoporose auf der Grundlage der WHO-Definition einer erniedrigten Knochendichtemessung (DXA-T-Score < –2,5) gibt es für Deutschland nur wenige Daten. In einer retrospektiven Analyse von Versicherten der Techniker Krankenkasse im Jahr 2009 hatten 14 % der Versicherten (24 % der Frauen und 6 % der Männer) die Diagnose einer Osteoporose, osteoporotischer Frakturen oder eine Osteoporosemedikation. Extrapoliert man diese Zahlen auf die Gesamtbevölkerung, würde dies einer geschätzten Prävalenz von 6,3 Mio. Osteoporosepatienten entsprechen. 52 % der so charakterisierten Personen erlitten in einem 3-jährigen Beobachtungszeitraum von 2006–2009 Frakturen [28].

In ▶ Tab. 1.31 ist die jährliche **Inzidenz** von Hüftfrakturen bei Frauen und Männern in Deutschland im Jahre 2004 angegeben. Die Daten zeigen ganz klar den direkten Zusammenhang zwischen der Zunahme des Alters und der Zunahme an osteoporosetypischen Frakturen.

Zwischen 1995 und 2010 nahm die Zahl der Patienten in Deutschland mit mindestens einem Krankenhausaufenthalt aufgrund einer Hüftfraktur von 99 146 auf 128 240 zu. Nach Adjustierung für Alter, Geschlecht und Region ergab sich insgesamt kein signifikanter Trend

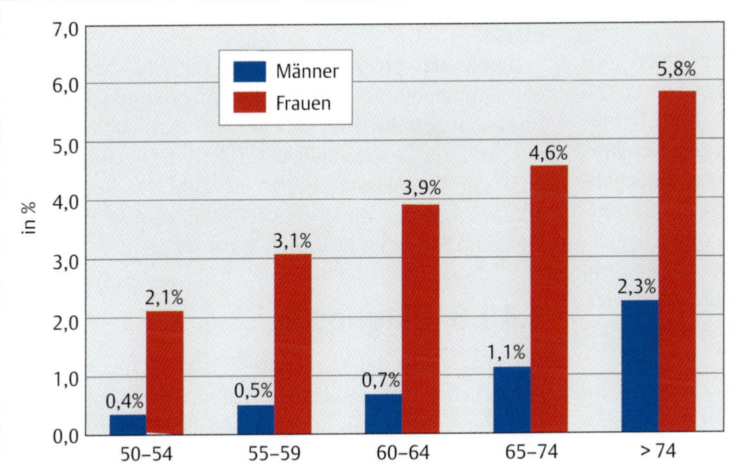

Abb. 1.11 BEST-Studie – Prävalenz und Inzidenz der Osteoporose in Deutschland (2009). Prävalenz 6,3 Mio. (Männer: 1,1 Mio., Frauen: 5,2 Mio.), Inzidenz 2,1 % (Männer: 0,9 %, Frauen: 3,6 %), 8 850 000 Neuerkrankungen (Quelle: [26]).

Tab. 1.31 Jährliche Inzidenz von Hüftfrakturen in Deutschland im Jahre 2004 (Quelle: [32]).

Alter (Jahre)	Inzidenz (%)	
	Frauen	Männer
50–59	0,045	0,054
60–64	0,095	0,086
65–69	0,155	0,116
70–74	0,351	0,205
75–79	0,767	0,362
80–84	1,556	0,797
85–89	2,54	1,37
90 und älter	3,55	2,00

während dieser Beobachtungsphase, es ließen sich aber Änderungen der Inzidenzrate in einzelnen Untergruppen feststellen [33]. Rapp et al. fanden in deutschen Seniorenheimen eine Inzidenz von proximalen Femurfrakturen von 5,1 % Personenjahre bei Frauen und 3,3 % Personenjahre bei Männern. Die Inzidenz nahm mit dem Alter zu und war in den ersten Monaten nach der Aufnahme am höchsten [50], [51]. Inzidenzdaten zu Wirbelkörperfrakturen gibt es für Deutschland nur in begrenztem Umfang.

Basierend auf nationalen epidemiologischen Daten des Schweizer Bundesamts für Statistik zu hospitalisierten Frakturpatienten aus dem Jahr 2000, den Ergebnissen einer prospektiven Kohorte von Frakturpatienten aus dem Jahr 2006 und Mortalitätsinzidenzen wurde die Inzidenz von **Major Osteoporotic Fractures** im Alter von ≥ 50 Jahren in der Schweiz auf 773 pro 100 000 bei Männern und 2078 pro 100 000 bei Frauen geschätzt. Die korrespondierenden Lebenszeitwahrscheinlichkeiten für eine Major Osteoporotic Fracture wurden bei einem 50-jährigen Mann auf 20,2 % und bei einer 50-jährigen Frau auf 51,3 % geschätzt [42]. Die nicht vertebralen Frakturen sind überwiegend sturzbedingt. Die Wirbelkörperbrüche treten jedoch zum großen Teil unter Alltagstätigkeiten auf [3].

1.10.5 Pathophysiologie

Das Knochengewebe unterliegt einem lebenslangen kontinuierlichen Auf- und Abbau (Knochenumbau) durch Osteoblasten und Osteoklasten. Bei diesem als **„Bone Remodelling"** umschriebenen Vorgang kommt es zu einer jährlichen Erneuerung von ca. 4–10 % der gesamten Knochenmasse des Körpers. Vor der Pubertät wächst das Skelettsystem ohne den Einfluss der Sexualhormone. Hier erfolgt die Steuerung des Knochenwachstums vorwiegend aufgrund der genetischen Prädisposition, durch das Kalzium-Vitamin-D-System und über die physikalische Belastung.

Es ist unumstritten, dass Menschen und insbesondere Kinder in der Pubertät, die zu wenig Kalzium zu sich nehmen, eine **verminderte Skelettmasse** erreichen. Dies gilt insbesondere für eine Kalziumeinnahme von weniger als 300 mg pro Tag. So werden vom National Institute of Health (NIH) in den USA und der Deutschen Gesellschaft für Ernährung (DGE) 1000 mg/Tag für alle erwachsenen Menschen empfohlen. Kalziumzufuhr während der Pubertät fördert nicht nur das Erreichen einer adäquaten Spitzenknochenmasse (PBM: Peak Bone Mass), sondern fördert auch das Knochengrößenwachstum.

Ab der Pubertät wird der Knochen zu einem **sexualhormonabhängigen Organ.** Ohne Sexualhormone kann die mögliche Spitzenknochenmasse nicht aufgebaut werden. Es kommt zu einer sexuellen Differenzierung des Skeletts, wobei beim Mann das Testosteron bzw. bei der Frau das Östradiol die Hauptsteuerungshormone sind. Andererseits haben Östradiol beim Mann und die Androgene bei der Frau ebenfalls eine wichtige regulierende Funktion, deren Bedeutung bisher nicht vollständig geklärt ist. Menschen mit verspäteter Pubertät (Pubertas tarda) haben eine verminderte PBM.

Merke M!

Das Erreichen der maximalen Knochenmasse, der sog. PBM, ist abhängig von der genetischen Disposition, Geschlecht, Menarchennalter, Ernährung, Lebensgewohnheiten, körperlicher Aktivität und dem Konsum von Genußmitteln und wird zwischen dem 20. und 30. Lebensjahr erreicht.

Abhängig vom Auftreten der beschriebenen Risikofaktoren kommt es bei ausgeglichenem Knochenstoffwechsel bis zum Eintritt in die Menopause lediglich zu einer geringgradigen Erniedrigung der Knochenmasse der Frau. Der physiologische **Abfall des Östradiolspiegels** im Rahmen der Menopause führt zu unterschiedlich stark ausgeprägten Auswirkungen für den weiblichen Organismus. Neben Befindlichkeitsstörungen wie Hitzewallungen, Schleimhautatrophie, Lipidprofilveränderungen mit nachfolgendem erhöhtem Risiko für kardiovaskuläre Erkrankungen kommt es zu einer **Reduktion der Knochenmasse.**

Durch den postmenopausalen Östradiolmangel wird der Remodelling-Zyklus auf einem erhöhten Frequenzniveau eingestellt, d. h., Knochenauf- und -abbau erfolgen mit größerer Geschwindigkeit. Durch die verstärkte Aktivität der Osteoklasten steigt die Zahl der Resorptionslakunen auf der Knochenoberfläche, ebenso wie deren Tiefe und Ausdehnung („High Turnover").

1.10.6 Diagnostik

Die Diagnostik der Osteoporose basiert auf Anamnese, körperlicher Untersuchung, Laborwertbestimmungen, ggf. konventionellem Röntgen und der Osteodensitometrie. Ziel dieser mehrere Schritte umfassenden Diagnostik ist nach den **DVO-S-III-Leitlinien** die Erstellung eines **individuellen Risikoprofils** mit anschließender Therapieentscheidung. Eine Basisdiagnostik wird nach den aktuellen DVO-S-III-Leitlinien empfohlen, wenn das geschätzte 10-Jahres-Risiko für radiografische Wirbelkörperfrakturen und proximale Femurfrakturen 20 % übersteigt oder bei unmittelbaren therapeutischen oder diagnostischen Konsequenzen. Anamnese und körperliche Untersuchung sind von den diagnostischen Möglichkeiten am preiswertesten und für eine aussagefähige Untersuchung unerlässlich.

Methode

Basisdiagnostik der Osteoporose [19]

a) **Anamnese, klinischer Befund**
- Hinweise für Wirbelkörperfrakturen? Erfassung von Lokalisation und Intensität frakturbedingter Schmerzen und funktioneller Einschränkungen
- Hinweise für eine sekundäre Osteoporose oder ein Malignom?
- Beurteilung von Muskelkraft und Koordination bei Patienten ab dem 70. Lebensjahr oder mit Anhaltspunkten für eine Einschränkung, ggf. geriatrisches Assessment

b) **Osteodensitometrie** zur Optimierung der Frakturrisikobeurteilung und Prüfung der Indikation für eine medikamentöse Therapie; Standardverfahren DXA (LWS, Gesamtfemur, Femurhals)

c) **ggf. Röntgen/andere Bildgebung** bei klinischen Hinweisen zur Erfassung von Wirbelkörperfrakturen. **Cave:** Frische Wirbelkörpereinbrüche sind in der Frühphase röntgenologisch oft nicht eindeutig nachweisbar

d) **Labor** zur Erfassung laborchemisch fassbarer Risikofaktoren und sekundärer Osteoporosen, differenzialdiagnostisch infrage kommender anderer Osteopathien und von Kontraindikationen für eine medikamentöse Therapie

Die **Anamneseerhebung** zielt insbesondere auf die Erfassung von relevanten Risikofaktoren, Grunderkrankungen und medikamentösen Therapien, die eine Osteoporose bedingen können, sowie der Abklärung sekundärer Ursachen und erlaubt bereits differenzialdiagnostische Rückschlüsse. Sie sind ein wesentlicher Bestandteil der klinischen Indikationsstellung zur Osteodensitometrie. ▸ Tab. 1.32 zeigt die altersabhängigen Risikofaktoren, die nach der DVO-S-III-Leitlinie 2014 zu einer Basisdiagnostik führen sollten.

Bei der **körperlichen Untersuchung**, insbesondere bei Patienten mit einer manifesten Osteoporose und entsprechenden Frakturen (z. B. Wirbelkörperfrakturen), ergeben sich neben akuten und chronischen Schmerzen auch spezifische Befunde wie ein verringerter Rippen-Becken-Abstand sowie eine Vergrößerung des Finger-Boden-Abstands, ein lokaler Druckschmerz über einem Wirbelkörper, ein Körpergrößenverlust (Körpergröße im Vergleich zur Passgröße), die Brustkyphose, Lendenlordose sowie das Tannenbaum-Phänomen. Die klinische Untersuchung kann hierbei bereits den **Schweregrad** der Osteoporose aufzeigen. Das Sturzrisiko und die Immobilität bzw. die „Gebrechlichkeit“ kann und sollte im klinischen Alltag untersucht werden. Es stehen hierfür gut evaluierte, einfache Instrumente wie der „Chair-Rising-Test“ zur Verfügung. Wichtig ist dabei auch, einen Überblick über das **Krankheitsausmaß** zu bekommen und zu sehen, wie der Patient mit seiner Erkrankung fertig wird.

Cave

Bei Patienten mit einer Osteopenie bzw. Osteoporose ohne entsprechende Fraktur ergibt die körperliche Untersuchung möglicherweise keine eindeutigen Hinweiszeichen.

Laboruntersuchungen von Blut und Urin sind bei der Osteoporose typischerweise unauffällig. Die Bedeutung der Laborchemie liegt in erster Linie in der Differenzialdiagnose. Die im Minimalprogramm geforderten Untersuchungen sowie die bei einem begründeten Verdacht auf eine sekundäre Osteoporose durchzuführenden kostspieligen Laborparameter sind:

Methode

Labordiagnostik als Bestandteil der Basisdiagnostik der Osteoporose [19]
- Serumkalzium, Serumphosphat, (Serumnatrium fakultativ)
- Kreatinin-Clearance
- alkalische Phosphatase, γ-Glutamyl-Transferase (GGT)
- Blutbild, Blutsenkungsgeschwindigkeit (BSG)/C-reaktives Protein (CRP), Serumeiweißelektrophorese
- thyreotropes Hormon (TSH)
- 25-Hydroxyvitamin D_3 als Einzelfallentscheidung, Testosteron bei Männern fakultativ, Knochenumbau-Marker als Einzelfallentscheidung

Konventionelle **Röntgenaufnahmen**, vor allem der Wirbelsäule, sind wesentlicher Bestandteil der Diagnostik einer manifesten Osteoporose. Sie spielen die entscheidende Rolle bei der Feststellung von morphologischen Veränderungen wie Einbrüchen von Grund- und Deckplatten, Sinterungsfrakturen, Ausbildung von Fisch- und Keilwirbeln sowie Kompressionsfrakturen und damit für die Erfassung des Schweregrads einer manifesten Osteoporose. Bei einer manifesten Osteoporose müssen zum Zeitpunkt der Diagnose vor Therapiebeginn Anzahl und

Tab. 1.32 Empfehlung zur Basisdiagnostik der Osteoporose nach DVO-S-III-Leitlinie 2014 (Quelle: [19]).

Patientengruppe	Diagnostik
postmenopausale Frauen, Männer ab dem 60. Lebensjahr	• niedrigtraumatische Wirbelkörperfrakturen ≥ 2. Grades singulär oder ≥ 1. Grades multipel, sofern andere Ursachen nicht wahrscheinlicher sind • klinisch manifeste niedrigtraumatische singuläre Wirbelkörperfraktur 1. Grades mit Deckplattenimpression, sofern andere Ursachen nicht wahrscheinlicher sind (ohne Klinik: Einzelfallentscheidung) • niedrigtraumatische nicht vertebrale Frakturen (mit Ausnahme von Finger-, Zehen-, Schädel- und Knöchelfrakturen) • bestehende/geplante Therapie mit oralen Glukokortikoiden ≥ 2,5 mg Prednisolonäquivalent tgl. für mehr als 3 Monate im Jahr[1] • Epilepsie/Antiepileptika[1] • B-II-Resektion oder Gastrektomie • Cushing-Syndrom oder subklinischer Hyperkortisolismus[1] • primärer Hyperparathyreoidismus[1] • Diabetes Typ 1 • Wachstumshormonmangel[1] • hormonablative Therapie oder Hypogonadismus beim Mann als Einzelfallentscheidung[1] • Aromatasehemmertherapie als Einzelfallentscheidung[1] • rheumatoide Arthritis • Spondylitis ankylosans als Einzelfallentscheidung • monoklonale Gammopathie unklarer Signifikanz
Frauen ab dem 60. Lebensjahr, Männer ab dem 70. Lebensjahr (bei Vorliegen multipler Risikofaktoren und damit einem mutmaßlich höheren Frakturrisiko individuell auch bei Frauen ab der Menopause und bei Männern ab dem 60. Lebensjahr)	• proximale Femurfraktur bei Vater und/oder Mutter • Untergewicht[1] • Rauchen und/oder COPD[1] • multiple intrinsische Stürze oder erhöhte Sturzneigung[1] • Immobilität[1] • Herzinsuffizienz[1] • chronische Hyponatriämie[1] • Protonenpumpeninhibitoren bei chronischer Einnahme[1] • Glukokortikoide hochdosiert inhalativ[1] • Zöliakie • Glitazone[1] • Diabetes mellitus Typ 2 • Hyperthyreose oder subklinische Hyperthyreose, sofern persistierend[1] • Aromatasehemmer[1] • hormonablative Therapie oder Hypogonadismus beim Mann[1] • Spondylitis ankylosans • Depression/Antidepressiva[1]
Frauen ab dem 70. Lebensjahr, Männer ab dem 80. Lebensjahr	Basisdiagnostik generell empfohlen, soweit eine Entscheidung über geplante therapeutische Maßnahmen ansteht

[1] sofern Risiko aktuell bestehend oder vor weniger als 12–24 Monaten beendet

Ausmaß der fakturierten Wirbelkörper dokumentiert werden. Hierdurch können im Rahmen von Verlaufskontrollen, die in der Regel in 1- bis 2-jährigen Abständen möglich sind, neue Wirbeleinbrüche oder ein Progress an bereits fakturierten Wirbeln, z. B. durch Höhenmessung, erkannt werden.

Merke

M!

Eine Beurteilung des Mineralsalzgehalts des Knochens ist im Rahmen einer konventionellen Röntgenaufnahme der Wirbelsäule nicht möglich, da eine Osteoporose erst nach einer Demineralisierung von 30–40 % sichtbar wird.

Aus diesem Grund ist zur Diagnose einer Osteoporose (ohne Frakturen) nach DVO-S-III-Leitlinie eine **Osteodensiotometrie** unabdingbar.

Knochendichtemessung

Grundprinzip der Osteodensitometrie ist die Messung der Abschwächung eines Photonen- oder Röntgenstrahls, das bei den vorwiegend eingesetzten Zwei-Spektren-Verfahren weitgehend durch das Knochen-Hydroxyl-Apatit erfolgt. Die weltweit am meisten verbreitete Methode ist das **DXA-Verfahren.** Hierbei wird an der LWS, dem Schenkelhals, am Ganzkörper oder an Spezialregionen eine Skelettregion flächig abgebildet und das Messergebnis als Gewichtswert pro Flächeneinheit (g/cm^2) angegeben.

Die Messung an der Wirbelsäule kann bei Bestehen einer Aortenverkalkung oder einer degenerativen Veränderung, besonders ab dem 65. Lebensjahr, zu falschhohen Ergebnissen führen. Die Messung am Schenkelhals wird durch den sog. „Fettfehler" beeinflusst und ist durch eine bekanntermaßen geringere Präzision gekennzeichnet.

Vorteil der DXA-Methode ist die in einer großen Anzahl von Studien dokumentierte Fähigkeit zur individuellen Frakturvorhersage [44], [35], [57]. In einer Metaanalyse prospektiver Kohortenstudien von Marshall et al. mit 90 000 Personenjahren Beobachtungszeit betrug das relative Frakturrisiko bei einer DXA-Messung am Femurhals pro Standardabweichung-Abnahme 2,6 (95 % KI 2,0–3,5) für Hüftfrakturen, 1,8 (95 % KI 1,1–2,7) für vertebrale Frakturen und 1,6 (95 % KI 1,4–1,8) für alle Frakturen. Bei einer DXA-Messung an der LWS betrug das relative Frakturrisiko pro Standardabweichung-Abnahme 1,6 (95 % KI 1,2–2,2) für Hüftfrakturen, 2,3 (95 % KI 1,9–2,8) für vertebrale Frakturen und 1,5 (95 % KI 1,3–1,8) für alle Frakturen [44].

Zusätzliche Vorteile sind die große Erfahrung in Therapiestudien, die geringe Strahlenbelastung und die weite Verbreitung von DXA-Geräten. Als **Nachteile** gelten die Planarität des Messverfahrens (Mineralgehalt pro Fläche), die einen Integralwert zwischen kortikalem und spongiösem Knochen messen und keine physikalische Dichte messen kann, sowie die hohen Anschaffungskosten.

Mit der **quantitativen Ultraschallsonometrie** (QUS) steht seit einigen Jahren eine röntgenstrahlfreie Messmethode zur Bestimmung des Frakturrisikos zur Verfügung. Ähnlich der DXA-Knochendichte sind QUS-Variablen kontinuierlich skaliert und ihr Zusammenhang mit dem Frakturrisiko ist exponenziell. Die Messungen erfolgen vornehmlich am Os Calcaneus, aber auch an den Phalangen sowie an der Tibia. Bestimmt werden die Ultraschalleitungsgeschwindigkeiten „Speed of Sound" (SOS) und/oder der Breitband-Ultraschallabschwächung (BUA: Broadband Ultrasound Attenuation) bzw. eine Kombination aus beiden (SI: Stiffness Index; QUI: Quantitative Ultrasound Index; UBPS: Ultrasound Bone Profile Score; UBPI: Ultrasound Bone Profile Index). Vergleiche mit histologischen und biomechanischen Untersuchungen haben gezeigt, dass die Ultraschallparameter mehr von Knochenstrukturdefekten als vom reinen Mineralsalzgehalt beeinflusst werden [23], [37], [43], [45].

In der Zwischenzeit hat eine große Anzahl von Studien die Möglichkeiten und Grenzen der QUS ausgiebig untersucht. In einer Metanalyse aus 18 Studien mit 55 164 Frauen und 5 Studien mit 13 742 Männern fand sich ein Frakturrisikogradient (relatives Frakturrisiko pro Standardabweichung) für BUA von 1,4 (95 % KI 1,25–1,57) für alle Frakturen, 1,69 (95 % KI 1,43–2,00) für Hüftfrakturen und 1,8 (95 % KI 1,42–2,28) für vertebrale Frakturen. Der Risikogradient von SOS war 1,46 (95 % KI 1,33–1,60) für alle Frakturen, 1,96 (95 % KI 1,64–2,34) für Hüftfrakturen und 2,6 (95 % KI 1,81–3,73) für vertebrale Frakturen. Die Frakturprädiktion war bei älteren Männern und Frauen ähnlich [45].

Vorteile dieser Methode sind die große Akzeptanz in der Bevölkerung, da keine Röntgenstrahlen verwendet werden, die gute Präzision, die im Bereich der konventionellen osteodensitometrischen Techniken liegt, die Schnelligkeit der Messung, der flexible Einsatz im ambulanten Bereich sowie die geringen Anschaffungskosten. Als **Nachteile** gelten zurzeit noch die geringen Erfahrungen hinsichtlich des Therapie-Monitorings, die schwierige Standardisierbarkeit, das Fehlen internationaler Phantome sowie deutscher Referenzkollektive mit einer ausreichenden Größe (2000–3 000 Messungen).

Merke M!

Die Hautdickemessung, ebenfalls eine sonografische Methode, eignet sich nicht zur Abschätzung des Frakturrisikos.

Zusätzlich besteht die Möglichkeit der Anwendung der **quantitativen Computertomografie** (QCT) der Wirbelsäule, sowie der **peripheren quantitativen Computertomografie** (pQCT) (▸ Tab. 1.33) am Radius sowie an der Tibia. Bei dieser Untersuchung werden zusammen mit dem Patienten Eichstandards aus Kunststoff, die mit K_2HPO_4

Tab. 1.33 Nicht invasive Methoden der Osteodensitometrie.

Methode	DXA	pQCT	QUS
Messort	LWS/Femur, Ganzkörper	Radius	Calcaneus/Phalangen/Tibia
Dichteäquivalent/Dimension	Flächenwert (g/cm^2)	Volumenwert (g/cm^3)	Schallleitungsgeschwindigkeit SOS (m/s), Breitbandschallabschwächung BUA (db/MHz)
Strahlenquelle/Energie (KeV)	Rö-Röhre (40/70)	1–125/Rö-Röhre (28/40)	Ultraschall 0,6–1,25 MHz
Strahlenexposition (Knochenmark mGy)	< 0,05	< 0,1	0
Reproduzierbarkeit (Variationskoeffizient)	1–2 %	0,5–1 %	0,2–2 %
Untersuchungsdauer (min)	5–10	5–10	2–3

gefüllt sind, mitgemessen. Die CT-Werte werden in Houndsfield-Einheiten angegeben und lassen sich durch die mitgemessenen Eichstandards auf Hydroxylapatitäquivalente umrechnen. Mit der QCT-Methode erfolgt die Messung eines definierten Volumens, sodass das Messergebnis in g/cm^3 ausgedrückt wird.

Die Messung wird üblicherweise zwischen Th 12 und L 3 durchgeführt. Es wird zunächst eine Übersichtsaufnahme der lateralen Wirbelsäule angefertigt und dann einzelne sagittale Schichten durch jeden Wirbel (meist LWK 2–4). Zusätzlich kann zwischen kortikalem und spongiösem Knochen unterschieden werden, wobei der prospektive Stellenwert der selektiven Spongiosamessung mittels peripherer Verfahren noch nicht eindeutig geklärt ist. Andererseits korreliert das tatsächliche Frakturrisiko besser mit der integralen Knochendichte (DXA) als mit den reinen Spongiosabefunden [4], [39], [38], [25].

Nachteile der Methode sind die hohen Anschaffungskosten, die geringe Verfügbarkeit, die höhere Strahlenbelastung, die Knochenmarkfettfehler, die Artefaktbildung durch degenerative Veränderungen sowie eine schwierige Messstellenwiederfindung in Therapieverlaufskontrollen. Als **Vorteile** gelten die hohe Präzision, die Messung der wirklichen physikalischen Dichte, die langjährige Erfahrung sowie die Unterscheidungsmöglichkeit von Spongiosa und Kortikalis.

Der **Trabecular Bone Score** (TBS) ist ein quantitativer Textur-Index, mit dem die räumliche Inhomogenität von DXA-Bildern analysiert und parametrisiert wird. Eine Korrelation von TBS mit Mikrostruktur und Knochenfestigkeit wurde unabhängig von der DXA-Messung ex vivo berichtet. Mehrere prospektive Frakturstudien zeigen, dass ein verschlechterer TBS-Wert unabhängig von der Knochenflächendichte zum Frakturrisiko von Wirbelkörperfrakturen, Hüftfrakturen und „Major Fractures" beiträgt [30], [9], [8]. Der TBS kann somit nach DVO-S-III-Leitlinie als Risikofaktor in die Bestimmung des 10-Jahres-Frakturrisiko einbezogen werden. Basierend auf den Daten der Manitoba-Studie [36] ist eine Anhebung der Therapieschwelle um + 0,5 pro 1,75 Standardabweichungen vom alters- und geschlechtsangepassten Normalwert des TBS (d. h. Anhebung um 0,5 pro Z-Score von −1,75) gerechtfertigt.

Biochemische Knochenumbauparameter

Erhöhte biochemische Parameter des Knochenabbaus im Blut und/oder Urin haben sich bei Frauen in Studien als ein unabhängiger Risikofaktor für Frakturen erwiesen [53], [17], [56]. Die mangelnde Standardisierung dieser Parameter unter klinischen Alltagsbedingungen und die fehlende Evaluation im Kontext mit anderen Risikofaktoren lässt nach DVO-S-III-Leitlinie generelle Empfehlungen für den Einsatz in der Routinediagnostik nicht zu.

Wertigkeit der Osteodensitometrie

Zahlreiche Studien haben belegt, dass sowohl mit DXA, QCT oder QUS das Frakturrisiko von Wirbelkörperfrakturen, Radiusfrakturen und/oder Schenkelhalsfrakturen prospektiv vorhergesagt werden kann [16]. Dabei ist unerheblich, ob zentral an Wirbelsäule oder Schenkelhals bzw. am Fersenbein gemessen wurde. Grob kann gesagt werden, dass mit Abnahme der Knochendichte um eine Standardabweichung das Risiko für zukünftige Frakturen um 40–60 % ansteigt [35].

Die höchste Wertigkeit besteht in der Vorhersagekraft der Frakturen am **Ort der Messung**, d. h., Wirbelkörperfrakturen können am besten durch Messung an der Wirbelsäule vorhergesagt werden [15]. Allerdings sind die Unterschiede zwischen verschiedenen Messorten (periphere und zentrale Messung) nur in vereinzelten Studien signifikant unterschiedlich [12]. Werden mehrere, unterschiedliche Knochendichteverfahren miteinander kombiniert, wird ebenfalls eine Risikoerhöhung festgestellt, ähnlich als wenn man anamnestische Risikofaktoren oder Knochenmarker ergänzt. Die Korrelation zwischen DXA, QCT oder QUS ist für den individuellen Patienten völlig unerheblich, sie erklärt lediglich, wie viel Prozent einer Methode durch die andere erklärbar sind.

> **Tipp**
>
> Klinisch bedeutsam ist nicht ausschließlich, ob ein Patient einen erniedrigten Wert in DXA, QCT oder QUS hat (dann hat er jeweils einen positiven Risikofaktor), sondern ob 2 oder 3 Messmethoden eine Erniedrigung zeigen, dann hätte er nämlich mehrere positive Risikofaktoren und damit ein höheres prospektives Frakturrisiko.

1.10.7 Abschätzung des individuellen absoluten Frakturrisikos

DVO-Risikomodell 2006

Der DVO hat 2006 durch seine Leitlinien ein Frakturvorhersagemodell entwickelt, das Alter, Geschlecht, DXA-Messung und klinische Risikofaktoren einbezieht und als primären Zielparameter die Vorhersage von Wirbelkörperfakturen (klinisch und radiografisch) und Hüftfrakturen hat. In 2009 erfolgte im Rahmen der S-III-Leitlinienaktualisierung eine erste Adjustierung des Risikomodells von 2006. Zur Abschätzung des **absoluten Risikos** wurde auf Frakturdaten der Schweiz und der Niederlande (Rotterdam-Studie), auf die Daten der „European Prospective Osteoporosis Study (EPOS)", an der auch deutsche Zentren beteiligt waren, und – in wenigen Aspekten – der USA zurückgegriffen. Eine Validierung in Bezug auf die Verwendbarkeit für medikamentöse Therapieentscheidungen ist 2012 anhand der Daten der FREEDOM-

Studie [27] erfolgt. Einzelheiten der Modellannahmen sind in der Leitlinienversion 2006 beschrieben [16], [18].

Zukünftige Risikomodelle

Der DVO hat für die **Leitlinie 2014** in den Jahren 2011–2013 ein aktualisiertes Frakturrisikomodell entwickelt. Grundlage dieses Modells ist die Inzidenz von Hüftfrakturen in Deutschland, Österreich oder der Schweiz, die epidemiologisch einfacher und aktueller zu erheben ist als die Inzidenz von Wirbelkörperfrakturen. Über altersadjustierte Verhältniszahlen von Hüftfrakturen zu klinischen und radiografischen Wirbelkörperfrakturen lässt sich die Gesamtinzidenz von Hüftfrakturen und Wirbelkörperfrakturen abschätzen. Auf der Basis der Prävalenz klinischer und messtechnischer Risikofaktoren in der Population, bei Kenntnis ihrer Effektstärke in Bezug auf Wirbelkörper- und Hüftfrakturen und mit Kenntnis oder Annahmen über Adjustierungen der Effektstärke bei Interaktionen, lässt sich das individuelle Frakturrisiko in Abhängigkeit von Alter, Geschlecht und Vorliegen klinischer und messtechnischer Risikofaktoren abschätzen.

Das Modell unterscheidet sich von anderen Risikomodellen in mehreren Aspekten. Wie im Modell 2006/2009 wird als Endpunkt auf Hüft- und Wirbelkörperfrakturen fokussiert, da diese das höchste Mortalitätsrisiko, die höchsten Einbußen an Lebensqualität und die höchsten Kosten pro Fraktur verursachen. Aus Gründen der Altersgerechtigkeit wird keine Adjustierung des Frakturrisikos um die Mortalität vorgenommen, was in höherem Lebensalter zu niedrigeren Therapieschwellen führen würde.

Die zugrunde liegenden klinischen **Risikofaktoren** basieren auf den DVO-Leitlinien 2009 sowie der erweiterten Liste, wie sie in dieser aktuellen Fassung der Leitlinien aufgeführt sind. Sie werden in moderate (relatives Risiko = 1,5), starke (relatives Risiko = 3,0) und sehr starke Risikofaktoren (relatives Risiko = 6,0) gegliedert, differenzieren auch zwischen Graden prävalenter Wirbelkörperfrakturen und nicht vertebralen Frakturen und gestatten somit eine individuellere Risikokategorisierung als dies bspw. beim FRAX (Fracture Risk Assessment Tool) möglich ist. In Bezug auf die Knochendichte basiert das Frakturrisiko auf der Gesamtfemurmessung mit einer Adjustierungsoption, falls die Wirbelkörpermessung stark abweicht. Das Modell wird derzeit in Bezug auf Frakturvorhersagekraft und Abschätzbarkeit therapeutischer Effizienz aktuell mit vorhandenen Modellen verglichen und validiert und wird danach im Rahmen der S-III-Leitlinienaktualisierung des DVO offiziell eingeführt.

1.10.8 Empfehlung zur spezifischen Osteoporosetherapie

Grundsätzlich empfehlen die DVO-S-III-Leitlinien 2014 eine spezifische medikamentöse Therapie, wenn das **absolute Risiko**, an einer Wirbelkörper- oder Schenkelhalsfraktur in den nächsten 10 Jahren zu erkranken, **über 30 %** liegt. Dies liegt in folgenden Fällen vor:

- Nach einer niedrigtraumatischen singulären Wirbelkörperfraktur 2. oder 3. Grades nach Genant (25–40 % bzw. > 40 % Höhenminderung Vorderkante zur Hinterkante) oder niedrigtraumatischen multiplen Wirbelkörperfrakturen 1.–3. Grades nach Genant, wenn andere Ursachen einer Fraktur nicht wahrscheinlicher sind, bei einem DXA-T-Score < –2,0 an der LWS oder dem Schenkelhals oder dem proximalen Gesamtfemur, individuell auch bei einem T-Score > –2,0. Bei typischen osteoporotischen radiologischen und klinischen Aspekten von Wirbelkörperfrakturen kann ggf. auch auf eine Knochendichtemessung verzichtet werden.
- Nach einer niedrigtraumatischen proximalen Femurfakturen bei einem DXA-T-Score < –2,0 an der LWS oder dem Schenkelhals oder dem proximalen Gesamtfemur, individuell auch bei einem T-Score > –2,0.
- Als niedrigtraumatisch werden Frakturen definiert, die bei einem Sturz aus dem Stand oder einer geringeren Höhe oder ohne eine größere Krafteinwirkung entstanden sind. Dabei ist die vermutliche Krafteinwirkung individuell abzuschätzen. Bei typischen klinischen osteoporotischen Aspekten bei Vorliegen einer proximalen Femurfraktur sowie von Wirbelkörperfrakturen kann auch auf eine Knochendichtemessung verzichtet werden.
- Bei einer Hochdosistherapie mit oralen Glukokortikoiden bei postmenopausalen Frauen und Männern in einer Tagesdosis von ≥ 7,5 mg Prednisolonäquivalent, wenn diese bereits für 3 oder mehr Monate durchgeführt wurde oder wenn bei Beginn der Therapie absehbar ist, dass die orale Glukokortikoidtherapie länger als 3 Monate andauern wird, wenn entweder gleichzeitig ein T-Score von –1,5 oder geringer an der LWS oder dem Gesamtfemur oder dem Femurhals vorliegt oder wenn eine oder mehrere niedrigtraumtische Wirbelkörperfrakturen nach den oben definierten Kriterien oder multiple periphere Frakturen (> 3) vorliegen. Drei Monate nach Beginn einer hochdosierten oralen Glukokortikoidtherapie sollte deshalb immer eine Reevaluation erfolgen, ob und in welcher Dosis eine Fortführung der Steroidtherapie erforderlich ist.

Andere Konstellationen eines hohen Gesamtfrakturrisikos bei postmenopausalen Frauen und Männern ab dem 60. Lebensjahr

Für die praktische Anwendung zur Abschätzung der Höhe des 10-Jahres-Frakturrisikos sollte das in Deutschland anerkannte DVO-S-III-Leitlinienmodell 2014 angewandt werden. Als Schwellenwert für eine medikamentöse Therapie wurde ein auf der Grundlage der Annahmen des DVO-Leitlinienmodells 2014 geschätztes (behandelbares) 10-Jahres-Frakturrisiko von durchschnittlich ca. 30 % und mehr für proximale Femurfrakturen und vertebrale (radiografische) Frakturen beibehalten. Dies entspricht bei den nachfolgend aufgeführten Therapeutika bei einer geschätzten therapeutischen Effizienz von 50% bei postmenopausalen Frauen einer durchschnittlichen Numbers Needed to Treat (NNT) von 22–13 für einen Behandlungszeitraum von 3–5 Jahren.

In Bezug auf „Major Fractures" entspricht dieses Risiko etwa einer durchschnittlichen 10-Jahres-Wahrscheinlichkeit von 14% und bei der Annahme einer therapeutischen Effizienz von 30% bei den postmenopausalen Frauen einer NNT für einen Behandlungszeitraum von 3–5 Jahren von 67–40. Hierbei ist zu berücksichtigen, das bei einem T-Score von > –2,0 die Wirksamkeit einer medikamentösen Therapie für Frakturen nicht oder nur unzureichend belegt ist, sodass die S-III-Leitlinie die Therapieempfehlungen außerhalb der o. g.Indikationen auf einen T-Score < –2,0 beschränkt (▸ Tab. 1.34).

Bei Vorliegen eines oder mehrerer der Frakturrisikofaktoren ist von einem höheren Gesamtfrakturrisiko auszugehen. Hierbei bestehen aufgrund der unterschiedlichen Gewichtung Risikofaktoren, welche die Therapieschwelle um + 1,0 T-Score bzw. nur um + 0,5 T-Score bis zu einem maximalen T-Score von –2,0 anheben. In der Regel wird empfohlen, nicht mehr als 2 der Risikofak-

Tab. 1.34 Indikation für eine medikamentöse Osteoporosetherapie nach Risikoprofil in Abhängigkeit von Geschlecht, Lebensalter, DXA-Knochendichte und weiteren Risikofaktoren (Quelle: [19]).

Lebensalter in Jahren		T-Score				
Frau	Mann	(Nur anwendbar auf DXA-Werte. Die Wirksamkeit einer medikamentösen Therapie ist für periphere Frakturen bei einem T-Score > –2,0 nicht belegt.)				
		–2,0 bis –2,5	–2,5 bis –3,0	–3,0 bis –3,5	–3,5 bis –4,0	< –4,0
50–60	60–70	nein	nein	nein	nein	ja
60–65	70–75	nein	nein	nein	ja	ja
65–70	75–80	nein	nein	ja	ja	ja
70–75	80–85	nein	ja	ja	ja	ja
> 75	> 85	ja	ja	ja	ja	ja

Tab. 1.35 Die Therapieschwelle beeinflussende Frakturrisikofaktoren (Quelle: [19]).

Therapieindikation beeinflussende Frakturrisikofaktoren (+ 1,0)	Therapieindikation beeinflussende Frakturrisikofaktoren (+ 0,5)
• Glukokortikoide oral ≥ 2,5 mg und < 7,5 mg Prednisolonäquivalent tgl. (außer bei rheumatoider Arthritis + 0,5) • Diabetes mellitus Typ 1 • ≥ 3 niedrigtraumatische Frakturen in den letzten 10 Jahren im Einzelfall (mit Ausnahme von Finger-, Zehen-, Schädel- und Knöchelfrakturen)	• singuläre Wirbelkörperfrakur 1. Grades • nicht vertebrale Frakturen > 50. Lebensjahr mit Ausnahme von Finger-, Zehen-, Schädel- und Knöchelfrakturen[1] • proximale Femurfraktur bei Vater oder Mutter • multiple intrinsische Stürze[1] • Immobilität[1] • Rauchen, COPD und/oder hohe Dosen inhalatier Glukokortikoide[1] • Herzinsuffizienz[1] • chronische Einnahme von Protonenpumpeninhibitoren[1] • Epilepsie/Antiepileptika[1] • Depression/Antidepressiva[1] • Zöliakie • rheumatoide Arthritis • Spondylitis ankylosans • primärer Hyperparathyreoidismus[1] • hormonablative Therapie oder Hypogonadismus beim Mann[1] • Aromatasehemmer[1] • Wachstumshormonmangel[1] • Hyperthyreose oder subklinische Hyperthyreose, sofern persistent[1] • subklinischer Hyperkortisolismus[1] • Glitazone[1] • hsCRP-Erhöhung[1] • Knochenumbaumarker im 4. Quartil als Einzelfallentscheidung
	Optional Trabecular Bone Score: Anhebung der Therapiegrenze um + 0,5 pro 1,75 SD Z-Score
	In der Regel wird empfohlen, nicht mehr als 2 der Risikofaktoren bei der Anhebung des Schwellenwerts zu berücksichtigen.

[1] sofern Risiko aktuell bestehend oder vor weniger als 12–24 Monaten beendet
COPD: chronisch obstruktive Lungenerkrankung; hsCRP: High Sensitivity C-reactive Proteine

toren aus ▶ Tab. 1.35 bei der Anhebung des Schwellenwerts zu berücksichtigen, da die Interaktionen der Risikofaktoren in vielen Fällen nicht ausreichend bekannt sind. Die Anhebung der Therapiegrenze sollte für alle nachfolgend genannten Risiken alleine oder in Kombination nur bis zu einem T-Score von maximal –2,0 erfolgen. Hierbei sollten behebbare Risiken nur dann berücksichtigt werden, wenn das Risiko aktuell besteht oder in weniger als 12–24 Monaten beendet werden wird.

1.10.9 Prävention

Entsprechend der multifaktoriellen Genese der Osteoporose sind die Ansatzpunkte für die Osteoporoseprävention in erster Linie die Risikofaktoren. Hierbei steht im Rahmen der Allgemeinprävention die **Motivation zur individuellen eigenverantwortlichen Osteoporoseprävention** durch eine(n) knochenstoffwechselgesunde Ernährungsweise bzw. Lebensstil sowie die Reduktion von Alkohol- und Nikotinkonsum im Vordergrund. Empfehlenswert ist eine regelmäßige körperliche Aktivität mit der Zielsetzung, Muskelkraft und Koordination zu fördern [31], [10].

Untergewicht (BMI < 20) ist ein Risikofaktor für osteoporotische Frakturen und sollte vermieden werden [13]. Eine Gewichtsabnahme ist mit einer Zunahme des Risikos für proximale Femurfrakturen verbunden, eine Gewichtszunahme mit einer Abnahme des Risikos.

Medikamente, die eine Osteoporose und/oder Stürze begünstigen können, z. B. Antiepileptika, Antidepressiva, sedierende bzw. orthostaseauslösende Medikamente, Glitazone und Glukokortikoide sollten bei allen Personen mit einem erhöhten Frakturrisiko bezüglich ihres individuellen Nutzen-Risiko-Verhältnisses regelmäßig überprüft werden.

Die Ausgabe von entsprechenden Ernährungstabellen (z. B. Verwendung von kalziumreichem Mineralwasser), ggf. eine Kalzium- und Vitamin-D-Supplementation sowie die Weitergabe von Adressen der lokalen Osteoporose-Selbsthilfegruppen haben sich in der täglichen Praxis als kostengünstig und sehr effektiv erwiesen (▶ Tab. 1.36) [11], [49].

1.10.10 Spezifische, medikamentöse Osteoporosetherapie

Für Osteoporosepatienten ohne eine spezifische medikamentöse Osteoporosetherapie wird eine Zufuhr von 1000 mg **Kalzium** täglich mit der Nahrung als Basistherapie empfohlen. Wenn die empfohlene Kalziumzufuhr mit der Nahrung nicht erreicht wird, sollte eine Supplementierung mit Kalzium durchgeführt werden. Eine Supplementierung mit 800–1000 Einheiten **Vitamin D_3** täglich wird empfohlen. Da in den meisten Therapiestudien eine Supplementierung mit Kalzium und Vitamin D sichergestellt wurde, sollte aufgrund der Möglichkeit von Hypokalzämien besonders unter einer Anwendung von parenteralen Antiresorptiva eine ausreichende Versorgung mit Kalzium und Vitamin D erfolgen [41], [19].

Sind die Voraussetzungen für eine medikamentöse Therapie gegeben, sollte eine spezifische medikamentöse Therapie bei allen Konstellationen einer manifesten Osteoporose, bei denen von einem deutlich erhöhten Folgefrakturrisiko auszugehen ist und Therapiestudien eine Modifkation des Frakturrisikos gezeigt haben, eingeleitet werden. Anzumerken ist jedoch, dass in den meisten Therapiestudien bei postmenopausalen Frauen eine erniedrigte DXA-Knochendichte mit einem T-Score von < –2,5 an der LWS, dem Schenkelhals und/oder dem proximalen Gesamtfemur ein Einschlusskriterium war. Die therapeutische Effizienz ist daher am besten bei diesem Kollektiven von postmenopausalen Frauen belegt. In einigen Studien waren auch Frauen mit Wirbelkörperfrakturen mit anderen Schwellenwerten der Knochendichte oder ohne Einbeziehung der Knochendichte eingeschlossen.

Tab. 1.36 Generelle Empfehlungen für eine Osteoporose- und Frakturprophylaxe (Quelle: [19]).

Aspekt	Empfehlung
körperliche Aktivität, Stürze	• Muskelkraft und Koordination fördern • Immobilisation vermeiden • jährliche Sturzanamnese ab dem 70. Lebensjahr • Bei hohem Sturzrisiko: Ursachen- und Risikoabklärung, Therapie vermeidbarer Sturzursachen
Ernährung, Lebensstil	• BMI > 20 • 1000 mg Kalzium Gesamtzufuhr täglich, Kalziumsupplemente nur, wenn Nahrungskalziumzufuhr zu gering • bei einem hohen Sturz- und/oder Frakturrisiko und einer geringen Sonnenlichtexposition 800–1000 IE Vitamin D_3 täglich oral • **Cave:** Ausnahmen für diese Empfehlungen gelten u. a. für den primären Hyperparathyreoidismus, Nierensteine, eine Hyperkalzämie und aktive granulomatöse Erkrankungen • kein Nikotinkonsum
Medikamentenüberprüfung	regelmäßige Überprüfung des Verhältnisses von Nutzen und Risiken frakturbegünstigender Medikamente: Antidepressiva, Antiepileptika, Glitazone, orale und inhalative Glukokortikoide, Neuroleptika, orthostaseauslösende Medikamente, Protonenpumpeninhibitoren, vor allem bei Langzeiteinnahme, sedierende Medikamente, bei L-Thyroxin-Einnahme: TSH > 0,3 mU/L bis auf spezifische Ausnahmen beim differenzierten Schilddrüsenkarzinom

Cave

Aufgrund der fortlaufenden Änderungen der Fachinformationen der spezifischen medikamentösen Therapeutika sollte in Bezug auf die Indikationen, Kontraindikationen, Nebenwirkungen, Hinweise und Vorsichtsmaßnahmen auf die jeweils gültige und aktuelle Fachinformation geachtet werden.

Bei **postmenopausalen Frauen** ist bei den folgenden medikamentösen Therapieoptionen ein klarer Beleg in Bezug auf eine Frakturreduktion nachgewiesen: Alendronat, Bazedoxifen, Denosumab, Ibandronat, Östrogene, Teriparatid (rhPTH 1–34), Parathormon (PTH 1–84), Raloxifen, Risedronat, Strontiumranelat und Zoledronat [28] ▶ Tab. 1.37).

Für alle genannten Substanzen ist eine Reduktion von Frakturen über 3–5 Jahre nachgewiesen. Für einzelne Substanzen gibt es Hinweise für eine frakturreduzierende Wirkung auch über diesen Zeitraum hinaus. Die Studienqualität erlaubt jedoch keine verlässlichen Aussagen zur Langzeiteffektivität der Frakturreduktion.

Tipp

Im Anschluss an eine proximale Femurfraktur empfiehlt sich die Gabe eines Antiresorptivums, besonders von Zoledronat, da hierfür die besten evidenzbasierten Daten zur Verfügung stehen. Die Mortalität (–28 %) und die Refrakturrate (–35 %) wurde in einer placebokontrollierten Studie signifikant reduziert. Wird die Substanz aber zu früh nach der Fraktur eingesetzt, kumuliert diese im hochmetabolischen Frakturbereich und steht dem Restknochen nicht zur Verfügung. Aus diesem Grund sollte Zoledronat erst ab einem Zeitintervall von 2–6 Wochen nach der Operation der Femurfraktur eingesetzt werden [20].

Zugelassen zur Therapie einer **glukokortikoidinduzierten Osteoporose** sind bei der postmenopausalen Frau Alendronat (10 mg tgl.), Risedronat (5 mg tgl.), Zoledronat und Teriparatid.

Bei Männern ab dem 60. Lebensjahr

Für den Mann sind Alendronat (10 mg tgl.), Risedronat (35 mg wöchentlich), Strontiumranelat (Strontiumranelat ist zur Behandlung der schweren Osteoporose bei postmenopausalen Frauen und bei erwachsenen Männern mit hohem Frakturrisiko zugelassen, für die eine Behandlung mit anderen für die Osteoporosetherapie zugelassenen Arzneimitteln nicht möglich ist, bspw. aufgrund von Kontraindikationen oder Unverträglichkeit.), Zoledronat, Denosumab und Teriparatid (die insgesamt maximale Therapiedauer mit Teriparatid beträgt 24 Monate) zur Therapie der Osteoporose zugelassen. In einigen Studien wurde eine Reduktion vertebraler Frakturen gezeigt. Insgesamt ist die Evidenz für den Mann in Bezug auf die Effizienz der Frakturreduktion geringer als bei der Frau.

Differenzialtherapie

In Bezug auf die Beurteilung der Wirksamkeit der unterschiedlichen verfügbaren Antiresorptiva können derzeit in Ermangelung von direkten Vergleichsstudien keine Aussagen getroffen werden. Im direkten Vergleich von antiresorptiva zu osteoanabolen Therapieoptionen gibt es jedoch eine Reihe von Vergleichsstudien mit gleichsinnigen Ergebnissen. Hierbei hat Teriparatid in einer randomisierten kontrollierten Studie (RCT) bei einer **glukokortikoidinduzierten Osteoporose** vertebrale Frakturen wirksamer verhindert als Alendronat [54], [55].

Eine randomisierte Vergleichsstudie zwischen Risedronat und Teriparatid bezüglich der Verringerung von Rückenschmerzen bei Patienten mit **manifester Osteoporose und Z. n. vertebralen Frakturen** hatte eine effektivere

Tab. 1.37 Effizienz spezifischer medikamentöser Therapieoptionen für postmenopausale Frauen (Quelle: [19]). Empfehlungsgrad (A–D) gemäß des Scottish Intercollegiate Guidelines Networks (SIGN) 2001.

Medikament	Weniger Wirbelkörperfrakturen	Weniger periphere Frakturen	Weniger proximale Femurfrakturen
Alendronat	A	A	A
Bazedoxifen	A	B	–
Denosumab	A	A	A
Ibandronat	A	B	–
Raloxifen	A	–	–
Risedronat	A	A	A
Zoledronat	A	A	A
Teriparatid[1]	A	B	–
Östrogene[1]	A	A	A
Strontiumranelat[1]	A	A	B

[1] Für einige der o. g. Präparate bestehen Zulassungsbeschränkungen.

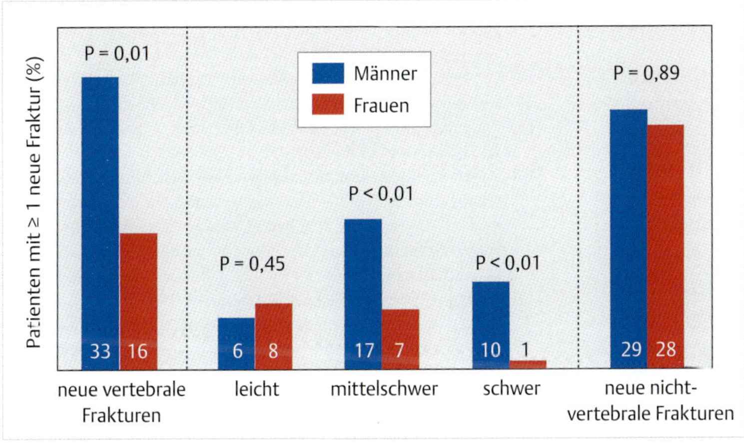

Abb. 1.12 Effektivere Reduktion der Inzidenz vertebraler Frakturen für Teriparatid (gelb) im Rahmen einer randomisierten Vergleichsstudie mit Risedronat (blau). (Quelle: [26]).

Reduktion der Inzidenz vertebraler Frakturen für Teriparatid als für Risedronat gezeigt (▶ Abb. 1.12) [26]. Eine effektivere Reduktion des nicht vertebralen Frakturrisikos ließ sich bei geringer Power nicht nachweisen. Ein großer Teil der Patienten in dieser Studie war mit Bisphosphonaten vorbehandelt.

In einer Fall-Kontroll-Studie bei Patienten mit einer **schweren Osteoporose** war Teriparatid gegenüber anderen Osteoporosetherapeutika, überwiegend Bisphosphonaten, im Hinblick auf die Reduktion vertebraler Frakturen, nicht aber nicht vertebraler Frakturen, überlegen [47].

In einer randomisierten offenen direkten Vergleichsstudie wurden die skelettalen Wirkungen einer Behandlung mit Teriparatid 20 µg/Tag mit denen von 35 mg Risedronat wöchentlich bei Männern mit einer **glukokortikoidinduzierten Osteoporose** über 18 Monate verglichen. In dieser Studie, die primär auf die Veränderung der mittels QCT ermittelten BMD an der LWS ausgelegt war und darüber hinaus Aufschluss über mikrostrukturelle Veränderungen der Knochenarchitektur und der Knochenfestigkeit unter einer antiresorptiven oder osteoanabolen Therapie geben sollte, wurde das Auftreten klinischer Frakturen als Sicherheitsparameter erfasst. Dabei traten in der mit Risedronat behandelten Gruppe bei 10,6 % der Patienten insgesamt 11 Frakturen auf, während alle Patienten, die mit Teriparatid behandelt wurden, über die gesamte Studiendauer frakturfrei blieben [22].

Zusammenfassend kann festgestellt werden, das mit den erwähnten Studien bei Patienten eine effektivere Frakturreduktion durch Teriparatid gegenüber den oralen Bisphosphoanten in Bezug auf Wirbelkörperfrakturen auch bei einer Vortherapie mit Bisphosphonaten angenommen werden kann [19].

Ausgewählte Nebenwirkungen unter Bisphosphonattherapie und Denosumab

Atypische Femurfrakturen

Atypische subtrochantäre und diaphysäre Femurfrakturen (Kap. 3.1) wurden unter einer antiresorptiven Therapie mit Bisphosphonaten und Denosumab berichtet. Es handelt sich um eine seltene Nebenwirkung. Die Hauptrisikofaktoren sind **Langzeittherapie mit einem Antiresorptivum** und ein **ausgeprägter Varus des Femurs.** Die typische Symptomatik vor der Fraktur ist ein unklarer Knochenschmerz des Oberschenkels unter Therapie. Im Röntgenbild findet sich in der Regel eine exzentrische Verdickung der Kortikalis und in diesem Bereich findet sich im Skelettszintigramm eine deutliche Anreicherung. Ist eine Fraktur eingetreten, heilt diese nach adäquater Versorgung komplett, aber mit deutlicher Zeitverzögerung, aus [5], [1], [6].

Kiefernekrosen unter einer Therapie mit Bisphosphonaten und Denosumab

Kiefernekrosen unter einer Gabe von Bisphosphonaten und Denosumab scheinen bei einer Osteoporosebehandlung deutlich seltener aufzutreten und milder zu verlaufen als bei einer Tumortherapie. Hier erfolgt die Gabe von bis zu 12-fach höheren Dosen bei einer monatlichen Applikation. Es handelt sich bei einer für eine Osteoporose zugelassenen Therapie um eine mutmaßlich seltene Nebenwirkung [24], [52], [7]. Regelmäßige zahnärztliche Untersuchungen mit geeigneten Präventivmaßnahmen sind angeraten. Vor Beginn einer Therapie mit Bisphosphonaten und Denosumab ist bei Patienten mit begleitenden Risikofaktoren eine zahnärztliche Untersuchung mit präventiver Zahnbehandlung sinnvoll.

Hinsichtlich genereller Empfehlungen zur Prävention und Therapie einer Kiefernekrose bei Patienten, die eine Therapie mit einem Bisphosphonat oder Denosumab bei einer Osteoporose erhalten, wird auf die S 3-Leitlinie „bisphosphonatassoziierte Kiefernekrose und andere medikamentenassoziierte Kiefernekrosen“ verwiesen [2].

Auf den Punkt gebracht

Die Osteoporose ist eine Volkskrankheit, die bei einer alternden Bevölkerung zu einem heranwachsenden medikosozialen Problem wird.

Leitliniengerechte Diagnostik und Therapie, wie sie in den DVO-Leitlinien aufgearbeitet und dargestellt sind, kann die Situation für Betroffene deutlich verbessern und die Konsequenzen dieser Erkrankung – die altersassoziierten Frakturen – verringern. Aber gerade nach der Versorgung einer osteoporotischen Fraktur ist es zwingend, eine adäquate Therapie einzuleiten, da dadurch weitere Frakturen verhindert werden können, die postoperative Mortalität signifikant gesenkt wird und weitreichende Pflegebedürftigkeit vermieden werden kann.

Literatur

[1] Abrahamsen B, Eiken P, Eastell R. Cumulative alendronate dose and the long-term absolute risk of subtrochanteric and diaphyseal femur fractures: a register-based national cohort analysis.is. J Clin Endocrinol Metab 2010; 95(12): 5 258–65

[2] AWMF. Bisphosponatassoziierte Kiefernekrosen. Im Internet: http://www.awmf.org/leitlinien/detail/II/007-091.html; Stand: 26.05.2015

[3] Costa AG, Wyman A, Siris ES et al. When, where and how osteoporosis-associated fractures occur: an analysis from the Global Longitudinal Study of Osteoporosis in Women (GLOW) PLoS One. 2013; 8(12): e83 306

[4] Black DM, Bouxsein ML, Marshall LM et al.; Osteoporotic Fractures in Men (MrOS) Research Group. Proximal femoral structure and the prediction of hip fracture in men: a large prospective study using QCT. J Bone Miner Res 2008; 23(8): 1326–33

[5] Black DM, Kelly MP, Genant HK et al. Bisphosphonates and fractures of the subtrochanteric or diaphyseal femur. N Engl J Med 2010; 362 (19): 1761–71

[6] Bone HG, Chapurlat R, Brandi ML et al. The effect of three or six years of denosumab exposure in women with postmenopausal osteoporosis: results from the FREEDOM extension. J Bone Miner Res 2012; 27 (3): 694–701

[7] Bone HG, Chapurlat R, Brandi ML. The effect of three or six years of denosumab exposure in women with postmenopausal osteoporosis: results from the FREEDOM extension. J Clin Endocrinol Metab 2013; 98(11): 4 483–92

[8] Boutroy S, Hans D, Sornay-Rendu E et al. Trabecular bone score improves fracture risk prediction in non-osteoporotic women: the OFELY study. Osteoporos Int 2013; 24(1): 77–85

[9] Briot K, Paternotte S, Kolta S et al. Added value of trabecular bone score to bone mineral density for prediction of osteoporotic fractures in postmenopausal women: the OPUS study. Bone 2013; 57(1): 232–6

[10] Cameron ID, Gillespie LD, Robertson MC et al. Interventions for preventing falls in older people in care facilities and hospitals. Cochrane Database Syst Rev 2012; 12: CD005 465

[11] Chung M, Lee J, Terasawa T et al. Vitamin D with or without supplementation for prevention of cancer and fractures: an updated meta-analysis for the U.S. Preventive Services Task Force. Ann Intern Med 2011; 155(12): 827–38

[12] Clowes JA, Eastell R, Peel NF. The discriminative ability of peripheral and axial bone measurements to identify proximal femoral, vertebral, distal forearm and proximal humeral fractures: a case control study. Osteoporos Int 2005; 16(12): 1794–802

[13] Compston JE, Watts NB, Chapurlat R et al. Obesity Is Not Protective against Fracture in Postmenopausal Women: GLOW. Am J Med 2011; 124(11): 1043–50

[14] Consensus Development Conference. Diagnosis, prophylaxis and treatment of osteoporosis. Am J Med 1993; 94: 646–650

[15] Cummings SR, Bates D, Black DM. Clinical use of bone densitometry: scientific review. JAMA 2002; 288(15): 1889–97

[16] Dachverband der deutschsprachigen wissenschaftlichen Gesellschaften für Osteologie (DVO) e. V., Hrsg. Evidenzbasierte Konsensus-Leitlinie zur Osteoporose. Prophylaxe, Diagnostik und Therapie – bei Frauen ab der Menopause, bei Männern ab dem 60. Lebensjahr. Stuttgart: Schattauer; 2006

[17] Dobnig H, Piswanger-Sölkner JC, Obermayer-Pietsch B et al. Hip and nonvertebral fracture prediction in nursing home patients: role of bone ultrasound and bone marker measurements. J Clin Endocrinol Metab 2007; 92(5): 1678–86

[18] DVO e. V. DVO-Leitlinie 2006 zur Prophylaxe, Diagnostik und Therapie der Osteoporose bei Frauen ab der Menopause und bei Männern ab dem 60. Lebensjahr. Osteologie 2006; 15: 198–217

[19] DVO e. V. DVO-Leitlinie 2014 zur Prophylaxe, Diagnostik und Therapie der Osteoporose bei Frauen ab der Menopause und bei Männern ab dem 60. Lebensjahr. Im Internet: http://www.dv-osteologie.org/dvo-leitlinien/osteoporose-leitlinie-2014; Stand: 26.05.2015

[20] Eriksen EF, Lyles KW, Colón-Emeric CS et al. Antifracture efficacy and reduction of mortality in relation to timing of the first dose of zoledronic acid after hip fracture. J Bone Miner Res 2009; 24(7): 1308–13

[21] FDA U.S. Food and Drug Administration. Background information for the meeting of the advisory committeee for reproductive health drugs (2009). Im Internet: http://www.fda.gov; Stand: 26.05.2015

[22] Glüer CC, Marin F, Ringe JD et al. Comparative effects of teriparatide and risedronate in glucocorticoid-induced osteoporosis in men: 18-month results of the EuroGIOPs trial. J Bone Miner Res 2013; 28(6): 1355–68

[23] Gluer CC, Eastell R, Reid DM et al. Association of five quantitative ultrasound devices and bone densitometry with osteoporotic vertebral fractures in a population-based sample: The OPUS Study. J Bone Miner Res 2004; 19(5): 782–93

[24] Grbic JT, Landesberg R, Lin SQ; Health Outcomes and Reduced Incidence with Zoledronic Acid Once Yearly Pivotal Fracture Trial Research Group. Incidence of osteo-necrosis of the jaw in women with postmenopausal osteoporosis inthe health outcomes and reduced incidence with zoledronic acid once yearly pivotalfracture trial. J Am-Dent Assoc 2008; 139: 32–40

[25] Gruber M, Bauer JS, Dobritz M et al. Bone mineral density measurements of the proximal femur from routine contrast-enhanced MDCT data sets correlate with dual-energy X-ray absorptiometry. Eur Radiol 2013; 23(2): 505–12

[26] Hadji P, Zanchetta JR, Russo L et al. The effect of teriparatide compared with risedronate on reduction of back pain in postmenopausal women with osteoporotic vertebral fractures. Osteoporos Int 2012; 23(8): 2141–50

[27] Hadji P, Bock O, Resch H et al. Reduction of fracture risk with denosumab among women with osteoporosis with or without need for treatment according to DVO 2009 guideline. A subgroup analysis of the FREEDOM trial. Osteologie 2013; 22: 39–45

[28] Hadji P, Klein S, Gothe H et al. The epidemiology of osteoporosis – Bone Evaluation Study (BEST): an analysis of routine health insurance data. Dtsch Arztebl Int 2013; 110(4): 52–7

[29] Haentjens P, Magaziner J, Colón-Emeric CS et al. Meta-analysis: excess mortality after hip fracture among older women and men. Ann Intern Med 2010; 152(6): 380–90

[30] Hans D, Goertzen AL, Krieg MA et al. Bone microarchitecture assessed by TBS predicts osteoporotic fractures independent of bone density: the Manitoba study. J Bone Miner Res 2011; 26(11): 2762–9

[31] Howe TE, Shea B, Dawson LJ et al. Exercise for preventing and treating osteoporosis in postmenopausal women. Cochrane Database Syst Rev 2011; 7: CD000 333

[32] Icks A, Haastert B, Wildner M et al. Trend of hip fracture incidence in Germany 1995–2004: a population-based study. Osteoporos Int 2008; 19(8): 1139–45
[33] Icks A, Arend W, Becker C et al. Incidence of hip fractures in Germany, 1995–2010. Arch Osteoporos 2013; 8(1–2): 140
[34] ISCD. Official positions-adult 2013. Im Internet: http://www.iscd.org/official-positions/2013-iscd-official-positions-adult; Stand: 15.08.2013
[35] Johnell O, Kanis JA, Oden A et al. Predictive value of BMD for hip and other fractures. J Bone Miner Res 2005; 20(7): 1185–94
[36] Kanis JA on behalf of the World Health Organization Scientific Group. Assessment of osteoporosis at the primary health-care level. Technical Report. World Health Organization Collaborating Centre for Metabolic Bone Diseases, University of Sheffield, UK. 2007: Printed by the University of Sheffield. World Health Organization: Assessment of fracture risk and its application to screening for postmenopausal osteoporosis. Technical Report Series 843. Geneva: WHO; 1994
[37] Khaw PK, Reeve J, Luben R et al. Prediction of total and hip fracture risk in men and women by quantitative ultrasound of the calcaneus: EPIC-Norfolk prospective population study. Lancet 2004; 17; 363 (9404): 197–202
[38] Khoo BC, Brown K, Cann C et al. Comparison of QCT-derived and DXA-derived areal bone mineral density and T scores. Osteoporos Int 2009; 20(9): 1539–45
[39] Kopperdahl DL, Aspelund T, Hoffmann PF et al. Assessment of incident spine and hip fractures in women and men using finite element analysis of CT scans. J Bone Miner Res 2014; 29(3): 570–80
[40] Leslie WD, Adler RA, El-Hajj Fuleihan G et al. International Society for Clinical Densitometry Application of the 1994 WHO classification to populations other than postmenopausal Caucasian women: the 2005 ISCD Official Positions. J Clin Densitom 2006; 9(1): 22–30
[41] Lewiecki EM. Safety of long-term bisphosphonate therapy for the management of osteoporosis. Drugs 2011; 71(6): 791–814
[42] Lippuner K, Johansson H, Kanis JA et al. Remaining lifetime and absolute 10-year probabilities of osteoporotic fracture in Swiss men and women. Osteoporos Int 2009; 20(7): 1131–40
[43] Marin F, Gonzalez-Macias J, Diez-Perez A et al. Relationship between bone quantitative ultrasound and fractures: a meta-analysis. J Bone Miner Res 2006; 21(7): 1126–35
[44] Marshall D, Johnell O, Wedel H. Meta-analysis of how well measures of bone mineral density predict occurrence of osteoporotic fractures. BMJ 1996; 312(7041): 1254–9
[45] Moayyeri A, Adams JE, Adler RA et al. Quantitative ultrasound of the heel and fracture risk assessment: an updated meta-analysis. Osteoporos Int 2012; 23(1): 143–53
[46] Morin S, Lix LM, Azimaee M et al. Institutionalization following incident non-traumatic fractures in community-dwelling men and women. Osteoporos Int 2012; 23(9): 2381–6
[47] Oswald AJ, Berg J, Milne G et al. Teriparatide treatment of severe osteoporosis reduces the risk of vertebral fractures compared with standard care in routine clinical practice. Calcif Tissue Int 2014; 94 (2): 176–82
[48] Parkinson IH, Fazzalari NL. Interrelationships between structural parameters of cancellous bone reveal accelerated structural change at low bone volume. J Bone Miner Res 2003; 18(12): 2200–5
[49] Prentice RL, Pettinger MB, Jackson RD et al. Health risks and benefits from calcium and vitamin D supplementation: Women's Health Initiative clinical trial and cohort study. Osteoporos Int 2013; 24(2): 567–80
[50] Rapp K, Becker C, Lamb SE et al. Hip fractures in institutionalized elderly people: incidence rates and excess mortality. J Bone Miner Res 2008; 23(11): 1825–31
[51] Rapp K, Lamb SE, Klenk J et al. Fractures after nursing home admission: incidence and potential consequences. Osteoporos Int 2009; 20 (10): 1775–83
[52] Rizzoli R, Reginster J-Y, Boonen S et al. Adverse reactions and drug-drug interactions in the management of women with postmenopausal osteoporosis. Calcif Tissue Int 2011; 89: 91–104
[53] Robbins JA, Schott AM, Garnero P et al. Risk factors for hip fracture in women with high BMD: EPIDOS study. Osteoporos Int 2005; 16(2): 149–54
[54] Saag KG, Shane E, Boonen S et al. Teriparatide or alendronate in glucocorticoid-induced osteoporosis. N Engl J Med 2007; 357(20): 2028–39
[55] Saag KG, Zanchetta JR, Devogelaer JP et al. Effects of teriparatide versus alendronate for treating glucocorticoid-induced osteoporosis. Arthritis & Rheumatism 2009; 60(11): 3346–3355
[56] Schafer AL, Vittinghoff E, Ramachandran R et al. Laboratory reproducibility of biochemical markers of bone turnover in clinical practice. Osteoporos Int 2010; 21(3): 439–45
[57] Schuit SC, van der Klift M, Weel AE et al. Fracture incidence and association with bone mineral density in elderly men and women: the Rotterdam Study. Bone 2004; 34(1): 195–202
[58] Wilson S, Sharp CA, Davie MW. Health-related quality of life in patients with osteoporosis in the absence of vertebral fracture: a systematic review. Osteoporos Int 2012; 23(12): 2749–68

1.11 Nachbehandlung von Frakturen

H. Kunter

1.11.1 Postoperative Maßnahmen

Risikobewertung

Die physiologische Reduktion der Organfunktionen während des Alterungsprozesses bestimmt maßgeblich die spezifische Frakturnachbehandlung. Vielmehr sind die frakturspezischen Nachbehandlungskonzepte immer nur eine Richtlinie und müssen den Risiken des Patienten angepasst werden [16].

Merke

M!

Es muss zwangsläufig zu einer postoperativen Einschätzung des individuellen Immobilitätsrisikos kommen.

Die Leitlinien des ACS empfehlen seit 2012 sogar ausdrücklich einen interdisziplinären Ansatz unter Berücksichtigung des multidimensionalen geriatrischen Assessments bei der Behandlung alterstraumatologischer Patienten [1].

Generelle postoperative Maßnahmen

Zur Vermeidung der postoperativen **Bewusstseineinschränkungen** erhalten die operierten hochaltrigen Patienten sämtliche Hilfsmittel (Zahnprothesen, Brille, Hörgerät) schon im Aufwachraum zurück. Dazu sollte eine Uhr sichtbar für den Patienten sein. Intensivmedizinische Interventionen mit massiver Einschränkung des Tag-Nacht-Rhythmus sollten möglichst vermieden werden [23]. Schnell sollten die Patienten in das gleiche Stationszimmer mit dem gewohnten Umfeld und den regelmäßigen Abläufen wie Visiten und Mahlzeiten zurückgeführt werden.

Alle mobilitätsgefährdenden Zugänge, Katheder, Drainagen, komplexe Verbände (z. B. Spicker-Verbände) etc. müssen zum frühsten Zeitpunkt entfernt werden.

1.11.2 Frakturspezifische Maßnahmen

Allgemein

Unmittelbar postoperativ muss das intraoperativ festgelegte Nachbehandlungsschema angewendet werden [42].

Merke

Die sofortige Wiedereingliederung in einen gewohnten Lebensrhythmus ist das erste postoperative Ziel.

Mobilisierung

Zu den sog. Triggerfrakturen müssen **standardisierte Nachbehandlungspläne** angewandt werden, die seitens der Physiotherapie am 1. postoperativen Tag begonnen werden. Hierzu zählt nicht nur die Mobilisierung, sondern auch das Anleiten eines Triflow-Geräts zur Pneumonieprophylaxe. Es kann dann von der Pflege mehrfach am Tag eingesetzt werden. Bei ausreichendem kognitivem Potenzial der Patienten kann auch eine Hilfe zur Selbsthilfe sinnvoll sein. Dabei erhalten die Patienten z. B. Gummizugbänder, Bettfahrräder oder CPM-Geräte zur selbstständigen Anwendung ausgehändigt [37].

Somit ist bei diesem Patienten die **Übungsstabilität** nach Meinung der Autoren das Mindestziel der operativen Versorgung. An den unteren Extremitäten sollte es die **Belastungsstabilität** sein. Sollte dies nicht gelingen, gilt es, die Mobilisierung anzupassen. Hierzu kann zur unmittelbar postopertiven Mobilisierung, Kreislaufstimmulierung und Pneumonieprophylaxe der Kipptisch eingesetzt werden. Mit seiner Hilfe ist eine dosierte Belastung der verletzten Extremität möglich, die seitens der Therapeuten gesteuert werden kann. Im Anschluss ist dann das Gehen an Gehwagen oder Gehböcken möglich. Sollte es sich um eine Mehrfachverletzung der unteren und oberen Extremitäten handeln, können achselgestützte Hilfsmittel zum Einsatz kommen [2].

Triggerfrakturen

Beckenring

▸ Tab. 1.38 und ▸ Tab. 1.39 zeigen die postoperativen Behandlungsschemata bei Beckenringfrakturen.

Tab. 1.38 Postoperatives Behandlungsschema der Beckenringfraktur AO-Typ A und B (stabile Beckenringfrakturen).

Zeitraum	Nachbehandlungs-/Belastungsschema
OP-Tag	• i.d. Regel keine operative Maßnahme notwendig; konservative Behandlung
1. Tag	• Thrombose, Pneumonieprophylaxe, Kontrakturprophylaxe • assistives, aktives Bewegen der unteren Extremität auf der betroffenen Seite in Hüftflexion, Extension, Rotation, Adduktion und Abduktionsbewegung • Kräftigung der Stützmuskulatur sowie der nicht betroffenen Extremitäten in allen Freiheitsgraden • manuelle Lymphdrainage • Ausstreichungen, ggf. leichte detonisierende Querdehnung der hypertonen Oberschenkelmuskulatur • Einsatz des Tilt Tables zur Kreislaufstabilisierung, 20 kg Belastung auf der betroffenen Seite • Hilfsmittelversorgung: Arthrodesenkissen, Unterarmgehstützen (UAG)
2. Tag	• Physiotherapie s. o. • Einüben des Transfers in den Sitz, Halbsitz oder Tubersitz schmerzadaptiert sofort möglich; der Patient dreht sich mithilfe des Therapeuten auf der betroffenen Seite aus dem Bett heraus • Stehen vor dem Bett • minimale Belastung (20 kg) auf der betroffenen Seite • bei Unfähigkeit kann eine Vollbelastung möglich sein • Beinachsentraining im Stand
3. Tag	• Gangschule, evtl. mit Spiegelkontrolle, Haltungskorrektur
1. Woche	• Zielsetzung: Gangschule, wenn nötig im Gehwagen, Rollator bzw. UAG im 3-Punkte-Gang; frühzeitige schmerzadaptierte Vollbelastung erreichen
3. Woche	• Vollbelastung: spätestens nach 3 Wochen • Abbau der UAG mit dem Ziel des Aufbaus eines physiologischen Gangbilds • Tempo- und Richtungswechsel, Variationen der Schrittlänge, Üben von Alltagsanforderungen ohne Gehhilfen • ambulante Reha-Maßnahmen nicht erforderlich
Röntgenkontrollen nach 6 Wochen, bei Schmerzen: 6 und 12 Monate	

Tab. 1.39 Postoperatives Behandlungsschema der Beckenringfraktur AO-Typ C (horizontale und vertikale Instabilität).

Zeitraum	Nachbehandlungs-/Belastungsschema
OP-Tag	• keine flache Lagerung! Kopfteil maximal 60° erhöht wegen Fixateur

ab. 1. Tag	• intensive Thrombose- und Pneumonieprophylaxe
	• die Extremitäten können isometrisch und dynamisch beübt werden, soweit dies die Schmerzen im verletzten Abschnitt ermöglichen
	• die Rumpfmuskulatur kann isometrisch gekräftigt werden
	• zur Verbesserung der Stützaktivität kann die obere Extremität trainiert werden, sofern es nicht zu einer weiterlaufenden, schmerzhaften Bewegung auf das Becken kommt
	• **schmerzadaptierte Vollbelastung!**
	• Berücksichtigung der externen Fixationsmaßnahmen:
	  ○ bei einer Auslockerung kann nach 3 Wochen der Fixateur entfernt werden
	  ○ asymptomatische externe Fixateure können 6 Wochen verbleiben

Röntgenkontrollen nach 6 Wochen, bei Schmerzen: 6 und 12 Monate	

Eine ausreichende **Schmerzbehandlung** ist wesentliche Voraussetzung für eine effektive Mobilisation, besonders bei komplexeren Beckenfrakturen mit externem Fixateur.

Coxales Femur

Generell wird die **Vermeidung der Immobilisierung** in den Vordergrund gestellt. Muskelkraft und Koordination werden durch angepasste körperliche Aktivität gefördert. Die sofortige postoperative Mobilisierung steht dabei klar im Vordergrund. Der Trend, nicht dislozierte Frakturen bei Patienten bis zum 65. Lebensjahr stabil zu fixieren und dislozierte Frakturen endoprothetisch zu versorgen, hat sich in den letzten Jahren durchgesetzt [3].

Mediale Schenkelhalsfraktur

Die Wahl des **Prothesentyps** sollte immer eine sofortige Vollbelastung als Ziel haben. Sie ist nicht nur abhängig von der introperativen Knochenqualität, sondern auch von Vorbefunden aus DXA-Messungen und Kortikalisdicke in der konventionellen Röntgenaufnahme. Aufgrund des gesteigerten Risikos der periprothetischen Femurfraktur sehen die Autoren ein zementiertes Vorgehen bei hochaltrigen Patienten als Goldstandard an.

▸ Tab. 1.40 zeigt das postoperative Behandlungsschema bei Hüftendoprothesen.

Tab. 1.40 Postoperatives Behandlungsschema der Hüft-TEP/HEP (zementfrei, teilzementiert, vollzementiert).

Zeitraum	Nachbehandlungs-/Belastungsschema
1–2 Tage postoperativ	• bedingt übungsstabil, axiale Belastungsstabilität, wenn schmerzfrei möglich • Erklären aller Bewegungsverbote, Flexion > 90°, Außenrotation • Thrombose- und Pneumonieprophylaxe • isometrisches Muskeltraining • **passive assistive Hüftflexion/-extension (schmerzabhängig)** mit kleinem Bewegungsausschlag zur Förderung des Wundsekretabflusses • **Aufstehen** über die operierte Seite, Sitz an der Bettkante • **Stand vor dem Bett,** bei Bedarf und stabilem Kreislauf Gang zur Toilette mit Gehwagen • **Lagerung** in Abduktion und Rotationsnullstellung für 5 Tage postoperativ • nachts Schaumstoffschiene oder Kissen für 10 Tage postoperativ • Aushändigen eines **Merkblatts mit Richtlinien für den Alltag**
ab 3. Tag postoperativ (nach Redon ex)	• MLD bei Bedarf • **assistive Hüftflexion/Extension/Abduktion** bis zur Schmerzgrenze • isometrisches Glutealtraining • Gehen an UAG 3-/4-Punkte-Gang • **Sitzen** auf hohem Stuhl • hohe Toilette (für 6 Wochen) • **individuelle Vollbelastung** ohne UAG beginnen, wenn Abduktoren und Extensoren so weit auftrainiert sind, dass eine muskuläre Stabilität im Einbeinstand erreicht ist (ab ca. 7 Wochen postoperativ) • bei auffälliger Asymmetrie Abschätzen einer evtl. Beinlängendifferenz und Ausgleich
ab 7. Tag	• **aktive Abduktion aus Rückenlage** • **Treppesteigen** im Beistellschritt, alternierendes Treppesteigen erst bei Vollbelastung ohne UAG • **Seitenlage** auf der gesunden Seite (Unterlagerung des OP-Beins; ca. 10. Tag und **MFP Glut. med. und min. mindestens Stufe 2**) und Bauchlage mithilfe des Personals und zur PT so bald wie möglich, selbstständig erst nach 6 Wochen
Rehaphase	• ambulant oder stationär • Muskelkräftigung, Gangschule, standbeinspezifische Stabilität
Röntgenkontrollen nach 6 Wochen, 6 und 12 Monaten	

HEP: Hemiendoprothese; MFP: Muskelfunktionstest nach Janda (Stufe 2 ca. 25 % der normalen Muskelkraft); MLD: manuelle Lymphdrainage; PT: Physiotherapie; TEP: Totalendoprothese; UAG: Unterarmgehstütze

Tab. 1.41 Postoperatives Behandlungsschema der Schenkelhalsfraktur, osteosynthetisch versorgt mit DHS, PFN (i.d. Regel belastungsstabil).

Zeitraum	Nachbehandlungs-/Belastungsschema
OP-Tag	• Lagerung auf flacher Schaumstoffschiene mit Abduktionskeil, Rotationsnullstellung, Knie in leichter Flexion unterlagert, Sprunggelenk in Nullstellung
1. Tag	• Thrombose- und Pneumonieprophylaxe • schmerzabhängiges, aktives, assistives Bewegen in die Hüftflexion, Extension und Abduktion mit kurzem Hebel und kleinem Bewegungsausschlag zur Förderung des Wundsekretabflusses • **Erklären der Bewegungsverbote:** ◦ Adduktion und Rotationsbewegungen nur bis zur Nullstellung erlaubt ◦ Bauchlage schmerzabhängig und entsprechend der Wundheilung sofort erlaubt! ◦ aktives, rezessives Bewegen der nicht betroffenen Extremitäten in allen Freiheitsgraden • manuelle Lymphdrainage • Aufstehen über die betroffene Seite, eigenständigen Transfer anleiten, Stehen vor dem Bett
2. Tag	• Redon ex • Transfer über die betroffene Seite (in Abd.) in den hohen Sitz • Beinachsentraining im Stand • schmerzabhängige Vollbelastung oder nach Maßgabe des Operateurs Teilbelastung, zunächst Gangschule im Gehwagen • Hilfsmittel: Arthrodesenkissen, erhöhter Sitz für 3 Wochen
3. Tag	• Gangschule mit UAG, Beginn 3-Punkte-Gang; im Verlauf Übergang zum 4-Punkte-Gang • Vollbelastung ohne UAG beginnen, wenn Abduktoren und Extensoren so weit auftrainiert sind, dass eine muskuläre Stabilität im Einbeinstand erreicht ist • Seitenlage auf der nicht betroffenen Seite, Abduktorentraining mit kurzem Hebel in Seitenlage • Kräftigung der hüftumgebenden Muskulatur, insbesondere Training der Abduktoren und Extensoren zur Vermeidung eines Duchenne-Hinkens
7. Tag	• Treppe zunächst im Beistellschritt • Gehen mit Richtungs- und Tempowechsel, das Üben des Gangrhythmus und das Training des Reaktionsvermögens beim Gehen (z. B. unterschiedliche Untergründe, plötzliche Wechsel)
ab 2. Woche	• Beginn mit medizinischer Trainingstherapie/KGG, Fahrradergometer, Propriozeptorentraining auf instabilem Untergrund unter Beachtung der Beinachsen
6. Woche	• nach 6 Wochen Röntgenkontrolle, ggf. Aufhebung des Rotationsverbots über die Nullstellung hinaus
Röntgenkontrollen nach 6 Wochen, 6 und 12 Monaten	
DHS: dynamische Hüftschraube; KGG: Krankengymnastik am Gerät; PFN: proximaler Femurnagel; UAG: Unterarmgehstütze	

Tab. 1.42 Postoperatives Behandlungsschema der per- und subtrochantären Femurfraktur, osteosynthetisch versorgt mit DHS oder PFN (belastungsstabil, ggf. übungsstabil).

Zeitraum	Nachbehandlungs-/Belastungsschema
OP-Tag	• Lagerung auf flacher Schaumstoffschiene mit Abduktionskeil, Rotationsnullstellung, Knie in leichter Flexion unterlagert, Sprunggelenk in Nullstellung
1. Tag	• Thrombose- und Pneumonieprophylaxe • schmerzabhängiges, aktives, assistives Bewegen in die Hüftflexion, Extension und Abduktion mit kurzem Hebel und kleinem Bewegungsausschlag zur Förderung des Wundsekretabflusses • Erklären der Bewegungsverbote: Abduktion erlaubt • aktives, resistives Bewegen der nicht betroffenen Extremitäten in allen Freiheitsgraden • manuelle Lymphdrainage • **Cave: Bei Abriss des Trochater major keine aktive Abduktion!**
2. Tag	• Redon ex • Transfer über die betroffene Seite (in Abd.) in den hohen Sitz, Stand mit Belastung der unverletzten Seite, Entlastung oder Teilbelastung der verletzten Seite • Beinachsentraining im Stand • nach Maßgabe des Operateurs Teil- oder Vollbelastung, zunächst Gangschule im Gehwagen oder an UAG
Röntgenkontrollen nach 6 Wochen und 3 Monaten	
DHS: dynamische Hüftschraube; PFN: proximaler Femurnagel; UAG: Unterarmgehstütze	

Kopferhaltenden Verfahren stellen bei Hochaltrigen aufgrund des erhöhten Risikos der Femurkopfnekrose ein Ausnahmeverfahren dar. Sie können jedoch bei erhöhtem OP-Risiko als Salvage Procedure eingesetzt werden.

Das postoperative Behandlungsschema von Schenkelhalsfrakturen ist in ▶ Tab. 1.41 aufgeführt.

Bei trochantären Frakturen sind die **mediale Abstützung** und die **Knochenqualität** entscheidend für die Implanatwahl und die Verankerung im Knochen. Daraus folgt die Stabilität in der Nachbehandlung.

In ▶ Tab. 1.42 ist das postoperative Behandlungsschema von per- und subtrochantären Femurfrakturen dargestellt.

Proximaler Humerus

Im Sinne der „Single Shot Surgery" ist eine kopferhaltende Osteosynthese häufig nur bei sicher intakter Rotatorenmanschette und wenigen großen Fragmenten zu rechtfertigen.

Die postoperativen Behandlungsschemata bei Humeruskopffrakturen sind in ▶ Tab. 1.43 und ▶ Tab. 1.44 aufgeführt.

Tab. 1.43 Postoperatives Behandlungsschema der Humerskopffraktur, Osteosynthese mit Nagel- oder Plattenosteosynthese oder Fraktur-Hemiprothese.

Zeitraum	Nachbehandlungs-/Belastungsschema
OP-Tag	• Gilchristverband • Drainagelagerung • Abduktionskissen
1.–14. Tag	• Pendelübungen aus Gilchristverband • angepasste Rotation abhängig von der Refixation der Tubercula • aktive Beugung und Streckung im Ellenbogen mit freier Bewegung der Hand • keine aktive Abduktion und Außenrotation in der Schulter • Entfernung des Gilchristverbands für die Zeit der Krankengymnastik • keine distalen Widerstände • Haltungsschulung • aktive bzw. assistive Mobilisation im schmerzfreien Bereich • **wenn notwendig, Analgetika vor der Physiotherapie**
3.–6. Woche	• aktives und assistives Bewegen in dem Bewegungslimit • Abduktion, Anteversion bis Ende 3. Woche bis 90° aktiv assistiert • Haltungsschulung • Erarbeiten der physiologischen Bewegungen der Schulter • stundenweise ohne Bandage
Ab 7. Woche	• komplettes Entfernen der Bandage • Erarbeiten des vollen Bewegungsausmaßes • Muskelaufbau, Koordinationsübungen bei ausreichender muskulärer Stabilisierung
Röntgenkontrollen nach 6 Wochen, 3 und 6 Monaten	

Tab. 1.44 Postoperatives Behandlungsschema der Humerskopffraktur, inverse Totalendoprothese.

Zeitraum	Nachbehandlungs-/Belastungsschema
OP-Tag	• Gilchristverband • Drainagelagerung • Abduktionskissen
1.–14. Tag	• 48 Stunden Ruhigstellung im Gilchristverband • Redon ex nach 24 Stunden • Thrombose- und Pneumonieprophylaxe • aktive Bewegungen der Finger-, Hand- und Ellenbogengelenke • passive Schulterflexion bis 60° (auch auf CPM-Stuhl) • passive Schulterabduktion bis 60° (auch auf CPM-Stuhl) • passive IRO/ARO
bis 6. Woche	• aktiv assistive Flexion und Abduktion bis 90° • PNF-Armpattern ohne Widerstand • Bewegen allmählich freigeben • Mobilisieren der Flexion und Rotation • konzentrisches Training der ROM
ab 6. Woche	• Nach Röntgenkontrolle: Aufhebung der Bewegungsverbote
Röntgenkontrollen nach 3 und 6 Wochen und 3 Monaten	
ARO: Außenrotation; CPM: Continuous Passive Motion; IRO: Innenrotation; PNF: propriozeptive neuromuskuläre Fazilitation; ROM: Range of Motion	

Distaler Radius

Das postoperative Behandlungsschema bei distalen Radiusfrakturen zeigt ▶ Tab. 1.45.

Wirbelsäule

▶ Tab. 1.46 und ▶ Tab. 1.47 listen die postoperativen Behandlungsschemata bei Wirbelkörperfrakturen auf.

Delir-Behandlung

Näheres hierzu s. Kap. Delir-Behandlung.

Geriatrische Weiterbehandlung

Näheres hierzu s. Kap. Geriatrische Weiterbehandlung.

Tab. 1.45 Postoperatives Behandlungsschema der distalen Radiusfraktur nach palmarer Plattenosteosynthese (übungsstabil).

Zeitraum	Nachbehandlungs-/Belastungsschema
OP-Tag	• Hochlagern • evtl. Ruhigstellung in Gipsschiene
1.–2. Tag	• Lymphdrainage, ggf. Kompressionstherapie • vorsichtige pass./ass. Bewegungsübungen im Rahmen der Übungsstabilität • Faustschluss erarbeiten • keine Belastung, Mobilisierung an Achselgestützen, wenn nötig
3.Tag bis 6. Woche	• aktive Physiotherapie bis zur Schmerz-/Spannungsgrenze Finger-/Hand-/distale und proximale Radioulnargelenke isoliert und kombiniert im Rahmen der Übungsstabilität beüben • Bewegungserweiterung im Handgelenk • Verbesserung der Feinmotorik
Röntgenkontrollen nach 3 und 6 Wochen	

Tab. 1.46 Postoperatives Behandlungsschema der BWK-Kyphoplastie/Vertebroplastie.

Zeitraum	Nachbehandlungs-/Belastungsschema
OP-Tag	• Patient nach OP sofort belastungsstabil mobilisierbar, keine Bewegungsverbote
1.–2. Tag	• Mobilisation: isometrische Grundspannung, rückengerechtes Aufstehen über Seit- oder Bauchlage • Gehen, Treppe, Rückenschule, schmerzabhängiges Krafttraining
ab 3. Tag	• Steigerung der Krankengymnastik (KG) • Beibehalten der gelernten Verhaltensweisen • Fortführung der krankengymnastischen Übungen zu Hause
Röntgenkontrollen nach 6 Wochen und 3 Monaten	
BWK: Brustwirbelkörper	

Tab. 1.47 Postoperatives Behandlungsschema der LWK-Fraktur, dorsale Stabilisierung.

Zeitraum	Nachbehandlungs-/Belastungsschema
OP-Tag	• Pneumonieprophylaxe: manuelle Atemtherapie/Triflow • Thromboseprophylaxe • Grundspannungsübungen (z. B. nach Brunko)
1.–2. Tag	• Patient axial belastungsstabil • Bewegungsverbote: keine Wirbelsäulenrotation/Lateroflexion/Flexion, lägeres Sitzen nach Möglichkeit vermeiden • Mobilisation: Drehen en bloc RL/SL/BL • Aufstehen über Tubersitz mit Hilfsmitteln wie Gehwagen/Rollator oder UAG
3.–14. Tag	• Rückenschule, Erarbeiten der Selbstständigkeit einschließlich Treppe, Toilettengang mit Sitzerhöhung
bis 6. Woche	• verstärkte KG, Krafttraining, Alltagsschulung
ab 6. Woche	• Nach Röntgenkontrolle: Aufhebung der Bewegungsverbote
BL: Bauchlage; KG: Krankengymnastik; LWK: Lendenwirbelkörper; RL: Rückenlage; SL: Seitenlage; UAG: Unterarmgehstütze	

Literatur

[1] http://site.acsnsqip.org/wp-content/uploads/2011/12/ACS-NSQIP-AGS-Geriatric-2012-Guidelines.pdf; Stand: 30.06.2014

[2] AG Alterstraumatologie der DGU. Anforderungen an eine umfassende und interdisziplinäre, unfallchirurgisch-geriatrisch und rehabilitative Versorgung unfallverletzter alter Menschen der AG Alterstraumatologie der DGU. 2010. Konsenspapier der AG Alterstraumatologie

[3] Aqua, Qualitätsreport (2014), Qualitätsreport 2013. In: AQUA-Institut für angewandte Qualitätsförderung und Forschung im Gesundheitswesen GmbH. Bundesfachgruppe Orthopädie und Unfallchirurgie S. 148

[4] American Psychiatric Association. Diagnostic and Statistical Manual of Mental Disorders. 5th ed. Washington, DC: American Psychiatric Association; 2013

[5] Ansaloni L, Catena F, Chattat R et al. Risk factors and incidence of postoperative delirium in elderly patients after elective and emergency surgery. Br J Surg 2010; 97(2): 273–80

[6] Beard CM, Kokmen E, O'Brien PC et al. Risk of Alzheimer's disease among elderly people with anemia: population based investigations in Olmsted County, Minjnesota. Ann Epidemiol 1997; 7: 219–224

[7] Beck S, Büchi C, Lauber P et al. Perioperative risk assessment of geriatric patients undergoing noncardiac surgery. Z Gerontol Geriatr 2014; 47(2): 90–4

[8] Boogaard M, van den Schoonhoven L, van Achterberg T et al. Haloperidol prophylaxis in critically ill patients with a high risk for delirium. Crit Care 2013; 17(1): R9

[9] Breuer JP, Langelotz C, Paquet P et al. Perioperative nutrition – a nationwide web-based survey of German surgery departments. Zentralbl Chir 2013; 138(6): 622–629

[10] Bücking B, Bliemel C, Waschnick L et al. Anticoagulation medication for proximal femoral fractures: prospective validation study of new institutional guidelines. Unfallchirurg 2013; 116(10): 909–15

[11] Carson JL, Duff A, Berlin JA et al. Perioperative blood transfusion and postoperative mortality. JAMA 1998; 279(3): 199–205

[12] Carson JL, Terrin ML, Noveck H et al.; FOCUS Investigators. Liberal or restrictive transfusion in high-risk patients after hip surgery. N Engl J Med 2011; 365(26): 2453–62

[13] Cuenca J, García-Erce JA, Muñoz M et al. Patients with pertrochanteric hip fracture may benefit from preoperative intravenous iron therapy: a pilot study. Transfusion 2004; 44(10): 1447–52

[14] De Castro S, Unlü C, Tuynman J et al. Incidence and risk factors of delirium in the elderly general surgical patient. Am J Surg 2014; 208(1): 26–32

[15] Drach LM. Psychopharmacological treatment of delirium in the elderly. Med Monatsschr Pharm 2014; 37(4): 124–31

[16] Duron JJ, Duron E, Dugue T. Risk factors for mortality in major digestiv surgery in the elderly: a multicenter prospective study. Ann Surg 2011; 254: 471–479

[17] Frühwald T. Delir – eine klinische Herausforderung in der Geriatrie (2009). Im Internet: http://www.springermedizin.at; Stand: 12.08.2015

[18] Gaskell H, Derry S, Andrew Moore R et al. Prevalence of anaemia in older persons: systematic review. BMC Geriatr 2008; 8: 1

[19] Gensthaler BM. Schmerztherapie – im Alter auf Besonderheiten achten (2006). Im Internet: http://www.pharmazeutische-zeitung.de; Stand: 09.07.2014

[20] Goodnough LT, Shander A. Patient blood management. Anesthesiology 2012; 116(6): 1367–76

[21] Gosch M, Nicholas JA. Pharmacologic prevention of postoperative delirium. Z Gerontol Geriatr 2014; 47(2): 105–9

[22] Guralnik JM, Eisenstaedt RS, Ferruci L et al. Prevalence of anemia in persons 65 years and older in the United States: evidence for a high rate of unexplained anemia. Blood 2004; 104(8): 2263–8

[23] Gurlit S, Möllmann M. How to prevent perioperative delirium in the elderly? Gerontol Geriatr 2008; 41(6): 447–52

[24] Hamel MB, Henderson WG, Khuri SF et al. Surgical outcomes for patients aged 80 and older: morbidity and mortality from major noncardiac surgery. J Am Geriatr Soc 2005; 53(3): 424–9

[25] Hopkins RB, Pullenayegum E, Goeree R et al. Estimation of the lifetime risk of hip fracture for women and men in Canada. Osteoporos Int 2012; 23(3): 921–7

[26] Inouyé SK, van Dyke C, Alessi C et al. Claryfying confusion: the confusion assessment method. Ann Intern Med 1990; 113: 941–948

[27] Jans Ø, Jørgensen C, Kehlet H et al.; Lundbeck Foundation Centre for Fast-track Hip and Knee Replacement Collaborative Group. Role of preoperative anemia for risk of transfusion and postoperative morbidity in fast-track hip and knee arthroplasty. Transfusion 2014; 54(3): 717–26

[28] Kikuchi M, Inagaki T, Shinagawa N. Five-year survival of older people with anemia: variation with hemoglobin concentration. J Am Geriatr Soc 2001; 49(9): 1226–8

[29] Kotzé A, Carter LA, Scally AJ. Effect of a patient blood management programme on preoperative anaemia, transfusion rate, and outcome after primary hip or knee arthroplasty: a quality improvement cycle. Br J Anaesth 2012; 108(6): 943–52

[30] Lachance K, Savoie M, Bernard M et al. Oral ferrous sulfate does not increase preoperative hemoglobin in patients scheduled for hip or knee arthroplasty. Ann Pharmacother 2011; 45(6): 764–70

[31] Larsen KA, Kelly SE, Stern TA et al. Administration of olanzapine to prevent postoperative delirium in elderly joint-replacement patients: a randomized, controlled trial. Psychosomatics 2010; 51(5): 409–18

[32] Larsen KA, Kelly SE, Stern TA et al. Melatonin decreases delirium in elderly patients: a randomized placebo-controlled trial. Int J Geriatr Psychiatry 2011; 26(7): 687–694

[33] Lip GY, Piotrponikowski P, Andreotti F et al.; Heart Failure Association (EHFA) of the European Society of Cardiology (ESC) and the ESC Working Group on Thrombosis. Thromboembolism and antithrombotic therapy for heart failure in sinus rhythm: an executive summary of a joint consensus document from the ESC Heart Failure Association and the ESC Working Group on Thrombosis. Thromb Haemost 2012; 108(6): 1009–22

[34] Mahoney FI, Barthel DW. Functional evaluation: The Barthel index. Maryland State Medical Journal 1965; 21: 61–65

[35] Müller MM, Fischer D, Stock U et al. Patient blood management – The preoperative patient. Anasthesiol Intensivmed Notfallmed Schmerzther 2014; 49(4): 246–53

[36] Muñoz M, Leal-Noval SR. Restrictive transfusion triggers in major orthopaedic surgery: effective and safe? Blood Transfus 2013; 11(2): 169–71

[37] O'Driscoll SW, Giori NJ. Continuous passive motion (CPM): theory and principles of clinical application. Journal of rehabilitation research and development 2000; 37(2): 179–188

[38] O'Keeffe ST, Lavan JN. Clinical significance of delirium subtypes in older people. Age Ageing 1999; 28(2): 115–9

[39] Park KH, Sawada T, Kosuge T et al. Surgical inflammation induces hepcidin production after abdominal surgery. World J Surg 2012; 36 (4): 800–6

[40] Parker MJ. Iron supplementation for anemia after hip fracture surgery: a randomized trial of 300 patients. J Bone Joint Surg Am 2010; 92 (2): 265–9

[41] Parker MJ. Randomised trial of blood transfusion versus a restrictive transfusion policy after hip fracture surgery. Injury 2013; 44(12): 1916–8

[42] Peterson SD. Geriatric surgery is about disease not age. J R Soc Med 2008; 101: 409–415

[43] Prakanrattana U, Prapaitrakool S. Efficacy of risperidone for prevention of postoperative delirium in cardiac surgery. Anaesth Intensive Care 2007; 35(5): 714–719

[44] Röhrig G, Nobbe C, Weiß V et al. Hepcidin in anaemic geriatric patients with non-dialysis chronic kidney disease (ND-CKD). European Geriatric Medicine 2013; 4: 221–225

[45] Rohrer S, Dietrich JW. Refeeding syndrome: A review of the literature. Z Gastroenterol 2014; 52(6): 593–600

[46] Rowlands M, Forward DP, Sahota O et al. The effect of intravenous iron on postoperative transfusion requirements in hip fracture patients: study protocol for a randomized controlled trial. Trials 2013; 14: 288

[47] Salive ME, Cornoni-Huntley J, Guralnik JM. Anemia and hemoglobin levels in older persons: relationship with age, gender and health status. J Am Geriatr Soc 1992; 40: 489–496

[48] Schlitt A, Jámbor C, Spannagl M et al. Perioperativer Umgang mit Antikoagulanzien und Thrombozytenaggregationshemmern. Dtsch Arztebl Int 2013; 110(31–32): 525–32

[49] Schulz RJ, Maurmann M, Noreik M. Perioperative Ernährungstherapie. Z Gerontol Geriat 2014; 47: 131–135

[50] Serrano-Trenas JA, Ugalde PF, Cabello LM et al. Role of perioperative intravenous iron therapy in elderly hip fracture patients: a single-center randomized controlled trial. Transfusion 2011; 51(1): 97–104

[51] Sultan SS. Assessment of role of perioperative melatonin prevention and treatment of postoperative delirium after hip arthroplasty under spinal anaesthesia in the elderly. Saudi J Anaesth 2010; 4(3): 169–173

[52] Volkert D, Sieber CC. Mangelernährung in der Geriatrie. Aktuel Ernaehr Med 2011; 36: 175–190

[53] Wendl-Soeldner MA, Moll CWI, Kammerlander C. Algorithm for anticoagulation management in geriatric hip fracture patients – surgeons save blood. Z Gerontol geriat 2014; 47: 95–104

[54] Zilinski J, Zillmann R, Becker I et al. Prevalence of anemia among older people inpatients and its association with multidimensional loss of function. Ann Hematol 2014; 93(10): 1645–54

Kapitel 2

Obere Extremität

2

2 Obere Extremität

2.1 Proximale Humerusfrakturen

B. Bücking

2.1.1 Einleitung

Proximale Humerusfrakturen zählen zu den typischen osteoporoseassoziierten Frakturen. Die Herausforderung in der Behandlung dieser Frakturen besteht vor allem in der richtigen Therapieentscheidung zunächst zwischen einer konservativen und einer operativen Therapie. Bei Indikationsstellung zur Operation muss zwischen den verschiedenen osteosynthetischen und prothetischen Verfahren entschieden werden. Da die operative Therapie trotz enormer Entwicklung der Operationstechniken und Implantate mit Komplikationen behaftet sein kann, besteht eine weitere Herausforderung in der Behandlung „fehlgeschlagener" Osteosynthesen bzw. Prothesen am proximalen Humerus.

2.1.2 Epidemiologie

Exakte Daten zur Häufigkeit proximaler Humerusfrakturen in Deutschland liegen nicht vor, da im Gegensatz zu proximalen Femurfrakturen viele Frakturen konservativ und damit ambulant behandelt werden und daher der Krankenhausstatistik entgehen.

In einer bevölkerungsbezogenen Studie aus der Stadt Rostock, in der alle ambulant und stationär behandelten Frakturen erfasst wurden, waren proximale Humerusfrakturen mit einer Inzidenz von 94,8/100 000/Jahr die **dritthäufigsten Frakturen** nach proximalen Femurfrakturen und distalen Radiusfrakturen. Mit zunehmendem Alter stieg die Inzidenz auf 634/100 000/Jahr für Frauen und sogar auf 923/100 000/Jahr für Männer zwischen 85 und 90 Jahren an. Aufgrund der größeren Lebenserwartung waren, absolut gesehen, aber häufiger Frauen betroffen [2].

Auch eine aktuelle epidemiologische Studie aus Skandinavien zeigte, dass die Inzidenz proximaler Humerusfrakturen mit steigendem Alter zunahm, sodass durch den demografischen Wandel mit einer weiteren Zunahme der Patientenzahlen mit proximaler Humerusfraktur zu rechnen ist. Frauen waren mit einer Inzidenz von mehr als 1000/100 000/Jahr bei den über 90-Jährigen aber deutlich häufiger betroffen als Männer. Interessanterweise nahm die alteradjustierte Inzidenz im Zeitraum von 1999–2010 zu, während sie für proximale Femurfrakturen abnahm [54].

In den USA ist die altersadjustierte Inzidenz für eine Krankenhausaufnahme aufgrund einer proximaler Humerusfrakturen bei Frauen über 55 Jahren in den Jahren 2000–2011 von 95/100 000/Jahr auf 98/100 000/Jahr leicht angestiegen, während sie für proximale Femurfrakturen deutlich gesunken ist [57]. Ob dies allein durch eine Zunahme der Frakturinzidenz erklärt werden kann oder auch den Trend zur operativen (stationären) Behandlung widerspiegelt, kann nicht beantwortet werden. Die Zahlen der genannten Studien unterstreichen aber die zunehmende Bedeutung dieser Frakturen auch im Vergleich zu den anderen typischen osteoporoseassoziierten Frakturen.

> **Merke**
>
> Es gibt Hinweise, dass im Gegensatz zu anderen geriatrischen Frakturen die altersadjustierte Inzidenz proximaler Humerusfrakturen in den letzten Jahren gestiegen ist.

2.1.3 Diagnostik

Selbstverständlich ist zunächst eine subtile **Anamneseerhebung**. Im Fokus sollte dabei der **Unfallmechanismus** im Hinblick auf die Frage sein, ob ein adäquates Trauma vorgelegen hat. Entsteht eine proximale Humerusfraktur ohne Trauma, ist an eine pathologische Fraktur zu denken. Liegt ein Bagatelltrauma wie ein Sturz auf den ausgestreckten Arm vor, ist die Assoziation mit einer Osteoporose wahrscheinlich. Daher sollte gezielt nach einer vorbekannten Osteoporose gefragt werden und diese in der weiteren Diagnostik und Therapie berücksichtigt werden. Es gilt ferner, möglichst gute Informationen über die Schulterfunktion vor dem Unfall, den funktionellen Anspruch der Patienten und die häusliche Versorgungssituation zu erhalten, da diese Faktoren einen Einfluss auf die Therapieentscheidung haben können.

Die **klinische Untersuchung** beinhaltet neben der Erfassung des Lokalbefunds die Erhebung der peripheren Durchblutung und Sensibilität. Auffällige Befunde sind zwar selten, müssen aber weiter abgeklärt werden. Während begleitende Gefäßverletzungen absolute Notfälle darstellen, besteht bei einem auffälligen neurologischen Befund zumeist eine Neuropraxie mit einer guten Prognose. Die präoperative Untersuchung liefert insbesondere im Falle einer postoperativen Läsion wertvolle Hinweise im Hinblick auf eine Differenzierung zwischen einer traumatisch bedingten Läsion und einer iatrogenen intraoperativen Läsion.

Röntgenaufnahmen in 2 Ebenen sind obligat. Dabei sollte als 1. Ebene eine sog. „True-a.-p."-Aufnahme angefertigt werden, die einen Einblick in das glenohumerale Gelenk erlaubt. Dabei kann die Stellung des Humerus gegenüber dem Glenoid und das Glenoid selbst beurteilt werden. Als vorteilhaft zur Beurteilung des Tuberculum majus ist dabei die Neutralposition des Oberarms in der Frontalebene zu sehen. Falls schmerzbedingt möglich, sollte als 2. Ebene eine axiale Aufnahme der Schulter angefertigt werden. Alternativ – und weniger schmerzhaft – kann eine transskapuläre sog. Y-Aufnahme vorgenommen werden. Auf die Durchführung zweier korrekter Aufnahmen ist größten Wert zu legen, da sie die Basis für die weitere Therapieentscheidung darstellen.

Bleiben nach Durchführung der Röntgenaufnahmen Zweifel über die weitere Therapie, sollte eine **CT mit 3-D-Rekonstruktion** durchgeführt werden. Bei geriatrischen Patienten, bei denen häufig komplexe Fraktursituationen vorliegen und die Strahlenexposition von untergeordneter Bedeutung ist, ist die Indikation zur CT großzügig zu stellen. Besonders bei komplexen Frakturen ist sie zur Beantwortung der Frage, ob eine Rekonstruktion noch sinnvoll ist oder ein Gelenkersatz erfolgen soll, essenziell.

Die **MRT-Untersuchung** kann okkulte Frakturen sichtbar machen und Begleitverletzungen wie Rotatorenmanschetten-, Bizepssehnen- oder Labrumläsionen detektieren. Sie ist allerdings nicht überall verfügbar und spielt deshalb in der Akutdiagnostik nur eine untergeordnete Rolle. Die Sonografie ist zwar gut verfügbar, aber sehr untersucherabhängig und daher ebenfalls von geringer Bedeutung.

2.1.4 Klassifikation

Im Gegensatz zu anderen Frakturtypen existiert für proximale Humerusfrakturen keine allgemein anerkannte Klassifikation, die einfach, praktikabel, reproduzierbar und reliabel ist und die gleichzeitig Aussagen über die optimale Therapie und die Prognose zulässt.

> M!
> **Merke**
>
> Bisher wurde noch keine optimale Klassifikation für proximale Humerusfrakturen gefunden.

Im klinischen Alltag ist die **Neer-Klassifikation** verbreitet [46]. Diese rein deskriptive Klassifikation greift die von Codman schon 1934 eingeführte Einteilung des proximalen Humerus in 4 Segmente (Kalotte, Schaft, Tuberculum majus und Tuberculum minus) auf. Zusätzlich wird der Dislokationsgrad und eine mögliche Luxation bzw. ein Headsplit berücksichtigt (▶ Abb. 2.1). In Studien wird häufig auch die Klassifikation der AO (Arbeitsgemeinschaft für Osteosynthesefragen) verwendet, die sich mit insgesamt 27 Untergruppen aber als zu komplex für den klinischen Alltag erwiesen hat.

Hertel stellte 2004 eine Einteilung in 12 Frakturtypen gemäß den 5 Frakturebenen zwischen den 4 Hauptsegmenten vor. Er definierte 2 zusätzliche für die Prognose der Kopfdurchblutung entscheidende Kriterien: die Länge des Kalkarfragments und eine mögliche Dislokation am medialen Schanier [29]. Diese Kriterien werden auch in der Klassifikation nach **Resch** berücksichtigt, die anhand von CT-Bildern mit 3-D-Rekonstruktion zusätzlich die Fehlstellung der Kalotte in den verschiedenen Ebenen berücksichtigt. Es wird dabei zunächst zwischen Impaktionsfrakturen und Distraktionsfrakturen unterschieden. Anschließend erfolgt in der Koronarebene die Unterscheidung zwischen Varus- und Valgusfrakturen. Als Letztes schließt sich in der transskapulären Ebene eine Differenzierung zwischen einer Flexions- und Extensionsfraktur an [42].

Über die Reproduzierbarkeit und die Übereinstimmung der verschiedenen Klassifikationen und den Zusatznutzen eines CT mit 3-D-Rekonstruktion liegen widersprüchliche Daten vor [13], [14], [41], [42]. Ob die „neueren" Klassifikationssysteme Aussagen über die Prognose der Kopfdurchblutung erlauben, muss noch evaluiert werden.

Bisher konnte keine der genannten Klassifikationen die Ansprüche auf Vollständigkeit erfüllen und sich somit eindeutig durchsetzen. Im klinischen Alltag hat daher die Neer-Klassifikation nach wie vor die größte Verbreitung.

2.1.5 Therapie

Wie schon die in Kap. 2.1.4 genannten Schwierigkeiten, eine vollständige Klassifikation zu finden, erahnen lassen, ist es auch schwierig, eindeutige Empfehlungen für die Therapieentscheidung zu treffen. Dies gilt insbesondere vor dem Hintergrund, dass gute Studien hoher Evidenz zu diesem Thema fehlen [26]. Nach neueren Untersuchungen ist die Übereinstimmung in der Therapieempfehlung zwischen verschiedenen Chirurgen gering [13], [25]. Die Entscheidung für eine Therapieform muss immer die Umstände des Patienten wie **Alter, Aktivitätsniveau** und **Komorbiditäten** berücksichtigen. Im Folgenden werden somit basierend auf dem aktuellen Wissensstand Therapieempfehlungen zu den verschiedenen Frakturtypen gegeben, die eine Hilfestellung bei der individuellen Entscheidung für eine bestimmte Therapieform sein sollen.

> M!
> **Merke**
>
> Es können keine evidenzbasierten allgemeingültigen Empfehlungen für die Therapieentscheidung gegeben werden. Die Entscheidung über die Therapieform ist immer individuell zu stellen und berücksichtigt neben der Frakturmorphologie auch Faktoren wie das Alter, die Nebenerkrankungen und die Ansprüche des Patienten.

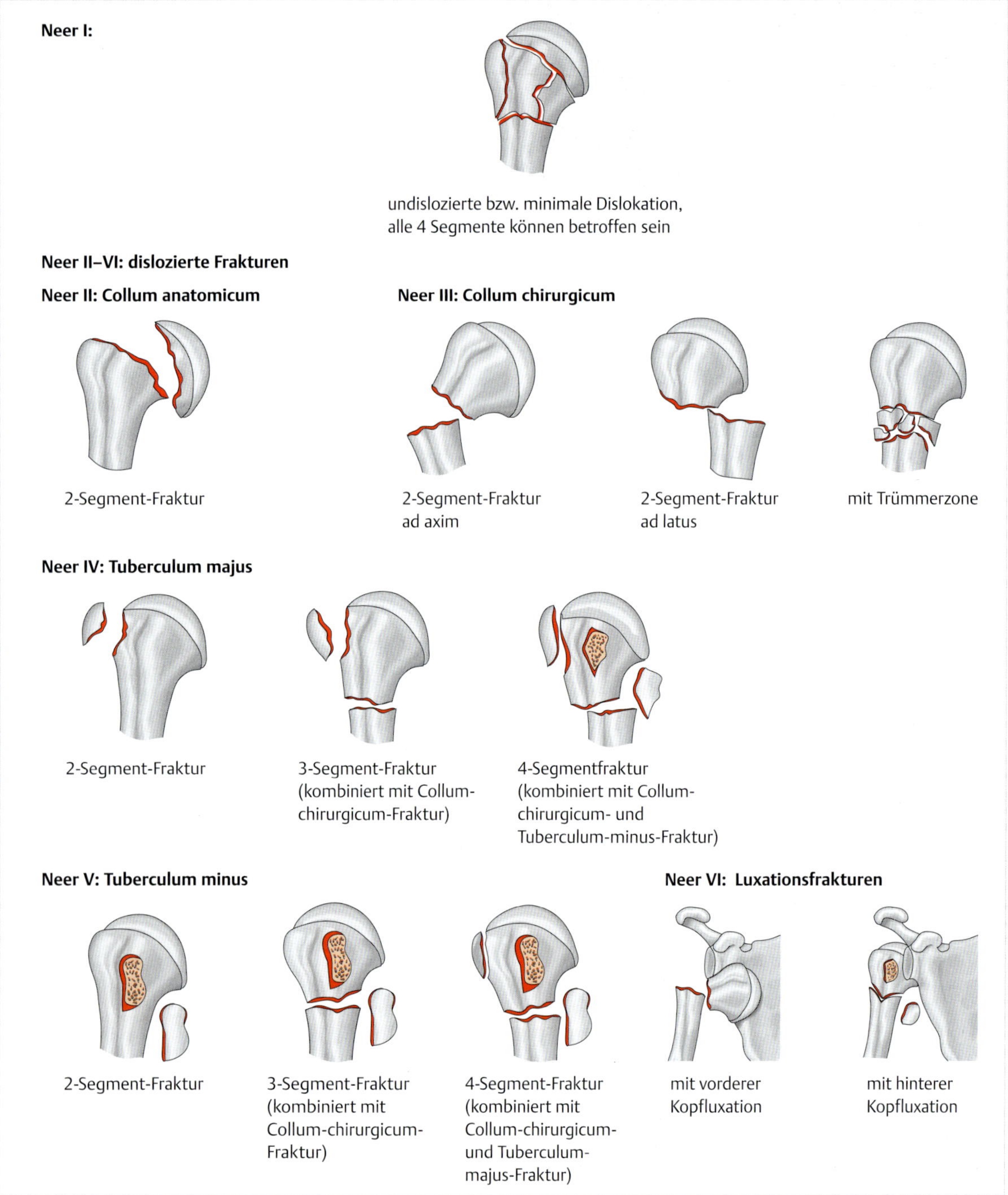

Abb. 2.1 Klassifikation proximaler Humerusfrakturen nach Neer. (Quelle: [3]).

Indikation zur konservativen versus operativen Therapie

Es wird geschätzt, dass ca. 60–80 % der proximalen Humerusfrakturen konservativ behandelt werden können [38]. Es besteht allerdings eine große Grauzone an der Grenze zwischen der konservativen und operativen Therapie. In den USA wurden zur Jahrtausendwende noch über 85 % der Frakturen konservativ behandelt. In den folgenden Jahren zeigte sich – vermutlich durch die Entwicklung der verschiedenen Implantate – ein Trend zur operativen Therapie, mit einer Steigerung der Operationsrate um 25 % [4]. In Deutschland scheint das Verhältnis

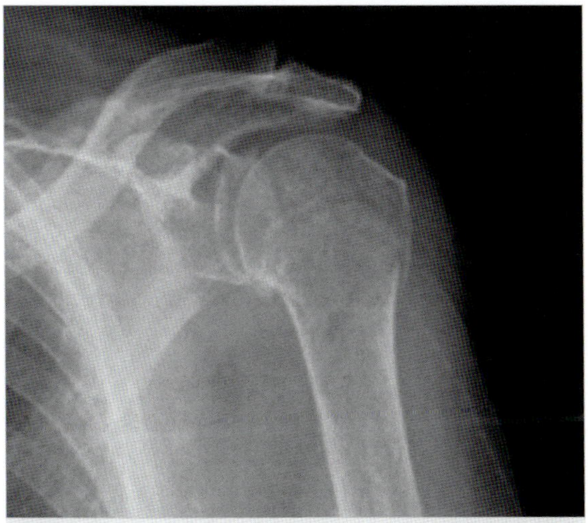

Abb. 2.2 Nicht dislozierte proximale Humerusfraktur.

zwischen konservativer und operativer Therapie relativ ausgeglichen zu sein [2].

Die eindeutige Empfehlung zur konservativen Therapie kann bei **stabilen nicht bzw. nur gering dislozierten Frakturen** ausgesprochen werden (▶ Abb. 2.2). Als Grenze der tolerablen Dislokation werden aktuell eine Achsabweichung von < 20°, eine Kalottendislokation von < 5 mm und eine Tuberkuladislokation von < 2 mm beschrieben [37]. Es liegen jedoch einige Studien vor, die nahe legen, dass auch bei stärkerer Dislokation mit guten funktionellen Ergebnissen konservativ therapiert werden kann. So zeigte sich bei impaktierten Valgusfrakturen zwar ein Trend zu schlechteren Ergebnissen mit zunehmender Dislokation und Fragmentzahl, aber auch dislozierte (< 10 mm Dislokation oder > 45° Achsabweichung) 3-Segment-Frakturen konnten mit guten Ergebnissen konservativ behandelt werden [18].

In verschiedenen randomisierten Studien unterschieden sich die Ergebnisse nach konservativer Therapie nicht von denen der operativen Therapie mit Plattenosteosynthese [20], [51]. Demgegenüber führte in einer anderen Studie bei dislozierten 3-Segment-Frakturen eine Plattenosteosynthese gegenüber einer konservativen Therapie zu tendenziell besseren Ergebnissen bezüglich der Funktion und der Lebensqualität. Die Fallzahl war allerdings sehr klein und die Unterschiede nicht signifikant. Zu beachten ist auch die hohe Revisionsrate von ca. 30 % in der operativ behandelten Gruppe [48]. In einer weiteren Studie führte die Implantation einer Hemiprothese bei 4-Segment-Frakturen im Vergleich zur konservativen Therapie zu besserer Lebensqualität, was besonders an der Schmerzreduktion bei vergleichbarer Funktion lag [49].

Merke

Für stabile Frakturen mit einer Achsabweichung von < 20°, einer Kalottendislokation von < 5 mm und einer Tuberkuladislokation von < 2 mm besteht eine eindeutige Indikation zur konservativen Therapie.

Auch **instabile nicht bzw. nur gering dislozierte Frakturen** können grundsätzlich konservativ behandelt werden. Es muss dabei nur bedacht werden, dass bei konservativer Therapie eine temporäre Ruhigstellung notwendig ist, während eine osteosynthetische Versorgung im Regelfall eine frühfunktionelle Nachbehandlung ermöglicht.

Um Informationen über die Stabilität der Fraktur zu erhalten, ist es – falls sich daraus eine therapeutische Konsequenz ableitet – sinnvoll, eine dynamische Durchleuchtungsuntersuchung mit dem Röntgenbildverstärker durchzuführen.

Tipp

Eine dynamische Bildwandleruntersuchung kann Informationen über die Stabilität der Fraktur liefern.

Konservatives Therapieregime

„Frakturreposition"

Von einigen Autoren wurden Techniken zur Reposition dislozierter Humerusfrakturen im Rahmen der konservativen Therapie vorgestellt. Diese beinhalten die Einlage einer **elastischen Binde** in die Achselhöhle bei Valgusfehlstellung oder die Anlage eines **Abduktionskissen** bei Varusfehlstellung [34]. Im eigenen Vorgehen spielen solche Maßnahmen keine Rolle. Bei einer nicht akzeptablen Dislokation wird die Indikation zur Operation gestellt. Allenfalls die „Reposition" durch die **Schwerkraft** wird genutzt. Um die Desimpaktierung eingestauchter (stabiler) Frakturen zu vermeiden, sollte bei diesen Frakturen auf aktive Repositionsmanöver verzichtet werden.

Für stabile Frakturen gilt, dass eine frühe assistierte Beübung einer „konservativen" Therapie mit einer 3-wöchigen Ruhigstellung überlegen ist [35].

Im eigenen Vorgehen hat sich folgendes konservatives Behandlungsschema stabiler proximaler Humerusfrakturen bewährt:

Methode

Behandlung stabiler proximaler Humerusfrakturen

1. Es wird ein Gilchrist-Verband angelegt und der Arm kurzfristig – auch aus analgetischen Gründen – für etwa 5 Tage ruhiggestellt.
2. Anschließend wird mit Pendelübungen und passiver Beübung bis 90° Abduktion und 90° Flexion unter Vermeidung forcierter Rotation begonnen. Nach Beginn der Behandlung ist eine Verlaufsröntgenkontrolle obligat, um bei einer sekundären Dislokation ggf. rechtzeitig zu einer operativen Therapie konvergieren zu können.
3. Ab der 3. Woche erfolgt die Beübung in gleichem Bewegungsausmaß aktiv assistiert.
4. Nach 6 Wochen folgt eine erneute Röntgenkontrolle und ggf. die Freigabe zur Bewegungs- und Belastungssteigerung.

Bei instabilen Frakturen, die konservativ behandelt werden, erfolgt abweichend zunächst eine Ruhigstellung für 3 Wochen. Auch hier sollte nach einigen Tagen eine Röntgenverlaufskontrolle durchgeführt werden. Nach 3 Wochen wird dann mit passiver Beübung im o. g. Bewegungsausmaß begonnen. Bei Frakturen der Tuberkula erfolgt die Therapie für 6 Wochen passiv. Liegt eine isolierte Fraktur des Tuberculum majus vor, empfiehlt sich, eine Immobilisation in Außenrotationsstellung.

Operative Therapie

Als operative Therapiemaßnahmen kommen **gelenkerhaltende Verfahren** (Plattenosteosynthese, Marknagelosteosynthese, minimalinvasive K-Draht- oder Schraubenosteosynthese) oder **endoprothetische Eingriffe** infrage (Hemiprothese, Vollprothese, inverse Prothese).

Osteosyntheseverfahren

Marknagelosteosynthese oder winkelstabile Plattenosteosynthese?

Gemäß einer Umfrage hält in Deutschland ein Großteil der Kliniken zur Osteosynthese proximaler Humerusfrakturen winkelstabile Platten und Nägel bereit. Am häufigsten wurden mit 63 % winkelstabile Platten implantiert. Nägel wurden in 31 % verwendet, während K-Drähte, Schrauben oder konventionelle Platten seltener eingesetzt wurden [60].

Merke

Winkelstabile Platten sind die am häufigsten verwendeten Implantate bei der Therapie von proximalen Humerusfrakturen.

Theoretische **Vorteile** der Plattenostesynthese gegenüber der Marknagelosteosynthese sind eine hohe Stabilität in der Frakturregion und die Schonung der Rotatorenmanschette. Beim Marknagel hingegen wird die Minimalinvasivität als Vorteil angesehen [31].

Es wurde bisher nur eine kleine randomisierte klinische Studie zum Vergleich der Platten- mit der Nagelosteosynthese publiziert. Diese zeigte nach einem Jahr eine bessere Schulterfunktion nach Plattenosteosynthese. Allerdings war die Komplikationsrate höher als nach der Marknagelosteosynthese und es wurden nur 2-Segment-Frakturen eingeschlossen [68]. Prospektive Beobachtungsstudien zeigten keine Unterschiede bezüglich der Komplikationsrate und der Schulterfunktion beider Verfahren [24], [31]. Es zeigte sich aber ein Trend, dass die Ergebnisse bei den 2-Segment-Frakturen für die Nagelosteosynthese besser waren, während bei den 4-Segment-Frakturen die Plattenosteosynthese tendenziell bessere Ergebnisse zeigte (▶ Abb. 2.3) [24]. Eine weitere Studie

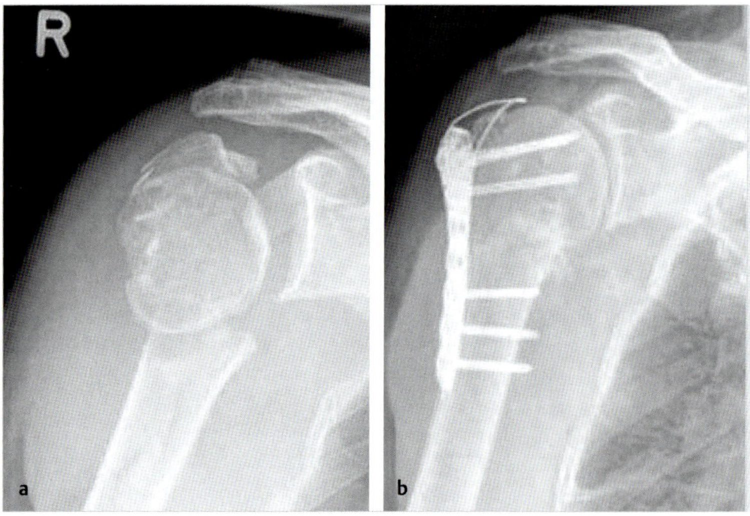

Abb. 2.3 Dislozierte 4-Segment-Fraktur.
a Röntgenbild der Fraktur.
b Radiologisches Ergebnis nach polyaxialer winkelstabiler Plattenosteosynthese über den Delta-Split-Zugang.

zeigte schlechte Resultate für die Nagelosteosynthese bei 4-Segment-Frakturen [1].

In keiner der genannten Studien wurden ausschließlich geriatrische Patienten eingeschlossen, sodass eine Übertragung der Ergebnisse auf die besondere Situation des alten Menschen nicht uneingeschränkt möglich ist.

Zusammenfassend lässt sich festhalten, dass die **winkelstabile Plattenosteosynthese** als Standardosteosyntheseverfahren von 3- und 4-Segment-Frakturen gesehen werden kann. Bei 2-Segment-Frakturen im Collum chirurgicum kann eine **Marknagelosteosynthese** empfohlen werden. Bei 3-Segment-Frakturen mit großem Tuberculum-majus- oder -minus-Fragment, ist die Marknagelosteosynthese ebenfalls eine gute Option.

Plattenosteosynthese

Wie bereits ausgeführt, sind winkelstabile Plattensysteme die derzeit am häufigsten Verfahren bei der Versorgung proximaler Humerusfrakturen. Es stehen verschiedene mono- und polyaxiale winkelstabile Platten zur Verfügung (▶ Abb. 2.4).

Zugangswege

Als etablierter Zugangsweg wird der **deltopektorale Zugang** verwendet. Er bietet als anatomischer Zugang zwischen dem M. pectoralis und M. deltoideus eine gute Übersicht über den anterioren Teil des proximalen Humerus. Als Nachteil gilt, dass die großzügige Freilegung des Knochens möglicherweise mit einer Kompromittierung der Durchblutung des Humeruskopfs einhergeht [22]. Die Operationstechnik ist hinlänglich bekannt und soll hier nicht näher erläutert werden.

Eine Alternative stellt der **anterolaterale Delta-Split-Zugang** dar. Dieser Zugang mit einem ca. 3 cm langen Delta-Split und 2 weiteren Stichinzisionen im proximalen Schaftbereich ist mit einer deutlich geringeren Freilegung des Knochens verbunden. Anderseits ist die Exposition der Fraktur nicht so gut und Kritiker dieses Zugangs sehen die Gefahr einer N.-axiallaris-Schädigung durch das teilweise perkutane Vorgehen. Im eigenen Vorgehen wird regelhaft der Delta-Split-Zugang im Rahmen eines standardisierten Operationsablaufs verwendet [55].

Gemäß einer randomisierten Studie aus unserer Klinik gibt es zwischen beiden Zugangswegen keine Unterschiede im Hinblick auf die Komplikationsrate und die Schulterfunktion. Es traten insbesondere keine N.-axillaris-Schäden nach Delta-Split-Zugang auf [15].

Operationstechnik

▶ Abb. 2.5 zeigt die Implantation einer **polyaxialen NCB-PH-Platte** über den anterolateralen Delta-Split-Zugang.

Die Operation erfolgt in Intubationsnarkose oder in Regionalanästhesie mit einem interskalenären Plexuskatheter. Der Patient wird halb sitzend (ca. 45°) mit freier Schulter gelagert. Es wird ein mobiler höhenverstellbarer Tisch zum Ablegen des Armes verwendet. Der Bildwandler wird vom Kopfende im 45°-Winkel über den Patienten geschwenkt, sodass eine a.–p.-Projektion entsteht. Die zweite Ebene kann durch Innenrotation des Armes eingestellt werden.

Nach Abwaschen und freiem Abdecken des betroffenen Armes werden die Landmarken der Schulter eingezeichnet. Beginnend am Acromion erfolgt nun ein ca. 3 cm langer **anterolateraler Delta-Split-Zugang.** Der Kopf lässt sich so in seiner Zirkumferenz tasten. Nach Resektion von subakromiellem Bursagewebe sind die Sehnen des M. supraspinatus und M. infraspinatus erkennbar. Mithilfe einiger Kletternähte wird nun die Rotatorenmanschette mit einem Fiber Wire der Stärke 5 oder einer 1,0 mm starken Drahtcerclage angeschlungen. Auf diese Weise sind die Tubekula und zumeist auch der Kopf manipulierbar. Als Nächstes erfolgen, falls notwendig, die Repositionsmanöver von außen. Falls es notwendig ist, ein Frag-

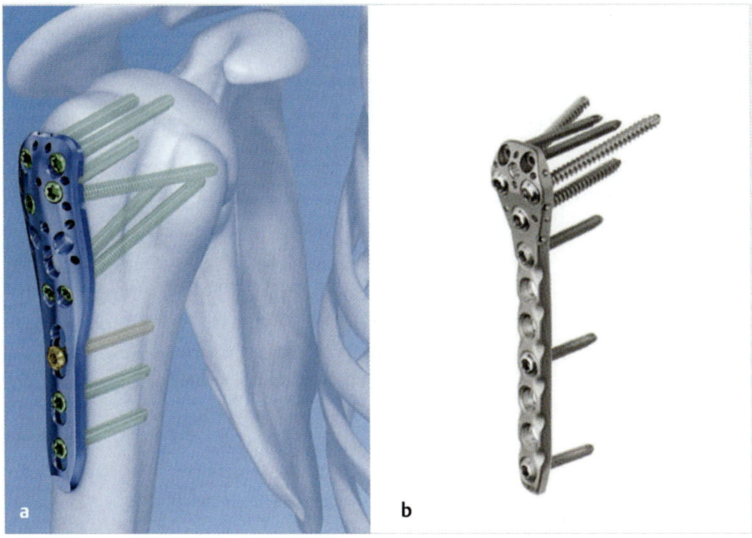

Abb. 2.4 Plattensysteme.
a Monoaxiale winkelstabile Philosplatte. (mit freundlicher Genehmigung der Fa. DePuy Synthes)
b Polyaxiale winkelstabile NCB-Platte. (mit freundlicher Genehmigung der Fa. Zimmer Biomet, Winterthur/Schweiz)

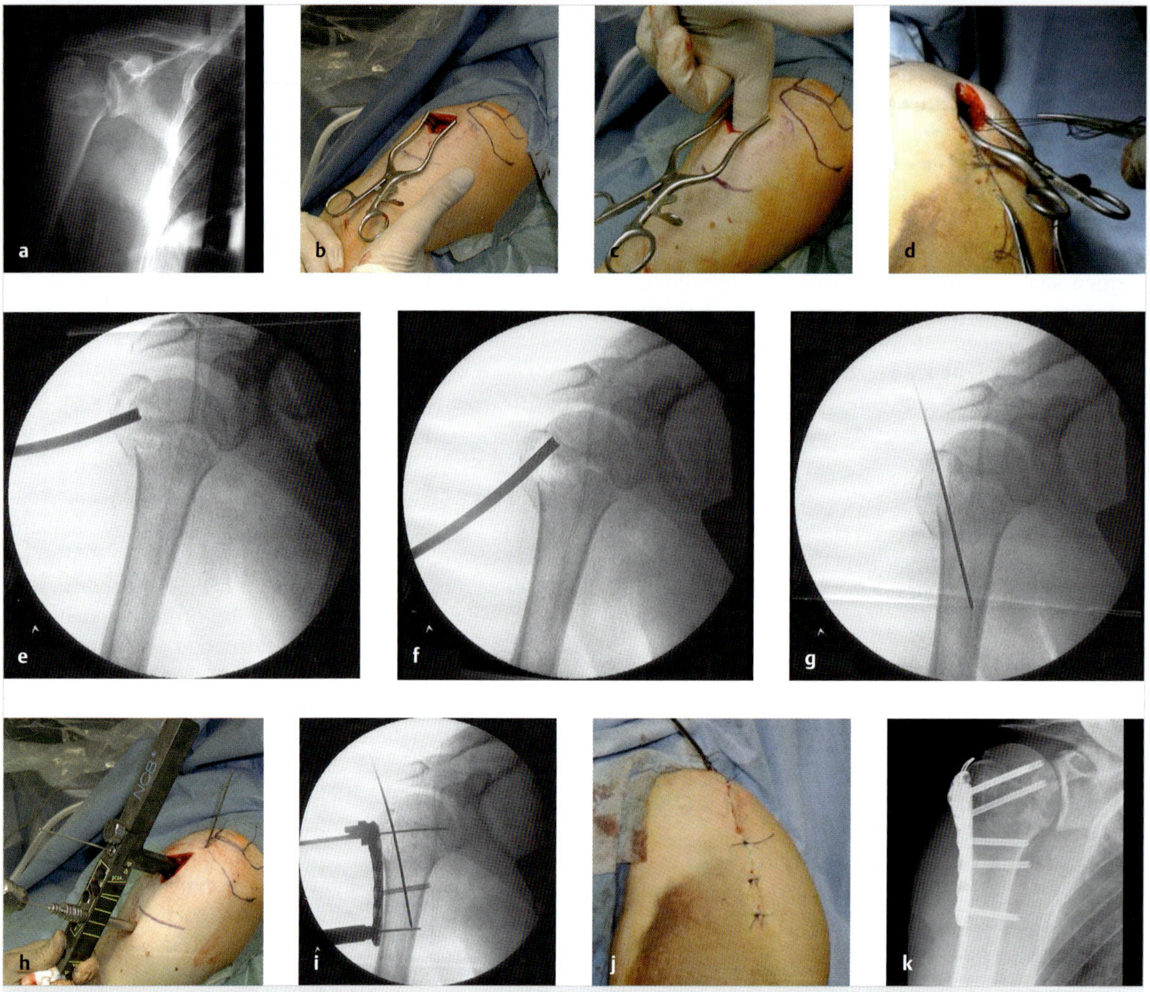

Abb. 2.5 Versorgung einer proximalen Humerusfraktur. Standardisierter Operationsablauf zur Versorgung mit einer polyaxialen winkelstabilen Platte über den minimalinvasiven Delta-Split-Zugang.

a Dislozierte 3-Segment-Fraktur.
b Anterolateraler Delta-Split-Zugang und Markierung des N. axillaris auf der Haut.
c Digitale Sicherung des N. axillaris.
d Reposition der Fraktur mittels Ligamentoaxis durch Armierung der Rotatorenmanschette.
e Anheben der Fraktur mit einem Raspatorium.
f Anheben der Fraktur mit einem Raspatorium.
g Temporäre Fixierung mit einem Kirschner-Draht.
h Einführung der Platte unter digitaler Kontrolle des N. axillaris und Einbringen der Schaftschrauben.
i Heranziehen der Platte an den Knochen, Setzen und Kontrolle der Kirschner-Drähte.
j Situs des Delta-Split-Zugangs und der beiden Stichinzisionen für die Schaftschrauben nach Wundverschluss.
k Abschlussbild nach Einbringen der Schrauben und Fixierung der Drahtcerclage.

ment anzuheben, kann dies behutsam mit einem Raspatorium erfolgen.

Ist nun eine gute **Reposition** mit ausreichender Abstützung am Kalkar erreicht, wird zur **temporären Retention** ein Kirschner-Draht axial durch die Kalotte in den Schaft gebohrt. Im nächsten Schritt wird zunächst der N. axillaris digital identifiziert. Die Höhe des Nervs kann zur Orientierung auf der Haut eingezeichnet werden. Anschließend wird die Platte mithilfe des Zielbügels unter digitaler Kontrolle unter dem Nerv eingeschoben, bis sich das proximale Ende etwa 0,5 cm unterhalb der Spitze des Tuberculum majus befindet. Sie wird nun mit je einem Kirschner-Draht an der Kalotte und am Schaft fixiert.

Die korrekte Lage der Platte wird in 2 Ebenen mit dem Bildwandler kontrolliert. Anschließend wird die 5-Loch-Platte mit 3 distalen Schrauben (diese liegen unterhalb des N. axillaris) am Schaft fixiert. Im nächsten Schritt werden 3 Kirschner-Drähte eingebracht, über die die kannülierten Kopfschrauben eingebracht werden. Aufgrund der Polyaxialität können die Drähte mithilfe der Bohrbuchse in einem Kegel 15° frei platziert werden. Die **Platzierung der Drähte** kann nun in einer dynamischen Durchleuchtungsuntersuchung überprüft werden. Anschließend wird die Länge gemessen, die laterale Kortikalis aufgebohrt und die Schrauben werden eingebracht. Nun wird der zuvor eingebrachte Fiber Wire oder die Drahtcerclage in den dafür vorgesehenen Löchern an der Platte fixiert. Abschließend wird eine Redon eingelegt und die Wunde schichtweise verschlossen.

Platzierung der Schrauben im Kopf

Verschiedene Arbeitsgruppen haben sich in den letzten Jahren mit der Frage beschäftigt, in welcher Region des osteoporotischen Humeruskopfs die Knochendichte am größten ist und damit die Schrauben bei der Plattenosteosynthese den besten Halt finden. Es konnte gezeigt werden, dass histomorphologisch die Knochenstruktur proximal, medial und dorsal am besten war [27]. Besonders bei Frauen über 70 Jahren war die Knochendichte geringer als in der Kontrollgruppe [36]. Die biomechanische Testung ergab eine größere Ausreißkraft, wenn die Schrauben dorsal platziert waren [11].

> **Tipp**
>
> Bei der Plattenosteosynthese am proximalen Humerus sollten die Kopfschrauben bis nach subchondral reichen und zentral in der a.-p. Ebene und eher dorsal in der axialen Ebene platziert werden.

Polyaxiale Schrauben

Die winkelstabile Plattenosteosynthese ist der konventionellen Plattenosteosynthese biomechanisch überlegen [52], [65]. Theoretisch bieten polyaxiale winkelstabile Implantate den Vorteil, die Richtung der Kopfschrauben in einem Kegel von 15° frei wählen zu können, um sie so in den Regionen mit der besseren Knochenqualität zu schrauben (▶ Abb. 2.3b). Sowohl die biomechanischen Untersuchungen [67] als auch die klinischen Ergebnisse zeigten allerdings gleichwertige Ergebnisse [64]. Eine Erklärung dafür ist, dass die monoaxialen Platten eine größere Anzahl Kopfschrauben aufweisen und dass – eine optimale Plattenpositionierung vorausgesetzt – bei der monoaxialen Plattenosteosynthese die Schraubenplatzierung „automatisch" korrekt ist.

Zementaugmentierung

Biomechanisch zeigte sich auch, dass eine Zementaugmentierung bezüglich der Primärstabilität in gewisser Weise eine geringe Knochendichte ausgleichen kann [53], [63]. Klinische Daten fehlen allerdings noch, sodass eine Zementaugmentierung nicht generell empfohlen werden kann.

Nachbehandlung

Eine funktionelle Nachbehandlung ohne Einschränkung ist bei geriatrischen Patienten nach einer Plattenosteosynthese im Regelfall nicht möglich. Analog zur konservativen Behandlung erfolgt nach einer Plattenosteosynthese eine kurzfristige **Ruhigstellung** im Gilchrist-Verband für 3–5 Tage. Anschließend erfolgt schmerzadaptiert die passive **Beübung** bis zu einer Flexion und Abduktion von 90° ohne forcierte Rotation bis 6 Wochen postoperativ. Nur bei stabiler Fixation und intakten Tuberkula erfolgt eine aktiv assistierte Beübung nach kurzer postoperativer Ruhigstellung.

> **Cave**
>
> Aufgrund der schlechten Knochenqualität ist bei geriatrischen Patienten nach Osteosynthese einer proximalen Humerusfraktur zumeist keine funktionelle Nachbehandlung möglich. Umso wichtiger ist eine passive Mobilisation, um ein Einsteifen der Schulter zu verhindern.

Nach 6 Wochen erfolgt eine klinisch-radiologische Verlaufskontrolle. Anschließend wird bei regelrechtem Verlauf die Freigabe zur Bewegungs- und Belastungssteigerung erteilt.

Ergebnisse der winkelstabilen Plattenosteosynthese

Die funktionellen Ergebnisse nach winkelstabiler Plattenosteosynthese über den deltopektoralen Zugangsweg sind durchweg gut. Gemäß bisherigen Studien ist mit einem Constant Score von etwa 70–75 Punkten zu rechnen [59], [62]. Es zeigte sich aber auch eine hohe Komplikationsrate von bis zu 30 % [58]. Die häufigsten waren primäre und sekundäre Schraubenperforationen, Pseudarthrosen, Humeruskopfnekrosen und ein Impingement der Platte (▶ Abb. 2.6) [30], [58].

Die Ergebnisse aus unserer Klinik zeigen eine etwas geringere Komplikationsrate nach Delta-Split-Zugang mit 14–16 % [15], [55].

Komplexe Frakturen: Osteosynthese versus Prothese

Grundsätzlich können mit einer Osteosynthese bessere funktionelle Ergebnisse als mit einem Gelenkersatz erzielt werden. Nach einer Plattenosteosynthese lag der durchschnittliche Constant Score bei 74 Punkten [62], nach Prothesenimplantation errichten die Patienten Werte um 56 Punkte [32]. Allerdings sind bei komplexen Frakturen die Ergebnisse der Osteosynthese schlechter als bei einfacheren Frakturen. Es treten zudem häufiger Osteosyntheseversagen oder Humeruskopfnekrosen auf [62]. Gerade bei geriatrischen Patienten ist es allerdings das Ziel, Folgeeingriffe zu vermeiden. Es stellt sich daher die Frage, ob bzw. bei welchen Fraktursituation es sinn-

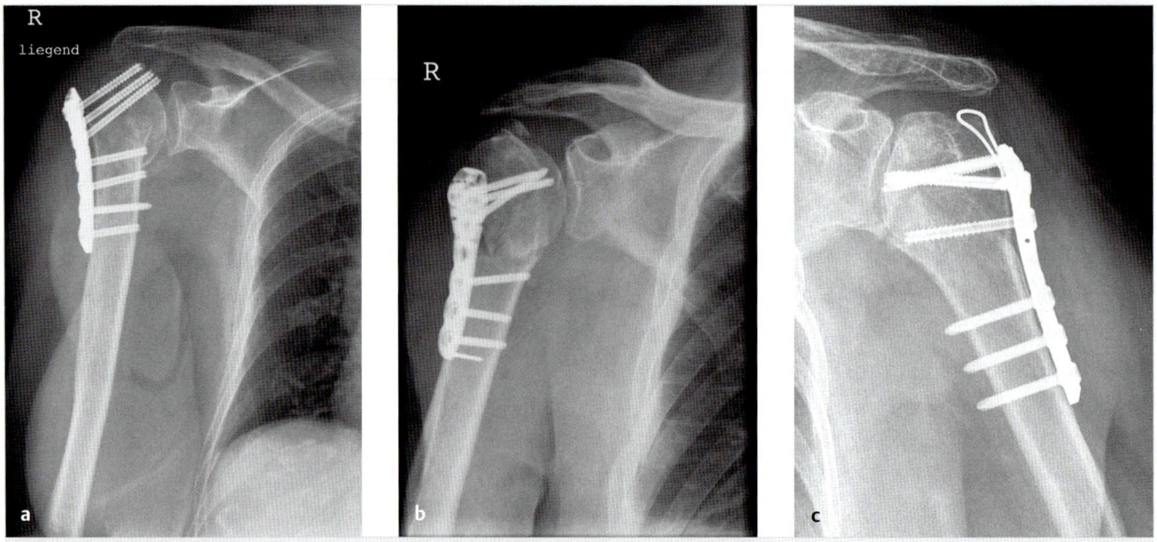

Abb. 2.6 Typische Komplikationen nach Plattenosteosynthese bei proximaler Humerusfraktur.
a Schraubenfehllage mit Schraubenperforation durch den Humeruskopf.
b Sekundäre Dislokation und Pseudarthrosenbildung.
c Humeruskopfnekrose.

voll ist, primär eine Prothese zu implantieren, statt eine Osteosynthese durchzuführen.

Merke

Grundsätzlich können nach einer Osteosynthese bessere funktionelle Ergebnisse als nach einem Gelenkersatz erwartet werden. Dies wird aber gerade bei komplexen Frakturen durch eine höhere Komplikationsrate „erkauft".

Das **Fehlen der medialen Abstützung** mit konsekutiver varischer Dislokation und Perforieren der Kopfschrauben durch den Humeruskopf (Cut-out) ist für ca. 30 % der revisionsbedürftigen Komplikationen nach winkelstabiler Plattenosteosynthese verantwortlich [62]. Zusätzlich ist eine fehlende mediale Abstützung mit einer erhöhten Rate an Humeruskopfnekrosen assoziiert [39]. Es ist daher essenziell, die mediale Säule bei der Osteosynthese zu rekonstruieren und zu stabilisieren. Sogenannte Kalkarschrauben, die aufsteigend knapp oberhalb des Kalkar platziert werden, haben einen positiven Effekt auf die Stabilität [23]. Gelingt es intraoperativ nicht, die mediale Säule wiederherzustellen, ist beim geriatrischen Patienten an einen Gelenkersatz zu denken.

Ein weiterer Faktor für Therapieentscheidung ist die Wahrscheinlichkeit, im Verlauf eine **Humeruskopfnekrose** zu entwickeln. Das Risiko ist besonders bei einem kurzen medialen Spickel unter 8 mm und bei einer Ruptur des Periosts hoch [28]. Die Ruptur des Periosts hängt von der Verschiebung zwischen Kalotte und Schaft ab und beginnt bereits bei 3 mm [33]. Besteht gemäß diesen Kriterien ein hohes Risiko für eine Humeruskopfnekrose, kommt eine Prothesenimplanation infrage. Gleiches gilt aufgrund der schlechten Ergebnisse nach einer Osteosynthese für Head-Split-Frakturen [12] und Luxationsfrakturen mit einem großen Hill-Sachs-Defekt (> 40° der Gelenkfläche). Neben der primären Rekonstruierbarkeit ist beim geriatrischen Patienten die **schlechte Knochenqualität** ein weiterer ungünstiger Faktor. Besonders bei einem schalenförmigen Kalottenfragment ist die stabile Schraubenverankerung im osteoporotischen Knochen erschwert (▶ Abb. 2.7).

Cave

Bei komplexen Frakturformen muss manchmal intraoperativ ein Verfahrenswechsel von einer Osteosynthese auf eine Prothese erfolgen. Daher muss eine (inverse) Prothese zur Verfügung stehen und der Operateur in der Lage sein, eine Prothese zu implantieren.

Ein Konsens darüber, wo die Grenze zwischen den beiden Operationsverfahren zu ziehen ist, besteht nicht. Wir sehen die Indikation für einen Gelenkersatz bei den in der folgenden Checkliste genannten Frakturkonstellationen beim geriatrischen Patienten gegeben. Möglicherweise liefern uns in Zukunft weitere (randomisierte) Studien Hinweise für die Therapieentscheidung [21].

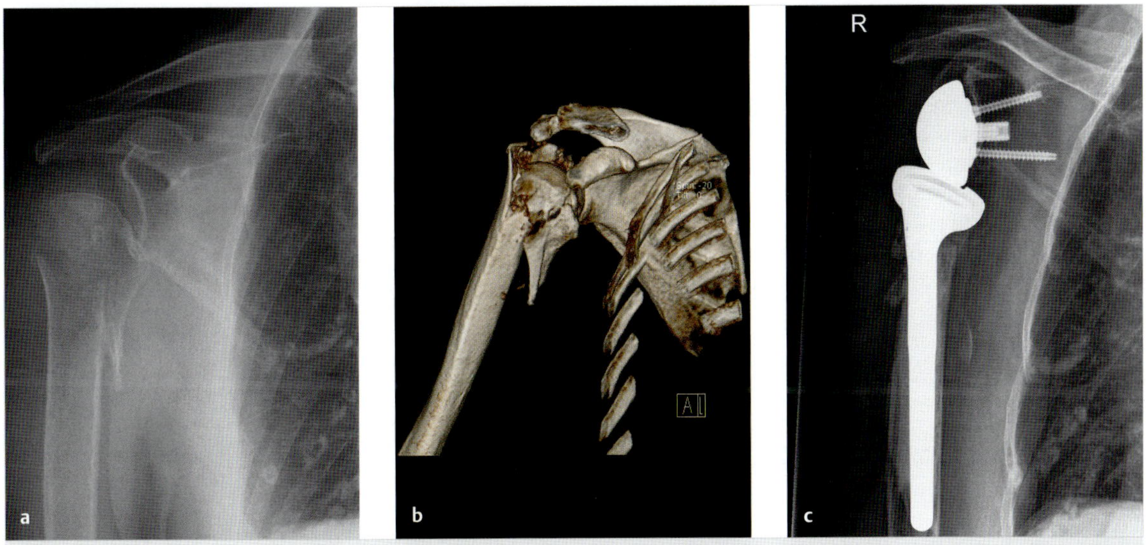

Abb. 2.7 4-Segment-Fraktur.
a Röntgenbild der 4-Segment-Fraktur mit einem kleinen schalenförmigen Kalottenfragment.
b Dreidimensionale Rekonstruktion der präoperativen CT.
c Postoperatives Röntgenbild nach Implantation einer inversen Schulterprothese.

Checkliste

Indikationen für eine Prothesenimplantation beim geriatrischen Patienten

- Head-Split-Frakturen
- fehlende mediale Abstützung
- kurzer medialer Spickel (< 8 mm)
- Ruptur des Periosts
- schalenförmiges Kalottenfragment
- Luxationsfrakturen mit einer Kopfimpression > 40°
- chronische Luxationsfrakturen
- intraoperativ fehlende Rekonstruierbarkeit bzw. Retenierbarkeit

Welcher Prothesentyp – anatomische oder inverse Prothese?

Besteht bei Patienten mit proximaler Humerusfraktur die Indikation zum Gelenkersatz, stellt sich die Frage, welcher Prothesentyp verwendet werden soll. Traditionell wurden anatomische (Hemi-)Prothesen verwendet [44]. Die Implantation einer anatomischen Prothese ist allerdings anspruchsvoll und komplikationsbehaftet.

Hauptkomplikationen nach Implantation einer anatomischen Prothese sind eine sekundäre Dislokation des Tuberculum majus, eine Kranialisierung des Humeruskopfs und bei Hemiprothesen eine Arrosion des Glenoids [16]. Für die Schulterfunktion ist eine anatomische Einheilung des Tuberculum majus essenziell.

Eine primäre Malpositionierung oder eine sekundäre Dislokation sind mit zusammen etwa 50 % sehr häufig [6] und mit einer schlechteren Beweglichkeit assoziiert [40]. Es ist daher von entscheidender Bedeutung, bei der Implantation einer anatomischen Prothese die Tuberkula korrekt zu fixieren. Ein weiterer kritischer Punkt ist die korrekte Höheneinstellung der Prothese. Besonders eine Verlängerung von über 10 mm führt zu einer Proximalisierung des Prothesenkopfs und sollte daher vermieden werden [6]. Des Weiteren sollte eine Retroversion über 30° vermieden werden [16].

Die **Behandlungsergebnisse** nach anatomischer Frakturendoprothetik sind gut bezüglich der Schmerzreduktion, aber durchwachsen in Bezug auf die Beweglichkeit und Schulterfunktion. Gemäß eines systematischen Reviews ist durchschnittlich eine Elevation von 106°, eine Abduktion von 90° und ein Constant Score von 56 zu erwarten [32].

Ebenfalls ein entscheidender Faktor für den Erfolg einer anatomischen Prothese ist die **Integrität der Rotatorenmanschette**. Im Gegensatz dazu hat aus biomechanischen Überlegungen die Rotatorenmanschette für die Funktion nach inverser Schulterprothese keine so große Bedeutung [7]. Daher ist auch die Einheilung der Tuberkula nicht so entscheidend. Für eine gute Funktion einer inversen Prothese ist hingegen ein intakter M. deltoideus essenziell.

Da bei geriatrischen Patienten zumindest von einer Degeneration der Rotatorenmanschette auszugehen ist, wurden in den letzten Jahren einige Studien durchgeführt, in denen eine anatomische Prothese mit einer inversen Prothese verglichen wurde. Gemäß einer Metaanalyse hatten Patienten über 60 Jahre nach inverser Prothese eine bessere Flexion (113° vs. 92°) und Schulterfunktion (Constant Score 54 vs. 49) bei etwa gleicher Anzahl an Komplikationen. Es fehlten allerdings Langzeitdaten und randomisierte Studien [44]. Neuere Studien bestätigten diese Ergebnisse mit einer größeren Patientenzufriedenheit und häufiger Einheilung der Tuberkula nach inverser Prothese [19]. Eine Registerstudie zeigte zusätzlich die Überlegenheit bezüglich der Schulterfunktion in einem 5-Jahres-Follow-up [10]. In einer randomisierten Studie führte die inverse Prothese zu weniger Schmerzen, einer besseren Funktion und einer geringeren Revisionsrate [56].

Merke

Bei geriatrischen Patienten sollte eher auf eine inverse als auf eine anatomische Prothese zurückgegriffen werden.

Zusammenfassend ist die Prothesenimplantation mit befriedigenden funktionellen Ergebnissen bei guter Schmerzreduktion und geringer Komplikationsrate verbunden. Insbesondere im Hinblick auf die Langzeitergebnisse liegen allerdings nur wenige hochwertige Studien vor. Es gibt ausreichend Hinweise, dass bei geriatrischen Patienten die Implantation einer inversen Prothese vorteilhaft ist. Bei jüngeren Patienten scheint aufgrund der besseren Rückzugsmöglichkeiten eine anatomische Prothese bevorzugt zu werden.

Komplikationen und Frakturfolgen

Wie bereits beschrieben, sind Komplikationen nach Humeruskopffrakturen nicht selten. Sollte es bei einer konservativ behandelten Fraktur zu einer **frühen sekundären Dislokation** kommen, ist ggf. eine operative Therapie indiziert. Bei Frühkomplikationen nach einer Osteosynthese einer proximalen Humeruskopffraktur wie Osteosyntheseversagen oder Perforation der Kopfschrauben ist die Analyse der Ursache entscheidend. Liegt ein operationstechnischen Fehler vor, kann häufig mit einer Reosteosynthese oder einem Wechsel einer Kopfschraube behandelt werden.

Merke

Bei einer Frühkomplikation kann häufig eine gelenkerhaltender Revisionseingriff erfolgen.

Bei einem Plattenimpingement ist manchmal eine frühzeitige Metallentfernung notwendig. Falls aber keine Rekonstruktion und Retention der Fraktur möglich ist, muss eine (inverse) Prothese implantiert werden.

Treten nach konservativ oder operativ behandelter Humerusfraktur **Spätkomplikationen** wie eine Fehlverheilung der Fraktur, eine Pseudarthrose oder eine Humeruskopfnekrose auf, können diese gemäß der Einteilung der Spätfolgen einer Fraktur von **Boileau** in 4 Typen klassifiziert werden (▶ Tab. 2.1). Diese Klassifikation ist von Bedeutung, da sie einen Einfluss auf die Therapie und Prognose hat [5].

Tab. 2.1 Klassifikation der Frakturfolgen proximaler Humerusfrakturen nach Boileau.

Typ	Frakturfolge
1	Humeruskopfkollaps oder Nekrose mit geringer Dislokation der Tuberkula
2	chronisch verhakte Luxation oder Luxationsfraktur
3	extrakapsuläre Pseudarthrose des Humeruskopfs
4	extrakapsuläre Pseudarthrose mit schwerer Fehlstellung der Tuberkula

Bei geriatrischen Patienten muss zunächst individuell entschieden werden, ob eine operative Therapie einer Frakturfolge notwendig ist. Trotz radiologisch relevanter Pathologien haben die Patienten z. T. nur geringe Schmerzen und eine passable Schulterfunktion, sodass auf eine erneute Operation verzichtet werden kann.

Tipp

Auch radiologisch ungünstige Ergebnisse wie Fehlstellungen oder Humeruskopfnekrosen werden von geriatrischen Patienten z. T. gut toleriert, sodass nicht in jedem Fall eine Revisionsoperation notwendig ist.

Besteht jedoch ein großer Leidensdruck oder ein hoher Anspruch der Patienten, muss eine operative Therapie erwogen werden. Liegt ein **Typ 1 nach Boileau** vor, kann eine anatomische Prothese implantiert werden. Besonders für ältere Patienten mit mutmaßlicher Rotatorenmanschettendegeneration wird aber die inverse Prothese empfohlen [45]. Da bei den Frakturfolgen **Typ 2** ebenfalls Schäden der Rotatorenmanschette vorliegen, muss hier auch eine inverse Prothese implantiert werden. Auch bei den Frakturfolgen **Typ 3–4** wird aufgrund der aufwendigen Nachbehandlung, die nach rekonstruktiven Verfahren notwendig ist, für geriatrische Patienten die inverse Prothese empfohlen [8].

Merke

Beim geriatrischen Patienten besteht die operative Therapie von Frakturfolgen zumeist in der Implantation einer inversen Prothese.

Laut Daten aus unserer eigenen Klinik ist die Prognose der Frühkomplikationen nach Osteosynthese proximaler Humerusfrakturen bei rechtzeitiger Therapie vergleichbar mit der Prognose der übrigen Patienten. Es liegen bisher nur wenige Daten zu den Ergebnissen der inversen sekundären Frakturendoprothetik vor. Die bisherigen Studien zeigen mittelfristig akzeptable funktionelle Ergebnisse mit einem Constant Score von 47–65 [43], [50], [66]. Die Ergebnisse scheinen jedoch schlechter zu sein als nach primärer Implantation einer inversen Schulterprothese [47]. Auch die Komplikationsrate war in den bisherigen Studien mit bis 27–41 % gegenüber anderen Indikationen deutlich erhöht.

Die häufigste Komplikation in den vorliegenden Studien war die **Prothesenluxation** in ca. 14–30 % aller Patienten [43], [50], [66]. Tritt eine Luxation auf, kann häufig mit geschlossener Reposition und nachfolgenden Ruhigstellung für 4–6 Wochen in Außenrotation oder Abduktion erfolgreich behandelt werden [17], [61]. Daher sollte zunächst ein Versuch einer geschlossenen Reposition unternommen werden.

Merke

Eine Luxation einer inversen Schulterprothese ist häufig mit einer geschlossenen Reposition erfolgreich therapierbar.

Falls aufgrund rezidivierender Luxationen oder anderer Komplikationen wie einer Schaftlockerung oder einer Infektion eine operative Revision notwendig ist, kann – auch wenn z. T. mehrere Operationen notwendig sind –, die Prothese zumeist erhalten bleiben bzw. eine neue inverse Schulterprothese implantiert werden (▶ Abb. 2.8) [9]. Da solche Operationen aber aufwendig und komplex sind, sollten sie erfahrenen Operateuren vorbehalten bleiben.

Auf den Punkt gebracht

Nicht dislozierte stabile proximale Humerusfrakturen sollten konservativ behandelt werden. Bei einer Dislokation > 5 mm und einer Achsabweichung > 45° sollte eine Operation erwogen werden. Obwohl grundsätzlich verschiedene Osteosyntheseverfahren eingesetzt werden, hat sich die winkelstabile Plattenosteosynthese als Standard etabliert. Bei komplexen Frakturen sollte bei geriatrischen Patienten ein Gelenkersatz mit inverser Prothese erwogen werden, wobei die Grenzen zwischen der Osteosynthese und Prothese derzeit nicht genau gezogen werden kann. Schlägt eine Osteosynthese fehl, bietet die inverse Schulterprothese ein gutes Rückzugsverfahren mit akzeptablen Ergebnissen.

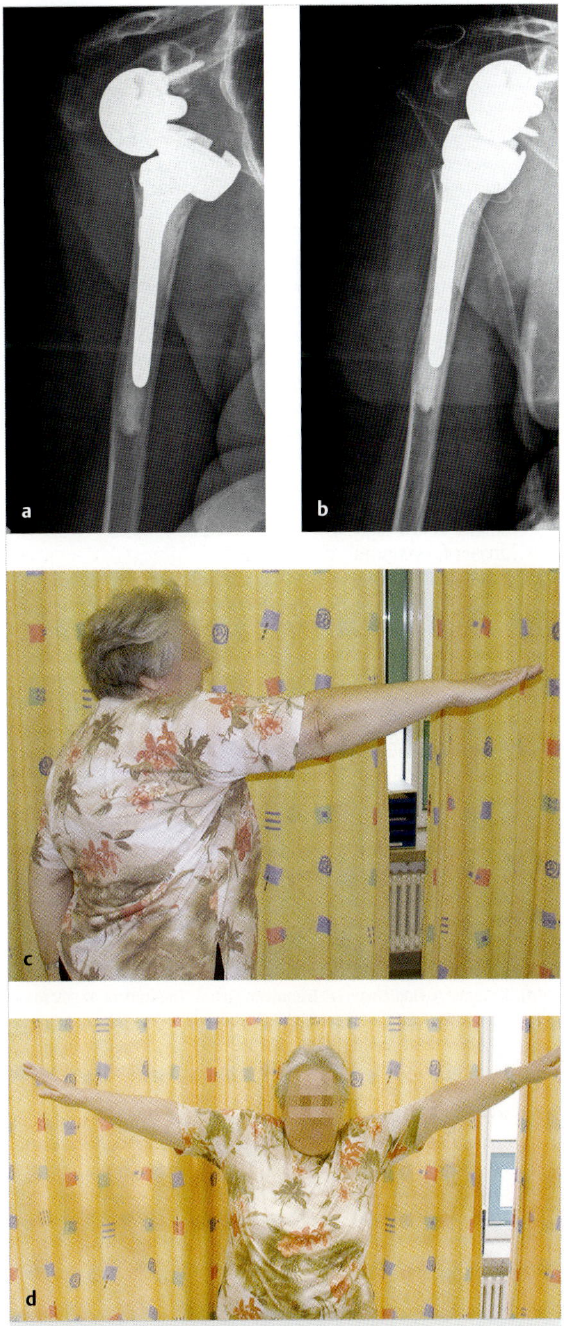

Abb. 2.8 Luxation einer inversen Schulterprothese.
a Röntgenbild der Prothesenluxation.
b Offene Reposition und Inlay-Wechsel.
c Funktionelles Ergebnis in der Seitansicht.
d Funktionelles Ergebnis in der Frontansicht.

Literatur

[1] Adedapo AO, Ikpeme JO. The results of internal fixation of three- and four-part proximal humeral fractures with the Polarus nail. Injury 2001; 32: 115–121

[2] Bässgen K, Westphal T, Haar P et al. Population-based prospective study on the incidence of osteoporosis-associated fractures in a German population of 200,413 inhabitants. J Public Health (Oxf) 2013; 35: 255–261

[3] Baierlein SA. Frakturklassifikationen. Stuttgart: Thieme; 2011

[4] Bell JE, Leung BC, Spratt KF et al. Trends and variation in incidence, surgical treatment, and repeat surgery of proximal humeral fractures in the elderly. J Bone Joint Surg Am 2011; 93: 121–131

[5] Boileau P, Trojani C, Walch G et al. Shoulder arthroplasty for the treatment of the sequelae of fractures of the proximal humerus. J Shoulder Elbow Surg 2001; 10: 299–308

[6] Boileau P, Krishnan SG, Tinsi L et al. Tuberosity malposition and migration: reasons for poor outcomes after hemiarthroplasty for displaced fractures of the proximal humerus. J Shoulder Elbow Surg 2002; 11: 401–412

[7] Boileau P, Watkinson DJ, Hatzidakis AM et al. Grammont reverse prosthesis: design, rationale, and biomechanics. J Shoulder Elbow Surg 2005; 14: 147S–161S

[8] Boileau P, Chuinard C, Le Huec JC et al. Proximal humerus fracture sequelae: impact of a new radiographic classification on arthroplasty. Clin Orthop Relat Res 2006; 442: 121–130

[9] Boileau P, Melis B, Duperron D et al. Revision surgery of reverse shoulder arthroplasty. J Shoulder Elbow Surg 2013; 22: 1359–1370

[10] Boyle MJ, Youn SM, Frampton CM et al. Functional outcomes of reverse shoulder arthroplasty compared with hemiarthroplasty for acute proximal humeral fractures. J Shoulder Elbow Surg 2013; 22: 32–37

[11] Brianza S, Röderer G, Schiuma D et al. Where do locking screws purchase in the humeral head? Injury 2012; 43: 850–855

[12] Brorson S, Rasmussen JV, Frich LH et al. Benefits and harms of locking plate osteosynthesis in intraarticular (OTA Type C) fractures of the proximal humerus: a systematic review. Injury 2012; 43: 999–1005

[13] Bruinsma WE, Guitton TG, Warner JJ et al. Interobserver reliability of classification and characterization of proximal humeral fractures: a comparison of two and three-dimensional CT. J Bone Joint Surg Am 2013; 95: 1600–1604

[14] Brunner A, Honigmann P, Treumann T et al. The impact of stereo-visualisation of three-dimensional CT datasets on the inter- and intraobserver reliability of the AO/OTA and Neer classifications in the assessment of fractures of the proximal humerus. J Bone Joint Surg Br 2009; 91: 766–771

[15] Buecking B, Mohr J, Bockmann B et al. Deltoid-split or deltopectoral approaches for the treatment of displaced proximal humeral fractures? Clin Orthop Relat Res 2014; 472: 1576–1585

[16] Cadet ER, Ahmad CS. Hemiarthroplasty for three- and four-part proximal humerus fractures. J Am Acad Orthop Surg 2012; 20: 17–27

[17] Chalmers PN, Rahman Z, Romeo AA et al. Early dislocation after reverse total shoulder arthroplasty. J Shoulder Elbow Surg 2014; 23: 737–744

[18] Court-Brown CM, Cattermole H, McQueen MM. Impacted valgus fractures (B1.1) of the proximal humerus. The results of non-operative treatment. J Bone Joint Surg Br 2002; 84: 504–508

[19] Cuff DJ, Pupello DR. Comparison of hemiarthroplasty and reverse shoulder arthroplasty for the treatment of proximal humeral fractures in elderly patients. J Bone Joint Surg Am 2013; 95: 2050–2055

[20] Fjalestad T, Hole M, Hovden IA et al. Surgical treatment with an angular stable plate for complex displaced proximal humeral fractures in elderly patients: a randomized controlled trial. J Orthop Trauma 2012; 26: 98–106

[21] Fjalestad T, Iversen P, Hole M et al. Clinical investigation for displaced proximal humeral fractures in the elderly: a randomized study of two surgical treatments: reverse total prosthetic replacement versus angular stable plate Philos (The DELPHI-trial). BMC Musculoskelet Disord 2014; 15: 323

[22] Gardner MJ, Griffith MH, Dines JS et al. The extended anterolateral acromial approach allows minimally invasive access to the proximal humerus. Clin Orthop Relat Res 2005; 434: 123–129

[23] Gardner MJ, Weil Y, Barker JU et al. The importance of medial support in locked plating of proximal humerus fractures. J Orthop Trauma 2007; 21: 185–191

[24] Gradl G, Dietze A, Kääb M et al. Is locking nailing of humeral head fractures superior to locking plate fixation? Clin Orthop Relat Res 2009; 467: 2986–2993

[25] Hageman MG, Jayakumar P, King JD et al. The factors influencing the decision making of operative treatment for proximal humeral fractures. J Shoulder Elbow Surg 2015; 24: e21–26

[26] Handoll HH, Ollivere BJ, Rollins KE. Interventions for treating proximal humeral fractures in adults. Cochrane Database Syst Rev 2012; 12: CD000434

[27] Hepp P, Lill H, Bail H et al. Where should implants be anchored in the humeral head? Clin Orthop Relat Res 2003; 415: 139–147

[28] Hertel R, Hempfing A, Stiehler M et al. Predictors of humeral head ischemia after intracapsular fracture of the proximal humerus. J Shoulder Elbow Surg 2004; 13: 427–433

[29] Hertel R. Fractures of the proximal humerus in osteoporotic bone. Osteoporos Int 2005; 16 (Suppl. 2): S65–72

[30] Jost B, Spross C, Grehn H et al. Locking plate fixation of fractures of the proximal humerus: analysis of complications, revision strategies and outcome. J Shoulder Elbow Surg 2013; 22: 542–549

[31] Konrad G, Audigé L, Lambert S et al. Similar outcomes for nail versus plate fixation of three-part proximal humeral fractures. Clin Orthop Relat Res 2012; 470: 602–609

[32] Kontakis G, Koutras C, Tosounidis T et al. Early management of proximal humeral fractures with hemiarthroplasty: a systematic review. J Bone Joint Surg Br 2008; 90: 1407–1413

[33] Kralinger F, Unger S, Wambacher M et al. The medial periosteal hinge, a key structure in fractures of the proximal humerus: a biomechanical cadaver study of its mechanical properties. J Bone Joint Surg Br 2009; 91: 973–976

[34] Krettek C, Wiebking U. Proximal humerus fracture: is fixed-angle plate osteosynthesis superior to conservative treatment? Unfallchirurg 2011; 114: 1059–1067

[35] Lefevre-Colau MM, Babinet A, Fayad F et al. Immediate mobilization compared with conventional immobilization for the impacted nonoperatively treated proximal humeral fracture. A randomized controlled trial. J Bone Joint Surg Am 2007; 89: 2582–2590

[36] Lill H, Hepp P, Gowin W et al. Age- and gender-related distribution of bone mineral density and mechanical properties of the proximal humerus. Rofo 2002; 174: 1544–1550

[37] Lill H, Voigt C. Proximale Humerusfraktur. Obere Extremität 2012; 7: 116

[38] Lill H, Scheibel M, Voigt C. Die proximale Humerusfraktur. Berlin, Heidelberg: Springer; 2014

[39] Lin SJ, Tsai YH, Yang TY et al. Medial calcar support and radiographic outcomes of plate fixation for proximal humeral fractures. Biomed Res Int 2015; 2015: 170283

[40] Loebenberg MI, Jones DA, Zuckerman JD. The effect of greater tuberosity placement on active range of motion after hemiarthroplasty for acute fractures of the proximal humerus. Bull Hosp Jt Dis 2005; 62: 90–93

[41] Mahadeva D, Dias RG, Deshpande SV et al. The reliability and reproducibility of the Neer classification system – digital radiography (PACS) improves agreement. Injury 2011; 42: 339–342

[42] Majed A, Macleod I, Bull AM et al. Proximal humeral fracture classification systems revisited. J Shoulder Elbow Surg 2011; 20: 1125–1132

[43] Martinez AA, Calvo A, Bejarano C et al. The use of the Lima reverse shoulder arthroplasty for the treatment of fracture sequelae of the proximal humerus. J Orthop Sci 2012; 17: 141–147

[44] Mata-Fink A, Meinke M, Jones C et al. Reverse shoulder arthroplasty for treatment of proximal humeral fractures in older adults: a systematic review. J Shoulder Elbow Surg 2013; 22: 1737–1748

[45] Moineau G, McClelland WB, Trojani C et al. Prognostic factors and limitations of anatomic shoulder arthroplasty for the treatment of

posttraumatic cephalic collapse or necrosis (type-1 proximal humeral fracture sequelae). J Bone Joint Surg Am 2012; 94: 2186–2194
[46] Neer CS. Displaced proximal humeral fractures. I. Classification and evaluation. J Bone Joint Surg Am 1970; 52: 1077–1089
[47] Nikola C, Hrvoje K, Nenad M. Reverse shoulder arthroplasty in acute fractures provides better results than in revision procedures for fracture sequelae. Int Orthop 2015; 39: 343–348
[48] Olerud P, Ahrengart L, Ponzer S et al. Internal fixation versus nonoperative treatment of displaced 3-part proximal humeral fractures in elderly patients: a randomized controlled trial. J Shoulder Elbow Surg 2011; 20: 747–755
[49] Olerud P, Ahrengart L, Ponzer S et al. Hemiarthroplasty versus nonoperative treatment of displaced 4-part proximal humeral fractures in elderly patients: a randomized controlled trial. J Shoulder Elbow Surg 2011; 20: 1025–1033
[50] Raiss P, Edwards TB, da Silva MR et al. Reverse shoulder arthroplasty for the treatment of nonunions of the surgical neck of the proximal part of the humerus (type-3 fracture sequelae). J Bone Joint Surg Am 2014; 96: 2070–2076
[51] Rangan A, Handoll H, Brealey S et al. Surgical vs nonsurgical treatment of adults with displaced fractures of the proximal humerus: the PROFHER randomized clinical trial. JAMA 2015; 313: 1037–1047
[52] Röderer G, Gebhard F, Krischak G et al. Biomechanical in vitro assessment of fixed angle plating using a new concept of locking for the treatment of osteoporotic proximal humerus fractures. Int Orthop 2011; 35: 535–541
[53] Röderer G, Scola A, Schmölz W et al. Biomechanical in vitro assessment of screw augmentation in locked plating of proximal humerus fractures. Injury 2013; 44: 1327–1332
[54] Rosengren BE, Karlsson M, Petersson I et al. The 21st-century landscape of adult fractures: cohort study of a complete adult regional population. J Bone Miner Res 2015; 30: 525–532
[55] Ruchholtz S, Hauk C, Lewan U et al. Minimally invasive polyaxial locking plate fixation of proximal humeral fractures: a prospective study. J Trauma 2011; 71: 1737–1744
[56] Sebastiá-Forcada E, Cebrián-Gómez R, Lizaur-Utrilla A et al. Reverse shoulder arthroplasty versus hemiarthroplasty for acute proximal humeral fractures. A blinded, randomized, controlled, prospective study. J Shoulder Elbow Surg 2014; 23: 1419–1426
[57] Singer A, Exuzides A, Spangler L et al. Burden of illness for osteoporotic fractures compared with other serious diseases among postmenopausal women in the United States. Mayo Clin Proc 2015; 90: 53–62
[58] Südkamp N, Bayer J, Hepp P et al. Open reduction and internal fixation of proximal humeral fractures with use of the locking proximal humerus plate. Results of a prospective, multicenter, observational study. J Bone Joint Surg Am 2009; 91: 1320–1328
[59] Südkamp NP, Audigé L, Lambert S et al. Path analysis of factors for functional outcome at one year in 463 proximal humeral fractures. J Shoulder Elbow Surg 2011; 20: 1207–1216
[60] Tepass A, Blumenstock G, Weise K et al. Current strategies for the treatment of proximal humeral fractures: an analysis of a survey carried out at 348 hospitals in Germany, Austria, and Switzerland. J Shoulder Elbow Surg 2013; 22: e8–14
[61] Teusink MJ, Pappou IP, Schwartz DG et al. Results of closed management of acute dislocation after reverse shoulder arthroplasty. J Shoulder Elbow Surg 2014; 24(4): 621–7
[62] Thanasas C, Kontakis G, Angoules A et al. Treatment of proximal humerus fractures with locking plates: a systematic review. J Shoulder Elbow Surg 2009; 18: 837–844
[63] Unger S, Erhart S, Kralinger F et al. The effect of in situ augmentation on implant anchorage in proximal humeral head fractures. Injury 2012; 43: 1759–1763
[64] Voigt C, Geisler A, Hepp P et al. Are polyaxially locked screws advantageous in the plate osteosynthesis of proximal humeral fractures in the elderly? A prospective randomized clinical observational study. J Orthop Trauma 2011; 25: 596–602
[65] Walsh S, Reindl R, Harvey E et al. Biomechanical comparison of a unique locking plate versus a standard plate for internal fixation of proximal humerus fractures in a cadaveric model. Clin Biomech (Bristol, Avon) 2006; 21: 1027–1031
[66] Zafra M, Uceda P, Flores M et al. Reverse total shoulder replacement for nonunion of a fracture of the proximal humerus. Bone Joint J 2014; 96-B: 1239–1243
[67] Zettl R, Müller T, Topp T et al. Monoaxial versus polyaxial locking systems: a biomechanical analysis of different locking systems for the fixation of proximal humeral fractures. Int Orthop 2011; 35: 1245–1250
[68] Zhu Y, Lu Y, Shen J et al. Locking intramedullary nails and locking plates in the treatment of two-part proximal humeral surgical neck fractures: a prospective randomized trial with a minimum of three years of follow-up. J Bone Joint Surg Am 2011; 93: 159–168

2.2 Periprothetische Humerusschaftfrakturen

R. Zettl

2.2.1 Einleitung

Die Endoprothetik der oberen Extremität, insbesondere des Glenohumeralgelenks, zeigt aufgrund der epidemiologischen Entwicklung und verbesserter Implantatsysteme eine steigende Inzidenz. Eine Zunahme der Endoprothetik bedeutet bei einer immer älter werdenden Gesellschaft zwangsläufig eine steigende Inzidenz von periprothetischen Frakturen auch am Humerus. Aufgrund der anatomischen Gegebenheiten mit meist schlechter Knochenqualität, Muskelansätzen am Humerus, der Nähe zu den Nerven und Gefäßen und der komplexen Funktion des Schultergelenks ist die periprothetische Humerusfraktur eine ganz besondere Herausforderung. Die Industrie hat sicherlich aufgrund noch geringer Fallzahlen bisher nicht reagiert, sodass spezifische periprothetische Implantate für den Humerus nicht existieren.

2.2.2 Epidemiologie

Die periprothetische Humerusfraktur ist eine Verletzung des geriatrischen Patienten, meist als intraoperative Komplikation oder infolge eines Stolpersturzes. Die Risikofaktoren sind identisch wie bei den Frakturen um ein Hüft- oder Kniegelenk. Exakte Daten hinsichtlich der Anzahl implantierter Schulterprothesen (Teil- und Vollprothesen) liegen nicht vor. Angaben zur Inzidenz können aber aus großen retrospektiven Serien und Metaanalysen übernommen werden, wie sie von Kumar et al. [3] und Bohsali et al. [1] vorliegen. Die Angaben liegen zwischen 0,6 und 2,6 % beim Gesamtkollektiv und stellen zwischen 10 und 20 % der Komplikationen bei der Endoprothetik der Schulter dar. Mehr als die Hälfte der Frakturen wurden dabei intraoperativ beobachtet. Technische Risikofaktoren stellen die präoperative Bewegungseinschränkung der Schulter, vor allem beim betagten Patienten, sowie unzementierte Schäfte dar.

Tab. 2.2 Klassifikation nach Worland [9].

Typ	Beschreibung	Behandlung
A	Frakturen der Tuberkula	konservativ oder ORIF
B	Fraktur im Schaftbereich	
B1	Spiralfraktur, Schaft fest	konservativ oder ORIF
B2	Quer- oder kurze Schrägfraktur, Schaft fest	Revision mit Langschaft
B3	gelockerter Schaft	Revision mit Langschaft
C	Fraktur distal des Schaftes	konservativ oder ORIF

ORIF: Open Reduction and internal Fixation

2.2.3 Ursachen

Intraoperative Frakturen werden meist durch die forcierte Arthrolyse, insbesondere durch **Rotationsbewegungen,** verursacht. Die erhöhte Inzidenz periprothetischer Frakturen bei unzementierten Schäften ist aus der Hüftendoprothetik bekannt und gilt im Besonderen auch für die Schulterprothetik. Die Wahl der Implantate sollte dem Patientenalter und der Knochenqualität entsprechen.

Der Unfallmechanismus im postoperativen Verlauf entspricht dem **Niedrigrasanztrauma** des betagten Menschen.

> **Merke**
>
> Die Arthrolyse des Glenohumeralgelenks bei einliegender Endoprothese sollte offen chirurgisch durchgeführt werden, um eine periprothetische Fraktur zu vermeiden. Eine forcierte Rotation bei der Exposition des Gelenkes beinhaltet ein hohes Frakturrisiko. Unzementierte Kurzschaft- und Press-Fit-Implantate sollten eher den biologisch jüngeren Patienten vorbehalten sein!

2.2.4 Diagnostik

Röntgenaufnahmen des Schultergelenks in 2 Ebenen mit den angrenzenden Gelenken sind obligat und ggf. als gesonderte Aufnahmen durchzuführen.

Eine CT-Diagnostik ist selten indiziert, evtl. bei undislozierten fissuralen Frakturen zur exakten Detektion des Frakturverlaufs und bei Frakturen des Glenoids.

Die Abklärung der Lockerung von Prothesen wird **anamnestisch** (Schmerz, Funktion, Verlauf) und anhand der klassischen **radiologischen Lockerungszeichen** durchgeführt. Im Zweifel muss man intraoperativ darauf vorbereitet sein. Damit ist das Vorhalten von Langschaftprothesen bei der operativen Intervention von enormer Wichtigkeit. Operative Interventionen bei periprothetischen Humerusfrakturen sollten eher offen durchgeführt werden, damit kann im Zweifel der feste Prothesensitz auch intraoperativ getestet werden.

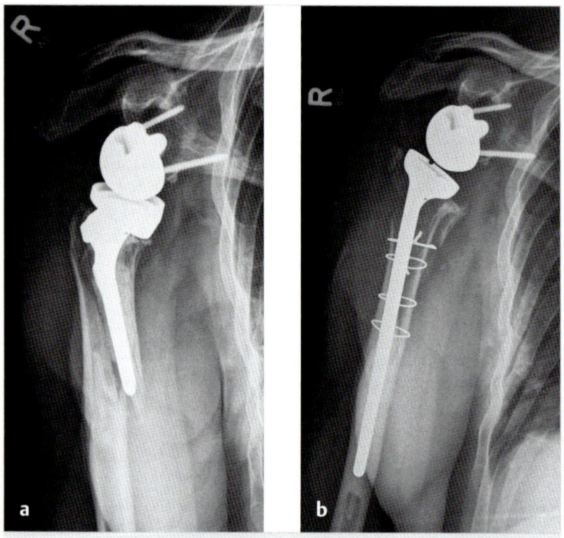

Abb. 2.9 Typ-B2-Fraktur.
a Röntgenbild der Fraktur.
b Versorgungsbild.

2.2.5 Klassifikation

Trotz der noch relativ seltenen Inzidenz existieren verschiedene Klassifikationen, die aber alle dieselben Kriterien einbeziehen: Frakturverlauf proximal, in Höhe und distal der Prothesenspitze. Aktuell werden in der Literatur die Klassifikationen nach **Wright und Cofield** mit Typ A, B und C beschrieben. Die Klassifikation der **University of Texas at San Antonio** beschreibt die identischen Kriterien als Typ I–III, nimmt aber zusätzlich als einzige Klassifikation unter Typ IV die Glenoidfraktur (▸ Abb. 2.10) auf. Sie ist eine seltene, aber sehr anspruchsvolle Situation.

Die Klassifikation nach **Worland** berücksichtigt darüber hinaus die Lockerungen und gibt gleichzeitig Behandlungsempfehlungen, weshalb sie hier näher dargestellt wird (▸ Tab. 2.2, ▸ Abb. 2.9).

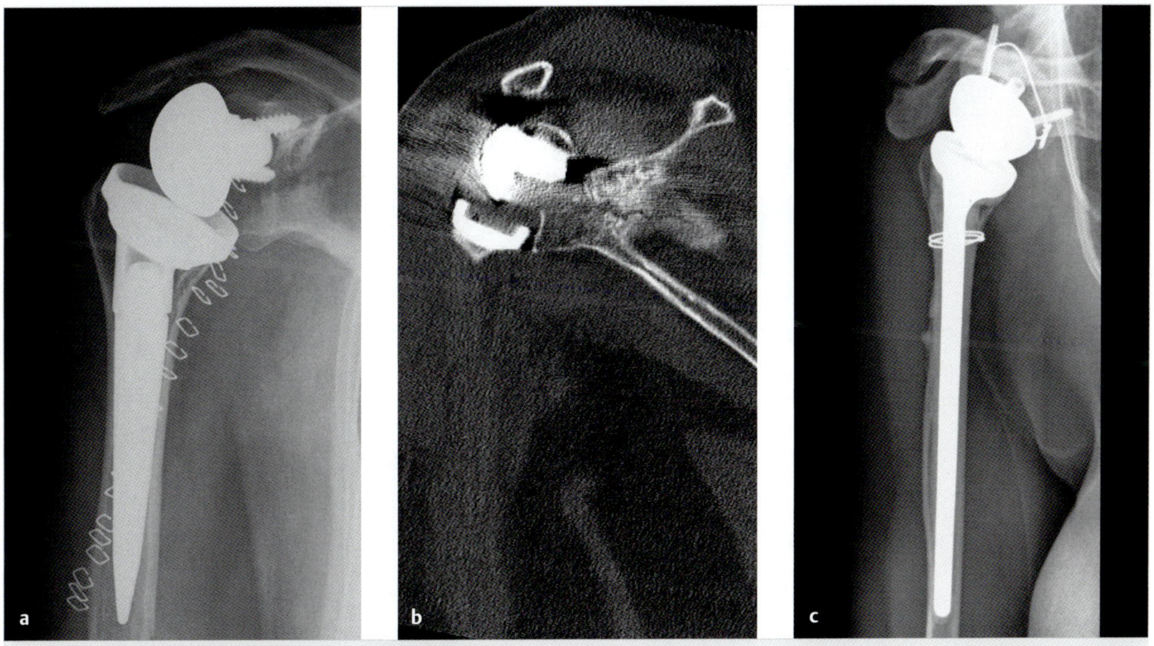

Abb. 2.10 **Intraoperativ entstandene Glenoidfraktur.**
a Röntgenbild der Fraktur.
b Computertomografie mit Sprengung des Glenoids.
c Versorgungsbild 12 Monate nach Revision (Cerclage am Glenoid und Wechsel auf eine polyaxialwinkelstabil fixierte Basisplatte für die Glenosphäre).

2.2.6 Therapie

Ziele in der Behandlung periprothetischer Humerusfrakturen sind:

- sofortige aktive und passive Mobilisation der Schulter
- Vermeidung der funktionellen Verschlechterung der TEP
- Erhalt der Funktion des N. axillaris und radialis

Lediglich fissurale oder unverschobene Frakturen mit langstreckigem Knochenkontakt sollten konservativ behandelt werden, da ansonsten lange Ruhigstellungen zur Einsteifung des Gelenks führen. Die **operative Versorgung** beinhaltet immer die Kombination aus Osteosynthese (winkelstabile Plattensysteme und Cerclagen) mit der Möglichkeit, auf einen Langschaft zu wechseln. Dies sollte bei der Operationsplanung berücksichtigt werden. Da die meisten Frakturen intraoperativ entstehen, muss auch bei der Primärimplantation darauf geachtet werden.

Merke M!

Die Möglichkeit, auf einen Langschaft zu wechseln, sollte bei jeder Versorgung von periprothetischen Humerusfrakturen gegeben sein.

Welche Prothese sollte bei der Revision verwendet werden?

Bei einer Fraktur um eine gut fixierte Prothese kann diese belassen werden, wenn der Patient mit der Funktion vor dem Unfall zufrieden war. Im Falle eines notwendigen Prothesenwechsels würden wir eine **inverse Prothese** als Revisionsimplantat empfehlen. Denn bei der Fraktur und dem anschließendem Prothesenwechsel kommt es zwangsläufig zur Störung der Muskelansätze der Rotatorenmanschette und damit zu einer erhöhten Luxationsgefahr.

In Abhängigkeit von Alter und Knochenqualität darf die Indikation zur **Zementierung des Schaftes am Humerus** sehr großzügig gestellt werden.

Da der Zugangsweg zum Humerusschaft aufgrund der Muskelansätze und der Anatomie des N. axillaris und radialis (▸ Abb. 2.11) zumeist offen zu wählen ist, sollte der Operateur Erfahrungen mit der Präparation des Humerusschafts von ventral haben. Empfehlenswert ist der **anterolaterale Zugang**, der eine Darstellung vom Glenohumeralgelenk bis zum Condylus radialis ermöglicht.

Dabei wird mit einem deltoideopektoralen Zugang begonnen, der dann am distalen Ende, etwa in Höhe des Ansatzes des M. deltoideus, nach streng lateral gezogen wird. Im mittleren und distalen Humerusdrittel wird am Hinterrand des M. brachialis im distalen Anteil der N. radialis dargestellt, um sicher geschont werden zu können.

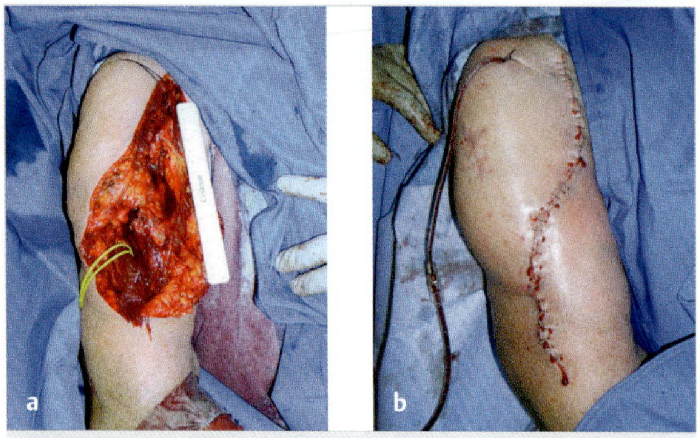

Abb. 2.11 Intraoperativer Situs.
a Anterolateraler Zugang zum Humerus: N. radialis angeschlungen.
b Schnittführung nach Hautverschluss.

Der M. brachialis kann gedrittelt und längs disseziert werden. Der Ansatz des M. deltoideus sollte erhalten bleiben. Für die Plattenlage kann er getunnelt werden, sollte aber vor allem ventral nicht abgelöst werden. Über diesen Zugangsweg können auch sehr lange Platten vom Humeruskopf, lateral des Tuberculum minus, bis zum lateralen Kondylus angelagert werden.

> **Merke** M!
>
> Bei der Schaftpräparation distal der Prothesenspitze muss der N. radialis dargestellt und sicher geschont werden!

Typ-A-Frakturen

Frakturen der **Tuberkula** sind nur bei Erhalt oder Teilerhalt der Rotatorenmanschette von Bedeutung. Dann stellt die Dislokation dieser auch die Indikation zur operativen Versorgung. Meist kann dies durch Cerclagen über einen deltoideopektoralen Zugang erfolgen. Die Refixation kann zwar an der Prothese über den Prothesenhals oder Löchern an den Finnen erfolgen, ist aber nur dann erfolgversprechend, wenn direkter Kochenkontakt besteht und die Durchblutung erhalten ist. Isolierte Kochenfragmente sollten ansonsten besser komplett exzidiert werden.

Handelt es sich um Schaftfrakturen **proximal der Prothesenspitze** bei festem Schaft, stellt dies eine diagnostische Herausforderung dar. Das Hauptproblem ist dabei der Unfallmechanismus. Ist die Fraktur intraoperativ beim Einschlagen der Prothese oder forcierter Rotation entstanden, muss die Festigkeit des Schaftes angezweifelt werden und konsequent auf einen Langschaft gewechselt werden. Ist die Fraktur im postoperativen Verlauf entstanden, kann aufgrund des meist sehr schlechten Knochenstocks um den Prothesenschaft herum die Fraktur durch Cerclagen fixiert werden oder es muss auf einen

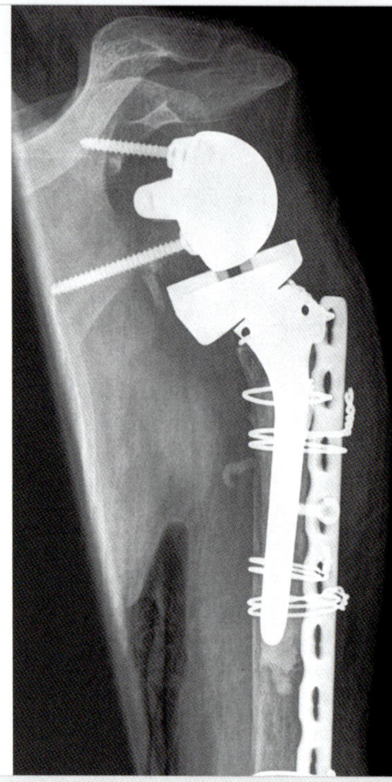

Abb. 2.12 Monoaxiale Plattenosteosynthese mit proximalen Cerclagen.

Langschaft gewechselt werden. Plattenosteosynthesen am proximalen Humerus sind bei Typ-A-Frakturen selten möglich.

Typ-B1-Frakturen

Spiralfrakturen des Schaftes bei fester Prothese sind die Domäne der Osteosynthese. Undislozierte Frakturen können konservativ behandelt werden. Wird die Fraktur intraoperativ bei der Primärimplantation bemerkt, sollten aber auch undislozierte Frakturen osteosynthetisch versorgt werden, um eine funktionelle Nachbehandlung zu ermöglichen. Eine anatomische Reposition ist anzustreben, um durch langstreckigen Knochenkontakt eine ossäre Integration zu erreichen. Technisch ist die Plattenosteosynthese in Kombination mit Cerclagen das Verfahren der Wahl.

Da der Knochenstock proximal im Bereich der Prothese meist dünn und porös ist, sind **polyaxial winkelstabile Implantate** am besten geeignet. Speziell dafür vorgesehene Implantate sind derzeit noch nicht erhältlich, sodass es meist Off-Lable-Use ist, je nach Verfügbarkeit und Lokalisation.

Um insbesondere monoaxial winkelstabile Platten proximal zu fixieren, können zusätzlich Cerclagen verwendet werden (▶ Abb. 2.12). Kann dies nicht erreicht werden oder ist der Knochenverlust proximal zu groß, muss eine Langschaftprothese distal verankert werden und die pro-

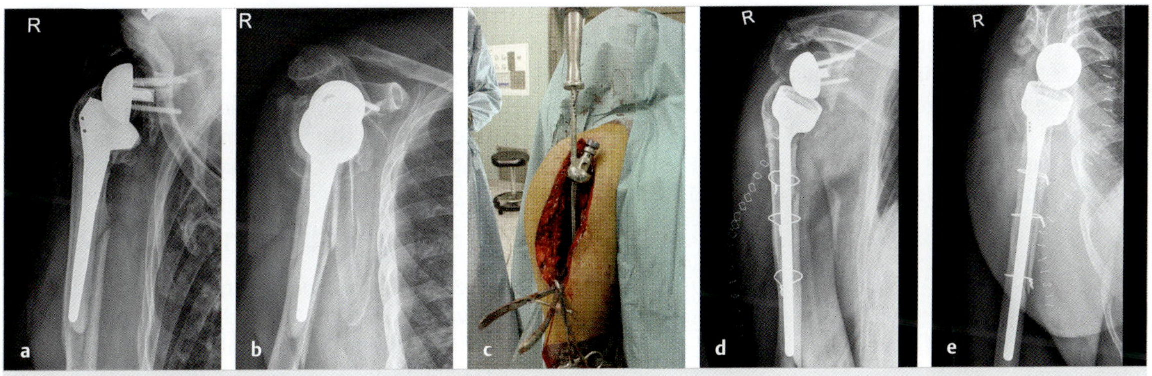

Abb. 2.13 Typ-B1-Fraktur.
a Intraoperativer Situs beim Einzementieren der Langschaftprothese unter Kontrolle der Prothesenhöhe.
b Frakturbild im a.–p. Strahlengang.
c Frakturbild axial.
d Postoperative Stellung a.–p.
e Postoperative Stellung axial.

ximalen Knochenfragmente um diese herum fixiert werden (▸ Abb. 2.13).

Typ-B2-Frakturen

Quer- oder kurze Schrägfrakturen mit festem Schaft haben aufgrund des kurzstreckigen Frakturverlaufs mit wenig Knochenkontakt eine schlechte Heilungstendenz. Dies gilt insbesondere für zementierte Prothesen, bei denen der Knochenstock sehr schwach ist. Mittel der Wahl ist hier die **Langschaftprothese.** Nur in seltenen Fällen ist eine alleinige Osteosynthese erfolgreich. Die Versorgungsprinzipien sind im Übrigen wie bei der Typ-B1-Fraktur. Um den Knochenverlust so gering wie möglich zu halten, sollte eine kontrollierte Osteotomie des proximalen Humerus durchgeführt werden. Damit kann die Prothese auch mit Zement so entfernt werden, dass die Knochenschalen danach um den Langschaft herum refixiert werden können (▸ Abb. 2.9).

Typ-B3-Frakturen

Betrifft alle **Frakturen bei gelockertem Schaft.** Die Fraktur entsteht meist im Bereich der Prothese oder Prothesenspitze und wird durch die Hebelwirkung des gelockerten Implantats verursacht. Die Versorgung wird immer mit einer Revisionsprothese, also einem **Langschaft,** durchgeführt. Wir empfehlen ausschließlich zementierte Prothesen, da nur die distale Verankerung noch erreicht werden kann. Sie sollte, wenn möglich, mindesten 4 cm betragen. Ein Press-Fit-Implantat unterhalb der Fraktur zu verankern, ist bei dem sehr spröden und brüchigen Humerus komplikationsträchtig und selten erfolgreich. Zum Teil kann die Festigkeit des Schaftes erst intraoperativ definitiv geklärt werden. Bei der Primärdiagnostik kann aber das CT hilfreich sein. Dies gilt insbesondere für fissurale Frakturen bei unzementierten Implantaten.

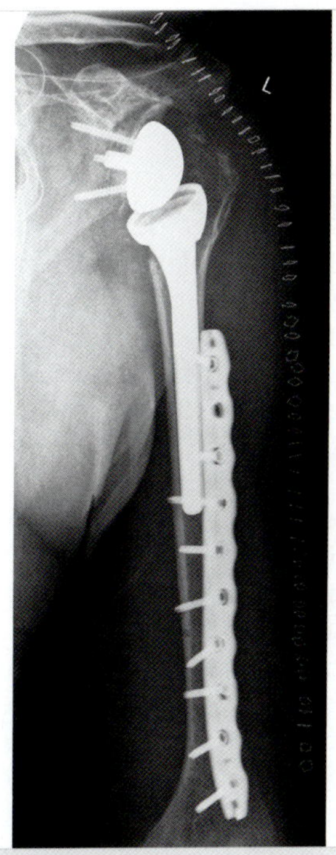

Abb. 2.14 Intraoperative Fraktur. Osteosynthese mit einer polyaxialen NCB-Femurplatte (Fa. Zimmer Biomet, Winterthur/Schweiz).

Typ-C-Frakturen

Beinhaltet alle **Frakturen distal der Prothesenspitze** bei festem Schaft. Aufgrund des ungünstigen mechanischen Hebels am Humerus ist die konservative Therapie nur bei undislozierten Frakturen mit langstreckigem Knochenkontakt empfehlenswert. Die Domäne ist eher die Plattenosteosynthese, idealerweise mit einem **winkelstabilen Implantat,** mit dem durch polyaxiale Schrauben der Prothesenschaft passiert werden kann (▸ Abb. 2.14). Monokortikale Schrauben sind biomechanisch ungeeignet. Additive Cerclagen können insbesondere proximal hilfreich sein. Da es keine spezifischen Implantate für diese Fälle gibt, können Großfragmentsysteme verwendet werden, wie sie für das Femur oder die Tibia zur Verfügung stehen. Das Spektrum ist dabei sehr weit. Ein Prothesenwechsel ist bei Typ-C-Verletzungen selten indiziert.

Cave

Auf intraoperative Frakturen muss bei der Implantation von Schulterprothesen immer geachtet werden. Man sollte also auch auf die Osteosynthese vorbereitet sein!

Merke

Periprothetische Humerusfrakturen sind selten ein Notfall, es sei denn, sie ereignen sich intraoperativ! In allen anderen Fällen kann ein geeignetes Implantat besorgt und der Eingriff mit der maximalen Expertise elektiv erfolgen.

Glenoidfrakturen

Diese noch selteneren Frakturen können sowohl intraoperativ entstehen als auch im Rahmen eines Sturzes. Intraoperativ ist die Press-Fit-Impaktion der zentralen Zapfen der Glenoidkomponenten dann problematisch, wenn der Knochen sehr sklerotisch oder der Zapfen überdimensioniert ist. Es kann dann zur Sprengung des Glenoids kommen.

Die operative Revision beinhaltet die Osteosynthese sowie den Tausch der Glenoidkomponente. Von der Industrie werden **lange Revisionskomponenten** vorgehalten, die einen langstreckigen Halt im Skapulahals ermöglichen. Zusätzlich sind die Schraubenfixierungen möglich, die aber im Revisionsfall oft keinen ausreichenden Halt mehr ermöglichen. Für osteosynthetische Versorgungen kommen Cerclagen (▶ Abb. 2.10), Zugschrauben oder auch Kleinfragmentplatten infrage.

Worst Case ist die Destruktion der Aufhängung des Glenoids, die dann mit einer Resektion im Sinne der Arthoplastik behandelt wird. Der Kopf wird durch ein übergroßes Implantat gleich einem Duokopf ersetzt, der in dieser Gelenkhöhle artikuliert. Dies ist aber sicher nur als Salvage Procedure zu sehen.

2.2.7 Nachbehandlung

Unabhängig von Osteosynthese oder Prothesenwechsel und der Kombination der Verfahren sollte die Nachbehandlung immer aktiv möglich sein. Um den Erhalt der Beweglichkeit im Schultergelenk zu ermöglichen oder wiederherzustellen, sollte funktionell, mit Teil- oder Vollbelastung therapiert werden können. Bei Wechseloperationen mit zementierten Langschaftprothesen ist dies immer möglich. Die Osteosynthese und die Refixation der Tuberkula erlaubt manchmal über 6–8 Wochen nur eine passive oder aktive Beübung ohne Belastung. Die Konsequenz sind dann sehr lange Rehabilitationszeiten.

2.2.8 Komplikationen/Fallstricke

Eine lockere Prothese muss erkannt und im Zweifel exploriert werden. Hier gelten die gleichen Grundsätze wie bei anderen periprothetischen Frakturen. Ein konsequentes Behandlungskonzept beinhaltet diese Grundsätze und führt meist zum Erfolg. Trotzdem ist die Komplikationsinzidenz bei der periprothetischen Humerusfraktur hoch. Bei schlechtem Knochenstock oder vorangegangenen Revisionen ist die Hoffnung auf Heilung selten erfolgreich. Der „Ersatz" wird immer länger, worauf man intraoperativ vorbereitet sein muss.

Vom Totalhumerus bis hin zum Off Label Use von diversen Implantaten ist die Bandbreite bei den periprothetischen Frakturen der oberen Extremität hoch. Insbesondere bei Wechseloperationen kann durch unzureichende muskuläre Vorspannung oder zu tiefe Verankerung der Revisionsprothese eine **Luxationstendenz** resultieren. Um postoperative Luxationen zu vermeiden, ist das Ausmessen der Länge nur ein Anhaltspunkt für die exakte Position der Prothese. Die Probereposition und ligamentäres sowie muskuläres Ausbalancieren des Gelenks sind die wichtigsten Anhaltspunkte für die Platzierung der definitiven Prothese, um Luxationen verhindern zu können. Zusätzlich können überhöhte Inlays bei Luxationstendenz verwendet werden, die aber nicht von allen Firmen erhältlich sind.

Aufgrund des Frakturverlaufs, aber auch des Zugangswegs ist die zumindest passagere **Schädigung des N. radialis** immer zu prüfen. Dies ist auch in die präoperative Untersuchung und in die Operationsaufklärung zu integrieren. Die intraoperative Darstellung des Nervs ist obligat, sodass bei postoperativer Paralyse konservativ behandelt werden kann. Wird der Nerv nicht sicher dargestellt, ist dies bei einer Schädigung problematisch.

Verzögerte Heilung, Pseudarthrose mit Osteosyntheseversagen und Refraktur sind die gravierensten Komplikationen, die nur mit **ausgedehnten Revisionsoperationen** erfolgreich beherrscht werden können. Hier gelten die gleichen Grundsätze wie bei der Primärintervention, ein Standardvorgehen kann nicht empfohlen werden.

Infektionen wurden insbesondere bei inversen Prothesen vermehrt beschrieben, sind aber aufgrund verbesserter Erfahrungen und veränderten Indikationsstellungen klinisch nicht mehr relevant.

Achsen- oder Rotationsfehlstellungen sind am Humerusschaft meistens wenig relevant.

Auf den Punkt gebracht

Evidenz oder allgemeingültige Empfehlungen zur Versorgung periprothetischer Humerusfrakturen sind nicht existent. Es gelten die gleichen Grundsätze wie bei allen anderen periprothetischen Frakturen auch: Prothese locker – Prothesenwechsel! Prothese fest – Osteosynthese, aber teils auch mit Wechsel auf Langschaftprothese!

Die Versorgungen sind höchst anspruchsvoll und verlangen vom Operateur und der Logistik maximale Expertise und Vorhaltung.

Literatur

[1] Boshali K, Wirth M, Rockwood C. Complications of total shoulder arthroplasty. JBJS.ORG 2006; 88-A: 10

[2] Greiner S, Stein V, Scheibel M. Periprosthetic humeral fractures after shoulder and elbow arthroplasty. Acta Chirurg Orthop et Trauma Cechosl 2011; 78: 490–500

[3] Kumar S, Sperling J, Haidukewych G et al. Periprosthetic humeral fractures after shoulder arthroplasty. JBJS Am 2004; 86-A(4): 680–689

[4] Mineo G, Accetta R, Franceschini M et al. Management of shoulder periprosthetic fractures: Our institutional experience and review of the literature. Injury 2013; 44: 82–85

[5] Saltzmann B, Chalmers P, Gupta A et al. Complication rates comparing primary with revision reverse total shoulder arthroplasty. J Shoulder Elbow Surg 2014; 23(11): 1647–54

[6] Singh J, Sperling J, Schleck C et al. Periprosthetic fractures associated with primary total shoulder arthroplasty and primary humeral head replacement. A thirty-three-year study. J Bone Joint Surg Am 2012; 94: 1777–85

[7] Sperling J, Hawkins R, Walch G et al. Complications in total shoulder arthroplasty. JBJS Am 2013; 95-A(6): 563–569

[8] Ullerich F, Rixen D. Periprothetische Humerusfraktur. Komplexe Begleitumstände erfordern eine kritische Therapieauswahl. Orthopäde 2013; 42: 654–657

[9] Worland R, Kim D, Arredondo J. Periprosthetic humeral fractures: management and classification. J Shoulder Elbow Surg. 1999; 8: 590–594

2.3 Distale Humerusfrakturen

T. Leschinger, K. Wegmann, M. Hackl, K. J. Burkhart, L. P. Müller

2.3.1 Einleitung

Frakturen des distalen Humerus stellen in der Gesamtbevölkerung 2–6 % aller Frakturen und 17–30 % der Ellenbogenverletzungen dar [5]. Betrachtet man die Alters- und Geschlechterverteilung des Patientenguts mit distaler Humerusfraktur, so zeigt sich ein bimodaler Verlauf. Dem ersten Häufigkeitsgipfel – gebildet durch den jungen männlichen Patienten nach Hochrasanztrauma, mit axialer Stauchung oder direktem Anprall des Ellenbogens – steht ein zweiter Gipfel gegenüber, den es im Rahmen der Alterstraumatologie zu beachten gilt. Hier zeigen sich Patienten mit einem Alter über 70 Jahren, vornehmlich weiblichen Geschlechts, mit niedrigenergetischen Traumata wie Stürzen aus dem Stand, die bei herabgesetzter Knochenqualität entsprechende Frakturen erleiden [12].

Bereits bei den über 65-Jährigen zeigt sich vor allem das weibliche Geschlecht betroffen (4:1). Hat sich die Inzidenz der distalen Humerusfraktur in den vergangenen Jahrzehnten in dieser Altersgruppe bereits verdreifacht, ist aufgrund der demografischen Entwicklung in den kommenden Jahren und Jahrzehnten mit einem weiteren Anstieg der Verletzungszahlen zu rechnen [18].

2.3.2 Diagnostik

Bei der Erstvorstellung wird häufig ein Patient beschrieben, der das verletzte Ellenbogengelenk aufgrund starker Schmerzen in Schonhaltung beugt und typischerweise den Unterarm der verletzten Seite mit der gegenseitigen Hand hält.

Eine genaue **Anamnese** bezüglich des Unfallmechanismus ist bei der Bewertung, ob es sich um eine osteoporotische Fraktur handelt, wichtig.

Bei der **klinischen Erstuntersuchung** sollte aufgrund des häufig vorliegenden Stauchungsmechanismus der Extremität das Schulter- und das Handgelenk der verletzten Seite unbedingt mitbeurteilt werden. Hierbei gilt es, auch den neurologischen Status zu überprüfen, um Schädigungen der Nn. radialis, ulnaris und medianus zu erfassen. Insbesondere Läsionen des N. ulnaris sind mit einer Inzidenz von bis zu 24,8 % häufige Komorbiditäten bei Typ-C-Frakturen des distalen Humerus und sollten zwingend dokumentiert werden, um im Nachgang traumatische von iatrogenen Schäden unterscheiden zu können [5], [17]. Bei bestehender N.-ulnaris-Symptomatik sollte für die operative Versorgung eine anteriore Transposition des Nervs geplant werden (Kap. 2.3.7) [22].

Merke

Die Läsion des N. ulnaris ist eine häufige Komorbidität bei Typ-C-Frakturen. Die Erhebung der pDMS (periphere Durchblutung, Motorik, Sensibilität) ist unerlässlich und schriftlich zu dokumentieren.

Nach einer gründlichen klinischen Untersuchung erfolgt die **Standardbildgebung** mittels nativem Röntgenbild des Ellenbogens in 2 Ebenen (a.–p. und eine seitliche Aufnahme). Es ist auf eine streng orthogonale Ausrichtung der Bildgebung zu achten. Zur Veranschaulichung der Frakturmorphologie und präoperativen Planung ist die CT bei Frakturmustern, die sich im konventionellen Bild mit Beteiligung der Gelenkfläche darstellen, ein wichtiges Diagnostikum. Eine 3-D-Rekonstruktion der Aufnahmen hat sich in Studien als gute Möglichkeit gezeigt, eine objektivierbarere Frakturklassifikation zu erzielen [5].

> **Tipp**
>
> Zur operativen Planung hat sich die Durchführung einer CT-Bildgebung mit 3-D-Rekonstruktion bewährt.

Beim Verdacht auf eine arterielle Gefäßläsion müssen entsprechende diagnostische Maßnahmen wie Doppler-Untersuchung, Duplexsonografie, Angiografie oder CTA (computertomografische Angiografie) ergriffen werden.

2.3.3 Klassifikation

Als Standard erfolgt die Fraktureinteilung zur distalen Humerusfraktur gemäß der **AO-Klassifikation** (▶ Abb. 2.15).

Diese klassifiziert extraartikuläre Frakturen (Typ A), intraartikuläre Frakturen mit Befall einer Säule (Typ B) und intraartikuläre Frakturen mit Befall beider anatomischer Säulen (Typ C). Neben der Koronarebene sind jedoch auch insbesondere die Abscherfragmente in der Sagittalebene relevant, die bei den Frakturen des Typs B3 nach AO gemäß Dubberley et al. in weitere 3 Typen unterteilt werden und so Grundlage für den weiteren Behandlungspfad bilden [6] (▶ Abb. 2.16).

Typ I beinhaltet Capitulumfrakturen mit optionaler Beteiligung der lateralen Trochleakante. Der Typ II beschreibt Frakturen des Capitulums und der Trochlea in einem Stück, während Typ III sich auf multifragmentäre Brüche von Capitulum und Trochlea bezieht (▶ Tab. 2.3). Weiterhin unterteilen Dubberley et al. die 3 Gruppen in die Untergruppen A und B, je nach Fehlen oder Vorhandensein einer dorsalen Trümmerzone [6].

Die Kombination aus B3- und C3-Fraktur, also einer epi- und metaphysären Trümmerfraktur, wird besonders bei alten Patienten mit herabgesetzter Knochenqualität beobachtet. Das gleichzeitige Vorliegen von sagittalen Abscherfragmenten des Capitulums und der Trochlea erschwert die operative Versorgung.

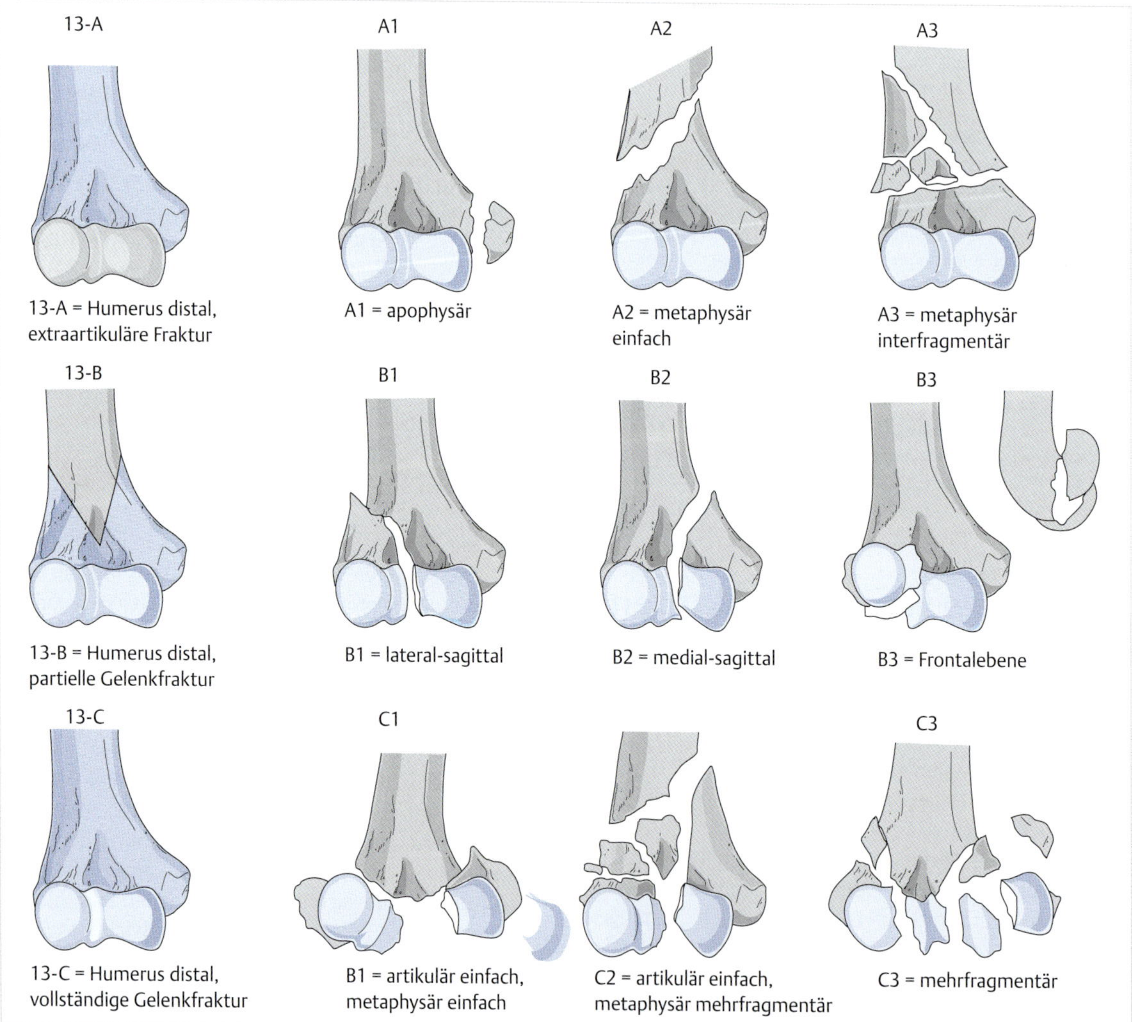

Abb. 2.15 AO-Klassifikation der distalen Humerusfraktur. (Quelle: [27]).

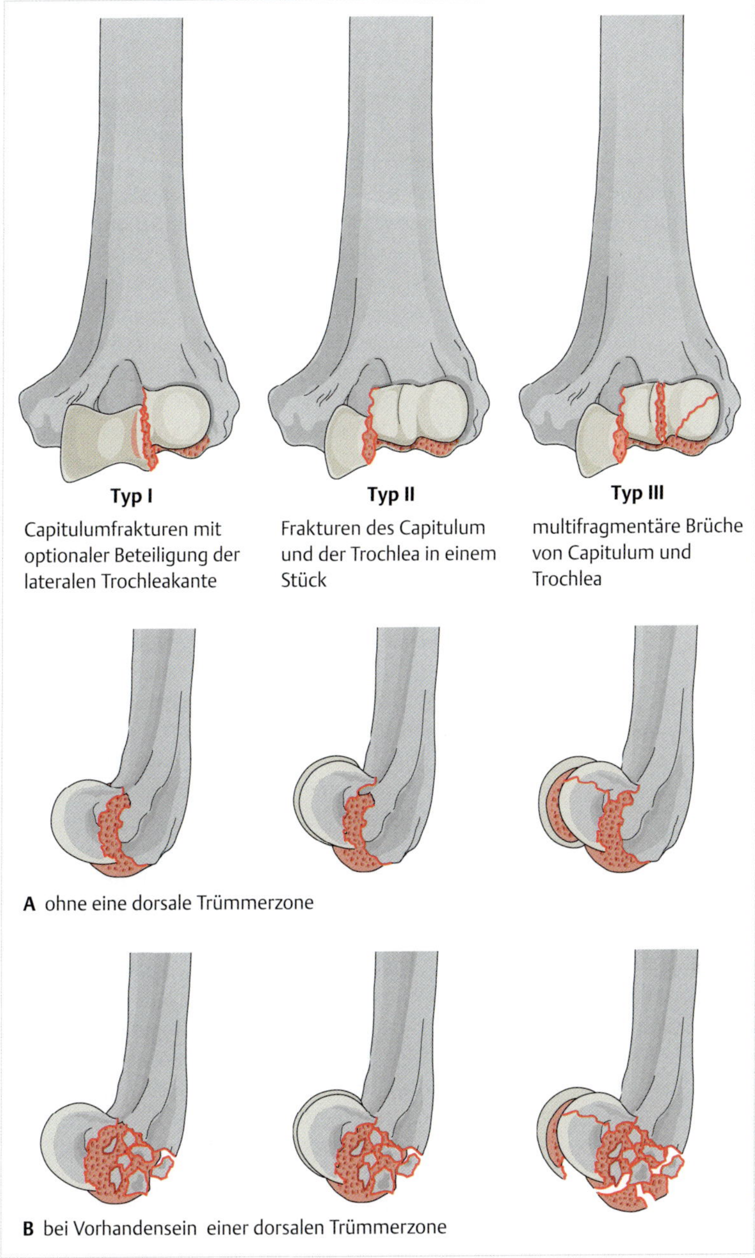

Abb. 2.16 Einteilung der Capitulum- und/oder Trochleafrakturen. (Quelle: [27]).

Tab. 2.3 Einteilung der AO-Typ-B3-Frakturen (Quelle: [6]).

Typ	Kennzeichen
I	Capitulumfrakturen mit optionaler Beteiligung der lateralen Trochleakante
II	Frakturen des Capitulums und der Trochlea in einem Stück
III	multifragmentäre Brüche von Capitulum und Trochlea

2.3.4 Konservative Therapie versus Operation

Die Therapie der Wahl der distalen Humerusfraktur ist in der Regel die **operative Versorgung.** Aufgrund der häufig kurzen distalen Fragmente, der Gelenknähe und oft auch bestehender Gelenkbeteiligung ergibt sich nur in seltenen Fällen eine konservative Therapieoption. Die Möglichkeit, undislozierte Frakturen konservativ zu behandeln, ist zwar gegeben, die klinischen Ergebnisse nach operativer Versorgung, die eine frühfunktionelle Therapie ermöglichen, sind in der Literatur aber besser. Eine frühere postoperative Beübbarkeit erlaubt es den geriatrischen Patienten, in ihr alltägliches Leben zurückzukehren und reduziert dadurch gleichzeitig die Entwicklung einer posttraumatischen Gelenksteife. Ein 6-fach erhöhtes Pseudarthroserisiko und ein 4-fach erhöhtes Risiko einer verzögerten Knochenheilung wurden nach konservativer Therapie beschrieben [21].

Tipp

Der operativen Versorgung sollte somit gerade beim älteren Patienten nachgekommen werden, um eine möglichst frühe Rückkehr in die Selbstständigkeit zu ermöglichen. Von dieser Empfehlung sollte nur abgesehen werden, wenn Grunderkrankungen eine Kontraindikation zur Narkose darstellen bzw. das sonstige perioperative Risiko als nicht vertretbar eingeschätzt wird [5].

Sollte trotzdem der Entschluss zu einer **konservativen Therapie** fallen, empfiehlt sich eine Gipsruhigstellung für 6–12 Wochen. Kommt der Patient mit dem funktionellen Ergebnis nicht zurecht, kann dann in Abhängigkeit des Leidensdruckes immer noch die Indikation zur prothetischen Versorgung gestellt werden. Ein Unterschied zwischen primär und sekundär endoprothetisch versorgten Patienten konnte im klinischen Outcome nicht nachgewiesen werden [19]. Vielmehr zeigte auch die sekundäre Endoprothetik in Studien von Cil et al. und Prasad et al. gute kurzfristige Ergebnisse [19], [3].

Merke

Die Möglichkeit der sekundären Endoprothetik sollte im Hinterkopf behalten werden und zeigt nach einem konservativem Therapieversuch gute klinische Ergebnisse [19].

2.3.5 Osteosynthese versus Frakturendoprothese

Der Goldstandard in der Versorgung distaler Humerusfrakturen ist nach wie vor die **Osteosynthese,** mit dem Ziel der stabilen und anatomischen Rekonstruktion und frühfunktionellen Nachbehandlung. Hierfür erlauben winkelstabile anatomisch vorgeformte Platten eine einfachere und stabilere Versorgung der in der Alterstraumatologie meist vorhandenen reduzierten Knochenqualität [16]. Als mögliche Alternative gilt die von Cobb und Morrey erstmals für die Primärversorgung distaler Humerusfrakturen vorgestellte **Ellenbogenprothese,** da auch sie den älteren Patienten eine frühfunktionelle Nachbehandlung bei einer potenziell kürzeren Operationszeit ermöglicht [4]. Blickt man in die aktuelle Literatur, so wird in mehreren klinischen Studien von einer hohen Patientenzufriedenheit und einem zufriedenstellenden postoperativen Bewegungsausmaß von Patienten nach primärer prothetischer Versorgung des Ellenbogens bei komplexen distalen Humerusfrakturen berichtet [8].

Studien, die einen direkten Vergleich zwischen der Frakturversorgung mittels Plattenosteosynthese und Frakturendoprothese bei Patienten über 65 Jahren zogen, sahen in der Prothese eine erfolgsversprechende Alternative [8], [7], [1]. McKee et al. zeigten in einer Multicenter-Studie bei Patienten mit einem Alter über 65 Jahren sogar eine Überlegenheit der Patientengruppe, die mit einer Frakturendoprothese versorgt wurde. Als Vorteile wurden eine verkürzte OP-Zeit und ein besseres Abschneiden in den postoperativen klinisch-funktionellen Outcome-Scores (MEPS: Mayo Elbow Performance Score; DASH: Disabilities of the Arm, Shoulder and Hand Score) aufgezeigt. Des Weiteren berichteten sie von einem statistischen Trend zu einer reduzierten Revisionsrate und einer verbesserten Gelenksbeweglichkeit, ebenfalls für die Prothesen [1], [13], [15]. Für diese vergleichenden Studien wurden jedoch jeweils in der Gruppe ORIF (Open Reduction and internal Fixation) nicht winkelstabile Systeme verwendet.

Auch wenn gute kurz- und mittelfristige Ergebnisse vorliegen, bleibt festzuhalten, dass bislang noch keine zuverlässigen Aussagen über die **Langzeitergebnisse** der primären Frakturendoprothesen bzw. der sekundär implantierten Endoprothesen vorliegen. Insbesondere die langfristigen Lockerungsraten sind noch nicht bekannt. Zwar existieren für die Ellenbogenprothesen beim Rheumatiker Langzeitergebnisse, diese können jedoch nicht auf die primäre und sekundäre Frakturversorgung übertragen werden, da der Arthrosepatient im Vergleich zum Rheumatiker eine deutlich höhere Anspruchshaltung und höhere Aktivitätslevel zeigt.

Außerdem ist hervorzuheben, dass eine große **Erfahrung des Operateurs** sowie ein hohes Maß an **Compliance des Patienten** für gute klinische Ergebnisse nach Implantation einer Frakturendoprothese zwingend notwendig sind [24]. Grund hierfür sind die zu nennenden Nachteile der Ellenbogenprothesen, die zum einen potenzielle Komplikationen wie Weichteilprobleme, Infekte sowie aseptische Lockerungen und zum anderen die limitierte Gewichtsbelastung der Prothese darstellen.

Um das Risiko der aseptischen Lockerung zu minimieren, ist es für den Patienten notwendig, die Gewichtsbelastung von maximal 5 kg einzuhalten, was je nach Aktivitätslevel jedoch eine nicht unerhebliche Einschränkung der Lebensqualität darstellt. Als **Kontraindikation** muss dementsprechend der demente Patient oder der Patient mit hohem Funktionsanspruch angesehen werden. Weiterhin gelten höhergradig offene Frakturen als Kontraindikation. Hier sollte die Implantation einer Prothese erst nach Weichteilkonsolidierung in Betracht gezogen werden, um das Infektionsrisiko zu minimieren [5], [16].

Neben einer wachsenden Erfahrung mit den Prothesen stellen neue **Prothesendesigns** einen wichtigen Aspekt dar. Waren die ersten Ellenbogenprothesen noch starr gekoppelte Scharniergelenke, bei denen es durch Scherkräfte zu einem hohen Prozentsatz zu Lockerungen kam, erlauben die modernen Ellenbogenprothesen als sog. teilgekoppelte „semiconstrained" Prothesen geringe Grade an Varus- und Valgusverkippung, die das Lockerungsrisiko vermindern [26]. Bei den heute verwendeten modularen Prothesensystemen kann außerdem intraoperativ entschieden werden, ob die Prothese je nach vorhandener ligamentärer Stabilität ungekoppelt oder gekoppelt verwendet wird. Als Goldstandard kann aktuell die zementierte, teilgekoppelte („semiconstrained") Prothese angesehen werden [16].

Merke

M!

Aktuell ist die zementierte, teilgekoppelte („semiconstrained") Prothese bei den meisten Frakturen das Design der Wahl. Der Kompromiss, die Scherkräfte und damit das Lockerungsrisiko teilweise zu vermindern und dennoch eine vorhandene ligamentäre Instabilität abzufangen, macht die Prothese zum Goldstandard.

Betrachtet man die aktuell vorliegende Literatur unabhängig von Nebenerkrankungen, kann der endoprothetische Ersatz bei Patienten über 65 Jahren mit einer dislozierten, intraartikulären, nicht mit einer Osteosynthese rekonstruierbaren Trümmerfraktur des distalen Humerus vertreten werden [5], [17], [29]. Weitere Indikationen stellen vorhandene Grunderkrankungen des Patienten dar, die unten beschrieben sind.

Als **Indikationen für die Implantation einer Ellenbogenprothese** bei distaler Humerusfraktur empfehlen wir [5], [16]:

- Patienten > 65 Jahre mit einem nicht rekonstruierbaren Frakturtyp (Kap. 2.3.6)
- Patienten mit rheumatoider Arthritis
- Patienten mit deutlich reduzierter Lebenserwartung
- Patienten mit pathologischer Fraktur
- Patienten mit einer symptomatischen, degenerativen Kubitalarthrose > 60 Jahre
- Patienten mit posttraumatischer Ellenbogengelenksarthrose > 60 Jahre
- Pseudarthrose nach distaler Humerusfraktur bei Patienten > 65 Jahre

Die letzte Entscheidung wird im eigenen Vorgehen jedoch immer intraoperativ gestellt. Nach Evaluation der Fraktur wird die Entscheidung zur Prothese erst dann getroffen, wenn die osteosynthetische Versorgung aussichtslos ist.

Cave

Die letzte Entscheidung für eine Endoprothese sollte immer intraoperativ gestellt werden. Darüber ist der Patient zwingend präoperativ aufzuklären.

2.3.6 Operative Interventionsmöglichkeiten

Im Folgenden sollen nach den in Kap. 2.3.3 beschriebenen Frakturklassifikationen Therapieoptionen aufgezeigt werden.

Typ-A1-Frakturen

Dieser Frakturtyp entspricht Avulsionsverletzungen der Epikondylen des distalen Humerus. Nach Exposition der Fraktur kann diese reponiert und mit einer Schraubenosteosynthese übungsstabil versorgt werden [20].

Typ-A2- und Typ-A3-Frakturen

Die extraartikulären metaphysären Frakturen sollten mit einer Doppelplattenosteosynthese versorgt werden. Hierbei zeigen sich in biomechanischen Testungen die winkelstabilen Platten den konventionellen Platten insbesondere am osteoporotischen Knochen überlegen [10]. Ob die Platten in 90° oder 180° zueinander am distalen Humerus angeordnet werden sollen, wird weiterhin kontrovers diskutiert [17]. Im eigenen Vorgehen machen wir die Positionierung der Platten von der **Frakturkonfiguration** abhängig. Liegt z. B. begleitend eine Abscherfraktur des Capitulums vor, ist es sinnvoll, mit einer 90°-Konfiguration das Fragment über die posterolaterale Platte von dorsal greifen zu können.

In beiden Fällen gilt es zu beachten, dass die Platten nicht auf gleicher Höhe enden, um eine **Sollbruchstelle** zu vermeiden. Die Platzierung von mindestens 3 bikortikalen Schrauben proximal und 2 distal des Frakturspalts wird empfohlen. Werden winkelstabile Implantate verwendet, können auch monokortikale Schrauben einge-

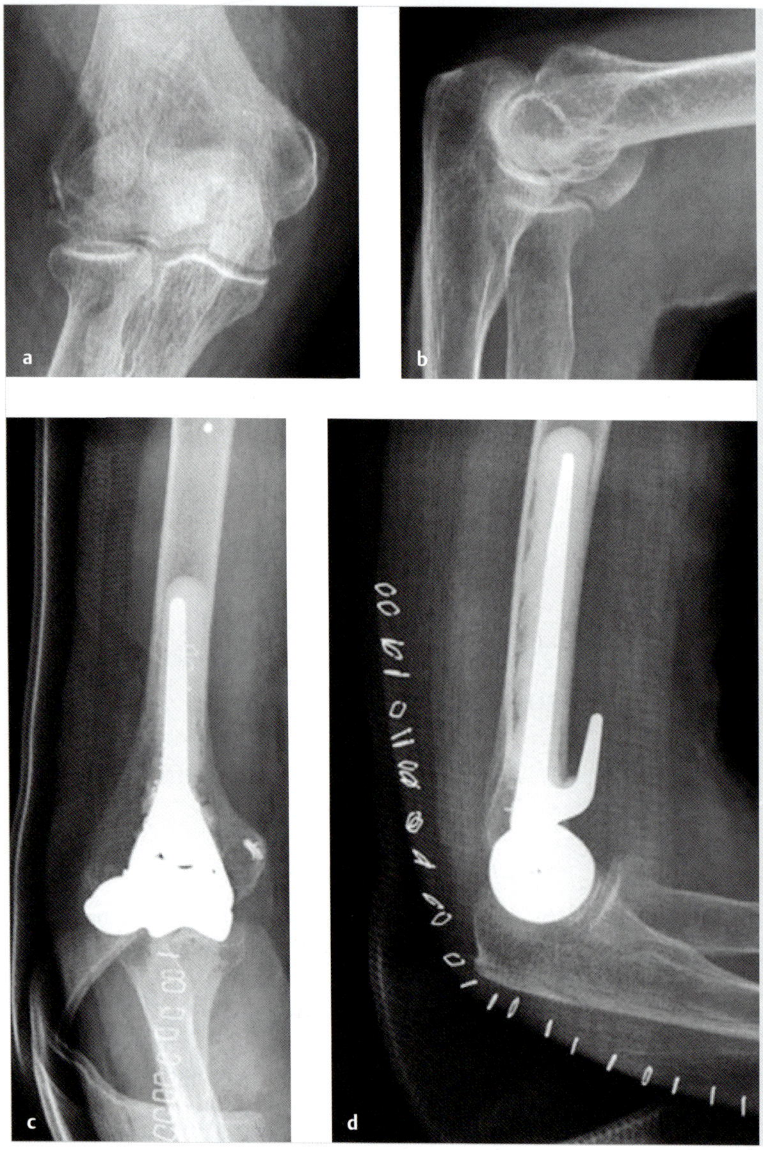

Abb. 2.17 AO-B 3-Fraktur einer 88-jährigen Patientin. (Quelle: [27]).
a 88-jährige Patientin mit AO-B3-Fraktur des distalen Humerus in der a.–p. Aufnahme.
b AO-B3-Fraktur seitliche Aufnahme.
c A.–p. Aufnahme nach Versorgung mittels Hemiedoprothese (Latitude, Fa. Tornier, Burscheid).
d Seitliche Aufnahme nach Versorgung.

setzt werden. In vergleichenden Studien konnte im klinischen Outcome kein Unterschied berichtet werden [17].

Typ-B-Frakturen

Intraartikuläre Frakturen mit Befall einer Säule können abhängig von der Frakturmorphologie und Knochenqualität entweder mit Zugschrauben oder mit einer winkelstabilen Plattenosteosynthese versorgt werden. Typ-3-Frakturen bei denen sich koronare Abscherfragmente der Trochlea und/oder des Capitulums zeigen, können, wie bereits beschrieben, nach Dubberley et al. weiter unterteilt werden [6]. Capitulumfrakturen mit möglicher Beteiligung der lateralen Trochlea (Typ 1) sollten über den lateralen Zugang versorgt werden. Bei Typ-2-Frakturen (Capitulum und der Trochlea in einem Stück) und Typ-3-Frakturen (multifragmentäre Frakturen Capitulum und Trochlea) wird der dorsale Zugang empfohlen, um die zu erzielende Reposition des Tochleaanteils besser beurteilen zu können.

Ist bei Typ-B3-Frakturen (▶ Abb. 2.18) die Gelenkfläche nicht rekonstruierbar, kann beim alten Patienten die Indikation zur **primären Frakturprothese** gestellt werden (Kap. 2.3.5). Zeigen sich die Epikondylen sicher erhalten, kann hier die Implantation einer **Hemiprothese** überdacht werden (▶ Abb. 2.17) [2], [27]. Dieses Prothesendesign scheint sinnvoll, wenn eine gute knöcherne Verankerung der Prothese möglich ist und die Bandstrukturen noch erhalten bzw. gut zu rekonstruieren sind. Der Knorpelüberzug von proximaler Ulna und Radiuskopf sollte jedoch ohne wesentliche arthrotische Veränderungen sein. Konnten in diesem Fall gute kurzfristige Ergebnisse beim älteren Patienten erzielt werden, so ist der langfristige

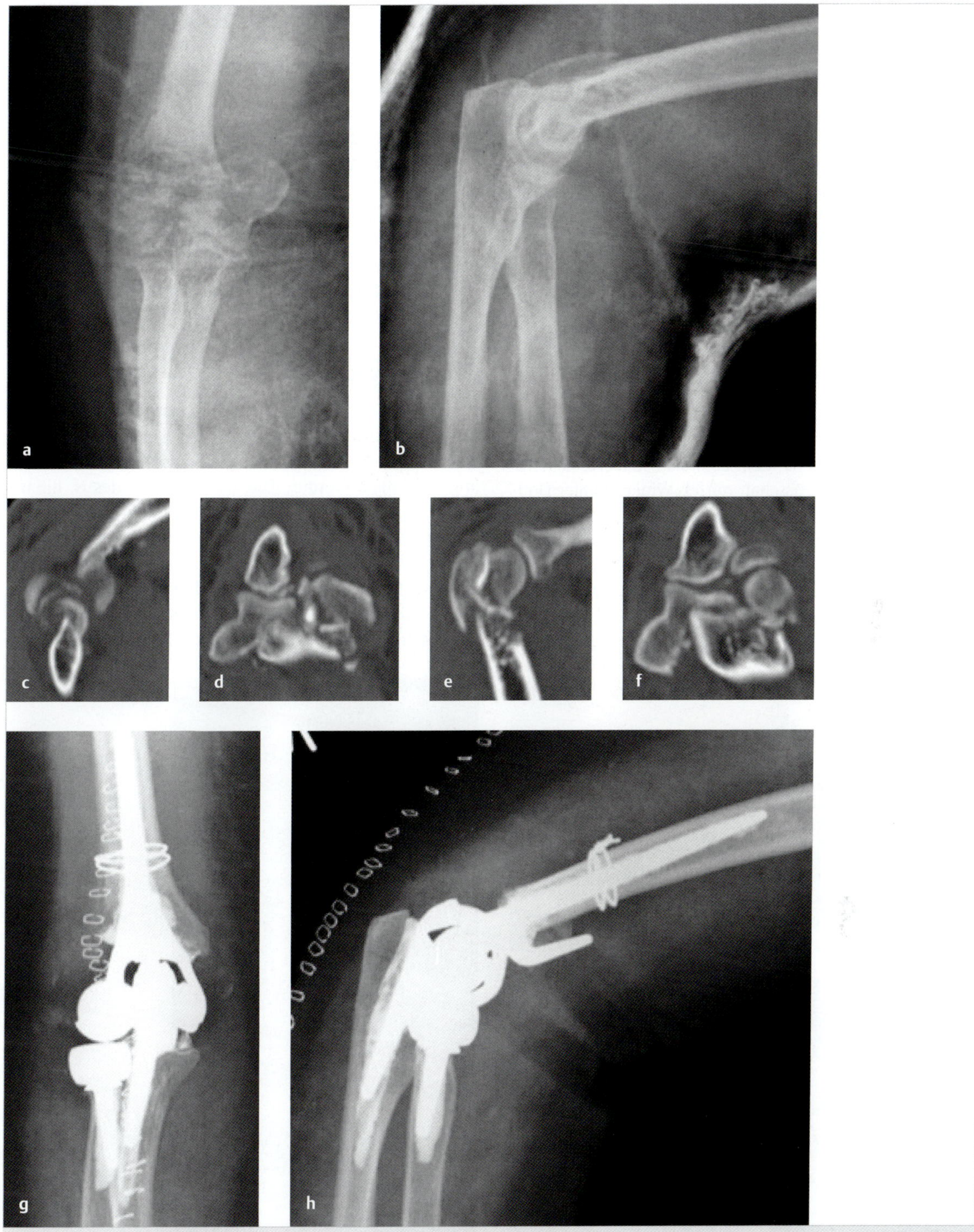

Abb. 2.18 I.-gradige offene AO-C3-Fraktur einer 80-jährigen Patientin. Bei osteoporotischen Knochenverhältnissen Versorgung mittels gekoppelter Ellenbogenendoprothese mit Radiuskopfersatz (Latitude, Tornier, Burscheid) (Quelle: [27]).
a Präoperative a.–p. Aufnahme.
b Präoperative seitliche Aufnahme.
c–f CT-Schichtaufnahmen präoperativ.
g Postoperative Röntgenaufnahme (a.–p.).
h Postoperative Röntgenaufnahme (seitlich).

Stellenwert der Hemiprothese aktuell noch unklar [16], [1]. Die korrekte Implantation und das unverzichtbare Weichteil-Balancing sind höchst anspruchsvoll und bedürfen der entsprechenden operativen Erfahrung.

Entscheidet man sich für eine Osteosynthese, gilt es, die beschriebenen Untergruppen nach Dubberley et al. zu berücksichtigen und durch unterschiedliche Behandlungspfade zu versorgen. Bei A-Frakturen (keine dorsale Trümmerzone) können die ventralen Abscherfragmente gegen die dorsale Säule verschraubt werden, wohingegen bei B-Frakturen die dorsale Säule ebenfalls frakturiert ist und der ganze Gelenkblock mit einer Doppelplattenosteosynthese an den Schaft stabilisiert werden muss [6].

Typ-C-Frakturen

Die Versorgung intraartikulärer Frakturen mit Befall beider anatomischer Säulen wird am besten über den dorsalen Zugang durchgeführt. So kann der rekonstruierte Gelenkblock mit dem Humerusschaft mittels winkelstabiler Doppelplattenosteosynthese verbunden werden (▸ Abb. 2.19). Die Indikation zur primären Frakturprothese wird auch bei Typ-C-Frakturen beim Patienten über 65 Jahren erst bei einer nicht stabil bzw. sinnvoll rekonstruierbaren Gelenkfläche gestellt (Kap. 2.3.5) [16].

2.3.7 Operatives Vorgehen

Osteosynthese

Lagerung

Für die Frakturversorgung mit der Doppelplattenosteosynthese erfolgt der Eingriff vorzugsweise in **Bauch- oder Seitenlage.** Der Ellenbogen wird sorgfältig unterpolstert, in 90° Flexion gelagert und eine pneumatische Blutsperre am proximalen Oberarm angelegt, die bedarfsweise – je nach Weichteilsituation – geschlossen werden kann. Präoperativ erhält der Patient ein Antibiotikum (Cephalosporin der 2./3. Generation i. v.).

Zugangswege

Der Zugang erfolgt über einen **dorsalen Hautschnitt lateral der Olekranonspitze.** Der N. ulnaris muss zwingend aufgesucht und mit einem „Vessel Loop" ohne Spannung angeschlungen werden. Die Transposition des N. ulnaris erfolgt immer bei präoperativ bestehenden Ulnarissymptomen. Des Weiteren ist nach Abschluss der Osteosynthese der Lauf des Nervs in voller Flexion und Extension des Ellenbogens zu prüfen. Zeigt sich eine Spannung oder eine Subluxationstendenz des Nervs, wird dieser ebenfalls nach anterior in eine subkutane Tasche verlegt.

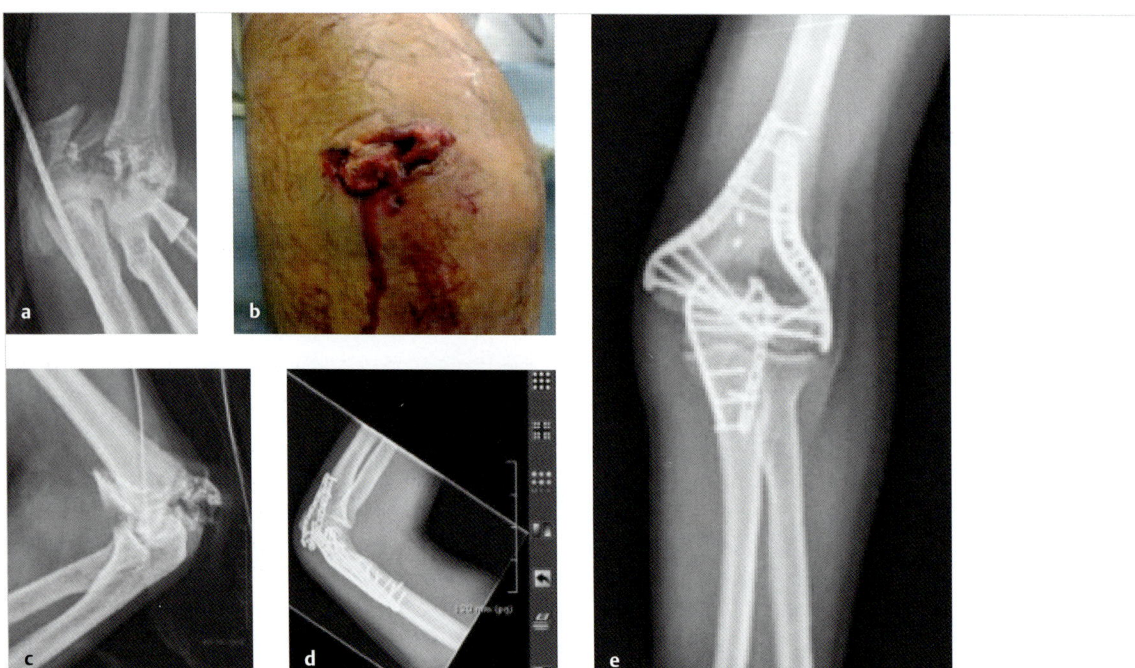

Abb. 2.19 II.-gradig offene AO-C 3-Fraktur. (Quelle: [27]).
a Darstellung der Fraktur in der a.–p. Aufnahme.
b II.-gradiger Weichteilschaden.
c Darstellung der Fraktur in der seitlichen Aufnahme.
d Versorgung mittels Doppelplattenosteosynthese in 180°-Konfiguration mit Olekranonosteotomie (Aptus 2.8, Fa. Medartis, Basel/Schweiz) im seitlichen Röntgenbild.
e nach Versorgung Darstellung im a.–p. Röntgenbild.

> **Tipp**
>
> Intraoperativ sollte die Lage des N. ulnaris in endgradiger Flexion und Extension beurteilt werden.

Ist eine anteriore Transposition notwendig, sollte der Nerv langstreckig unter Resektion eines Streifens des Septum intermusculare mediale dargestellt werden [5]. Eine Darstellung der Struther-Arkade (Durchtrittsstelle am ulnaren Septum intermusculare, ca. 8 cm proximal) sowie der Osborne-Arkade (Muskelköpfe des M. flexor carpi ulnaris ca. 8 cm distal) und Spaltung der Arkaden wird empfohlen. Der erste motorische Ast des N. ulnaris sollte ebenfalls dargestellt und geschont werden.

Je nach Frakturart bieten sich zur osteosynthetischen Versorgung unterschiedliche Wege an, den Streckapparat (M. triceps brachii) zu umgehen. Handelt es sich um eine extraartikuläre Fraktur, bietet sich der **paratrizipiale Zugang** an [23]. Hierbei wird unter Schonung des Streckapparats des Ellenbogens lateral und medial des M. triceps brachii ein Fenster geschaffen, was normalerweise einen ausreichenden Überblick und Raum für die Reposition und Plattenfixation bietet. Bei intraartikulären Frakturen gibt es die Möglichkeit, mit dem „Triceps Split", dem „Triceps Reflecting" und der Olekranonosteotomie die Gelenkfläche darzustellen [28]. Beim **Trizepssplitzugang** wird der M. triceps brachii scharf in der Mittellinie und in Kontinuität mit der Extensor/Flexor-Faszie vom Olekranon abpräpariert und nach Operation wieder refixiert. Bei der **Olekranonosteotomie** wird das Olekranon intraartikulär V-förmig osteotomiert („Chevron"-Osteotomie) und mit dem Trizepsansatz nach proximal weggeklappt. Die Refixation erfolgt mit einer Zuggurtung oder einer Schraubenosteosynthese bzw. einer Doppelplattenosteosynthese des Olekranons.

Die Osteosynthese erfolgt nach den oben beschriebenen Prinzipien.

Prothesenversorgung

Lagerung

Für die operative Versorgung mittels Prothese wird eine **Rückenlagerung** bevorzugt, wobei der Arm des Patienten über den Thorax gelagert wird. Die weitere Vorbereitung erfolgt synchron zur osteosynthetischen Versorgung.

Zugangswege

Zur Darstellung des Frakturgebiets werden die Zugangswege nach Bryan-Morrey und besonders beim alten Patienten nach Geschwend empfohlen [26]. Maßgebend ist aber der Zugang, mit dem der Operateur vertraut ist. Nach **Bryan-Morrey** wird der M. triceps von medial nach lateral subperiostal unter Erhaltung des Übergangs zur Unterarmfaszie vom Olekranon abgelöst. Der Zugang nach **Geschwend** erfolgt mit einer Modifikation der Trizepslängsspaltung mit medianer Schnittführung auf das Olekranon und Ablösung einer medialen und lateralen Knochenschuppe vom Olekranon mit der Trizepsinsertion im Verbund. Der Knochen-Knochen-Kontakt soll postoperativ eine stabilere Einheilung als bei alleiniger weichteiliger Trizepsinzision und Refixation erzielen.

Wie bereits beschrieben, wird auch hierbei der N. ulnaris dargestellt und nach anterior transponiert [22]. Nach Schaffen der Implantatlager werden die Komponenten der Prothese zementiert implantiert.

Wie dargelegt, kann durch die modularen Prothesensysteme intraoperativ entschieden werden, ob die Prothese je nach vorhandener ligamentärer Stabilität ungekoppelt oder gekoppelt verwendet wird [16]. Die Literatur gibt bislang keine zuverlässigen Daten bzgl. der zu wählenden Prothesenkonfiguration. Beim alten Patienten wird im eigenen Vorgehen die zementierte, gekoppelte, „semiconstrained" Prothese mit Ersatz des Radiuskopfs angestrebt.

Zum Abschluss der Operation wird der M. triceps brachii transossär refixiert und eine Oberarmschiene in Streckstellung angelegt.

2.3.8 Komplikationen

Ein Risiko, sowohl nach Osteosynthese als auch nach Endoprothese, ist eine postoperativ resultierende Bewegungseinschränkung bei **heterotopen Ossifikationen.** Eine höhere Prävalenz ist jedoch vor allem bei Patienten unter 65 Jahren festzustellen. Die zur Verfügung stehende Literatur lässt vermuten, das eine Prophylaxe vorgenommen werden sollte, wohingegen eine prophylaktische Bestrahlung eher das Risiko einer Wundheilungsstörung zu erhöhen scheint. Klassische NSAID oder Coxibe erscheinen ausreichend [9].

In diesem Rahmen ist des Weiteren eine Bewegungseinschränkung aufgrund einer **Kapselfibrose/Ellenbogensteife** zu nennen. Vergleicht man die postoperativ erreichten Bewegungsumfänge neuerer Publikationen, findet man jedoch in der ROM (Range of Motion = Bewegungsumfang) der beiden Versorgungsprinzipien keine Differenzen (100,5° vs. 99,5°). Insbesondere Korner et al. haben hierbei jedoch darauf hingewiesen, dass eine frühzeitige Beübung des operierten Ellenbogens (innerhalb von 14 Tagen) für eine gute postoperative Funktion erforderlich ist [11].

Wie bereits beschrieben, ist der **N. ulnaris** sowohl durch das Trauma, aber auch durch die operative Therapie gefährdet. Während der operativen Maßnahmen sollte der N. ulnaris markiert und sicher geschont werden. In der Literatur besteht jedoch aktuell keine Einigkeit darüber, ob eine Transposition des Nervs nach ventral am Ende der Operationen empfohlen werden sollte [5]. Eine postoperative Neuropathie des N. ulnaris ist bei regelrecht durchgeführter Freilegung und Verlagerung (Kap.

2.3.7) äußerst selten. Werden dennoch entsprechende Beschwerden im postoperativen Verlauf beobachtet, empfiehlt sich bei relevanter Persistenz oder Verschlechterung spätestens nach 3 Monaten die operative Revision und Neurolyse.

Als weitere mögliche Komplikationen gelten im Rahmen der Versorgung mittels primärer Endoprothese, wie bereits benannt, die postoperative Instabilität, die Infektion und die Implantatlockerung. Ist primär nur bei einer symptomatischen **Prothesenlockerung** die Revision indiziert, muss bei der asymptomatischen Lockerung eine Revision durchgeführt werden, wenn die Prothese Gefahr läuft, den Knochenmantel zu perforieren. Wichtig ist jedoch bei jeder Lockerung, einen septische Hintergrund in Betracht zu ziehen bzw. auszuschließen. Die Infektionsraten sind bei der Ellenbogenprothetik, verglichen mit anderen Prothesen, hoch und werden mit etwa 1,9–11 % angegeben [14], [30], [31].

Frühinfekte (< 3 Monate) gehen in aller Regel nicht mit einer Lockerung, jedoch mit den typischen klinischen Zeichen eines Empyems einher. Ein aggressives Vorgehen mit offener Revision, Spülung und Antibiose ist in diesem Fall ratsam, um das Implantat zu erhalten. Bei einem Spätinfekt (> 24 Monate) richtet sich die Therapieempfehlung nach der Dauer der Symptome. Ist der Infekt weniger als 21 Tage symptomatisch, sollte versucht werden, die Prothese durch Debridement und i. v. Antibiose zu retten. Besteht dagegen die Symptomatik länger als 21 Tage, muss die Empfehlung für einen zweizeitigen Prothesenwechsel ausgesprochen werden [25]. Dies eröffnet mit der Gefahr einer iatrogenen Fraktur ein weiteres sekundäres Risiko, was die Reimplantation deutlich erschweren kann. Zeigt sich bei Spätinfekten die Prothese nicht gelockert, kann auch hier nach der aktuellen Literatur ein prothesenerhaltendes Verfahren in Betracht gezogen werden [25].

Zur Vermeidung von **postoperativen Instabilitäten** sollte, wenn möglich, auf eine Rekonstruktion des Bandapparats und korrekte Platzierung der Prothesenkomponenten geachtet werden. Vor allem bei Fehlplatzierung der Radiuskopfkomponente besteht ein hohes Luxationsrisiko. In diesem Falle sollte die Radiuskopfkomponente ersatzlos explantiert werden.

Literatur

[1] Burkhart KJ, Müller LP, Schwarz C et al. Treatment of the complex intraarticular fracture of the distal humerus with the latitude elbow prosthesis. Oper Orthop Traumatol 2010; 22(3): 279–98

[2] Burkhart KJ, Nijs S, Mattyasovszky SG et al. Distal humerus hemiarthroplasty of the elbow for comminuted distal humeral fractures in the elderly patient. J Trauma 2011; 71(3): 635–42

[3] Cil A, Veillette CJ, Sanchez-Sotelo J et al. Linked elbow replacement: a salvage procedure for distal humeral nonunion. J Bone Joint Surg Am 2008; 90(9): 1939–50

[4] Cobb TK, Morrey BF. Total elbow arthroplasty as primary treatment for distal humeral fractures in elderly patients. J Bone Joint Surg Am 1997; 79(6): 826–32

[5] Dietz SO, Nowak TE, Burkhart KJ et al. Fractures of the distal humerus in the elderly. Pros and cons of endoprosthetic replacement. Unfallchirurg 2011; 114(9): 801–14; quiz 815

[6] Dubberley JH, Faber KJ, Macdermid JC et al. Outcome after open reduction and internal fixation of capitellar and trochlear fractures. J Bone Joint Surg Am 2006; 88(1): 46–54

[7] Frankle MA et al. A comparison of open reduction and internal fixation and primary total elbow arthroplasty in the treatment of intraarticular distal humerus fractures in women older than age 65. J Orthop Trauma 2003; 17(7): 473–80

[8] Gambirasio R, Riand N, Stern R et al. Total elbow replacement for complex fractures of the distal humerus. An option for the elderly patient. J Bone Joint Surg Br 2001; 83(7): 974–8

[9] Gofton WT, Macdermid JC, Patterson SD et al. Functional outcome of AO type C distal humeral fractures. J Hand Surg Am 2003; 28(2): 294–308

[10] Korner J, Lill H, Müller LP et al. The LCP-concept in the operative treatment of distal humerus fractures –biological, biomechanical and surgical aspects. Injury 2003; 34 (Suppl. 2): B20–30

[11] Korner J, Lill H, Müller LP et al. Distal humerus fractures in elderly patients: results after open reduction and internal fixation. Osteoporos Int 2005; 16 (Suppl. 2): S 73–9

[12] Lill H, Voigt C. Injuries of the elbow joint. Chirurg 2004; 75(10): 1037–50; quiz 1051

[13] McKee MD, Veilette CJ, Hall JA et al. A multicenter, prospective, randomized, controlled trial of open reduction –internal fixation versus total elbow arthroplasty for displaced intra-articular distal humeral fractures in elderly patients. J Shoulder Elbow Surg 2009; 18(1): 3–12

[14] Morrey BF, Bryan RS. Infection after total elbow arthroplasty. J Bone Joint Surg Am 1983; 65(3): 330–8

[15] Morrey BF. Fractures of the distal humerus: role of elbow replacement. Orthop Clin North Am 2000; 31(1): 145–54

[16] Müller LP, Wegmann K, Burkhart KJ. Fracture endoprosthesis of distal humerus fractures. Unfallchirurg 2013; 116(8): 708–15

[17] Nauth A, McKee MD, Ristevski B et al. Distal humeral fractures in adults. J Bone Joint Surg Am 2011; 93(7): 686–700

[18] Palvanen M, Kannus P, Niemi S et al. Secular trends in distal humeral fractures of elderly women: nationwide statistics in Finland between 1970 and 2007. Bone 2010; 46(5): 1355–8

[19] Prasad N, Dent C. Outcome of total elbow replacement for distal humeral fractures in the elderly: a comparison of primary surgery and surgery after failed internal fixation or conservative treatment. J Bone Joint Surg Br 2008; 90(3): 343–8

[20] Ring D, Jupiter JB. Complex fractures of the distal humerus and their complications. J Shoulder Elbow Surg 1999; 8(1): 85–97

[21] Robinson CM, Hill RM, Jacobs N et al. Adult distal humeral metaphyseal fractures: epidemiology and results of treatment. J Orthop Trauma 2003; 17(1): 38–47

[22] Ruan HJ, Liu JJ, Fan CY et al. Incidence, management, and prognosis of early ulnar nerve dysfunction in type C fractures of distal humerus. J Trauma 2009; 67(6): 1397–401

[23] Schildhauer TA, Nork SE, Millis WJ et al. Extensor mechanism-sparing paratricipital posterior approach to the distal humerus. J Orthop Trauma 2003; 17(5): 374–8

[24] Skytta ET, Eskelinen A, Paavolainen P et al. Total elbow arthroplasty in rheumatoid arthritis: a population-based study from the Finnish Arthroplasty Register. Acta Orthop 2009; 80(4): 472–7

[25] Spormann C, Ackermann Y, Simmen BR et al. Treatment strategies for periprosthetic infections after primary elbow arthroplasty. J Shoulder Elbow Surg 2012; 21(8): 992–1000

[26] Weber O, Burger C, Stein G et al. Endoprosthesis for the fractured elbow: uni- and bicompartmental alloarthroplasty of the humero-ulnar joint. Unfallchirurg 2010; 113(12): 977–83

[27] Wegmann K, Burghart KJ, Müller LP. Knöcherne Verletzungen des Ellenbogens. Orthopädie und Unfallchirurgie up2date 2012; 7(5): 339–364

[28] Wilkinson JM, Stanley D. Posterior surgical approaches to the elbow: a comparative anatomic study. J Shoulder Elbow Surg 2001; 10(4): 380–2
[29] Wright G, Einhorn TA, Heckman JD. Grades of recommendation. J Bone Joint Surg Am 2005; 87(9): 1909–10
[30] Yamaguchi K, Adams RA, Morrey BF. Infection after total elbow arthroplasty. J Bone Joint Surg Am 1998; 80(4): 481–91
[31] Yamaguchi K, Adams RA, Morrey BF. Semiconstrained total elbow arthroplasty in the context of treated previous infection. J Shoulder Elbow Surg 1999; 8(5): 461–5

2.4 Proximale Unterarmfrakturen (proximale Ulna und Radiuskopf)

C. Ries, K. Wegmann, L. P. Müller, K. J. Burkhart

2.4.1 Einleitung

Das Ellenbogengelenk – vor allem die proximale Ulna – ist durch den eher gering ausgebildeten Weichteilmantel bei einer direkten Gewalteinwirkung (Schlag, Sturz etc.) frakturgefährdet. Ein Sturz auf den ausgestreckten, leicht gebeugten und pronierten Arm führt zu einer mitunter enormen Belastung des Ellenbogengelenks. Bedingt durch die reflektorische Anspannung des M. triceps brachii entstehen plötzliche Zugkräfte am Olekranon – dem Ansatz der Trizepssehne –, wodurch Abrissfrakturen begünstigt werden. Durch die longitudinale Kraftweiterleitung vom Handgelenk auf den Ellenbogen kann der Radiuskopf bei einem abgefangenen Sturz ebenfalls frakturieren und/oder das Ellenbogengelenk luxieren.

Die Olekranonfraktur macht etwa 20 % der Frakturen des proximalen Unterarms aus [9]. Die Inzidenz der Olekranonfraktur weist 2 Altersgipfel auf (20 und 65 Jahre) und betrifft häufiger das weibliche Geschlecht [13]. Betrachtet man das Ellenbogengelenk isoliert, so ist die Radiuskopffraktur mit etwa 33 % eine der häufigsten knöchernen Läsion des Ellenbogens [6]. Die Fraktur des Radiuskopfs wird oftmals von ligamentären Verletzungen begleitet, wodurch eine Gelenkinstabilität begünstigt wird. Neben einer Läsion der Kollateralbänder ist – auch schon bei einfachsten Frakturen des Radiuskopfs – eine begleitende Verletzung der Membrana interossea möglich [12]. Aus diesem Grund ist die Radiuskopffraktur nicht als rein ossäre, sondern vielmehr als osteoligamentäre Verletzung anzusehen.

In diesem Kapitel werden neben den anatomischen Grundlagen und den damit verbundenen Besonderheiten verschiedene Therapiestrategien bei knöchernen Verletzungen des proximalen Unterarms beim älteren Patienten vorgestellt.

2.4.2 Anatomie

Das knöcherne Ellenbogengelenk wird durch den Humerus, die proximale Ulna und den proximalen Radius gebildet. Alle Gelenkpartner werden von einer gemeinsamen Kapsel umgeben. Die Gelenkkapsel des Ellenbogens hat in Beugung die geringste Spannung, wodurch bei intraartikulärem Erguss/Hämatom (max. 25 bis 30 ml) eine Entlastung mit konsekutiver Schmerzreduktion erfolgt (Schonhaltung meist in 80° Beugung). In Streckung unterstützt die Kapsel den Bandapparat bei der Stabilisierung gegen Varus- und Valgusstress.

Es werden **3 Teilgelenke** unterschieden (▸ Abb. 2.20):
- Humeroulnargelenk
- Humeroradialgelenk
- proximales Radioulnargelenk (PRUG)

Auf der Innenseite des Ellenbogengelenks artikulieren die Trochlea humeri und die proximale Ulna (**Humeroulnargelenk**). Die gelenkbildenden Anteile der proximalen Ulna – der Processus coronoideus und das Olekranon – sind durch eine etwa 5 mm breite, knorpelfreie Zone (**„Bare Area"**) voneinander getrennt [24]. Hierdurch lassen sich ein anteriorer und ein posteriorer Gelenkabschnitt unterscheiden.

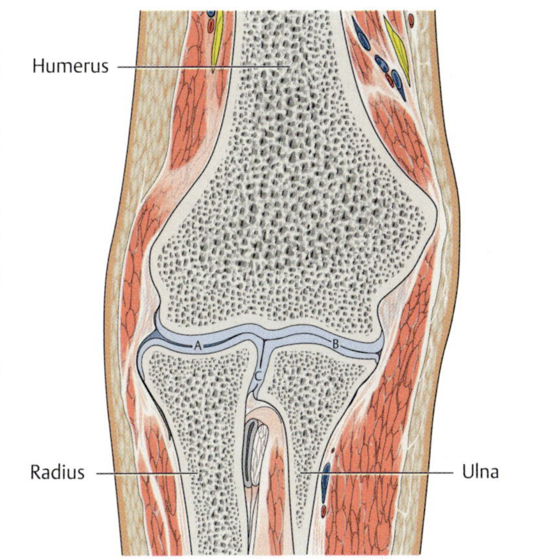

Abb. 2.20 Teilgelenke des Ellenbogens in der Frontalebene. A: Humeroradialgelenk. B: Humeroulnargelenk. C: proximales Radioulnargelenk (Quelle: [25]).

Merke

Werden knöcherne Strukturen innerhalb der Gelenkkapsel verletzt, kommt es zur Ausbildung des nativ radiologisch sichtbaren „Fettpolsterzeichens".

Während ein kleiner Fettstreifen ventral des distalen Humerus auch beim Gesunden vorhanden sein kann, ist ein Fettpolsterzeichen dorsal des distalen Humerus als pathologisch zu werten.

Neben einer Varusangulation von ca. 17° (Winkel zwischen proximalem und distalem Ulnaschaft; „Radial Bow") [11], [27], weist die proximale Ulna eine anteriore Deviation (Achsabweichung in der seitlichen Projektion) von 4 bis 6° auf [11], [23]. Insgesamt ist die knöcherne Anatomie der proximalen Ulna sehr variabel, was bei der exakten Rekonstruktion im Frakturfall zu berücksichtigen ist.

Merke

Die Rekonstruktion des dorsalen Alignments der proximalen Ulna und damit die Wiederherstellung der intraartikulär gelegenen „Bare Area" sind bei der Frakturversorgung entscheidend.

Auf der Außenseite des Ellenbogengelenks bilden das konvexe Capitulum humeri und der konkave Radiuskopf das **Humeroradialgelenk.** Durch die Fovea articularis radii, mit einer durchschnittlichen Tiefe von etwa 2,4 mm, wird die translatorische Stabilität des Gelenks erhöht.

Das dritte Gelenk des Ellenbogens wird durch die Incisura radialis ulnae und die Zirkumferenz des Radiuskopfs gebildet (**PRUG**). Der gelenkbildende Anteil der Radiuskopfzirkumferenz – durchschnittlich etwa 240°, über den Rotationsbewegungen des Unterarms umgesetzt werden –, besitzt seitlich eine breite Knorpelfläche, die sich im nicht gelenkbildenden Anteil – etwa 120° – verschmälert. In Neutralposition des Unterarms bei 90° flektiertem Ellenbogengelenk liegt der nicht gelenkbildende Anteil – die sog. **„Safe Zone"** – der radialen Zirkumferenz zwischen der gedachten Verlängerung des am distalen Radius tastbaren Processus styloideus radii und dem Tuberculum Listeri [8].

Tipp

Die Gelenkfläche des Radiuskopfs ist konkav. Zur Vermeidung einer intraartikulären Schraubenlage (humeroradial) sollten die Schrauben unter Sicht im Radiuskopf platziert werden.

Damit implantatassoziierte Komplikationen im PRUG vermieden werden, sollte das Osteosynthesematerial bei der Frakturversorgung innerhalb dieser „Safe Zone" platziert werden.

Neben der knöchernen Führung wird das Ellenbogengelenk durch Bänder und umgebende Muskulatur stabilisiert.

Auf der Innenseite zieht das **Lig. collaterale mediale** (MCL) vom anteroinferioren medialen Epikondylus zum Tuberculum subliminus und zum Processus coronoideus (anteriorer Anteil, A-MCL) sowie zur Incisura semilunaris ulnae (posteriorer Anteil, P-MCL). Beide Anteile des MCL werden durch das **Lig. transversum** (Cooper's Ligament) miteinander verbunden.

Merke

Das MCL stabilisiert das Ellenbogengelenk gegen Valgusstress. Es wird hierbei durch den Radiuskopf und die ventrale Gelenkkapsel unterstützt.

Das **Außenband** (LCL: Lig. collaterale laterale) setzt sich aus 4 Anteilen zusammen. Das **Lig. anulare radii** (AL) umschließt den Radiuskopf und hält diesen in Position. In das AL strahlen die Fasern des **radialen Kollateralbands** (RCL) ein, das am lateralen Epikondylus auf Höhe des Drehzentrums seinen Ursprung nimmt. Etwas unterhalb des RCL-Ursprungs hat auch das **laterale ulnare Kollateralband** (LUCL) seinen Ursprung und zieht von hier über das AL hinweg, um am Tuberculum der Crista m. supinatoris ulnae zu inserieren. Als **akzessorisches laterales Kollateralband** (ALCL) ziehen zusätzlich Fasern vom AL zum Tuberculum der Crista m. supinatoris ulnae.

Cave

Das RCL unterliegt einer Isometrie, das LUCL nicht. Das LCL stabilisiert das Ellenbogengelenk nach posterolateral. Sein Verlauf sollte bekannt sein, um intraoperativ iatrogene Läsionen zu vermeiden und somit einem ansonsten konsekutiv erhöhten Risiko der posterolateralen Rotationsinstabilität vorzubeugen.

Abschließend ist die Membrana interossea, die sich zwischen Ulna und Radius aufspannt, als Stabilisator gegen longitudinale Kräfte zu nennen. Die Kraft, die auf das Handgelenk wirkt (80 % radial, 20 % ulnar) wird durch die Membran umverteilt, sodass etwa 60 % über die radiale und 40 % über die ulnare Säule des Ellenbogengelenks übertragen werden [18].

Merke

Kraftübertragung über den Ellenbogen: 60 % über die radiale und 40 % über die ulnare Säule des Ellenbogengelenks.

2.4.3 Diagnostik

Die Grundlage für jegliche weiterführende Diagnostik ist die **klinische Untersuchung.** Neben der Erfragung des genauen Unfallmechanismus und der Schmerzlokalisation müssen die Weichteilverhältnisse und mögliche Fehlstellungen inspiziert und dokumentiert werden. Die klinische Untersuchung des akut verletzten Patienten kann mitunter schmerzbedingt deutlich erschwert sein. Unverzichtbar ist jedoch die Überprüfung der Funktionalität der neurovaskulären Strukturen. Sollte es der Patient zulassen, ist auch eine Stabilitätsprüfung des Ellenbogengelenks durchzuführen. Die Stabilität des distalen Radioulnargelenks ist zum Ausschluss einer Verletzung der Membrana interossea ebenfalls zu prüfen.

Der Standard in der initialen **bildgebenden Diagnostik** ist das native Röntgenbild in 2 Ebenen (a.–p. und streng seitlich). Als Ergänzung kann bei entsprechendem Verdacht eine Radiuskopfzielaufnahme sinnvoll sein.

Cave

Zu jeder klinischen Untersuchung gehört die Überprüfung der Sensibilität, Durchblutung und Motorik, um Verletzungen neurovaskulärer Strukturen auszuschließen.

Für die Darstellung von komplexen Frakturen und/oder zur präoperativen Planung ist die CT mit koronarer und sagittaler sowie 3-D-Rekonstruktion hilfreich.

Cave

Ein positives „Fat Pad Sign“ dorsal des distalen Humerus oder ein vorgewölbtes Fettpolster ventral des distalen Humerus sind Hinweise für eine knöcherne Läsion mit intraartikulärer Beteiligung.

2.4.4 Frakturklassifikation

Für die Wahl der richtigen Versorgungsstrategie ist neben einer weiterführenden Diagnostik zur Überprüfung von möglichen Begleitverletzungen die Abschätzung des Dislokationsgrads, der Ellenbogenstabilität und des Grades der Gelenkzertrümmerung entscheidend.

Für die proximale Ulna wird im eigenen Vorgehen die **Mayo-Klassifikation** [7] bevorzugt, da sich aus dieser Klassifikation – unserer Ansicht nach – leichter Therapieentscheidungen ableiten lassen (▸ Tab. 2.4, ▸ Abb. 2.21). In der Mayo-Klassifikation werden der Dislokationsgrad (nicht disloziert, disloziert) und die Gelenkstabilität (stabil, nicht stabil) für die Einteilung der 3 Hauptgruppen herangezogen. Die jeweilige Untergruppierung in A- und B-Frakturen erfolgt anhand der Frakturform (einfach, Trümmerbruch).

Tab. 2.4 Mayo-Klassifikation der Olekranonfraktur nach Morrey.

Typ		Kennzeichen
I		nicht dislozierte, stabile Frakturen des Olekranons
	A	einfache Frakturen
	B	Trümmerfrakturen
II		dislozierte Frakturen mit erhaltener Gelenkstabilität
	A	einfache Frakturen
	B	Trümmerfrakturen
III		dislozierte Frakturen mit instabilem Ellenbogengelenk
	A	einfache Frakturen
	B	Trümmerfrakturen

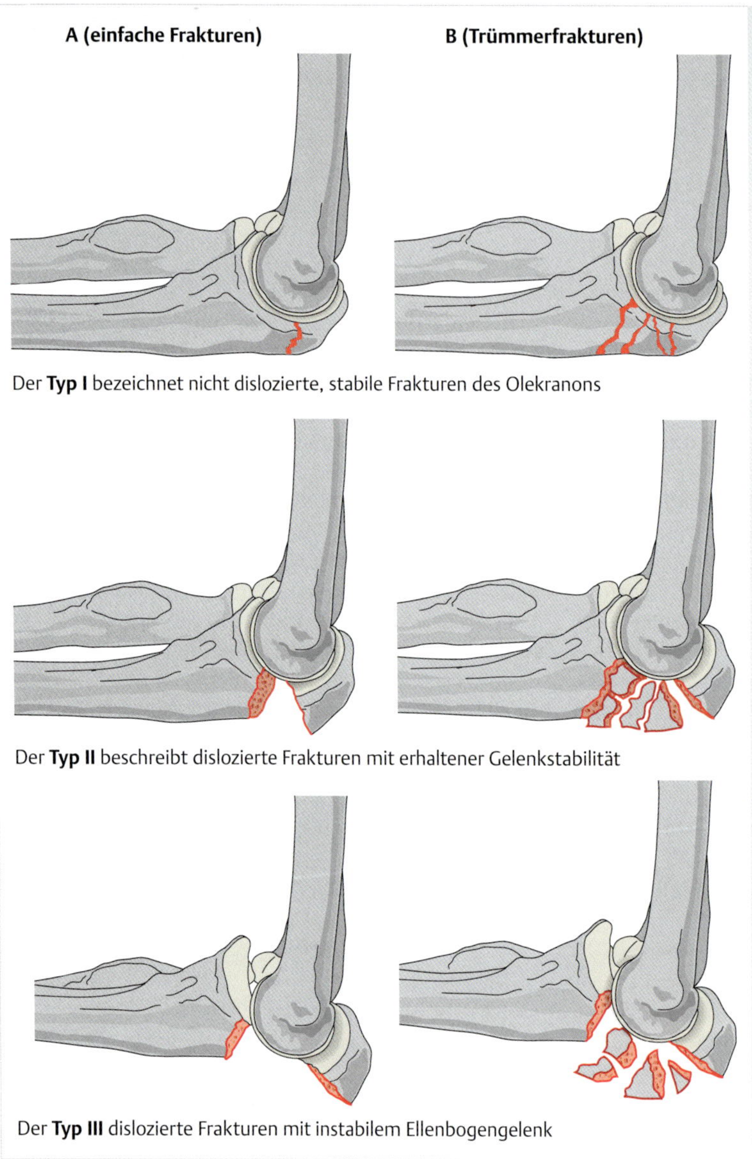

Abb. 2.21 Mayo-Klassifikation der Olekranonfraktur nach Morrey. (Quelle: [25]).

Die gängigste Frakturklassifikation für Radiuskopffrakturen ist die durch **Johnston** [16] modifizierte Mason-Klassifikation. Bei einer nicht oder < 2 mm dislozierten 2-Fragment-Fraktur handelt es sich um eine Typ-I-, bei einer Dislokation > 2 mm der 2-Fragment-Fraktur um eine Typ-II-Radiuskopffraktur. Mehrfragmentfrakturen werden unter Typ III und alle Luxationsfrakturen unter Typ IV zusammengefasst (▸ Tab. 2.5, ▸ Abb. 2.22).

Als Sonderformen müssen die **Ellenbogenluxationsfrakturen** genannt werden, die anhand der luxierten bzw. frakturierten Gelenkpartner unterschieden werden (▸ Tab. 2.6).

Tab. 2.5 Klassifizierung der Radiuskopffraktur nach Mason (Quelle: [3]).

Typ	Kennzeichen
I	nicht oder < 2 mm dislozierte 2-Fragment-Fraktur
II	> 2 mm dislozierte 2-Fragment-Fraktur
III	Mehrfragmentfraktur
IV	alle Frakturen mit zusätzlicher Luxationskomponente

Tab. 2.6 Sonderformen der Ellenbogenluxationsfrakturen.

Eigenname	Verletzungskombination
Terrible Triade	Radiuskopffraktur, Koronoidfraktur, Luxation
Monteggia-Läsion	proximale Ulnafraktur, Radiuskopfluxation
Monteggia-like-Läsion	proximale Ulnafraktur, Radiuskopf-Luxationsfraktur
Transolekranonluxationsfraktur	Luxation des Unterarms als Einheit durch die Olekranonfraktur (nicht nur der Radiuskopf alleine wie bei der Monteggia-Läsion)
Essex-Lopresti-Läsion	Radiuskopffraktur, Ruptur der Membrana interossea, Luxation des distalen Radioulnargelenks (DRUG)

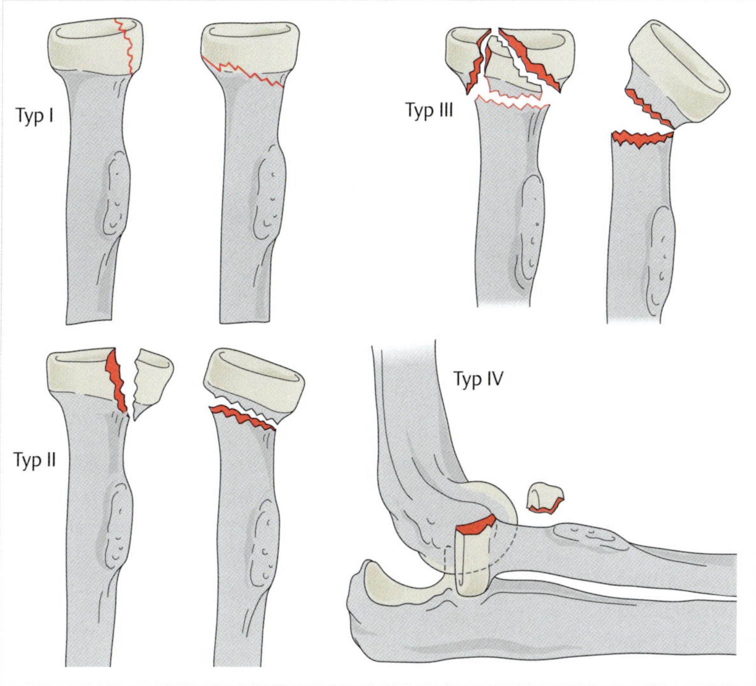

Abb. 2.22 Nach Johnston modifizierte Mason-Klassifikation der Radiuskopffraktur. (Quelle: [25]).

In der Alterstraumatologie stehen insbesondere die Monteggia-Läsion, Monteggia-like-Läsion sowie die Transolekranonluxationsfraktur im Vordergrund. Einteilung der Monteggia-Läsion nach Bado, erweitert nach Jupiter [1], [17] (▸ Tab. 2.7, ▸ Abb. 2.23).

Tab. 2.7 Klassifikation der Monteggia-Verletzungen nach Bado; weitere Unterteilung von Typ II nach Jupiter.

Typ nach Bado	Kennzeichen		
I	Ulnafraktur: metaphysär + anteriore Angulation und anteriore Radiuskopfluxation		
II	Ulnafraktur: metaphysär + dorsale Angulation und dorsale Radiuskopfluxation	A	Ulnafraktur auf Höhe des Olekranons
		B	Ulnafraktur distal der Koronoidspitze
		C	diaphysäre Ulnafraktur distal des Koronoids
		D	Trümmerfraktur des proximalen Drittels der Ulna
III	Ulnarfraktur: metaphysär + laterale Angulation und laterale Radiuskopfluxation		
IV	proximale Ulna- und Radiusschaftfraktur und anteriore Radiuskopfluxation		

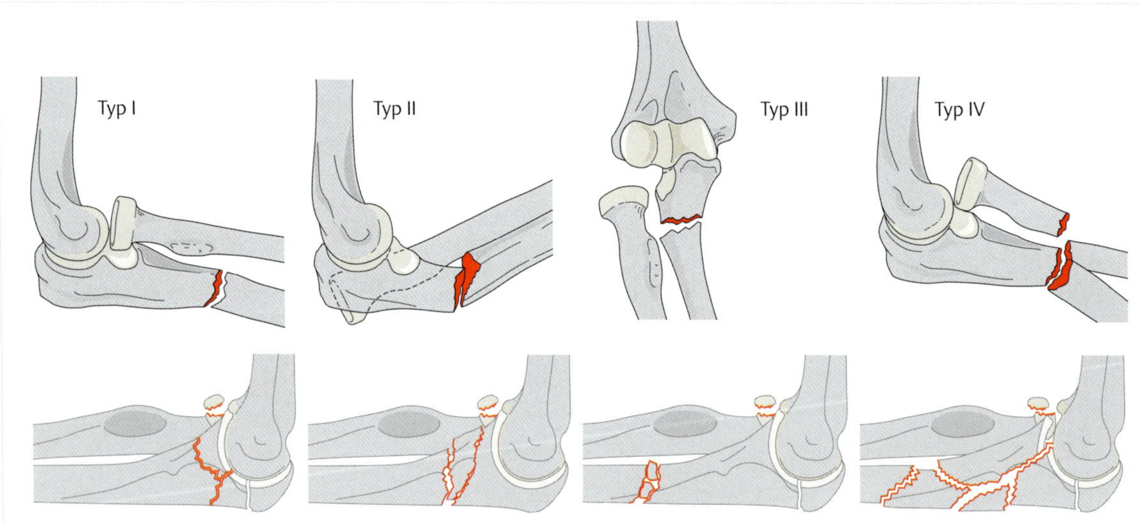

Abb. 2.23 Einteilung der Monteggia-Läsion nach Bado, mit Erweiterung der Klassifikation nach Jupiter. (Quelle: [5]).

2.4.5 Versorgungsstrategien

Primär sollte eine anatomische Rekonstruktion mit Erhaltung des Gelenks angestrebt werden. Beim älteren Patienten müssen allerdings vorliegende Komorbiditäten, der funktionelle Anspruch des Patienten und insbesondere die Knochenqualität in die Festlegung des Therapieregimes mit einfließen.

Im Folgenden werden verschiedene Therapieregimes bei Frakturen des proximalen Unterarms beschrieben.

Olekranonfraktur

Zur Festlegung des Therapieregimes der Olekranonfraktur sind der Dislokationsgrad, die Schwere der Gelenkzertrümmerung und die Gelenkstabilität in die Überlegungen mit einzubeziehen. Im eigenen Vorgehen orientieren wir uns an der Mayo-Klassifikation von Morrey [7].

Bei **Typ-I-Frakturen** des Olekranons, d. h. nicht disloziert bzw. Dislokation < 2 mm und stabile Gelenkverhältnisse, kann eine konservative Therapie eingeleitet werden. Die betroffene Extremität sollte für etwa 10 Tage in einem 90° Oberarmgips ruhiggestellt werden. Im Anschluss ist, zur Vermeidung einer Gelenksteife, die vorsichtige, passive und aktive Beübung ohne Widerstand erforderlich. Eine aktive Streckung des Ellenbogengelenks ist für 6 Wochen zu vermeiden.

> **Tipp**
>
> Mayo-Typ-I-Frakturen erlauben einen konservativen Therapieversuch im 90° Oberarmgips (ca. 10 Tage). Zur Vermeidung einer Gelenksteife ist eine frühe passive und aktive physiotherapeutische Behandlung ohne Widerstand essenziell. Engmaschige Röntgenverlaufskontrollen sind zur Stellungskontrolle unverzichtbar.

Da trotz aller Vorsicht ein hohes Risiko der Sekundärdislokation besteht, empfiehlt es sich in regelmäßigen Abständen nativ radiologische Kontrollen durchzuführen.

Kommt es im Verlauf zu einer sekundären Fragmentdislokation, muss ein Verfahrenswechsel erfolgen.

Bei der operativen Therapie von dislozierten Olekranonfrakturen des älteren Patienten müssen das erhöhte Narkoserisiko bei Multimorbidität, die schlechtere Implantatfixierung bei osteoporotisch verändertem Knochen sowie ein erhöhtes Risiko von Wundheilungsstörungen bedacht werden. Sollte es im postoperativen Verlauf zu implantatassoziierten Problemen kommen, kann ggf. nur eine Entfernung des Osteosynthesematerials die Beschwerden lindern. In diesem Fall wäre der ältere Patient den Operationsrisiken erneut ausgesetzt.

Die Arbeitsgruppe um Duckworth [10] analysierte das funktionelle Ergebnis nach rein konservativer Therapie von 43 Patienten (Ø 76 Jahre) mit einer stattgehabten isolierten, dislozierten (> 2 mm) Olekranonfraktur. Keiner der Patienten musste wegen einer Pseudarthrose sekundär operativ versorgt werden. Sowohl in der Kurzzeit- als auch in der Langzeitverlaufskontrolle hatten die Patienten zufriedenstellende Ergebnisse. Beim alten, multimorbiden Patienten mit geringem funktionellem Anspruch – mit erhöhtem Operationsrisiko – kann daher die konservative Therapie, auch von dislozierten Olekranonfrakturen, bei der Festlegung des Therapieregimes mit in die Überlegungen einbezogen werden.

Bei der operativen Versorgung der **Frakturtypen II und III** der Mayo-Klassifikation gibt es unabhängig vom osteosynthetischen Verfahren einige Aspekte zu beachten. Das Ziel sollte eine möglichst anatomische Rekonstruktion des Olekranons sein. Die korrekte intraoperative Interpretation der knorpelfreien **„Bare Area“** ist hierfür entscheidend. Um die intraartikulären Verhältnisse wiederherzustellen, kann es notwendig sein, komprimierte Fragmente aufzurichten oder kleine Trümmerteile zu entfernen. Da die intraartikulären Verhältnisse durch das dorsale Alignment der Ulna wiedergegeben werden, ist insbesondere das dorsale Alignment der ulnaren Kortikalis des Olekranons von Bedeutung (▶ Abb. 2.24).

Tipp

Typ-II- und -III-Frakturen des Olekranons sollten operativ versorgt werden. Unabhängig vom Osteosyntheseverfahren ist die Rekonstruktion des Alignments der dorsalen Ulnakante – bei gleichzeitig stufenfreier Gelenkfläche – für die Wiederherstellung der anatomischen intraartikulären Verhältnisse entscheidend.

Generelles Ziel der operativen Therapie ist eine frühfunktionelle Nachbehandlung. Aktives Bewegungstraining soll einer Ellenbogengelenksteife vorbeugen.

Bei der Frakturversorgung von älteren **Patienten mit herabgesetzter Knochenqualität** hat sich die dorsale Plattenosteosynthese des Olekranons etabliert und bewährt. Die bei jüngeren, knochengesunden Patienten angewandte Zuggurtungsosteosynthese (Indikation: Frakturen der Mayo-Klassifikation IIa) spielt in der Alterstrau-

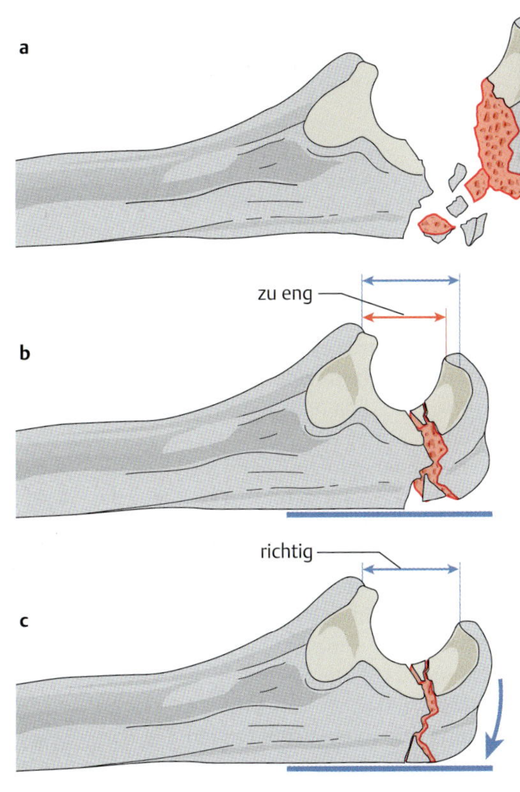

Abb. 2.24 Dorsales Alignment der Ulnakante. (Quelle: [25]).
a Präoperativ.
b Wird das Alignment nicht anatomisch rekonstruiert, kommt es zur Einengung der Incisura semilunaris ulnae.
c Das dorsale Alignment ist entscheidend für die anatomische intraartikuläre Rekonstruktion.

matologie eher eine untergeordnete Rolle. Dies liegt insbesondere darin begründet, dass das Risiko einer sekundären Frakturdislokation oder z. B. einer Drahtmigration aufgrund der osteoporotischen Knochenstruktur des älteren Patienten deutlich erhöht ist.

Für die **knöcherne Rekonstruktion der proximalen Ulna** (Varusangulation, anteriore Deviation) stehen präformierte „anatomische" Plattenosteosynthesen zur Verfügung, die durch ihre winkelstabile Verschraubung eine stabile knöcherne Fixierung – auch in osteoporotischem Knochen – ermöglichen und gute Ergebnisse erzielen [3].

Aufgrund des z. T. sehr dünnen Weichteilmantels über der dorsalen Olekranonkante kann es allerdings durch die exponierte Lage zu implantatassoziierten Weichteilirritationen kommen. Durch eine frühzeitige Materialentfernung – bei knöchern sicher konsolidierter Fraktur – kann hier in der Mehrzahl der Fälle eine Verbesserung der Beschwerdesymptomatik erreicht werden [3], [22]. Bei Verwendung der üblichen dorsalen Plattenosteosynthese kann die stabile Reposition und Fixierung von kleinen proximalen Fragmenten, insbesondere bei schlechter Knochenqualität erschwert sein. Das kleine proximale Fragment wird häufig nur mit 1 oder 2 Schrauben gefasst. Zudem liegen die üblicherweise verwendeten 3,5-mm-Schrauben parallel zur Zugrichtung des M. triceps brachii, was eine sekundäre Dislokation begünstigen kann (▶ Abb. 2.25).

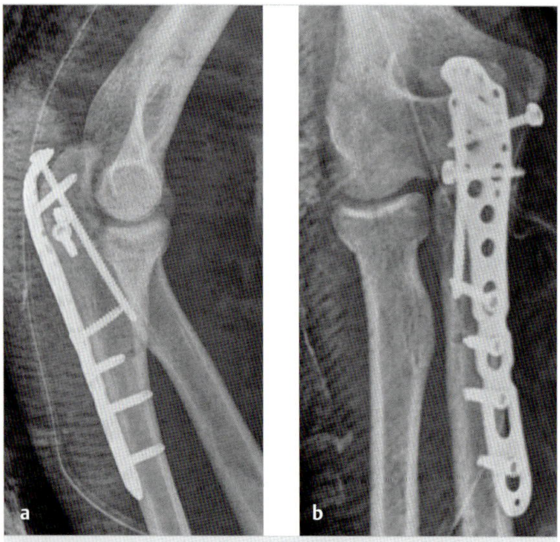

Abb. 2.25 Dorsale LCP (Locking Compression Plate) des Olekranons mit kleinem proximalem Fragment.
a Das proximale Fragment wird nur durch 2 Schrauben gefasst, die in Zugrichtung des M. triceps brachii liegen.
b A.–p. Projektion des Ellenbogengelenkes nach osteosynthetischer Versorgung.

Cave

Die Reposition und Fixierung von kleinen proximalen Fragmenten des Olekranons kann mit der üblichen dorsalen Plattenosteosynthese erschwert sein, insbesondere bei osteoporotischem Knochen.

Ein alternatives Fixierungsprinzip wird durch die neuartige **Flachprofil-Doppelplattenosteosynthese** verfolgt (▶ Abb. 2.26). Hierbei werden anatomisch präformierte Implantate seitlich am Olekranon positioniert, wodurch Weichteilirritationen über der dorsalen Auflagefläche der Ulna vorgebeugt werden soll. Die winkelstabile Verankerung der Schrauben, mit bedarfsweiser bikortikaler Verschraubung, erfolgt im Idealfall orthogonal zur Zugrichtung des M. triceps brachii. Hierdurch soll eine hohe Primärstabilität erreicht werden, wodurch eine übungsstabile Frakturversorgung auch bei Osteoporose, kleinem proximalem Fragment und metaphysärer Trümmerzone ermöglicht wird. Die ersten klinischen Erfahrungen mit der Flachprofil-Doppelplattenosteosynthese zeigen gute Ergebnisse. Ob sich das Konzept durchsetzt und ob sich hierdurch die implantatassoziierten Weichteilirritationen reduzieren lassen, bleibt abzuwarten.

Tipp

Die seitliche Positionierung der Flachprofil-Doppelplattenosteosynthese soll Weichteilirritationen vorbeugen. Durch die bedarfsweise bikortikale Verschraubung mit idealerweise orthogonaler Schraubenlage zur Zugrichtung der Trizepssehne wird eine hohe Primärstabilität erreicht.

Unabhängig von der Wahl des Osteosynthesematerials übt der Ansatz der Trizepssehne einen beträchtlichen Zug auf die proximale Ulna aus. Bei osteoporotisch verändertem Knochen können sich eben diese Zugkräfte negativ auf das Repositionsergebnis und die osteosynthetische Frakturfixierung auswirken. Durch eine **Fadenaugmentation der Trizepssehne** lassen sich die Zugkräfte auf die proximale Ulna reduzieren. Unter Verwendung von stabilem Nahtmaterial wird etwa 1–2 cm proximal des Trizepssehnenansatzes eine fortlaufende Naht begonnen und nach distal geführt. Das Fadenende wird abschließend in einem freien Plattenloch – bei 90° gebeugtem Ellenbogengelenk – fest verknotet. Zusätzlich kann ein weiterer Faden über knöcherne Auszugsnähte oder durch Fadenanker am posterioren Anteil der proximalen Ulna – also etwas entfernt von der Olekranonspitze – fixiert werden [15]. Die Spannung der Naht sollte so groß sein, dass die Traktionskraft der Trizepssehne reduziert wird. Durch die Fadenaugmentation der Trizepssehne und die damit einhergehende, potenzielle Verkürzung des Exten-

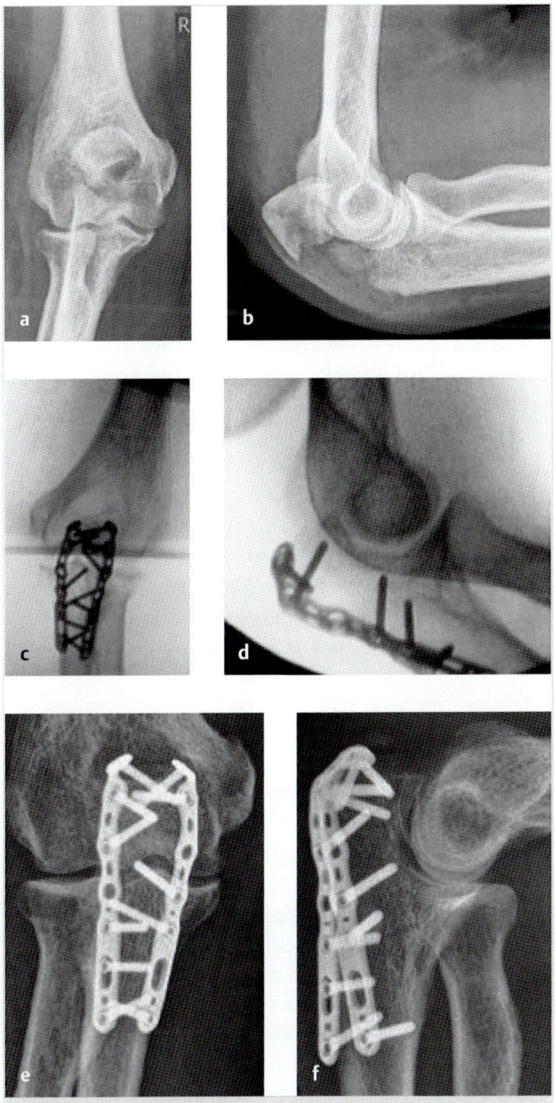

Abb. 2.26 69-jährige Patientin mit Typ-III-Olekranonfraktur nach der Mayo-Klassifikation. (Quelle: [25])
a, b Dislozierte Olekranontrümmerfraktur (Typ Mayo IIIB); a.–p. und laterale Projektion des Ellenbogengelenkes konventionell radiologisch.
c, d Intraoperatives Ergebnis nach Flachprofildoppelplatten-Osteosynthese (Fa. Medartis, Basel, Schweiz).
e , f Kontrolle nach knöcherner Konsolidierung (a.–p. und lateral).

sorenapparats erhöht sich das Risiko einer Beugeeinschränkung des Ellenbogengelenks.

Die **Exzision** von Teilen des Olekranons kann bei nicht zu rekonstruierenden Trümmerfrakturen oder bei kleinen proximalen Fragmenten erfolgen, die weniger als 30 % des gesamten Olekranons ausmachen. Dieses operative Vorgehen ist insbesondere bei älteren Patienten mit schlechter Knochenqualität und niedrigem funktionellem Anspruch zu erwägen. Die Voraussetzung für eine Exzision des proximalen Olekranons sind allerdings ansonsten stabile Bandverhältnisse. Werden Teile des proximalen Olekranons reseziert, so ist eine anschließende stabile Fixierung des Trizepssehnenansatzes unerlässlich. Dies gelingt durch die bereits beschriebene Fadenaugmentation mit Verankerung des Fadenendes in der posterioren proximalen Ulna – transossär oder mittels Fadenanker.

2

Radiuskopffraktur

Der Radiuskopf spielt nicht nur eine wichtige Rolle bei der Kraftübertragung vom Handgelenk auf den Oberarm, sondern er fungiert auch als Stabilisator gegen Valgusstress. Radiuskopffrakturen sind oftmals mit **ligamentären Begleitverletzungen** verbunden. Dies betrifft zum einen die Kollateralbänder, kann aber auch schon bei leichten Frakturen (Mason-Typ I) die Membrana interossea betreffen [12]. Bei schweren dislozierten Radiuskopffrakturen steigt die Inzidenz von Bandverletzungen bis auf 87,5 % an [14]. Daher sollte die Radiuskopffraktur nicht nur als rein ossäre, sondern vielmehr als osteoligamentäre Läsion angesehen werden.

Cave

Bei schweren dislozierten Radiuskopffrakturen steigt die Inzidenz von Bandverletzungen bis auf 87,5 % an. Die Radiuskopffraktur ist daher als osteoligamentäre Verletzung einzustufen.

Würde die radiale Säule am PRUG wegfallen, so wäre das Risiko einer relevanten Valgusinstabilität signifikant erhöht und es würde zudem eine 100 %ige Kraftübertragung über das humeroulnare Gelenk erfolgen. Dies würde als Konsequenz eine vorzeitige degenerative Gelenkveränderung begünstigen. Aus diesem Grund ist die operative Therapiestrategie so zu wählen, dass die ossären Läsionen osteosynthetisch bzw. prothetisch versorgt werden, aber auch ligamentäre Verletzung durch entsprechende Bandrekonstruktionen adressiert werden.

Tipp

Die Therapiestrategie ist so zu wählen, dass neben der osteosynthetischen bzw. prothetischen Versorgung des Radiuskopfs auch Bandläsionen entsprechend adressiert werden.

Frakturen vom Typ I der Mason-Klassifikation können durch eine initiale Ruhigstellung im 90° Oberarmgips in Neutralstellung für 5–7 Tage konservativ therapiert werden. Essenziell ist eine frühfunktionelle Nachbehandlung zur Vermeidung einer posttraumatischen Ellenbogengelenksteife. Damit man einen schwierigen Verlauf frühzeitig erkennt, sind bei der konservativen Therapie engmaschige klinische und radiologische Kontrollen unerlässlich. Bei einem unkomplizierten Behandlungsverlauf sollte der Patient zeitnah eine normale Beweglichkeit wiedererlangen und schmerzfrei sein. Ist dies nicht der Fall, müssen Instabilitäten, freie Gelenkkörper oder eine sekundäre Frakturdislokation in Betracht gezogen werden. Die Indikation zur MRT wird im eigenen Vorgehen in diesen Fällen großzügig gestellt.

Da **Mason-Typ-II-Frakturen** formell Gelenkfrakturen sind (2-Fragment-Fraktur mit einer Dislokation > 2 mm), werden diese Frakturen im eigenen Vorgehen anatomisch reponiert und durch Schrauben oder resorbierbare Pins fixiert. Die Schrauben werden unter dem Knorpelniveau versenkt. Während wir bei jungen Patienten von einer konservativen Behandlung absehen, ist im Fall des alten Patienten individuell zu entscheiden. Die gegenüberliegende Kortikalis darf beim Einbringen der Schrauben nicht verletzt werden. Das Ziel der operativen Versorgung ist das Erreichen einer Übungsstabilität, um eine frühfunktionelle Nachbehandlung zur Vermeidung einer Ellenbogensteife sicherzustellen.

Merke

M!

Das Ziel der operativen Versorgung ist das Erreichen einer Übungsstabilität, um eine frühfunktionelle Nachbehandlung zur Vermeidung einer Ellenbogensteife zu ermöglichen.

Bei **Frakturen der Typen III und IV** existieren verschiedene Herangehensweisen. Die Erfolgsaussicht bei der Rekonstruktion einer Radiuskopftrümmerfraktur des älteren Patienten ist unter Berücksichtigung der Knochenqualität und Durchblutung sicherlich kritisch zu überdenken. Allerdings sollte unserer Meinung nach die Möglichkeit der Erhaltung des nativen Radiuskopfs in jedem Fall geprüft werden. Die Indikation zur Rekonstruktion sollte individuell intraoperativ und abhängig von der eigenen Erfahrung mit dem jeweiligen Verfahren gestellt werden. Die von Ring et al. [21] im Jahre 2002 aufgestellte Empfehlung, Frakturen mit > 3 Fragmenten pauschal nicht osteosynthetisch zu versorgen, sondern direkt durch eine Prothese zu ersetzen, halten wir aufgrund der zwischenzeitlichen Entwicklung von radiuskopfspezifischen multidirektionalen winkelstabilen Implantaten mit hoher Primärstabilität für nicht mehr aktuell.

Erfolgt die Reposition und Fixierung mittels winkelstabiler Plattenosteosynthese, so ist diese innerhalb der „Safe Zone" zu positionieren. Eine Interferenz mit dem PRUG ist nach Möglichkeit zu vermieden. Sollte der Frakturverlauf eine Positionierung außerhalb der „Safe Zone" vorgeben, ist die resultierende Einschränkung der Umwendebewegung ggf. zu akzeptieren und das Osteosynthesematerial bei konsolidierten Frakturverhältnissen frühzeitig zu entfernen.

Erscheint nach kritischer Prüfung die Rekonstruktion des Radiuskopfs nicht sinnvoll, so ist zur Wiederherstellung der radialen Säule der endoprothetische Ersatz des Radiuskopfs anzustreben. Hierdurch wird neben der physiologischen Krafteinleitung auch die Stabilität des Ellenbogengelenks gewährleistet. Es muss jedoch klar sein, dass zwar sowohl monopolare als auch bipolare Prothesen die Valgusinstabilität des MCL-insuffizienten Ellenbogengelenks wiederherstellen können, aber keine der vorhandenen Prothesen so effektiv ist wie der native Radiuskopf selbst [20]. Die alleinige Radiuskopfresektion sollte vermieden werden.

Merke

M!

Grundvoraussetzung für ein gutes postoperatives Ergebnis nach Implantation einer Radiuskopfprothese ist die Replikation der Anatomie, der Biomechanik und eine perfekte Prothesenimplantation.

Allerdings gelingt selbst unter Laborbedingungen die exakte und perfekte Implantation der Radiuskopfprothese nicht regelhaft [20].

Durch die komplexe Anatomie des proximalen Radius und die aktuell erhältlichen Radiuskopfprothesen ist jedoch selbst bei perfekter Implantationstechnik keine „anatomische" Rekonstruktion möglich. Dies liegt allein schon daran, dass der native Radiuskopf eher eine elliptische Form hat und die Radiuskopfprothesen rund sind und meistens keine konkave Gelenkfläche aufweisen. Durch die fehlende Imitation der Fovea articularis radii wird die Kontaktfläche zwischen Radiuskopfprothese und Capitulum verkleinert und punktuell der Druck auf das Capitulum erhöht sowie die stabilisierende Komponente der Passgenauigkeit reduziert.

Bei den erhältlichen Radiuskopfprothesen gibt es verschiedene Systeme, die im Folgenden vorgestellt werden sollen.

▸ **Modular versus Monoblock.** Die große anatomische Variabilität des proximalen Radius sollte auch mit einer Radiuskopfprothese annährend anatomisch rekonstruiert werden können. Radii mit einem großen Halsdurchmesser haben nicht unbedingt auch einen großen Radiuskopf und umgekehrt. Daher ist das Risiko eines „Over-" oder „Understuffing" bei der Verwendung von Monoblockprothesen erhöht [2]. Da modulare Systeme die Kombination verschiedener Kopf-, Schaft- und ggf. auch Halsgrößen ermöglichen, haben sich diese Modelle gegenüber den Monoblocksystemen durchgesetzt. Allerdings besteht das Risiko der Komponentendissoziation.

► **Monopolar versus bipolar.** Die monopolaren Prothesenmodelle erreichen im Vergleich eine höhere Primärstabilität, was bei ligamentären Begleitverletzungen einen Vorteil darstellt und sich insbesondere in der akuten Fraktursituation anbietet. Bipolare Systeme verbessern das Alignment von Prothese und Capitulum mit konsekutiv erhöhter Kontaktfläche zwischen den Gelenkpartnern. Aufgrund der Kompensationsfähigkeit von Alignmentproblemen kann durch die bipolaren Systeme bei sekundär rekonstruktiven Eingriffen die Gefahr der (Sub-)Luxation und der Capitulumerosionen reduziert werden. Da die bipolaren Prothesen ebenfalls eine ausreichende Stabilisierung gegenüber Valguskräften zeigen [20], haben sich auch diese Modelle für die akute Fraktursituation bewährt.

► **Zementiert versus Press Fit versus „Intentionally Loose".** Die Frage der Prothesenverankerung spielt wie auch bei anderen Gelenken eine zentrale Rolle. Zementierte und „Press-Fit"-Systeme zielen auf eine feste Verankerung im Knochen ab. Das Prinzip der „Intentionally-Loose"-Verankerung ist so konzipiert, dass durch die „lockere" Verankerung eine Restbeweglichkeit des Prothesenhalses verbleibt, wodurch eine gewisse Bipolarität der Prothese entsteht. Problematisch ist allerdings, dass hierdurch eine erhöhte Rate an Osteolysen im Halsbereich beobachtet werden konnte. Die meist asymptomatischen und nicht revisionsbedürftigen Osteolysen können als Ausdruck der Bewegung im Prothesenschaft gesehen werden. Die in „Press-Fit"-Verankerung implantierten Kurzschaftprothesen zeigen ebenfalls nicht selten Osteolysen im Halsbereich des proximalen Radius. Im Gegensatz zu den „Intentionally-Loose"-Modellen sind diese Osteolysen aber oftmals symptomatisch [19]. Die zementierte, biopolare Judet-Prothese mit langem Schaft, reduziert durch ihr bipolares Design die auf den Prothesenschaft wirkenden Scherkräfte. In Kombination mit der stabilen Zementverankerung und dem langen Prothesenschaft werden daher auch im Langzeitverlauf nur selten Lockerungen beobachtet [4].

► **Langschaft versus Kurzschaft.** Die Mehrzahl der erhältlichen Prothesen haben kurze Schäfte, die meistens auf Höhe der Tuberositas radii enden. Dies kann problematisch werden, da eine suffiziente Verankerung des Prothesenstiels hier nicht mehr ausreichend gewährleistet ist. Es ist eine mögliche Erklärung für die vermehrte Rate an sekundären Lockerungen der Kurzschaftprothesen. Im eigenen Vorgehen verwenden wir daher bevorzugt Langschaftprothesen, die distal der Tuberositas radii enden und somit fest verankert sind (► Abb. 2.27).

Unabhängig vom Prothesenmodell spielt die Implantation eine entscheidende Rolle. Insbesondere die **Implantationshöhe** und die **Prothesengröße** sind von großer Wichtigkeit. Während der Implantation ist intraoperativ die Parallelität des humeroulnaren Gelenkspaltes sicherzustellen. Wird die Prothese zu groß gewählt, d. h., es resultiert ein „Overstuffing", klafft der laterale Anteil des humeroulnaren Gelenkes, durch den erhöhten Druck im radiocapitellaren Gelenk, auf. Dieses Phänomen lässt sich konventionell radiologisch allerdings erst bei einem deutlichen „Overstuffing" (> 6 mm) beobachten. Intraoperativ kann die richtige Prothesenhöhe und -größe abgeschätzt werden. Idealerweise wird eine Radiuskopfprothese auf Höhe des Koronoids platziert (► Abb. 2.28). Dies lässt sich am besten gewährleisten, indem das PRUG über das Kocherintervall visualisiert wird. Dann kann die Prothese an der lateralen Kante des Koronoids bzw. der Incisura radialis ulnae ausgerichtet werden.

Hierdurch lässt sich ein „Overstuffing" in der Regel vermeiden. Damit jedoch ein ausreichender, das Gelenk sta-

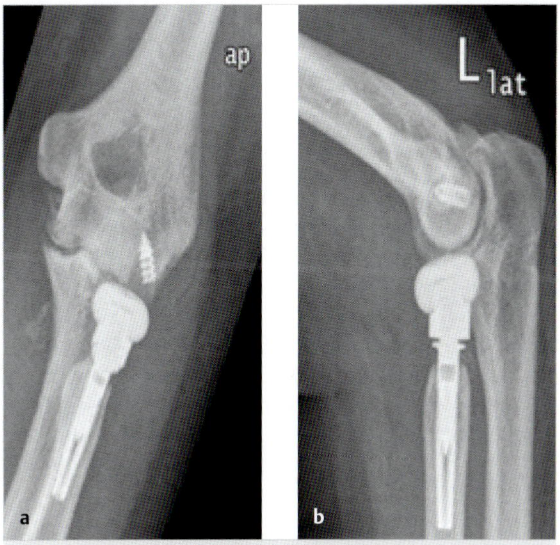

Abb. 2.27 Modulare, monopolare Langschaft-Radiuskopfprothese (MoPyc, Fa. Tornier). **a** und **b** Konventionelle Röntgenaufnahme in a.–p. und lateraler Projektion nach Implantation einer modularen, monopolaren Langschaft-Radiuskopfprothese (MoPyc, Fa. Tornier). Zusätzlich wurde das LCL über einen in den radialen Epikondylus eingebrachten Fadenanker refixiert.

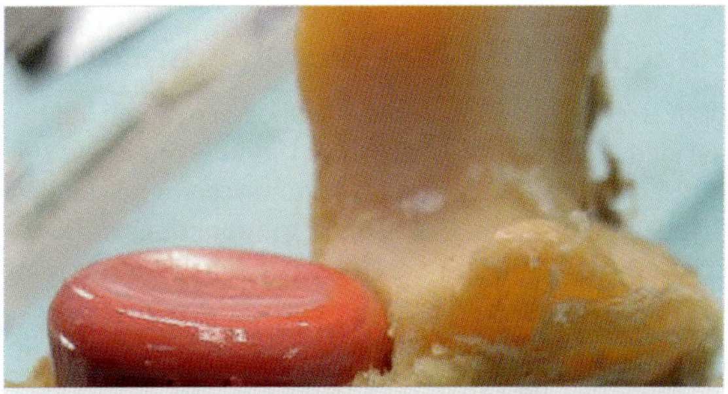

Abb. 2.28 Implantationshöhe der Radiuskopfprothese anhand des Koronoids. (Quelle: [25]).

bilisierender Kontakt zwischen Prothesenkopf und Capitulum resultiert, darf die Prothese natürlich auch nicht zu tief implantiert werden („Understuffing“).

> **Merke**
>
> Positionierung der Radiuskopfprothese auf Höhe des Koronoids. In der Regel lässt sich ein „Overstuffing“ so vermeiden.

Normalerweise ist für die Implantation einer Radiuskopfprothese die Ablösung des LCL-Komplexes notwendig. Aus diesem Grund sollte am Ende der Operation der LCL-Ursprung unbedingt wieder anatomisch refixiert werden.

> **Cave**
>
> Wird der LCL-Ursprung für die Implantation einer Radiuskopfprothese abgelöst, muss dieser zwingend am Ende der Operation refixiert werden.

Die Kurzzeitergebnisse nach Radiuskopfprothesenimplantation sind ermutigend. Langzeitergebnisse fehlen bisher weitestgehend.

Sonderfall: Ellenbogenluxationsfrakturen

Die verschiedenen Typen der Ellenbogenluxationsfrakturen sind ▶ Tab. 2.6 zu entnehmen. Das übergeordnete Ziel ist die Wiederherstellung von anatomischen und stabilen Gelenkverhältnissen, sodass eine frühfunktionelle Nachbehandlung möglich ist. Im Folgenden soll die Versorgung der **Monteggia-Läsion** näher beleuchtet werden.

Da es sich um eine Luxationsverletzung handelt, ist die notfallmäßige operative Versorgung anzustreben.

Ist dies nicht möglich, so ist zumindest eine exakte geschlossene Reposition und eine 90° Oberarmgipsruhigstellung durchzuführen. Die zeitnahe operativer Therapie ist dennoch unabdingbar.

> **Merke**
>
> Das Ziel ist es, eine anatomische Reposition und stabile Gelenkverhältnisse zu erreichen, sodass eine frühfunktionale Nachbehandlung erfolgen kann.

Wird die proximale Ulna über einen dorsalen Zugang offen exakt reponiert, sollte sich auch der Radiuskopf einstellen. Ist dies nicht der Fall, muss die erfolgte Reposition der Ulna überprüft werden. Stellt sich der Radiuskopf trotz korrekter Reposition der Ulna weiterhin nicht anatomisch ein, ist auch er offen zu reponieren. Liegt eine begleitende Fraktur des Koronoids oder des Radiuskopfs (**Monteggia-like-Läsion**) vor, so können diese ebenfalls von dorsal über den gleichen Zugang unter Sicht reponiert und fixiert werden.

Bei vorliegender Koronoidfraktur ist die exakte Reposition entscheidend, da andernfalls Affektionen des PRUG mit relevanten posttraumatischen Bewegungseinschränkungen wahrscheinlich sind. Eine suffiziente Rekonstruktion der radialen Säule ist für die Aufrechterhaltung der physiologischen Krafteinleitung vom Handgelenk auf den Oberarm und hinsichtlich der Ellenbogengelenksstabilität ebenfalls wichtig. Die Fraktur der Ulna kann anschließend mittels winkelstabiler Plattenosteosynthese oder Flachprofil-Doppelplattenosteosynthese adressiert werden.

> **Cave**
>
> Ist das Ellenbogengelenk nach offener Reposition und Fixierung der Frakturen sowie ggf. einer Rekonstruktion des Bandapparats nicht über den gesamten Bewegungsumfang stabil, ist zusätzlich ein Bewegungsfixateur anzulegen, sodass eine ausreichende Gelenkstabilität gewährleistet ist. Der Fixateur sollte etwa 6 Wochen belassen werden.

Bei Anlage eines Fixateurs ist zunächst das Rotationszentrum des Ellenbogengelenks am distalen Humerus (Verbindung zwischen dem inferioren Anteil des medialen Epikondylus und dem Zentrum des lateralen Kondylus) unter Bildwandlerkontrolle zu bestimmen und durch einen von lateral eingebrachten K-Draht zu markieren. Damit die anatomische Wiederherstellung der humeroulnaren Gelenkverhältnisse intraoperativ unter Bildwandlerkontrolle überprüft werden kann, sollte das Drehelement des Fixateurs röntgendurchlässig sein. Ältere nicht röntgendurchlässige Modelle erlauben keine adäquate Überprüfung der regelrechten Artikulation. Subluxationen können dann oft nur über ein postoperativ angefertigtes CT festgestellt werden.

Da Subluxationen im Fixateur zu schweren Gelenkschäden führen können, dürfen diese nicht toleriert werden und bedürfen der Revision, was besonders beim älteren Patienten mit erhöhtem OP-Risiko unbedingt zu vermeiden ist. Die Positionierung der Pins erfolgt üblicherweise von lateral in den Humerus- und in den Ulnaschaft. Im Bereich des mittleren Drittels des lateralen Humerusschafts verläuft der N. radialis, der unter allen Umständen zu schonen ist. Eine definierbare sichere „Safe Zone“ zur Vermeidung von iatrogenen Nervenschäden existiert nicht [26]. Für die sichere Positionierung empfehlen wir daher die Installation der Pins unter Sicht in Mini-open-Technik unter Retraktion der Weichteile und sicherem knöchernem Kontakt.

Cave

Um eine iatrogene Läsion des N. radialis zu vermeiden, sollten die humeralen Pins unter Sicht in Mini-open-Technik platziert werden.

Eine frühfunktionelle aktive Nachbehandlung ist anzustreben. Sind die Gelenkverhältnisse nach osteosynthetischer Versorgung stabil, kann zum Schutz der Bandrefixierung/-rekonstruktion eine Bewegungsorthese angelegt werden. Diese kann allerdings nur das reponierte Gelenk schützen, jedoch keine Reposition aufrechterhalten.

Literatur

[1] Bado JL (1967) The Monteggia lesion. Clin Orthop 50: 71–86.

[2] Beredjiklian PK, Nalbantoglu U, Potter HG et al. Prosthetic radial head components and proximal radial morphology: a mismatch. J Shoulder Elbow Surg 1999; 8: 471–475

[3] Buijze G, Kloen P. Clinical evaluation of locking compression plate fixation for comminuted olecranon fractures. J Bone Joint Surg 2009; 91: 2416–2420

[4] Burkhart KJ, Mattyasovszky SG, Runkel M et al. Mid- to long-term results after bipolar radial head arthroplasty. J Shoulder Elbow Surg 2010; 19: 965–972

[5] Burkhart KJ, Hollinger B, Wegmann K et al. Luxationen und Bandverletzungen am Ellenbogen und Unterarm. Orthopädie und Unfallchirurgie up2date 2012; 7(5): 435–462

[6] Burkhart JK, Franke S, Wegmann K et al. Mason I-Fraktur – eine harmlose Verletzung? Unfallchirurg 2015; 118(1): 9–17

[7] Cabanela ME, Morrey BF. Fractures of the proximal ulna and olecranon. In: The elbow and its disorders. Philadelphia: WB Saunders; 1193: 408

[8] Caputo AE, Mazzocca AD, Santoro VM. The nonarticulating portion of the radial head: anatomic and clinical correlations for internal fixation. J Hand Surg Am 1998; 23:1082–1090

[9] Duckworth AD, Clement ND, Aitken SA et al. The epidemiology of fractures of the proximal ulna. Injury 2012; 43(3): 343–6

[10] Duckworth AD, Bugler KE, Clement ND et al. Nonoperative management of displaced olecranon fractures in low-demand elderly patients. J Bone Joint Surg Am 2014; 96: 67–72

[11] Grechenig W, Clement H, Pichler W et al. The influence of lateral and anterior angulation of the proximal ulna on the treatment of a Monteggia fracture: an anatomical cadaver study. J Bone Joint Surg Br 2007; 89: 836–838

[12] Hausmann JT, Vekszler G, Breitenseher M et al. Mason type-I radial head fractures and interosseous membrane lesions – a prospective study. J Trauma 2009; 66: 457–461

[13] Hölzl A, Verheyden AP. Isolierte Olecranonfrakturen. Unfallchirurg 2008; 111: 727–734

[14] Itamura J, Roidis N, Mirzayan R et al. Radial head fractures: MRI evaluation of associated injuries. J Shoulder Elbow Surg 2005; 14: 421–424

[15] Izzi J, Athwal GS. An off-loading triceps suture for augmentation of plate fixation in comminuted osteoporotic fractures of the olecranon. J Orthop Trauma 2012; 26(1): 59–61

[16] Johnston GW. A follow-up of one hundred cases of fracture of the head of the radius with a review of the literature. Ulster Med J 1962; 31: 51–56

[17] Jupiter JB, Leibovic SJ, Ribbans W, Wilk R (1991) The posterior Monteggia lesion. J Orthop Trauma. 5: 395–402

[18] Morrey BF, An KN, Stormont TJ. Force transmission through the radial head. J Bone Joint Surg Am 1988; 70: 250–256

[19] Morrey BF. Prosthetic radial head replacement. In: Morrey BF, Sanchez-Sotelo J, eds. The elbow and it's disorders. Philadelphia: Saunders Elsevier; 2009: 381–388

[20] Pomianowski S, Morrey BF, Neale PG et al. Contribution of monoblock and bipolar radial head prostheses to valgus stability of the elbow. J Bone Joint Surg Am 2001; 83: 1829–1834

[21] Ring D, Quintero J, Jupiter JB. Open reduction and internal fixation of fractures of the radial head. J Bone Joint Surg Am 2002; 84-A: 1811–1815

[22] Rommens PM, Küchle R, Schneider RU et al. Olecranon fractures in adults: factors influencing outcome. Injury 2004; 35: 1149–1157

[23] Rouleau DM, Faber KJ, Athwal GS. The proximal ulna dorsal angulation: a radiographic study. J Shoulder Elbow Surg 2010; 19: 26–30

[24] Wang AA, Mara M, Hutchinson DT. The proximal ulna: An anatomic study with relevance to olecranon osteotomy and fracture fixation. J Shoulder Elbow Surg 2003; 12: 293–296

[25] Wegmann K, Burghart KJ, Müller LP. Knöcherne Verletzungen des Ellenbogens. Orthopädie und Unfallchirurgie up2date 2012; 7(5): 339–364

[26] Wegmann K, Lappen S, Pfau DB et al. Course of the radial nerve in relation to the center of rotation of the elbow-the need for a rational safe zone for lateral pin placement. J Hand Surg Am 2014; 39(6): 1136–40

[27] Windisch G, Clement H, Grechenig W et al. The anatomy of the proximal ulna. J Shoulder Elbow Surg 2007; 16: 661–666

[28] Yian E, Steens W, Lingenfelter E et al. Malpositioning of radial head prostheses: an in vitro study. J Shoulder Elbow Surg 2008; 17: 663–670

2.5 Distale Radiusfrakturen

J. Schneppendahl, J. Windolf

2.5.1 Einleitung

Das Handgelenk, das sich aus dem Radiokarpal- und Radioulnargelenk zusammensetzt, wird wesentlich vom distalen Radius geprägt. Dieser stellt mit seinen Fossae lunata und scaphoidea die krafttragende Basis im Radiokarpalgelenk dar und rotiert mit seiner Incisura ulnaris im Radioulnargelenk um die distale Ulna. Ein extrinsischer Bandapparat, gelenkübergreifende Sehnen und der trianguläre fibrocartilaginäre Komplex (TFCC) sichern eine stabile Gelenkführung, erlauben gleichzeitig jedoch ein hohes Bewegungsausmaß.

2.5.2 Epidemiologie

Frakturen des distalen Radius sind mit ca. 200 000 Fällen pro Jahr in Deutschland die häufigsten Frakturen des Menschen. Neben einem Häufigkeitsgipfel dieser Verletzungen im Jugendalter ist ein weiterer Gipfel jenseits des 50. Lebensjahres festzustellen. In der Alterstraumatologie handelt es sich um die häufigste Fraktur der oberen Extremität. Vielfach resultieren distale Radiusfrakturen hier aus Traumata mit geringer Energie und betreffen überwiegend weibliche Patienten mit verminderter Knochendichte.

2.5.3 Ursachen

Frakturen des distalen Radius sind in der Regel Folge eines Sturzes, der mit der Hand abgefangen wurde. Im fortgeschrittenen Lebensalter resultieren diese Verletzungen oft aus **Stolperstürzen** oder anderen Mechanismen mit relativ niedriger Energieeinwirkung auf einen in der Regel osteopenen oder osteoporotischen Radius. Je nach einwirkender Kraft und resultierendem Biegemoment können verschiedene Frakturformen auftreten.

Häufig entstehen so Biegungsfrakturen der Metaphyse, die je nach der Gelenkstellung bei Gewalteinwirkung unterschieden werden. Da Stürze in der Regel in Dorsalextension des Handgelenks abgefangen werden, liegen in etwa 90 % der Fälle **Extensionsfrakturen** (Colles-Fraktur) vor. Die selteneren **Flexionsfrakturen** (Smith-Fraktur) resultieren aus Stürzen auf die palmarflektierte Hand und sind in der Regel als instabil zu bewerten. Darüber hinaus treten bei axialer Gewalteinwirkung **Stauchungsfrakturen** mit Zerstörung der Gelenkfläche auf. Fehlende oder verlangsamte Schutzreflexe infolge kognitiv oder motorisch beeinträchtigender Grunderkrankungen (z. B. demenzielle Syndrome oder Morbus Parkinson), führen im höheren Lebensalter zu einer Häufung von Flexionsfrakturen und Stauchungen mit Zertrümmerung der radialen Gelenkfläche.

2.5.4 Diagnostik

Druckschmerz über dem distalen Radius, Bewegungsschmerz des Handgelenks oder typische Fehlstellung nach radial (Bajonett) oder dorsal (Fourchette) nach einem Trauma sollten den Verdacht auf eine Fraktur des distalen Radius lenken. Der Zustand umgebender Weichteile, Anhaltspunkte für Begleitverletzungen im Bereich des Armes und der Hand sowie periphere Durchblutung, Motorik und Sensibilität müssen sorgfältig erfasst und dokumentiert werden. Insbesondere die Funktion des N. medianus muss aufmerksam geprüft werden, da eine traumatisch bedingte Kompression im Karpalkanal auftreten kann.

Ältere Patienten ziehen sich im Rahmen von Stürzen, die bspw. in hüftgelenksnahen Frakturen resultieren, gelegentlich **begleitend distale Radiusfrakturen** zu. Da in dieser Konstellation aufgrund der klinisch deutlicher in Erscheinung tretenden Verletzung die Gefahr besteht, die begleitende Radiusfraktur zu übersehen, sollte hier immer klinisch eine Fraktur des distalen Radius ausgeschlossen werden.

Anhand **konventioneller Röntgenaufnahmen** des Handgelenks in 2 Ebenen kann in den meisten Fällen die Diagnose gestellt und eine Einteilung vorgenommen werden. Zur sicheren Beurteilbarkeit muss der Zentralstrahl mittig im Handgelenksspalt liegen und neben dem distalen Unterarm sollen auch die Handwurzel und die proximalen Metacarpalia abgebildet sein. Im seitlichen Bild müssen Radius und Ulna deckungsgleich sein. Die Röntgenbilder müssen sorgfältig u. a. nach Unterbrechungen der Kortikalis, Frakturlinien, Gelenkstufen, Vorliegen von Trümmerzonen oder sonstigen Instabilitätszeichen, Konturveränderungen der Handwurzel und abnormen Gelenkflächenwinkeln untersucht werden.

Checkliste

Instabilitätszeichen

Je zahlreicher und ausgeprägter die Kriterien vorhanden sind, desto höher ist der Grad der Instabilität:

- Dorsalabkippung des distalen Fragments um mehr als 20°
- Palmarabkippung bei schrägem Frakturverlauf
- dorsale oder palmare Kantenfragmente
- Trümmerzonen (besonders dorsal)
- Ulnavorschub über 3 mm
- Sprengung des distalen Radioulnargelenks (DRUG)
- Fraktur des Processus styloideus ulnae
- Verkürzungen um mehr als 5 mm und grobe Dislokationen um mehr als 1 cm

Wird eine dislozierte Fraktur nachgewiesen, führen wir vor Anlage einer dorsalen Gipsschiene eine **geschlossene Reposition** durch (▸ Abb. 2.29). Sollte nach konventioneller radiologischer Diagnostik kein sicherer Frakturnachweis gelingen, kann bei entsprechender Klinik eine Ruhigstellung mit geplanter Reevaluation nach einigen Tagen oder die erweiterte Diagnostik mittels CT des Handgelenks erfolgen.

Besteht der Verdacht auf eine begleitende Scaphoidfraktur oder Ruptur des scapholunären (SL) Bandes, kann eine radiologische Einstellung in **Ulnarduktion** (Stecheraufnahme) hilfreich sein. Zur weiteren Diagnostik einer Scaphoidfraktur wird die Durchführung einer CT empfohlen, da hierdurch der eindeutige Frakturnachweis erbracht wird und die genaue Frakurmorphologie dargestellt werden kann.

Besteht der Verdacht auf eine ligamentäre Verletzung, ist eine invasive Diagnostik mittels direkter **MR-Arthrografie** oder **Handgelenksarthroskopie** zum Nachweis von Verletzungen der interkarpalen Bänder oder des TFCC möglich.

Bevor eine erweiterte Diagnostik auf Vorliegen ligamentärer Verletzungen durchgeführt wird, sollte die therapeutische Relevanz dieser Verletzungen überdacht werden. Beim aktiven älteren Menschen mit hohem funktionellen Anspruch sollten unserer Meinung nach, analog zum jüngeren Patienten, ligamentäre Verletzungen möglichst kurativ therapiert werden. Es ist jedoch zu beachten, dass bspw. Erweiterungen des SL-Spalts häufig vorbestehend sind. Beim betagten Patienten mit geringem funktionellem Anspruch bleiben auch akute Verletzungen des SL-Bands häufig ohne therapeutische Konsequenz.

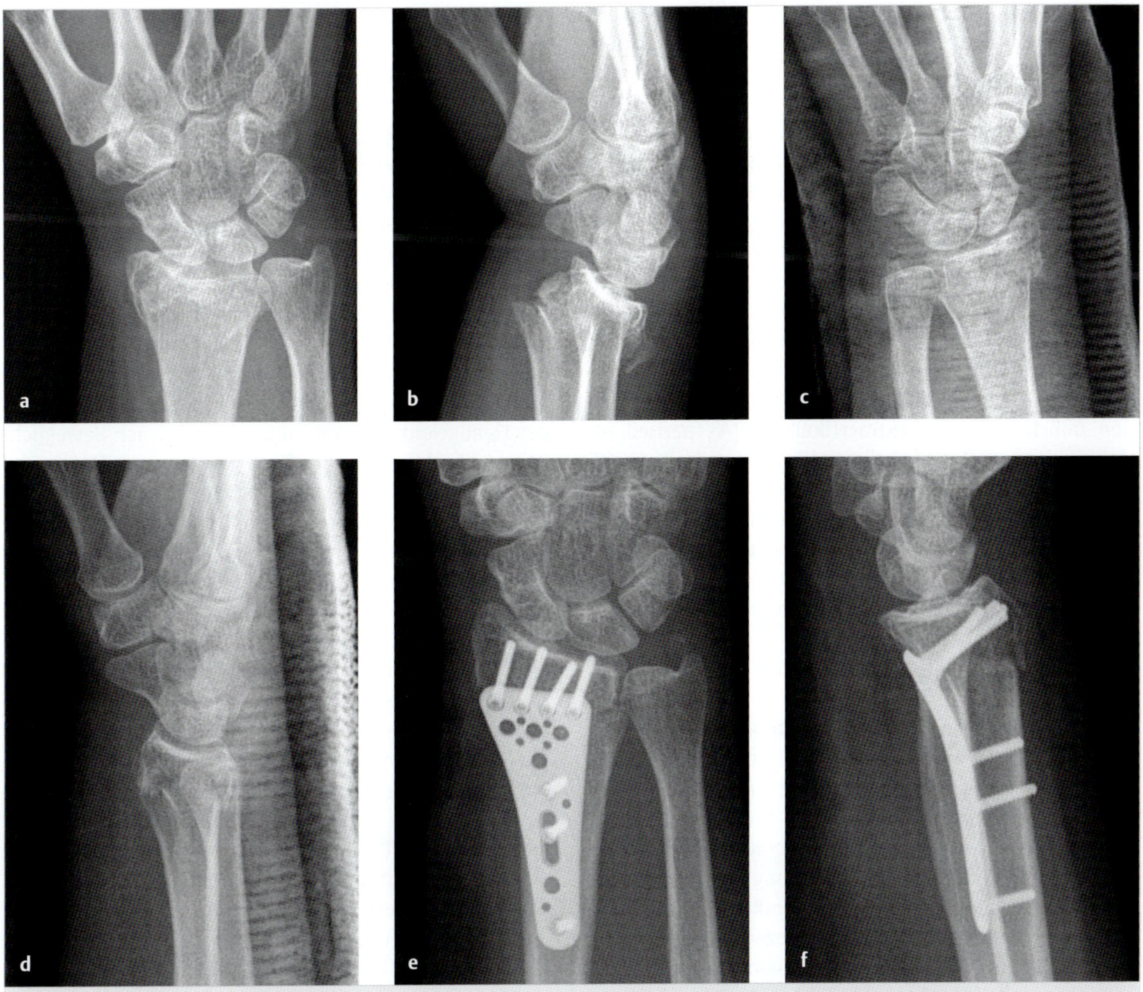

Abb. 2.29 Dislozierte Extensionsfraktur.
a Röntgenbild in a.–p. Projektion einer dislozierten distalen Radiusfraktur vor geschlossener Reposition.
b Seitliche Aufnahme vor geschlossener Reposition.
c Röntgenbild in a.–p. Projektion nach geschlossener Reposition.
d Seitliche Aufnahme nach geschlossener Reposition.
e Röntgenbild in a.–p. Projektion nach winkelstabiler palmarer Plattenosteosynthese.
f Postoperative seitliche Aufnahme.

Insbesondere die mit einer Therapie einhergehende Ruhigstellung über mehrere Wochen sehen wir hier im Gesamtkontext als nachteilig für den Patienten.

Bei Verdacht auf intraartikuläre Beteiligung oder Begleitverletzungen der Handwurzel ist eine **CT** hilfreich. In vielen Fällen fallen bei primär als extraartikulär klassifizierten Frakturen in der CT intraartikuläre Frakturverläufe auf. Beim betagten Patienten ergeben sich hieraus in der Regel keine Konsequenzen und wir führen diese daher nicht regelhaft durch. Beim aktiven älteren Patienten erlaubt die CT jedoch eine differenzierte Planung des operativen Vorgehens und wird bei bestehendem Verdacht auf intraartikuläre Frakturverläufe regelhaft durchgeführt.

Differenzialdiagnostisch kommen Prellungen, Schmerzen aufgrund degenerativer Veränderungen und Entzündungen der Sehnenscheiden in Betracht. Hier ist oft bereits die Anamnese richtungweisend.

2.5.5 Klassifikation

Neben der erwähnten ätiologischen Zuordnung existieren verschiedene Klassifikationssysteme zur Einteilung der Frakturen des distalen Radius. Im klinischen Alltag haben sich neben der AO-Klassifikation die Systeme nach Melone, Fernandez und Frykman bewährt. Allen genannten Klassifikationen ist eine niedrige Inter- und Intraobserver-Reliabilität gemein [20], die auch durch den Einsatz von CT-Untersuchungen nicht verbessert wird [3].

Dennoch sollten Frakturen des distalen Radius nach einem geläufigen System klassifiziert werden, um auf dieser Basis eine Therapieentscheidung zu treffen und eine Vergleichbarkeit zu ermöglichen.

Die Einteilung nach **Frykman** unterscheidet hierbei nach Beteiligung der Radiusgelenkflächen und des Processus styloideus ulnae. Die **Melone**-Klassifikation erfasst die Dislokation der 4 Hauptfragmente (proximaler Radius, Processus styloideus radii, dorsomediales und ventromediales Fragment) und eignet sich zur weiteren Klassifikation komplexer intraartikulärer Frakturen.

Im deutschsprachigen Raum hat sich die **AO-Klassifikation nach Müller** zur Einteilung distaler Radiusfrakturen durchgesetzt. Hierbei wird, wie in der AO-Klassifikation üblich, zwischen extraartikulären (A), partiell intraartikulären (B) und vollständig intraartikulären (C) Frakturen unterschieden. Nachteile dieser Klassifikation liegen jedoch darin, dass sie weder den Grad der Frakturdislokation, noch das Ausmaß der Instabilität vollständig beschreibt. Dennoch bildet sie bei der Mehrzahl der Frakturen eine gute Grundlage der Therapieentscheidung.

2.5.6 Therapie

Trotz der Häufigkeit distaler Radiusfrakturen in der Alterstraumatologie und der Vielzahl existierender wissenschaftlicher Arbeiten zu diesem Thema finden sich wenige evidenzbasierte Therapieempfehlungen. Aktuelle Übersichtsarbeiten konnten nach operativer Therapie im Vergleich zur konservativen Behandlung zwar überlegene radiologische Ergebnisse zeigen, funktionell relevante Vorteile wurden jedoch nicht aufgezeigt [9], [4], [10]. Auch fehlt die Evidenz, um im Rahmen von klinischen Leitlinien eine Therapie zu empfehlen [1]. Die existierende Literatur muss daher mit Zurückhaltung interpretiert werden und darf nur im Kontext der jeweiligen Fragestellung Gültigkeit haben.

Dieser kontroversen Evidenzlage steht ein **Trend zur operativen Therapie** dieser Verletzungen gegenüber, insbesondere erreicht die Versorgung mittels palmarer Plattenosteosynthese zunehmende Beliebtheit [8], [24], [22]. Diese Wandlung der Therapiealgorithmen lässt sich durch die hohe Rate sekundärer Dislokationen nach konservativer Therapie distaler Radiusfrakturen, vor allem bei bestehenden Veränderungen in Knochenstruktur und -stoffwechsel, erklären [26]. So wurden verminderte Knochendichte, Lebensalter über 60 Jahre, über 20° dorsale Abkippung der Fraktur, dorsale Trümmerzone, nach intraartikulär reichende Fraktur, eine Radiusverkürzung über 5 mm und eine begleitende Ulnafraktur als Risikofaktoren für einen Repositionsverlust identifiziert [21]. Während die resultierende Heilung in Fehlstellungen bei jüngeren Patienten zu signifikanten funktionellen Beeinträchtigungen führt [23], konnten zahlreiche Arbeiten bei älteren Patienten keine solche Korrelation nachweisen [4], [17], [2], [6]. So berichteten Laremko et al. über gravierende Fehstellungen bei 71 % der konservativ behandelten älteren Patienten mit instabilen distalen Radiusfrakturen, wiesen jedoch 6 Monate posttraumatisch keine Korrelation zum funktionellen Resultat nach [17].

In einer prospektiven randomisierten Studie gingen Arora et al. [4] der Frage nach, ob eine anatomische Reposition und winkelstabile palmare Plattenosteosynthese instabiler Radiusfrakturen bei älteren Patienten mittelfristig Vorteile gegenüber einer konservativen Therapie bietet. Obwohl bei allen konservativ behandelten Patienten eine Heilung in Fehlstellung nachweisbar war (dorsale Verkippung über 10°, über 2 mm radiale Verkürzung, über 1 mm Gelenkinkongruenz) und die Mehrzahl der Patienten (78 %) sogar eine klinisch sichtbare Deformität des Handgelenks aufwies, unterschieden sich Beweglichkeit und funktionelles Ergebnis, gemessen am DASH- und Patient-Rated Wrist Evaluation Score (PRWE), nicht. Als funktioneller Vorteil des operativen Vorgehens konnte nach 12 Monaten lediglich eine größere Griffkraft gegenüber den konservativ behandelten Patienten festgestellt werden.

In einer Fall-Kontroll-Studie, in die Egol et al. [10] 90 über 65-jährige Patienten mit dislozierten distalen Radiusfrakturen einschlossen, wurde nach 24 Wochen eine überlegene Extension des Handgelenks nach operativer Therapie gesehen, ein Jahr nach dem Trauma wurden jedoch trotz überlegener radiologischer Resultate und höherer Griffkraft keine weiteren funktionellen Vorteile nach operativer Behandlung nachgewiesen. Azzopardi et al. berichteten ähnliche Resultate bereits beim Vergleich der konservativen Therapie instabiler, extraartikulärer Frakturen mit Fixierung mittels Kirschner-Drähten [5]. Diese Erkenntnisse erschweren, gemeinsam mit höheren Kosten [29] und höherer Komplikationsrate [4], die Rechtfertigung des beschriebenen Trends.

Dennoch stellten Melstrand-Navarro et al. in einer epidemiologischen Studie in Schweden über den Zeitraum von 2005–2010 einen Anstieg der operativ behandelten Frakturen von 16 % auf 20 % fest. Hierbei stieg die Anwendung von Plattenosteosynthesen bei Erwachsenen über diesen Zeitraum um das 3,6-Fache an, wobei der Anstieg in der Gruppe der 50- bis 74-jährigen Patienten am größten war [24].

Eine aktuelle Untersuchung von Bartl et al. [6] fuhrte einen randomisierten Vergleich konservativer und operativer Therapie mittels palmarer Plattenosteosynthese bei distalen Radiusfrakturen vom AO-Typ C durch. Nach 3 Monaten wurden nach operativer Therapie überlegene radiologische Ergebnisse und ein höherer Bewegungsumfang im Vergleich zur konservativen Therapie beobachtet, während sich funktionelle Resultate und eingeschätzte Lebensqualität nicht unterschieden. Nach einem Jahr wurden keine signifikanten funktionellen Unterschiede nachgewiesen. Einschränkend muss hinzugefügt werden, dass 41 % der zunächst konservativ therapierten Patienten aufgrund eines Repositionsverlusts innerhalb der ersten Wochen einer operativen Therapie zugeführt wurden. Interessanterweise waren die Resultate dieser sekundär operativ behandelten Gruppe den anderen Gruppen ebenfalls gleichwertig, sodass ein konservativer Therapieversuch auch bei sekundärer Dislokation und anschließender operativer Therapie ohne funktionelle Nachteile möglich ist.

In dieser Diskussion dürfen die **funktionellen Ansprüche „älterer" Patienten** nicht übersehen werden und die Aufmerksamkeit sollte auf eine **sorgfältige** und **individuelle Indikationsstellung** gelenkt werden. Bei der Entscheidungsfindung müssen neben der Selbstständigkeit des Patienten der Grad der körperlichen Aktivität, die Lebenserwartung und der Patientenwunsch bedacht werden. Die Unterscheidung zwischen einem betagten geriatrischen Patienten mit minimalen funktionellen Ansprüchen und einem körperlich aktiven älteren Menschen ist bei der Indikationsstellung zu berücksichtigen.

Während die konservative Therapie bei niedrigem Anspruch ein komplikationsärmeres Verfahren ohne funktionelle Nachteile darstellt [4], [36], kann bei aktiven Senioren ein dem jüngeren Patienten vergleichbarer Zusammenhang zwischen radiologischem und funktionellem Ergebnis angenommen werden. So beschreiben Arora et al. [4] in der bereits angeführten Studie 12 Monate nach Trauma eine signifikant erhöhte Rate arthrotischer Veränderungen nach einer konservativen Therapie mit Heilung in Fehlstellung. Wenngleich die Studie nicht imstande war, hier eine Korrelation mit der klinischen Beschwerdesymptomatik nachzuweisen, so ist bei ausreichender Lebenserwartung und entsprechendem funktionellem Anspruch die Entwicklung einer symptomatischen Handgelenksarthrose zu erwarten. Daher sollte bei älteren Patienten mit hohen funktionellen Ansprüchen der operativen Therapie der Vorrang gewährt werden, zumal diese auch eine raschere schmerzfreie Beweglichkeit des Handgelenks erlaubt.

Operative Verfahren

Wenn eine operative Therapie unter den genannten Gesichtspunkten sinnvoll erscheint, stehen verschiedene operative Verfahren zur Verfügung.

> **M!**
>
> **Merke**
>
> Eine Kosten-Nutzen-Rechnung auf Basis qualitätskorrigierter Lebensjahre (QALY) rechtfertigt die operative Therapie nach wirtschaftlichen Kriterien: Das akzeptierte Kostenlimit für ein QALY liegt bei $ 50 000. Eine Modellrechnung konnte zeigen, dass die operative Therapie mittels Plattenosteosynthese Mehrkosten in Höhe von $ 15 330 pro QALY erzeugt, also deutlich unter der genannten Grenze liegt und damit auch sozioökonomisch vertretbar ist [29].

Osteosynthesen mit Kirschner-Drähten

Die Retention mittels perkutan, in der Regel nach geschlossener Reposition, eingebrachter Kirschner-Drähte stellt ein minimalinvasives Verfahren dar. Prinzipiell sollten die Drähte über längs verlaufende Stichinzisionen mit stumpfer Präparation auf den Knochen eingebracht werden, um Nervenverletzungen zu vermeiden. Hier ist insbesondere der R. superficialis des N. radialis im Bereich des Processus styloideus radii in Gefahr. Es stehen die gängig angewendeten Techniken nach Kapandji, bei der die Stabilisierung durch in den Frakturspalt eingebrachte Drähte erreicht wird, sowie die Technik nach Willenegger, mit diagonal von radial eingebrachten Drähten, zur Verfügung.

Bei letztgenannter Technik ist eine diskret divergierende Verlaufsrichtungen der Drähte nicht nachteilig, eine Kreuzung der Drähte auf Frakturhöhe ist jedoch unbedingt zu vermeiden. Die Drähte müssen unbedingt die **gegenüberliegende Kortikalis des Radius** fassen, da ansonsten keine ausreichende Stabilität gewährleistet wird. Als Repositionshilfe kann von dorsal ein Draht in den Frakturspalt eingebracht werden, um über eine Hebelwirkung die Reposition zu erleichtern (Joystick).

Eine randomisierte Studie wies im alterstraumatologischen Patientengut bei 100 konsekutiv versorgten Fällen 10 Monate postoperativ ein überlegenes radiologisches und funktionelles Ergebnis der intrafokalen Technik nach Kapandji gegenüber der Technik nach Willenegger nach [31]. Nachteile der Kirschner-Draht-Osteosynthese bestehen in einer Komplikationsrate von 30 % und in der fehlenden Übungsstabilität der Osteosynthese, sodass keine frühfunktionelle Nachbehandlung möglich ist.

Die Entfernung der Drähte wird im Allgemeinen nach 6 Wochen durchgeführt und die Osteosynthese sollte so lange durch eine Gipsschiene geschützt werden. Die Osteosynthese mittels Kirschner-Drähten zeichnet sich insbesondere durch ein **günstiges Kosten-Nutzen-Verhältnis** aus [30]. Die höheren Kosten der offenen Repositions- und Retentionsverfahren gehen jedoch mit der Möglichkeit einer frühzeitigen Mobilisierung einher. Wenngleich im Langzeitverlauf kein klinischer Vorteil der winkelstabilen palmaren Plattenosteosynthese gegenüber der Versorgung mit Kirschner-Drähten nachgewiesen werden konnte, ist die Plattenosteosynthese durch die höhere Primärstabilität in der frühen postoperativen Phase vorteilhaft und wird daher für aktive Patienten empfohlen. Im klinischen Vorgehen der Autoren findet die alleinige Osteosynthese mit Kirschner-Drähten nach Abschluss der Skelettreife nahezu keine Anwendung.

Osteosynthesen mit externem Fixateur mit oder ohne Kirschner-Drähte

Der Fixateur externe kann nach offener oder geschlossener Reposition bei distalen Radiusfrakturen angewendet werden. Hierbei werden beim gelenkübergreifenden Fixateur externe Schanz-Schrauben in Radius und 2. Mittelhandknochen verankert und durch Zug an der Hand über Ligamentotaxis eine Reposition der Fragmente erreicht. Es ist auf **Applikation eines dosierten Zuges** zu achten, um chronische Bandschäden oder die Entwicklung eines CRPS zu vermeiden. Auch ist aus diesem Grunde eine Entlastung des initial applizierten Zuges nach 2 Wochen empfehlenswert. Im Vergleich zur konservativen Behandlung kann hiermit beim älteren Patienten, bei vergleichbarer Patientenzufriedenheit und funktionellem Ergebnis, eine überlegenes radiologisches Resultat erreicht werden [16].

Auch wegen der eingeschränkten Akzeptanz der Patienten sowie der Überlegenheit modernerer Versorgungsoptionen ist der äußere Fixateur jedoch in der Regelversorgung zugunsten der winkelstabilen Plattenosteosynthese verlassen worden [24]. So konnte eine Metaanalyse eine überlegene Wiederherstellung der anatomischen Verhältnisse, ein besseres funktionelles Resultat und geringere Infektionsraten nach Plattenosteosynthesen im Vergleich zum Fixateur externe aufzeigen [11]. Als nachteilig am Fixateur externe muss eine **hohe Komplikationsrate** angesehen werden, wobei die häufig auftretenden Pin-Tract-Infektionen selten Anlass zur operativen Revision geben [16]. Dennoch stellt der äußere Fixateur bei offenen Frakturen, mehrfach verletzten Patienten oder gravierender Komorbidität ein sinnvolles Instrument dar.

Der äußere Fixateur verbleibt in der Regel für 4–8 Wochen, wobei bei einer Entfernung nach 4 Wochen eine weitere Ruhigstellung in einer Unterarmgipsschiene sinnvoll ist.

Merke M!

Die operative Therapie mittels Kirschner-Drähten oder Fixateur externe ist beim aktiven Patienten gegenüber der Plattenosteosynthese unterlegen und geht mit hohen Komplikationsraten einher, sodass diese Verfahren offenen Frakturen, der Versorgung von Mehrfachverletzten oder Patienten mit gravierender Komorbidität vorbehalten sein sollten.

Osteosynthesen nach offener Reposition durch interne Stabilisierung

Dorsale Plattenosteosynthesen

Frakturen des distalen Radius resultieren in der Mehrzahl der Fälle aus einem Extensionstrauma des Handgelenks und gehen somit mit einer dorsalen metaphysären Trümmerzone und einer dorsalen Abkippung einher. Über einen dorsalen Zugang lässt sich daher eine exzellente Übersicht erreichen und eine Plattenosteosynthese kann einen abstützenden Effekt (Abstützplatte) erreichen.

Die dorsale Plattenosteosynthese geht bei guter Patientenzufriedenheit mit **gutem funktionellem Resultat** und **geringen Raten sekundärer Dislokationen** einher [18]. Dem Risiko der Strecksehnenaffektionen und -rupturen wird regelhaft mit einer frühzeitigen Materialentfernung begegnet, wenngleich deren Notwendigkeit nach Anwendung moderner, niedrig profilierter Implantate umstritten ist [18], [37]. Im Gegensatz zu früheren Resultaten wurde nach Verwendung der mit 1,2–1,5 mm starken, dorsal angelegten Phi-Platte eine zur palmaren Osteosynthese vergleichbare Rate an Strecksehnenbeeinträchtigungen nachgewiesen [37]. Wenngleich implantatassoziierte Sehnenirritationen reduziert werden konnten, so bleibt der dorsale Zugang zum distalen Radius traumatisierender und häufig ist bereits im Rahmen der Materialentfernung die Durchführung einer Tenolyse indiziert.

Winkelstabile Implantate ermöglichen eine Abstützung dorsal dislozierter Frakturen auch über ein palmar aufliegendes Implantat und haben damit der palmaren Plattenosteosynthese zu einem Siegeszug verholfen. Mittlerweile stellt die palmare, winkelstabile Plattenosteosynthese vielerorts das operative **Standardverfahren zur Versorgung distaler Radiusfrakturen** dar [8] und lediglich Frakturen mit von palmar nicht zu adressierbaren Fragmenten sollten einer dorsalen Osteosynthese zugeführt werden.

Merke M!

Osteosynthesen mit dorsalen Implantaten können mit einem erhöhten Risiko von Strecksehnenirritationen einhergehen und erfordern eine regelhafte Implantatentfernung. Sie sollten daher Fällen mit von palmar nicht adressierbaren Fragmenten vorbehalten bleiben.

Winkelstabile palmare Plattenosteosynthesen

Die palmare, winkelstabile Plattenosteosynthese transferiert auftretende Kräfte von der stabilen subchondralen Schraubenverankerung über die destabilisierte dorsale Metaphyse hinweg zur palmaren, diaphysären Kortikalis. Hierdurch werden neben **guten Repositionsergebnissen** auch **geringe Raten sekundärer Dislokationen** erreicht. Diese hohe Stabilität ermöglicht eine frühzeitige funktionelle Therapie des Handgelenks, führt bereits kurzfristig zu guten funktionellen Ergebnissen und ermöglicht eine (im Vergleich zur K-Draht-Osteosynthese) raschere Rückkehr zu Aktivitäten des täglichen Lebens [35]. Zusammen mit einer geringen Zugangsmorbidität führt dies in zahlreichen klinischen Studien zu guten Ergebnissen [13], [7], [34]. Hierbei muss angemerkt werden, dass dies nur für winkelstabile Implantate Gültigkeit hat und die Verwendung nicht winkelstabiler Implantate häufig zu sekundären Dislokationen führt und somit heute obsolet ist [33].

Ziel der operativen Therapie distaler Radiusfrakturen ist die Wiederherstellung anatomischer Verhältnisse, wobei insbesondere auf die **Radiuslänge** sowie auf **radioulnare und dorsopalmare Inklination** (Böhler-Winkel) zu achten ist. Die bei jüngeren Patienten angewendete Methode der zunächst distalen subchondralen Verankerung des winkelstabilen Systems und anschließender Repostition über die anatomisch vorgeformte Platte kann auch beim geriatrischen Patienten Anwendung finden [28] (▶ Abb. 2.30). Alternativ wird die Osteosynthese nach offener Reposition durchgeführt. Hierbei erlauben multidirektional winkelstabile Plattensysteme eine variable Positionierung der Schrauben zur verbesserten Fragmentfixierung. Bisher konnte hierdurch kein klinischer Vorteil gegenüber monoaxial winkelstabilen Systemen nachgewiesen werden [12], allerdings wurde hiernach über sekundäre Repositionsverluste berichtet [25].

Im Rahmen einer Nachuntersuchung mittels winkelstabiler palmarer Plattenosteosynthese versorgter Radiusfrakturen wurden 12 Monate postoperativ in 5 von 89 Fällen Radiusverkürzungen und in 11 Fällen relevante Dislokationen nachgewiesen [13]. Nach Untersuchung

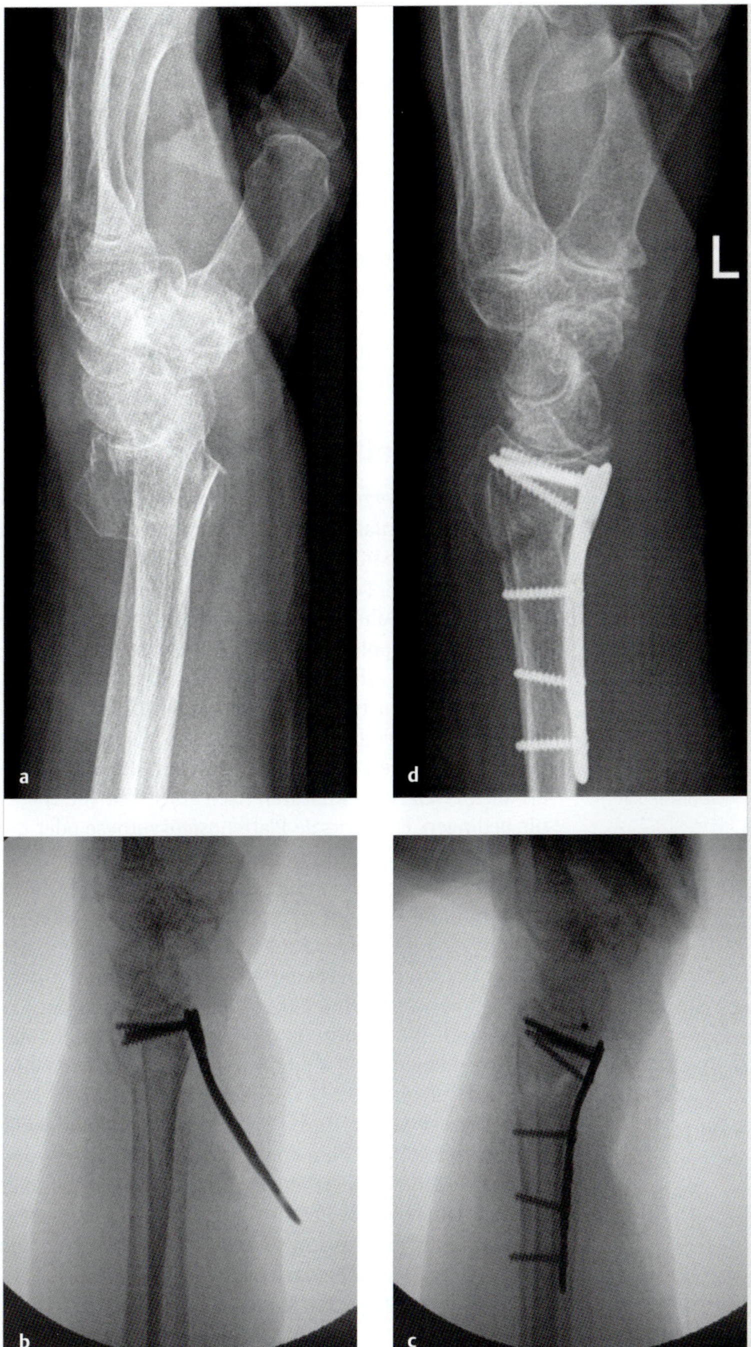

Abb. 2.30 Extensionsfraktur.
a Präoperatives seitliches Röntgenbild.
b Intraoperatives seitliches Röntgenbild. während der Reposition über die anatomisch vorgeformte Platte.
c Intraoperatives seitliches Röntgenbild.
d Postoperatives seitliches Röntgenbild.

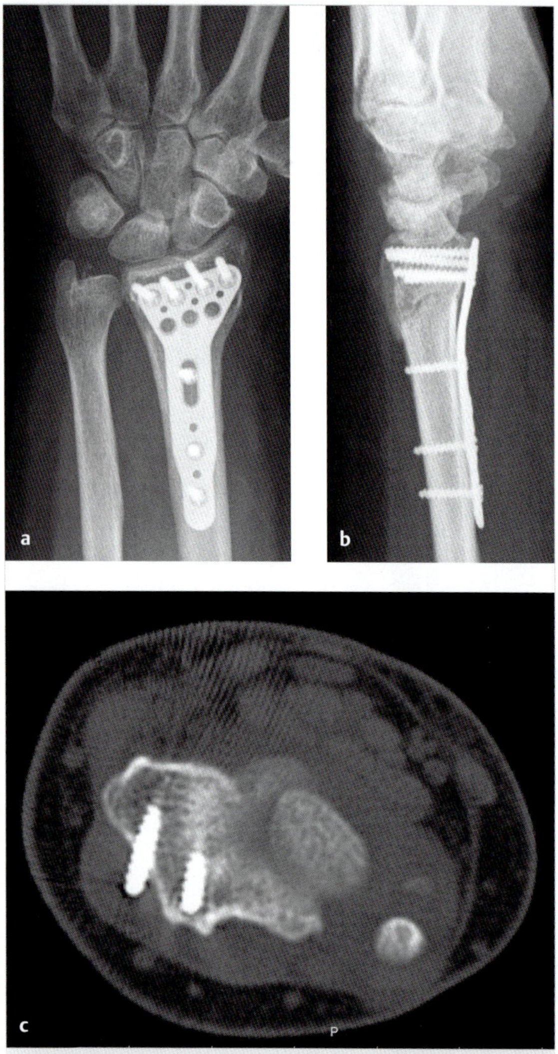

Abb. 2.31 Palmare winkelstabile Plattenosteosynthese.
a Konventionelles radiologisches Ergebnis nach palmarer winkelstabiler Plattenosteosynthese bei zu weit distal platziertem Implantat in a.-p. Projektion.
b Seitliche Aufnahme.
c Bei Strecksehnenaffektion wurde per CT der Nachweis einer dosalen Schraubenpenetration erbracht.

von 564 winkelstabilen palmaren Plattenosteosynthesen konnten Köck et al. [19] keine sekundäre Frakturdislokation bei einer durchschnittlichen Radiusverkürzung von 0,5–1 mm zeigen. Während das palmare Vorgehen am distalen Radius insgesamt komplikationsarm ist, können hierbei auch Komplikationen im Sinne sekundärer Dislokationen und Schraubenfehllagen mit Strecksehnenaffektionen (▶ Abb. 2.31) auftreten. Aufgrund möglicher Beugesehnenaffektionen, insbesondere bei Plattenlage distal der Watershed-Linie, sollte eine Materialentfernung bei Beschwerden erwogen werden.

> **Cave**
>
> Da bei Plattenpositionierung distal der Watershed-Linie der Kontaktdruck auf die Beugesehnen in Abhängigkeit von der Extensionsstellung des Handgelenks zunimmt, kann es hierdurch zu Beugesehnenrupturen kommen. Den höchsten Drücken ist hierbei die Sehne des M. Flexor pollicis longus ausgesetzt, die ebenfalls am häufigsten Rupturen aufweist.

Auch der Einsatz der autologen Spongiosaplastiken oder Knochenersatzmaterialien bei distalen Radiusfrakturen [15], [27] ist aufgrund der hohen Stabilität nach Verwendung winkelstabiler Implantate in der Regel nicht mehr notwendig. Nach aktuellem Kenntnisstand scheint dies zwar das radiologische und, im kurzfristigen Verlauf, auch das klinische Resultat verbessern zu können, langfristig ließen sich jedoch keine positiven Effekte zeigen. Insbesondere bei älteren Patienten kann dies, wegen fehlender positiver Effekte im Langzeitverlauf, zusätzlicher Kosten und der mit einer autologen Transplantation einhergehenden erhöhten Morbidität, nicht empfohlen werden [32], [14].

2.5.7 Begleitverletzungen

Begleitende Verletzungen treten in unterschiedlicher Frequenz je nach Unfallmechanismus und Patientenfaktoren auf. In der Alterstraumatologie ist das Auftreten begleitender Frakturen, Sehnenrupturen oder Nervenkompressionen typisch. **Sehnenrupturen,** insbesondere der Sehne des M. extensor pollicis longus (EPL), werden unmittelbar posttraumatisch oder verzögert beobachtet. Scharfkantige dorsale **Frakturfragmente** oder **Einblutungen** als Folge einer Kontusion stellen eine Gefahr für degenerativ veränderte Sehnen dar und können sowohl unmittelbare als auch zweizeitige Rupturen nach konservativer Therapie bedingen. Eine dorsale Plattenosteosynthese oder die dorsale Schraubenfehllage nach palmarer Osteosynthese können hier ebenfalls kausal sein (▶ Abb. 2.31).

Kann diese Komplikation nicht vermieden werden, sollte wegen der hohen Rate erneuter Rupturen und der häufig langstreckig veränderten Sehnen von einer direkten Naht der EPL-Sehne abgesehen werden und ein **Extensor-indicis-Transfer** zur Wiederherstellung der Daumenstreckung durchgeführt werden. Ebenfalls kann eine Druckschädigung des N. medianus mit traumatischem Karpaltunnelyndrom durch dislozierte Fragmente sowie durch direkte oder hämatombedingte Druckschädigung entstehen. Eine vorbestehende Antikoagulation stellt hier einen wichtigen Risikofaktor dar. Bei klinischen Zeichen der Medianuskompression sollte eine operative Therapie mit Spaltung des Karpaldachs und ggf. gleichzeitiger palmarer Osteosynthese durchgeführt werden.

Merke

Bei palmarer Versorgung einer distalen Radiusfraktur muss ein Übertreten der Schrauben über die dorsale Kortikalis vermieden werden, da hierdurch Affektionen der Strecksehnen resultieren, die zur Ruptur führen können. Häufig betroffen ist die Sehne des M. extensor pollicis longus. Während die dorsale Schraubenfehllage in den üblichen postoperativen Röntgenbildern häufig verborgen bleibt, kann sie mithilfe des CT nachgewiesen werden (▶ Abb. 2.30). Intraoperativ ist hierzu die tangentiale Aufnahme des distalen Radius unter Flexion im Handgelenk (Skyline View) hilfreich.

2.5.8 Nachbehandlung

Jede operativ behandelte Radiusfraktur sollte postoperativ standardisiert **radiologisch** kontrolliert werden. Obligat sind Kontrollen in a.–p. und seitlichem Strahlengang, wobei die Ebenen streng senkrecht zueinander stehen und die in Kap. 2.5.4 erläuterten Qualitätskriterien erfüllen sollten.

Bei den intraoperativ durchgeführten radiologischen Kontrollen bietet sich zum Ausgleich der Gelenkwinkel eine Anhebung des Handgelenks um 10° in der p.–a. Ebene und um 25–30° in der seitlichen Ebene an, um die Rekonstruktion der Gelenkfläche einschätzen und intraartikuläre Schraubenfehllagen ausschließen zu können. Nach palmarer Osteosynthese empfiehlt sich die Durchführung einer tangentialen Röntgenaufnahme des distalen Radius bei palmarflektiertem Handgelenk (Skyline View), um eine dorsale Schraubenfehllage detektieren zu können.

Unabhängig vom gewählten Therapieverfahren muss auf eine frühzeitige **Bewegungsübung der Fingergelenke** geachtet werden, da sich hier begleitende Bewegungseinschränkungen rasch entwickeln, funktionell stark beeinträchtigend sind und häufig eine langwierige Behandlung erfordern.

Fällt die Entscheidung für eine konservative Therapie, sollte nach initialer Ruhigstellung in einer dorsalen Unterarmgipsschiene für 5–7 Tage eine **radiologische Stellungskontrolle** durchgeführt werden. Wird die konservative Therapie fortgesetzt, kann nun in der Regel auf einen zirkulären Gips umgestellt werden, in dem nach 10–14 Tagen eine erneute radiologische Kontrolle empfehlenswert ist. Die Dauer der Ruhigstellung beträgt in der Regel 6 Wochen, gefolgt von **physiotherapeutischer Übungsbehandlung** unter Vermeidung von Belastungen für weitere 4 Wochen. Über die gesamte Dauer der Ruhigstellung darf palmar nicht die distale Hohlhandbeugefalte überschritten werden, um eine freie Mobilisation der Metacarpophalangealgelenke zu ermöglichen.

Eine operative Therapie sollte eine übungsstabile Osteosynthese zum Ziel haben, um Komplikationen aus einer längeren Ruhigstellung zu vermeiden. Dies ist mit Kirschner-Drähten nicht gesichert und für die Dauer der Therapie ist eine **begleitende Ruhigstellung** in einer Unterarmgipsschiene obligat. Winkelstabile Plattenosteosynthesen gewährleisten in der Regel Übungsstabilität. Dennoch empfiehlt sich eine Ruhigstellung für 2–3 Wochen in einer Unterarmgipsschiene, zur Sicherung der Wundheilung und als zusätzlicher Schutz vor sekundären Dislokationen. Sofern begleitende Verletzungen oder eine eingeschränkte Knochenqualität dies gebieten, kann auch eine längere Ruhigstellung durchgeführt werden.

Auf den Punkt gebracht

Während aktive Patienten von einer Ausheilung in anatomischer Stellung profitieren, besteht bei betagten geriatrischen Patienten keine Korrelation zwischen radiologischem und klinischem Resultat. Die Grenzziehung zwischen diesen beiden Patientengruppen ist somit essenziell für die Therapieentscheidung.

Literatur

[1] AAOS. The treatment of distal radius fractures: guideline and evidence report. Adopted by the American Academy of Orthopaedic Surgeons Board of Directors (2009). Im Internet: http://www.aaos.org; Stand: 26.05.2015

[2] Anzarut A, Johnson JA, Rowe BH et al. Radiologic and patient-reported functional outcomes in an elderly cohort with conservatively treated distal radius fractures. J Hand Surg Am 2004; 29(6): 1121–7

[3] Arealis G, Galanopoulos I, Nikolaou VS et al. Does the CT improve inter- and intra-observer agreement for the AO, Fernandez and Universal classification systems for distal radius fractures? Injury 2014; 45 (10): 1579–84

[4] Arora R, Lutz M, Deml C et al. A prospective randomized trial comparing nonoperative treatment with volar locking plate fixation for displaced and unstable distal radial fractures in patients sixty-five years of age and older. J Bone Joint Surg Am 2011; 93(23): 2146–53

[5] Azzopardi T, Ehrendorfer S, Coulton T et al. Unstable extra-articular fractures of the distal radius: a prospective, randomised study of immobilisation in a cast versus supplementary percutaneous pinning. J Bone Joint Surg Br 2005; 87(6): 837–40

[6] Bartl CSD, Bruckner T, Gebhard F. Therapie der dislozierten intraartikulären distalen Radiusfraktur des älteren Patienten: Randomisierte Multicenterstudie (ORCHID) zur offenen Reposition und volaren Plattenosteosynthese versus geschlossener Reposition und Gipsimmobilisierung. Dtsch Arztebl 2014; 111(46): 779–84

[7] Chung KC, Squitieri L, Kim HM. Comparative outcomes study using the volar locking plating system for distal radius fractures in both young adults and adults older than 60 years. J Hand Surg Am 2008; 33(6): 809–19

[8] Chung KC, Shauver MJ, Birkmeyer JD. Trends in the United States in the treatment of distal radial fractures in the elderly. J Bone Joint Surg Am 2009; 91(8): 1868–73

[9] Diaz-Garcia RJ, Oda T, Shauver MJ et al. A systematic review of outcomes and complications of treating unstable distal radius fractures in the elderly. J Hand Surg Am 2011; 36(5): 824–35 e2

[10] Egol KA, Walsh M, Romo-Cardoso S et al. Distal radial fractures in the elderly: operative compared with nonoperative treatment. J Bone Joint Surg Am 2010; 92(9): 1851–7

[11] Esposito J, Schemitsch EH, Saccone M et al. External fixation versus open reduction with plate fixation for distal radius fractures: A meta-analysis of randomised controlled trials. Injury 2013; 44(4): 409–416

[12] Hakimi M, Jungbluth P, Gehrmann S et al. Unidirectional versus multidirectional palmar locking osteosynthesis of unstable distal radius fractures: comparative analysis with LDR 2.4 mm versus 2.7 mm matrix-Smartlock. Unfallchirurg 2010; 113(3): 210–6
[13] Hakimi M, Jungbluth P, Windolf J et al., Functional results and complications following locking palmar plating on the distal radius: a retrospective study. J Hand Surg Eur Vol 2010; 35(4): 283–8
[14] Handoll HH, Watts AC. Bone grafts and bone substitutes for treating distal radial fractures in adults. Cochrane Database Syst Rev 2008; 2: CD006 836
[15] Hegde C, Shetty V, Wasnik S et al. Use of bone graft substitute in the treatment for distal radius fractures in elderly. Eur J Orthop Surg Traumatol 2013; 23(6): 651–6
[16] Hutchinson, DT, Strenz, GO, Cautilli RA. Pins and plaster vs external fixation in the treatment of unstable distal radial fractures. A randomized prospective study. J Hand Surg Br 1995; 20(3): 365–72
[17] Jaremko JL, Lambert RG, Rowe BH et al. Do radiographic indices of distal radius fracture reduction predict outcomes in older adults receiving conservative treatment? Clin Radiol 2007; 62(1): 65–72
[18] Keller M, Steiger R. Open reduction and internal fixation of distal radius extension fractures in women over 60 years of age with the dorsal radius plate (pi-plate). Handchir Mikrochir Plast Chir 2006; 38(2): 82–9
[19] Kock H, Bandl WD, Chan T. Experiences and results with the locked compression plate for 603 fractures of the distal radius. Handchir Mikrochir Plast Chir 2005; 37(5): 303–8
[20] Kural C, Sungur I, Kaya I et al. Evaluation of the reliability of classification systems used for distal radius fractures. Orthopedics 2010; 33 (11): 801
[21] Lafontaine M, Delince P, Hardy D et al. Instability of fractures of the lower end of the radius: apropos of a series of 167 cases. Acta Orthop Belg 1989; 55(2): 203–16
[22] Lögters T, Schädel-Höpfner M, Windolf J, Zehn Jahre palmare winkelstabile Plattenosteosynthese zur Behandlung der distalen Radiusfraktur: wer profitiert? Obere Extremität 2012; 7 200–208
[23] McQueen M, Caspers J. Colles fracture: does the anatomical result affect the final function? J Bone Joint Surg Br 1988; 70(4): 649–51
[24] Mellstrand-Navarro C, Pettersson HJ, Tornqvist H et al. The operative treatment of fractures of the distal radius is increasing: results from a nationwide Swedish study. Bone Joint J 2014; 96-B(7): 963–9
[25] Michelitsch C, Acklin YP, Sommer C. Multidirectional locking volar plate in distal radius fractures. Secondary loss of reduction-correct implantation is essential. Unfallchirurg 2013; 116(12): 1123–7
[26] Nesbitt KS, Failla JM, Les C. Assessment of instability factors in adult distal radius fractures. J Hand Surg Am 2004; 29(6): 1128–38
[27] Pillukat T, Schadel-Hopfner M, Windolf J et al. Complex fragmentation of the distal radial articular surface. Reconstruction with subchondral Kirschner wires and bone grafts. Unfallchirurg 2013; 116(7): 617–23
[28] Schneppendahl J, Windolf J, Kaufmann RA. Distal radius fractures: current concepts. J Hand Surg Am 2012; 37(8): 1718–25
[29] Shauver MJ, Clapham PJ, Chung KC. An economic analysis of outcomes and complications of treating distal radius fractures in the elderly. J Hand Surg Am 2011; 36(12): 1912–1918 e3
[30] Shyamalan G, Theokli C, Pearse Y et al. Volar locking plates versus Kirschner wires for distal radial fractures – a cost analysis study. Injury 2009; 40(12): 1279–81
[31] Strohm PC, Muller CA, Boll T et al. Two procedures for Kirschner wire osteosynthesis of distal radial fractures. A randomized trial. J Bone Joint Surg Am 2004; 86-A(12): 2621–8
[32] Tosti R, Ilyas AM. The role of bone grafting in distal radius fractures. J Hand Surg Am 2010; 35(12): 2082–4
[33] Walz M, Kolbow B, Auerbach F. Do fixed-angle T-plates offer advantages for distal radius fractures in elderly patients? Unfallchirurg 2004; 107(8): 664–6, 668–70
[34] Windolf J, Hakimi M, Schädel-Höpfner M. Ergebnisse der palmaren winkelstabilen Plattenosteosynthese am distalen Radius. Trauma Berufskrankh 2008; 10 (Suppl. 2): 236–240
[35] Voigt C, Lill H. What advantages does volar plate fixation have over K-wire fixation for distal radius extension fractures in the elderly? Unfallchirurg 2006; 109(10): 845–6, 848–54
[36] Young BT, Rayan GM, Outcome following nonoperative treatment of displaced distal radius fractures in low-demand patients older than 60 years. J Hand Surg Am 2000; 25(1): 19–28
[37] Yu YR, Makhni MC, Tabrizi S et al. Complications of low-profile dorsal versus volar locking plates in the distal radius: a comparative study. J Hand Surg Am 2011; 36(7): 1135–41

2.6 Karpale Verletzungen

T. Lögters, J. Windolf

2.6.1 Einleitung

Knöcherne Verletzungen des Karpus sind unabhängig vom Lebensalter vergleichsweise selten [5], [7]. Angaben zur Häufigkeit im höheren Lebensalter liegen nicht vor, lediglich für die isolierten Kahnbeinfrakturen wird eine Inzidenz von etwa 0,5–0,7 pro 100 000 Einwohnern pro Jahr bei einem Lebensalter von über 70 Jahren geschätzt [1]. Die Gründe hierfür liegen u. a. in einer deutlichen geringeren Beanspruchung der Hände in Bezug auf Kraft und Bewegungsausmaß. Auch die Knochenstruktur des Karpus unterliegt den generalisierten altersbedingten Veränderungen. Es ist allerdings erstaunlich, dass trotz der hohen Anzahl an distalen Radiusfrakturen aufgrund einer generalisierten Osteoporose die Häufigkeit zusätzlicher oder auch isolierter Frakturen des Karpus so gering ist.

Ebenfalls selten im höheren Lebensalter sind ligamentäre Verletzungen des Karpus [13], [14]. Die Beschwerdesymptomatik bei isolierten Bandrupturen am Karpus ist häufig gering und von kurzer Dauer, sodass bei älteren Patienten oft gar kein Behandlungswunsch besteht und somit keine Vorstellung beim Arzt erfolgt. Eine besondere Entität stellt allerdings die Ruptur der scapholunären Bänder als Begleitverletzung bei der distalen Radiusfraktur dar [18]. Den Instabilitätsgrad dieser frischen Verletzung gilt es auch im höheren Lebensalter bei noch aktiven Patienten sachgerecht zu erfassen und zu behandeln. Für die posttraumatischen Arthrosen auf der Basis einer instabilen Bandverletzung älterer Genese steht im höheren Lebensalter die symptomatische Therapie mit Reduktion von Schmerzen unter Erhalt der händischen Selbstversorgungsfähigkeit im Vordergrund.

Zu unterscheiden von den isolierten Frakturen und Verletzungen sind komplexe osteoligamentäre Verletzungen mit Luxationen. Diese sind zumeist Folge von Hochrasanztraumata oder Stürzen auf die Hand in einer Position an den Grenzen des natürlichen Bewegungsausmaßes. Sie sind im hohen Lebensalter noch seltener.

2.6.2 Verletzungsmechanismus

Der Sturz auf gleicher Ebene auf das **gestreckte Handgelenk** stellt den klassischen Unfallmechanismus des älteren Menschen dar. Stürze auf das Handgelenk in gebeugter Stellung oder hyperextendierter Stellung, die für Verletzungen des Karpus im jüngeren Lebensalter verantwortlich gemacht werden, sind selten. Hochenergetische Verletzungsmechanismen, die notwendig sind, um komplexe karpale Luxationsfrakturen hervorzurufen, sind eine Rarität.

2.6.3 Klinische Untersuchung

Die Patienten beklagen eine schmerzhafte Bewegungseinschränkung des Handgelenks. Zu den **klinischen Zeichen** einer karpalen Verletzung gehört eine Schwellung am Handrücken mit oder ohne Hämatom. Sichtbare Fehlstellungen sind selten und nur bei Luxationsfrakturen vorhanden. Unter Kenntnis der topografischen Anatomie des Karpus geben lokalisierte Druckschmerzen in definierten Anteilen des Handgelenks Hinweise auf die beteiligte Struktur (▶ Tab. 2.8).

Tipp

Ein etablierter klinischer Test zur Beurteilung einer etwaigen scapholunären Instabilität ist der Verschiebetest nach Watson [14].

Der diagnostische Algorithmus bei Verdacht auf eine karpale Verletzung im höheren Lebensalter ist in ▶ Abb. 2.32 dargestellt.

Tab. 2.8 Indikatorische Druckschmerzlokalisationen für karpale Verletzungen im höheren Lebensalter.

Druckschmerzlokalisation	Potenziell beteiligte Struktur
Tabatière	Os scaphoideum
radiopalmar	Os scaphoideum (distaler Pol)
radioulnar	Os pisiforme
dorsoulnar	Os triquetrum
dorsoradial	scapholunare Bänder

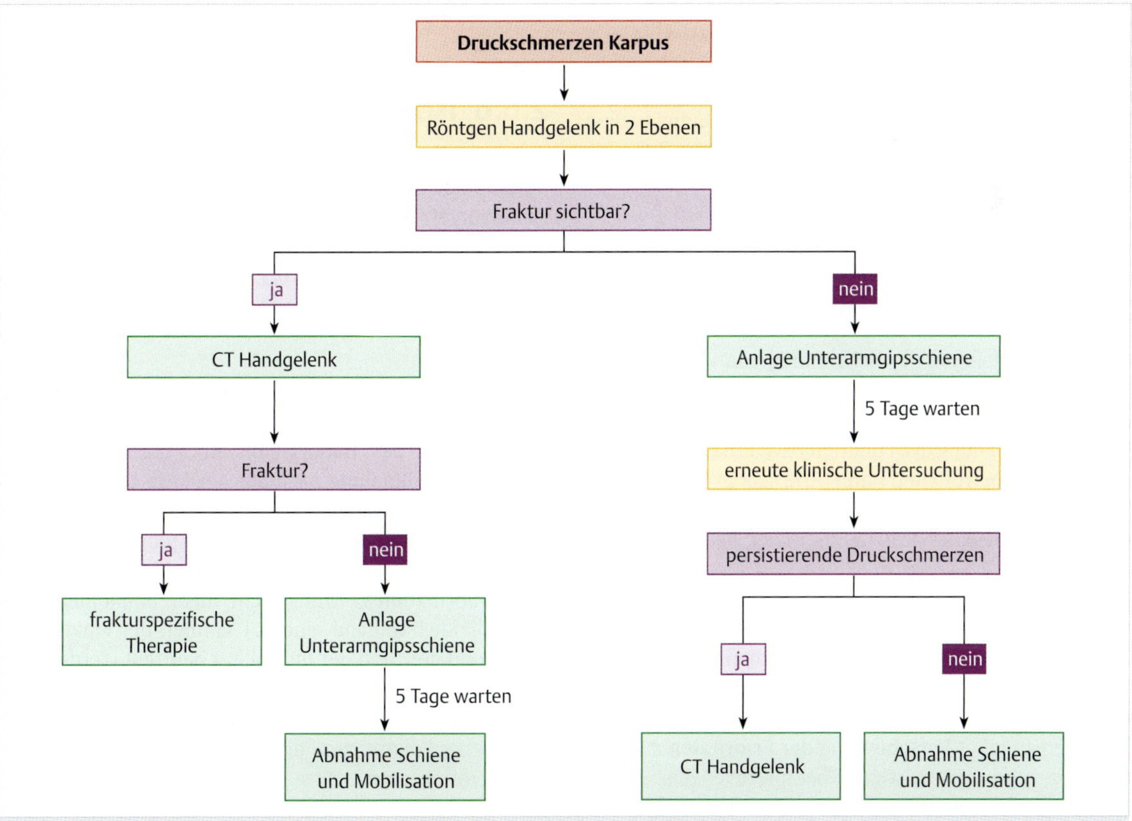

Abb. 2.32 Diagnostischer Algorithmus bei Verdacht auf eine karpale Verletzung im höheren Lebensalter.

2.6.4 Bildgebende Diagnostik

Am Beginn der **radiologischen Diagnostik** steht das Röntgen des Handgelenks im dorsopalmaren (DP) und seitlichen Strahlengang. Mithilfe spezifischer Einstelltechniken können sämtliche Handwurzelknochen nativradiologisch individuell abgebildet werden. Sie besitzen im Hinblick auf die Therapieentscheidung jedoch nur eine untergeordnete Bedeutung und sollten daher nicht durchgeführt werden. Lediglich bei einem klinischen Verdacht auf eine Kahnbeinfraktur sollte zusätzlich eine Kahnbeinzielaufnahme nach Stecher durchgeführt werden. Die Indikation zur **CT** sollte großzügig gestellt werden. Anhand der CT können Frakturen des Karpus sicher diagnostiziert und klassifiziert sowie die Stabilität beurteilt werden [19], [23].

Tipp

Während für noch aktive ältere Patienten die CT eine Untersuchung mit therapeutischer Relevanz darstellt, kann bei betagten Patienten darauf verzichtet werden.

Bei ligamentären Verletzungen des Karpus ermöglicht die **MRT** die direkte Beurteilung etwaiger ligamentärer Verletzungen des Karpus. Die höchste Sensitivität und Spezifität weist hierbei die MRT mit intraartikulärer Gabe von Kontrastmittel (MR-Arthrografie) aus. Angesichts der ausgesprochen Seltenheit isolierter ligamentärer Verletzungen im höheren Lebensalter sollte die Indikation zum MRT unter Berücksichtigung des patientenindividuellen Anspruchs sehr zurückhaltend gestellt werden. Zur weiterführenden Evaluation von Frakturen des Karpus besteht im höheren Lebensalter keine Indikation für eine MRT-Untersuchung.

2.6.5 Grundsätzliche Therapieziele

Die Therapieziele bei der Behandlung von karpalen Verletzungen im **höheren Lebensalter** sind:

- Reduktion von Schmerzen
- Wiederherstellung der Funktion bzw. Erhalt der Beweglichkeit der betroffenen Hand (ADL = „activities of daily living")
- Verhinderung einer posttraumatischen Arthrose

Während im jungen bis mittleren Erwachsenenalter die Wiederherstellung der Funktion und langfristig die Verhinderung der Arthrose die wesentlichen Behandlungsziele darstellen, kommt es im höheren Lebensalter in Abhängigkeit des individuellen funktionellen Anspruchs des Patienten zu einer **Verschiebung der Prioritäten** zugunsten kurz- und mittelfristiger Therapieziele. Hier stehen eine möglichst symptomlose bis -arme frühzeitige Herstellung bzw. der Erhalt einer ausreichenden Handgelenkbeweglichkeit im Vordergrund.

Merke

Inwiefern eine Handgelenkbeweglichkeit im höheren Lebensalter ausreichend ist, wird vom Allgemein- und Aktivitätszustand des betroffenen Patienten bestimmt.

Grundsätzlich sollte zwischen betagten Patienten, die Ihre Hand nur noch gering beanspruchen, und zwar älteren, aber noch aktiven Patienten unterschieden werden. Zu den häufig zu berücksichtigende Aktivitäten im höheren Lebensalter, die mit einer höheren Belastung der Hand einhergehen, gehören z. B. Golfen, Tennis, Fahrradfahren und Gartenarbeiten.

Das Zeitintervall zwischen dem Zeitpunkt einer instabilen ligamentären oder knöchernen Verletzung des Karpus und dem Zeitpunkt der Entwicklung einer symptomatischen Arthrose ist heterogen und schwer abzuschätzen. Erfahrungsgemäß führt eine instabile Fraktur des Kahnbeins häufig früher zu einer Arthrose als eine ligamentäre Instabilität. Nach einer SL-Bandruptur kann es bis zu 10 oder sogar 20 Jahre andauern, bis ein symptomatischer karpaler Kollaps vorliegt [14]. Insgesamt stellt die Verhinderung der posttraumatischen Arthrose daher im höheren Lebensalter ein nachgeordnetes Therapieziel dar.

2.6.6 Isolierte Kahnbeinfrakturen

Frakturen des Kahnbeins machen ca. 5 % aller Brüche des Körpers aus und sind mit Abstand die häufigsten an der Handwurzel [5]. Die Inzidenz von Kahnbeinfrakturen sinkt mit zunehmendem Alter. Sie wird geschätzt auf 0,7 > 70. Lebensjahr bzw. 0,5 > 80. Lebensjahr und 0,2/100 000/Jahr > 90. Lebensjahr [1].

Diagnose

Zur **radiologischen Diagnostik** gehört initial eine Röntgenaufnahme des Handgelenks in 2 Ebenen und die Kahnbeinzielaufnahme nach Stecher [19]. Die Durchführung des sog. „Kahnbeinquartetts" mit nativradiologischer Darstellung des Kahnbeins in 4 unterschiedlichen Projektionen wird aufgrund des nur geringen zusätzlichen Informationsgewinns nicht mehr empfohlen [19]. Ausschließlich anhand einer **CT** können der Frakturcharakter und der Grad der Instabilität beurteilt werden. Daher gehört die Durchführung einer CT des Handgelenks standardmäßig, auch bei bereits nativradiologisch nachgewiesener Fraktur, zum diagnostischen Algorithmus der Kahnbeinfrakturen.

Tipp

Selbst bei betagten Patienten ist aufgrund der möglichen therapeutischen Relevanz eine korrekte Erfassung des Frakturcharakters zu empfehlen.

Kahnbeinfrakturen werden nach **Herbert** klassifiziert (▶ Abb. 2.33). Auf der Basis der CT-Diagnostik wurde von **Krimmer** diese Klassifikation unter weiterführender Berücksichtigung des Stabilitätsgrads der Fraktur modifiziert [10].

Therapie

Stabile A1-Frakturen können konservativ behandelt werden. Dies erfolgt durch Anlage einer zirkulären Unterarmgipsschiene für 4–6 Wochen. Ob der Daumen in die Ruhigstellung mit eingeschlossen werden soll, ist Gegenstand aktueller Diskussionen. Aktuelle randomisierte Studien zeigten, dass eine Auslassung des Daumens keinen negativen Einfluss auf die Heilungsrate stabiler Kahnbeinfrakturen hat [3]. Vor dem Hintergrund der deutlich verbesserten Selbstversorgungsfähigkeit bei freier Beweglichkeit des Daumens stellt daher im höheren Lebensalter die Ruhigstellung ohne Daumeneinschluss eine gute Option dar.

Grundsätzlich können auch **A2-Frakturen** konservativ behandelt werden [19]. Obwohl auch stabil, besitzt die operative Stabilisierung gegenüber der langen Ruhigstellungsdauer den Vorteil der gipsfreien postoperativen Nachbehandlung mit der Option der frühzeitigen Wiederherstellung der Selbstversorgungsfähigkeit. Zu beachten ist zudem, dass präexistente bis zum Unfall symptomlose bis -arme (prä-)arthrotische unfallunabhängige Veränderungen am Handgelenk und/oder den Fingern durch eine längere Ruhigstellungsdauer potenziell eine Schmerzepisode initiieren können.

B-Frakturen gelten als instabil und sollten unabhängig vom Lebensalter operativ stabilisiert werden (▶ Abb. 2.34). Dies gilt sowohl für noch aktive ältere Patienten als auch betagte Patienten mit geringem funktionellem Anspruch. Im höheren Lebensalter sind die Argumente für die operative Stabilisierung zum einen die Reduktion von Schmerzen und zum anderen die Option der frühzeitigen Mobilisation des Handgelenks unter Wiederherstellung der Selbstversorgungsfähigkeit bei übungsstabiler Osteosynthese.

Das Osteosyntheseverfahren der Wahl stellt hier die Stabilisierung mit einer **kanülierten Doppelgewindeschraube** dar (z. B. nach Herbert). Repositionstechnik und Art der Schraubenplatzierung richten sich nach dem Frakturcharakter, dem Dislokationsausmaß und der Frakturlokalisation. In den meisten Fällen kann die Implantation der Schraube perkutan erfolgen. Bei stark dislozierten Kahnbeinfrakturen sollte die offene Reposition der Fraktur vorgenommen werden. Bei Frakturen des mittleren Drittels kann die Schraube in antegrader oder retrograde Richtung, bei proximalen Polfrakturen sollte diese in antegrader Richtung eingebracht werden. Die Richtung der Schraubenimplantation und die Repositionstechnik sind hierbei weniger von Bedeutung als die Erzielung einer suffizienten stabilen Osteosynthese, die eine frühzeitige Mobilisation des Handgelenks ermöglicht. Eine weiterführende postoperative Ruhigstellung ist dann nicht notwendig.

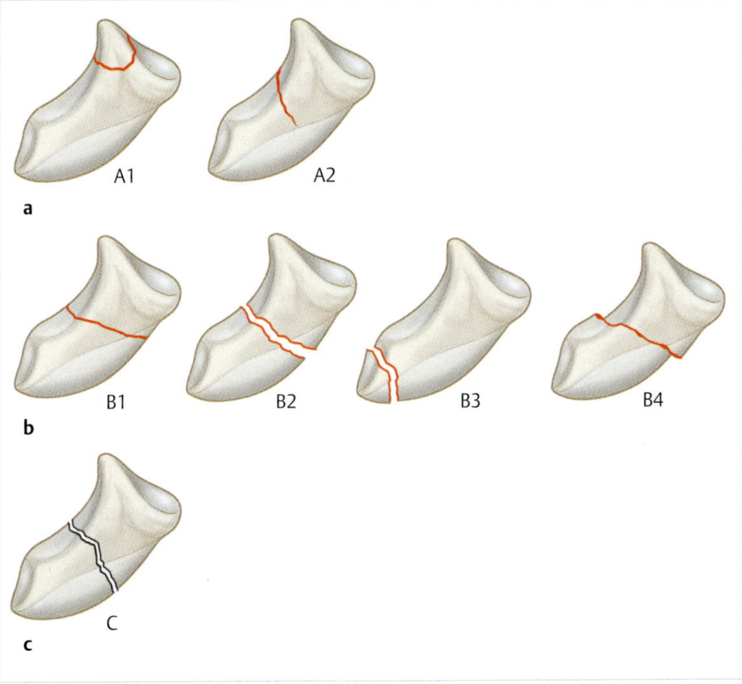

Abb. 2.33 Klassifikation der Kahnbeinfrakturen nach Herbert.

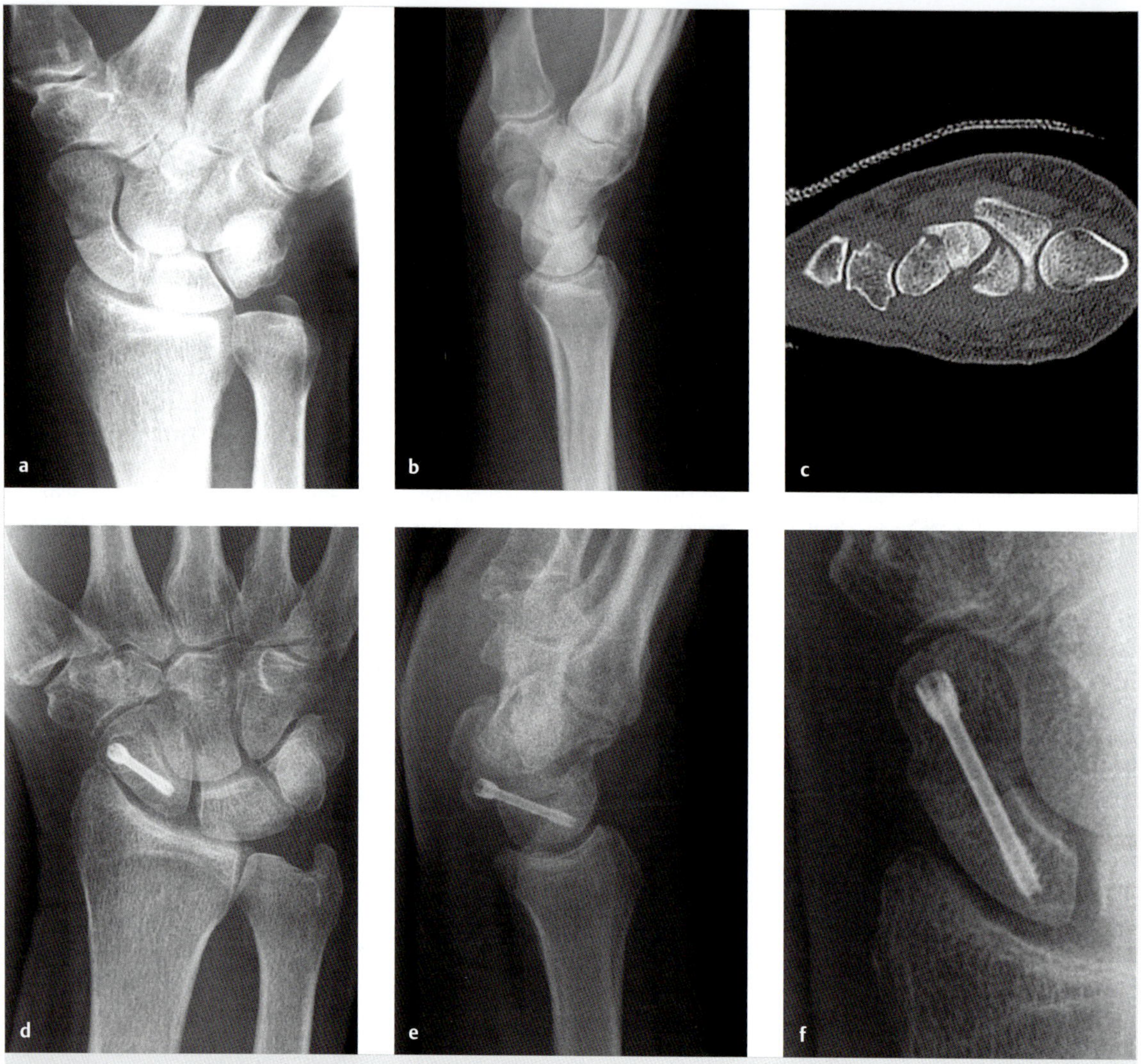

Abb. 2.34 **80-jähriger Patient mit einer Kahnbeinfraktur Typ B2 nach Herbert** (Abb. mit freundlicher Genehmigung des Instituts für Diagnostische und Interventionelle Radiologie des Universitätsklinikums Düsseldorf/Univ.-Prof. G. Antoch). Stabilisierung der Fraktur durch perkutane Doppelgewindeschraubenosteosynthese.

a Präoperatives Röntgen Handgelenk dorsopalmar.
b Präoperatives Röntgen Handgelenk seitlich.
c CT mit parasagittaler Rekonstruktion.
d Postoperatives Röntgen Handgelenk dorsopalmar mit einliegender Doppelgewindeschraube.
e Postoperatives Röntgen Handgelenk seitlich.
f Postoperative Röntgenaufnahme nach Stecher.

Cave

Aktivitäten des alltäglichen Lebens sollten keine die Osteosynthese gefährdende Belastung darstellen. Auf die Vermeidung außergewöhnlicher Belastungen (z. B. schwere Gartenarbeit) über einen Zeitraum für 6 Wochen nach der operativen Versorgung sollten aktive Patienten im Rentenalter hingewiesen werden.

B4-Frakturen zählen zu den komplexen Luxationsfrakturen (s. Kap. 2.6.10).

2.6.7 Andere isolierte Frakturen des Karpus

Nach den Kahnbeinfrakturen sind Frakturen des **Os triquetrums** noch die häufigsten knöchernen Verletzungen des Karpus [7]. Frakturen der anderen Handwurzelknochen sind Raritäten im hohen Lebensalter.

Diagnose

Für jeden Handwurzelknochen existiert eine eigene Frakturklassifikation [19]. Mehrheitlich unterschieden wird hier zwischen **Abriss-/Abscher-** und **Korpusfrakturen** sowie deskriptiv dem **Dislokationsgrad** und der **Stabilität.** Für jüngere Erwachsene sind therapierelevante Faktoren eine etwaige Instabilität und das Pseudarthroserisiko der Fraktur. Frakturen mit erhöhtem Pseudarthroserisiko sind die des Hamulus ossis hamati und die Korpusfraktur des Os capitatum. Signifikante Instabilitäten mit dem Risiko der Entwicklung einer posttraumatischen Arthrose sind unabhängig vom Alter jedoch selten und spielen im höheren Lebensalter nur eine nachgeordnete Rolle dar. Für die isolierten Frakturen des Karpus ohne das Kahnbein steht im höheren Lebensalter daher die korrekte Erfassung des Verletzungsausmaß und Behandlung des Schmerzes im Vordergrund. Hier ist die Dauer der Ruhigstellung dem Risiko der Entwicklung einer Pseudarthrose gegenüberzustellen.

Therapie

Nach korrekter Erfassung der Verletzungsentität kann das Handgelenk in nahezu allen Fällen mit einer **dorsalen Unterarmgipsschiene,** die bis zur distalen Hohlhandbeugefalte reicht und eine freie Bewegung der Fingergrundgelenke zulässt, für 2 Wochen ruhiggestellt werden (▶ Abb. 2.35). Eine längere Ruhigstellung wird nicht empfohlen. Lediglich bei einer ausgeprägten Druckschmerzhaftigkeit oder Schwellung sollte diese für eine weitere Woche fortgeführt werden.

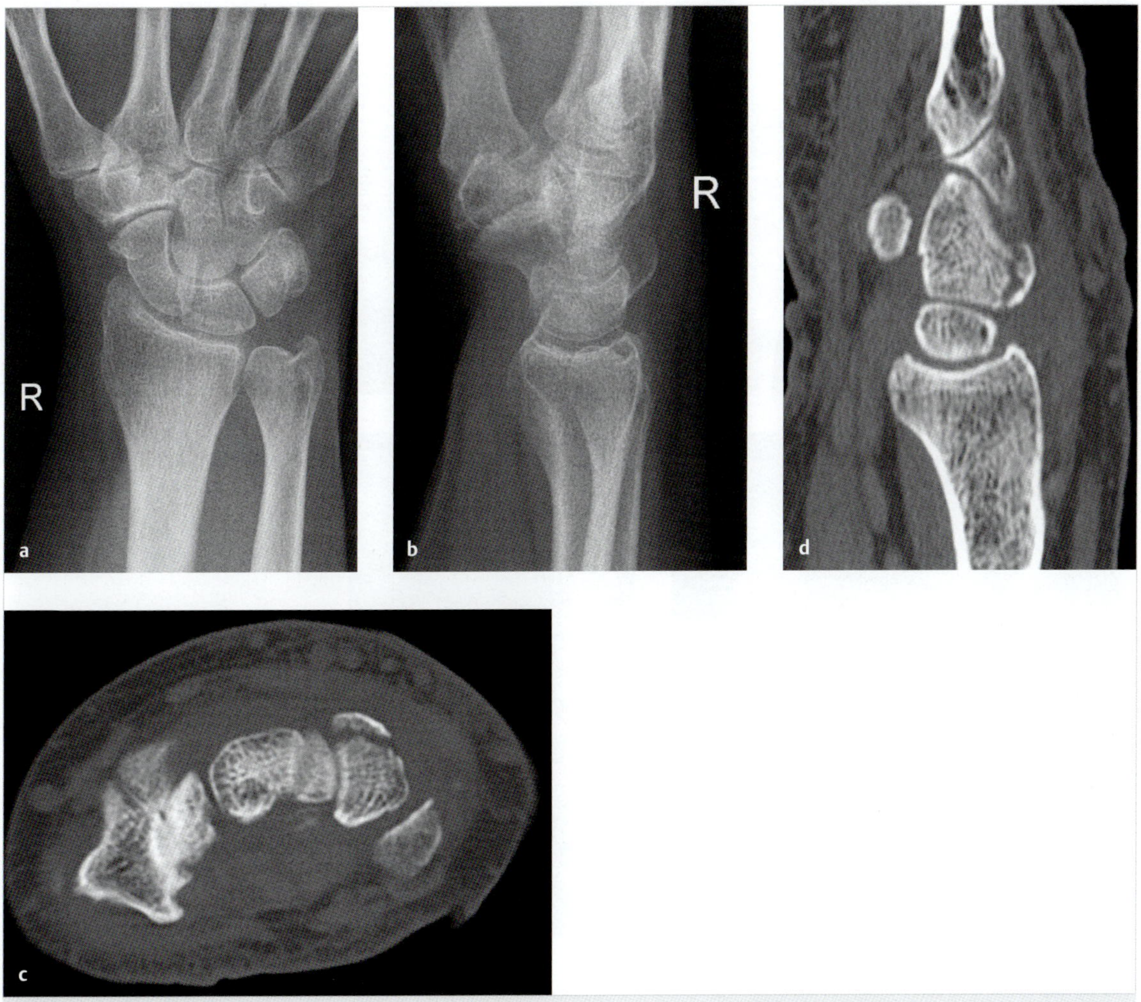

Abb. 2.35 88-jähriger Patient mit einer Absprengung an der dorsalen Kortikalis des Os triquetrum nach Sturz auf die ausgestreckte Hand (Abb. mit freundlicher Genehmigung des Instituts für Diagnostische und Interventionelle Radiologie des Universitätsklinikums Düsseldorf/Univ.-Prof. G. Antoch). Konservative Therapie durch Ruhigstellung in einer Unterarmgipsschiene für 2 Wochen.

a Röntgen Handgelenk dorsopalmar. Fraktur nicht sichtbar.
b Handgelenk seitlich. Fraktur sichtbar, jedoch eingeschränkt zu beurteilen.
c CT-Bild in axialer Ebene auf Höhe der Fraktur. Frakturcharakter evaluierbar.
d CT-Bild in sagittaler Ebene.

Frakturen mit einem erhöhten Pseudarthroserisiko bedürfen bei noch aktiven Patienten im höheren Lebensalter einer besonderen Beachtung. Frakturen des Hamulus ossis hamati sind zumeist Folge einer direkten Gewalteinwirkung, z. B. bei der Ausübung von Schlagsportarten wie Tennis oder Golf. Unter Berücksichtigung der noch aktiven Ausübung der Sportart durch den Patienten ist eine Ruhigstellung für 4–6 Wochen angezeigt. Bei den dislozierten Frakturen ist die Indikation zur technisch anspruchsvollen **Schraubenosteosynthese** individuell mit dem Patienten zu besprechen. Bei einer Beschwerdepersistenz über einen längeren Zeitraum nach dem Trauma ist die Resektion des Hamulus eine Alternative. Das Pseudarthroserisiko von Korpusfrakturen des Kopfbeins (▶ Abb. 2.36) kann durch eine übungsstabile Schraubenosteosynthese, möglichst perkutan implantiert, deutlich gesenkt werden. Eine postoperative Ruhigstellung ist dann nicht notwendig.

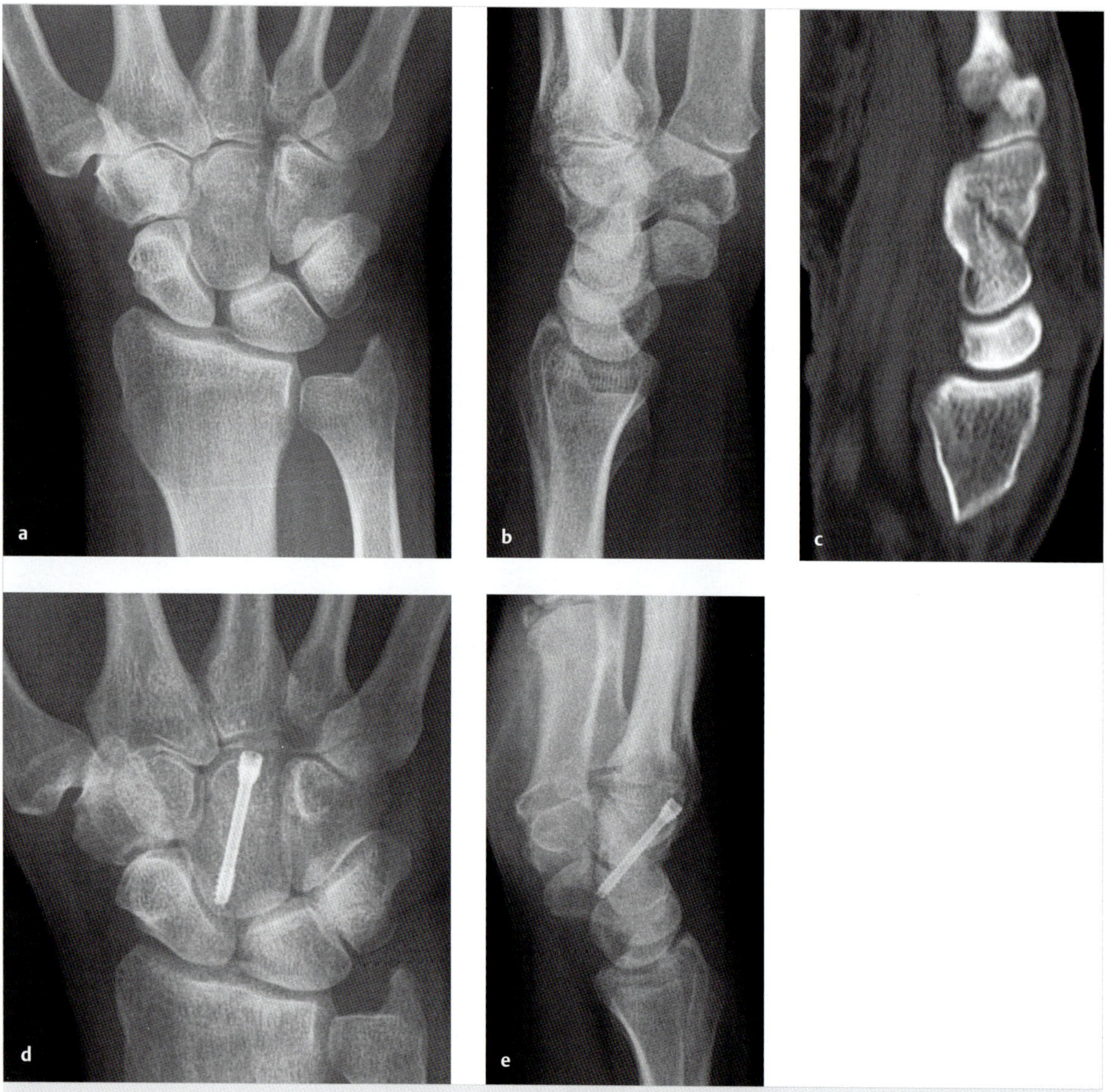

Abb. 2.36 70-jährige aktive Patientin mit einer Korpusfraktur des Kopfbeins (Abb. mit freundlicher Genehmigung des Instituts für Diagnostische und Interventionelle Radiologie des Universitätsklinikums Düsseldorf/Univ.-Prof. G. Antoch). Stabilisierung durch perkutane Schraubenosteosynthese mit einer Doppelgewindeschraube.

a Präoperatives Röntgen Handgelenk dorsopalmar.
b Präoperatives Röntgen Handgelenk seitlich.
c Präoperatives CT-Bild in sagittaler Ebene auf Höhe der Fraktur. Frakturcharakter evaluierbar.
d Röntgen Handgelenk dorsopalmar 6 Wochen postoperativ.
e Röntgen Handgelenk seitlich 6 Wochen postoperativ. Fraktur konsolidiert.

Tipp

Bei betagten Patienten mit nur geringem funktionellem Anspruch empfehlen wir die Ruhigstellung des betroffenen Handgelenks bis zur Schmerzfreiheit für ca. 7 bis maximal 14 Tage in einer dorsalen Unterarmgipsschiene, die distal bis zu den Mittelhandköpfen reicht.

2.6.8 Ligamentäre Verletzungen

Die **Ursache** isolierter Verletzungen der scapholunären oder lunotriquetralen Bänder sind Stürze oder starke Verdrehtraumata im Erwachsenenalter [13], [14]. Isolierte Rupturen führen mehrheitlich nur zu geringen Beschwerden, die von kurzer Dauer sind [14] und für deren Wahrnehmung im höheren Lebensalter eine noch geringeren Sensibilität besteht als im jüngeren Erwachsenenalter. Zudem ist häufig die Stabilität der angrenzenden Knochen durch Osteopenie vermindert und liegt unterhalb der der Bänder, sodass eher der Knochen bricht als dass Bänder isoliert rupturieren.

Für die **Diagnostik** und die Therapie der frischen scapholunären Bandverletzungen im Erwachsenenalter liegen etablierte Algorithmen vor [14], die auch für isolierte Rupturen bei aktiven Patienten im höheren Lebensalter mit noch hohem funktionellem Anspruch gelten. Der **Behandlungsalgorithmus** orientiert sich an spezifischen Kriterien, die von Garcia-Elias aufgestellt wurden und sich an der Beantwortung von 5 Fragen ausrichten [6].

Grundsätzliches **Ziel der Behandlung** dieser stadienabhängig instabilen Verletzung ist es, zum einen die Diagnose möglichst früh und adäquat zu stellen und zum anderen, darauf basierend, die Entwicklung einer Arthrose im Handgelenk zu verhindern. Ob und in welchem Zeitraum sich eine Arthrose als Folge einer SL-Bandverletzung entwickelt, ist u. a. vom ligamentären Verletzungsausmaß und dem Grad der daraus folgenden Instabilität sowie der Beanspruchung der Hand abhängig. Erfahrungsgemäß beträgt das Zeitintervall zwischen frischer SL-Bandverletzung und Beginn einer symptomatischen Arthrose mehrere Jahre [14]. Daraus folgend ist die Indikation zur Rekonstruktion des isoliert verletzten SL-Bands auch bei den älteren noch aktiven Patienten individuell zu prüfen.

Von den traumatischen Rupturen abzugrenzen sind im höheren Lebensalter Insuffizienzen der scapholunären Bänder auf der Basis **degenerativer Veränderungen** im Rahmen anderer Krankheitsentitäten wie der rheumatoiden Arthritis, Gicht oder Chondrokalzinose [14].

Im höheren Lebensalter von wesentlicher Bedeutung sind Diagnose und Therapie von Rupturen der scapholunären Bänder als **Begleitverletzung von distalen Radiusfrakturen.** Die Inzidenz der SL-Bandruptur als Begleitverletzung der distalen Radiusfraktur wird altersunabhängig mit bis zu 50 % angegeben [18]. Eine persistierende karpale Instabilität nach einer distalen Radiusfraktur ist ein das funktionelle Ergebnis signifikant negativ beeinflussender Faktor [2]. Daher sollte im Rahmen der ohnehin durchgeführten operativen Versorgung der distalen Radiusfraktur die Diagnose und der Instabilitätsgrad einer scapholunären Verletzung gesichert oder ausgeschlossen werden und dann patientengerecht therapiert werden.

Diagnose

Die Diagnose einer scapholunären Bandverletzung als Begleitverletzung bei einer distalen Radiusfraktur erfolgt anhand prä- und intraoperativer Methoden.

Die **nativradiologische Darstellung** des Handgelenks in 2 Ebenen stellt die Basisuntersuchung zur Diagnose einer distalen Radiusfraktur dar. **Indikatoren** für eine begleitende scapholunäre Ruptur können hierbei sein [14]:

- Frakturspalt in der Sagittalebene auslaufend in Projektion auf den SL-Spalt
- unverhältnismäßige Dorsalverkippung des Mondbeins nach dorsal, die die Dorsalkippung der Radiusgelenkfläche um 10° übersteigt

Zusätzliche **nativradiologische Projektionen** zur Verifizierung einer dynamischen Instabilität wie die Aufnahme nach Stecher oder Faustschlusskraftaufnahmen sind aufgrund der Radiusfraktur mitunter sehr schmerzhaft und sollten präoperativ nicht durchgeführt werden. Die **CT** ohne Kontrastmittel besitzt für Beurteilung der scapholunären Bänder keine Bedeutung. Eine mögliche präoperative Option stellt die Arthrografie in Kombination mit einer CT (Arthro-CT) dar. Im hohen Lebensalter sollte die Indikation hierfür jedoch, nicht zuletzt wegen der guten intraoperativen Möglichkeiten zur Überprüfung der Bandinstabilität, äußerst zurückhaltend gestellt werden.

Intraoperativ gibt es 3 Möglichkeiten zum **Ausschluss einer SL-Bandverletzung:**

- dynamische Durchleuchtung
- direkte Darstellung der Bänder durch Arthroskopie
- direkte Darstellung der Bänder durch Präparation

Die **dynamische Untersuchung** des Handgelenks im dorsopalmaren und seitlichen Strahlengang (dynamische Durchleuchtung) sollte im Anschluss an jede übungsstabile Osteosynthese einer distalen Radiusfraktur durchgeführt werden. Darauffolgende weiterführende diagnostische Schritte sind allerdings unter Berücksichtigung der möglichen therapeutischen Konsequenz für den Patienten durchzuführen.

Beim **betagten Patienten** empfehlen wir keine weiteren diagnostischen oder therapeutischen Maßnahmen. Wesentliche Argumente hierbei sind die Notwendigkeit einer Ruhigstellung von mindestens 6 Wochen nach Rekonstruktion der Bänder mit Einschränkung der händischen Selbstständigkeit für mindestens diesen Zeitraum und der fehlende mittelfristige funktionelle Gewinn bei ohnehin nur geringer Beanspruchung der Hand.

Beim älteren **Patienten mit noch höherem funktionellem Anspruch** wird der nächste diagnostische Schritt mitunter bestimmt vom Zugangsweg, der zur Versorgung der distalen Radiusfraktur gewählt wurde (▸ Abb. 2.37). Bei dem seltener durchgeführten dorsalen Zugang sollte bei V. a. auf eine ligamentäre Begleitverletzung in der Durchleuchtung das Band offen dargestellt werden. Im Falle eines palmaren Zugangswegs sollte bei auffälligem Durchleuchtungsbefund vor offener Darstellung zunächst durch eine Arthroskopie das Band beurteilt werden [14]. Die Arthroskopie des Handgelenks kann hierbei über ein palmares oder dorsales Zugangsportal erfolgen. Während das SL-Band über ein palmares Portal gut visualisiert werden kann, ist eine Beurteilung der ulnokarpalen Gelenkanteile hierüber nur sehr eingeschränkt möglich [8].

M!

Merke

Über ein dorsales Portal können alle Gelenkanteile sicher arthroskopisch erfasst werden.

Therapie

Für betagte Patienten mit geringer Beanspruchung empfehlen wir die äußerste Zurückhaltung in der Therapie einer SL-Bandverletzung. Eine Therapieindikation für SL-Bandverletzungen sehen wir nur für ältere Patienten, die noch Aktivitäten ausüben, die mit einer erhöhten Beanspruchung der Hand einhergehen (s. o.). Prinzipiell orientiert sich dann die Therapie am vorliegenden Stadium gemäß der **Klassifikation nach Garcia-Elias** [6] (▸ Tab. 2.9), wobei im höheren Lebensalter ein modifizierter Algorithmus empfohlen wird.

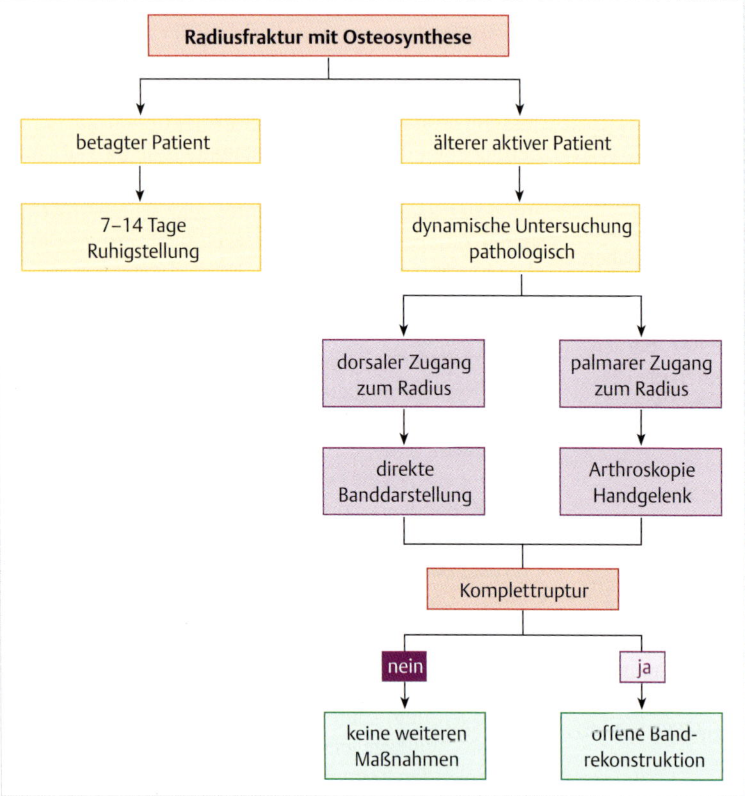

Abb. 2.37 Diagnostisch-therapeutischer Algorithmus der scapholunären Bandruptur als Begleitverletzung der distalen Radiusfraktur für ältere, noch aktive Patienten.

Tab. 2.9 Stadieneinteilung der scapholunären Bandruptur (Quelle: [6]).

Stadium	Kennzeichen
I	Teilruptur
II	Komplettruptur, Band nähbar/refixierbar
III	Komplettruptur, Band nicht nähbar, dynamische Instabilität
IV	Komplettruptur, Band nicht nähbar, reponible statische Instabilität
V	Komplettruptur, Band nicht nähbar, Instabilität nicht reponibel, keine Arthrose
VI	Komplettruptur, Arthrose (SLAC)

Frische Teilrupturen (Stadium I) ohne signifikante karpale Instabilität können konservativ behandelt werden. Im Anschluss an eine Ruhigstellung des Handgelenks für 2 Wochen sollte die aktive krankengymnastische Mobilisation des Handgelenks erfolgen.

Liegt eine **frische Komplettruptur mit dynamischer Instabilität** vor, sollte die offene Reposition, Bandnaht oder -refixierung verstärkt durch eine dorsale Kapsulodese und eine temporäre mediokarpale Teilarthrodese mit Kirschner-Drähte durchgeführt werden (**Stadium II**). Knöchern ausgerissene Bandanteile können transossär oder mithilfe von Fadenankern refixiert werden. Postoperativ ist eine Ruhigstellung des Handgelenks für mindestens 6 Wochen notwendig. Nach Entfernung der Kirschner-Drähte kann dann mit der Mobilisation begonnen werden. Das alleinige arthroskopische Debridement der Bandstümpfe mit geschlossener temporärer Arthrodese durch Kirschner-Drähten geht mit schlechteren funktionellen Ergebnissen als mit der offenen Rekonstruktion einher [4] und wird nicht empfohlen.

Für die Rekonstruktion **nicht mehr nähbarer Bandanteile (Stadien III und IV)** steht eine Vielzahl operativer Techniken unterschiedlichen präparatorischen Aufwands zur Verfügung, die jedoch mehrheitlich eine mindestens 6-wöchige Ruhigstellung des Handgelenks erfordern. Beispielhaft genannt seien Knochen-Band-Knochen-Plastiken und Tenodesen [14]. Im höheren Lebensalter sollte hier der chirurgische und postoperative Aufwand den zu erwartenden altersadaptierten Heilungschancen nach Rekonstruktion gegenübergestellt werden.

Eine Option im höheren Lebensalter stellt die alleinige dorsale Kapsulodese dar, die jedoch in Kombination mit der notwendigen mediokarpalen KD-Teilarthrodese (KD = Kirschner-Draht) eine 6-wöchige Ruhigstellung erforderlich macht. Alternativ, z. B. im **Stadium V**, kann im höheren Lebensalter eine RASL-Prozedur (RASL: Reduction and Association of the Scaphoid and Lunate) durchgeführt werden [15]. Ziel hierbei ist eine dauerhafte straffe Verbindung zwischen Kahn- und Mondbein, hergestellt durch eine Doppelgewindeschraube. Sie führt zwar nicht zu einer Wiederherstellung der ursprünglichen Beweglichkeit im Intervall zwischen Kahn- und Mondbein, jedoch zu einem stabilen Karpus. Bei diesem Verfahren kann zudem eine frühere Mobilisation des Handgelenks erfolgen.

Im **Stadium VI** liegt eine Arthrose (SLAC-Wrist; s. u.) vor.

2.6.9 Behandlung der karpalen Arthrose im höheren Lebensalter

Die Entwicklung einer posttraumatischen Arthrose nach Verletzungen des Karpus ist in erster Linie Folge einer persistierenden signifikanten Instabilität, z. B. durch eine scapholunäre Bandruptur oder eine Kahnbeinpseudarthrose. In Abhängigkeit von der ursprünglichen Verletzung wird im Wesentlichen hierbei zwischen **SNAC-Wrist** (Scaphoid non-union advanced Collapse) und **SLAC-Wrist** (Scapholunate advanced Collapse) (▶ Abb. 2.38) unterschieden. Seltener sind lunotriquetrale Arthrosen.

Eine kausale Therapie ist nicht möglich. In Abhängigkeit des Arthrosestadiums stehen unterschiedliche Rettungsoperationen zur Verfügung, alle mit dem Ziel der Schmerzreduktion unter Erhalt einer möglichst hohen Restfunktion und Kraft im Handgelenk. Im höheren Lebensalter liegt häufig ein schmerzhaftes Handgelenk vor, das jedoch eine für den Patienten noch zufriedenstellende Beweglichkeit aufweist. Für alle das Radiokarpalgelenk betreffende Arthrosen stellt für diese Patienten eine gute Behandlungsoption die **Denervation nach Wilhelm** dar, bei der selektiv die handgelenkversorgenden Nerven durchtrennt werden [22]. Der chirurgische Aufwand ist vergleichsweise gering und eine Vielzahl an Patienten profitieren auch langfristig von dieser Prozedur [9], [16].

Tipp

Der Behandlungserfolg dieser Methode kann durch eine präoperative Testinfiltration von Lokalanästhetikum abgeschätzt werden.

Für die **SLAC-du-SNAC-Wrist** gibt es etablierte, für den Behandlungsalgorithmus relevante Klassifikationen [20], [21] (▶ Tab. 2.10). Eine Indikation zu den folgend vorgestellten Verfahren sehen wir im höheren Lebensalter nach durchgeführter Denervation und persistierender Schmerzsymptomatik. Bei intaktem Knorpelüberzug in der Fossa lunata und des Os capitatums stellen die Kahnbeinresektion mit mediokarpaler Teilarthrodese („4-Corner-Fusion") und die Entfernung der proximalen Handwurzelreihe („Proximal Row Carpectomy") eine Behandlungsoption dar. Die funktionellen Ergebnisse beider Verfahren sind gleichwertig [11]. Für die „Proximal Row Carpectomy" im höheren Lebensalter spricht eine einfachere OP-Technik, keine Notwendigkeit einer Spongiosatransplantation und kein Risiko eines Implantatversagens. Bei einer **SLAC-Wrist Stadium II** mit zusätzlicher posttraumatischen Arthrose der Radiusgelenkfläche nach distaler Radiusfraktur kann eine radioscapholunäre Arthrodese durchgeführt werden. Im höheren Stadien besteht die Möglichkeit der vollständigen Handgelenkversteifung in 0° oder 20° Extensionsstellung des Handgelenks.

Eine weitere Behandlungsoption für Patienten im höheren Lebensalter mit symptomatischen Stadien **SLAC/SNAC III** und sehr geringen Belastungen der Hand stellt die Implantation einer Handgelenkprothese dar. Die mittelfristigen funktionellen Ergebnisse von TEP am Handgelenk sind zufriedenstellend mit jedoch verminderter Griffkraft [12]. Die Patienten sollten allerdings auf die im Vergleich zur Handgelenkversteifung höhere Komplikations- und Zweitoperationsrate aufgeklärt werden [17].

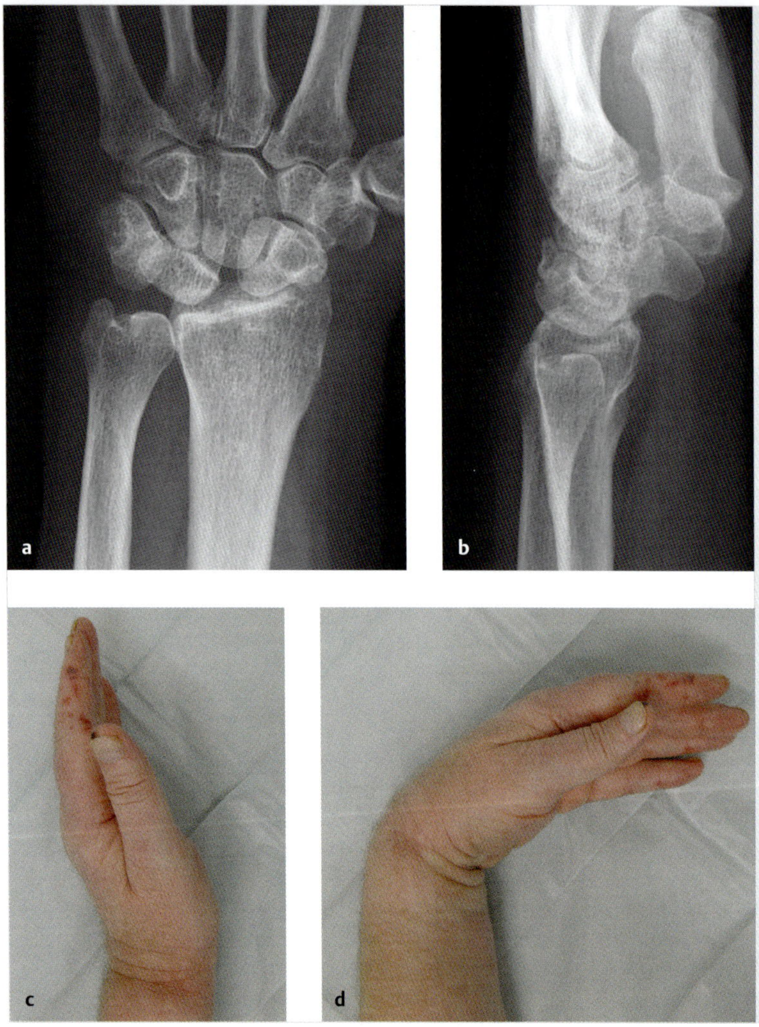

Abb. 2.38 SLAC-Wrist Stadium III nach Watson bei einem 72-jährigen Patienten mit multiplen Begleiterkrankungen und geringem funktionellem Anspruch. Denervation nach Wilhelm als erste Behandlungsoption bei noch zufriedenstellender Beweglichkeit im Handgelenk und zu erwartendem mittelfristig mäßigem funktionellem Anspruch.
(Abb. a, b mit freundlicher Genehmigung des Instituts für Diagnostische und Interventionelle Radiologie des Universitätsklinikums Düsseldorf/Univ.-Prof. G. Antoch)
a Röntgen Handgelenk dorsopalmar.
b Röntgen Handgelenk seitlich.
c Beweglichkeit Handgelenk: Extension.
d Beweglichkeit Handgelenk: Flexion.

Tab. 2.10 Klassifikation von SLAC (Quelle: [21]) und SNAC (Quelle: [20]).

Stadium	Ausmaß der Arthrose	
	SLAC nach Watson	SNAC nach Vender
I	styloideoscaphoidale Arthrose	styloideoscaphoidale Arthrose
II	radioscaphoidale Arthrose	zusätzl. capitoscaphoidale Arthrose
III	zusätzl. capitolunare Arthrose	zusätzl. capitolunare Arthrose
IV	Panarthrose	Panarthrose

2.6.10 Luxationsfrakturen des Karpus im hohen Lebensalter

Komplexe Luxationsfrakturen im hohen Lebensalter sind aufgrund der dafür notwendigen hohen Energien sehr selten. Der Charakter dieser Verletzungen ist sehr variabel, jedoch immer schwer. Er kann knöchern isoliert oder osteoligamentär kombiniert sein. Für diese Verletzungsentitäten besteht eine dringliche Operationsindikation.

Prinzipiell gilt im höheren Lebensalter der gleiche Behandlungsalgorithmus wie im jüngeren Erwachsenenalter. Nach geschlossener oder offener Reposition sollte die Rekonstruktion bzw. Stabilisierung der verletzten Strukturen erfolgen. Im höheren Lebensalter sollte jedoch die **Beschaffenheit des Knorpels** besondere Beachtung finden. Bei Vorliegen eines ausgeprägten Knorpelschadens traumatisch oder unfallunabhängig degenerativ stellen primäre (Teil-)Arthrodesen eine gute Therapiealternative dar. Hilfreich ist hier die präoperative zielge-

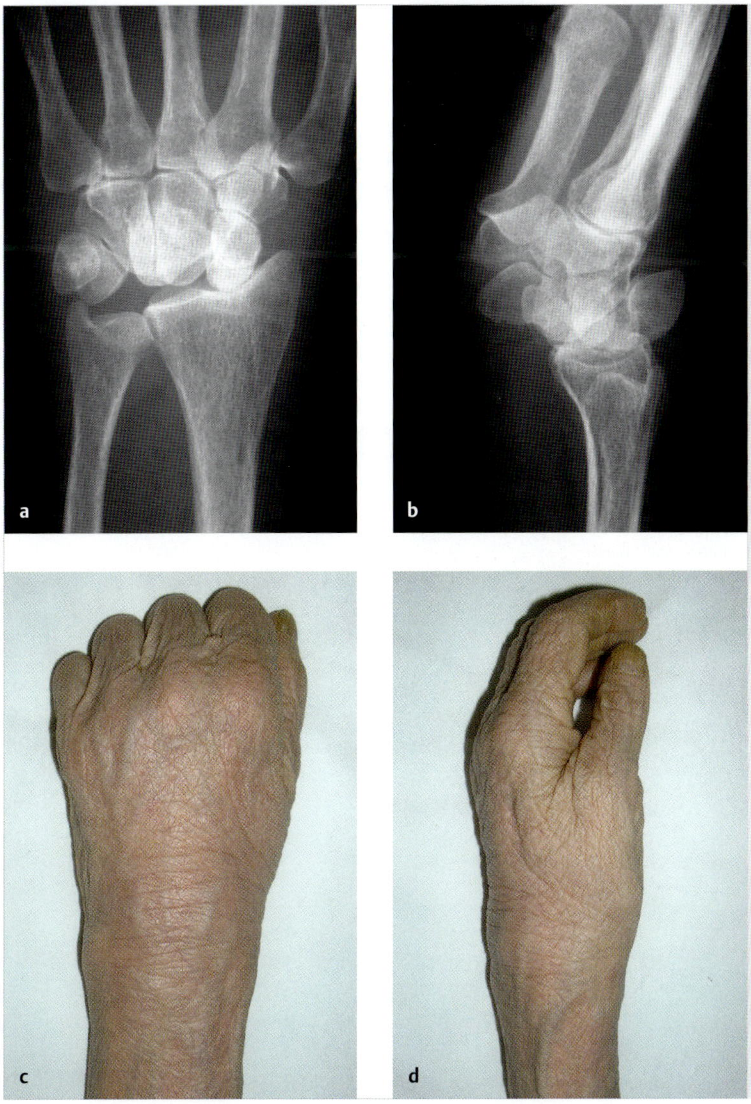

Abb. 2.39 Chronische Fehlstellung durch eine perilunäre Luxation bei einer 88-jährigen dementen Patientin. Anamnese nicht zu erheben. Klinisch kein Hinweis auf eine frische Verletzung. Keine Therapie notwendig. Aufklärung der betreuenden Personen über den Befund.
a Röntgen Handgelenk dorsopalmar.
b Röntgen Handgelenk seitlich.
c Klinischer Befund dorsopalmar.
d Klinischer Befund seitlich.
(Abb. a, b mit freundlicher Genehmigung des Instituts für Diagnostische und Interventionelle Radiologie des Universitätsklinikums Düsseldorf/Univ.-Prof. G. Antoch)

richtete Anamnese des Patienten. Ziel der Therapie ist in diesen Fällen die Schaffung eines stabilen schmerzfreien Handgelenks, was gut durch eine (Teil-)arthrodese erreicht werden kann.

Eine Sonderrolle nehmen hier **demente Patienten** ein, die nicht selten mit einer Fehlstellung am Handgelenk vorgestellt werden (▸ Abb. 2.39), die „plötzlich" Dritten (Angehörigen, Pflegepersonal) aufgefallen sind, mitunter jedoch seit Jahren bestehen. Eine Anamnese ist nicht möglich. Die Dauer der Fehlstellung ist nicht zu eruieren. In diesen Fällen wird das therapeutische Konzept wesentlich durch den klinischen Befund und nicht durch die radiologisch nachgewiesene Pathologie bestimmt. Spricht der klinische Befund gegen eine frische Verletzung, ist von einer weiteren Diagnostik und Therapie abzusehen.

Literatur

[1] Alsawadi A, Stanton J. Scaphoid fracture in the elderly: a review. Hand Surg 2012; 17: 295–8

[2] Batra S, Gupta A. The effect of fracture-related factors on the functional outcome at 1 year in distal radius fractures. Injury 2002; 33: 499–502

[3] Buijze GA, Goslings JC, Rhemrev SJ et al. Cast immobilization with and without immobilization of the thumb for nondisplaced and minimally displaced scaphoid waist fractures: a multicenter, randomized, controlled trial. J Hand Surg Am 2014; 39: 621–7

[4] Darlis NA, Kaufmann RA, Giannoulis F et al. Arthroscopic debridement and closed pinning for chronic dynamic scapholunate instability. J Hand Surg Am 2006; 31: 418–24

[5] Duckworth AD, Jenkins PJ, Aitken SA et al. Scaphoid fracture epidemiology. J Trauma Acute Care Surg 2012; 72: E41–5

[6] Garcia-Elias M, Lluch AL, Stanley JK. Three-ligament tenodesis for the treatment of scapholunate dissociation: indications and surgical technique. J Hand Surg Am 2006; 31: 125–34

[7] Hey HW, Chong AK, Murphy D. Prevalence of carpal fracture in Singapore. J Hand Surg Am 2011; 36: 278–83

[8] Hohendorff B, Eck M, Mühldorfer M et al. Palmare Handgelenksarthroskopie zur Beurteilung karpaler Begleitläsionen bei der operativen Versorgung distaler intraartikulärer Radiusfrakturen. Handchir Mikrochir Plast Chir 2009; 41: 295–299

[9] Hohendorff B, Mühldorfer-Fodor M, Kalb K et al. Langzeitergebnisse nach Handgelenkdenervation. Unfallchirurg 2012; 115: 343–352

[10] Karle B, Mayer B, Kitzinger HB et al. Kahnbeinfrakturen – wann operativ, wann konservativ? CT-basierte Klassifikation. Handchir Mikrochir Plast Chir 2005; 37:260–6

[11] Mulford JS, Ceulemans LJ, Nam D et al. Proximal row carpectomy vs four corner fusion for scapholunate (Slac) or scaphoid nonunion advanced collapse (Snac) wrists: a systematic review of outcomes. J Hand Surg Eur 2009; 34: 256–63

[12] Nydick J, Greenberg SM, Stone JD et al. Clinical Outcomes of Total Wrist Arthroplasty. J Hand Surgery Am 2012; 37: 1580–1584

[13] Pappou IP, Basel J, Deal ND. Scapholunate ligament injuries: a review of current concepts. Hand 2013; 8: 146–156

[14] Prommersberger KJ, Mühldorfer-Fodor M, Kalb K et al. Die scapholunäre Bandverletzung. Unfallchirurg 2014; 117: 723–37

[15] Rosenwasser MP, Miyasajsa KC, Strauch RJ. The RASL procedure: reduction and association of the scaphoid and the lunate using the Herbert screw. Tech Hand Up Extrem Surg 1997; 1: 263–72

[16] Rothe M, Rudolf KD, Partecke BD. Langzeitergebnisse nach Handgelenkdenervation bei fortgeschrittenem karpalem Kollaps (SLAC-/SNAC-Wrist Stadium II und III). Handchir Mikrochir Plast Chir 2006; 38: 261–6

[17] Sauerbier M, Arsalan-Werner A. Zur Endoprothetik am Handgelenk, am distalen Radioulnargelenk und der Hand. Handchir Mikrochir Plast Chir 2012; 44: 280–292

[18] Schädel-Höpfner M, Böhringer G, Junge A et al. Arthroskopisch gesicherte Begleitverletzungen des skapholunären Bandapparats bei distalen Radiusfrakturen. Handchir Mikrochir Plast Chir 2001; 33: 229–33

[19] Schädel-Höpfner M, Prommersberger KJ, Eisenschenk A et al. Behandlung von Handwurzelfrakturen. Empfehlungen der Sektion Handchirurgie der Deutschen Gesellschaft für Unfallchirurgie. Unfallchirurg 2010; 113: 741–54

[20] Vender MI, Watson HK, Wiener BD et al. Degenerative change in symptomatic scaphoid nonunion. J Hand Surg Am 1987; 12: 514–519

[21] Watson HK, Ballet FL. The SLAC wrist: scapholunate advanced collapse pattern of degenerative arthritis. J Hand Surg Am 1984; 9: 358–65

[22] Wilhelm A. Denervation of the wrist. Tech Hand Up Extrem Surg 2001; 5: 14–30

[23] You JS, Chung SP, Chung HS et al. The usefulness of CT for patients with carpal bone fractures in the emergency department. Emerg Med J 2007; 24: 248–50

Kapitel 3

Untere Extremität

3

3 Untere Extremität

3.1 Proximale Femurfrakturen

B. Bücking

3.1.1 Einleitung

Als proximale Femurfrakturen werden gemäß WHO Schenkelhalsfrakturen, pertrochantäre Frakturen und subtrochantäre Frakturen bezeichnet (> S 72.0–72.2) [58]. Sie entstehen zumeist durch einen Sturz aus geringer Höhe in Verbindung mit Osteoporose. Häufig sind Patienten betroffen, die sich nicht mehr regelrecht abstützen können und somit direkt auf die Hüfte stürzen. Das Patientengut ist daher – stärker als Patienten mit proximaler Humerusfraktur oder distaler Radiusfraktur – geprägt von geriatrietypischen Problemen wie Mangelernährung, Schluckstörungen, rezidivierenden Stürzen, kardiovaskulären Nebenerkrankungen und auch neurologischen Erkrankungen. Etwa 50 % der Patienten weisen ein kognitives Defizit auf oder sind dement. Zusätzlich entwickelt zwischen 25 % und 50 % der Patienten ein postoperatives Delir [11], [23].

Aus den genannten Gründen sind proximale Femurfrakturen **die** typischen geriatrischen Frakturen. Es wird deutlich, dass neben den Schwierigkeiten einer optimalen (operativen) Frakturversorgung das perioperative Management dieser Patienten eine interdisziplinäre Herausforderung darstellt. Die verschiedenen Aspekte des perioperativen Managements werden in Kapitel 1 dieses Buches erläutert.

In diesem Kapitel soll die Indikationsstellung zur Therapie der verschiedenen Frakturtypen beschrieben werden. Ein weiterer Fokus liegt auf dem Management der chirurgischen Komplikationen wie Implantatversagen, Luxationen und Weichteilkomplikationen.

3.1.2 Epidemiologie

Die Inzidenz proximaler Femurfrakturen liegt in den Industrieländern zwischen 150 und über 250/100 000/Jahr [29]. Im Jahr 2012 zählten proximale Femurfrakturen mit 140 000/Jahr bei Patienten über 65 Jahre zu den **10 häufigsten Hauptdiagnosen** der Krankenhäuser in Deutschland [21]. Bedingt durch den demografischen Wandel ist diese Anzahl seit dem Jahr 2012 um 24 % angestiegen, obwohl ihre altersadjustierte Inzidenz leicht gesunken ist [21]. Auch in Zukunft wird mit einem weiteren Anstieg der Gesamtzahl proximaler Femurfrakturen gerechnet [53].

Die Behandlung der betroffenen Patienten ist sehr aufwendig und mit hohen allgemeinen, aber auch chirurgischen Komplikationsraten verbunden. Die zuvor genannten Begleitumstände der betroffenen Patienten erklären die nach wie vor **schlechte Prognose** proximaler Femurfrakturen. Die 1-Jahres-Mortalität beträgt ca. 25 % [26] und viele Patienten verlieren infolge der Fraktur ihre Selbstständigkeit [6]. Zusammenfassend zählen proximale Femurfrakturen zu den größten gesundheitlichen und auch sozioökonomischen Herausforderungen unserer Zeit.

3.1.3 Diagnostik

In den allermeisten Fällen stellen proximale Femurfrakturen keine diagnostische Herausforderung dar. Es sollte bei Verdacht auf eine Fraktur eine **Beckenübersichtsaufnahme** zur Beurteilung des Beckenrings angefertigt werden. Eine zweite Aufnahme in **Lauenstein-Projektion** dient der genauen Klassifikation der Fraktur. Sollte bei klinischem Verdacht eine Fraktur nicht erkennbar oder eine therapierelevante Klassifizierung anhand der Röntgenbilder nicht möglich sein, ist eine **CT** indiziert. Probleme bereitet es manchmal, sog. Insuffizienzfrakturen zu erkennen. Hier können Röntgen- und CT-Untersuchungen unauffällig sein und es bestehen häufig belastungsabhängige Schmerzen ohne vorangegangenes Trauma. In solchen Fällen ist eine **MRT** (mit Nachweis eines Ödems, z. B. im Schenkelhals) erforderlich.

Sollte anamnestisch oder radiologisch der Verdacht auf eine malignomassoziierte Fraktur bestehen, sollte während der Operation eine **Biopsie** entnommen werden.

3.1.4 Klassifikation

Zunächst muss eine Unterscheidung der **3 Hauptfrakturtypen** vorgenommen werden. Dabei ist die Differenzierung zwischen einer lateral gelegenen Schenkelhalsfraktur und einer petrochantären Fraktur manchmal nicht einfach. Pertrochantäre Frakturen reichen teilweise auch bis subtrochantär.

Schenkelhalsfrakturen

Die beiden Klassifikationen nach Pauwels [44] und Garden [20] sind hinlänglich bekannt. Ihre Reliabilität ist jedoch gering [55], [56]. In der internationalen Literatur wird daher häufig nur zwischen **„Non-displaced“** (Garden I und II) und **„Displaced“ Hip Fractures** (Garden III und IV) unterschieden. Diese Vereinfachung erscheint in der Praxis ausreichend, da sich aus der Unterscheidung dieser beider Gruppen therapeutische Konsequenzen ableiten.

> **Merke**
>
> Für den klinischen Alltag ist eine Differenzierung von Schenkelhalsfrakturen in „nicht dislozierte" und „dislozierte" Frakturen ausreichend.

Pertrochantäre Frakturen

Die Klassifikation mit der aktuell weitesten Verbreitung ist die Einteilung der Arbeitsgemeinschaft Osteosynthesefragen [36]. Es wird zwischen stabilen **31A1-Frakturen** und instabilen **31A2- und 31A3-Frakturen** unterschieden.

Subtrochantäre Frakturen

Es liegen verschiedene Klassifikationssysteme wie die Seinsheimer-Klassifikation [49] oder die AO-Klassifikation vor [36]. Diese haben allerdings ihren Stellenwert eher im Rahmen von Studien. Für den klinischen Alltag sind sie nur von untergeordneter Bedeutung, da von ihnen keine therapeutische Konsequenz ausgeht.

3.1.5 Therapie

Ziele der Therapie proximaler Femurfrakturen sind eine **frühzeitige Operation** mit einem möglichst **geringen Operationsrisiko** und eine unmittelbare Vollbelastung post operationem. Um eine **Vollbelastung** zu ermöglichen, muss in den meisten Fällen operiert werden. Nur bei nicht dislozierten bzw. eingestauchten Schenkelhalsfrakturen kann eine konservative Therapie erwogen werden. Aufgrund häufiger sekundärer Dislokationen [12] und z. T. notwendiger Entlastung spielt die konservative Therapie im eigenen Vorgehen keine Rolle.

> **Merke**
>
> Die konservative Therapie hat allenfalls für nicht dislozierte bzw. eingestauchte Schenkelhalsfrakturen noch einen Stellenwert.

Qualitätsindikatoren

Proximale Femurfrakturen sind die einzigen Frakturen, bei denen durch die sektorenübergreifende Qualitätssicherung verschiedene Qualitätsindikatoren formuliert wurden. Als Indikatoren für die Prozessqualität gelten [50]:

▶ **Operation innerhalb von 48 Stunden.** Die Patienten sollten möglichst früh, nach Ausgleich einer möglichen Gerinnungsstörung oder einer Elektrolytstörung, spätestens innerhalb von 48 Stunden operiert werden.

Eine frühzeitige Operation innerhalb von 48 Stunden ist mit einer geringeren Komplikationsrate und Mortalitätsrate assoziiert [52]. Nach einer aktuellen Untersuchung scheinen die Patienten von einer sehr frühen Operation innerhalb von 12 Stunden zu profitieren [54]. Operationen außerhalb der Regelarbeitszeit scheinen nicht mit schlechteren Ergebnissen verbunden zu sein, wenn traumatologisch qualitfiziertes Personal zur Verfügung steht [14].

▶ **Perioperative Antibiotikaprophlaxe.** Wie für sonst keine Frakturentität liegt für proximale Femurfrakturen der Nachweis vor, dass eine einmalige perioperative Gabe eines Antibiotikums (z. B. Cephalosporin der 2. Generation) die Rate an Wundinfektionen, Harnwegsinfekten und pulmonalen Infekten senkt [22].

▶ **Endoprothetische Versorgung bei dislozierten Schenkelhalsfrakturen (Garden III–IV).** Da eine osteosynthetische Versorgung von Schenkelhalsfrakturen mit einer hohen Rate von Pseudarthrosen (33 %) und Hüftkopfnekrosen (16 %) [34] verbunden ist und die Duokopfprothesenimplantation der Osteosynthese bezüglich der Komplikationsrate, der Reoperationsrate, dem Schmerzniveau und dem funktionellen Outcome überlegen ist [19], sollte bei geriatrischen Patienten eine endoprothetische Versorgung erfolgen.

Schenkelhalsfrakturen

Bei geriatrischen Patienten ist zunächst die Frage nach dem **Dislokationsgrad** entscheidend.

Nicht dislozierte Schenkelhalsfrakturen

Nicht dislozierte bzw. eingestauchte Frakturen können grundsätzlich konservativ behandelt werden. Um eine notwendige Entlastung, regelmäßige Kontrollen und eine mögliche sekundäre Komplikation bei konservativer Therapie zu vermeiden, wird im eigenen Vorgehen die Indikation zur **Osteosynthese** gestellt. Die Versorgung mit kannülierten Schrauben birgt die Gefahr einer Femurfraktur im Bereich der Schraubeneintrittsstellen [2], [25] und führt zudem zu einer geringeren Primärstabilität gegenüber einer dynamischen Hüftschraube (DHS) [59], sodass diese trotz größerer Invasivität zur osteosynthetischen Versorgung nicht dislozierter Schenkelhalsfrakturen eingesetzt werden sollte (▶ Abb. 3.1). Alternativ kann bei nicht dislozierten Schenkelhalsfrakturen auch eine **Prothesenimplantation** erwogen werden.

Randomisierte Studien, die die Osteosynthese mit der Prothesenimplantation vergleichen, liegen nicht vor. Gemäß den Daten aus dem Norwegischen Hüftfrakturregister führt eine Osteosynthese bei nicht dislozierten Frakturen zu einer höheren Revisionsrate, stärkeren Schmerzen und geringerer Lebensqualität als eine prothetische Versorgung dislozierter Frakturen [24]. Andererseits ist zu

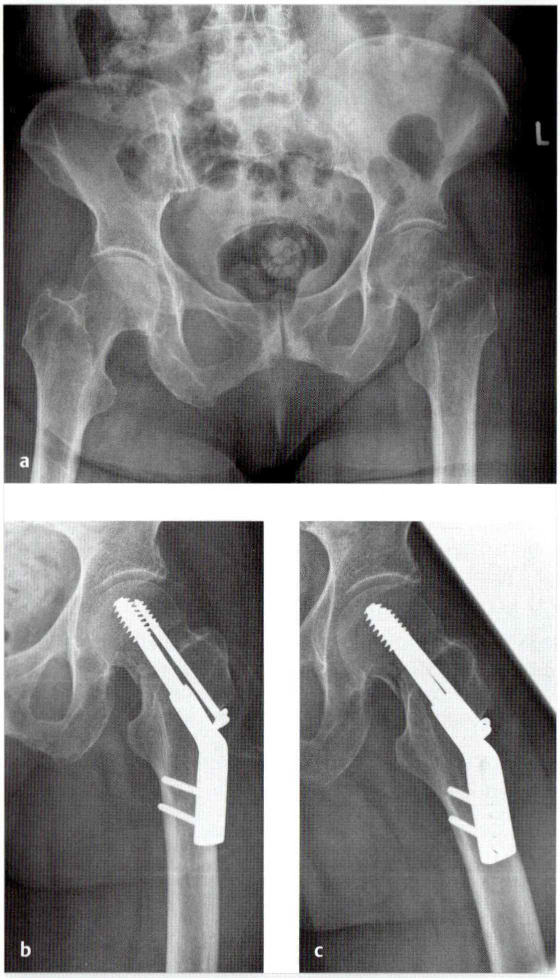

Abb. 3.1 Eingestauchte Schenkelhalsfraktur links bei einer 82-jährigen Patientin.
a Präoperatives Röntgenbild.
b Osteosynthetische Versorgung mit einer DHS, a.–p.
c Osteosynthetische Versorgung mit einer DHS, axial

bedenken, dass prothetische Eingriffe invasiver und mit einer signifikant höheren Krankenhausmortalität assoziiert sind [4]. Um eine definitive Empfehlung aussprechen zu können, sind in diesem Zusammenhang randomisierte Studien notwendig.

Dislozierte Schenkelhalsfrakturen

Bei dislozierten Frakturen sollte aus bereits genannten Gründen nur in Ausnahmefällen eine Osteosynthese erfolgen. Bei vor dem Trauma bettlägerigen Patienten mit sehr hohem perioperativem Risiko kann eine **minimalinvasive Schraubenosteosynthese** oder eine **Hüftkopfresektion** erwogen werden. Studien mit den dafür infrage kommenden Patienten liegen aber nicht vor, sodass hier eine Einzelfallentscheidung erfolgen muss.

Für den Großteil der Patienten gilt, dass sie vor dem Unfall noch (eingeschränkt) gehfähig waren. Es stellt sich die Frage, welche Art von Prothese eingebaut werden sollte. Die sog. Monoblockprothesen werden heute kaum noch implantiert. Sie führen zu höheren Revisionsraten aufgrund von periprothetischen Frakturen und Luxation im Vergleich zu modularen Prothesen [47]. Als modulare Hemiprothesen werden zumeist **Duokopfprothesen** implantiert (▶ Abb. 3.2). Die Alternative ist die Implantation einer **Vollprothese.**

In den letzten Jahren sind viele Studien und auch Metaanalysen zu der Frage durchgeführt worden, ob bei geriatrischen Patienten mit dislozierter Schenkelhalsfraktur eine Duokopfprothese oder eine Vollprothese implantiert werden sollte. In den meisten Studien wurden Patienten mit Demenz und eingeschränkter Mobilität ausgeschlossen. Die Ergebnisse gelten daher nur für einen Teil der geriatrischen Patienten mit Schenkelhalsfraktur.

Gemäß den Metaanalysen führt die Implantation einer Vollprothese zu einer geringeren Revisionsrate, zu besseren funktionellen Ergebnissen und höherer Lebensqualität. Es wurde allerdings eine höhere Luxationsrate nach Vollprothese beobachtet. In der Infektionsrate, der allgemeinen Komplikationsrate und der Mortalitätsrate unterschieden sich beide Verfahren nicht [13], [60].

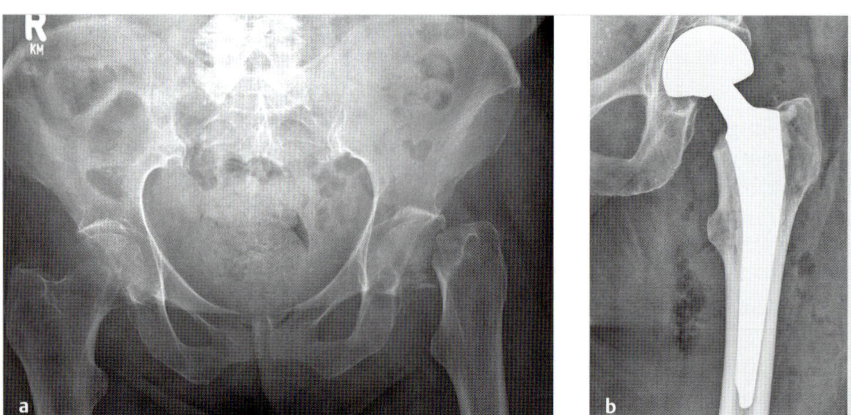

Abb. 3.2 Dislozierte Schenkelhalsfraktur links bei einer 84-jährigen Patientin.
a Präoperatives Röntgenbild.
b Versorgung mit einer zementierten Duokopfprothese.

Bei Patienten mit guter Mobilität ist langfristig nach Duokopfprothesenimplantation zusätzlich eine Protrusion des Kopfes ins kleine Becken denkbar. Für den Großteil der Patienten ist aufgrund des Alters, kognitiver Einschränkung und eingeschränkter Mobilität schon vor dem Unfall die Implantation einer **Duokopfprothese** ein sicheres und relativ komplikationsarmes Verfahren, das flächendeckend durchführbar ist. Dabei sind die funktionellen Nachteile vermutlich vernachlässigbar. In ▸ Tab. 3.1 sind die Kriterien für eine Duokopfprothesenimplantation bzw. für die Implantation einer Vollprothese aus heutiger Sicht dargestellt. In den nächsten Jahren ist durch die steigende Lebenserwartung und den medizinischen Fortschritt allerdings eine Verschiebung der Grenze zwischen den beiden Verfahren in Richtung eines höheren Lebensalters und einer höheren Komorbidität denkbar.

Zusätzlich muss die Frage beantwortet werden, ob die (Duokopf-)Prothese zementfrei oder zementiert implantiert werden soll. Gemäß den Ergebnissen bisheriger Studien ist der **zementierten Technik** der Vorzug zu geben. Die zementierte Implantation führte zu geringeren Schmerzen und besserer Funktion, bei vergleichbarer Gesamtkomplikationsrate [42]. Die implantatassoziierten Komplikationen wie ein Nachsintern der Prothese und intra- oder postoperative Frakturen [30], [33] sind bei zementierter Implantation seltener. Die gefürchteten kardiovaskulären Reaktionen während der Zementierung scheinen selten zu sein [42]. Es ist nach wie vor nicht geklärt, ob es sich dabei um ein toxisches bzw. allergisches oder embolisches Geschehen handelt. Gefährdet sind Patienten mit kardiopulmonalen Vorerkrankungen, sodass besonders bei diesen Patienten auf die Einhaltung definierter Standards für die Zementierung geachtet werden sollte [5].

Merke M!

Prothesen sollten bei Schenkelhalsfrakturen in zementierter Technik implantiert werden.

Tab. 3.1 Kriterien für die Implantation einer Duokopfprothese und Vollprothese bei dislozierten Schenkelhalsfrakturen.

Kriterium	Duokopfprothese	Vollprothese
Alter	> 80	< 80
Narkoserisiko/Vorerkrankungen	ASA 3–5	ASA 1–2
Aktivitätsgrad	eingeschränkte Gehfähigkeit	uneingeschränkte Gehfähigkeit
kognitiver Status	Demenz	keine Demenz

ASA: Klassifikation der American Society of Anesthesiologists

Pertrochantäre Frakturen

Bei pertrochantären Frakturen ist ebenfalls eine operative Therapie indiziert. Diese besteht im Regelfall in einer **osteosynthetischen Versorgung.** Es gibt nur 2 kleinere randomisierte Studien, die eine Osteosynthese mit einem primären Gelenkersatz verglichen haben. Bis auf eine längere Operationszeit und einen höheren Transfusionsbedarf in der Prothesengruppe zeigten sich keine Unterschiede [39].

Von einigen Autoren wird die **primäre Prothesenimplantation** als gute Alternative bei starker Osteoporose und komplexen pertrochantären Frakturen gesehen [1], [31]. Zusätzlich kommt bei prätraumatisch symptomatischer Coxarthrose ein Gelenkersatz infrage. Die Prothesenimplantation ist gerade bei instabilen Frakturen jedoch anspruchsvoll. Zudem ist es häufig notwendig, eine Langschaftprothese und additive Cerclagen zu implantieren.

Die osteosynthetische Versorgung petrochantärer Frakturen erfolgt traditionell mit einer **DHS**. Die DHS ist nach wie vor weltweit das meistverbreitete Implantat für diese Frakturen [9].

Seit den 1980er-Jahren wurden verschiedene **Marknägel** für die Behandlung pertrochantärer Frakturen entwickelt (▸ Abb. 3.3). Zunächst waren die Ergebnisse mit vielen (intra-)operativen Femurfrakturen nicht sehr befriedigend. Im Verlauf wurden die Nägel aber weiterentwickelt, sodass die Komplikationsrate deutlich gesenkt werden konnte [7]. Biomechanisch sind die intramedullären Kraftträger den extramedullären Kraftträgern überlegen [8]. Daher werden sie besonders bei den hochinstabilen Frakturen (A3) empfohlen [9]. Die klinische Daten-

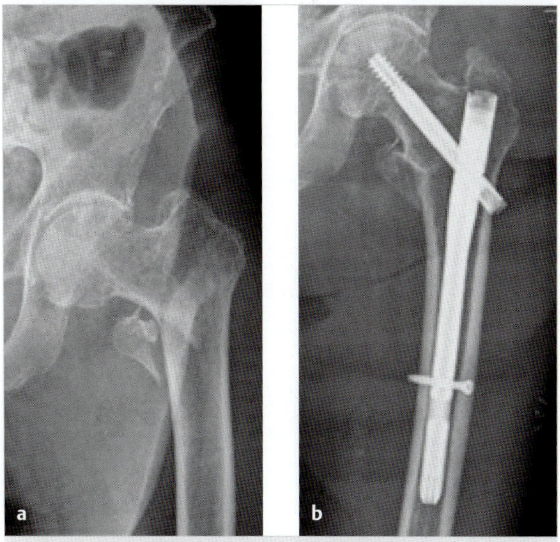

Abb. 3.3 Instabile pertrochantäre Femurfraktur links bei einem 79-jährigen Patienten.
a Präoperatives Röntgenbild.
b Osteosynthetische Versorgung mit einem proximalen Femurmarknagel.

lage für die instabilen pertrochantären A2-Frakturen ist nach wie vor nicht eindeutig [41]. Bei A1-Frakturen sind die Ergebnisse gleich bzw. sogar für die DHS besser [35]. Das Einbringen eines intramedullären Kraftträgers kann bei diesen Frakturen eine Dehiszenz oder Fragmentierung im Frakturbereich verursachen, was durch ein extramedulläres Implantat nicht passieren kann [57].

Merke

Es gibt nach wie vor keinen evidenten Vorteil einer intramedullären Versorgung instabiler pertrochantärer Frakturen gegenüber einer extramedullären Versorgung.

Subtrochantäre Frakturen

Bei rein subtrochantären Frakturen und pertrochantären Frakturen mit subtrochantärer Beteiligung sollte eine langstreckige **intramedulläre Stabilisierung mit einem langen Marknagel** erfolgen [9]. Es muss bei der operativen Versorgung zwischen einer geschlossenen und offenen Reposition abgewogen werden. Wann immer möglich, sollte die biologische Frakturheilung ermöglicht werden und geschlossen reponiert werden. Aufgrund der unterschiedlichen Zugrichtung der Muskelansätze proximal und distal der Fraktur ist die geschlossene Reposition allerdings anspruchsvoll. Ist geschlossen keine achsgerechte Reposition zu erzielen, muss offen reponiert werden.

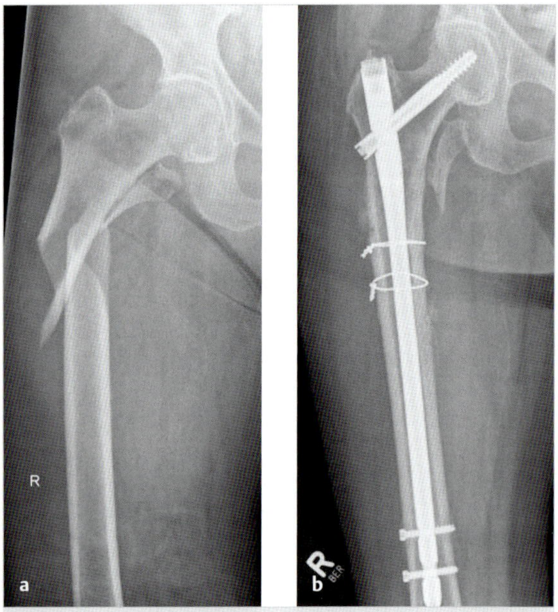

Abb. 3.4 Subtrochantäre Femurfraktur rechts bei einer 75-jährigen Patientin.
a Präoperatives Röntgenbild.
b Osteosynthetische Versorgung mit einem langen Femurmarknagel und Cerclagen.

Dabei kann die Fraktur durch eine additive Cerclage retiniert werden, die vor Einbringen des Nagels angelegt wird und zusätzlich die Primärstabilität erhöht (▶ Abb. 3.4) [37].

Zementaugmentierung

Einige Operateure führen bei Patienten mit pertrochantären Frakturen und starker Osteoporose eine Zementaugmentierung der Schenkelhalskomponente durch. Biomechanisch kann durch die Augmentierung die Rotationsstabilität und die Ausrisskraft erhöht werden [18]. Die bisherigen klinischen Ergebnisse sind zwar vielversprechend [27], es müssen aber noch größere – vergleichende – Studien durchgeführt werden, um den Stellenwert der Zementaugmentierung bei diesen Frakturen abschätzen zu können.

Atypische (subtrochantäre) Femurfrakturen

Eine besondere Entität stellen die sog. „atypischen Femurfrakturen" dar. Diese seltenen zumeist subtrochantär oder diaphysär gelegenen Frakturen sind häufig mit der **Einnahme von Bisphosphonaten** assoziiert. Ihre Inzidenz wird zwischen 10 und 35/100 000/Jahr angegeben [51] und scheint mit der Dauer Bisphosphonateinnahme anzusteigen [17]. In den letzten Jahren wurden Kriterien für solche atypischen Femurfrakturen definiert [51] (▶ Tab. 3.2).

Merke

Bei subtrochantären Frakturen oder diaphysären Femurfrakturen ohne (adäquates) Trauma sollte insbesondere bei langjähriger Bisphosphonattherapie an eine atypische Femurfraktur gedacht werden.

Die Pathophysiologie ist nach wie vor nicht eindeutig geklärt. Es werden verschiedene Ursachen diskutiert, die mit der Wirkweise der Bisphosphonate in Verbindung gebracht werden.

Therapeutisch wird bei manifester Fraktur die **Marknagelung** empfohlen. Auch eine „prophylaktische" Nagelung bei drohender Fraktur (radiologische Zeichen und belastungsabhängige Schmerzen) ist zu diskutieren. Bei schmerzarmen Patienten kann auch ein **konservativer Therapieversuch** mit Entlastung für 2–3 Monate durchgeführt werden. Sollten die radiologischen Zeichen allerdings persistieren, wird auch bei symptomarmen Patienten die Operation empfohlen. Die antiresorptive Therapie sollte abgebrochen und Kalzium und Vitamin D im Normbereich gehalten werden. Eine osteoanabole Therapie mit Parathormon kann erwogen werden, wird jedoch auf-

Tab. 3.2 Kriterien für eine atypische Femurfraktur gemäß ASBMR* Task Force**.

Kriterientyp	Aspekt	Kennzeichen
Major-Kriterien	Lokalisation	• subtrochantär bis suprakondylär
	Entstehung	• atraumatisch oder minimales Trauma (z. B. Sturz aus dem Stand)
	Frakturform	• Querfraktur oder kurze Schrägfraktur • keine Trümmerzone • bei vollständiger Fraktur ggf. medialer Spickel • bei inkompletter Fraktur nur laterale Kortikalis betroffen
Minor-Kriterien	radiologische Zeichen	• Periostreaktion der lateralen Korticalis • Verdickung der Kortikalis in der Diaphyse
	klinische Zeichen	• Prodromalerscheinungen wie Leistenschmerz oder Schmerzen im Oberschenkel • beidseitige Frakturen
	Nebenerkrankungen	• Vitamin-D-Mangel • rheumatoide Arthritis • Hypophosphatämie
	Medikamenteneinnahme	• Bisphosphonate • Glukokortikoide • Protonenpumpeninhibitoren

* American Society for Bone and Mineral Research
** Alle Major-Kriterien sollten für die Definition einer atypischen Femurfraktur vorhanden sein. Die Minor-Kriterien sind fakultativ.

grund der schlechten Datenlage nicht generell empfohlen [51].

Komplikationsmanagement

Nach operativer Versorgung von geriatrischen Patienten mit proximaler Femurfraktur ist die Inzidenz von Komplikationen mit bis zu 50% sehr hoch [10], [32]. Sie können in allgemeine (medizinische) und lokale (chirurgische) Komplikationen eingeteilt werden.

Im folgenden Abschnitt werden Grundsätze zur Komplikationsvermeidung und die Therapieprinzipien bei chirurgischen Komplikationen beschrieben.

Pseudarthrose und Hüftkopfnekrose nach Osteosynthese bei nicht dislozierter Schenkelhalsfraktur

Etwa 10–15% der Patienten müssen nach Osteosynthese einer nicht dislozierten Schenkelhalsfraktur operativ revidiert werden [24], [38]. Ein Großteil der Revisionen erfolgt aufgrund einer Pseudarthrose oder einer Hüftkopfnekrose (▶ Abb. 3.5) [38]. Das Risiko für eine Pseudarthrose liegt zwischen 5% und 10% und steigt mit zunehmendem Dislokationsgrad und Alter [40]. Daher ist die Indikation zur Osteosynthese streng zu stellen. Bestehen Zweifel über den Dislokationsgrad der Fraktur, kann eine CT hilfreich sein. Zeigt sich dabei eine Dislokation der Fraktur (Garden III), sollte auf eine (Duo-)Kopfprothese zurückgegriffen werden. Ein weiteres Risiko besteht in einer Desimpaktierung einer Garden-I-Fraktur durch zu großen Zug bei der Lagerung auf dem Extensionstisch. Bei der Versorgung dieser Frakturen sollte daher auf die Extension verzichtet werden.

Sollte dennoch eine schmerzhafte Pseudarthrose entstehen, sollte bei den geriatrischen Patienten die Metallentfernung und Implantation einer (Duokopf-)Prothese erfolgen (▶ Abb. 3.5d). Auch bei einer Hüftkopfnekrose ist die Prothesenimplantation indiziert.

Prothesenluxation nach (Duokopf-) Prothesenimplantation

Nach Endoprothesenimplantation bei Schenkelhalsfraktur ist die Rate der Prothesenluxationen höher als nach Prothesenimplantation bei Arthrose. Insbesondere demente Patienten haben ein erhöhtes Risiko für eine Luxation, da bei ihnen die Compliance eingeschränkt ist. Aufgrund der geringeren Luxationstendenz der Duokopfprothesen sollte bei diesen Patienten statt einer TEP eine Duokopfprothese implantiert werden. Eine Hüftdysplasie hingegen stellt aufgrund des erhöhten Luxationsrisikos eine Kontraindikation für eine Duokopfprothesenimplantation dar.

Bei einer Luxation einer (Duo-)Prothese ist nach geschlossener Reposition zunächst ein konservativer Therapieversuch möglich. Der Stellenwert der Antiluxationsbandagen ist bei dem Patientenkollektiv nicht sehr hoch. Kommt es anschließend zu einer erneuten Luxation, muss zunächst eine **Analyse der Ursache** für die Luxation erfolgen. Infrage kommen eine Fehlrotation des Prothesenschafts, eine geringe Vorspannung durch ein Nachsintern der Prothese oder einen Offset-Verlust und (bei TEP) eine Fehlpositionierung oder eine sekundäre Dislokation der Pfanne. Bei der Revisionsoperation sollte die zugrunde liegende Ursache behoben werden. Weitere Revisionsoperationen sollten unbedingt vermieden werden. Daher ist zusätzlich die Implantation eines Antiluxationsringes,

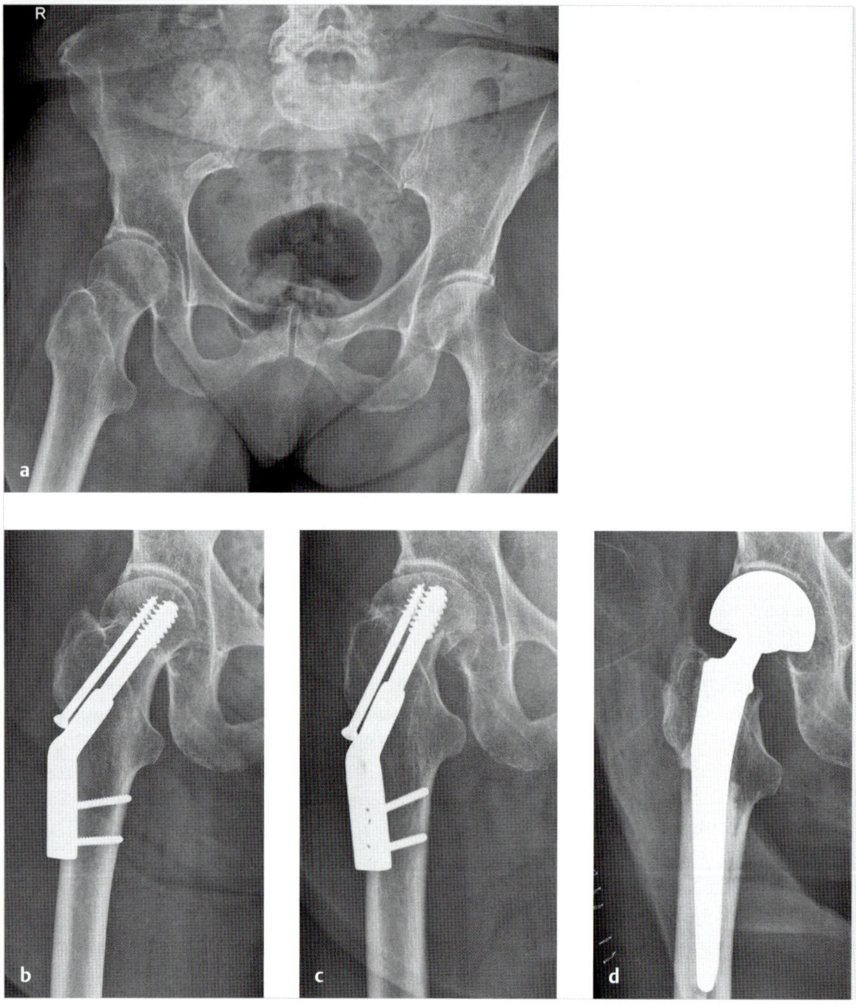

Abb. 3.5 Eingestauchte Schenkelhalsfraktur rechts bei einer 87-jährigen Patientin.
a Präoperatives Röntgenbild.
b Osteosynthetische Versorgung mit einer DHS.
c Sekundäre Dislokation.
d Revision und Implantation einer zementierten Duokopfprothese.

einer Schnapppfanne oder einer geführten Prothese zu erwägen.

Periprothetische Frakturen

Siehe Kap. 3.5.

Osteosyntheseversagen nach pertrochantärer Femurfraktur

Risikofaktoren für ein Osteosyntheseversagen bei pertrochantärer Femurfraktur sind eine ungenügende Reposition der Fraktur, eine Fehlplatzierung der Schenkelhalskomponente, eine ausgeprägte Osteoporose und die Verwendung extramedullärer Verfahren bei hochinstabilen Frakturen. Typischerweise kommt es zu einem „Cut out" der Schenkelhalskomponente (▶ Abb. 3.6), aber auch Lockerungen der distalen Verriegelung und Implantatbrüche (▶ Abb. 3.7) werden beschrieben.

Bei der Reposition ist auf eher valgische Einstellung mit guter medialer Abstützung am Kalkar [3] und auf eine korrekte Rotation zu achten [9]. Die optimale Lage der Schenkelhalsschraube wird kontrovers diskutiert. Nach dem Konzept der **TAD** (Tip Apex Distance), die der Summe aus den Abständen von der Schraubenspitze zur Spitze des Hüftkopfs in der a.-p. und der lateralen Ebene entspricht, gilt, dass diese bei einer „Center-to-Center"-Positionierung der Schenkelhalsschraube weniger als 25 mm betragen sollte. Eine größere TAD ist mit einer höheren „Cut-out"-Rate assoziiert [48]. Andere Autoren konnten zeigen, dass eine kalkarnahe Platzierung in der a.-p. Ebene [28] mit gleichzeitiger zentraler oder anteriorer Positionierung in der axialen Ebene [16] gleichwertig ist, obwohl dabei die TAD größer als 25 mm sein kann.

Tipp

Bei der osteosynthetischen Versorgung pertrochantärer Frakturen sollte die Schenkelhalsschraube zentral oder kalkarnah eingebracht werden und die TAD weniger als 25 mm betragen.

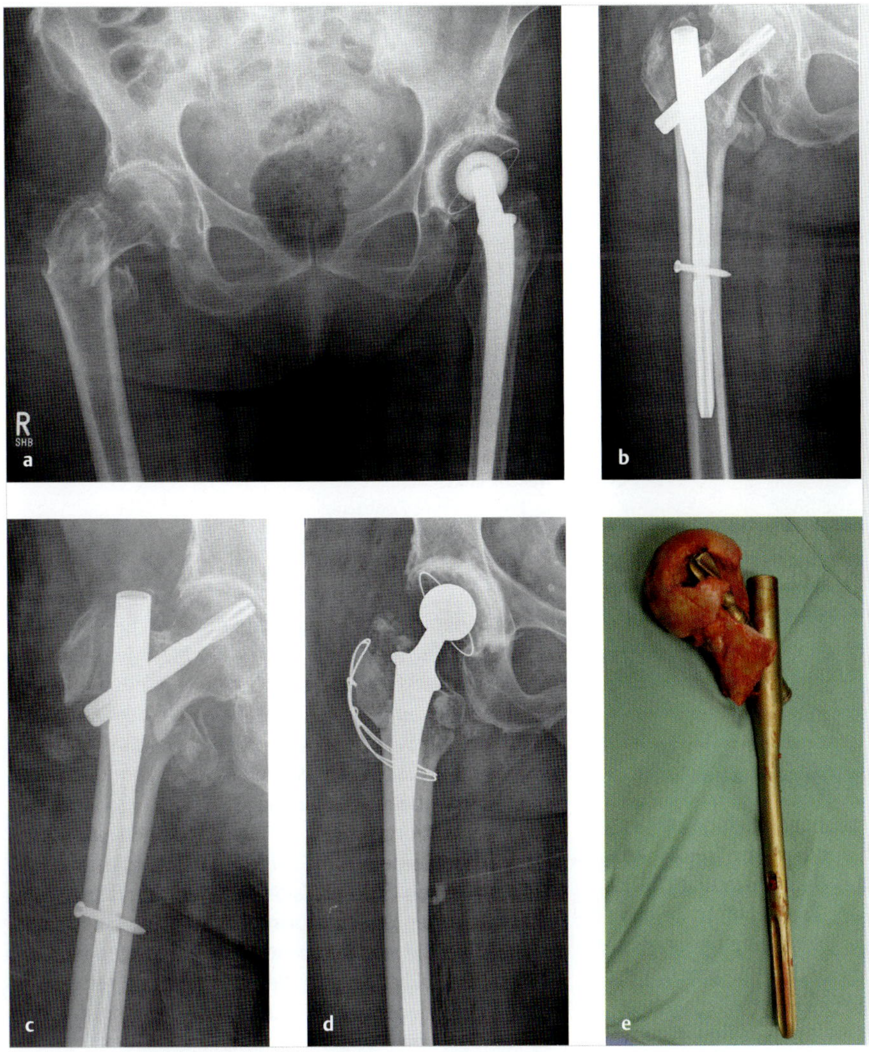

Abb. 3.6 Instabile pertrochantäre Femurfraktur links bei einer 85-jährigen Patientin.
a Präoperatives Röntgenbild
b Implantion eines proximalen Femurmarknagels.
c Cut out der Schenkelhalsschraube.
d Implantation einer zementierten Langschaftprothese zzgl. Cerclage.
e Explantierter Nagel mit Hüftkopf.

Bei ausgeprägter Osteoporose wird von einigen Autoren die Augmentierung der Schenkelhalsschraube mit Zement zur Vermeidung eines Cut out empfohlen [27].

Bei einem Osteosyntheseversagen kommen grundsätzlich eine Reosteosynthese oder eine prothetische Versorgung infrage. Für eine **Reosteosynthese** sprechen eine relativ gute Knochenqualität und ein korrigierbares mechanisches Problem. Dabei muss ggf. auf ein intramedulläres Verfahren gewechselt werden oder auch ein längerer Nagel implantiert werden. Sollte es bereits zu einem Abrieb des Acetabulums gekommen sein, muss eine Endoprothese implantiert werden.

Pseudarthrose nach per-/subtrochantärer Femurfraktur

Pseudarthrosen entstehen bei mehrfragmentären pertrochantären Frakturen oder subtrochantären Frakturen aufgrund einer instabilen Osteosynthese. Instabile Pseudarthrosen können im Sinne einer Materialermüdung auch zu einem Bruch des Implantats führen (▸ Abb. 3.7a). Zumeist kann die Pseudarthrose mit einer stabilen Reosteosynthese zur Ausheilung gebracht werden, sodass auf eine Prothesenimplantation verzichtet werden kann. Neben der erneuten Implantation eines Marknagels kann auch eine Reosteosynthese mit einer Kondylenplatte oder winkelstabilen Platte durchgeführt werden (▸ Abb. 3.8). Unabhängig vom Osteosyntheseverfahren sollte eine **Valgisierung** durchgeführt werden. Zumeist erfolgt zusätzlich eine autologe Spongiosaplastik. Wird eine Prothese implantiert, muss auf eine zusätzliche Fixierung des Trochanter major fragmentes geachtet werden (▸ Abb. 3.7b).

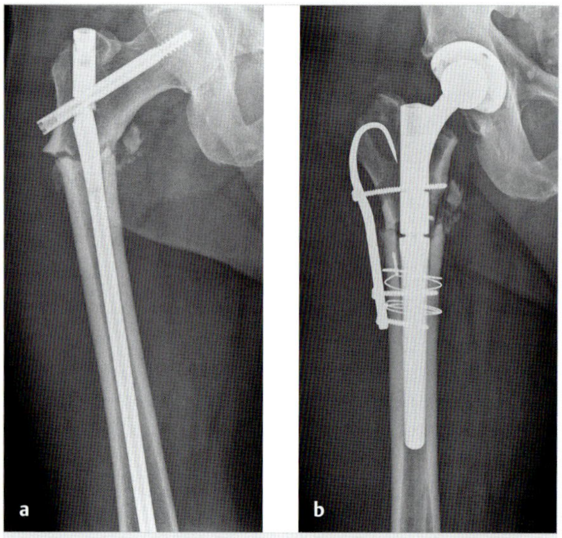

Abb. 3.7 Nagelbruch durch eine Pseudarthrose einer atypischen Femurfraktur bei langjähriger Bisphosphonateinnahme bei einem 70-jährigen Mann mit Prostatakarzinom.
a Präoperatives Röntgenbild.
b Implantation einer nicht zementierten modularen Hüft-TEP zzgl. Hakenplatte und Cerclagen.

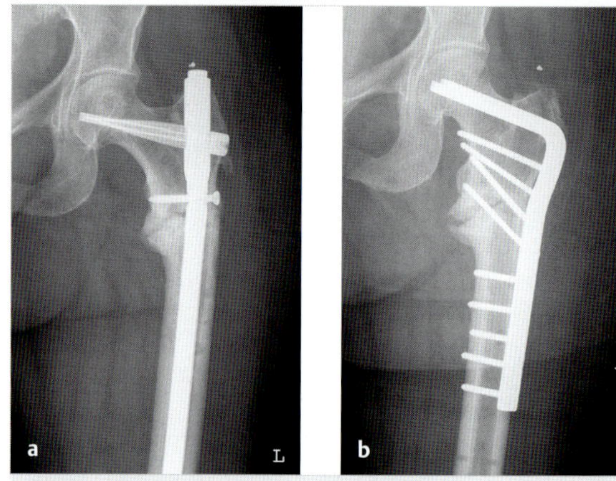

Abb. 3.8 Pseudarthrose nach einer subtrochantären Femurfraktur links.
a Präoperatives Röntgenbild.
b Reosteosynthese mit einer Kondylenplatte.

Tractusirritation nach Osteosynthese

Sowohl bei der osteosynthetischen Versorgung von Schenkelhalsfrakturen als auch von trochantären Frakturen kann es durch die (gewollte) Dynamisierung im Bereich des Schenkelhalses bzw. der Trochantären zu einer Irritation des Tractus illeotibialis durch eine überstehende Schraube kommen. Sollte eine andere Ursache für die Schmerzen ausgeschlossen und kein weiteres Dynamisieren möglich sein, kann das Problem durch den **Wechsel in eine kürzere Schraube** behoben werden. Bei sicherer Frakturdurchbauung kann die Schenkelhalskomponente auch entfernt werden.

Wundheilungsstörungen, Serome, Hämatome, Infektionen

Komplikationen bei der Wundheilung mit Wundheilungsstörungen, Seromen, Hämatomen oder Wundinfektionen nach operativer Versorgung proximaler Femurfrakturen sind nicht selten. Eine Abgrenzung zwischen den verschiedenen Komplikationen ist teilweise nicht möglich und Mischformen sind häufig.

Gemäß Robert-Koch Institut werden **Wundinfektionen in 3 Grade** eingeteilt [46] (▶ Tab. 3.3).

Entscheidend ist, dass sich aus diesen zunächst häufig oberflächlichen Komplikationen **tiefe Infektionen** entwickeln können. So stellt eine oberflächliche Wundheilungstörung nach Endoprothesenimplantation einen unabhängigen Risikofaktor für eine spätere Protheseninfektion dar [45]. Die Wundheilung wird beeinflusst durch eine perioperative Einschränkung der Blutgerinnung, lokale Durchblutungsstörungen und eine Mangelernährung. Selbstverständlich sind ein weichteilschonendes Operieren und eine subtile Blutstillung bei der Operation. Über den Stellenwert von Kompressionsverbänden liegen keine Studien vor. Auch bezüglich der Wunddrainagen gibt es keine eindeutige Evidenz [15].

Im eigenen Vorgehen sind **Wunddrainagen** und **Kompressionsverbände** obligat. Lediglich bei manifester pAVK wird auf einen Kompressionsverband verzichtet. Bei Hochrisikopatienten kann primär die Anlage eines Saugverbands auf die verschlossene Wunde erwogen werden, da diese die Sekretion und die Serombildung reduzieren kann [43]. Perioperativ ist zudem auf die Identifikation und Therapie von Mangelernährungen zu achten.

Cave

Aus einer oberflächlichen Weichteilkomplikation kann sich eine tiefgreifende Infektion entwickeln.

Verhältnismäßig eindeutig ist das Vorgehen bei einer **Nachblutung mit Hämatombildung** unmittelbar postoperativ. Die Wunde muss revidiert werden, das Hämatom ausgeräumt und vor allem die Blutungsquelle identifiziert und ausgeschaltet werden. Gleichzeitig müssen bestehende Defizite der Blutgerinnung ausgeglichen werden.

Komplizierter ist das Vorgehen bei später auftretenden **Weichteilkomplikationen.** Die große Schwierigkeit im Management besteht darin, den Patienten auf der einen Seite möglichst eine erneute Operation bzw. Narkose zu ersparen, anderseits durch ein rechtzeitiges konsequentes operatives Vorgehen einen möglichen Progress einer ein-

Tab. 3.3 Einteilung postoperativer Wundinfektionen nach dem Robert-Koch Institut.

Schweregrad		Definition	Kriterien
A1	postoperative oberflächliche Wundinfektion	• Infektion an der Inzisionsstelle innerhalb von 30 Tagen nach der Operation, die nur Haut oder subkutanes Gewebe mit einbezieht	• eitrige Sekretion aus der oberflächlichen Inzision **oder** • kultureller Nachweis von Erregern aus einem aseptisch entnommenen Wundsekret oder Gewebe von der oberflächlichen Inzision **oder** • eines der folgenden Anzeichen: Schmerz oder Berührungsempfindlichkeit, lokalisierte Schwellung, Rötung oder Überwärmung, und Chirurg öffnet die oberflächliche Inzision bewusst. Dieses Kriterium gilt jedoch nicht bei Vorliegen einer negativen mikrobiologischen Kultur von der oberflächlichen Inzision **oder** • Diagnose des behandelnden Arztes
A2	postoperative tiefe Wundinfektion	• Infektion innerhalb von 30 Tagen nach der Operation (innerhalb von 1 Jahr, wenn Implantat in situ belassen) **und** • Infektion scheint mit der Operation in Verbindung zu stehen **und** • erfasst Faszienschicht und Muskelgewebe	• eitrige Sekretion aus der Tiefe der Inzision, aber nicht aus dem operierten Organ bzw. der Körperhöhle, da solche Infektionen dann zur Kategorie A3 gehören würden **oder** • spontan oder vom Chirurgen bewusst geöffnet, wenn der Patient mindestens eines der nachfolgenden Symptome hat: Fieber (> 38 °C), lokalisierter Schmerz oder Berührungsempfindlichkeit. Dieses Kriterium gilt jedoch nicht bei Vorliegen einer negativen mikrobiologischen Kultur aus der Tiefe der Inzision **oder** • Abszess oder sonstige Zeichen der Infektion, die tieferen Schichten betreffend, sind bei der klinischen Untersuchung, während der erneuten Operation, bei der histopathologischen Untersuchung oder bei radiologischen Untersuchungen ersichtlich **oder** • Diagnose des behandelnden Arztes
A3	Infektion von Organen und Körperhöhlen im Operationsgebiet	• Infektion innerhalb von 30 Tagen nach der Operation (innerhalb von 1 Jahr, wenn Implantat in situ belassen) **und** • Infektion scheint mit der Operation in Verbindung zu stehen **und** • erfasst Organe oder Körperhöhlen, die während der Operation geöffnet wurden oder an denen manipuliert wurde	• eitrige Sekretion aus einer Drainage, die Zugang zu dem Organ bzw. der Körperhöhle im Operationsgebiet hat **oder** • kultureller Nachweis von Erregern aus einem aseptisch entnommenen Wundsekret oder Gewebe aus einem Organ bzw. der Körperhöhle im Operationsgebiet **oder** • Abszess oder sonstiges Zeichen einer Infektion des Organs bzw. der Körperhöhle im Operationsgebiet ist bei klinischer Untersuchung, während der erneuten Operation, bei der histopathologischen Untersuchung oder bei radiologischen Untersuchungen ersichtlich **oder** • Diagnose des behandelnden Arztes

fachen Weichteilkomplikation zu einer (tiefen) Infektion zu verhindern.

Im eigenen Vorgehen wird die Indikation zur Revision großzügig gestellt. Anhaltspunkte für die **Indikationsstellung** sind:

- persistierende Sekretion aus der Wunde bzw. den Eintrittsstellen der Redon-Drainagen
- lokale Infektzeichen (Rötung, Überwärmung, Druckschmerz)
- sonografischer Nachweis eines Seroms/Hämatoms
- steigende bzw. anhaltend hohe laborchemische Infektparameter und Ausschluss eines anderen Infektfokus

Wird die Indikation zur Revision gestellt, muss ein „radikales" Debridement erfolgen. Gleichzeitig müssen mögliche Ursachen wie eine Faszienlücke, eine persistierende Blutung oder eine Wunddehiszenz behoben werden. Bei einem „gutartigen" intraoperativen Befund kann die Wunde verschlossen werden. Gegebenenfalls kann auf die verschlossene Wunde ein Saugverband angebracht werden. Im eigenen Vorgehen werden erneut Wunddrainagen eingelegt und für einige Tage belassen, um ein Verkleben der Wundschichten zu fördern. Sollte der intraoperative Befund suspekt bezüglich einer Keimbesiedlung sein, empfiehlt sich ein zweizeitiges Vorgehen, bei dem zur Konditionierung zunächst ein tiefgreifender Vakuumverband angelegt wird und nach einigen Tagen ein planmäßiger Second Look erfolgt.

Das Implantat kann zu diesem Zeitpunkt zumeist belassen werden. Lässt sich die Situation durch das genannte Vorgehen nicht beherrschen oder tritt ein Spätinfekt auf, muss das Implantat entfernt werden. Das weitere Vorgehen richtet sich dann nach dem Vorgehen bei einem Spätinfekt bei einliegender Endoprothese.

Mikrobiologische Untersuchung und Antibiotikatherapie

Merke

Bei Verdacht auf eine Infektion sollte in jedem Fall intraoperativ vor der Antibiotikagabe ausreichend Gewebe zur mikrobiologischen Aufarbeitung entnommen und verschickt werden.

Die alleinige Abstrichentnahme ist häufig nicht ausreichend, da sie zu falsch-negativen Kulturergebnissen führen kann. Entscheidend ist zudem – angepasst an die lokalen Gegebenheiten – eine Absprache mit der Abteilung für Mikrobiologie über den Probenversand. Es sollte auch die Möglichkeit der Anfertigung eines Gram-Präparats bestehen, um ggf. zeitnah eine gezielte Antibiotikatherapie einleiten zu können. Erst **nach** der Probeentnahme sollte eine kalkulierte Antibiotikatherapie mit z. B. einem Cephalosporin der 2. Generation eingeleitet werden. Diese wird dann nach Resistogramm aus der gewonnenen Probe in Absprache mit den Kollegen der Mikrobiologie angepasst.

Literatur

[1] Abdelkhalek M, Ali AM, Abdelwahab M. Cemented bipolar hemiarthroplasty with a cerclage cable technique for unstable intertrochanteric hip fractures in elderly patients. Eur J Orthop Surg Traumatol 2013; 23: 443–448

[2] Andrew TA, Thorogood M. Subtrochanteric fracture after Garden screw fixation: a review of predisposing factors and management in nine cases. Injury 1984: 16: 169–177

[3] Andruszkow H, Frink M, Frömke C et al. Tip apex distance, hip screw placement, and neck shaft angle as potential risk factors for cut-out failure of hip screws after surgical treatment of intertrochanteric fractures. Int Orthop 2012; 36: 2347–2354

[4] AQUA – Institut für angewandte Qualitätsförderung und Forschung im Gesundheitswesen. Bundesauswertung zum Erfassungsjahr 2011. 17/1 – Hüftgelenksnahe Femurfraktur. Qualitätsindikatoren (31.05.2012). Im Internet: http://.aqua-wwwinstitut.de; Stand: 14.12.2015

[5] Arzneimittelkommission der deutschen Ärzteschaft. Kardiopulmonale Zwischenfälle bei der Verwendung von Knochenzement (UAW – Aus Fehlern lernen). Im Internet: http://www.akdae.de; Stand: 14.12.2015

[6] Becker C, Gebhard F, Fleischer S et al. Prediction of mortality, mobility and admission to long-term care after hip fractures. Unfallchirurg 2003; 106: 32–38

[7] Bhandari M, Schemitsch E, Jönsson A et al. Gamma nails revisited: gamma nails versus compression hip screws in the management of intertrochanteric fractures of the hip: a meta-analysis. J Orthop Trauma 2009; 23: 460–464

[8] Bonnaire F, Weber A, Bösl O et al. „Cutting out" in pertrochanteric fractures – problem of osteoporosis? Unfallchirurg 2007; 110: 425–432

[9] Bonnaire F, Lein T, Bula P. Trochanteric femoral fractures: anatomy, biomechanics and choice of implants. Unfallchirurg 2011; 114: 491–500

[10] Buecking B, Wack C, Oberkircher L et al. Do concomitant fractures with hip fractures influence complication rate and functional outcome? Clin Orthop Relat Res 2012; 470: 3 596–3 606

[11] Buecking B, Struewer J, Waldermann A et al. What determines health-related quality of life in hip fracture patients at the end of acute care? – a prospective observational study. Osteoporos Int 2014; 25: 475–484

[12] Buord JM, Flecher X, Parratte S et al. Garden I femoral neck fractures in patients 65 years old and older: is conservative functional treatment a viable option? Orthop Traumatol Surg Res 2010; 96: 228–234

[13] Burgers PT, Van Geene AR, Van den Bekerom MP et al. Total hip arthroplasty versus hemiarthroplasty for displaced femoral neck fractures in the healthy elderly: a meta-analysis and systematic review of randomized trials. Int Orthop 2012; 36: 1549–1560

[14] Chacko AT, Ramirez MA, Ramappa AJ et al. Does late night hip surgery affect outcome? J Trauma 2011; 71: 447–453; discussion 453

[15] Clifton R, Haleem S, McKee A et al. Closed suction surgical wound drainage after hip fracture surgery: a systematic review and meta-analysis of randomised controlled trials. Int Orthop 2008; 32: 723–727

[16] De Bruijn K, den Hartog D, Tuinebreijer W et al. Reliability of predictors for screw cutout in intertrochanteric hip fractures. J Bone Joint Surg Am 2012; 94:1266–1272

[17] Dell RM, Adams AL, Greene DF et al. Incidence of atypical nontraumatic diaphyseal fractures of the femur. J Bone Miner Res 2012; 27: 2544–2550

[18] Erhart S, Schmoelz W, Blauth M et al. Biomechanical effect of bone cement augmentation on rotational stability and pull-out strength of the Proximal Femur Nail Antirotation. Injury 2011; 42: 1322–1327

[19] Gao H, Liu Z, Xing D et al. Which is the best alternative for displaced femoral neck fractures in the elderly? A meta-analysis. Clin Orthop Relat Res 2012; 470: 1782–1791

[20] Garden RS. Low-angle fixation in fractures of the femoral neck. J Bone Joint Surg (Br) 1961; 647–663

[21] Gesundheitsberichterstattung des Bundes. Diagnosedaten der Krankenhäuser ab 2000 (2014). Im Internet: http://www.gbe-bund.de; Stand: 14.12.2015

[22] Gillespie WJ, Walenkamp GH. Antibiotic prophylaxis for surgery for proximal femoral and other closed long bone fractures. Cochrane Database Syst Rev 2010; 3: CD000 244

[23] Givens JL, Sanft TB, Marcantonio ER. Functional recovery after hip fracture: the combined effects of depressive symptoms, cognitive impairment, and delirium. J Am Geriatr Soc 2008; 56: 1075–1079

[24] Gjertsen JE, Fevang JM, Matre K et al. Clinical outcome after undisplaced femoral neck fractures. Acta Orthop 2011; 82: 268–274

[25] Howard CB, Davies RM. Subtrochanteric fracture after Garden screw fixation of subcapital fractures. J Bone Joint Surg Br 1982; 64: 565–567

[26] Hu F, Jiang C, Shen J et al. Preoperative predictors for mortality following hip fracture surgery: A systematic review and meta-analysis. Injury 2011; 43(6): 676–85

[27] Kammerlander C, Gebhard F, Meier C et al. Standardised cement augmentation of the PFNA using a perforated blade: A new technique and preliminary clinical results. A prospective multicentre trial. Injury 2011; 42: 1484–1490

[28] Kane P, Vopat B, Heard W et al. Is tip apex distance as important as we think? A biomechanical study examining optimal lag screw placement. Clin Orthop Relat Res 2014; 472: 2492–2498

[29] Kanis JA, Odén A, McCloskey EV; Life obotIWGoEaQo. A systematic review of hip fracture incidence and probability of fracture worldwide. Osteoporos Int 2012; 23(9): 2239–56

[30] Langslet E, Frihagen F, Opland V et al. Cemented versus uncemented hemiarthroplasty for displaced femoral neck fractures: 5-year followup of a randomized trial. Clin Orthop Relat Res 2014; 472: 1291–1299

[31] Lee YK, Ha YC, Chang BK et al. Cementless bipolar hemiarthroplasty using a hydroxyapatite-coated long stem for osteoporotic unstable intertrochanteric fractures. J Arthroplasty 2011; 26: 626–632

[32] Lefaivre KA, Macadam SA, Davidson DJ et al. Length of stay, mortality, morbidity and delay to surgery in hip fractures. J Bone Joint Surg Br 2009; 91: 922–927

[33] Li T, Zhuang Q, Weng X et al. Cemented versus uncemented hemiarthroplasty for femoral neck fractures in elderly patients: a meta-analysis. PLoS One 2013; 8: e68 903

[34] Lu-Yao GL, Keller RB, Littenberg B et al. Outcomes after displaced fractures of the femoral neck. A meta-analysis of one hundred and six published reports. J Bone Joint Surg Am 1994; 76: 15–25

[35] Matre K, Havelin LI, Gjertsen JE et al. Intramedullary nails result in more reoperations than sliding hip screws in two-part intertrochanteric fractures. Clin Orthop Relat Res 2013; 471: 1379–1386

[36] Müller ME, Nazarian S, Koch P et al. The comprehensive classification of fractures of long bones. New York: Springer; 1990

[37] Müller T, Topp T, Kühne CA et al. The benefit of wire cerclage stabilisation of the medial hinge in intramedullary nailing for the treatment of subtrochanteric femoral fractures: a biomechanical study. Int Orthop 2011; 35: 1237–1243

[38] Murphy DK, Randell T, Brennan KL et al. Treatment and displacement affect the reoperation rate for femoral neck fracture. Clin Orthop Relat Res 2013; 471: 2691–2702

[39] Parker MJ, Handoll HH. Replacement arthroplasty versus internal fixation for extracapsular hip fractures in adults. Cochrane Database Syst Rev 2006; 2: CD000 086

[40] Parker MJ, Raghavan R, Gurusamy K. Incidence of fracture-healing complications after femoral neck fractures. Clin Orthop Relat Res 2007; 458: 175–179

[41] Parker MJ, Handoll HH. Gamma and other cephalocondylic intramedullary nails versus extramedullary implants for extracapsular hip fractures in adults. Cochrane Database Syst Rev 2010; 3: CD000 093

[42] Parker MJ, Gurusamy KS, Azegami S. Arthroplasties (with and without bone cement) for proximal femoral fractures in adults. Cochrane Database Syst Rev 2010; 6: CD001 706

[43] Pauser J, Nordmeyer M, Biber R et al. Incisional negative pressure wound therapy after hemiarthroplasty for femoral neck fractures – reduction of wound complications. Int Wound J 2014

[44] Pauwels F. Der Schenkelhalsbruch. Ein mechanisches Problem. Stuttgart: Enke; 1935

[45] Peel TN, Dowsey MM, Daffy JR et al. Risk factors for prosthetic hip and knee infections according to arthroplasty site. J Hosp Infect 2011; 79: 129–133

[46] Robert -Koch-Institut. Definitionen nosokomialer Infektionen. Im Internet: http://www.rki.de; Stand: 14.12.2015

[47] Rogmark C, Leonardsson O, Garellick G et al. Monoblock hemiarthroplasties for femoral neck fractures–a part of orthopaedic history? Analysis of national registration of hemiarthroplasties 2005–2009. Injury 2012; 43: 946–949

[48] Rubio-Avila J, Madden K, Simunovic N et al. Tip to apex distance in femoral intertrochanteric fractures: a systematic review. J Orthop Sci 2013; 18: 592–598

[49] Seinsheimer F. Subtrochanteric fractures of the femur. J Bone Joint Surg Am 1978; 60: 300–306

[50] Sektorenübergreifende Qualität im Gesundheitswesen. 17/1 – Hüftgelenksnahe Femurfraktur, Qualitätsindikatoren. Im Internet: www.sqg.de; Stand: 14.12.2015

[51] Shane E, Burr D, Abrahamsen B et al. Atypical subtrochanteric and diaphyseal femoral fractures: second report of a task force of the American Society for Bone and Mineral Research. J Bone Miner Res 2014; 29: 1–23

[52] Simunovic N, Devereaux PJ, Sprague S et al. Effect of early surgery after hip fracture on mortality and complications: systematic review and meta-analysis. CMAJ 2010; 182: 1609–1616

[53] Ström O, Borgström F, Kanis JA et al. Osteoporosis: burden, health care provision and opportunities in the EU: a report prepared in collaboration with the International Osteoporosis Foundation (IOF) and the European Federation of Pharmaceutical Industry Associations (EFPIA). Arch Osteoporos 2011; 6: 59–155

[54] Uzoigwe CE, Burnand HG, Cheesman CL et al. Early and ultra-early surgery in hip fracture patients improves survival. Injury 2013; 44: 726–729

[55] Van Embden D, Roukema GR, Rhemrev SJ et al. The Pauwels classification for intracapsular hip fractures: is it reliable? Injury 2011; 42: 1238–1240

[56] Van Embden D, Rhemrev SJ, Genelin F et al. The reliability of a simplified Garden classification for intracapsular hip fractures. Orthop Traumatol Surg Res 2012; 98: 405–408

[57] Werner-Tutschku W, Lajtai G, Schmiedhuber G et al. Intra- and perioperative complications in the stabilization of per- and subtrochanteric femoral fractures by means of PFN. Unfallchirurg 2002; 105: 881–885

[58] WHO. International Statistical Classification of Diseases and Related Health Problems 10th Revision (2007). Im Internet: http://apps.who.int/classifications/apps/icd/icd10online/; Stand: 14.12.2015

[59] Yih-Shiunn L, Chien-Rae H, Wen-Yun L. Surgical treatment of undisplaced femoral neck fractures in the elderly. Int Orthop 2007; 31: 677–682

[60] Yu L, Wang Y, Chen J. Total hip arthroplasty versus hemiarthroplasty for displaced femoral neck fractures: meta-analysis of randomized trials. Clin Orthop Relat Res 2012; 470: 2235–2243

3.2 Distale Femurfrakturen

C. Bliemel

3.2.1 Einleitung

Distale Femurfrakturen umfassen Frakturen im Bereich des distalen Femurschafts, der suprakondylären Region sowie der Femurkondylen mit eventueller Gelenkbeteiligung. Während die Kondylenregion des distalen Femurs anatomisch gut definiert ist, bestehen bezüglich der Ausdehnung nach proximal in der Literatur unterschiedliche Angaben zur Definition von distalen Femurfrakturen [9], [15], [14]. Gemäß Definition der AO umfasst das distale Femur ein Quadrat mit der Kantenlänge des größten Epiphysendurchmessers und somit nach proximal den Übergang vom metaphysären zum diaphysären Knochen. In Konsens mit Schatzker und Lambert [14], werden Frakturen bis 15 cm oberhalb der Kniegelenklinie als distale Femurfrakturen bezeichnet [11].

3.2.2 Epidemiologie

Genaue Angaben zur Inzidenz distaler Femurfrakturen liegen beim alterstraumatologischen Patienten nicht vor. In einer epidemiologischen Monocenter-Studie konnten Court-Brown und Caesar für den Norden Großbritanniens eine Inzidenz von $4{,}5/10^5$ Einwohner/Jahr, bezogen auf alle Frakturen des erwachsenen Menschen, feststellen. Die Prävalenz distaler Femurfrakturen wurde hierbei mit 0,4 % angegeben. Das Durchschnittsalter von Patienten mit distalen Femurfrakturen betrug bei Court-Brown und Caesar 61 Jahre, wobei die Prävalenz der distalen Femurfraktur mit 62,5 % der über 50-Jährigen, 50 % der über 65-Jährigen und 41,7 % der über 75-Jährigen angegeben wurde [4]. Diese Altersangaben werden durch eine epidemiologische Multicenter-Studie aus Frankreich belegt. Hierbei wurde ein durchschnittliches Alter von Patienten mit distalen Femurfrakturen von 63,5 Jahren festgestellt. Das mediane Alter von Männern wurde durch Pietu et al. mit 48 Jahren gegenüber 79 Jahren bei Frauen angegeben [10].

3.2.3 Ursachen

Suprakondyläre sowie auch interkondyläre Frakturen sind beim alten Menschen zumeist das Resultat eines **Niedrigrasanztraumas** (z. B. einfacher Sturz) [10] bei darüber hinaus häufig reduzierter Knochenqualität [4]. Neben einer vorbestehenden Osteoporose können weitere Erkrankungen des Knochens sowie auch Medikamente, die mit einer Veränderung der Knochenstruktur einhergehen, distale Femurfrakturen begünstigen (s. Checkliste „Allgemeine Risikofaktoren für distale Femurfrakturen“). Aufgrund zunehmender Fallzahlen in der Endoprothetik treten Frakturen des distalen Femurs darüber hinaus gehäuft auch als periprothetische Frakturen bei einliegender Kniegelenk-TEP auf (Kap. 3.6).

Checkliste

Allgemeine Risikofaktoren für distale Femurfrakturen

- Osteoporose
- Osteomalazie
- Morbus Paget
- Steroidtherapie
- Osteolysen

3.2.4 Diagnostik

Im Allgemeinen sind bei distalen Femurfrakturen klinisch die **klassischen Frakturzeichen** mit starken Schmerzen sowie einer aufgrund von Schwellung und Hämatomen verstrichenen Kniekontur zu sehen. Hinzu kommt in der Regel eine **Gehunfähigkeit** des Patienten, die bei dislozierenden Frakturen mit einer Achsabweichung des betroffenen Beines einhergehen kann. Bei intraartikulären oder partiell intraartikulären Frakturen kann ein erheblicher Gelenkerguss als führendes klinisches Zeichen auftreten. Obwohl Begleitverletzungen eher selten sind, ist die **Beurteilung begleitender Gefäß- und Nervenverletzungen** obligat. Hierbei können u. a. Verletzungen des N. ischiadicus oder des N. peroneus, aber auch der politealen Gefäße vorkommen.

Wenngleich vor allem bei intraartikulären Frakturen Kniebinnenschäden mit Beteiligung der Kollateralbänder, Kreuzbänder, Menisken sowie des Knorpels auftreten können, ist die klinische Untersuchung auf eine Kniebinnenverletzung nicht zielführend. Hierbei werden dem Patienten zusätzlich unnötige Schmerzen beigefügt, ohne dass dadurch, aufgrund der durch die Fraktur gegebenen Instabilität, eine klinisch valide Aussage möglich wäre.

Das radiologische Basisdiagnostikum zur weiteren Abklärung einer vermuteten distalen Femurfraktur stellen **konventionelle Röntgenaufnahmen** des Kniegelenks in 2 Ebenen sowie ggf. des Oberschenkels in 2 Ebenen dar. Eine weiterführende Abklärung mittels **CT** mit dreidimensionaler Rekonstruktion kann vor allen Dingen bei intraartikulären Frakturen entscheidende Vorteile bei der präoperativen Planung bringen. Die Durchführung einer **MRT** gehört beim geriatrischen Patienten mit distaler Femurfraktur nicht dem präoperativen Standard an und ist speziellen Fragestellungen vorbehalten.

3.2.5 Klassifikation

In der Literatur sind einige Klassifikationen distaler Femurfrakturen beschrieben, z. B. die Einteilungen von Schatzker und Lambert [14], von Seinsheimer [15] oder auch von Shelbourne und Brueckmann [16]. Nicht nur im deutschsprachigen Raum, sondern auch international hat sich jedoch eine von der **AO empfohlene Klassifikation** durchgesetzt. Diese Klassifikation orientiert sich an der Beziehung der Fraktur zum Gelenkspalt, was für die Therapie und für die weitere Prognose der distalen Femurfraktur von grundlegender Bedeutung ist.

Die AO-Klassifikation wird diesem Gesichtspunkt mit ihrer üblichen nummerischen Unterteilung in extraartikuläre A-Frakturen (suprakondyläre Frakturen), partiell intraartikuläre B-Frakturen (monokondyläre Frakturen) und intraartikuläre C-Frakturen (bikondyläre Frakturen) gerecht (▶ Tab. 3.4). Bezüglich ihrer Lokalisation am Körper sind Frakturen des distalen Femurs in der AO-Klassifikation mit dem vorangestellten Zahlenkürzel „33“ gekennzeichnet, wobei die erste Ziffer 3 für das Femur steht und die zweite die Region des distalen Femurs kennzeichnet.

3.2.6 Therapie

Wie bei allen Frakturen des alten Menschen sind auch bei distalen Femurfrakturen die **primären Ziele** der Frakturbehandlung die Schmerzfreiheit sowie die Ermöglichung einer möglichst frühzeitigen Mobilisation des Patienten oder doch zumindest die Gewährleistung einer adäquaten Pflege unselbstständiger Patienten. Nur so erscheint es möglich, sekundäre Komplikationen (z. B. Pneumonie, Dekubitalulzera, Thrombosen etc.) zu verhindern, die mit einer prolongierten Bettlägerigkeit einhergehen und zu einer erhöhten Mortalität führen können.

Resultierend aus den Therapieanforderungen wird deutlich, dass die konservative Therapie distaler Femurfrakturen, welche aus einer 6- bis 12-wöchigen Ruhigstellung des verletzten Beines zunächst in der Oberschenkelgipsschiene und später im Oberschenkeltutor besteht,

Tab. 3.4 AO-Klassifikation distaler Femurfrakturen (Region 33) (Quelle: [1]).

Frakturtyp/Beispiele			Einteilung
A-Fraktur: extraartikuläre Fraktur[1,2]			
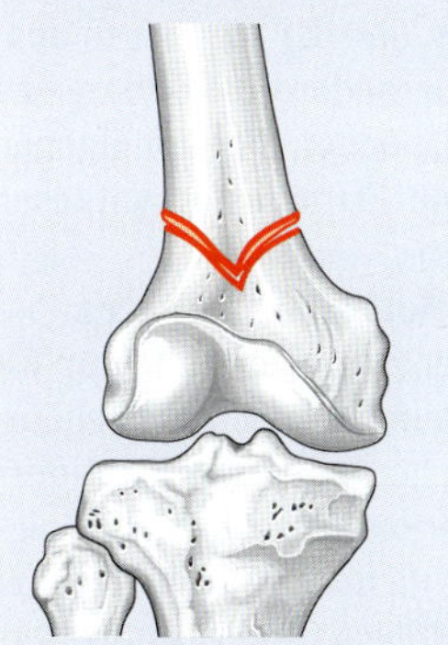 33-A1.3	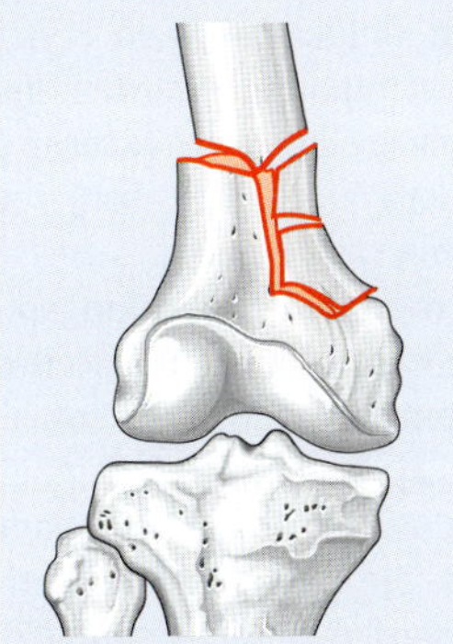 33-A2.3	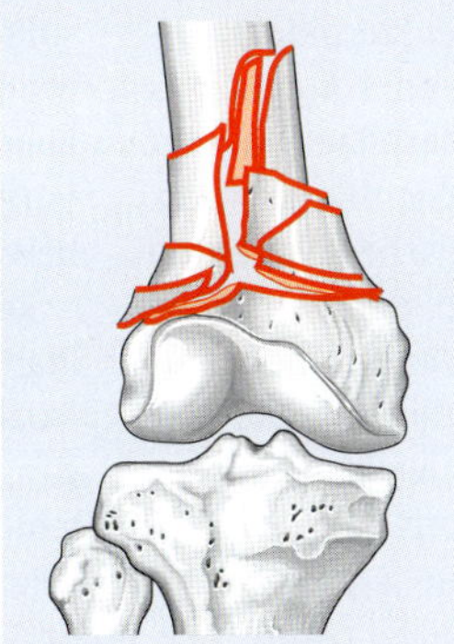 33-A3.3	• **A1-Fraktur:** einfache Fraktur • **A2-Fraktur:** Keilfraktur • **A3-Franktur:** Trümmerfraktur
B-Fraktur: partiell intraartikuläre Fraktur[2]			
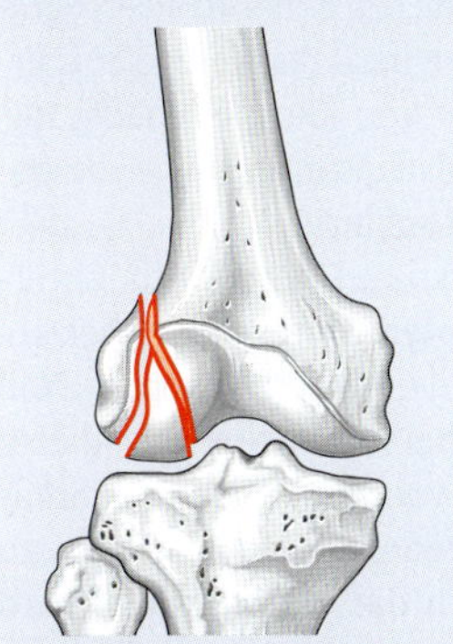 33-B1.3	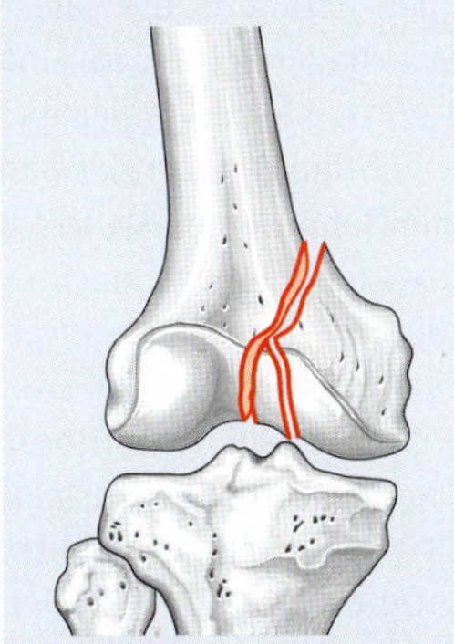 33-B2.3	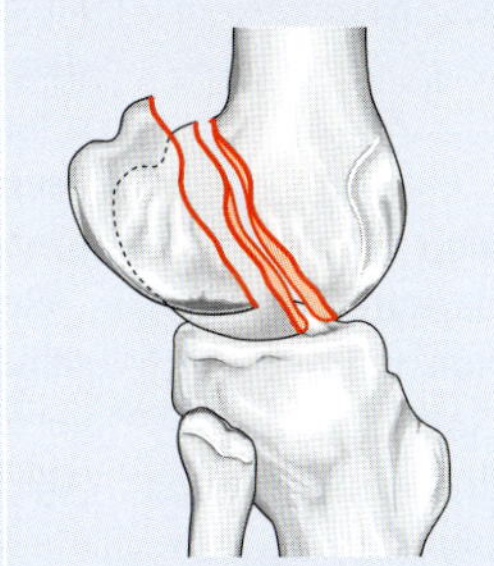 33-B3.3	• **B1-Fraktur:** Fraktur des Condylus lateralis • **B2-Fraktur:** Fraktur des Condylus medialis • **B3-Fraktur:** frontaler Frakturverlauf
C-Fraktur: intraartikuläre Fraktur[2]			
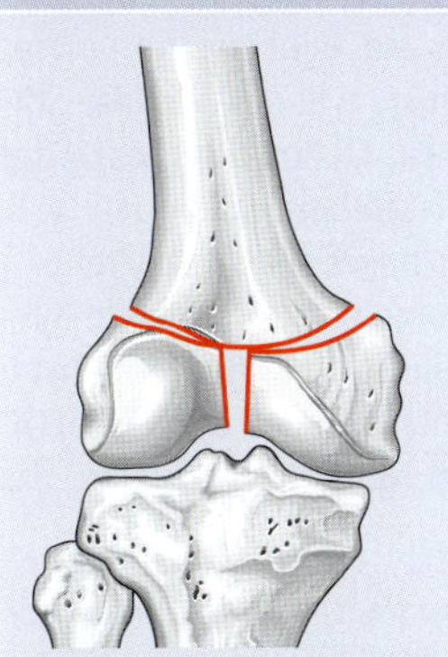 33-C 1.3	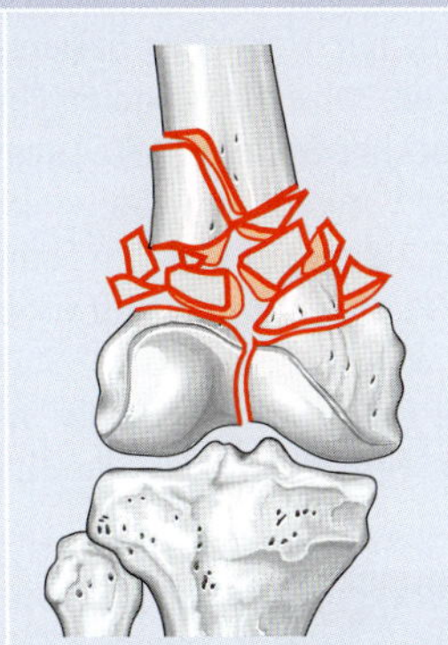 33-C 2.3	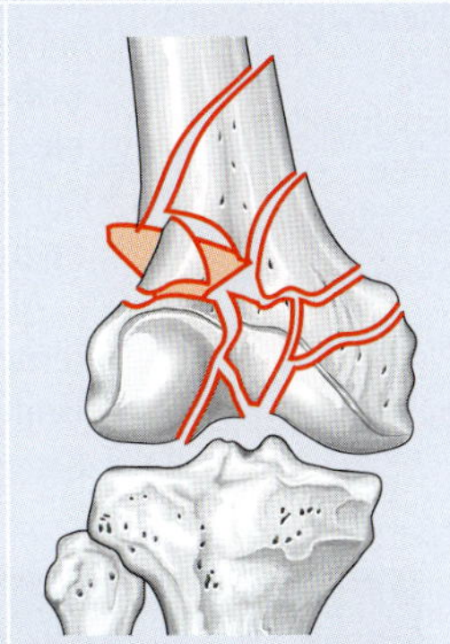 33-C 3.3	• **C 1-Fraktur:** sowohl artikulär als auch metaphysär einfache Fraktur • **C 2-Fraktur:** artikulär einfach, aber metaphysär multifragmentäre Fraktur • **C 3-Fraktur:** artikulär multifragmentäre Fraktur

[1] Eine nachfolgende weitere Frakturunterteilung von 1.1–1.3 bzw. von 2.1–2.3 sowie von 3.1–3.3 gibt eine weitere Schwereeinteilung wieder.

[2] In dieser Tabelle werden nur 3 Frakturen dieses Typs gezeigt.

heutzutage kaum mehr vertretbar ist. Mit einer konservativen Therapie können die genannten Therapieziele in der Regel nicht erreicht werden. Vielmehr kann es durch die wochenlange Ruhigstellung des verletzten Beines zu **dauerhaften Bewegungseinschränkungen** aufgrund von intra- und extraartikulären Adhäsionen sowie von muskulären Kontrakturen kommen.

Aus diesem Grund werden distale Femurfrakturen, mit Ausnahme von wenigen Fällen, in der Regel operativ versorgt. Wenngleich sich mit einer **operativen Therapie** die geforderten Therapieziele besser erreichen lassen, ist zu berücksichtigen, dass zusätzliche, starke Einblutungen in die Weichteile, bei in diesem Patientenkollektiv oftmals vorliegender oraler Antikoagulation sowie schwierige Hautverhältnisse (z. B. Pergamenthaut bei Steroideinnahme) die operative Versorgung erschweren können. Aus diesem Grund müssen derartige Hindernisse bei der Wahl des **Operationszeitpunkts** berücksichtigt werden. In der Regel ist beim alterstraumatologischen Patienten eine frühelektive Versorgung innerhalb der ersten 24 Stunden nach dem Unfall anzustreben. Ausnahmen stellen offene Frakturen sowie Frakturen mit begleitender Verletzung von Gefäßen und Nerven dar, welche eine sofortige, notfallmäßige Versorgung erfordern.

Tipp

In Fällen mit sehr starker Weichteilschwellung sollte die vorübergehende Ruhigstellung mittels eines Fixateur externe erwogen werden.

Entsprechend dem zugrunde liegenden Frakturtyp (▶ Tab. 3.4) finden unterschiedliche **Implantate** Verwendung (▶ Tab. 3.5). Bei der Versorgung von diaphysären Frakturen wird hierbei zwischen einer exakten anatomischen Reposition (z. B. 2-Fragment-Spiralfraktur) und einer langstreckig überbrückenden Stabilisierung mit Wiederherstellung von Länge, Achse und Rotation unterschieden.

Während bei extraartikulären, dia- und metaphysären Frakturen beide Techniken angewendet werden können, sollten Gelenkfrakturen (Typ B und C) möglichst anatomisch reponiert werden. Insbesondere bei den monokondylären Abscherfrakturen (B) haben sich im eigenen Vorgehen zusätzlich abstützende Plattenosteosynthesen bewährt.

Tab. 3.5 Frakturtypen und mögliche Osteosynthesematerialien.

Frakturtyp	Implantat
A1–3, (C1–C2)	retrograder Verriegelungsmarknagel
A1–3, C1–C3	(polyaxial) winkelstabile Plattenosteosynthese
B1–3	Zugschrauben- und abstützende Plattenosteosynthese
C3 mit schlechter Knochenqualität oder fortgeschrittener Arthrose	achsgeführte Totalendoprothese

Retrograde Verriegelungsmarknägel bieten gegenüber Plattensystemen den Vorteil der größeren Stabilität für axial einwirkende Kräfte sowie einen wenig invasiven Zugang [2]. Nachteilig sind mögliche Achs- und Rotationsfehler, da aufgrund der Implantation bei gebeugtem Kniegelenk die Achse intraoperativ nicht eindeutig kontrolliert werden kann, bevor der Zielbügel für die distale Verriegelung abgeschraubt wird.

Von lediglich untergeordneter Bedeutung ist beim geriatrischen Patienten die Tatsache, dass bei der retrograden Marknagelung ein mitunter intaktes Kniegelenk eröffnet wird, was die Möglichkeit von Knorpelschädigung, Beeinträchtigung zentraler Bandstrukturen sowie die potenzielle Gefahr einer Arthrofibrose birgt.

Retrograde Verriegelungsmarknägel werden von unterschiedlichen Herstellern angeboten. Unter einer Vielzahl verschiedener Marknägel ist der Distal Femoral Nail (DFN) der Fa. DePuy Synthes hervorzuheben, da dieser die Möglichkeit bietet, anstelle von Verriegelungsschrauben eine Spiralklinge im distalen Anteil des Femurs zu implantieren (▶ Abb. 3.9). Durch diese Spiralklinge wird die Fläche der Kraftübertragung vergrößert und die Lastverteilung wie auch die Haltekraft vor allem im osteoporotischen Kochen verbessert. Andere Marknägel unterschiedlicher Hersteller basieren auf winkelstabil verriegelbaren Bolzen im distalen Femur (z. B. das Angular Stable Locking System [ASLS] der Fa. DePuy Synthes) oder auf der Verwendung von winkelstabilen Endkappen (z. B. beim T2-suprakondylären Femurnagel der Fa. Stryker).

Als Plattensysteme sind **monoaxial winkelstabile Systeme** wie das Less Invasive Stabilisation System for Distal Femur (LISS-DF) (Fa. DePuy Synthes) oder die PERI-LOC distale Femurplatte (Fa. Smith & Nephew) verfügbar. Als

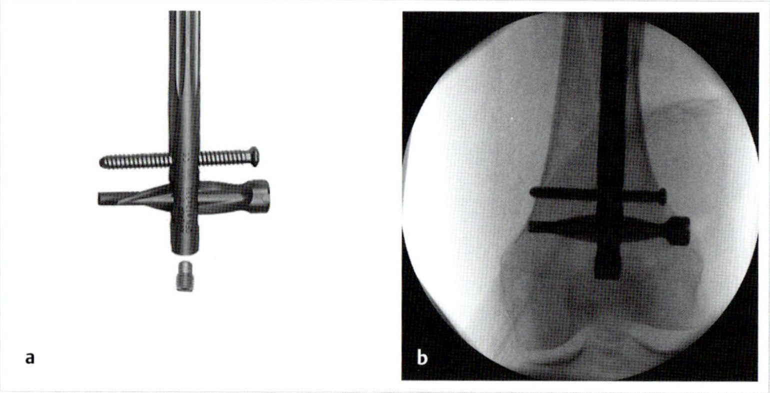

Abb. 3.9 Retrograder distaler Femurnagel. (DFN, Abb. 3.9a mit freundlicher Genehmigung der Fa. DePuy Synthes). (Quelle: [17]).

polyaxial winkelstabile Systeme sind bspw. die Non Contact Briding Plate for Distal Femur (NCB-DF) (Fa. Zimmer Biomet, Winterthur/Schweiz) oder die Variable Angle-Locking Compression Plate (VA-LCP) (Fa. DePuy Synthes) erhältlich (Kap. 3.5).

Moderne Plattensysteme berücksichtigen hierbei die anatomische Form des Femurs, schonen als winkelstabile Plattenfixateure die periostale Durchblutung und bieten distal eine große Anzahl von Schraubenlöchern, um insbesondere bei Kondylenfrakturen eine gute Fixation zu gewährleisten. Als Nachteil zeigt sich, dass die Platten zu Irritationen am distalen Tractus iliotibialis führen können.

A-Frakturen

Bei den extraartikulären A-Frakturen stellen sowohl der retrograd einzubringende Verriegelungsmarknagel als auch die winkelstabilen Plattensysteme gängige Osteosyntheseformen dar. In der Versorgung der **A1-Fraktur** mit einer langen Spiralfraktur wird im eigenen Vorgehen zur exakten Reposition der Fraktur ein Mini-open-Zugang mit direkter Reposition und Cerclagenfixation verwendet. In dieser Situation kann über denselben Zugang die osteosynthetische Versorgung mittels einer winkelstabilen Platte erfolgen (▶ Abb. 3.10). Auch ein retrograder Nagel ist in dieser Situation möglich.

Bei **A2- und A3-Frakturen** kommt gleichwertig zur Platte ein intramedullärer Kraftträger zur Anwendung (▶ Abb. 3.11). Die Entscheidung für ein extra- oder intramedulläres Verfahren richtet sich nach der „sicheren" Verankerung des Implantats im distalen Femur. Dabei kann man davon ausgehen, dass Platten auch sehr distal gelegene Frakturen sicherer stabilisieren können.

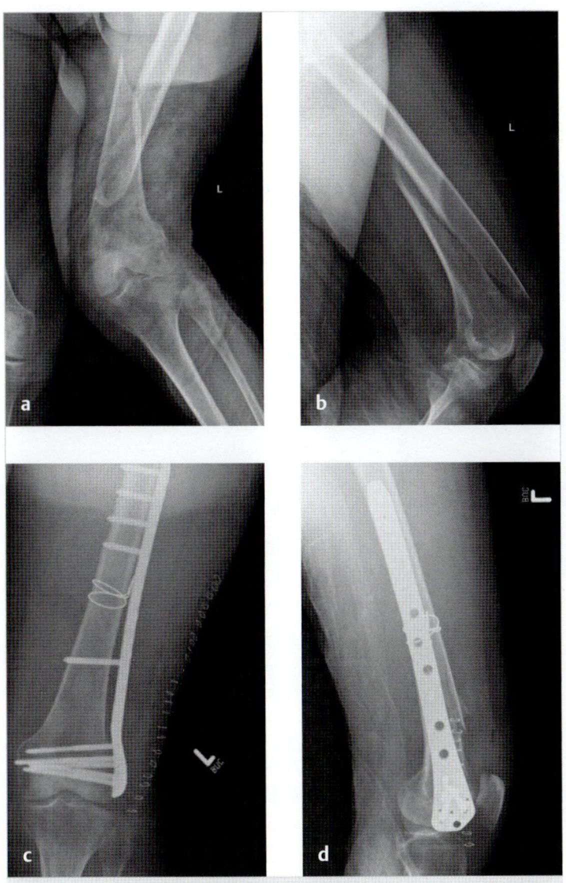

Abb. 3.10 A1-Fraktur des distalen Femurs.
a Präoperatives Röntgenbild, a.–p. Strahlungen.
b Präoperatives Röntgenbild, lateraler Strahlengang
c Operative Versorgung mittels polyaxial winkelstabiler Plattenosteosynthese und additiver Drahtcerclage, a.–p. Strahlengang.
d Operative Versorgung mittels polyaxial winkelstabiler Plattenosteosynthese und additiver Drahtcerclage, lateraler Strahlengang.

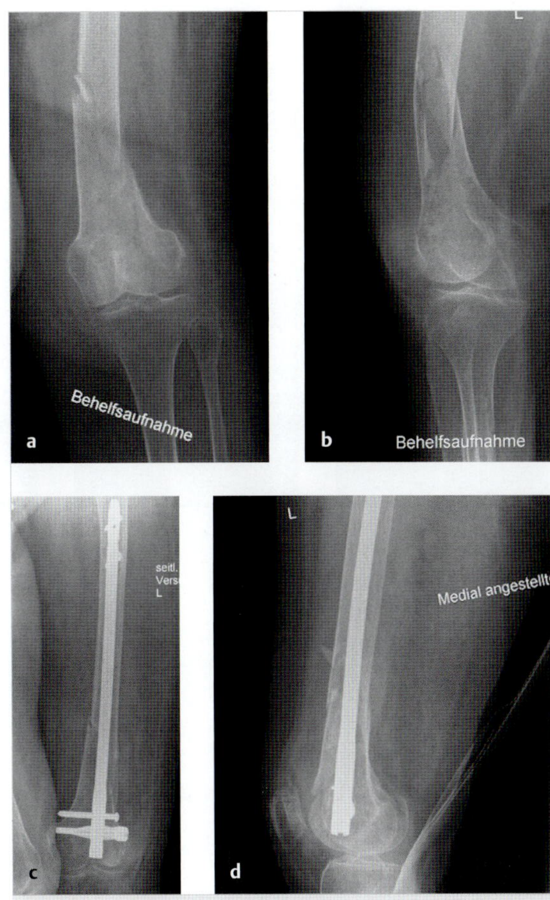

Abb. 3.11 A3-Fraktur des distalen Femurs.
a Präoperatives Röntgenbild, a.–p. Strahlengang.
b Präoperatives Röntgenbild, lateraler Strahlengang.
c Zu operativer Versorgung mittels retrograd implantiertem Verriegelungsmarknagel mit Spiralklinge, a.–p. Strahlengang.
d Zu operativer Versorgung mittels retrograd implantiertem Verriegelungsmarknagel mit Spiralklinge, lateraler Strahlengang.

B-Frakturen

Unverschobene monokondyläre Frakturen können mittels perkutaner Zugschraubenosteosynthese versorgt werden. Hierbei werden große (z. B. 7,5 mm) Spongiosaschrauben verwendet.

Bei **dislozierten** osteoporotischen B-Frakturen sollte nach Reposition und Zugschraubenosteosynthese zusätzlich eine Abstützplatte verwendet werden (▶ Abb. 3.12). Dies begründet sich in der Tatsache, dass aufgrund der schlechteren Knochenqualität bei alleiniger Zugschraubenosteosynthese eine große Gefahr der sekundären Redislokation der Kondyle besteht.

Bei der seltenen **B3-Fraktur** (Hoffa-Fraktur) erfolgt analog zum jüngeren Patienten die offene Reposition über eine parapatellare Arthrotomie bei leicht gebeugtem Kniegelenk. Die Fragmentfixation wird dann über eine indirekte Verschraubung in dorsoventraler Richtung durchgeführt. Die Spongiosazugschrauben (3,5 mm) werden dabei je nach Lage der Fraktur medial/lateral der knorpeltragenden Fläche des ventralen distalen Femurs eingebracht (▶ Abb. 3.13).

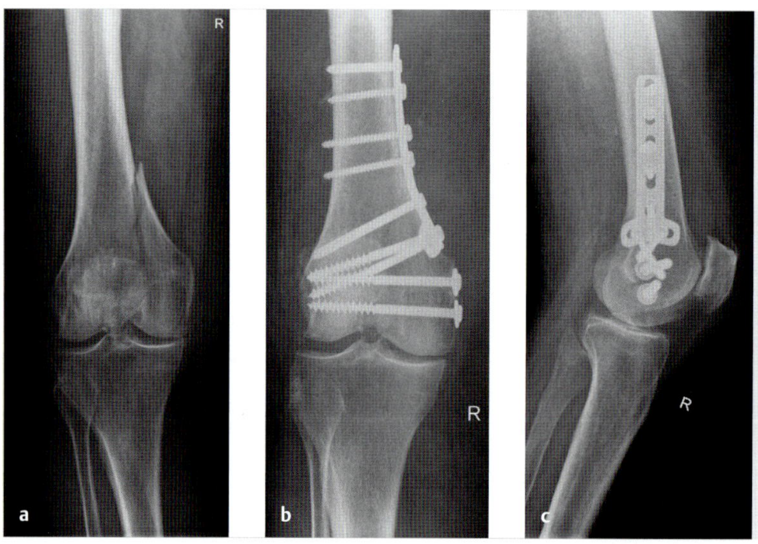

Abb. 3.12 B2-Fraktur des distalen Femurs.
- **a** Präoperatives Röntgenbild a.-p. Stahlengang.
- **b** Operative Versorgung mittels Spongiosazugschrauben und additiver Abstützplatte. A.-p. Strahlengang.
- **c** Operative Versorgung mittels Spongiosazugschrauben und additiver Abstützplatte, lateraler Strahlengang.

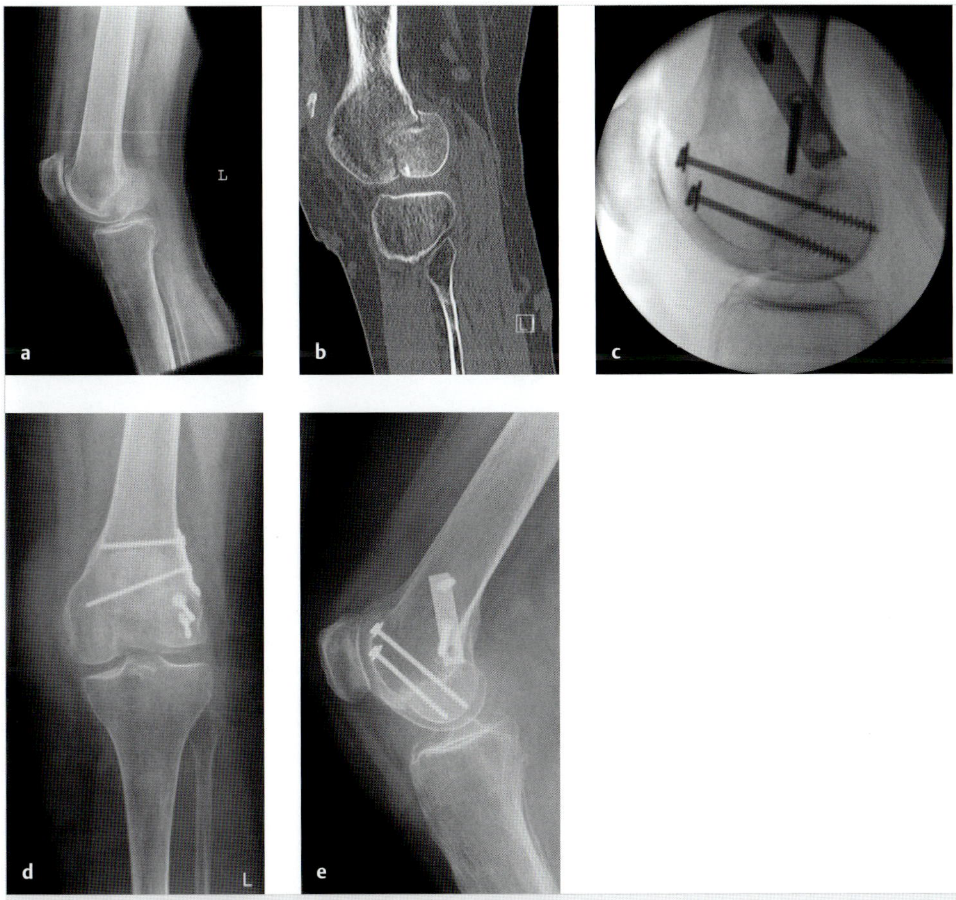

Abb. 3.13 B3-Fraktur (Hoffa-Fraktur) des distalen Femurs.
a Präoperatives Röntgenbild, lateraler Strahlengang.
b Präoperatives CT. Sagittale Schichtung.
c Operative Versorgung mittels Spongiosazugschrauben und additiver Abstützplatte, lateraler Strahlengang.
d Trotz intraoperativ stufenfreier Reposition ist in der Verlaufskontrolle nach einem Jahr eine Gelenkstufe erkennbar, a.–p. Strahlengang.
e Trotz intraoperativ stufenfreier Reposition ist in der Verlaufskontrolle nach einem Jahr eine Gelenkstufe erkennbar, lateraler Strahlengang.

C-Frakturen

Um einer posttraumatischen Fehlstellung entgegenzuwirken, ist es bei intraartikulären C-Frakturen wichtig, eine exakte Reposition der Gelenkfläche zu erreichen. Dies sollte über eine offene Reposition der Fraktur mit einer anschließenden winkelstabilen Plattenosteosynthese versucht werden.

Bei den **C1- und C2-Frakturen** kann darüber hinaus, nach zuvor erfolgter anatomischer Reposition des Gelenkblocks und Zugschraubenosteosynthese, ein retrograder Femurnagel verwendet werden. Aufgrund der häufig begleitenden Osteoporose ist diese Versorgungsform nur in solchen Situationen zu erwägen, in denen ein solider Knochenstock vorliegt.

Komplexe intraartikuläre Frakturen (**C3**) stellen eine relative Kontraindikation für den retrograden Femurnagel dar, da hier eine stabile Fixation des Nagels im distalen Fragment nicht mehr möglich ist. Diese Frakturen sollten winkelstabilen Plattenosteosynthesen vorbehalten sein, falls eine Rekonstruktion der Gelenkfläche möglich ist und der Patient die längere Phase der Entlastung tolerieren kann (▸ Abb. 3.14).

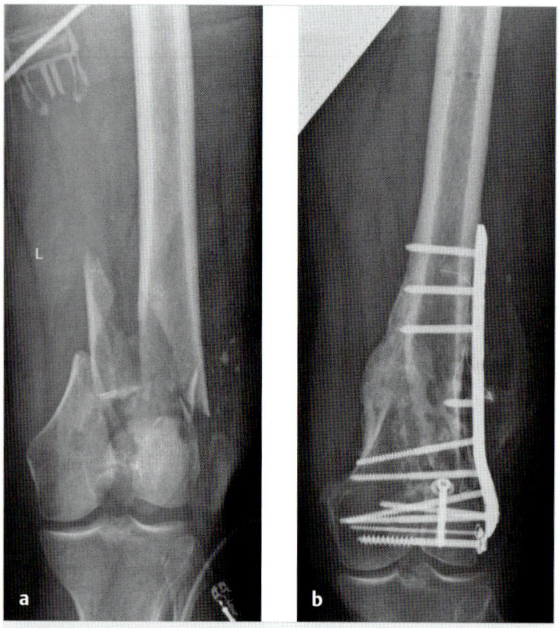

Abb. 3.14 C3-Fraktur des distalen Femurs.
a Präoperatives Röntgenbild, a.–p. Strahlengang.
b Operative Versorgung mittels Spongiosazugschrauben und winkelstabiler Plattenosteosynthese, a.–p. Strahlengang.

Sonderformen

Ausgeprägte Osteoporose

Im geriatrischen Patientengut mit zusätzlich bestehender Osteoporose sind Frakturen des distalen Femurs oftmals nur schwer osteosynthetisch zu versorgen. Diese Knochenregion ist meist stark vom Abbau der trabekulären Bestandteile in der Metaphyse betroffen. Biomechanische Untersuchungen an osteoporotischen Knochen geben Hinweise darauf, dass eine **plattenosteosynthetische Versorgung mit additiver Zementaugmentation** im Bereich der Kondylenregion eine erhöhte Stabilität bieten kann. Aus diesem Grund stellt die Zementaugmentation der Kondylenschrauben eine Option zur Optimierung der Schraubenverankerung im osteoporotischen Knochen dar (▶ Abb. 3.15) [18].

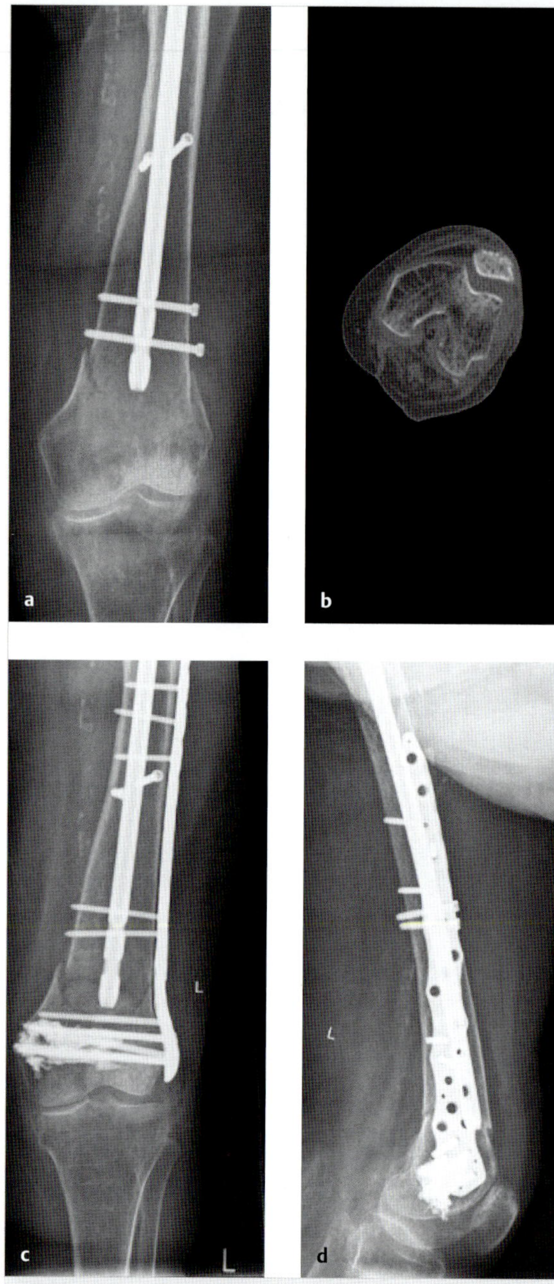

Abb. 3.15 Periosteosynthetische A-Fraktur des distalen Femurs.
a Präoperative Aufnahme einer perimplantären distalen Femurfraktur, a.–p. Strahlengang.
b Präoperative CT. Koronare Schichtung. Die erheblich reduzierte Knochendichte der Kondylenregion ist gut zu erkennen.
c Operative Versorgung mittels winkelstabiler Plattenosteosynthese und zementaugmentierten Kondylenschrauben, a.–p. Strahlengang.
d Operative Versorgung mittels winkelstabiler Plattenosteosynthese und zementaugmentierten Kondylenschrauben, lateraler Strahlengang.

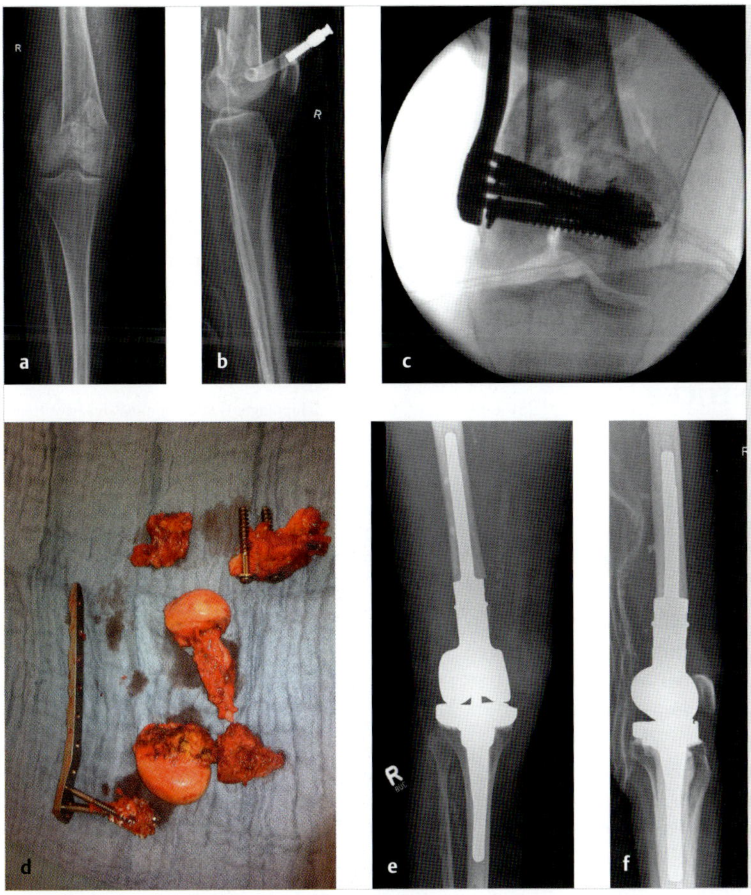

Abb. 3.16 88-jährige Patientin mit einer C-Fraktur des distalen Femurs bei hochgradig osteoporotischem Knochen.
a Präoperatives Röntgenbild, a.–p. Strahlengang.
b Präoperatives Röntgenbild, lateraler Strahlengang.
c Intraoperativer Versuch der Rekonstruktion mittels winkelstabiler Plattenosteosynthese und zementaugmentierten Kondylenschrauben, a.–p. Strahlengang.
d Reseziertes distales Femur mit zementaugmentierter Plattenosteosynthese.
e Operative Versorgung mittels achsgeführter Tumor-Knie-TEP, nachdem die Fixation mittels winkelstabiler Plattenosteosynthese (zementaugmentiert) gescheitert war, a.–p. Strahlengang.
f Operative Versorgung mittels achsgeführter Tumor-Knie-TEP, nachdem die Fixation mittels winkelstabiler Plattenosteosynthese (zementaugmentiert) gescheitert war, lateraler Strahlengang.

Destruktion der Metaphysenregion

Sollte aufgrund der Kombination aus Frakturkonfiguration und Osteoporose keine stabile Osteosynthese mehr möglich sein, muss die primäre Implantation einer **TEP** erwogen werden (▶ Abb. 3.16). Aufgrund des Wegfalls der Ansätze der ligamentären Verbindungen des Gelenks muss in diesen Fällen immer eine gekoppelte (modulare) Prothese mit Ersatz des distalen Femurs verwendet werden. Die insgesamt nur kleinen Fallserien, die bisher in der Literatur publiziert sind, belegen diese Option [3], [13], [7].

3.2.7 Nachbehandlung/Rehabilitation

Nach erfolgter operativer Versorgung ist eine **frühzeitige Mobilisation** des Patienten unter Teilbelastung angezeigt. Wenngleich es dem hochbetagten Patienten nur schwer möglich ist, unter **Teilbelastung** der verletzten Extremität mobilisiert zu werden, sollte dennoch eine Vollbelastung vermieden werden, da hierbei die Gefahr eines Osteosyntheseversagens mit Verlust des intraoperativ erreichten Repositionsergebnisses gegeben ist (▶ Abb. 3.13). Für die Mobilisation stehen an Hilfsmitteln Gehstützen, Gehböcke und Rollatoren zur Verfügung, mit denen der Patient durch den behandelnden Physiotherapeuten vertraut gemacht werden muss.

Zur Verbesserung des Bewegungsausmaßes des operierten Beines sollte bereits ab dem 2. Tag nach der Operation die Mobilisation des Kniegelenks erfolgen. Hierzu sollten geführte Übungen durch den Physiotherapeuten durchgeführt werden, welche in den ersten 6 Wochen postoperativ stufenweise gesteigert werden können. Das erlaubte Bewegungsausmaß hängt hierbei von der zugrunde liegenden Fraktur ab, sollte aber 90° Flektion, bei frei erlaubter Extension, in den ersten 6 Wochen nach der Operation nicht überschreiten. Additiv kann die Verordnung einer **CPM-Schiene** für die häusliche Beübung zu einer weiteren Verbesserung des postoperativen Ergebnisses beitragen.

Tipp

Eine radiologische Verlaufskontrolle ist 6 Wochen nach operativer Versorgung obligat durchzuführen. Entsprechend der Frakturkonsolidierung kann anschließend mit einer stufenweisen Mehrbelastung begonnen werden. Nicht selten dauert es aber bis zu 12 Wochen nach der operativen Versorgung, bis eine vollständige Frakturdurchbauung erreicht ist, sodass oftmals weitere radiologische Kontrollen notwenig sind.

3.2.8 Komplikationen/Fallstricke

Bei den postoperativen Komplikationen sind die Früh- von den Spätkomplikationen zu unterscheiden.

Frühkomplikationen umfassen postoperativ auftretende Hämatome/Serome sowie auch Frühinfektionen, welche frühzeitig einen Revisionseingriff mit Lavage des Operationssitus notwendig machen, um einer weiteren Ausbreitung der Infektion vorzubeugen. Additiv sollte eine kalkulierte antibiotische Therapie nach Gewinnung von Gewebeabstrichen durchgeführt werden. Darüber hinaus zählen auch das Implantatversagen sowie die Implantatfehllage zu den Frühkomplikationen. In diesem Zusammenhang sind für den retrograden Femurnagel anhaltende Knieschmerzen [8], [12] sowie relevante Rotationsfehler beschrieben [12], [6]. Für das monoaxial winkelstabile LISS sind andererseits erhöhte Raten von Implantatversagen mit Lockerung und Plattenbruch in der Literatur vermerkt [5]. Hierfür wird als mögliche Ursache die hohe Steifigkeit des Implantats diskutiert, welche in einer Verzögerung der knöchernen Regeneration durch Stressprotektion resultieren kann.

Bei den **Spätkomplikationen** sind Pseudarthrosen und langwierige bzw. spät auftretende Infekte zu berücksichtigen. Pseudarthrosen können klinisch durch anhaltende belastungsabhängige Schmerzen im Frakturbereich auffallen. Bei derartigen Beschwerden sind in jedem Fall engmaschige radiologische Verlaufskontrollen durchzuführen. Bei ausbleibender Frakturheilung mit anhaltenden Schmerzen ist letztlich ein operativer Revisionseingriff notwendig. Hierbei sind in Abhängigkeit von der lokalen Situation unterschiedliche Verfahren denkbar. Im Vordergrund steht die Frage der Implantatfestigkeit. Im Falle eines stabilen Implantats kann ggf. eine alleinige Spongiosaanlagerung erwogen werden. Bei gelockertem Implantat muss vor dem Wechsel geklärt werden, durch welches Implantat eine sichere erneute Stabilisierung erzielt werden kann. Möglicherweise stellt der Wechsel auf eine Revisionsprothese das einzig adäquate Verfahren dar.

Bei chronischen Infekten oder Infekten ohne sichere Zeichen der knöchernen Durchbauung (septische Pseudarthrose) bleibt bei geriatrischen Patienten häufig der zweizeitige Wechsel auf eine Revisionsprothese die einzige Lösung, um eine sichere und schnelle Mobilität des Patienten zu erzielen.

Literatur

[1] Baierlein SA. Frakturklassifikationen. Stuttgart: Thieme; 2011

[2] Bliemel C, Buecking B, Mueller T et al. Distal femoral fractures in the elderly: biomechanical analysis of a polyaxial angle-stable locking plate versus a retrograde intramedullary nail in a human cadaveric bone model. Arch Orthop Trauma Surg 2015; 135(1): 49–58

[3] Choi NY, Sohn JM, Cho SG et al. Primary total knee arthroplasty for simple distal femoral fractures in elderly patients with knee osteoarthritis. Knee Surg Relat Res 2013; 25(3): 141–146

[4] Court-Brown CM, Caesar B. Epidemiology of adult fractures: A review. Injury 2006; 37(8): 691–697

[5] Fankhauser F, Gruber G, Schippinger G et al. Minimal-invasive treatment of distal femoral fractures with the LISS (Less Invasive Stabilization System): a prospective study of 30 fractures with a follow up of 20 months. Acta Orthop Scand 2004; 75(1): 56–60

[6] Hüfner T, Citak M, Suero EM et al. Femoral malrotation after unreamed intramedullary nailing: an evaluation of influencing operative factors. J Orthop Trauma 2011; 25(4): 224–227

[7] In Y, Koh HS, Kim SJ. Cruciate-retaining stemmed total knee arthroplasty for supracondylar-intercondylar femoral fractures in elderly patients: a report of three cases. J Arthroplasty 2006; 21(7): 1074–1079

[8] Leggon RE, Feldmann DD. Retrograde femoral nailing: a focus on the knee. Am J Knee Surg 2001; 14(2): 109–118

[9] Neer CS, Grantham SA, Shelton ML. Supracondylar fracture of the adult femur. A study of one hundred and ten cases. J Bone Joint Surg Am 1967; 49(4): 591–613

[10] Pietu G, Lebaron M, Flecher X; SOFCOT. Epidemiology of distal femur fractures in France in 2011–12. Orthop Traumatol Surg Res 2014; 100 (5): 545–548

[11] Rein S, Grass R, Zwipp H. Suprakondyläre Femurfrakturen. Trauma Berunfskrankh 2009; 11 (Suppl. 2): 146–153

[12] Ricci WM, Bellabarba C, Evanoff B et al. Retrograde versus antegrade nailing of femoral shaft fractures. J Orthop Trauma 2001; 15(3): 161–169

[13] Rosen AL, Strauss E. Primary total knee arthroplasty for complex distal femur fractures in elderly patients. Clin Orthop Relat Res 2004; 425: 101–105

[14] Schatzker J, Lambert DC. Supracondylar fractures of the femur. Clin Orthop Relat Res 1979; 138: 77–83

[15] Seinsheimer F. Fractures of the distal femur. Clin Orthop Relat Res 1980; 153: 169–179

[16] Shelbourne KD, Brueckmann FR. Rush-pin fixation of supracondylar and intercondylar fractures of the femur. J Bone Joint Surg Am 1982; 64(2): 161–169

[17] Wähnert D, Hoffmeier K, Fröber R et al. Distal femur fractures of the elderly – different treatment options in a biomechanical comparison. Injury 2011; 42(7): 655–659

[18] Wähnert D, Hofmann-Fliri L, Richards RG et al. Implant augmentation: adding bone cement to improve the treatment of osteoporotic distal femur fractures: a biomechanical study using human cadaver bones. Medicine (Baltimore) 2014; 93(23): e166

3.3 Tibiakopffrakturen

E. Enderle, K.-H. Frosch

3.3.1 Epidemiologie

Die Tibiakopffraktur ist eine komplexe Verletzung, die mit einer Inzidenz von 1 % zwar zu den seltenen Frakturen zählt, durch ihre große Typenvielfalt und ihre schwerwiegenden Auswirkungen auf die weitere Mobilität der Patienten jedoch eine besondere Herausforderung darstellt. Es zeigen sich in ihrem Vorkommen 2 Altersgipfel. Bei jüngeren Patienten treten sie hauptsächlich im Zusammenhang mit Hochrasanztraumata auf. Hier werden Luxations- und Trümmerfrakturen, meist in Kombination mit Band- und Meniskusverletzungen, diagnostiziert. Im Falle der älteren Patienten liegt meist ein **Bagatellunfall im Sinne eines Sturzes** zugrunde. Hier zeigt sich häufig eine Kombination aus metaphysären Substanzdefekten, Meniskusläsionen und einer vorbestehenden Arthrose [18].

Nach Angaben des statistischen Bundesamts wird sich die Zahl der über 70-Jährigen im Jahr 2050 verdoppelt haben. Durch ein gesteigertes Aktivitätsniveau der älteren Bevölkerung in Kombination mit einer erhöhten Sturzanfälligkeit durch Faktoren wie eine reduzierte Propriozeption, Gangunsicherheit und bestehende internistische und neurologische Begleiterkrankungen wird die Zahl der Stürze aus Stehhöhe steigen und mit ihr die Zahl der Frakturen. Hinzu kommt häufig eine reduzierte Knochenqualität. So können geringere Krafteinwirkungen zu massiven Frakturen führen [3].

3.3.2 Diagnostik

Wie bei jeder Fraktur folgt der Anamnese die Inspektion.

Cave

Bei bestehender Demenz kann eine Fehlstellung falsch interpretiert werden. Dies kann zu einer verzögerten Diagnosestellung führen.

Von wichtiger Bedeutung ist auch der begleitende **Weichteilschaden,** der eine entscheidende Rolle in der weiteren Behandlungsstrategie spielt. Klassifiziert wird dieser bei geschlossenen Frakturen nach Tscherne und Oestern [26], bei offenen Frakturen nach Gustilo und Anderson [12]. Aufgrund vorbestehender Gefäßverschlüsse ist eine sekundäre Defektdeckung beim älteren Menschen u. U. nicht möglich.

Merke

Auch bei alten Menschen und niederenergetischem Trauma sollten das Ausmaß des Weichteilschadens und insbesondere auch Prellmarken bei Tibiakopffrakturen Beachtung finden.

Zudem wird der neurovaskuläre Status erhoben. Vor allem ein drohendes **Kompartmentsyndrom** muss umgehend erkannt und entsprechend behandelt werden. Bei der Kompartmentspaltung sollte die spätere Frakturversorgung bei der Schnittführung gleich mit eingeplant werden. Luxationsfrakturen können zu Verletzungen des poplitealen Gefäß-Nerven-Bündels führen. Bei Verdacht auf eine Gefäßverletzung sollte zunächst eine Frakturreposition durch Längszug erfolgen, da häufig eine Gefäßkompression durch die Fragmente vorliegt. Bei anhaltendem Verdacht auf eine Gefäßläsion ist eine Bildgebung mittels **digitaler Substraktionsangiografie** (DSA) anzustreben. Liegt eine zusätzliche Fraktur des Fibulaköpfchens vor, ist der N. peroneus gesondert zu prüfen.

Neben der **konventionellen Röntgendiagnostik** in 2 Ebenen ist die **CT** zur exakten Darstellung des Frakturverlaufs unverzichtbar, vor allem auch mittels sagittaler und frontaler Rekonstruktionen. Mit der **MRT** können u. a. die Menisken, Kreuzbänder, Kollateralbänder sowie okkulte Frakturen (Bone Bruise) mit Ödembildung und Ermüdungsfrakturen beurteilt werden. Sie ist in der Primärdiagnostik bei alten Menschen mit Tibiakopffraktur meist nicht notwendig, kommt jedoch bei Patienten mit Luxationsfrakturen regelhaft zur Anwendung.

3.3.3 Klassifikation

Die gängigste Klassifikation im deutschen Sprachraum ist die **AO-Klassifikation** (▶ Abb. 3.17). Sie orientiert sich an der radiologischen Frakturmorphologie:

- Gruppe A: Frakturen ohne Gelenkbeteiligung sowie isolierte Eminentiaausrisse
- Gruppe B: unikondyläre Spalt- und Impressionsfrakturen
- Gruppe C: bikondyläre Frakturen und Trümmerbrüche

Tscherne et al. veröffentlichten 1993 eine Einteilung, die den **Unfallmechanismus** mit berücksichtigt [27]. Unterschieden werden Plateaufrakturen, Luxationsfrakturen und Trümmerfrakturen. Plateaufrakturen entstehen durch ein axiales Stauchungstrauma. Ligamentäre oder neurovaskuläre Begleitverletzungen sind selten. Sie werden wiederum in Spaltbrüche (P1), Impressionsbrüche (P2), Spaltimpressionsbrüche (P3) und bikondyläre Brüche (P4) unterschieden (▶ Abb. 3.18).

Aufgrund einer vorbestehenden Osteoporose finden sich bei älteren Patienten häufiger Impressionsfrakturen als Spaltbrüche. Durch die physiologisch valgische Bein-

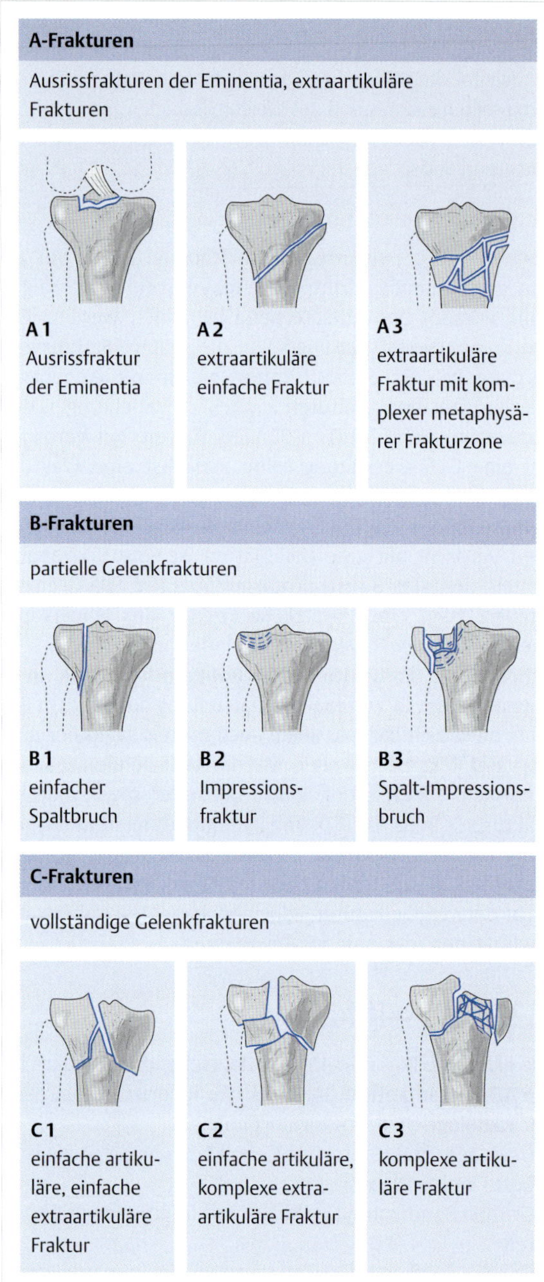

Abb. 3.17 AO-Klassifikation der Tibiakopffraktur [29].

achse, die Konvexität des lateralen Tibiaplateaus sowie die niedrigere Knochendichte finden sich Plateaufrakturen häufiger lateral als medial. Eine Beteiligung des medialen Plateaus weist meist auf eine höhere Gewalteinwirkung hin.

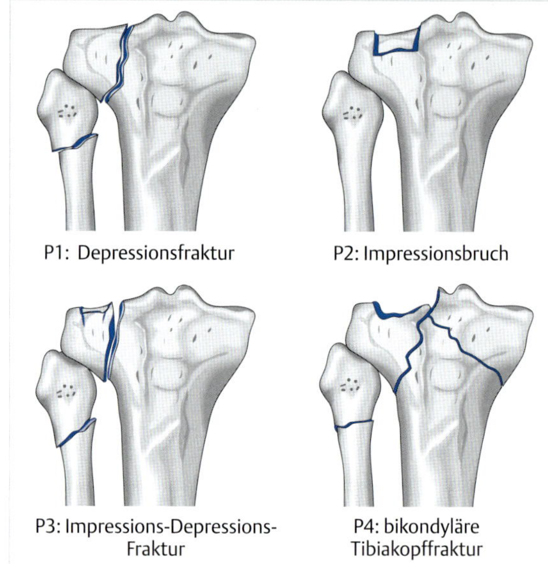

Abb. 3.18 Klassifikation von Tscherne [30].

3.3.4 Therapie

Die Therapie der Tibiakopffraktur hat 3 Hauptziele [18]: die exakte Wiederherstellung der Gelenkflächen (anatomische Reposition bei dislozierten Frakturen), die Rekonstruktion der Achsenverhältnisse sowie eine frühfunktionelle Nachbehandlung, um eine frühe Rehabilitation zu ermöglichen und Langzeitfolgen möglichst zu vermeiden.

Insbesondere bei älteren Menschen sollte auch eine frühzeitige Vollbelastung erzielt werden können.

Merke M!

Hauptziele in der Therapie der Tibiakopffraktur

- Wiederherstellung der Gelenkfläche (anatomische Rekonstruktion bei dislozierten Frakturen)
- Rekonstruktion der Achsenverhältnisse
- frühfunktionelle Nachbehandlung

Auch beim älteren Patienten ist eine möglichst **gelenkstufenfreie Versorgung** indiziert. Gelenkstufen können durch eine erhöhte Druckbelastung des Gelenkknorpels langfristig zu einer posttraumatischen Arthrose führen. In mehreren Studien wurde nachgewiesen, dass Gelenkstufen bis 2 mm wahrscheinlich ohne klinische Konsequenz bleiben [6], Stufen von mehr als 5 mm haben jedoch deutlich schlechtere klinische Resultate zur Folge [17], [25]. Beim älteren Patienten, bei dem häufig bereits eine primäre Gonarthrose vorliegt, konnten Scharf et al. einen 3-fach erhöhten Arthroseindex nach Tibiakopffraktur nachweisen [22].

Ebenso können **Abweichungen der Achsenverhältnisse** durch Überlastung eines Gelenkkompartiments zu einer posttraumatischen Arthrose und damit zu Bewegungseinschränkungen und Schmerzen führen.

Eine längerfristige **Immobilisation** des Kniegelenks führt zu möglichen Bewegungseinschränkungen in der Folge. Zudem ist durch die Ruhigstellung die Thromboserate deutlich erhöht. Eine Thromboseprophylaxe ist deshalb für die Dauer der Immobilisation empfohlen. In Betracht gezogen werden muss hier zudem die u. U. beim älteren Patienten vorliegende mangelnde Entlastungsmöglichkeit bei verminderter Koordinationsfähigkeit. Ziel ist also nicht nur die freie Beweglichkeit, sondern auch die Erhaltung von Mobilität und damit Selbstständigkeit.

Die initiale Therapiestrategie hängt neben der Frakturmorphologie von den vorliegenden Weichteilverhältnissen ab. Bei ausgeprägter Schwellung sowie Kontusionen der Weichteile sollte zunächst eine Konditionierung der Weichteile mittels Ruhigstellung, ggf. mittels Fixateur externe bei instabilen oder offenen Frakturen, und abschwellenden Maßnahmen (Hochlagerung, Lymphdrainage, Kryotherapie) erfolgen. Begleitende Gefäßverletzungen, Kompartmentsyndrome sowie offene Frakturen erfordern eine notfallmäßige Operation. Eine Verletzung des Streckapparats sollte unmittelbar mit versorgt werden, da sie meist in der Folge zu einem sekundären Repositionsverlust führt [18]. Die definitive Osteosynthese erfolgt in der Regel 5–8 Tage nach Trauma nach Konditionierung der Weichteile.

Konservative Therapie

Die konservative Therapie der Tibiakopffraktur ist lediglich bei stabilen, undislozierten Frakturen, z. B. nicht dislozierten posteromedialen oder anterolateralen Kantenfragmenten (Segondfraktur), mit einer Gelenkstufe < 2 mm indiziert. Zudem kommt die konservative Therapie bei lokalen oder allgemeinen OP-Kontraindikationen zum Einsatz. Wichtig ist die **frühfunktionelle Behandlung** mittels Bewegungsübungen auf der Motorschiene (CPM) sowie isometrischem Muskeltraining. Die Mobilisation der Patienten erfolgt mit einer Teilbelastung von 15–20 kg für 6–12 Wochen. Auch bei älteren Patienten, die gerade die Teilbelastung häufig nicht adäquat umsetzen können, steht dementsprechend die operative Versorgung im Vordergrund [27], [13] (▸ Abb. 3.19).

> **Merke** M!
>
> Auch beim älteren Patienten steht die operative Therapie der Tibiakopffraktur im Vordergrund.

Minimalinvasive Verfahren

Arthroskopisch gestützte minimalinvasive Verfahren gewinnen in der Frakturversorgung im Bereich des Tibiakopfes zunehmend an Bedeutung. Arthroskopisch gestützte Operationstechniken eignen sich für die Versorgung **einfacher Tibiakopfspalt- und Tibiakopfimpressionsbrüche** sowie zur Kontrolle der Gelenkflächenrekonstruktion bei komplexen Frakturen [4] (▸ Abb. 3.20).

Reposition und Osteosynthese erfolgen weichteilschonend über Stichinzisionen. Postoperative Weichteilkomplikationen treten deutlich seltener auf als bei offenen Verfahren [1]. Zahlreiche Studien konnten nach arthroskopisch assistiert operierten Tibiakopffrakturen gute bis sehr gute klinische Ergebnisse nachweisen [2], [11]. Fowble et al. [5] zeigten in einer Vergleichsstudie deutliche Vorteile der arthroskopisch unterstützt durchgeführten Operationstechnik. Sie wiesen in der arthroskopisch versorgten Patientengruppe eine exaktere und stabilere Reposition sowie weniger perioperative Komplikationen nach.

Begleitverletzungen wie Mensikusrisse, osteochondrale Flakes oder Bandrupturen können diagnostiziert und in gleicher Sitzung therapiert werden. Jedoch ist die Indikation zur Stabilisierung ligamentärer Verletzungen beim älteren Patienten weit weniger aggressiv zu stellen als beim jüngeren.

Komplexe Frakturen des Tibiakopfs eignen sich nur eingeschränkt zu einer arthroskopisch assistierten Versorgung. Durch Austritt der Spülflüssigkeit über den Frakturspalt besteht das Risiko einer Kompartmententstehung. Durch das offene Einführen des Arthroskops kann jedoch die Reposition der Gelenkfläche gut kontrolliert werden.

> **Merke** M!
>
> Generell gilt der Grundsatz: „Anatomische Reposition geht vor Minimalinvasivität."

Offene Reposition und interne Fixation

Die offene Reposition und interne Fixation kann nach wie vor als **Standardtechnik** zur Versorgung von Tibiakopffrakturen angesehen werden. Ziel ist auch hier die exakte Wiederherstellung der Gelenkfläche und Achsverhältnisse. Dies sollte unter Schonung der Weichteile ebenso wie der periostalen Durchblutung stattfinden. Ein weiteres wichtiges Ziel der Osteosynthese ist die frühfunktionelle Übungsstabilität.

Bei der **Zugangswahl** sind prinzipiell große Schnitte mit ausgedehnter Darstellung der Fraktur und radikaler Deperiostierung derselbigen zu vermeiden. Entsprechend der vorliegenden Frakturmorphologie sollten gezielte Längsschnitte geplant, ein möglicher sekundärer Gelenkersatz mit eingeplant werden. Um die Fraktur suffizient zu reponieren und zu stabilisieren und so ein späteres

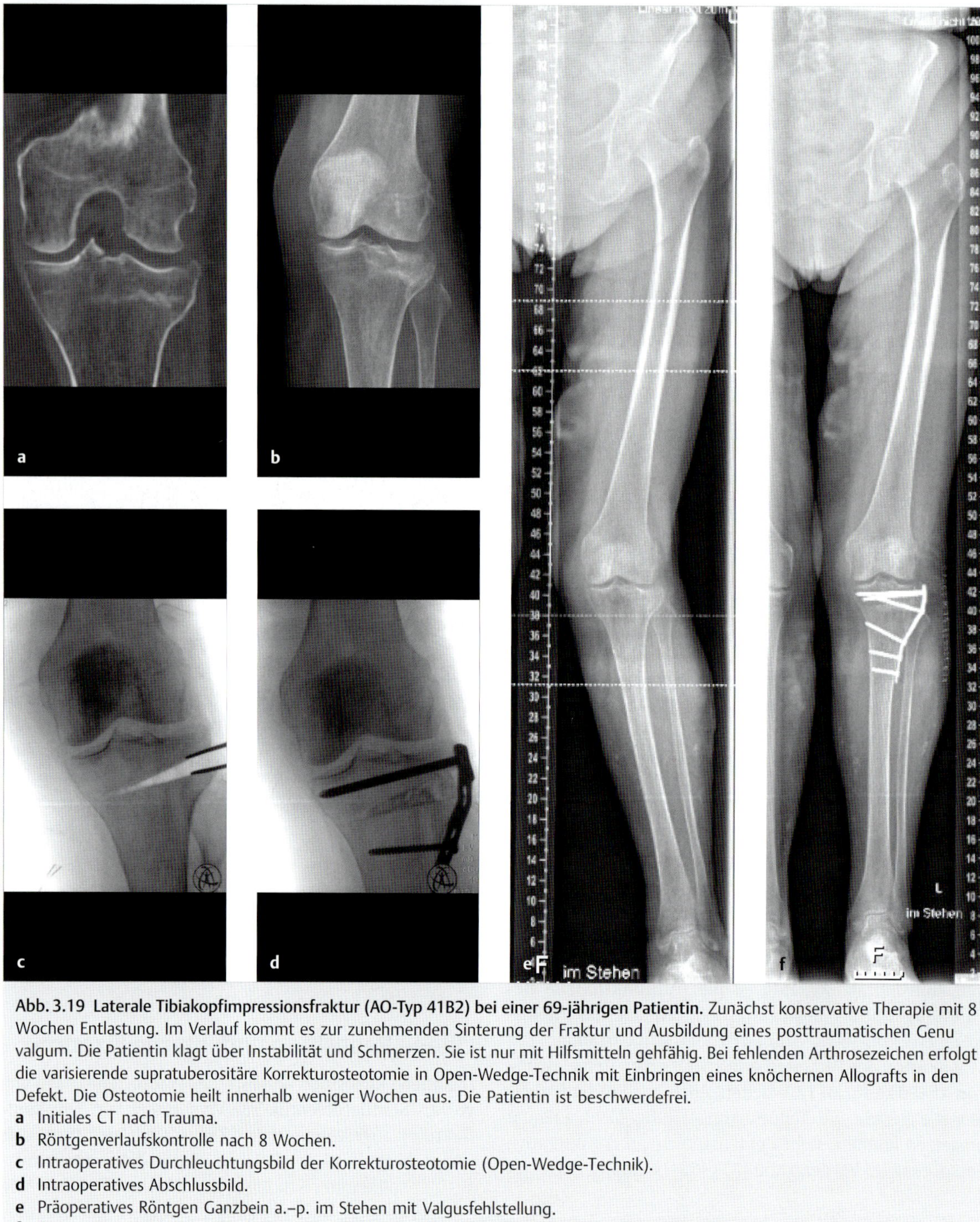

Abb. 3.19 Laterale Tibiakopfimpressionsfraktur (AO-Typ 41B2) bei einer 69-jährigen Patientin. Zunächst konservative Therapie mit 8 Wochen Entlastung. Im Verlauf kommt es zur zunehmenden Sinterung der Fraktur und Ausbildung eines posttraumatischen Genu valgum. Die Patientin klagt über Instabilität und Schmerzen. Sie ist nur mit Hilfsmitteln gehfähig. Bei fehlenden Arthrosezeichen erfolgt die varisierende supratuberositäre Korrekturosteotomie in Open-Wedge-Technik mit Einbringen eines knöchernen Allografts in den Defekt. Die Osteotomie heilt innerhalb weniger Wochen aus. Die Patientin ist beschwerdefrei.

a Initiales CT nach Trauma.
b Röntgenverlaufskontrolle nach 8 Wochen.
c Intraoperatives Durchleuchtungsbild der Korrekturosteotomie (Open-Wedge-Technik).
d Intraoperatives Abschlussbild.
e Präoperatives Röntgen Ganzbein a.–p. im Stehen mit Valgusfehlstellung.
f Postoperatives Röntgen Ganzbein a.–p. im Stehen nach supratuberositärer Korrekturosteotomie.

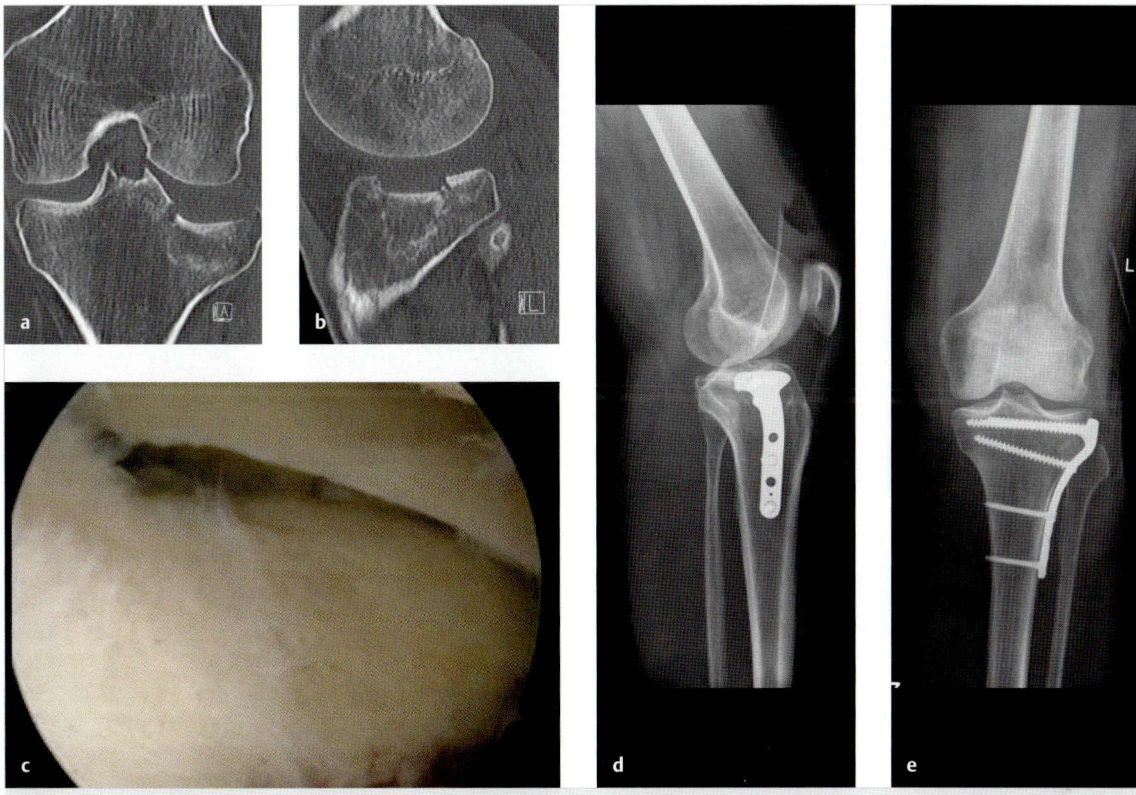

Abb. 3.20 Typische osteoporotische Impressionsfraktur des lateralen Tibiaplateaus beim alten Menschen. Es erfolgt die arthroskopisch gestützte Reposition und Fixation mit einer winkelstabilen Platte, die über einen minimalinvasiven Zugang eingebracht. wird. Die Schrauben im Schaft werden über Stichinzision eingebracht.
a Präoperatives CT (koronar).
b Präoperatives CT (sagittal).
c Intraoperative arthroskopisch gestützte Reposition.
d Postoperatives Röntgenbild sagittal.
e Postoperatives Röntgenbild a.–p.

Versagen der Osteosynthese zu vermeiden, sind häufig 2 Zugänge notwendig. Neben dem anterolateralen Standardzugang sollten der posterlaterale Zugang mit und ohne Fibulaosteotomie, der posteromediale sowie der anteromediale Zugang sicher beherrscht werden (▶ Abb. 3.21).

Tipp

Um eine suffiziente Frakturreposition und Stabilisierung zu erreichen, ist die Wahl des Zugangs individuell in Abhängigkeit von der Frakturmorphologie zu wählen. Je nach Fraktur können auch 2 Zugänge (z. B. anterolateral und posteromedial) notwendig sein.

Nach Darstellung der Fraktur erfolgt nun bei vorliegender Impression ein Anheben der Gelenkfläche mithilfe von Stößeln oder Raspatorium mit anschließender Sicherung des Gelenkblocks mittels K-Draht oder Kleinfragmentschraube und Abstützung mittels winkelstabilem Plattensystem.

Die **Winkelstabilität der Plattensysteme** mit Verriegelung der Schraubenköpfe in der Platte hat eine hohe Stabilität unter Schonung der periostalen Durchblutung, Sehnenansätze und Muskelursprünge nach dem Prinzip eines Fixateur interne zur Folge. Die winkelstabil in der Platte verankerten Schrauben gewährleisten signifikant mehr mechanische Stabilität gegen Torsion und Biegung gegenüber herkömmlichen Plattensystemen [9]. Das winkelstabile Plattensystem ist so den konventionellen Platten hinsichtlich ihrer Stabilität deutlich überlegen [14] und kommt deshalb insbesondere auch beim **osteoporotischen Knochen** zur Anwendung. Sie senken bei schlechter Knochenqualität das Risiko des Versagens des Osteosynthesematerials (▶ Abb. 3.22).

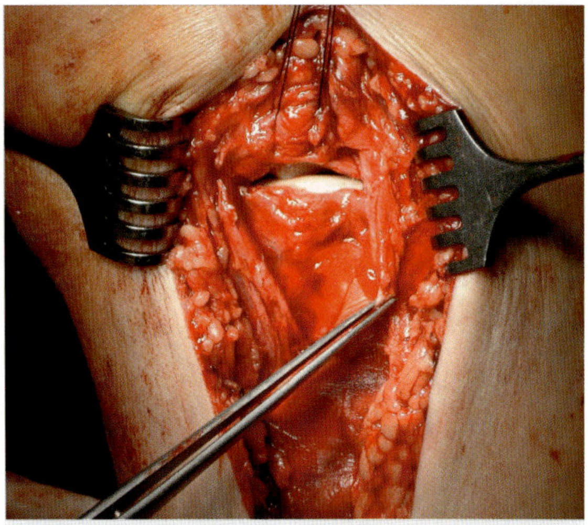

Abb. 3.21 Anterolateraler Zugang zum Tibiakopf bei lateraler Tibiakopfimpressionsfraktur. Es erfolgt ein gerader Längsschnitt, längs Spalten des Tractus iliotibialis, der vom Tuberculum Gerdii scharf abgelöst wird, anschließend Durchtrennung des Lig. meniscotibiale parallel zum Tibiaplateau und Anheben des Meniskus. Visuelle Kontrolle der Reposition.

Neuere winkelstabile Plattensysteme bieten auch die Option minimalinvasiver Operationstechniken. Über Zielbügel können die Platten eingeschoben und die distalen Schrauben nach Stichinzision gesetzt werden.

Bei geringer oder fehlender Dislokation können Frakturen der gegenseitigen Kondyle durch das winkelstabile Implantat mit stabilisiert werden. Ist dies nicht möglich, sollte eine zweite minimalinvasiv eingebrachte Abstützplatte über den entsprechenden Zugang implantiert werden. Doppelplattenosteosynthesen über einen ventralen Zugang sollten aufgrund des Weichteltraumas und eines hohen Risikos der Wundheilungsstörung vermieden werden (▸ Abb. 3.23, ▸ Abb. 3.24).

Bei älteren Patienten kommt es nach osteosynthetischer Versorgung einer Tibiakopffraktur jedoch häufiger zu einem sekundären Repositionsverlust mit Sinterung der Gelenkfläche und Achsenfehlstellung bis hin zu einem Totalversagen der Osteosynthese als bei jüngeren Patienten [10]. Ursächlich hierfür sind die fehlende postoperative Entlastungsfähigkeit der Patienten, aber auch vorbestehende Osteoporose sowie Arthrose mit großen spongiösen Substanzdefekten.

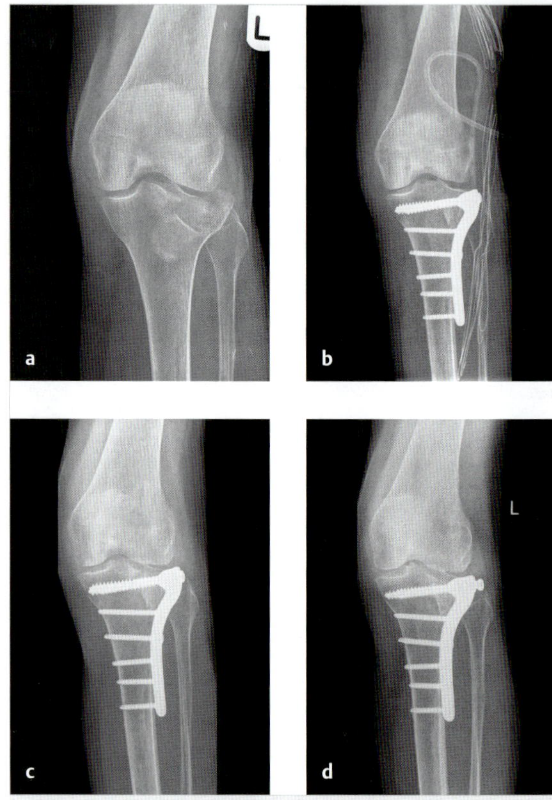

Abb. 3.22 68-jährige Patientin nach Sturz aus Stehhöhe.
a Diagnose einer lateralen Tibiakopfimpressions-Spaltfraktur (Typ 41 B3 nach AO).
b Die Versorgung erfolgte mittels konventioneller Plattenosteosynthese.
c Bereits 3 Monate postoperativ zeigt sich ein sekundärer Repositionsverlust mit Sinterung der Gelenkfläche.
d 1,5 Jahre postoperativ zeigt sich die deutliche Sinterung der Gelenkfläche mit nun ausgewanderter proximaler Schraube.

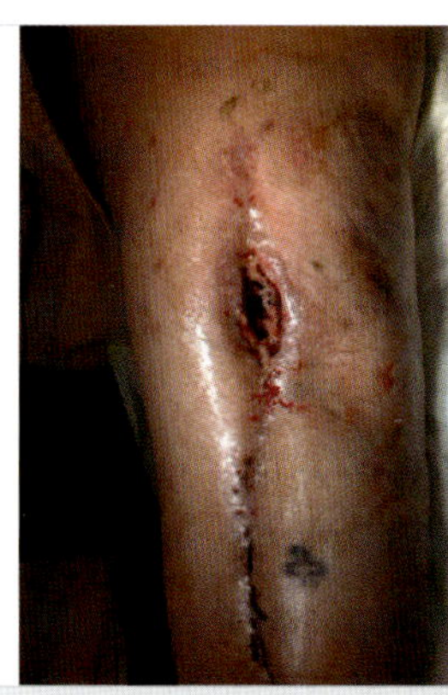

Abb. 3.23 Wundheilungsstörung nach ventralem Zugang bei bikondylärer Tibiakopffraktur. Der ventrale Zugang wird aufgrund der hohen Rate an Wundheilungsstörungen bei bikondylären Frakturen in unserer Klinik nicht mehr verwendet.

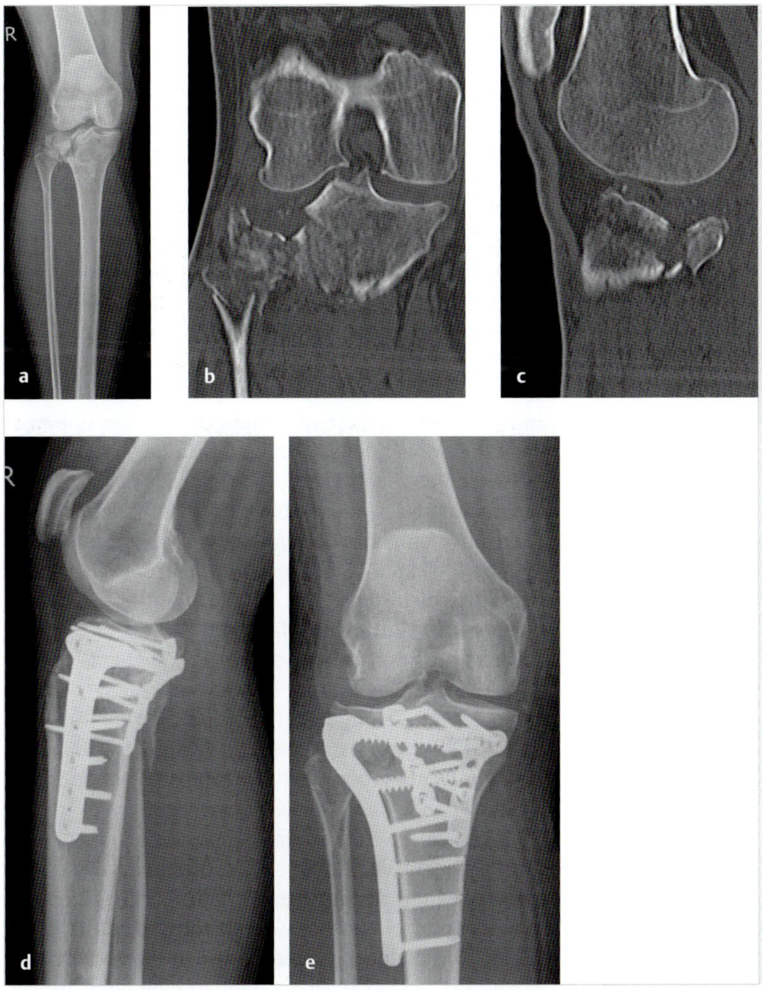

Abb. 3.24 Bikondyläre Fraktur bei einer 60-jährigen Patientin mit Osteoporose. Es erfolgt der posterolaterale Zugang mit lateralem und posteriorem Fenster [8], [7]. Laterale winkelstabile Plattenosteosynthese, posterolaterale Abstützplatte und posteromediale Abstützplatte über insgesamt 2 Hautinzisionen (posterolateral und posteromedial). Stufenlose, anatomische Wiederherstellung der Gelenkflächen mit gutem klinischem Ergebnis nach 2 Jahren.

a Präoperatives Röntgenbild a.–p.
b Präoperatives CT koronar.
c Präoperatives CT sagittal.
d Postoperatives Röntgenbild sagittal.
e Postoperatives Röntgenbild a.–p.

Indikation zum Knochenersatz/ Augmentation

Sekundäre Repositionsverluste mit Sinterung der Gelenkfläche und Achsenfehlstellung bis hin zu einem Totalversagen der Osteosynthese beim älteren Patienten sind vor allem durch eine vorbestehende Osteoporose sowie Arthrose mit großen spongiösen Substanzdefekten bedingt. Diese können in den meisten Fällen nicht suffizient mit Beckenkammspongiosa aufgefüllt werden. Zumeist kann nur durch **trikortikale Beckenkammspäne** eine sichere Unterfütterung erzielt werden. In jedem Fall bleibt das Problem eines zusätzlichen operativen Eingriffs am Becken.

Alternativ stehen **Knochenersatzmaterialien** wie Hydroxylapatit, Trikalziumphosphat oder auch Allograft zur Verfügung [24], [19]. Diese wirken vor allem über einen osteoinduktiven Effekt und dienen Gefäßen und neugebildetem Knochen als Leitstruktur [23]. Die Datenlage in der Alterstraumatologie zum Einsatz von Knochenersatzstoffen ist aber sehr spärlich.

Als weitere Alternative wird der Einsatz von **Knochenzement** diskutiert. Bereits 2001 veröffentlichten Roche et al. eine Serie von 17 Patienten mit Auffüllung des spongiösen Defekts mittels Knochenzement bei Tibiakopffraktur. In 80 % der Fälle berichteten sie über ein gutes bis sehr gutes klinisches und radiologisches Outcome [20]. Andere Autoren schließen den Einsatz von Zement in der Frakturversorgung kategorisch aus. Sicher wird eine eventuelle Revision inklusive einer sekundären Endoprothesenimplantation durch den primären Einsatz von Zement erschwert. Die zementaugmentierte Osteosynthese sollte deshalb alten Menschen mit fehlender Fähigkeit zur postoperativen Entlastung oder sehr ausgeprägter Osteoporose vorbehalten bleiben. Wir empfehlen, beim Einbringen des Zements einen Abstand von mindestens 1 cm zur Gelenkfläche einzuhalten (▶ Abb. 3.25).

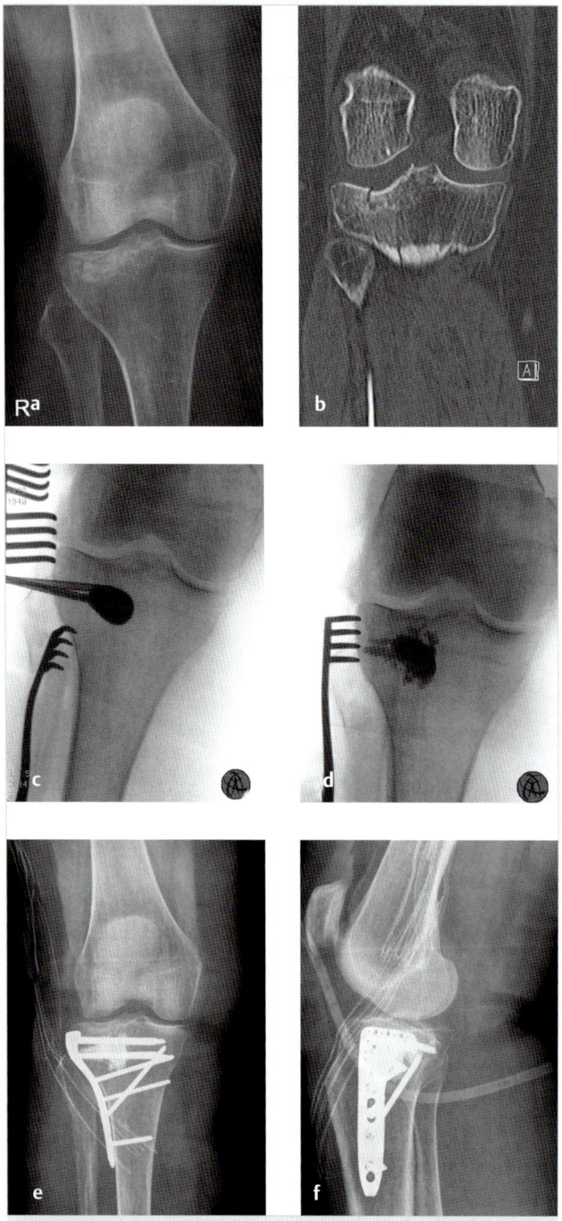

Abb. 3.25 73-jährige demente Patientin, Sturz aus Stehhöhe.
a Diagnose einer lateralen Tibiakopfimpressionsfraktur (Typ 41 B3 nach AO).
b CT in koronarer Rekonstruktion.
c Nach Anheben des Defekts mit dem Stößel wird ein Kyphoplastieballon eingebracht und aufgepumpt.
d Die entstandene Höhle wird mit Knochenzement gefüllt.
e Postoperatives Bild nach Tibioplastie und winkelstabiler Plattenosteosynthese (a.-p.).
f Postoperatives Bild seitlich.

Primäre Endoprothese

Zahlreiche Studien zeigen schlechte Langzeitergebnisse nach Osteosynthese kniegelenksnaher Frakturen bei alten Menschen mit ausgeprägter Osteoporose [6], [10]. Durch die traumatische Knorpelschädigung sowie eine primär schwierige Reposition und sekundäre Repositionsverluste mit konsekutiven Gelenkstufen entwickelt sich häufig eine progrediente posttraumatische Arthrose. Scharf et al. wiesen einen **3-fach erhöhten Arthroseindex** nach Tibiakopffraktur beim älteren Patienten nach [22]. Nach Ausschöpfung konservativer Therapieversuche bleibt meist nur die sekundäre Implantation einer Endoprothese (▸ Abb. 3.26). Diese zeigt jedoch im Vergleich zu elektiven Prothesen deutlich schlechtere Ergebnisse mit einer höheren Komplikationsrate hinsichtlich der Inzidenz von septischen und aseptischen Lockerungen [13], [10], [16].

Beim älteren Patienten findet sich häufig eine Kombination aus komplexer Gelenkfraktur, spongiösen metaphysären Defekten, Osteoporose, primärer Gonarthrose sowie Achsenfehlstellungen. Hinzu kommt eine **fehlende postoperative Entlastungsfähigkeit** durch mangelnde Koordination, internistische sowie neurologische Begleiterkrankungen. Dies legt die Überlegung zu einer primären Endoprothesenimplantation nahe. Hiermit kann sofort eine belastungsstabile Situation erreicht werden, die eine frühe Mobilisation des Patienten unter Vollbelastung mit Erhalt der Selbstständigkeit ermöglicht.

Die Studienlage zur primären Implantation einer Endoprothese bei Tibiakopffraktur zeigt, dass in der Regel Prothesentypen mit verlängerten Schäften und ggf. hohem Kopplungsgrad eingesetzt werden müssen, da es sonst bei der vorhandenen Osteoporose zu Auslockerungen kommt [13], [15], [28]. Dies garantiert eine hohe Primärstabilität, erschwert jedoch durch weiteren operativ bedingten Substanzverlust eine evtl. notwendige Revisionsoperation.

Merke

M!

Eine primäre Endoprothese zur Versorgung einer Tibiakopffraktur beim geriatrischen Patienten sollte der erste und letzte Eingriff sein [16].

Aufgrund des hohen Anspruchs an das gesamte Operationsteam sollte die Implantation einer primären Endoprothese im Regeldienst nach entsprechender präoperativer Vorbereitung erfolgen. Die Indikation zur Prothese muss individuell unter Berücksichtigung aller Begleitumstände geprüft werden.

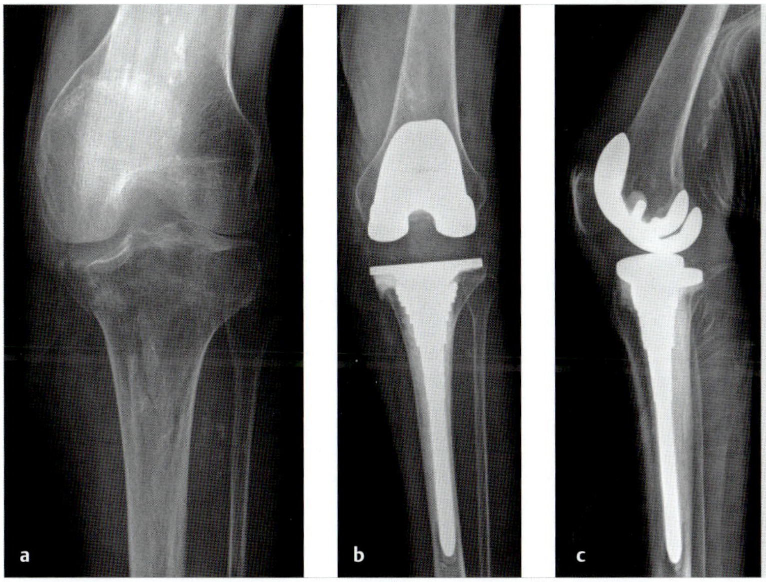

Abb. 3.26 76-jährige demente Patientin aus dem Pflegeheim, Sturz auf dem Weg ins Badezimmer.
a Diagnose einer medialen Tibiakopfimpressions-Spaltfraktur (Typ 41 B3 nach AO) mit weit nach distal reichender Frakturlinie.
b Postoperatives Bild nach Implantation einer zementierten Endoprothese mit langem tibialem Stil und metaphysärem Sleeve.
c Postoperatives Bild seitlich.

Checkliste

Indikationen zur primären Knieendoprothese bei Tibiakopffraktur des alten Menschen

- zusätzlich vorbestehende fortgeschrittene Gonarthrose
- intraartikuläre Fraktur mit geringem Weichteilschaden
- Osteoporose mit spongiösen Defektzonen (sog. Insuffizienzfraktur)
- mangelnde Compliance des Patienten (z. B. Demenz)
- keine Teilbelastung aufgrund kognitiver/koordinativer Defizite möglich [13], [16]

3.3.5 Nachbehandlung/Rehabilitation

Die postoperative Rehabilitation muss individuell an den Patienten und an die durchgeführte Therapie angepasst werden. Prinzipiell gilt der Grundsatz der **frühfunktionellen Nachbehandlung** unter Vermeidung einer längerfristigen Immobilisation. An erster Stelle stehen eine suffiziente Analgesie und abschwellende Maßnahmen.

Nach Osteosynthese ebenso wie nach Protheseninplantation sollte unmittelbar postoperativ mit **Bewegungsübungen** auf der Motorschiene (CPM) sowie isometrischem Muskeltraining begonnen werden. Ziel ist ein Mindestbewegungsausmaß in Extension/Flexion von 0/0/60° mit zügiger Steigerung auf 0/0/90°. Nach Osteosynthese ist eine Teilbelastung mit 15–20 kg für 8–12 Wochen anzustreben, für ältere Patienten ist dies jedoch häufig nicht durchführbar. Durch eine Zementaugmentation der spongiösen Defektzonen ist eine stabilere Situation gegeben, weshalb eine Teilbelastung mit mindestens halbem Körpergewicht oder frühzeitige Vollbelastung angestrebt werden kann. Nach primärer Implantation einer Endoprothese ist die postoperative Vollbelastung möglich.

3.3.6 Komplikationen/Fallstricke

Aufgrund des dünnen Weichteilmantels besteht ein erhöhtes Risiko für postoperative Wundheilungsstörungen und Infekte, weshalb bereits in der OP-Planung sowie intraoperativ ein weichteilschonendes Vorgehen streng beachtet werden muss.

Die gravierendste und auch häufigste Komplikation stellt jedoch die **posttraumatische Arthrose** mit Schmerzen, Bewegungseinschränkung und Reduktion der Mobilität und damit Selbstständigkeit im Alltag dar. Entscheidend zur Minimierung des Risikos ist in jedem Patientenalter die exakte Reposition der Gelenkfläche und Wiederherstellung der Achsenverhältnisse. Bei erfolgloser konservativer Therapie der posttraumatischen Arthrose bleibt lediglich die sekundäre Implantation einer Endoprothese, die jedoch deutlich schlechtere Langzeitergebnisse und höhere Komplikationsraten im Vergleich zu elektiven Knieprothesen aufweist [13], [10], [16]. Roffi et al. wiesen in einer retrospektiven Studie bei ⅓ der Patienten mit sekundär nach Fraktur implantierter Knieprothese intra- und postoperative Komplikationen nach [21]. Und auch Gerich et al. beobachteten in ihrem Patientenkollektiv bei Patienten nach sekundär implantierter Prothese im Vergleich zur primären Implantation vermehrt Schmerzen mit erheblicher Beeinträchtigung der Alltagsfunktionen wie Gehen und Treppensteigen [10].

Auf den Punkt gebracht

Die Tibiakopffraktur ist eine schwere Kniegelenksverletzung, die gerade bei älteren Patienten eine optimale chirurgische Versorgung mit frühzeitiger Belastungsfähigkeit erfordert. Winkelstabile Implantate, Tibioplastie und die primäre Endoprothetik spielen hier eine wichtige Rolle. Die konservative Therapie bleibt Patienten mit nicht dislozierten Frakturen (die in der Lage sind, zu entlasten) und Patienten mit erheblichen medizinischen Grunderkrankungen vorbehalten.

Literatur

[1] Bobic V, O'Dwyer KJ. Tibial plateau fractures: the arthroscopic option. Knee Surg Sports Traumatol Arthrosc 1993; 1: 239–242

[2] Chan YS, Chiu CH, Lo YP et al. Arthroscopy-assisted surgery for tibial plateau fractures: 2- to 10-year follow-up results. Arthroscopy 2008; 24: 760–768

[3] de Groot MH, van der Jagt-Willems HC, van Campen JP et al. A flexed posture in elderly patients is associated with impairments in postural control during walking. Gait Posture 2014; 39: 767–772

[4] Enderle E, Frosch KH. Arthroscopy-assisted management of knee fractures. Unfallchirurg 2013; 116: 311–317

[5] Fowble CD, Zimmer JW, Schepsis AA. The role of arthroscopy in the assessment and treatment of tibial plateau fractures. Arthroscopy 1993; 9: 584–590

[6] Friedl W, Ruf W, Krebs H. Study of the correlation between early and late changes in the roentgenologic and functional status following conservative and surgical treatment of the head of the tibia. Unfallchirurgie 1987; 13: 192–206

[7] Frosch KH, Balcarek P, Walde T et al. A modified posterolateral approach for the treatment of tibial plateau fractures. Oper Orthop Traumatol 2010; 22: 107–119

[8] Frosch KH, Balcarek P, Walde T et al. A new posterolateral approach without fibula osteotomy for the treatment of tibial plateau fractures. J Orthop Trauma 2010; 24: 515–520

[9] Gautier E, Sommer C. Guidelines for the clinical application of the LCP. Injury 2003; 34 (Suppl. 2): B63–76

[10] Gerich T, Bosch U, Schmidt E et al. Knee joint prosthesis implantation after fractures of the head of the tibia. Intermediate term results of a cohort analysis. Unfallchirurg 2001; 104: 414–419

[11] Gill TJ, Moezzi DM, Oates KM et al. Arthroscopic reduction and internal fixation of tibial plateau fractures in skiing. Clin Orthop Relat Res 2001; 383: 243–249

[12] Gustilo RB, Anderson JT. Prevention of infection in the treatment of one thousand and twenty-five open fractures of long bones: retrospective and prospective analyses. J Bone Joint Surg Am 1976; 58: 453–458

[13] Kilian U. Total knee replacement for primary treatment of intra-articular tibial head fractures in elderly patients. Unfallchirurg 2003; 106: 1046–1050

[14] Miller DL, Goswami T. A review of locking compression plate biomechanics and their advantages as internal fixators in fracture healing. Clin Biomech (Bristol, Avon) 2007; 22: 1049–1062

[15] Nau T, Pflegerl E, Erhart J et al. Primary total knee arthroplasty for periarticular fractures. J Arthroplasty 2003; 18: 968–971

[16] Pape D, Hoffmann A, Gerich T et al. Fractures of the knee joint in the elderly: osteosynthesis versus joint replacement. Orthopade 2014; 43: 365–373

[17] Partenheimer A, Gosling T, Muller M et al. Management of bicondylar fractures of the tibial plateau with unilateral fixed-angle plate fixation. Unfallchirurg 2007; 110: 675–683

[18] Petersen W, Zantop T, Raschke M. Fracture of the tibial head. Unfallchirurg 2006; 109: 219–232; quiz 233–214

[19] Reichert JC, Epari DR, Wullschleger ME et al. Bone tissue engineering. Reconstruction of critical sized segmental bone defects in the ovine tibia. Orthopade 2012; 41: 280–287

[20] Roche O, Aubrion JH, Sirveaux F. Use of surgical cement for fracture-impaction of the proximal articular surface of the tibia in elderly subjects. The Journal of Bone and Joint surgery – British Volume 2001; 83-B (Suppl. 1): 54

[21] Roffi RP, Merritt PO. Total knee replacement after fractures about the knee. Orthop Rev 1990; 19: 614–620

[22] Scharf S, Christophidis N. Fractures of the tibial plateau in the elderly as a cause of immobility. Aust N Z J Med 1994; 24: 725–726

[23] Scharf S, Rüter A, Pohlemann T et al. Orthopädie und Unfallchirurgie. 2. Aufl. München: Urban & Fischer; 2011

[24] Schnurer SM, Gopp U, Kuhn KD et al. Bone substitutes. Orthopade 2003; 32: 2–10

[25] Solomon LB, Stevenson AW, Lee YC et al. Posterolateral and anterolateral approaches to unicondylar posterolateral tibial plateau fractures: a comparative study. Injury 2013; 44: 1561–1568

[26] Tscherne H, Oestern HJ. A new classification of soft-tissue damage in open and closed fractures (author's transl). Unfallheilkunde 1982; 85: 111–115

[27] Tscherne H, Lobenhoffer P. Tibial plateau fractures. Management and expected results. Clin Orthop Relat Res 1993; 292: 87–100

[28] Weber O, Goost H, Mueller M et al. Mid-term results after post-traumatic knee joint replacement in elderly patients. Z Orthop Unfall 2011; 149: 166–172

[29] Wirth CJ, Zichner L. Orthopädie und orthopädische Chirurgie. Band Knie, von Kohn D. Hrsg. Stuttgart: Thieme; 2005

[30] Wirth CJ, Mutschler W, Kohn D, Pohlemann T. Praxis der Orthopädie und Unfallchirurgie. Stuttgart: Thieme; 2014

3.4 Sprunggelenksfrakturen

H. Zwipp

3.4.1 Einleitung

Bei täglich spürbarer Zunahme der Alterspyramide im unfallchirurgischen Alltag sind auch Sprunggelenksbrüche bei Osteoporose eine immer häufigere Herausforderung. Vor allem deshalb, weil alte Menschen in der Regel eine Vielzahl von Komorbiditäten aufweisen, oft schlechte Weichteile im Sprunggelenksbereich haben und deren oft instabile Brüche bei häufig extrem weichem Knochen spezielle Techniken zur Frakturstabilisierung erfordern.

3.4.2 Diagnostik

Konventionelle Röntgenaufnahmen des oberen Sprunggelenks (OSG) in 2 Ebenen sollten in der a.–p.-Projektion mit 20° Innenrotation des Fußes immer einem sog. „Mortise View" entsprechen, um den medialen Gelenkspalt oder MCS (Medial Clear Space) insbesondere bei Pronations-Eversions-Frakturen hinsichtlich einer Syndesmoseninstabilität sicher beurteilen zu können. Bei Hinweisen im „Mortise View" auf einen erweiterten MCS (> 2,5 mm), einen pathologischen Espace Clair (> 5 mm), ein vermindertes Overlapping (< 5 mm) oder einen knöchernen Ausriss des hinteren Syndesmosenbands bei nicht erkennbarer Fraktur einer OSG-nahen Fibulafraktur muss immer die gesamte Fibula radiologisch abgebildet werden, um eine hohe Fibulafraktur (Maisonneuve-fx) oder Luxation des Fibulaköpfchens bei Ruptur der proximalen Syndesmose (Maisonneuve-Äquivalent) nicht zu übersehen.

Bei Volkmann-Fraktur und fraglichem oder erkennbarem Intermediärfragment sollte für die Planung operativer Zugangswege präoperativ oder nach notfallmäßiger Reposition und Retention im Fixateur externe de principe eine **Feinschicht-CT-Untersuchung** in 2 Ebenen von mindestens 1 mm Schichtdicke durchgeführt werden. Auch bei multifragmentären Brüchen des Außen- oder Innenknöchels ist nach eigener Erfahrung ein präoperatives CT sowie zum Ausschluss einer Sydesmoseninstabilität auch bei SE-Frakturen in 20 % der Fälle [5] für die Operationsplanung empfehlenswert.

3.4.3 Epidemiologie

Während nach der Dubbo-Studie von Nguyen et al. [22] bei über 60-Jährigen die Fraktur des proximalen Femurs mit 18,9 % am häufigsten vorkommt, ist die Fraktur des OSG mit immerhin 9,1 % als **vierthäufigster Bruch** beobachtbar. Nach Hasselmann et al. [10] ist die Inzidenz für eine OSG-Fraktur im Rahmen einer Analyse von 9704 Frauen (Median 71,0 Jahre) über einen Beobachtungszeitraum von 10,2 Jahren mit 3,0/1000 Frauen/Jahr feststellbar. Kannus et al. [12] haben in den Jahren 1970–2000 bei über 60-Jährigen eine Zunahme der OSG-Frakturen von 319 % festgestellt und anhand eines Regressionsmodells eine Verdreifachung der Brüche zum Jahr 2030 gegenüber den Zahlen aus dem Jahr 2000 ermittelt.

Eine kürzlich erschienene statistische Analyse [7] zeigt, dass von 13 507 Skelettfrakturen (ohne Wirbelsäule) nur 35,4 % bei ≥ 65-jährigen beobachtbar sind, davon 72,2 % bei Frauen und nur 22,8 % bei Männern. 90,8 % dieser Frakturen bei älteren Menschen ereignen sich beim **Sturz aus der vertikalen Position.** Bei Männern und Frauen im Alter von 65–69 Jahren ist die OSG-Fraktur die dritthäufigste Fraktur. Während diese beim Mann zum 90. Lebensjahr hin signifikant ($p < 0{,}001$) abnimmt, ist dies im Vergleich zu Frauen nicht signifikant ($p = 0{,}21$) erkennbar. Eine hochsignifikante Zunahme vom 70. zum ≥ 90. Lebensjahr ist bei Männern und Frauen dagegen bei der proximalen Femur-;, distalen Radius-, proximalen Humerus- und den Insuffizienzfrakturen des Beckens erkennbar.

3.4.4 Ursachen

Nach Seeley et al. [32] ist entsprechend einer multivariaten Analyse von 191 Frauen das größte relative Risiko, eine Sprunggelenksfraktur im höheren Alter (71 ± 5 Jahren) zu erleiden, in der **Inaktivität** der betroffenen Personen zu sehen (weniger als einmal pro Woche außer Haus). Pritchard et al. [21] kamen kürzlich zu dem Ergebnis, dass die OSG-Fraktur kein Prädiktor für hüftgelenknahe Frakturen bei Frauen mit oder ohne Diabetes mellitus ist. Bei der Analyse des eigenen Patientengutes ($n = 820$) mit OSG-Frakturen aus den Jahren 1998–2006 [18] zeigt sich ein mit ⅔ deutlich größerer Anteil betroffener Frauen (65 %) mit einem um 12 Jahre höheren Durchschnittsalter von 53,0 gegenüber 41,4 Jahren der betroffenen Männer.

Während andere Autoren [9], [10] **Übergewicht** als Risikofaktor beobachten, ist nach Vogel et al. [36] **Untergewicht** ein begünstigender Faktor für die Entwicklung der Osteoporose. Relevante Prädiktoren für eine OSG-Fraktur nach Valtola et al. [35] sind in ▶ Tab. 3.6 zusammengefasst.

Tab. 3.6 5 Prädiktoren der OSG-Fraktur. Analyse von 11 798 perimenopausalen Frauen über eine Dauer von 5 Jahren (Quelle: [35]).

Prädiktoren	Hazard Ratio (HR)
Rauchen (> 20 Zigaretten/d)	2,94
Multipharmazie	2,03
Rauchen (< 20 Zigaretten/d)	1,73
Übergewicht	1,69
frühere Fraktur	1,63

3.4.5 Klassifikation

Lauge-Hansen [17] beobachtete in den 1950er-Jahren nach seiner Klassifikation am häufigsten:

- Supinations-Eversions-Frakturen (SE-Frakturen): 69 %
- Supinations-Adduktions-Frakturen (SA-Frakturen): 16 %
- Pronations-Eversions-Frakturen (PE-Frakturen): 8 %
- Pronations-Abduktions-Frakturen (PA-Frakturen): 7 %

Bei Analyse des eigenen Patientengutes [18] der Jahre 1998–2006, also 50 Jahre nach den Beoachtungen von Lauge-Hansen [17], finden sich bei 820 Frakturen ebenfalls am häufigsten SE-Frakturen in 56,6 %, jedoch nahezu 3-mal so häufig PA-Frakturen (20,2 % vs. 7 %). PE-Frakturen sind mit 17,0 % doppelt so häufig diagnostizierbar, deutlich seltener hingegen SA-Frakturen mit 6,2 % vs. 16 %.

Besonders augenfällig erscheint im eigenen Krankengut der hohe Anteil von **PA-Frakturen** im Stadium III mit 90 %. Während die PA-Fraktur bei Frauen im mittleren Alter von 62,2 Jahren beobachtbar ist, betreffen die sehr häufigen SE-Frakturen i.M. um 5 Jahre jüngere Frauen (57,8 Jahre). Insbesondere hat die Analyse des eigenen Patientenguts gezeigt, dass im Gesamtkollektiv die Pronationsfraktur hochsignifikant ($p < 0{,}001$) ältere Patienten im Mittel mit 56,1 Jahren gegenüber ca. 13 Jahre jüngeren Patienten mit SA-, SE- und PE-Frakturen betrifft.

Während nach einer Analyse von Koval et al. [15] 33 704 OSG-Brüche der Jahre 1998–2002 nur 14,2 % einen trimalleolären Frakturtyp erkennen ließen, war etwa zeitgleich im kleineren eigenen Kollektiv von 820 Patienten dieser Anteil mit 37 % fast 3-mal so hoch, davon 90 % der PA-Frakturen trimalleolär [18]. Diese betreffen vorzugsweise Frauen im höheren Alter (62,2 Jahre), gelten als PA-III-Frakturen bei den eigenen Patienten als die instabilste OSG-Fraktur überhaupt und werden bei Luxation des Fußes nach dorsal, wie unlängst vorgeschlagen [40], als **„PA-IV-Frakturen“** (▸ Abb. 3.27) bezeichnet.

> **Merke** M!
>
> Die PA-III/IV-Fraktur ist von allen OSG-Frakturen der instabilste Frakturtyp und bei häufig assoziierter Osteoporose des alten Menschen äußerst schwer zu retinieren, weswegen sie einen Prüfstein unfallchirurgischer Qualität im Management dieser Frakturen darstellt.

> **Cave**
>
> PA-III/„IV“-Frakturen redislozieren im gespaltenen Unterschenkelgipsverband, wodurch Blasenbildungen bis hin zu drittgradigen Hautnekrosen entstehen, die eine offene Osteosynthese oft über Wochen hinweg nicht erlauben.

3.4.6 Therapie

Bei der oft empfohlenen **konservativen Behandlung** konnten Ali et al. [1] in einer großen Serie konservativ behandelter Fälle eine deutlich höhere Rate an schmerzhaften Fehlverheilungen mit Gelenkinkongruenz, Achsenfehlstellung und/oder Pseudarthrosen gegenüber operierten Fällen nachweisen. Srinivasan und Moran [33] berichteten bei **operativer Behandlung** älterer Patienten (i.M. 76 Jahre) über 9 % Wundheilungsstörungen, 5 % Fehlverheilungen, 1 % tiefe Infektionen und eine Mortalität von 3 %. Pagliaro et al. [23] fanden eine signifikante höhere Komplikationsrate bei operativer Therapie bis hin zu 10 % sekundärer Amputation.

Koval et al. [15] mussten in einer umfangreichen Metaanalyse von 33 704 OSG-Brüchen älterer Patienten im mittleren Alter von 76 Jahren sowie einem Frauenanteil von 77 % bei Operation (33 % des Kollektivs) feststellen, dass die Komplikationsrate in der operierten Gruppe 16-mal höher lag als in der konservativen Behandlungsgruppe. Die Mortalitätsrate (30 Tage) war jedoch bei konservativer Behandlung signifikant ($p = 0{,}05$) höher, wodurch die Indikationsstellung zum operativen bzw. konservativen Vorgehen einem Weg zwischen Skylla und Charybdis gleicht.

Zur Problematik der Frakturen kommt meist hinzu, dass die Patienten in hohem Maße multimorbid sind, Defizite in der Muskelkraft und Koordination aufweisen sowie meist keine adäquate Osteoporosediagnostik oder -therapie erhalten hatten [3], [2], [30], [33], [36]. Deshalb gilt in der internationalen Literatur der allgemeine Grundsatz, i. d. R. nur **instabile, im Cast- oder Gipsverband nicht retinierbare Brüche** des OSG im hohen Alter zu operieren.

Während relativ **stabile Brüche (SA I–II,SE II–III,PE II–III)** nicht nur beim Älteren mit guten Weichteilen, sondern auch bei Jüngeren, selbst bei SE-IV-Frakturen in 30-Jahres-Verlauf [2] i. d. R. erfolgreich konservativ behandelt werden können, erfordern beim alten Menschen die heute sehr häufigen und äußerst instabilen **PA-III/„IV“-Brüche,** die im eigenen Krankengut 90 % der PA-Frakturen ausmachen [18], eine Notfalloperation mit ein- oder zweizeitiger Osteosynthese, wo hingegen die **SE-IV- und PE-IV-Frakturen** meist nach Reposition und Retention im Unterschenkelspaltgipsverband mit aufgeschobener Dringlichkeit operiert werden können [40].

Bei **osteopenischem oder osteoporotischem Knochen** werden allgemein operative Techniken wie die posterolaterale Drittelrohrplattenfixation nach Weber [38], die „K-Wire-Cage“-Technik nach Koval [14], das „Tibia-pro-Fibula“-Verfahren [6], [25], [29], [31] und die konsequente Stabilisation mit winkelstabilen Platten [13], [25], [29], [36], [39], [40] angegeben.

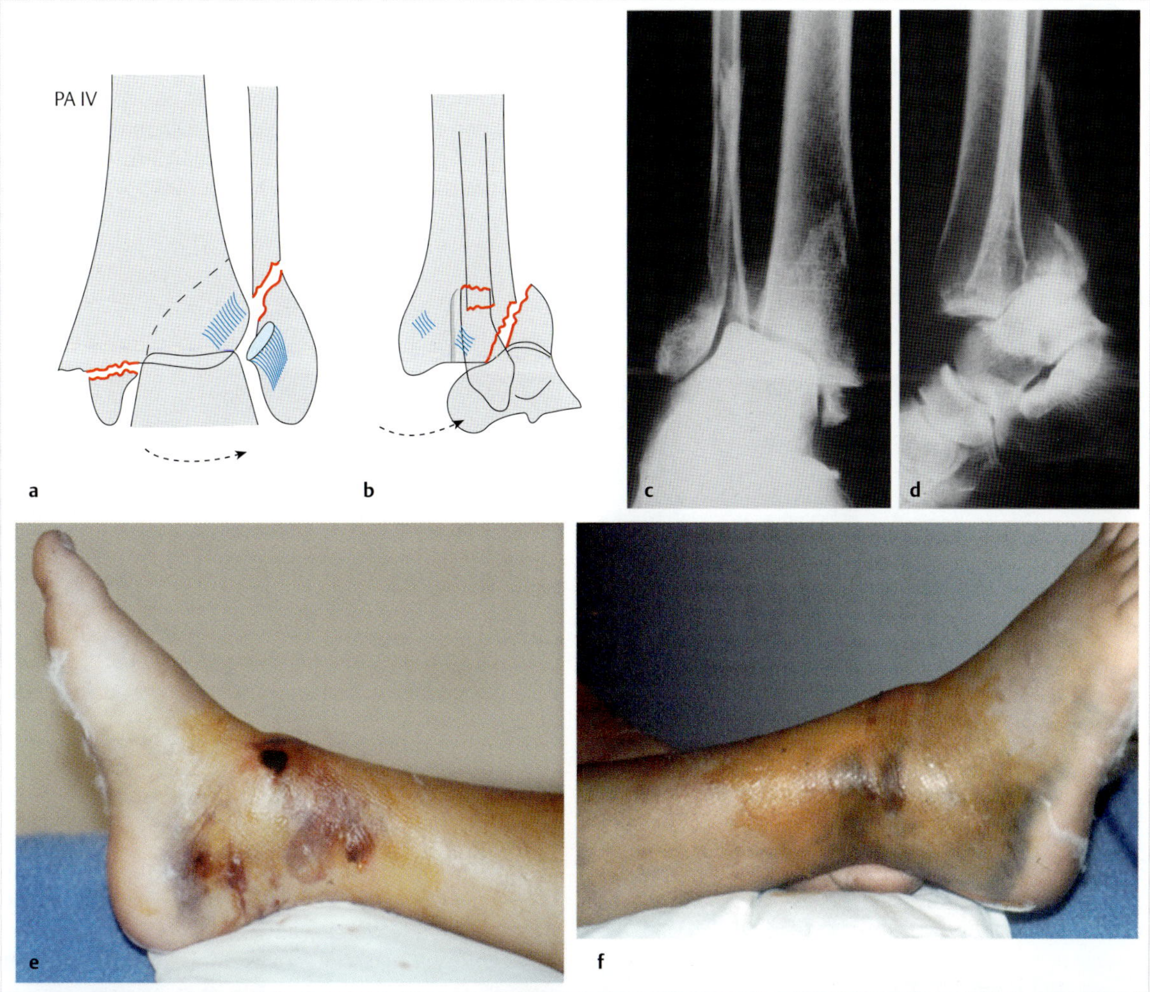

Abb. 3.27 a–f Fraktur „PA-Typ IV“. Der nach eigener Empfehlung [40] neu klassifizierte „PA-Typ IV“ **(a, b)** gilt als instabilster OSG-Frakturtyp **(c, d)**, der besonders beim älteren Menschen ohne rasche Reposition und stabile Retention zu schweren Weichteilschäden führt **(e, f)**.

Andere berichten zur Fibulaosteosynthese über gute Erfahrungen mit der einfachen Hakenplatte [11], [24], über den Einsatz eines Fibulaverriegelungsnagels [28], über die zusätzliche Augmentation mit Kalziumphosphat [25] oder über die primäre Rückfußnagelung als Ultima Ratio bei der sog. „Fragility Fracture“ des Hochbetagten [19].

M!

Merke

Bei den äußerst instabilen PA-III/„IV“-Frakturen ist eine notfallmäßige interne Osteosynthese immer die erste Verfahrenswahl.

3.4.7 Operative Techniken

Supinations-Adduktions-Fraktur (instabiler Typ III/IV[2])

Während die Typen I und II nach Lauge-Hansen [17] beim älteren Menschen konservativ behandelt werden, ist beim sog. **„Typ III"** der SA-Fraktur mit Impaktion der anteromedialen Gelenkfläche eine Gelenkinkongruenz mit Valgusinstabilität gegeben. Deshalb wird die anatomische Hebung der Gelenkimpression, die Spongiosaunterfütterung und Fixation mit winkelstabiler Platte bei osteoporotischem Knochen empfohlen (▶ Abb. 3.28). Beim noch selteneren sog. **„Typ IV"** der SA-Fraktur mit posteromedialer Gelenkimpaktion gilt ebenfalls die operative Desimpaktion über einen zusätzlichen posteromedialen Zugang mit Spongiosaunterfütterung und Abstützung mit einem „Anti-Gleit-Plättchen" (▶ Abb. 3.29).

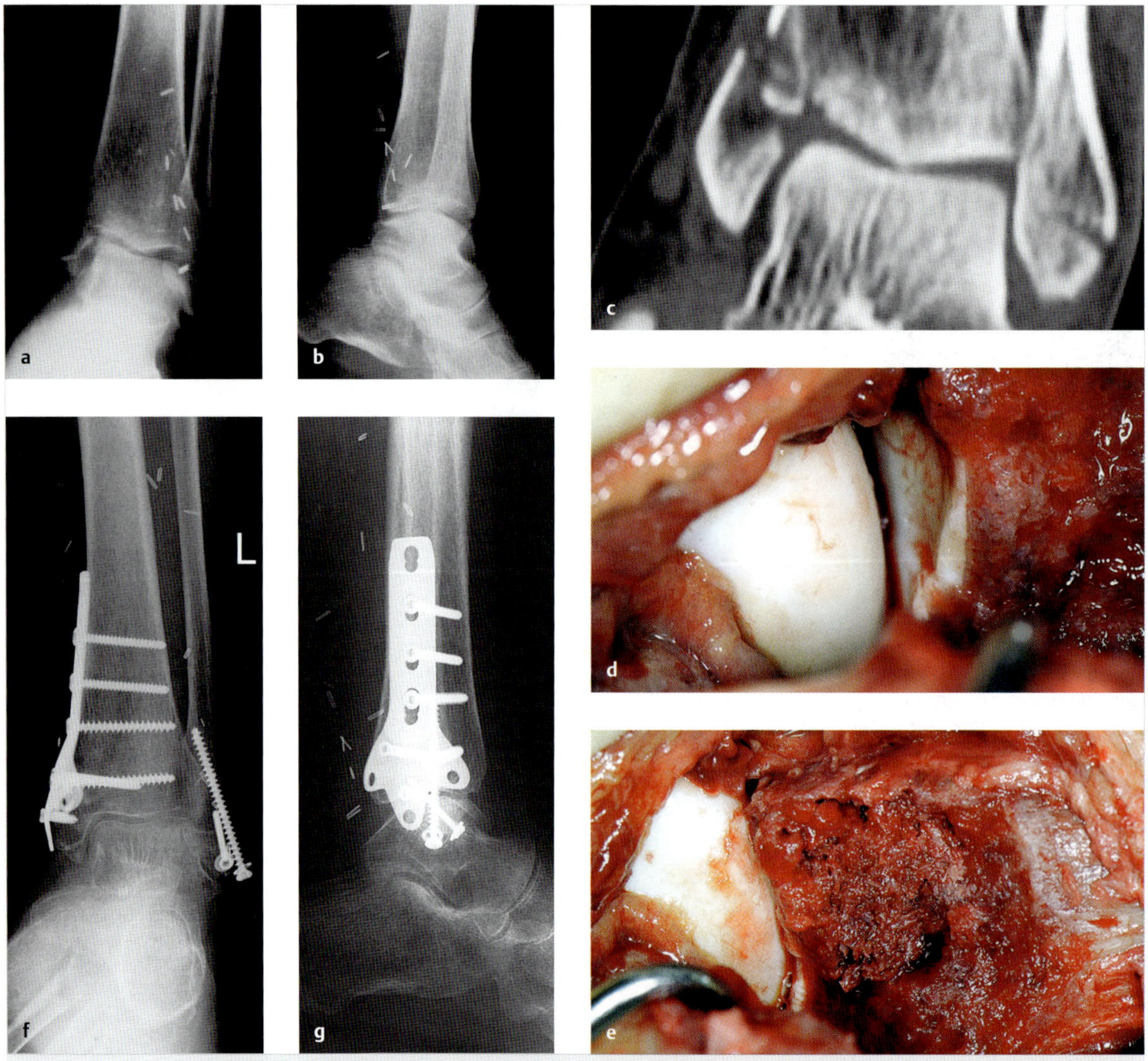

Abb. 3.28 Fraktur „SA-Typ III". Der in diesem Beitrag neu klassifizierte „SA-III-Typ" mit anteromedialer Gelenkimpaktion **(a–d)** benötigt die Anhebung des impaktieren Gelenkanteils bis auf Talusgelenkniveau mit anschließender Spongiosaunterfütterung aus der distalen Tibia **(e)** und die mediale Abstützung beim osteoporotischen Knochen (hier bei 69-jähriger adipöser Patientin) mit einem winkelstabilen Implantat **(f–g)**, wodurch eine anatomische Ausheilung nach 3 Monaten ermöglicht wurde.

2 Eigene, erweitere und neu eingeführte Klassifikationstypen der Supinations-Adduktions-Fraktur nach Lauge-Hansen [17].

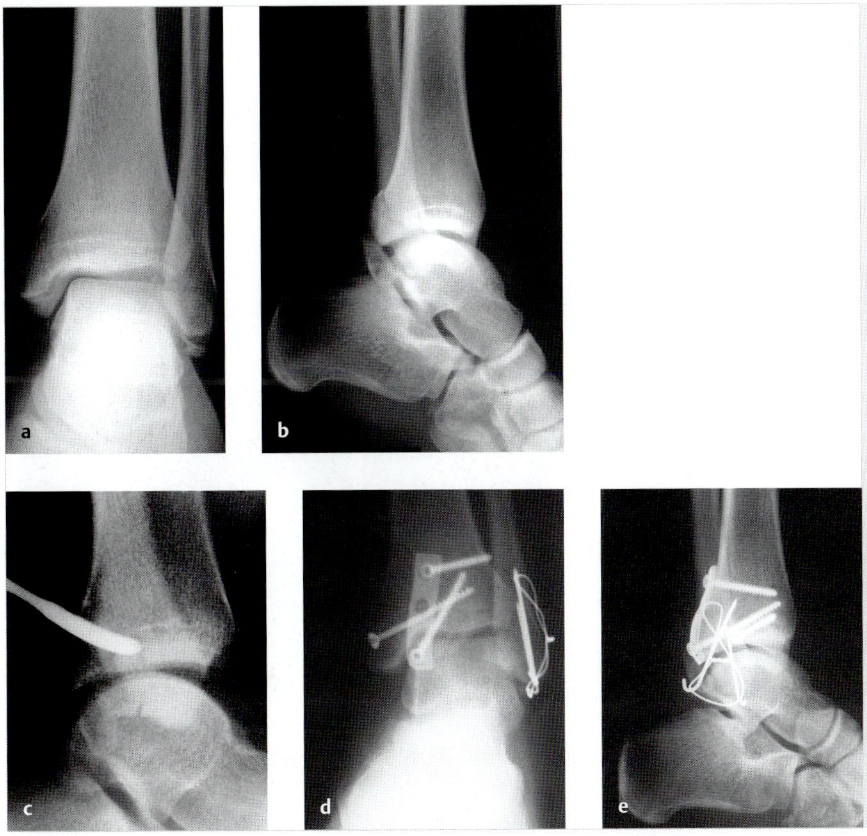

Abb. 3.29 Fraktur „SA-Typ IV". Der in diesem Beitrag neu klassifizierte „SA-IV-Typ" verursacht eine Gelenkinstabilität durch die tiefe posteromediale Gelenkimpaktion.
a Durch diese erscheint der Talus in der a.-p. Projektion valgisch gekippt.
b In der seitlichen Projektion scheint ein vermeintliches Volkmann-Fragment vorhanden zu sein.
c Nur durch einen dorsalen Zugang kann das dorsomediale Tibia-Hinterkantenfragment, hier mit kleinem Raspatorium, desimpaktiert werden.
d, e Anschließend wird das Fragment mit einer 3-Loch-Drittelrohrplatte im Sinne des Antigleitplättchens nach Weber [38] abgestützt.

Pronations-Abduktions-Fraktur (instabiler Typ III/IV)

Während die PA-Frakturen in den Stadien I, II beim älteren Menschen meist konservativ behandelt werden können, erfordert der **Typ III** (▶ Abb. 3.30), besonders aber der neu definierte **Typ IV** [40] mit Volkmann-Fraktur und Luxation des Fußes mit Talus nach dorsal aufgrund rascher, schwerer Weichteilschädigung mit Spannungsblasen und Hautnekrose die möglichst notfallmäßige, interne Osteosynthese. Ist diese aufgrund bereits binnen Stunden eingetretener Blasenbildung oder logistisch primär nicht möglich, so ist im ersten Schritt der operativen Versorgung die tibiometatarsale Transfixation notwendig. Bei **PA-III-Fraktur** können bei osteopenisch/osteoporotischer Fraktur der Fibula die Zuggurtungsosteosynthese oder die „K-Wire-Cage"-Koval-Technik kombiniert mit „Tibia pro Fibula" und zusätzlicher winkelstabiler Platte notwendig werden (▶ Abb. 3.31).

Methode M!

Ist aus logistischen Gründen oder bei bereits eingetretener Blasenbildung eine primäre interne Osteosynthese der PA-III/IV- Fraktur nicht möglich, sollte in Femoralisblock-, Spinal- oder Allgemeinanästhesie nach geschlossener Reposition eine notfallmäßige tibiometatarsale Transfixation angelegt werden.

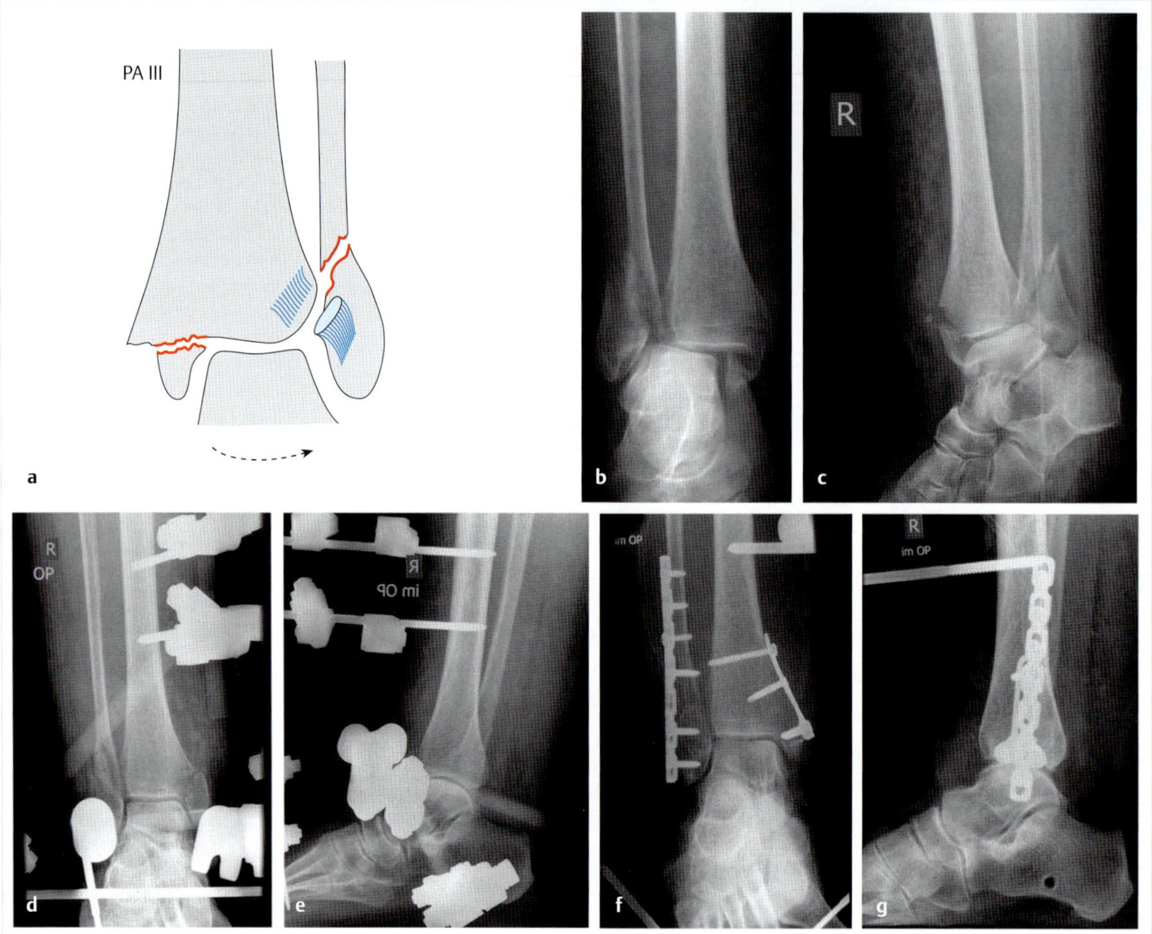

Abb. 3.30 Instabile PA-III-Fraktur. Die instabile PA-III-Fraktur **(a–c)** sollte wie die „PA-IV"-Fraktur mit tibiometatarsaler 3-Punkt-Transfixation **(d, e)**, d. h. mit zusätzlichem querem Steinmann-Nagel mit Gewinde im Calcaneus notfallmäßig retiniert werden, wenn nicht bereits initial eine interne Osteosynthese mit winkelstabilen Platten **(f, g)** logistisch oder wegen prekärer Weichteile möglich ist.

Tipp

Bei großem instabilitätsförderndem Volkmann-Fragment der PA/SE-IV-Fraktur wird zur sicheren Vermeidung einer Reluxation eine zusätzliche Schanz-Schraube mit zentralem Gewinde quer durch den Calcaneus eingebracht, um so eine stabile trianguläre Montage zu erzielen. Alternativ kann eine temporäre Kirschner-Draht-Transfixation von plantar durch den Calcaneus und Talus in die ventrale distale Tibia entsprechend der Empfehlung von Meier et al. [20] unmittelbar vor Retention im Unterschenkelspaltgipsverband vorgenommen werden.

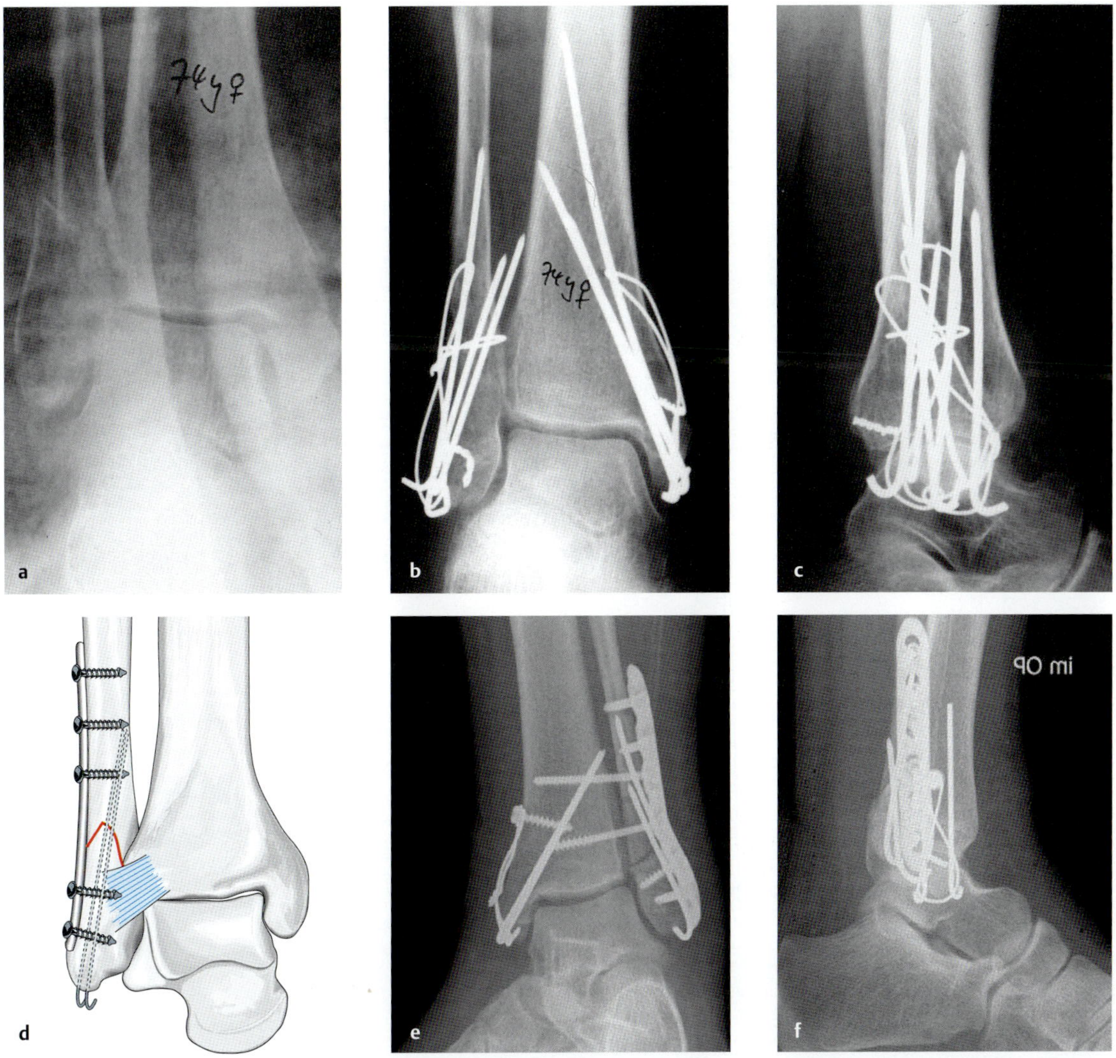

Abb. 3.31 Schwerst osteoporitische PA-III-Fraktur einer 74-jährigen Patientin. Eigene K-Wire-Cage-Technik bei schwerst osteoporotischer PA-III-Fraktur einer 74-jährigen Patientin **(a, b, c)**. K-Wire-Cage-Technik nach Koval [14] mit 2 parallelen K-Drähten, kombiniert mit einfacher Drittelrohrplatte **(d)**. Sog. „Triple-Technik" **(e, f)** bei osteopenischer Fibula, hier bei früher, korrigierender Reosteosynthese mit 2 K-Drähten, winkelstabiler LCP und 2 „Tibia-pro-Fibula"-Schrauben.

Beim sog. **PA-IV-Typ** sollte zur Vermeidung einer Reluxation des Fußes im Fixateur externe möglichst eine trianguläre Montage mit zusätzlich querem Steinmann-Nagel im Fersenbein oder mit 2 zusätzlichen transartikulären K-Drähten angestrebt werden (▶ Abb. 3.32). Nach CT-Analyse vor definitiver interner Osteosynthese und nach initialer Reposition und Retention im Fixateur externe werden die Zugänge geplant. Zeigt die CT ein zusätzliches intermediäres, meist luxiertes dorsales Kantenfragment, ist immer der zusätzliche dorsolaterale Zugang in Bauch- oder Seitenlage des Patienten anzustreben. Bei extrem osteoporotischem Knochen sollten alle Implantate winkelstabil besetzt (▶ Abb. 3.33) und der Fixateur externe bis zur Wundheilung und Unterschenkel-Cast-Anlage verbleiben.

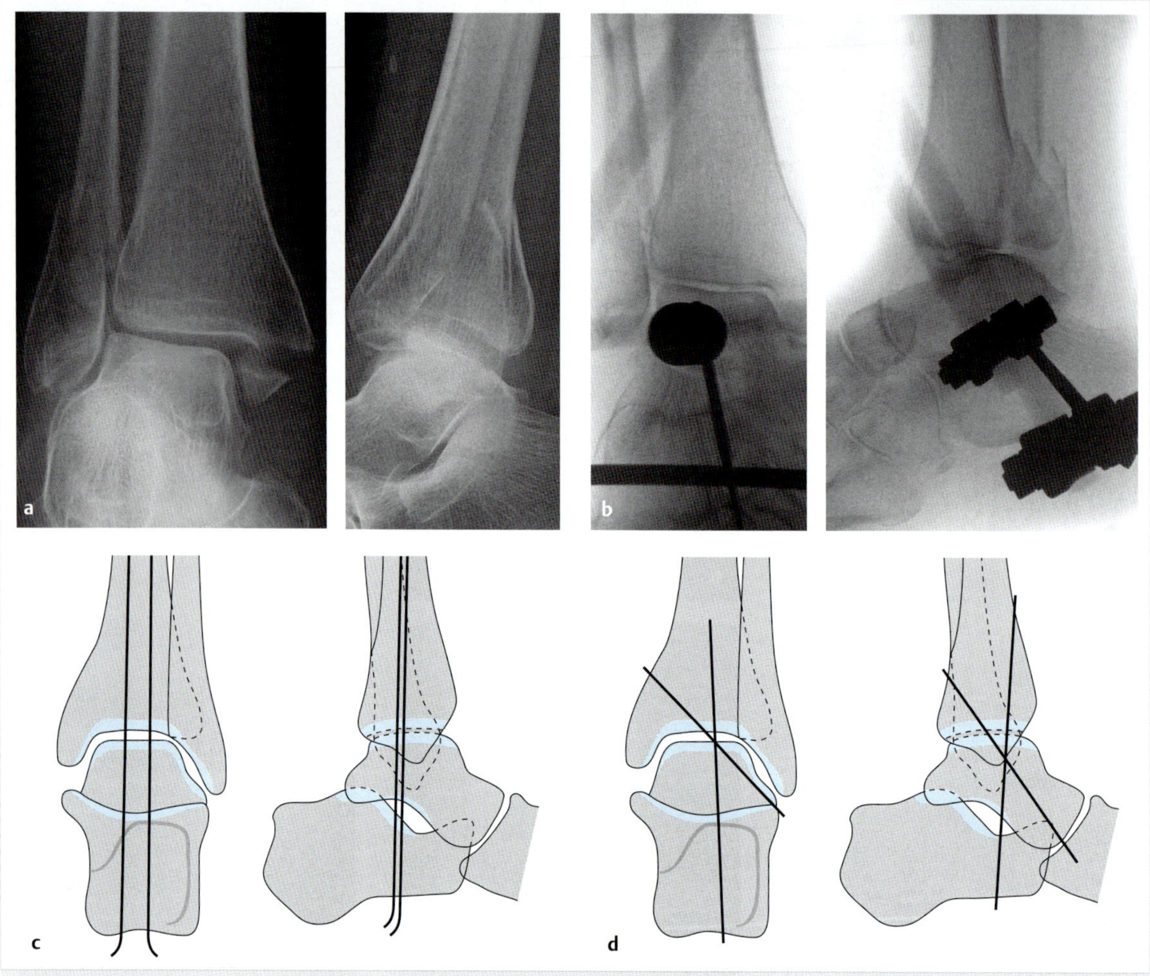

Abb. 3.32 Möglichkeiten der temporären Retention instabiler OSG-Frakturen.
a Instabile PA-IV-Fraktur.
b Initiale Retention mit 3-Punkt-tibio-calcaneo-metatarsaler Transfixation.
c Transartikuläre K-Draht-Transfixation nach Meier [21].
d Eigene Technik der transartikulären K-Draht-Transfixation.

Tipp

Die eigene temporäre KD-Technik mit 2 nicht parallelen 1,8–2,0 mm K-Drähten (▶ Abb. 3.32d) hat nicht nur den Vorteil, dass das empfindliche Subtalargelenk im Bereich der posterioren Facette nicht geschädigt wird, sondern auch, dass bei möglichem intraartikulärem Kirschner-Drahtbruch vor definitiver Versorgung die gebrochenen Drahthälften leichter zu entfernen sind, da diese tibial, calcanear oder talar immer zugänglich bleiben.

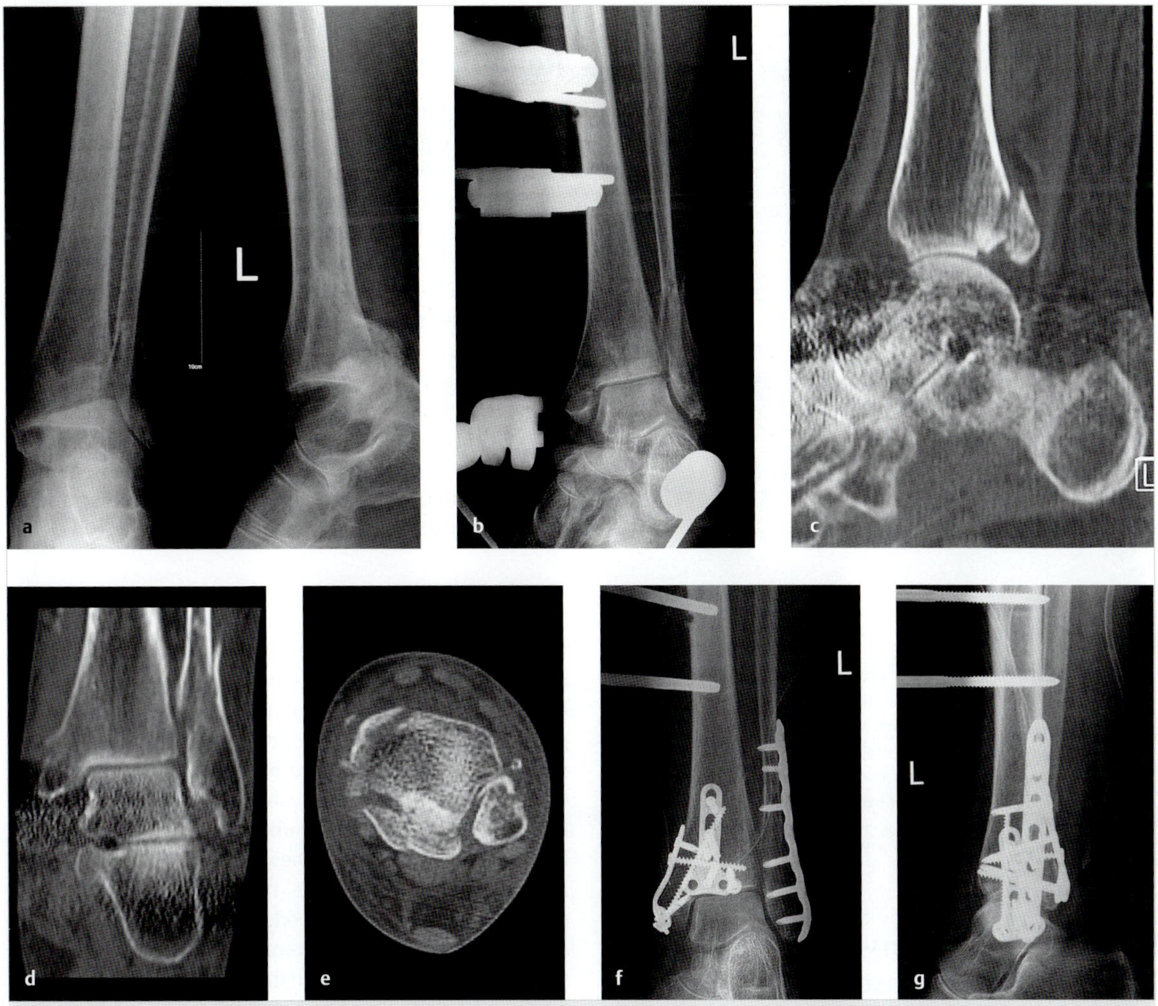

Abb. 3.33 „Pronations-Abduktions-Fraktur Stadium IV“. Eigenes klassisches Vorgehen mit zweizeitiger Versorgung einer äußerst instabilen „Pronations-Abduktions-Fraktur Stadium IV“ bei einer 88-jährigen Patientin mit schwererer Osteoporose, Marcumarisierung bei Zustand nach Aortenklappenersatz und dreifachem koronarem Bypass.

a Instabilität und Osteoporose sind prima vista erkennbar.

b In peripherer Leitungsanästhesie notfallmäßige Reposition und Retention mittels tibiotarsaler Transfixation.

c–e CT-Analyse nach temporärer tibiotarsaler Transfixation zur Operationsplanung, wobei das erkennbar intermediäre Fragment nur über einen posterolateralen Zugang korrekt zu reponieren ist.

f, g 5 Tage später ORIF mit maximaler Abstützung aller 3 Malleolen durch winkelstabile Implantate. Belassen der tibiotarsalen Transfixation bis zum Wechsel auf den Unterschenkel-Cast, Entlassung in ambulante Behandlung am 18. Tag nach Fraktur.

Bewährt hat sich zusätzlich die dorsale Fixation der Fibula mit winkelstabilen Platten via dorsolateralem Zugang, wonach sich meist das Volkmann-Fragment so gut spontan einstellt, dass es nach Feinreposition nur noch ein Antigleitplättchen zur stabilen Fixation benötigt (▶ Abb. 3.34). Der frakturierte mediale Malleolus kann im dritten Schritt der Osteosynthese durchaus in Bauchlage des Patienten versorgt werden.

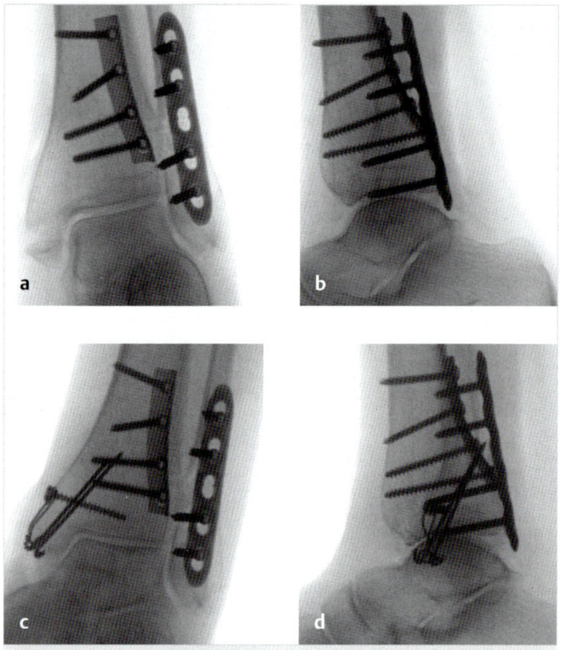

Abb. 3.34 Zweiter Schritt der operativen Versorgung der instabilen „PA-IV"-Fraktur. (Schritt 1 entspricht ▶ Abb. 3.32a und ▶ Abb. 3.32b) Die operative Versorgung erfolgt in Bauchlage über einen dorsolateralen Zugang mit dorsalem Drittelrohr-Antigleitplättchen für das Volkmann-Fragment **(a, b)**, dorsal angelegter LCP für die Fibula und zuletzt durchgeführter Zuggurtung des Innenknöchels, ebenfalls in Bauchlage der Patientin **(c, d)**.

Supinations-Eversions-/Pronations-Eversions-Fraktur (instabiler Typ IV)

Die **SE-IV-Fraktur** ist ähnlich instabil wie die PA III/„IV"-Fraktur und sollte analog dieser Frakturen ein- oder zweizeitig operativ versorgt werden (▶ Abb. 3.35). Die beim älteren Menschen sehr seltene **PE-IV-Fraktur** ist bei relevanter Gabelinstabilität und noch höherer Lebenserwartung des Patienten operationstechnisch analog zu jüngeren Patienten (evtl. mit 3 Syndesmosenstellschrauben) zu versorgen.

3.4.8 Nachbehandlung/ Rehabilitation

Um bei den alten, perioperativ oft verwirrten Patienten kein Risiko einzugehen, wird die tibiometatarsale Transfixation bis zur sicheren Wundheilung nach interner Osteosynthese belassen. Erst am 10. Tag nach interner Stabilisierung wird im letzten Schritt des Managements der Fixateur externe entfernt und unmittelbar anschließend der Unterschenkelgeh-Cast für 6–8 Wochen angelegt. Diese **innere und äußere Protektion** ist insbesondere durch die Verwendung winkelstabiler Platten so solide, dass selbst bei sofortiger Vollbelastung im Cast kein Osteosyntheseversagen zu erwarten ist, wenngleich eine Teilbelastung von 20 kp generell empfohlen wird. Zur Rehabilitation wird nach Castabnahme neben Gehschulung, Bewegungsübungen vor allem ein **Koordinationstraining** als ambulante Rehamaßnahme eingeleitet.

3.4.9 Fallstricke

Die häufigsten Fehlschläge sind beobachtbar bei nicht notfallmäßiger interner Osteosynthese oder sofortiger tibiometatarsaler Transfixation (1. Schritt einer zweizeitigen Versorgung) von instabilen PA/SE-Frakturen, da sie im Unterschenkelspaltgipsverband – auch ohne sparsame Öffnung desselben zwecks Eisbeutel-Auflage oder Weichteilkontrolle – redislozieren und rasant sich entwickelnde **Hautnekrosen** bedingen. Diese Komplikation kann eine interne Osteosynthese tage- bis wochenlang verzögern, evt. sogar verunmöglichen oder bei unzureichender Abheilung der Nekrosen schwere Wundheilungsstörungen, sekundäre plastische Maßnahmen oder bei Negierung der Weichteilsituation eine postoperative Infektion begünstigen.

Bei biomechanisch instabiler Osteosynthese, z. B. durch nicht konsequente Anwendung winkelstabiler Implantate, der K-Wire-Cage-Technik oder der Tibia-pro-Fibula-Stabilisation kann es beim osteoporotischen Knochen des OSG zum **„Osteosyntheseversagen"** kommen, was aber meist einer biomechanisch inadäquaten Osteosynthese geschuldet ist (▶ Abb. 3.36).

In der unmittelbar postoperativen Nachbehandlung kann bei Patienten mit schwer beherrschbarem postnarkotischem/postoperativem Durchgangssyndrom eine Fixateur-Montage oder eine interne Ostesynthese versagen, wenn der verwirrte Patient sich den Gipsverband entfernt und/oder mit dem temporären Fixateur unprotektioniert vollbelastet.

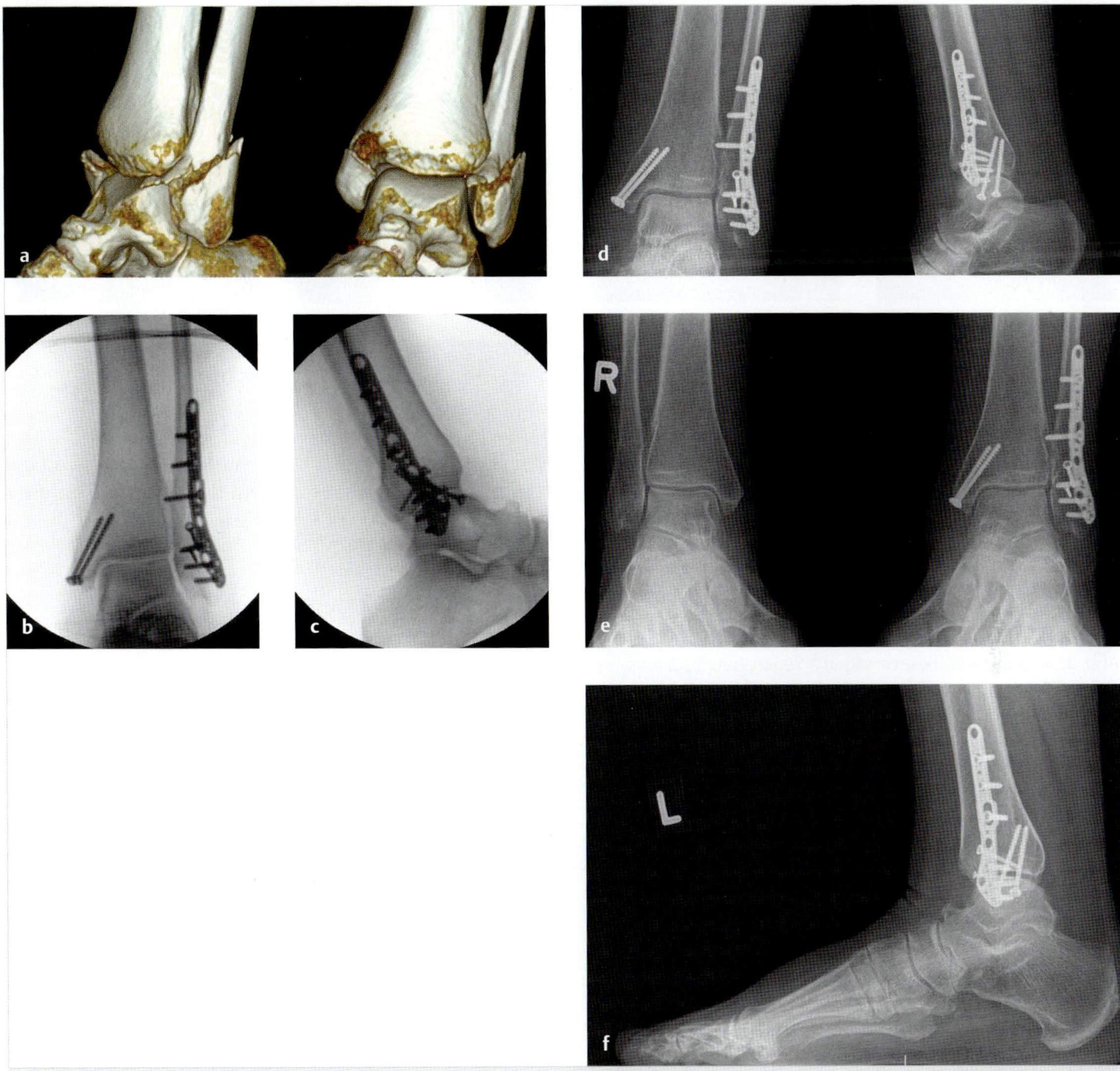

Abb. 3.35 Instabile SE-IV-Fraktur. Instabile SE-IV-Fraktur mit mäßiger Osteopenie/Osteoporose einer 69-jährigen Patientin, die erst 2 Wochen nach dem Unfall aus dem Ausland zur Operation kommt.

a Das unmittelbar präoperative CT zeigt in der 3-D-Darstellung sehr anschaulich ein Wagstaff-Fragment sowie ein kleineres, teils intraartikuläres Fragment bei insgesamt relativ kurzem distalem Fibulafragment.

b, c Es kommt die neu entwickelte, anatomisch angepasste winkelstabile „Dresdner Fibulaplatte" mit Verankerung von 3 winkelstabilen Schrauben in der distalen Fibula zum Einsatz.

d Knöcherne Heilung nach Protektion im Cast bereits nach 6 Wochen.

e, f Beschwerdefreiheit 12 Monate postoperativ, Belastungsaufnahmen im Stehen vor Implantatentfernung.

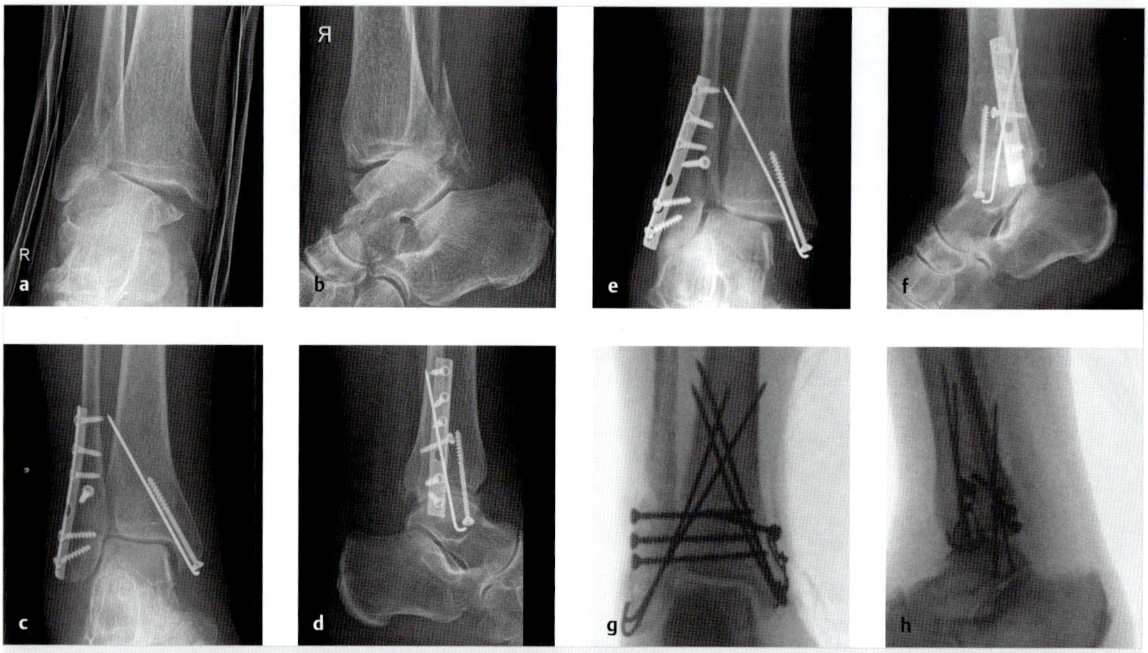

Abb. 3.36 „Osteosyntheseversagen." Sogenanntes „Osteosyntheseversagen" im eigenen Krankengut bei instabiler, osteoporoseassoziierter PA-III-Fraktur **(a, b)** einer 80-jährigen Patientin. Operative Versorgung der Fibula im 2. Schritt nach initialer tibiometatarsaler Transfixation mittels 6-Loch-Drittelrohrplättchen und interfragmentärer Zugschraube **(c, d)**. Redislokation bereits kurz nach Entfernung des Unterschenkelcastverbandes 6 Wochen nach interner Osteosynthese. Das Drittelrohrplättchen konnte bei Osteoporose und verzögerter Knochenheilung als „inadäquate Osteosynthese" die Fragmente nicht in reponierter Position halten **(e, f)**. Die Korrektur bei extrem weichem Knochen erscheint nur in der „Tibia-pro-Fibula"-Technik, kombiniert mit K-Drähten, möglich **(g, h)**.

Literatur

[1] Ali MS, McLaren CA, Rouholamin E et al. Ankle fractures in the elderly: nonoperative or operative treatment. J Orthop Trauma 1987; 1: 275–280

[2] Bartl R, Bartl C, Mutschler W. Diagnostik und Therapie der Osteoporose. Strategie für eine effiziente Prävention von Folgefrakturen. Unfallchirurg 2003; 106: 526–541

[3] Bauer M, Jonsson K, Nilsson B. Thirty-year follow-up of ankle fractures. Acta Orthop Scand 1985; 56: 103–106

[4] Bibbo C, Lin SS, Beam HA et al. Complications of ankle fractures in diabetic patients. Orthop Clin North Am 2001; 32: 113–133

[5] Choi Y, Kwon SS, Chung CY et al. Preoperative radiographic and CT findings predicting syndesmotic injuries in supination-external rotation type ankle fractures. JBJS 2014; 96-A: 1161–1167

[6] Cole PA, Craft JA. Treatment of osteoporotic ankle fractures in the elderly: surgical strategies. Orthopedics 2002; 25: 427–430

[7] Court-Brown CM, Clement ND, Duckworth AD. The spectrum of fractures in the elderly. J Bone J Surg 2014; 96-B: 366–372

[8] Dell R, Greene D, Schelkun SR. Osteoporosis disease management: the role of the orthopeadic surgeon. J Bone J Surg 2008; 90 (Suppl. 4): 188–194

[9] Greenfield DM, Eastell R. Risk factors for ankle fracture. Osteoporos Int 2001; 12: 97–103

[10] Hasselmann CT, Vogt MT, Stone KL et al. Foot and ankle fractures in elderly white woman. Incidence and risk factors. J Bone Joint Surg (Am) 2003; 85: 820–824

[11] Heim D, Niederhauser K. Die Drittelrohrhakenplatte. Operat Orthop Traumatol 2007; 3: 305–309

[12] Kannus P, Palvanen M, Niemi S et al. Increasing number and incidence of low-trauma ankle fractures in elderly people: Finnish statistics during 1970–2000 and projections for the future. Bone 2002; 31: 430–433

[13] Kim T, Ayturk UM, Haskell A et al. Fixation of osteoporotic distal fibula fractures: A biomechanical comparison of locking versus conventional plates. J Foot Ankle Surg 2007; 46(1): 2–6

[14] Koval KJ, Petraco DM, Kummer FJ et al. A new technique for complex fibula fracture fixation in the elderly: a clinical and biomechanical evaluation. J Orthop Trauma 1997; 11: 28–33

[15] Koval KJ, Lurie J, Zhou W et al. Ankle fractures in the elderly: what you get depends on where you live and who you see. J Orthop Trauma 2005; 19: 635–639

[16] Koval KJ, Zhou W, Sparks MJ et al. Complications after ankle fracture in elderly patients. Foot Ankle Int 2007; 28(12): 1249–1255

[17] Lauge-Hansen N. Fractures of the ankle II: Combined experimental/surgical and experimental roentgenologic investigation. Arch Surg 1950; 60: 957–985

[18] Leidl B. Der Sprunggelenksverrenkungsbruch [Dissertation]. Dresden: Medizinische Fakultät Dresden; 2010

[19] Lemon M, Somayaji HS, Khaleel A et al. Fragility fractures of the ankle: stabilisation with an extendable calcaneotibial nail. J Bone Joint Surg (Br) 2005; 87: 809–813

[20] Makwana NK, Bhowal B, Harper WM et al. Conservative versus operative treatment for displaced ankle fractures in patients over 55 years of age. A prospective, randomised study. J Bone Joint Surg (Br) 2001; 83: 525–529

[21] Meier C, Schefold JC, Hug U et al. Temporary Kirschner wire ankle transfixation and delayed ORIF. A staged operative treatment for closed unstable ankle fractures with tibio-talar dislocations and soft tissue damage. Eur J Trauma 2004; 30: 371–377

[22] Nguyen T, Sambrock P, Kelly P et al. Prediction of osteoporotic fractures by postural instability and bone density. J Bone Miner Res 1993; 307: 1111–1115

[23] Pagliaro AJ, Michelsen JD, Mizel MS. Results of operative fixation of unstable ankle fractures in geriatric patients. Foot Ankle Int 2001; 22: 399–402

[24] Panchbhavi VK, Mody MG, Mason WT. Combination of hook plate and tibial pro-fibular screw fixation of osteoporotic fractures: a clinical evaluation of operative strategy. Foot Ankle Int 2005; 26: 510–515

[25] Panchbhavi VK, Vallurupalli S, Morris R. Comparison of augmentation methods for internal fixation of osteoporotic ankle fractures. Foot Ankle Int 2009; 30(7): 696–703

[26] Pritchard JM, Giangregorio LM, Ioannidis G et al. Ankle fractures do not predict osteoporotic fractures in women with or without diabetes. Osteoporos Int 2012; 23(3): 957–962

[27] Rajeev A, Senevirathna S, Radha S et al. Functional outcomes after fibula locking nail for fragility fractures of the ankle. Foot Ankle Surg 2011; 50(5): 547–550

[28] Ramasamy PR, Sherry P. The role of a fibular nail in the management of Weber type B ankle fractures in elderly patients with osteoporotic bone – a preliminary report. Injury, Int J Care Injured 2001; 32: 477–485

[29] Rammelt S, Heim D, Hofbauer LC et al. Probleme und Kontroversen in der Behandlung von Sprunggelenkfrakturen. Unfallchirurg 2011; 114: 847–860

[30] Richter M, Becker C, Seifert J et al. Prävention von Verletzungen im Alter. Unfallchirurg 2002; 105: 1076–1087

[31] Schon LC, Marks RM. The management of neuropathic fracture dislocation in the diabetic patient. Orthop Clin North Am 1995; 26: 375–392

[32] Seely DG, Kelsey J, Jergas M et al. Predictors of ankle and foot fractures in older women. The Study of Osteoporotic Fractures Research Group. J Bone Miner Res 1996; 11: 1347–1355

[33] Srinivasan DM, Moran CG. Internal fixation of ankle fractures in the very elderly. Injury 2001; 32: 559–563

[34] Strauss EJ, Egol KA. The management of ankle fractures in the elderly. Injury, Int J Care Injured 2007; 38S 3: S 2–S 9

[35] Valtola A, Honkanen R, Kroger J et al. Lifestyle and other factors predict ankle fractures in perimenopausal women: a population-based prospective cohort study. Bone 2002; 30: 238–242

[36] Vogel T, Bitterling H, Dobler T et al. Zeitgemäße Diagnostik und Therapie der Osteoporose. Zentralbl Chir 2006; 131: 401–406

[37] Wagner M. General principles for the clinical use of the LCP. Injury 2003; 34 (Suppl. 2): B31–42

[38] Weber BG. Brüche von Knöcheln und Talus. Bewährtes und Neues in Diagnostik und Therapie. Langenbecks Arch Chir 1981; 355: 421–425

[39] Zwipp H. OSG-Fraktur beim alten Menschen. OP-Journal 2008; 24: 260–263

[40] Zwipp H, Amlang M. Frakturversorgung des oberen Sprunggelenks im hohen Lebensalter. Orthopäde 2014; 43: 332–338

3.5 Periprothetische Frakturen – proximales Femur

S. Ruchholtz, B. Bücking

3.5.1 Frakturen um eine Hüftgelenksendoprothese

Einleitung

Die Zahl implantierter TEP ist in den letzten Jahren in Deutschland konstant hoch. Im Jahr 2012 wurden allein in Deutschland über 210 000 Hüftprothesen und über 150 000 Knieprothesen implantiert.

In diesem Zusammenhang kommt es immer häufiger zu periprothetischen Frakturen des Femurs bei einliegender Hüft- und/oder Knieprothese. Zu den typischen Risikopatienten für eine periprothetische Fraktur gehören Patienten mit folgender Symptomatik:

- schlechte Knochenqualität
- ausgeprägte Komorbidität
- Sturzneigung

Aufgrund dieser Begleitumstände ist die Therapie von periprothetischen Frakturen eine interdisziplinäre unfallchirurgisch-orthopädische und geriatrische Herausforderung.

Epidemiologie

Genaue Angaben zur Inzidenz periprothetischer Femurfrakturen liegen nicht vor. In einem Kollektiv von über 30 000 Patienten fanden Berry et al. periprothetische Femurfrakturen in 1 % nach primärer Hüftendoprothetik sowie in 4 % nach Revisionsendoprothetik [2]. Nach Implantatlockerungen und rezidivierenden Luxationen sind periprothetische Frakturen die häufigste Ursache für Revisionen nach Hüftendoprothetik [10]. Da weiterhin mit einer hohen Zahl endoprothetischer Eingriffe zu rechnen ist, wird voraussichtlich aufgrund anhaltender Aktivität und langer Lebenserwartung der Patienten auch die Zahl der periprothetischen Frakturen steigen.

Ursachen

Ursächlich für periprothetische Frakturen ist zumeist ein einfacher Sturz im Sinne eines Niedrigrasanztraumas [12], [14]. Nach einer Analyse des schwedischen Hüft-TEP-Registers sind **Stürze aus dem Sitzen oder Stehen** für etwa 75 % der periprothetischen Femurfrakturen verantwortlich [9]. Nach Revisionseingriffen treten durch den schlechteren Knochenstock in bis zu 37 % Spontanfrakturen auf [9].

Allgemeine und spezielle Risikofaktoren werden in ▸ Tab. 3.7 aufgeführt.

Tab. 3.7 Allgemeine und spezielle Risikofaktoren für periprothetische Frakturen (Quelle: [5]).

Allgemeine Risikofaktoren	Spezielle Risikofaktoren
• Osteoporose • Osteomalazie • rheumatische Erkrankungen • Morbus Paget • Osteogenesis imperfecta • Steroidtherapie	• ursächliche proximale Femurfrakturen • vorangegangene Revisionsendoprothesen • Osteolysen • Perforationen • Achsfehlstellungen • Infektionen • Implantatlockerungen

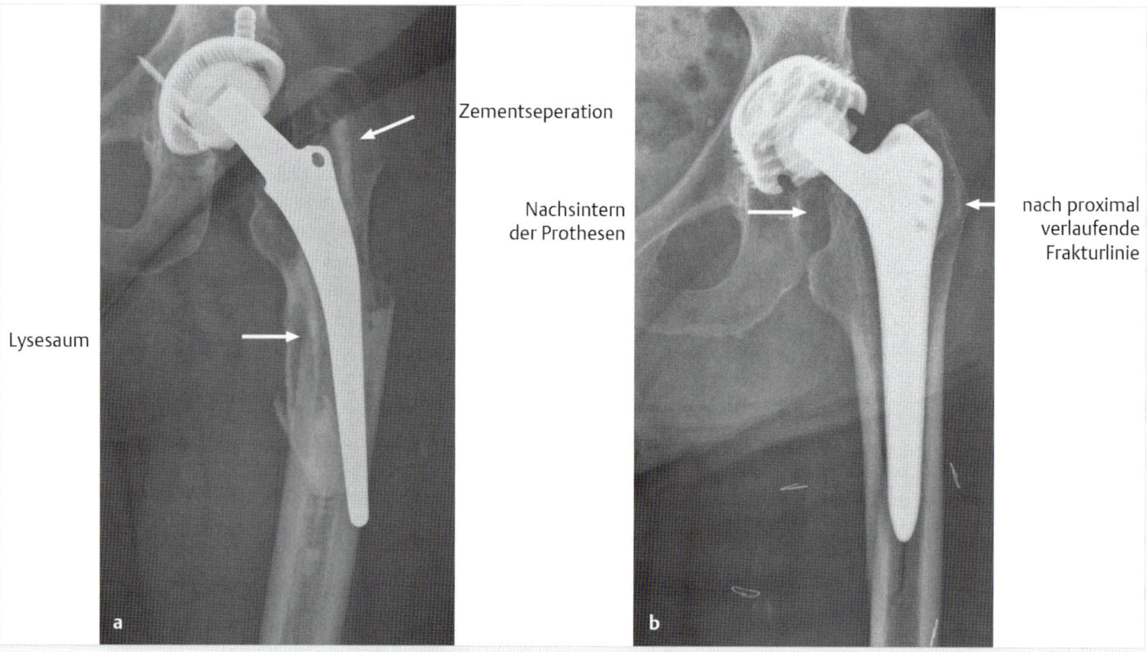

Abb. 3.37 Zeichen der Prothesenlockerung.
a Lockerungszeichen: Lysesäume (Pfeil) und Zementseparation (Pfeil).
b Nachsintern der Prothese (Pfeil) und weit nach proximal verlaufende Frakturlinie (Pfeil).

Diagnostik

Zunächst sollten **konventionelle Röntgenaufnahmen** des betroffenen Knochens in 2 Ebenen inklusive der angrenzenden Gelenke angefertigt werden. Da die Patienten nicht selten auf derselben Seite eine Knieprothese haben, ist die radiologische Darstellung des Knies vor Durchführung der Operation sehr wichtig.

Entscheidend ist neben der Frakturmorphologie die Erkenntnis über den Sitz und die Beschaffenheit der Prothese, da sich hieraus unmittelbare Konsequenzen ergeben.

Checkliste

Typische klinische und radiologische Zeichen einer Prothesenlockerung

- Beschwerden in der Prothesenregion, die vor dem Sturz bestanden
- Lysesaum um die Prothese in der Röntgenaufnahme (▸ Abb. 3.37a)
- Zement- oder Prothesenseparation vom Knochen in der Röntgenaufnahme (▸ Abb. 3.37a)
- Einsinken der Prothese in der Röntgenaufnahme (▸ Abb. 3.37b)
- hohe in die Kalkarregion laufende Frakturlinie in der Röntgenaufnahme (▸ Abb. 3.37b)

Bei Rötung und erhöhten Entzündungsparametern (CRP) ist präoperativ eine **Punktion mit Gramfärbung** zum Nachweis bzw. Ausschluss einer chronischen Protheseninfektion obligat. Zusätzlich sollte bei einem suspekten intraoperativen Befund ein **Abstrich** entnommen werden.

Bei unklarem Frakturverlauf bzw. Lockerungszeichen kann eine **CT** erwogen werden.

Tipp

Falls präoperativ eine CT durchgeführt wird, müssen moderne Softwareanwendungen mit iterativen Rekonstruktionsalgorithmen zur Reduktion der Metallartefakte verwendet werden.

Klassifikation

Die Klassifikation sollte erst nach ausreichender Anamnese und Bildgebung erfolgen (s. o.). Zur Beschreibung periprothetischer Femurfrakturen sind in Abhängigkeit von der Frakturlokalisation mit einliegender Hüft- oder auch Knieprothese sowie der zugrunde liegenden Frakturmorphologie verschiedene Klassifikationen gebräuchlich.

Vancouver-Klassifikation

Als Klassifikation mit der aktuell weitesten Verbreitung ist in diesem Zusammenhang die 1995 von Duncan und Masri veröffentlichte „Vancouver-Klassifikation" anzusehen [4], da sich aus ihr die verschiedenen Therapieoptionen ableiten lassen. Sie berücksichtigt neben anatomischen Gegebenheiten den Frakturverlauf, die Stabilität der Prothese sowie die vorliegende Knochenqualität (▶ Tab. 3.8, ▶ Abb. 3.38).

Tab. 3.8 Vancouver-Klassifikation.

Typ	Subtyp	Beschreibung
A		fester Sitz der Prothese
	AG	Abrissfrakturen des Trochanter major
	AL	Abrissfrakturen des Trochanter minor
B		Frakturen auf Höhe des Prothesenschafts
	B1	periprothetische Frakturen mit festem Implantat
	B2	gelockertes Implantat
	B3	gelockertes Implantat und schlechte Knochenqualität
C		Frakturverläufe distal der Prothese

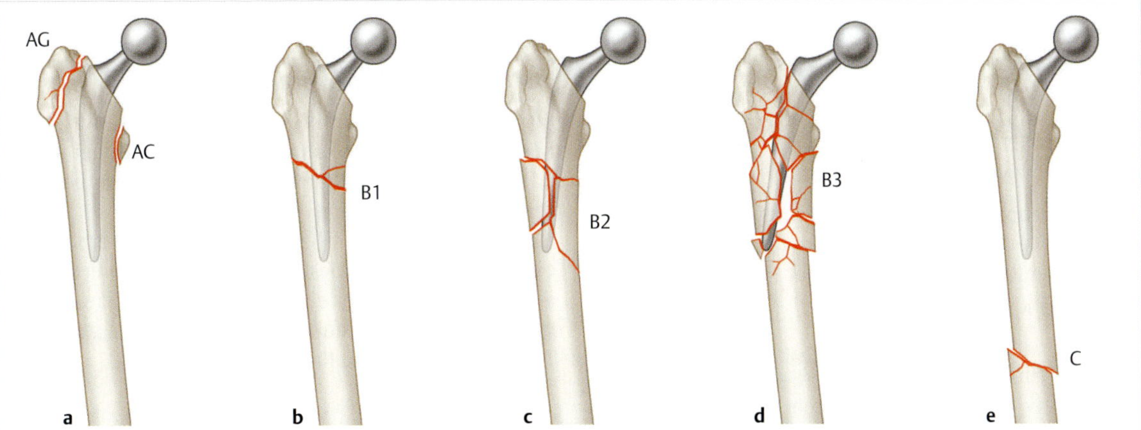

Abb. 3.38 Vancouver-Klassifikation für periprothetische Hüftfrakturen. (Quelle: [5]).
a Typ AG/AL: Abrissfrakturen des Trochanter major (AG) oder minor (AL).
b Typ B1: periprothetische Fraktur mit festem Implantat.
c Typ B2: periprothetische Fraktur mit gelockertem Implantat und guter Knochenqualität.
d Typ B3: periprothetische Fraktur mit gelockertem Implantat und schlechter Knochenqualität.
e Typ C: periprothetische Fraktur distal der Prothese.

Therapie

Ziele in der Therapie periprothetischer Frakturen sind:

- Vermeidung sekundärer Komplikationen
- frühzeitige schmerzarme Mobilisation oder
- zumindest die Gewährleistung einer adäquaten Pflege unselbstständiger Patienten

Aus diesen Gesichtspunkten scheint eine **konservative Therapie** in den meisten Fällen nicht erfolgversprechend. Entgegen den Resultaten aus den 1980er-Jahren, haben die Weiterentwicklungen der Osteosynthesematerialen und -techniken zu besseren Ergebnissen insbesondere im Hinblick auf sekundäre Komplikationen und die Funktion geführt [6]. Wenngleich randomisierte Studien zu dieser Thematik fehlen, wird deshalb auch bei nicht dislozierten Frakturen eine **operative Therapie** empfohlen.

> **Merke**
>
> Die konservative Therapie periprothetischer Frakturen besitzt, abgesehen von wenig dislozierten Frakturen des Trochanter major bzw. minor (Typ A), aufgrund der ungünstigen klinischen Ergebnisse nur einen geringen Stellenwert.

Entscheidend für die **Planung** des operativen Vorgehens ist die genaue Kenntnis der Fraktursituation. Dies umfasst nicht nur die Frakturlokalisation, sondern auch die Frage nach der Stabilität der einliegenden Prothese, s. Kap. Klassifikation [3].

Obwohl die definitive Entscheidung über die Therapie von Patienten mit periprothetischen Frakturen eine individuelle bleibt und auch außergewöhnliche Optionen wie konservative Behandlungen, Sonderanfertigungen von Prothesen und Amputationen umfasst, können folgende prinzipielle Empfehlungen ausgesprochen werden.

Typ-A-Frakturen (trochantäre Region)

Intraoperative Typ-A-Frakturen

Treten intraoperativ Trochanterfrakturen auf, sollten diese zur Prävention von Luxationen und Störungen des Gangbilds mittels **Drahtcerclage** oder **Hakenplatte** fixiert werden [17].

Postoperative Typ-A-Frakturen

Postoperativ treten diese Frakturen selten im Rahmen von direkten Traumen (Sturz auf die Hüfte) auf.

Trochanter major

Bei postoperativen Abrissfrakturen des Trochanter major mit einer Dehiszenz von über 2 cm sollte zur Vermeidung eines Instabilitätsgefühls und einer Abduktionshemmung eine **operative Refixation** erwogen werden. Unter nicht adäquater Behandlung wurden Komplikationsraten bis zu 66 % beschrieben [1].

Bei geringerer Dislokation konnten gute Ergebnisse mittels **konservativer Therapie** erzielt werden:

- Die betreffenden Patienten sollen eine aktive Abduktion vermeiden und
- eine Teilbelastung der operierten Extremität für 6–12 Wochen einhalten [11], [13].

Im Verlauf zunehmende Osteolysen im Bereich des metaphysären Femurs und Trochantermassivs müssen ggf. mit Wechsel der Prothese auf einen diaphysär zu verankernden Stiel therapiert werden.

Trochanter minor

Frakturen des Trochanter minor sind selten und können in den meisten Fällen auch bei Dislokation konservativ behandelt werden [7].

Typ-B-Frakturen (zwischen der Trochanterregion und der Prothesenspitze)

Grundsätzlich gilt:

- Feste Prothesen (Vancouver B1) sollen, wenn möglich, durch eine **Osteosynthese** behandelt werden.
- Gelockerte Prothesen (Vancouver B2 und B3) sind durch eine (**modulare**) **Revisionsprothese** zu therapieren.

> **Merke**
>
> Da präoperativ nicht immer eindeutig geklärt werden kann, welches Operationsverfahren durchgeführt werden wird, sollte grundsätzlich sowohl ein System zur Plattenosteosynthese als auch zum Prothesenwechsel vorgehalten werden.

Intraoperative Typ-B-Frakturen

Intraoperativ kommen diese Frakturen z. B. bei Entfernung von Zement im Rahmen von Revisionsoperationen oder beim forcierten Aufraspeln, insbesondere bei nicht zementierten Prothesentypen, vor [7].

In solchen Fällen sollte eine **modulare Prothese mit einem längeren Prothesenstiel** verwendet werden, der distal der Fraktur über eine Strecke von ca. 4 cm im Isthmus des Femurs verankert werden kann, s. auch Kap. Typ-B2-Frakturen und Kap. Typ-B3-Frakturen.

> **Tipp**
>
> Vor Implantation des Prothesenstiels sollte eine Cerclage unter der Fraktur/Perforation angebracht werden, um einer Erweiterung der Fraktur entgegenzuwirken.

Postoperative Typ-B-Frakturen

Kommt es postoperativ zu einer Fraktur in der Region um die Prothese, ist im Regelfall eine operative Behandlung notwendig. Zunächst müssen die **Stabilität des Prothesenstiels** und die **Qualität des Knochens** beurteilt werden. Entscheidend ist dabei die Beantwortung der Frage, ob die Prothese gelockert (S. 232) ist [3].

Typ-B1- und Typ-C-Frakturen

Bei festsitzendem Prothesenschaft (Typ B1) kann die Prothese im Regelfall belassen werden und eine **osteosynthetische Versorgung** erfolgen.

Cave

Aufgrund der schlechteren Ergebnisse mit deutlich erhöhten Lockerungs- und Pseudarthroseraten sollte die konventionelle, nicht winkelstabile Plattenosteosynthese vermieden werden [1], [8].

► **Plattenosteosynthese.** Zur Osteosynthese werden heute anatomisch gestaltete mono- bzw. polyaxiale Plattensysteme verwendet. Wenige Hersteller bieten **spezielle Platten** für proximale periprothetische Frakturen (z. B. Non-Contact Bridging Peri-Prosthetic Plate, NCB-PP – Zimmer Biomet, Winterthur/Schweiz) an, die im proximalen Bereich breit genug gestaltet sind, um mithilfe von Offset-Löchern eine Befestigung am Schaft der Prothese vorbei zu ermöglichen (► Abb. 3.39).

Bei der Verwendung anderer Systeme (POLYAX-Platte; DePuy, Warsaw, IN, USA; LISS [Less Invasive Stabilisation System]; DePuy Synthes, Umkirch/Deutschland) wird bei den Typ-B1-Frakturen eine distale Femurplatte der Gegenseite umgedreht von lateral angebracht, damit das breitere Ende über der Prothesenregion zu liegen kommt.

► **Zugang und Repositionstechnik.** Der Zugang richtet sich nach den Möglichkeiten der Reposition. Grundsätzlich muss die betroffene Extremität in Achse, Rotation und Länge wieder optimal hergestellt werden.

Über einen klassischen lateralen **„Subvastus-Zugang"** mit Ligatur der Vasa perforantes kann das gesamte Femur in der Zugangsregion dargestellt, reponiert und fixiert werden.

Cave

Der Subvastus-Zugang birgt die Gefahr von Wund- und Frakturheilungsstörungen sowie vermehrten Infekten in sich. Er sollte daher den Fällen vorbehalten bleiben, bei denen ein guter Überblick unabdingbar ist.

Die weniger invasiven Techniken sollen eine Minimierung des Weichteilschadens mit möglichst großer Erhaltung der Durchblutung des Knochens in der Frakturregion gewährleisten. Dabei wird eine **reduziert offene (minioffen)** und die **minimalinvasive Technik** verwendet.

Methode

Minioffene Technik

Die minioffene Technik eignet sich für die exakte Reposition von **2-teiligen Spiralfrakturen** (Typ A1 nach AO, ► Abb. 3.40). Durch die offene direkte Reposition werden Achse und Rotation der Extremität wieder exakt hergestellt. Der Zugang sollte nur so lang gewählt sein, um neben der Reposition die Stabilisierung mittels Cerclage oder Zugschraube durchführen zu können (► Abb. 3.40c, ► Abb. 3.40d, ► Abb. 3.40e). Anschließend erfolgt die Plattenosteosynthese, wobei die diaphysären Schrauben perkutan eingebracht werden sollten (► Abb. 3.40f).

Ein **Nachteil** der Technik ist die direkte Manipulation der Frakturregion. Dies kann zu lokalen Durchblutungsstörungen des Knochens mit Verzögerungen in der Frakturheilung führen. Durch eine exakte Beurteilung der Röntgenbilder sollte deshalb eine mehrfragmentäre Fraktur ausgeschlossen werden.

Für die minioffene Technik gelten die Prinzipien der **stabilen (nicht schwingenden) Osteosynthese,** da es sonst zu Lockerungen und Irritationen um die primär fixierende Cerclage kommen kann.

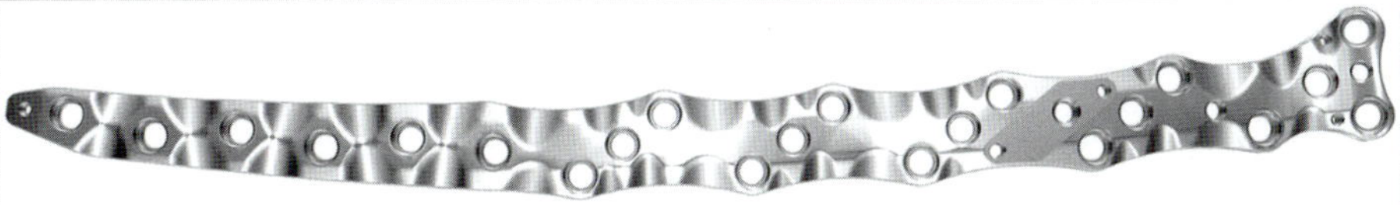

Abb. 3.39 Anatomische Platte für proximale periprothetische Femurfrakturen. Offset-Löcher erlauben eine Platzierung der Schrauben vorbei am Stiel der Prothese (Non-Contact Bridging Peri-Prosthetic Plate, NCB-PP – mit freundlicher Genehmigung der Fa. Zimmer Biomet, Winterthur/Schweiz).

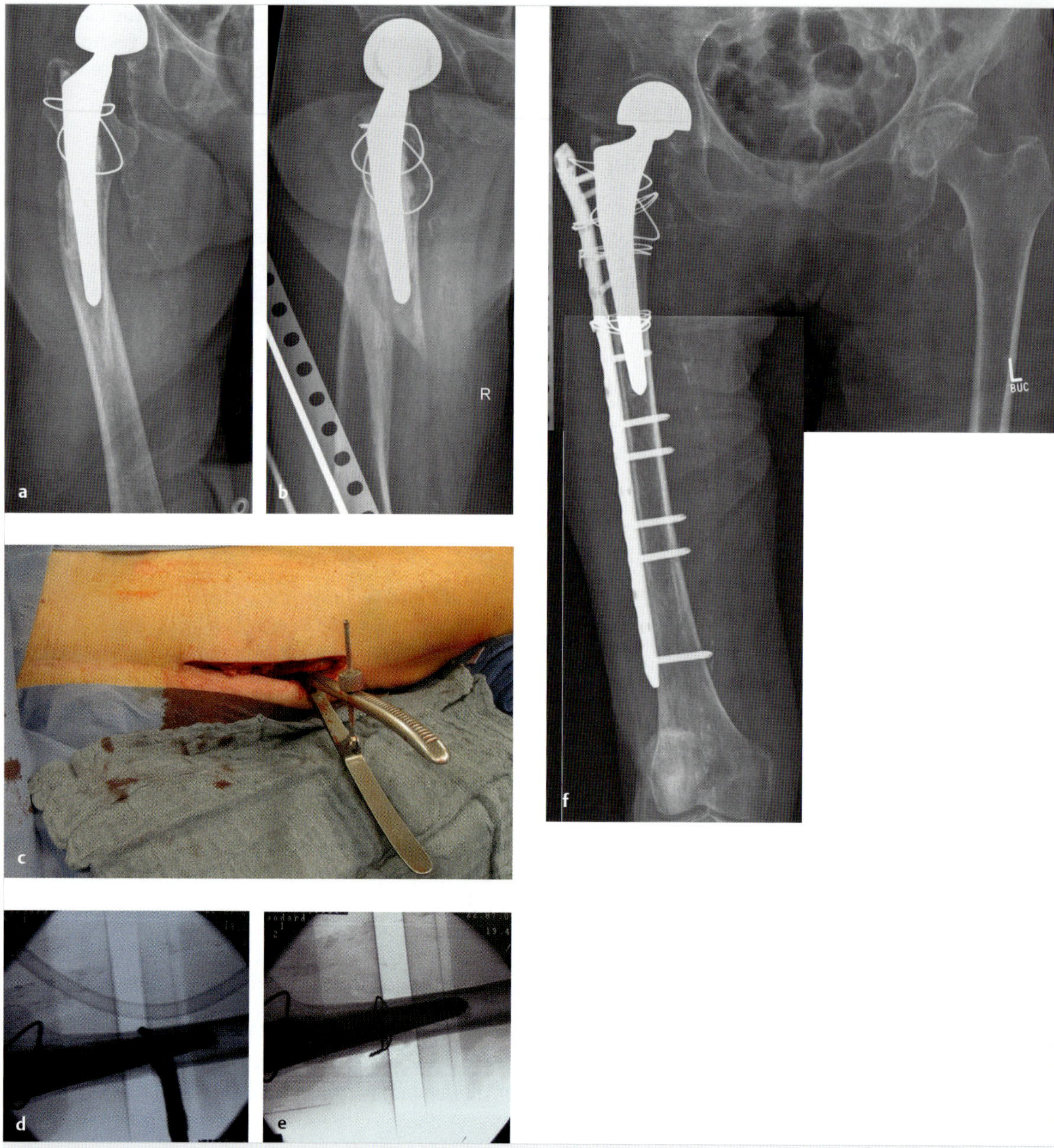

Abb. 3.40 Minioffene Technik. 81 Jahre alte Patientin mit Vancouver-B1-/AO-32-A1-Fraktur.

a Präoperative Behelfsröntgenaufnahme a.–p.

b Präoperative Behelfsröntgenaufnahme axial.

c Zugang zum proximalen Femur in ausreichender Länge, um eine Reposition und anschließende Einführung der Platte vornehmen zu können.

d Anlage der Repositionszange.

e Fixierung der Fraktur mittels Drahtcerclage.

f Ausheilungszustand nach 6 Monaten.

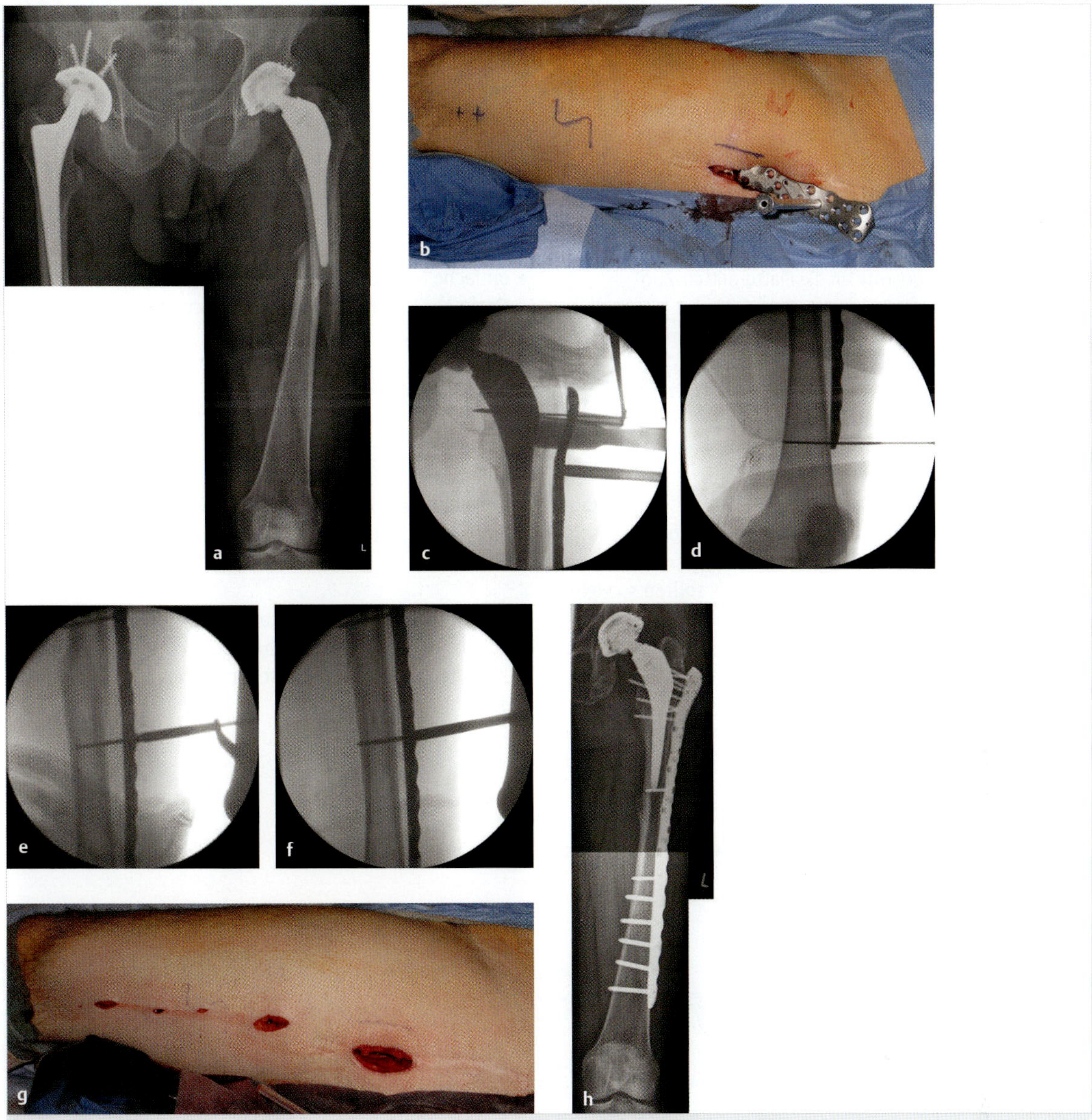

Abb. 3.41 Minimalinvasive Technik. 79 Jahre alte Patientin mit Vancouver-C-/AO-32-B1-Fraktur.

a Präoperative a.–p. Röntgenaufnahme.

b Einschieben einer periprothetischen Frakturplatte (NCB-PP – Zimmer Biomet, Winterthur/Schweiz) von proximal über eine Inzision von ca. 3–4 cm.

c Temporäre proximale Fixierung mittels Kirschner-Draht.

d Temporäre distale Fixierung mittels Kirschner-Draht.

e Reposition der Schaftfragmente durch eine perkutan eingebrachte Schraube.

f Reposition der Schaftfragmente durch eine weitere perkutan eingebrachte Schraube.

g Inzisionen am Ende der Operation.

h Ausheilungszustand 6 Monate später.

Methode

Minimalinvasive Technik

Alle anderen Frakturen (z. B. **kurze Querfrakturen** oder **Mehrfragmentfrakturen**) können in der minimalinvasiven Technik operiert werden (▶ Abb. 3.41). Hierbei erfolgt zunächst die Reposition indirekt bzw. geschlossen durch Ligamentotaxis, bevor die Platte eingeschoben wird. Gelingt die Reposition nicht, kann auch durch Heranziehen der Fragmente an die Platte mittels Zugschrauben reponiert werden (▶ Abb. 3.41e, ▶ Abb. 3.41f). Die mechanische Achse des Femurs kann über die Kabelmethode überprüft werden.

Für die minimalinvasive Technik gelten die Prinzipien der **überbrückenden Ostheosynthese.**

▶ **Plattenfixation.** Im Bereich einliegender Implantate ist die Befestigung der Platte am Knochen problematisch. Allgemein gilt:

- Im metaphysären Bereich des Knochens sollten so viele Schrauben wie möglich eingebracht werden.
- Im diaphysären Bereich sind 4–5 bikortikale Schrauben (8–10 Cortices) einzubringen.

Merke

Um eine sichere Fixierung zu gewährleisten, sollten möglichst lange Platten in wenig invasiver Technik implantiert werden.

Zur Befestigung der Platte im Bereich einer einliegenden Prothese werden unterschiedliche Techniken verwendet:

- einfache Stahlcerclagen (▶ Abb. 3.40e), geflochtener Draht (1–1,5 mm) oder Titanbandcerclagen (▶ Abb. 3.42)
- monokortikale kurze Schrauben (▶ Abb. 3.43)

Cave

Aufgrund der geringen Stabilität sollten monokortikale winkelstabile Schrauben nicht zur alleinigen Plattenfixierung verwendet werden.

- Locking-Attachement-Platte (▶ Abb. 3.44)
- polyaxial winkelstabile Schrauben (▶ Abb. 3.45), die mit „Offset-Löchern" anatomischer Platten kombiniert werden können (▶ Abb. 3.39)

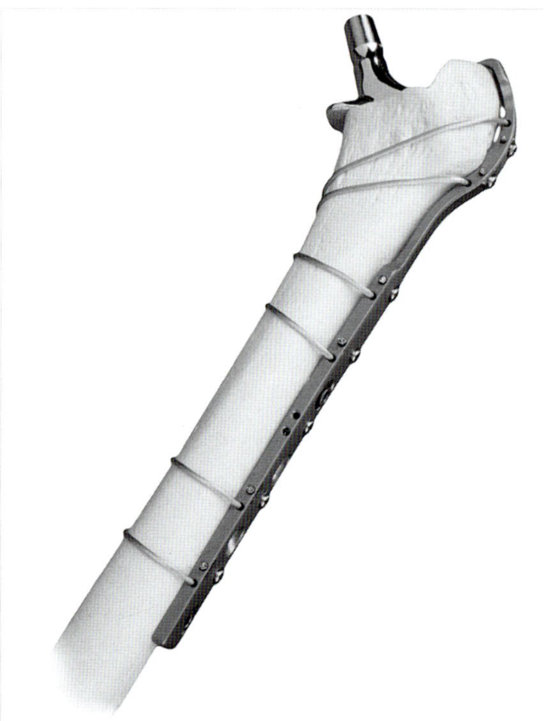

Abb. 3.42 Verschiedene Cerclagesysteme zur Fraktur- bzw. Plattenfixierung, hier: Cable-Ready Grip System (mit freundlicher Gemehmigung der Fa. Zimmer Biomet, Winterthur/ Schweiz).

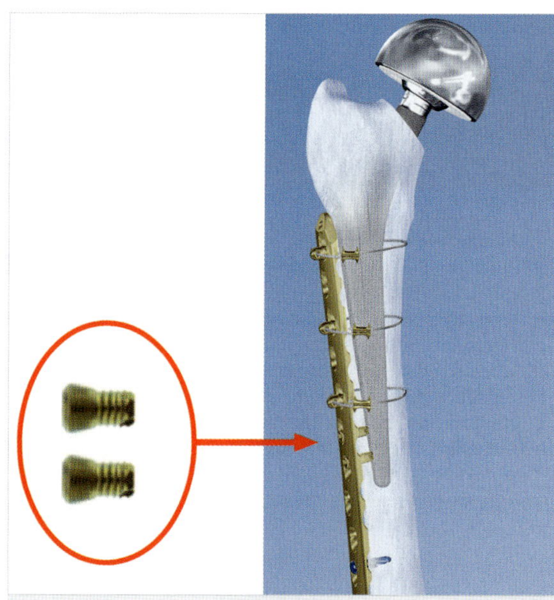

Abb. 3.43 Monokortikale, monoaxial winkelstabile Schraubensysteme für monoaxiale Platten (mit freundlicher Genehmigung der Fa. Synthes-DePuy, Umkirch/Deutschland).

Cave

Um die Perfusion des Knochens nicht zu schädigen, sollten möglichst wenig Cerclagen verwendet werden!

Typ-B2-Frakturen

Ist die Prothese gelockert, sollte nach Entfernung der Prothese die Implantation einer **modularen Langschaftprothese** erfolgen. Idealerweise wird die Prothese bei erhaltenem Ishmus des Femurs zementfrei eingesetzt, da die diaphysäre Zementierung zu schlechteren Ergebnissen mit erhöhten Lockerungsraten führt. Vor Durchführung einer Revisionsoperation kann eine präoperative Planung auf Basis der Röntgenbilder durchgeführt werden. Geeignete Software wird von den Prothesenherstellern zur Verfügung gestellt. Entscheidende Fragen wie Höhe und Art der Verankerung, Länge und Stärke der Prothese können dabei im Vorfeld analysiert werden.

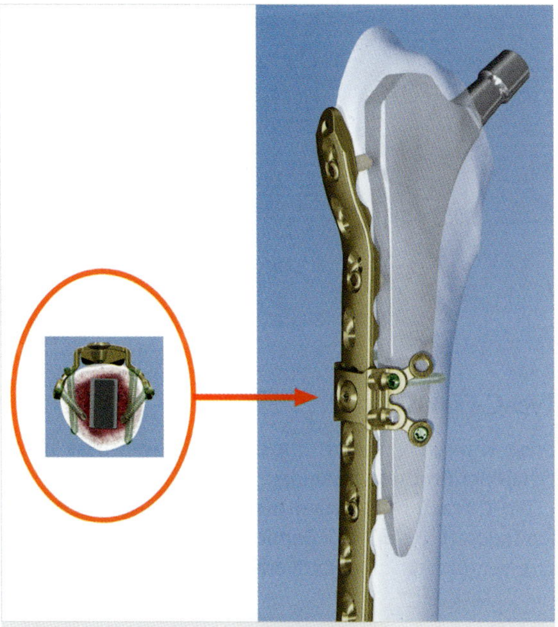

Abb. 3.44 Locking-Attachement-Platte zur zusätzlichen periprothetischen Schraubenplatzierung bei monoaxialen Plattensystemen (mit freundlicher Genehmigung der Fa. Synthes-DePuy, Umkirch/Deutschland).

Zu bedenken ist, dass der Eingriff gegenüber der Primärimplantation deutlich umfangreicher ist. Im Allgemeinen muss das Femur durch einen lateralen Zugang über die gesamte Länge der gelockerten Prothese dargestellt werden.

▶ **Modulare Langschaftprothese: Operationstechnik.** Vor Präparation des distalen Femurs mittels Schaftraffeln wird eine **protektive Cerclage** knapp unterhalb der Fraktur angebracht werden, um Fissuren bzw. einer Sprengung im distalen Femur entgegenzuwirken.

Der Prothesenstiel einer modularen Prothese sollte dann in **Press-Fit-Technik** distal der Fraktur über eine Strecke von ca. 4 cm im Isthmus des Femurs verankert werden (▶ Abb. 3.46). Die modernen Prothesenstiele weisen spezielle Oberflächendesigns (z. B. scharfe Finnen) auf, die eine Rotationsstabilität sicherstellen. Danach wird unter Verwendung von Probekomponenten auf dem fest fixierten Prothesenstiel die exakte **Länge und Rotation des Beines** überprüft.

Wenn die endgültigen Komponenten intraoperativ zusammengesetzt wurden, werden die proximalen Fragmente mit **Cerclagen** um die endgültige Prothese fixiert. Dadurch werden die proximalen Muskelansätze wieder am Femur reinseriert. Auch wenn damit keine relevante zusätzliche Primärstabilität erreicht wird, dient dies sowohl dem primären Luxationsschutz als auch einer verbesserten Kraft und Koordination im Hüftgelenk.

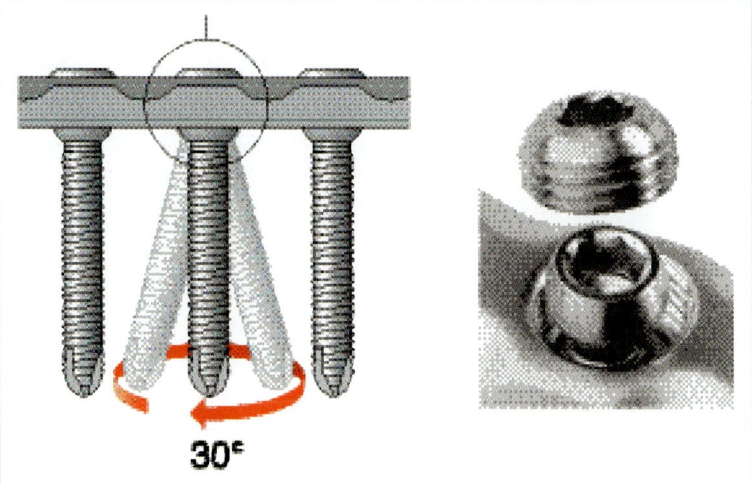

Abb. 3.45 Polyaxial winkelstabile 30°-Fixierung mittels zusätzlicher Schraubenkappen (NCB-System – mit freundlicher Genehmigung der Fa. Zimmer Biomet, Winterthur/Schweiz).
a 30°-Fixierung.
b Schraubenkappe.

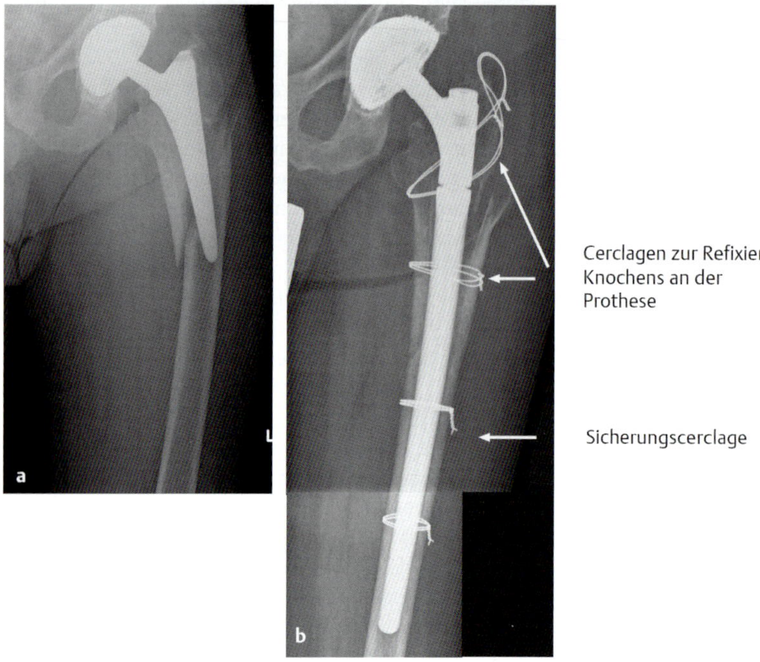

Abb. 3.46 Prothesenwechsel auf eine modulare unzementierte Prothese. 64 Jahre alter Patient mit Vancouver-B2-Fraktur.
a Präoperative a.–p. Röntgenaufnahme.
b Postoperative Röntgenaufnahme nach Prothesenwechsel auf eine modulare unzementierte Prothese (Fa. Brehm, Deutschland). Die beiden proximalen Cerclagen refixieren den Knochen an der Prothese, die distale Cerclage ist die Sicherungscerclage. Distal davon erfolgt die Fixierung der Prothese im Isthmus des Femurs.

Typ-B3-Frakturen

Problematischer ist eine Situation mit gelockerter Prothese und gleichzeitig schlechter Knochenqualität im Prothesenbereich (Typ B3).

Grundsätzlich unterscheidet sich die Technik zum Vorgehen bei Typ-B2-Frakturen nicht. In manchen Fällen können bei großem ossären Substanzverlust auch **Tumorprothesen** mit proximalem Femurersatz verwendet werden. Unabhängig vom Prothesentyp bleibt jedoch das Problem in der Fixierung der Prothese bestehen. Gelegentlich ist aufgrund schlechter Verankerungsmöglichkeit in der Diaphyse eine zusätzliche **Verriegelung** oder gar **distale Zementierung** notwendig (▸ Abb. 3.47).

Bei großflächig erhaltener Kortikalis und gleichzeitigem Kniegelenksersatz kann in einigen Fällen auch ein intramedullärer Femurersatz (**„Durchsteckprothese“**) in Erwägung gezogen werden [18]. Bei großen Knochendefekten können zudem **autologe Spongiosa, Wachstumsfaktoren** und verschiedene **Allografts** verwendet werden [16].

Typ-C-Frakturen

Diese Frakturen werden mit einer **Osteosynthese** unter **Erhalt der Prothese** behandelt.

Typ-C-Frakturen werden meist durch **distale PP-Platten** fixiert (▸ Abb. 3.48). Damit wird die distale metaphysäre Verankerung der Platte erleichtert.

Merke

Bei der Fixierung ist darauf zu achten, dass die Platte die Prothese nach proximal überlappt, um einen „Stress Raiser“ in der Region zwischen Prothesen- und proximalem Plattenende zu vermeiden (▸ Abb. 3.48).

Cave

Retrograde Nägel sollten nicht zur Versorgung dieser Frakturen verwendet werden, da zwischen Prothesenspitze und dem proximalen Ende des Marknagels eine Sollbruchstelle entsteht [7].

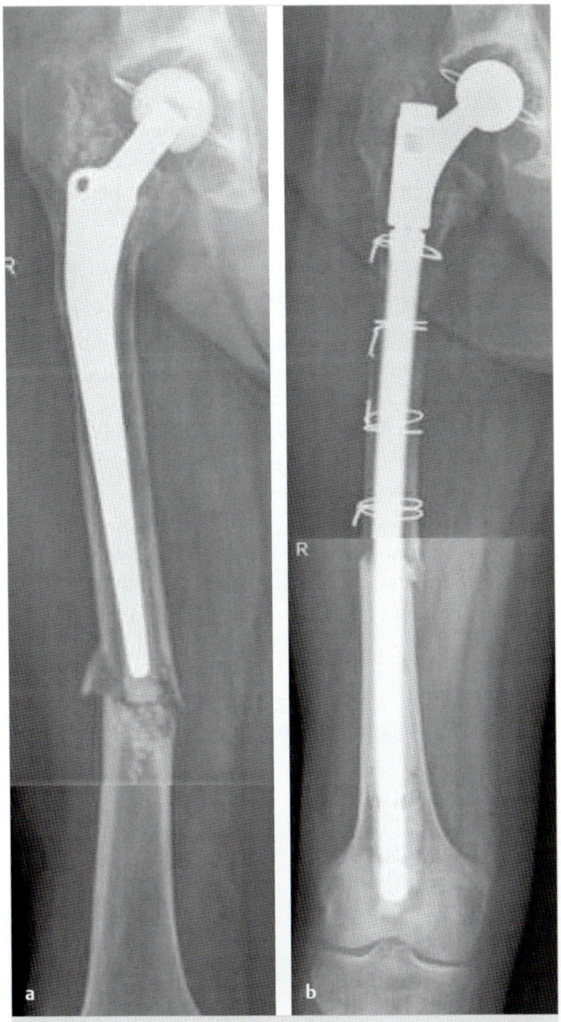

Abb. 3.47 Frakturversorgung mit einer modularen Revisionsprothese. 63 Jahre alter multimorbider Patient mit Vancouver-B3-Fraktur.

a Fraktur mit gelockerter Prothese. Eine sichere Verankerung im Isthmus ist aufgrund der Länge der primären Prothese nicht möglich.

b 6 Monate nach Versorgung mit einer modularen Revisionsprothese. Aufgrund der Weite des distalen Femurs wurde die Prothese mittels Zementsockel fixiert.

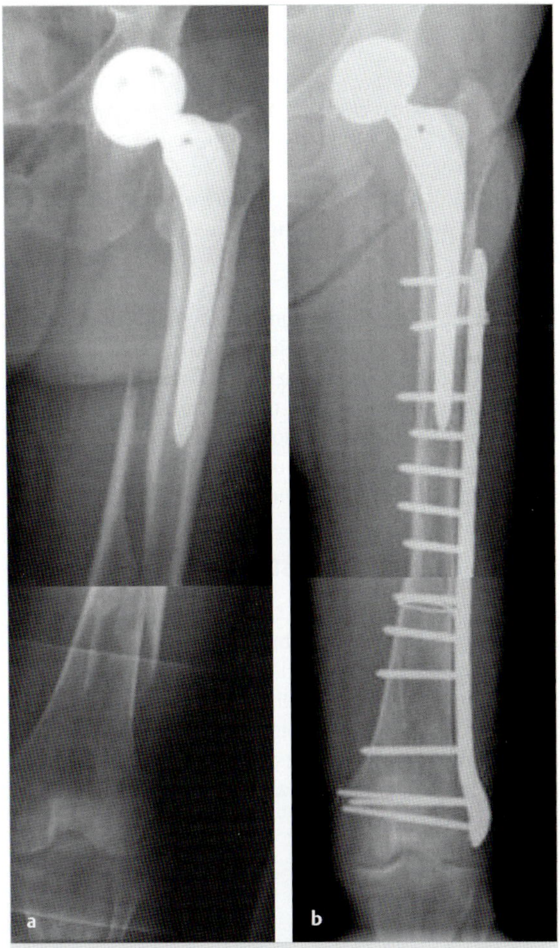

Abb. 3.48 Frakturversorgung mit distal eingeschobener PP-Platte und Cerclage in minioffener Technik. 75 Jahre alte Patientin mit Vancouver-C-Fraktur.

a Distale Fraktur mit festsitzender Prothese.

b 6 Monate nach Versorgung in minioffener Technik und Cerclage mit einer von distal eingeschobenen PP-Platte.

Knochenersatzstoffe und Strutgrafts, Bone morphogenetic Protein

Die zusätzliche Augmentation mit Knochenersatzstoffen, Eigen- (Sponiosa) bzw. Fremdknochen (Strutgraft) oder osteoinduktiven Substanzen spielt in der primären Versorgung periprothetischer Frakturen eine untergeordnete Rolle.

Bei der Revision einer ausbleibenden Frakturheilung nach osteosynthestischer PP-Frakturversorgung können diese in Betracht gezogen werden. Im eigenen Vorgehen würden wir jedoch dann die Revisionsprothesenimplantation favorisieren.

Nachbehandlung/Rehabilitation

Nach Wechsel einer Prothese ist im Regelfall eine Frühmobilisation mit schmerzadaptiertem Belastungsaufbau möglich. Mit einer osteosynthetischen Versorgung lässt sich häufig eine volle Belastungsstabilität nicht unmittelbar postoperativ gewährleisten.

Cave

Ein Osteosyntheseversagen oder eine lokale Komplikation nach prothetischer Versorgung einer periprothetischen Fraktur sollte aufgrund der unkalkulierbaren Folgen unbedingt vermieden werden, sodass in einigen Fällen eine Mobilisation mit Beschränkung auf einen Bett-Rollstuhl-Transfer für 6 Wochen nötig ist.

Ziel ist es, in diesen Fällen zumindest eine **Übungsstabilität** (z. B. mit der Motorschiene) zügig zu erreichen. Nach Ablauf von 6 Wochen ist eine **klinisch-radiologische Verlaufskontrolle** obligat, nach der die Belastung gesteigert werden kann. Die sichere Konsolidierung periprothetischer Frakturen benötigt häufig einen deutlich längeren Zeitraum, sodass weitere Kontrollen notwendig sind.

Komplikationen/Fallstricke

In der perioperativen Phase stehen **lokale Weichteilprobleme** und **systemische Komplikationen** (z. B. Pneumonie) im Vordergrund. Diese lassen sich am besten durch ein minimalinvasives Vorgehen bei osteosynthetischer Versorgung und eine frühe Mobilisation vermeiden.

Nach Prothesenwechsel bestehen die typischen Risiken der Wechselendoprothetik wie **Luxationen** oder **Infektionen.** Sollten etwa 6 Monate nach Osteosynthese belastungsabhängige Schmerzen persistieren, muss an eine **Pseudarthrose** gedacht werden und diese radiologisch (am besten mittels CT) ausgeschlossen werden. Bevor sekundäre Komplikationen wie ein Auslockern oder ein Bruch des Implantats aufgrund von Materialermüdung entstehen können, sollte die Pseudarthrose operativ therapiert werden.

Auf den Punkt gebracht

Periprothetische Frakturen sollten nach Beurteilung der Festigkeit der Prothese mit der Vancouver-Klassifikation eingeteilt werden.

Frakturen mit festsitzenden Prothesen werden mittels minioffener bzw. minimalinvasiver Technik reponiert und durch lange (polyaxiale) winkelstabile (periprothetische) Platten fixiert.

Bei gelockerten Prothesen sollte ein Prothesenwechsel mittels modularer Revisionsprothese durchgeführt werden.

Der Algorithmus zur Versorgung periprothetischer proximaler Femurfrakturen (Typ B und C) ist in ▸ Abb. 3.49 dargestellt.

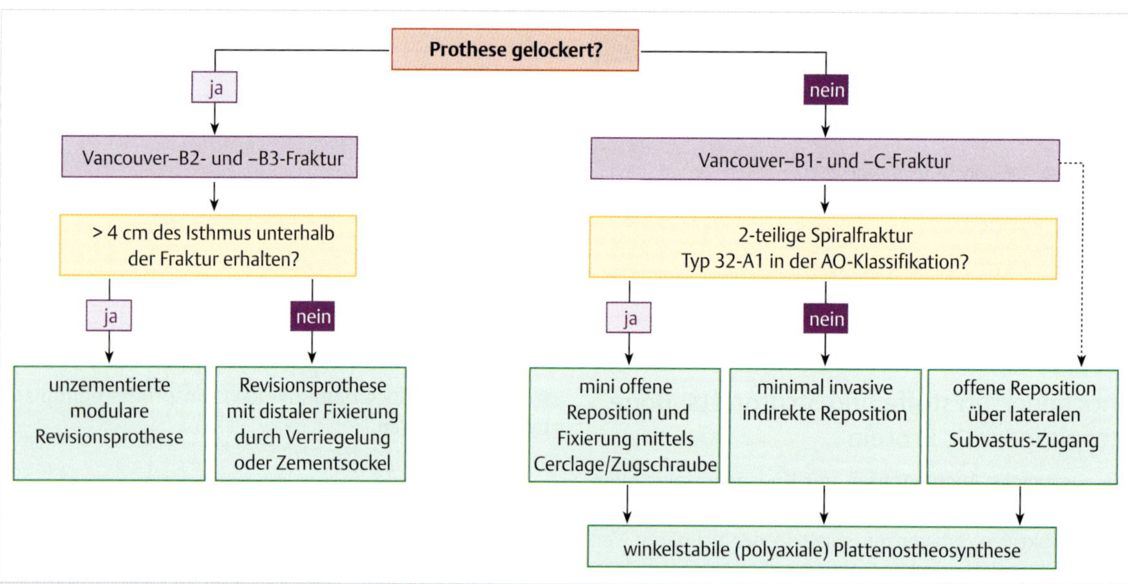

Abb. 3.49 Algorithmus zur Versorgung periprothetischer proximaler Femurfrakturen.

Literatur

[1] Beals RK, Tower SS. Periprosthetic fractures of the femur. An analysis of 93 fractures. Clin Orthop Relat Res 1996; 327: 238–246
[2] Berry DJ. Epidemiology: hip and knee. Orthop Clin North Am 1999; 30: 183–190
[3] Biggi F, Di Fabio S, D'Antimo C, Trevisani S. Periprosthetic fractures of the femur: the stability of the implant dictates the type of treatment. J Orthop Traumatol 2010; 11: 1–5
[4] Duncan CP, Masri BA. Fractures of the femur after hip replacement. Instr Course Lect 1995; 44: 293–304
[5] Franklin J, Malchau H. Risk factors for periprosthetic femoral fracture. Injury 2007; 38: 655–660
[6] Herrera DA, Kregor PJ, Cole PA et al. Treatment of acute distal femur fractures above a total knee arthroplasty: systematic review of 415 cases (1981–2006). Acta Orthop 2008; 79: 22–27
[7] Holzapfel BM, Prodinger PM, Hoberg M et al. Periprosthetic fractures after total hip arthroplasty: classification, diagnosis and therapy strategies. Orthopade 2010; 39: 519–535
[8] Jensen JS, Barfod G, Hansen D et al. Femoral shaft fracture after hip arthroplasty. Acta Orthop Scand 1988; 59: 9–13
[9] Lindahl H, Malchau H, Herberts P et al. Periprosthetic femoral fractures classification and demographics of 1049 periprosthetic femoral fractures from the Swedish National Hip Arthroplasty Register. J Arthroplasty 2005; 20: 857–865
[10] Lindahl H, Garellick G, Regnér H et al. Three hundred and twenty-one periprosthetic femoral fractures. J Bone Joint Surg Am 2006; 88: 1215–1222
[11] Liu HC, Liu G. Treatment of greater trochanter fracture after total hip replacement. Zhonghua Yi Xue Za Zhi 2012; 92: 1349–1351
[12] McGraw P, Kumar A. Periprosthetic fractures of the femur after total knee arthroplasty. J Orthop Traumatol 2010; 11: 135–141
[13] Pritchett JW. Fracture of the greater trochanter after hip replacement. Clin Orthop Relat Res 2001; 390: 221–226
[14] Sarvilinna R, Huhtala HS, Sovelius RT et al. Factors predisposing to periprosthetic fracture after hip arthroplasty: a case (n = 31)-control study. Acta Orthop Scand 2004; 75: 16–20
[15] Statistisches Bundesamt. Fallpauschalenbezogene Krankenhausstatistik (DRG-Statistik) Diagnosen, Prozeduren, Fallpauschalen und Case Mix der vollstationären Patientinnen und Patienten in Krankenhäusern 2012 (2014). Im Internet: https://www.destatis.de; Stand: 26.05.2015
[16] Tsiridis E, Spence G, Gamie Z et al. Grafting for periprosthetic femoral fractures: strut, impaction or femoral replacement. Injury 2007; 38: 688–697
[17] Wagner M, Knorr-Held F, Hohmann D. Measuring stability of wire cerclage in femoral fractures when performing total hip replacement. In vitro study on a standardized bone model. Arch Orthop Trauma Surg 1996; 115: 33–37
[18] Zuurmond RG, Pilot P, Verburg AD. Retrograde bridging nailing of periprosthetic femoral fractures. Injury 2007; 38: 958–964

3.6 Periprothetische Frakturen – distales Femur

S. Ruchholtz, B. Bücking

3.6.1 Frakturen um eine Kniegelenksprothese

Einleitung

Epidemiologie und Ursachen periprothetischer Frakturen sind in Kap. 3.5 dargestellt, einschließlich einer Tabelle der allgemeinen und speziellen Risikofaktoren für periprothetische Frakturen (▶ Tab. 3.7).

Diagnostik

Zunächst sollten **konventionelle Röntgenaufnahmen** des betroffenen Gelenks in 2 Ebenen inklusive des proximalen Femurs angefertigt werden. Da die Patienten nicht selten auf derselben Seite eine Hüftprothese oder eine Osteosynthese (z. B. proximaler Femurnagel) aufweisen, ist in Abhängigkeit von der Anamnese die radiologische Darstellung der Hüfte vor Durchführung der Operation sehr wichtig.

Entscheidend ist neben der Frakturmorphologie die Erkenntnis über den Sitz und die Beschaffenheit der Prothese, da sich hieraus unmittelbare Konsequenzen ergeben. Typische Zeichen einer vorbestehenden Lockerung einer Knieprothese sind Beschwerden in der Prothesenregion, die bereits vor dem Sturz bestanden, oder ein Lysesaum um die Prothese in der Röntgenaufnahme (▶ Abb. 3.50).

Bei Rötung und erhöhten Entzündungsparametern (CRP) ist präoperativ eine **Punktion mit Gramfärbung** zum Nachweis bzw. Ausschluss einer chronischen Protheseninfektion obligat. Zusätzlich sollte bei einem suspek-

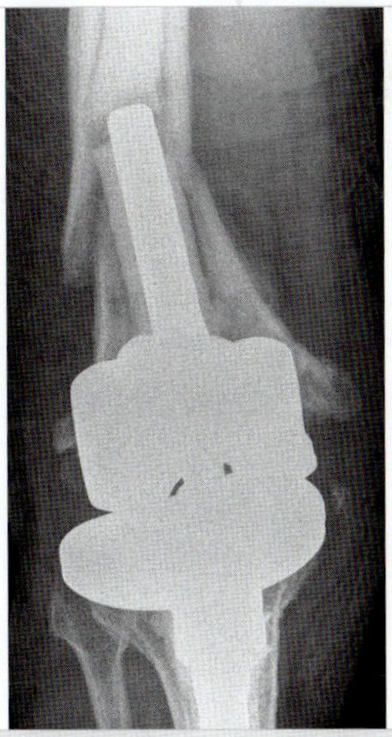

Abb. 3.50 Zeichen der Prothesenlockerung. Lockerungszeichen und Zementseparation.

ten intraoperativen Befund ein **Abstrich** entnommen werden.

Bei unklarem Frakturverlauf bzw. Lockerungszeichen kann eine **CT** erwogen werden (▶ Abb. 3.51). Dazu müssen allerdings moderne Softwareanwendungen mit iterativen Rekonstruktionsalgorithmen zur Reduktion der Metallartefakte verwendet werden.

Klassifikation

Die Klassifikation sollte erst nach ausreichender Anamnese und Bildgebung erfolgen (s. o.). Zur Beschreibung periprothetischer Femurfrakturen sind in Abhängigkeit von der Frakturlokalisation mit einliegender Hüft- oder auch Knieprothese sowie der zugrunde liegenden Frakturmorphologie verschiedene Klassifikationen gebräuchlich.

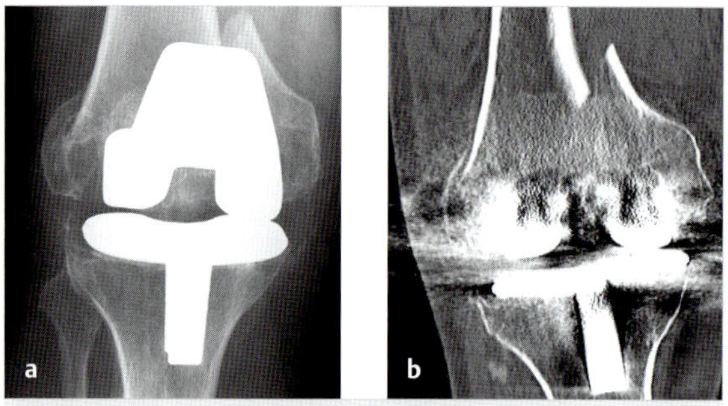

Abb. 3.51 Fragliche Lockerung einer Knieprothese nach Fraktur.
a Konventionelle Röntgenaufnahme.
b CT mit Nachweis einer partiellen lateralen Lockerung der Prothese (starke Artefaktüberlagerung).

Tab. 3.9 Rorabeck-Taylor-Klassifikation.

Typ	Kennzeichen
1	periprothetische Fraktur ohne Fragmentdislokation mit festem Implantat
2	periprothetische Fraktur mit Fragmentdislokation mit festem Implantat
3	periprothetische Fraktur mit gelockertem Implantat

Die aktuellste Klassifikation mit der weitesten Verbreitung wurde im Jahr 1999 von **Rorabeck und Taylor** zur Einteilung periprothetischer Femurfrakturen bei implantierter Knieprothese publiziert (▶ Tab. 3.9, ▶ Abb. 3.52) [9]. Die Klassifikation ist mit nur 3 unterschiedlichen Frakturtypen einfach und somit übersichtlich. Darüber hinaus ermöglicht auch sie durch Berücksichtigung der Frakturdislokation sowie der Prothesenstabilität eine bedarfsgerechte Bestimmung des Therapiekonzepts. Rorabeck und Taylor unterscheiden undislozierte Typ-1-Frakturen mit fester und intakter Prothese von dislozierten Typ-2-Frakturen mit ebenfalls festem Prothesensitz. Kennzeichen einer Typ-3-Fraktur nach Rorabeck und Taylor ist die Prothesenlockerung, die jedoch unabhängig vom Dislokationsgrad der Fraktur ist.

Neben dem Dislokationsgrad der Fraktur gilt es weitere Faktoren wie Frakturtyp (z. B. 2-Fragment vs. Trümmerfraktur), Knochenqualität, Prothesentyp (z. B. Oberflächenersatz vs. gekoppelte Porthese) sowie zusätzlich einliegende Hüftimplantate (interprothestische Fraktur) zu berücksichtigen. Keine der aktuell vorliegenden Klassifikationen kann diese Faktoren in übersichtlicher Weise berücksichtigen Deshalb sind weitere Klassifikationen [8], [11], [6], [1] der o. g. Einteilung auch nicht überlegen.

Merke

M!

Neben dem Dislokationsgrad der Fraktur gilt es weitere Faktoren wie Frakturtyp (z. B. 2-Fragment vs. Trümmerfraktur), Knochenqualität, Prothesentyp (z. B. Oberflächenersatz vs. gekoppelte Prothese) sowie zusätzlich einliegende Hüftimplantate (interprothestische Fraktur) zu berücksichtigen.

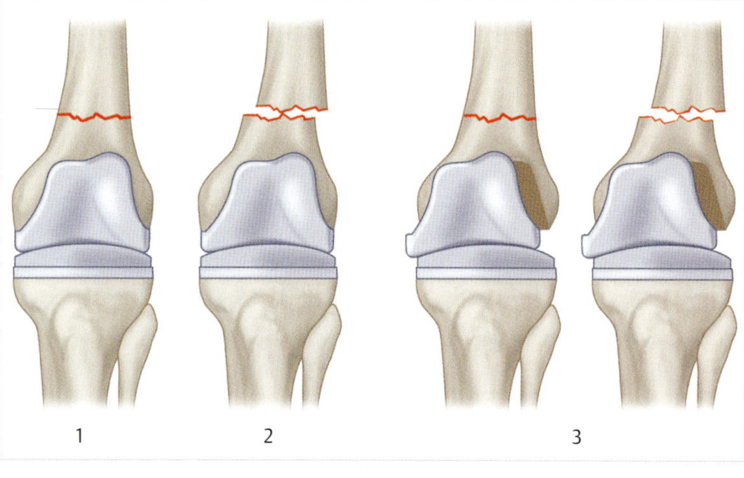

Abb. 3.52 Rorabeck-Taylor-Klassifikation für peripropthetische Kniegelenksfrakturen. Typ 1: periprothetische Fraktur ohne Fragmentdislokation mit festem Implantat. Typ 2: periprothetische Fraktur mit Fragmentdislokation mit festem Implantat. Typ 3: periprothetische Fraktur mit gelockertem Implantat.

Therapie

Ziele in der Therapie periprothetischer Frakturen um das Knie sind:

- Vermeidung sekundärer Komplikationen
- frühzeitige schmerzarme Mobilisation
- Gewährleistung einer adäquaten Pflege unselbstständiger Patienten

Analog zur periprothetischen Fraktur um das proximale Femur ist die konservative Therapie mit häufigeren Komplikationen wie Fehlstellung und Pseudarthrose behaftet [2]. Deshalb wird auch bei wenig dislozierten Frakturen eine **operative Therapie** empfohlen.

In ausgewählten Fällen (z. B. sehr hohes perioperatives Risiko) kann bei relativ distal gelegenen Frakturen eine Ruhigstellung im Oberschenkelgips erwogen werden.

Merke

Die konservative Therapie periprothetischer Frakturen besitzt, abgesehen von Patienten mit sehr hohem perioperativem Risiko, aufgrund der ungünstigen klinischen Ergebnisse nur einen geringen Stellenwert.

Entscheidend für die **Planung** des operativen Vorgehens ist die genaue Kenntnis der Fraktursituation. Dies umfasst nicht nur die Frakturlokalisation, sondern auch die Frage nach der Stabilität der einliegenden Prothese, s. Kap. Diagnostik.

Obwohl die definitive Entscheidung über die Therapie von Patienten mit periprothetischen Frakturen eine individuelle bleibt und auch außergewöhnliche Optionen wie konservative Behandlungen, Sonderanfertigungen von Prothesen und Amputationen umfasst, können die folgenden prinzipiellen Empfehlungen ausgesprochen werden.

Rorabeck-1- und -2-Frakturen

Diese Frakturen sollten osteosynthetisch versorgt werden. Infrage kommen retrograde **Marknagel- oder Plattenosteosynthesen.** Nur in Ausnahmefällen bei sehr distal gelegenen Frakturen und Trümmerfrakturen sollte ein Wechsel der Prothese erwogen werden [7]. Während Marknägel nicht winkelstabilen Platten überlegen waren [2], scheinen winkelstabile Platten den Marknägeln gleichwertig zu sein [3], [4]. Bei Marknagelosteosynthesen ist es jedoch notwendig, dass die eingebaute Prothese einen Eintritt des Nagels zwischen den Femurkondylen zulässt.

Marknagelosteosynthese

Voraussetzungen für eine Marknagelosteosynthese sind nur in der Kombination der folgenden beiden Punkte gegeben:

- Möglichkeit, den Nagel **distal hinter der femoralen Komponente** einzuführen. Das heißt, es eignen sich nur unikondyläre Schlittenprothesen und Oberflächenersatzprothesen mit entsprechend weitem Raum zwischen den beiden retrokondylären Flächen der Prothese (keine „Box"!).
- kein Vorliegen eines **proximalen intramedullären Implantats** (Prothese oder Marknagel)

Falls diese Voraussetzungen für die Implantation eines retrograden Marknagels erfüllt sind, kann dieser minimalinvasiv (S. 246) oder minioffen (S. 246) eingebracht werden. Um eine ausreichende proximale Verankerung zu erreichen, ist es wichtig, dass der Nagel proximal über den Isthmus des Femurs reicht. Distal kann eine winkelstabile Verriegelung (z. B. mit Twisted Plate eines DFN, Synthes, Umkirch/Deutschland) die Stabilität erhöhen (▶ Abb. 3.53).

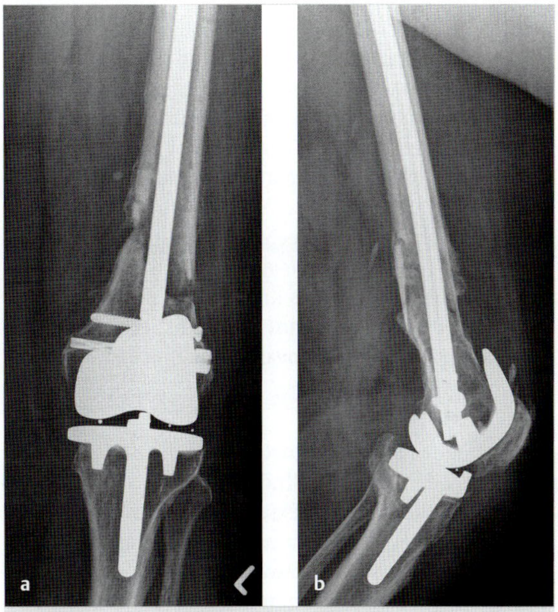

Abb. 3.53 Marknagelung einer periprothetischen Fraktur (Typ Rorabeck 2). Postoperative RT-Aufnahme einer Versorgung einer periprothetischen Fraktur mittels retrogradem Marknagel (Distal Femoral Nail mit „Twisted Plate" – DePuy Synthes, Umkirch/Deutschland).
a A.-p. Röntgenaufnahme.
b Laterale Röntgenaufnahme.

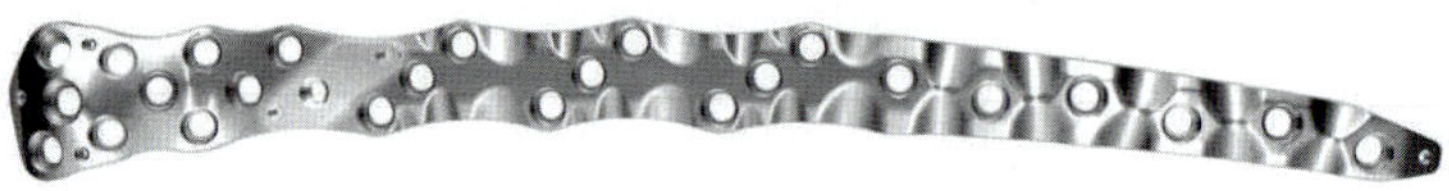

Abb. 3.54 Anatomische Platte für distale periprothetische Femurfrakturen. Offset-Löcher erlauben eine Platzierung der Schrauben vorbei am Stiel der Prothese (Non-Contact Bridging Peri-Prosthetic Plate, NCB-PP – mit freundlicher Genehmigung der Fa. Zimmer Biomet, Winterthur/Schweiz).

Plattenosteosynthese

Zur Osteosynthese werden heute anatomisch gestaltete mono- bzw. polyaxiale Plattensysteme verwendet. Wenige Hersteller bieten **spezielle Platten** für proximale periprothetische Frakturen (z. B. NCB-PP – Zimmer Biomet, Winterthur/Schweiz) an, die im distalen Bereich breit genug gestaltet sind, um mithilfe von Offset-Löchern eine Befestigung am Schaft der Prothese vorbei zu ermöglichen (▶ Abb. 3.54).

Zugang und Repositionstechnik

Der Zugang richtet sich nach den Möglichkeiten der Reposition. Grundsätzlich muss die betroffene Extremität in Achse, Rotation und Länge wieder optimal hergestellt werden.

Über einen klassischen lateralen und distalen **„Subvastus-Zugang“** mit Ligatur der Vasa perforantes kann das gesamte Femur in der Zugangsregion dargestellt, reponiert und fixiert werden. Dieser Zugang birgt jedoch die Gefahr von Wund- und Frakturheilungsstörungen sowie vermehrten Infekten in sich.

Die weniger invasiven Techniken sollen eine Minimierung des Weichteilschadens mit möglichst großer Erhaltung der Durchblutung des Knochens in der Frakturregion gewährleisten. Dabei wird eine **reduziert offene (minioffen)** und die **minimalinvasive Technik** verwendet.

Minioffene Technik

Die minioffene Technik eignet sich für die exakte Reposition von **2-teiligen Spiralfrakturen** (Typ A1 nach AO) [10]. Durch die offene direkte Reposition werden Achse und Rotation der Extremität wieder exakt hergestellt. Der Zugang sollte nur so lang gewählt sein, um neben der Reposition die Stabilisierung mittels Cerclage oder Zugschraube durchführen zu können. Anschließend erfolgt die Plattenosteosynthese, wobei die diaphysären Schrauben perkutan eingebracht werden sollten (▶ Abb. 3.55).

Ein **Nachteil** der Technik ist die direkte Manipulation der Frakturregion. Dies kann zu lokalen Durchblutungsstörungen des Knochens mit Verzögerungen in der Frakturheilung führen.

Cave

Durch eine exakte Beurteilung der RT-Bilder (RT: Durchstrahlungsprüfung) sollte deshalb eine mehrfragmentäre Fraktur ausgeschlossen werden, da bei diesen Frakturen die exakte Reposition nicht möglich ist und aus o. g. Erwägung unterlassen werden sollte.

Für die minioffene Technik gelten die Prinzipien der stabilen (nicht schwingenden) Osteosynthese, da es sonst zu Lockerungen und Irritationen um die primär fixierende Cerclage kommen kann.

Minimalinvasive Technik

Alle anderen Frakturen (z. B. **kurze Querfrakturen** oder **Mehrfragmentfrakturen**) können in der minimalinvasiven Technik operiert werden (▶ Abb. 3.56) [10]. Hierbei erfolgt zunächst die Reposition indirekt bzw. geschlossen durch Ligamentotaxis, bevor die Platte eingeschoben wird. Gelingt die Reposition nicht, kann auch durch Heranziehen der Fragmente an die Platte mittels Zugschrauben reponiert werden (▶ Abb. 3.56d). Die mechanische Achse des Femurs kann über die Kabelmethode überprüft werden.

Für die minimalinvasive Technik gelten die Prinzipien der überbrückenden Ostheosynthese.

Plattenfixation

Im Bereich einliegender Implantate ist die Befestigung der Platte am Knochen problematisch. Allgemein gilt, dass im metaphysären Bereich des Knochens so viele Schrauben wie möglich und im diaphysären Bereich 4–5 bikortikale Schrauben (8–10 Cortices) eingebracht werden sollten (Kap. 3.5.1).

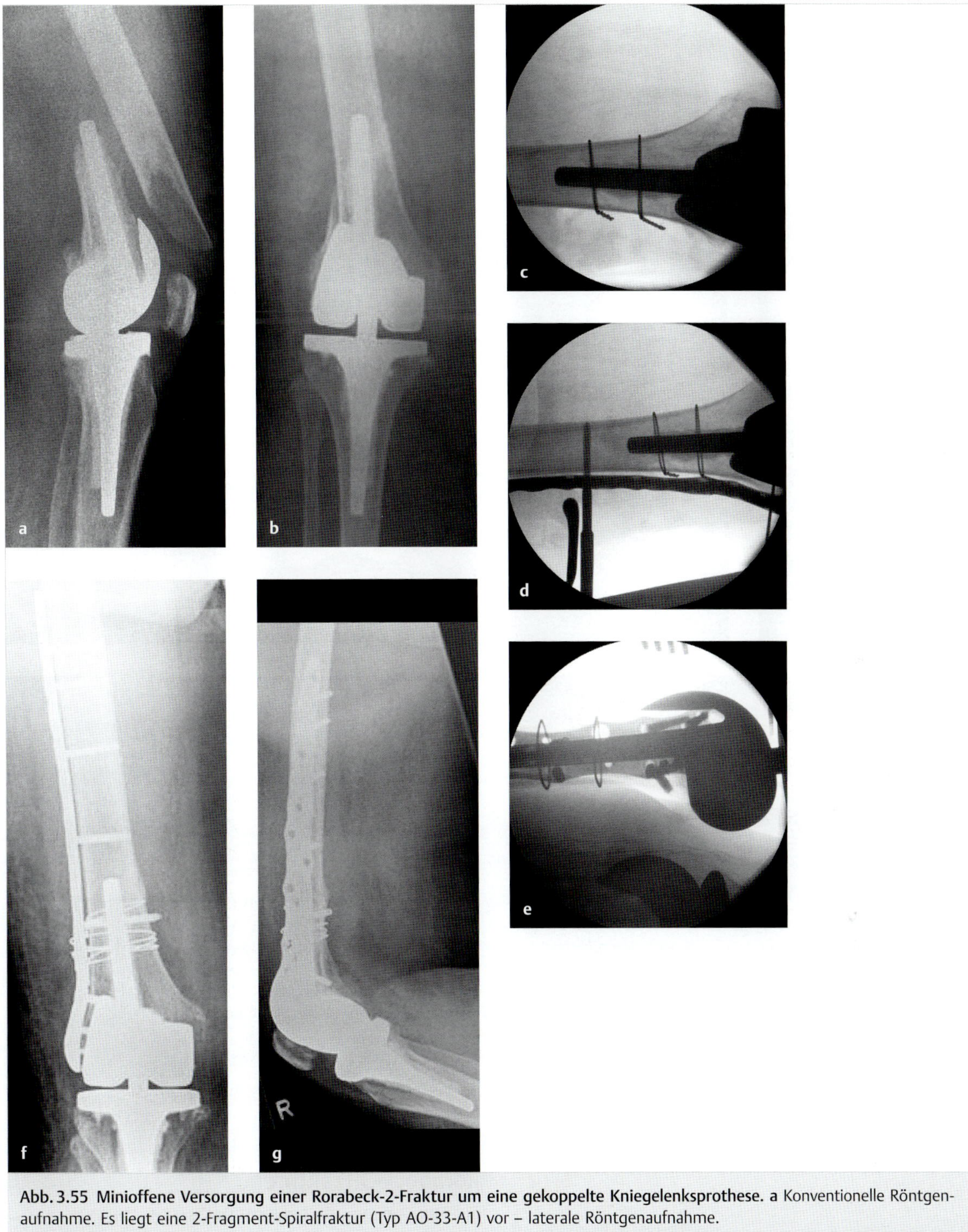

Abb. 3.55 Minioffene Versorgung einer Rorabeck-2-Fraktur um eine gekoppelte Kniegelenksprothese. **a** Konventionelle Röntgenaufnahme. Es liegt eine 2-Fragment-Spiralfraktur (Typ AO-33-A1) vor – laterale Röntgenaufnahme.
b A.–p. Röntgenaufnahme.
c Intraoperative a.–p. Röntgenaufnahme: Reposition und Stabilisierung mittels 2 Cerclagen über einen direkten minioffenen Zugang.
d Intraoperative a.–p. Röntgenaufnahme: Fixation der periprothetischen Platte am Femurschaft.
e Intraoperative seitliche Röntgenaufnahme: Die Offset-Löcher ermöglichen die Positionierung der polyaxialen Schrauben am Schaft der Prothese vorbei.
f, g Röntgendarstellung 12 Monate nach Frakturversorgung.

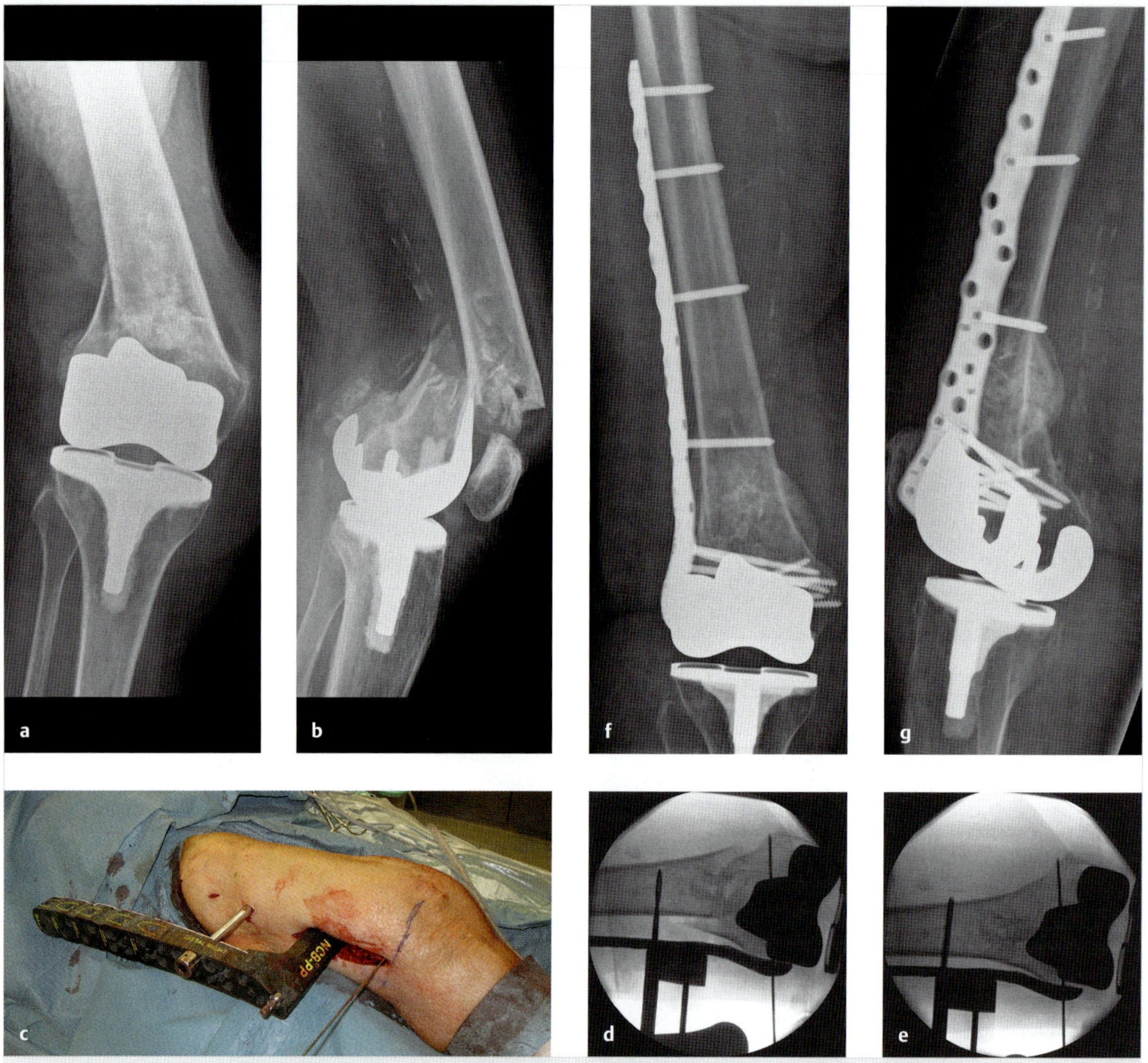

Abb. 3.56 **Minimalinvasive Versorgung einer Rorabeck-2-Fraktur.**
a Konventionelle Röntgenaufnahme. Es liegt eine mehrfragmentäre kurzstreckige Fraktur (Typ AO-33-A3) vor.
b Laterale Röntgenaufnahme.
c Einführung einer periprothetischen Platte mittels Zielbügel über einen minimalinvasiven Zugang.
d Intraoperative a.–p. Röntgenaufnahme: indirekte Reposition der Fraktur an die anatomische Platte über eine Schraube.
e Nach Reposition an die Platte.
f Röntgendarstellung 12 Monate nach Frakturversorgung – a.–p. Röntgenaufnahme.
g Laterale Röntgenaufnahme.

Merke

Um eine sichere Fixierung zu gewährleisten, sollten möglichst lange Platten wenig invasiver Technik verwendet werden.

Rorabeck-3-Frakturen

Bei diesen Frakturen wird ein Wechsel der Prothese empfohlen. Zumeist ist die Implantation einer **geführten/gekoppelten** und **langstieligen Prothese** notwendig, um eine ausreichende Stabilität zu erreichen [5] (▶ Abb. 3.57).

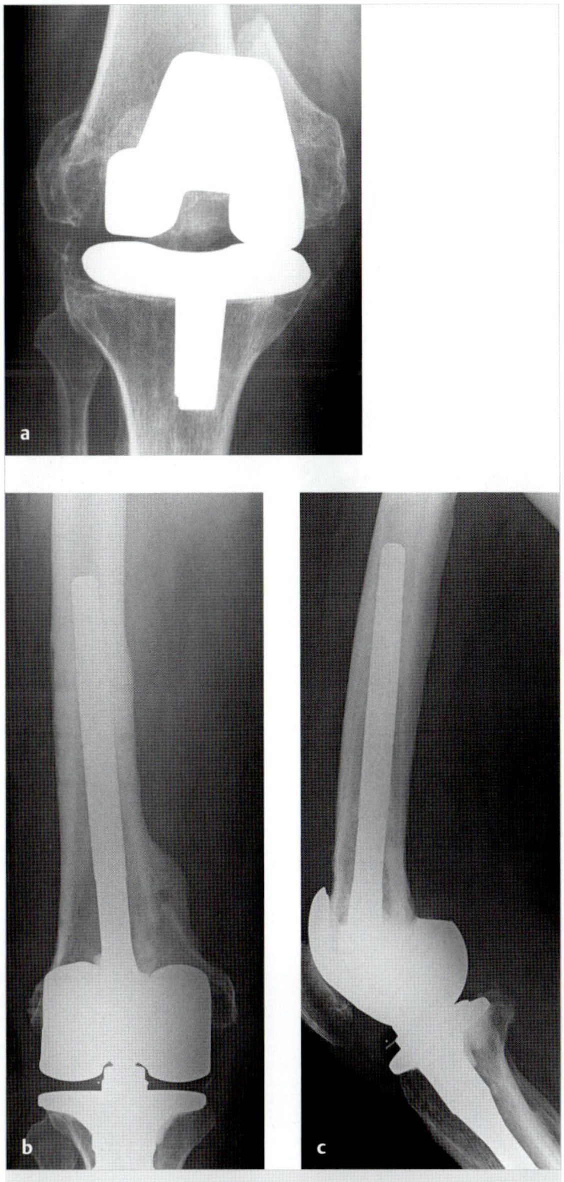

Abb. 3.57 Prothetische Versorgung einer Rorabeck-3-Fraktur.
a Rorabeck-3-Fraktur mit lateraler Lockerung der Prothese (Beispiel aus ▶ Abb. 3.51).
b Röntgendarstellung 12 Monate nach Implantation einer gekoppelten Kniegelenksprothese; a.–p. Aufnahme.
c Laterale Röntgenaufnahme.

Knochenersatzstoffe und Strutgrafts, Bone morphogenetic Protein

Die zusätzliche Augmentation mit Knochenersatzstoffen, Eigen- (Spongiosa) bzw. Fremdknochen (Strutgraft) oder osteoinduktiven Substanzen spielt in der primären Versorgung periprothetischer Frakturen eine untergeordnete Rolle.

Bei der Revision einer ausbleibenden Frakturheilung nach osteosynthestischer PP-Frakturversorgung können diese in Betracht gezogen werden. Im eigenen Vorgehen würden wir jedoch in diesem Fall die Revisionsprothesenimplantation favorisieren.

Nachbehandlung/Rehabilitation

Mit einer osteosynthetischen Versorgung lässt sich häufig eine volle Belastungsstabilität nicht unmittelbar postoperativ gewährleisten. Ein Osteosyntheseversagen oder eine lokale Komplikation nach prothetischer Versorgung einer periprothetischen Fraktur sollten aufgrund der unkalkulierbaren Folgen unbedingt vermieden werden, sodass in einigen Fällen eine Mobilisation mit Beschränkung auf einen Bett-Rollstuhl-Transfer für 6 Wochen nötig ist. Ziel ist es, in diesen Fällen zumindest eine **zügige Übungsstabilität** (z. B. mit der Motorschiene) zu erreichen. Nach Ablauf von 6 Wochen ist eine **klinisch-radiologische Verlaufskontrolle** obligat, nach der die Belastung gesteigert werden kann. Die sichere Konsolidierung periprothetischer Frakturen benötigt häufig einen deutlich längeren Zeitraum, sodass weitere Kontrollen notwendig sind.

Nach Wechsel einer Prothese ist im Regelfall eine Frühmobilisation mit schmerzadaptiertem Belastungsaufbau möglich.

Komplikationen/Fallstricke

In der perioperativen Phase stehen **lokale Weichteilprobleme** und **systemische Komplikationen** (z. B. Pneumonie) im Vordergrund. Diese lassen sich am besten durch ein schonendes operatives Vorgehen und eine frühe Mobilisation vermeiden.

Sollten etwa 4–6 Monate nach Osteosynthese weiterhin belastungsabhängige Schmerzen persistieren, muss an eine **Pseudarthrose** gedacht werden und diese radiologisch (am besten mittels CT) ausgeschlossen werden. Bevor sekundäre Komplikationen wie ein Auslockern oder ein Bruch des Implantats aufgrund von Materialermüdung entstehen können, sollte die Pseudarthrose operativ therapiert werden (▶ Abb. 3.58).

Nach Prothesenwechsel bestehen die typischen Risiken der Wechselendoprothetik wie **Infektionen** und spätere **Lockerungen.**

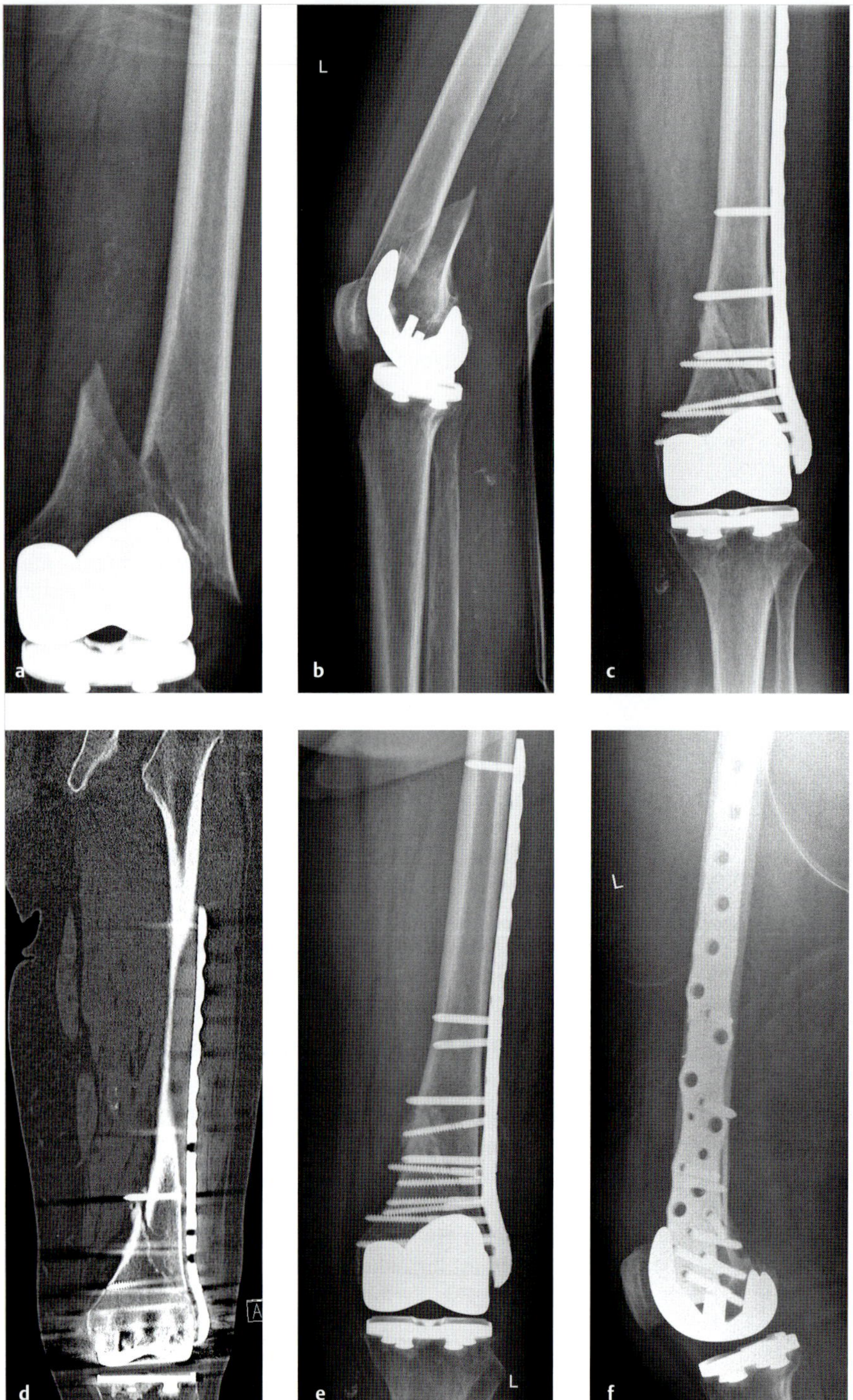

Abb. 3.58 Pseudarthrose 6 Monate nach Versorgung einer Rorabeck-2-Fraktur in minimalinvasiver Technik.

a Konventionelle Röntgenaufnahme 6 Monate nach minimalinvasiver Versorgung.

b Laterale Röntgenaufnahme.

c A.–p. Röntgenaufnahme 6 Monate nach Osteosynthese und belastungsabhängigen Schmerzen.

d Darstellung der Pseudarthrose bei weiterhin stabilem Sitz des Osteosynthesematerials in der CT nach 6 Monaten. Die Patientin hatte persitierende belastungsabhängige Schmerzen.

e Weitere 6 Monate nach Revision und Spongiosaanlagerung. Die Fraktur ist durchbaut, es bestehen keine Schmerzen mehr.

f Laterale RT-Aufnahme weitere 6 Monate nach Revision.

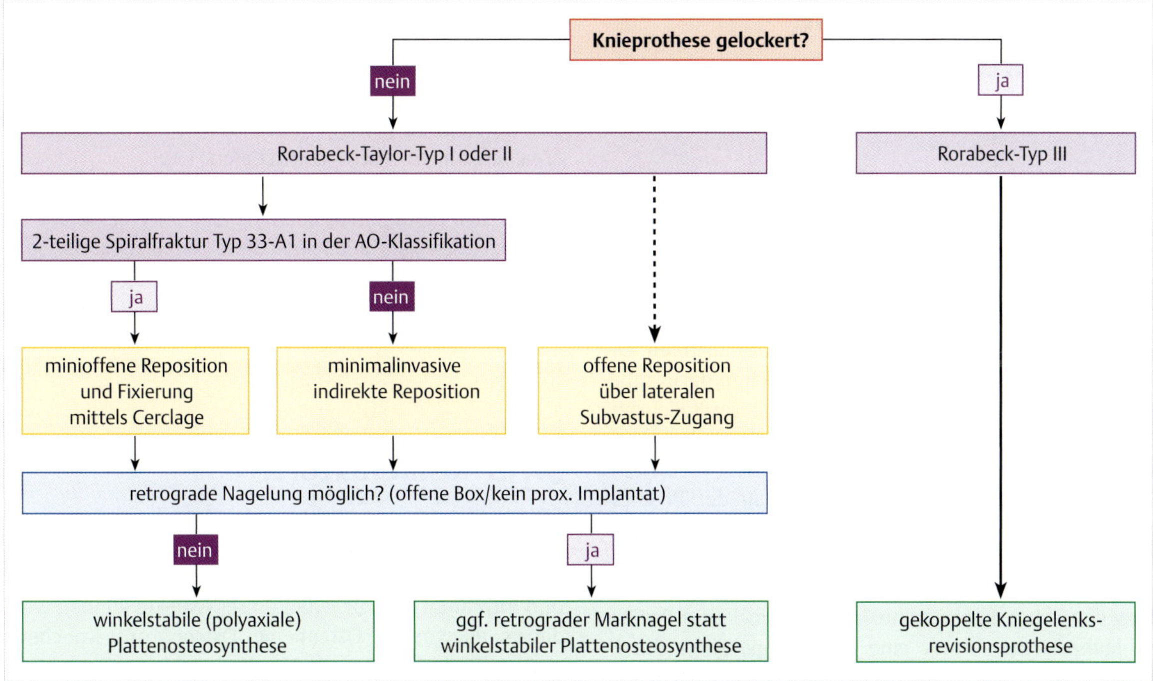

Abb. 3.59 Algorithmus zur Versorgung periprothetischer Frakturen des distalen Femurs.

Auf den Punkt gebracht

Periprothetische Frakturen sollten nach Beurteilung der Festigkeit der Prothese mit der Rorabeck-Taylor-Klassifikation eingeteilt werden. Frakturen mit festsitzenden Prothesen werden mittels Marknagelung oder Plattenosteosynthese versorgt. Bei der Marknagelung muss sichergestellt werden, dass der Nagel hinter der Prothese retrograd in das Femur eingeschoben werden kann und kein intramedulläres proximales Implantat im Femur vorliegt.

Bei der Plattenosteosynthese sollte mittels minioffener bzw. minimalinvasiver Technik reponiert und die Fraktur durch eine lange (polyaxiale) winkelstabile (periprothetische) Platte fixiert werden.

Bei gelockerten Prothesen sollte ein Prothesenwechsel auf gekoppelte Revisionsprothesen durchgeführt werden.

Literatur

[1] Backstein D, Safir O, Gross A. Periprosthetic fractures of the knee. J Arthroplasty 2007; 22: 45–9

[2] Herrera DA, Kregor PJ, Cole PA et al. Treatment of acute distal femur fractures above a total knee arthroplasty: systematic review of 415 cases (1981–2006). Acta Orthop 2008; 79: 22–27

[3] Hou Z, Moore B, Bowen TR et al. Treatment of interprosthetic fractures of the femur. J Trauma 2011; 71: 1715–1719

[4] Hou Z, Bowen TR, Irgit K et al. Locked plating of periprosthetic femur fractures above total knee arthroplasty. J Orthop Trauma 2012; 26: 427–432

[5] Johnston AT, Tsiridis E, Eyres KS et al. Periprosthetic fractures in the distal femur following total knee replacement: A review and guide to management. Knee 2012; 19: 156–162

[6] Kim KI, Egol KA, Hozack WJ et al. Periprosthetic fractures after total knee arthroplasties. Clin Orthop Relat Res 2006; 446: 167–75

[7] McGraw P, Kumar A. Periprosthetic fractures of the femur after total knee arthroplasty. J Orthop Traumatol 2010; 11: 135–141

[8] Neer CS, Grantham SA, Shelton ML. Supracondylar fracture of the adult femur. A study of one hundred and ten cases. J Bone Joint Surg Am 1967; 49: 591–613

[9] Rorabeck CH, Taylor JW. Classification of periprosthetic fractures complicating total knee arthroplasty. Orthop Clin North Am 1999; 30: 209–214

[10] Ruchholtz S, El-Zayat B, Kreslo D et al. Less invasive polyaxial locking plate fixation in periprosthetic and peri-implant fractures of the femur – A prospective study of 41 patients. Injury 2013; 44: 239–248

[11] Su ET, DeWal H, Di Cesare PE. Periprosthetic femoral fractures above total knee replacements. J Am Acad Orthop Surg 2004; 12: 12–20

3.7 Periprothetische Tibiafraktur

G. Röderer, F. Gebhard

3.7.1 Einleitung

Die Inzidenz periprothetischer Frakturen am Kniegelenk nimmt entsprechend der Anzahl an implantierten Knie-Totalendoprothesen (K-TEP) kontinuierlich zu. In den meisten Fällen handelt es sich um periprothetische Femurfrakturen, die 2–4 Jahre postoperativ auftreten. Die Risikofaktoren für das Erleiden einer solchen periprothetischen Fraktur sind vielfältig. Von besonderer Bedeutung sind jedoch Osteopenie bzw. Osteoporose und ein vermindertes Bewegungsausmaß der Prothese.

Wenn die Voraussetzungen zum Erhalt der Prothese gegeben sind, kommen bei der osteosynthetischen Stabilisierung Marknägel oder winkelstabile Platten zum Einsatz. Ziel der operativen Therapie ist die Wiederherstellung von Achse und Rotation. Im Falle gelockerter Prothesenkomponenten muss eine Wechseloperation durchgeführt werden. Diese Prinzipien gelten gleichermaßen für die periprothetischen Tibiafrakturen, wenngleich diese weitaus seltener sind.

3.7.2 Epidemiologie

Die Anzahl an implantierten K-TEP in den westlichen Industrienationen ist im Laufe der letzten Jahre kontinuierlich gestiegen. Für die Bundesrepublik Deutschland bspw. werden von der Bundesgeschäftsstelle für Qualitätssicherung für das Jahr 2 007 136 000 K-TEP angegeben. Etwa 0,3–2,5 % dieser Patienten erleiden eine periprothetische Fraktur [9], [12]. Hierbei ist das distale Femur mit einer Inzidenz von 2 % am häufigsten betroffen, gefolgt von der proximalen Tibia (0,3–0,5 %) und der Patella (0,15–0,6 %) [3]. Prinzipiell kann eine periprothetische Fraktur bereits intraoperativ auftreten, was mit einer Inzidenz von 0,39 % jedoch relativ selten geschieht [1]. In solchen Fällen gelten im Gegensatz zu den postoperativen Frakturen, die sich durchschnittlich 2–4 Jahre nach Primärimplantation ereignen, andere Therapieprinzipien [12].

Mit der steigenden Anzahl an Primärimplantationen erhöht sich naturgemäß auch die Zahl an Wechseloperationen. Für das Jahr 2009 wird diese vom Institut für Qualität und Patientensicherheit mit 10 000 Eingriffen beziffert [2]. Das Risiko einer intraoperativen periprothetischen Tibiafraktur steigt bei Revisions- bzw. Wechseloperationen drastisch an und wird mit bis zu 38 % angegeben [10].

3.7.3 Risikofaktoren

Für die Einschätzung der Risikofaktoren für das Erleiden einer periprothetischen Tibiafraktur ist die Beurteilung von 3 wesentlichen Faktoren wichtig: **Patient, Operation** und **Implantat** [4]. Für jeden dieser Aspekte können wiederum allgemeine (Osteopenie, Osteoporose, Knochenstoffwechselerkrankungen, Wechseloperation, Osteolysen etc.) und speziell für die Tibia bedeutsame Aspekte unterschieden werden. Bezogen auf Letztere sind dies seitens der Operation z. B. eine Varusfehlstellung oder Malrotation sowie Frakturen oder Umstellungsosteotomien in der Vorgeschichte. Implantatspezifische Faktoren stellen intramedulläre Komponenten (Stiele, Finnen, Stifte) und die Press-Fit-Technik dar (▶ Tab. 3.10).

3.7.4 Ursachen

Periprothetische Tibiafrakturen sind im Gegensatz zu jenen des Femurs stärker vom Prothesendesign abhängig (▶ Tab. 3.10). Aus diesem Grund treten diese seltener als Folge eines Traumas und somit postoperativ, sondern

Tab. 3.10 Allgemeine und spezielle Risikofaktoren für das Erleiden einer periprothetischen Tibiafraktur (Quelle: [4]).

Aspekt	Allgemein	Speziell
Patient	• Osteopenie, Osteoporose • Knochenstoffwechselerkrankung (z. B. Morbus Paget) • rheumatoide Arthritis • Steroide • neuromuskuläre Erkrankungen • Deformitäten • Infektion	
Operation	• Wechseloperation • Prothesen-, Zemententfernung • Schraubenlöcher • Osteolysen (Abrieb) • Stress Shielding • Narkosemobilisation	• Fehlimplantation (Varus) • Malalignement • kortikale Perforation • kortikales „Stielimpingement" • Osteotomien der Tuberositas tibiae • intraoperativ (Reposition, intramedulläre Führung, Stielinsertion)
Implantat		• intramedulläre Komponenten (Stiele, Stifte, Finnen) • zementfreies Press-Fit

häufiger **intraoperativ** im Rahmen von Wechseloperationen auf. Ursächlich als Trauma kommen zumeist niedrigenergetische Mechanismen im Sinne von **Sturzereignissen** zum Tragen.

3.7.5 Klinik

An klinischen Symptomen können grundsätzlich sämtliche sichere (ausgeprägte Fehlstellung, offene Frakturen, abnorme Beweglichkeit, Krepitationen) und unsichere Frakturzeichen (Schmerzen, Schwellung, Rötung, Überwärmung, Funktionseinschränkung) vorliegen.

3.7.6 Anamnese und Diagnostik

Neben der akuten Anamnese ist die **erweiterte Anamnese** von herausragender Bedeutung bei der Behandlung von Patienten mit periprothetischen Frakturen, um Beschwerden vor dem Trauma erfassen zu könnnen, die auf eine Lockerung der Prothese hinweisen können (Schmerzen, Instabilität, reduzierte Gehstrecke). Auch ein chronischer Low-Grade-Infekt sollte in diesem Rahmen nicht vollständig außer Acht gelassen werden. Anamnestische Hinweise hierfür können Wundheilungsstörungen bzw. ein Infekt bei Primärimplantation, Ruheschmerz, Schwellneigung und nie erreichte Beschwerdefreiheit sein.

An erster Stelle beim diagnostischen Vorgehen hat die eingehende **klinische Untersuchung** zu erfolgen, einschließlich Pulsstatus und Beurteilung der peripheren Sensibilität und Motorik. Besonderes Augenmerk ist außerdem auf den Zustand und die Beschaffenheit der Weichteile zu richten. Das bildgebende Verfahren der Wahl ist die **Röntgenuntersuchung** des betroffenen Kniegelenks in mindestens 2 Ebenen. Optional kann eine Tangentialaufnahme der Patella erfolgen. Darüber hinaus ist die Diagnostik bei entsprechender Anamnese (ipsilaterale Hüft-TEP, andere Implantate) entsprechend zu erweitern.

Zu bedenken ist das Vorhandensein von Endoprothesen bzw. tibialen Komponenten mit weiter nach distal auslaufenden Anteilen, sodass u. U. die Röntgenaufnahme auf einer langen Platte erfolgen muss, damit das gesamte Implantat abgebildet wird. Neben der Beurteilung der eigentlichen Fraktur müssen Sitz und Beschaffenheit der Prothese beurteilt werden. Letztere sind neben der Beurteilung der eigentlichen Fraktur entscheidende Kriterien, da hiervon abhängt, ob eine prothesenerhaltende Versorgung oder eine Wechseloperation erfolgen kann bzw. muss. Typische radiologische Zeichen einer Lockerung der tibialen Komponente sind Lysesäume um die Prothese sowie Zement- oder Prothesenseparation vom Knochen.

Zur weiteren Beurteilung kann die **CT** eingesetzt werden, deren Aussagekraft durch implantatbedingte Artefaktbildung jedoch häufig eingeschränkt ist. Bei Verdacht auf einen chronischen TEP-Infekt muss eine sterile **Punktion** des Kniegelenks zur Probengewinnung für die Mikrobiologie in das therapeutische Konzept mit einbezogen werden. Zuletzt ist die Identifikation des **Prothesendesgins** anhand früherer OP-Berichte oder des Prothesenpasses obligater Bestandteil der Anamnese und Diagnostik.

Checkliste

Anamnese und Diagnostik

- Anamnese
  - Prothesenlockerung: Schmerzen, Instabilität, Gehstrecke ↓
  - Chronischer Infekt: Wundheilungsstörung, Infekt, Schwellung, Ruheschmerz
- Röntgen, CT
- ggf. Gelenkpunktion für Mikrobiologie
- Prothesendesign
  - OP-Berichte, Prothesenpass

3.7.7 Klassifikation

Die am weitesten verbreitete Einteilung periprothetischer Tibiafrakturen stellt die **Felix-Klassifikation** dar [5]. Sie beruht auf der Analyse von 102 periprothetischen Tibiafrakturen und beschreibt den Frakturverlauf, die Stabilität der Prothesenkomponente und den Zeitpunkt der Fraktur (intra- oder postoperativ) (▸ Abb. 3.60, ▸ Tab. 3.11).

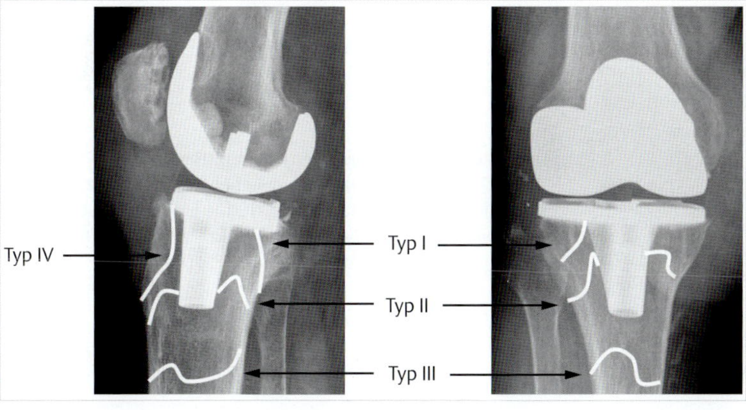

Abb. 3.60 Klassifikation periprothetischer Tibiafrakturen nach Felix im Röntgenbild. (Quelle: [5]).

Tab. 3.11 Klassifikation periprothetischer Tibiafrakturen (Quelle: [5]).

Typ	Anatomischer Verlauf	Subtyp
I	Tibiaplateaufrakturen	• A: Prothese stabil • B: Prothese locker • C: intraoperativ
II	Frakturen meta-/diaphysär im Bereich des Prothesenstems	
III	Frakturen distal des Prothesenstems	
IV	Frakturen der Tuberositas tibiae	

Der am häufigsten auftretende Frakturtyp in der Analyse von Felix et al. war der Typ I (n = 61), gefolgt von den Typen II (n = 22), III (n = 17) und IV (n = 2). 83 Frakturen traten im postoperativen Verlauf auf (Subtypen A und B), 19 intraoperativ (Subtyp C). Bei den postoperativen Frakturen lag ursächlich in der Mehrzahl der Fälle ein niedrigenergetisches Trauma vor [5]. In neueren Publikationen wird die Felix-Klassifikation auch als **Mayo-Klassifikation** bezeichnet [7].

3.7.8 Therapie

Grundsätzliche **Ziele** der Therapie sind die Wiederherstellung von Achse, Stabilität, Funktion, insbesondere der aktiven Streckung sowie die Ausheilung der Fraktur. Bei prothesenerhaltenden Versorgungen durch Osteosynthese ist eine **belastungsstabile Situation** anzustreben, da die Compliance bzw. Fähigkeit zur postoperativen Teilbelastung vor dem Hintergrund eines überwiegend geriatrischen Patientenguts häufig sehr eingeschränkt oder überhaupt nicht vorhanden ist. Im Rahmen dessen kann eine osteoporotische Knochenqualität erschwerend hinzukommen, was eine stabile Implantatverankerung einschränkt und somit die Primärstabilität der Versorgung wiederum reduziert.

Implantatwahl

Winkelstabile Platte

Die osteosynthetische Versorgung periprothetischer Tibiafrakturen stellt eine Domäne der winkelstabilen Platte dar. Bedingt ist dies in erster Linie durch die höhere Primärstabilität auch im osteoporotischen Knochen. Ferner erlauben die in der Regel sehr stabilen Platten den Einsatz langer Implantate zur Überbrückung von Frakturzonen in minimalinvasiver Technik [11].

Exemplarisch veranschaulicht werden können diese Vorzüge an der winkelstabilen NCB-PT-Platte (Non-Contact Bridging – Proximal Tibia) (Fa. Zimmer Biomet, Winterthur/Schweiz) (▶ Abb. 3.61).

Der spezielle **winkelstabile Verriegelungsmechanismus** erlaubt die polyaxiale (30°) Schraubenplatzierung (▶ Abb. 3.62). Dies ist von Vorteil, wenn Schrauben um eine liegende Prothese mit Stielkomponente positioniert werden müssen. Des Weiteren kann mit den Schrauben, die kein Gewinde im Kopfbereich aufweisen, eine indirekte Reposition bzw. interfragmentäre Kompression er-

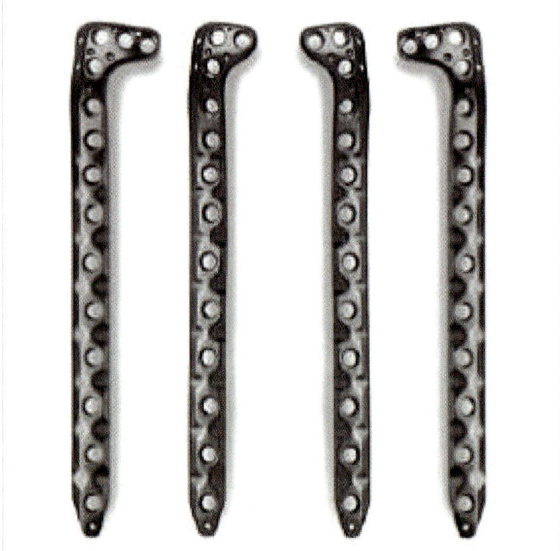

Abb. 3.61 Winkelstabile Platte für die proximale Tibia (mit freundlicher Genehmigung der Fa. Zimmer Biomet, Winterthur/Schweiz).

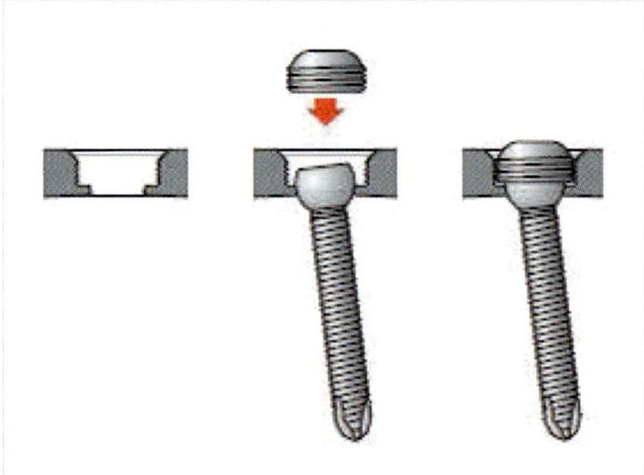

Abb. 3.62 Winkelstabiler Verriegelungsmechanismus der NCB-PT-Platte (mit freundlicher Genehmigung der Fa. Zimmer Biomet, Winterthur/Schweiz) . Die Schraubenplatzierung ist polyaxial in einem Radius von 30° zur Plattenebene möglich.

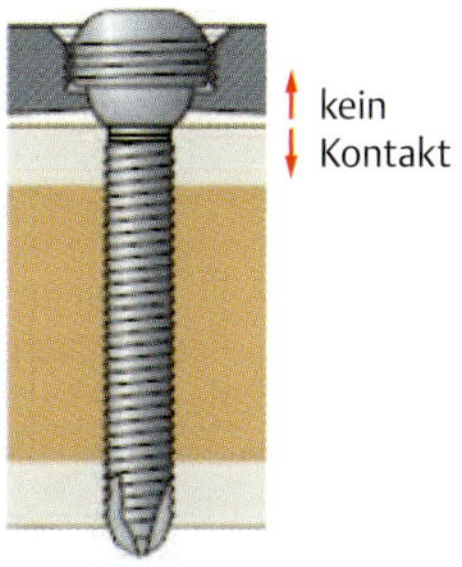

Abb. 3.63 „Non-Contact“ (mit freundlicher Genehmigung der Fa. Zimmer Biomet, Winterthur/Schweiz). Die winkelstabile Verschlusskappe führt zur Druckentlastung des Periosts unter der Platte, da die Konvexität des Schraubenkopfs unter Plattenniveau tritt.

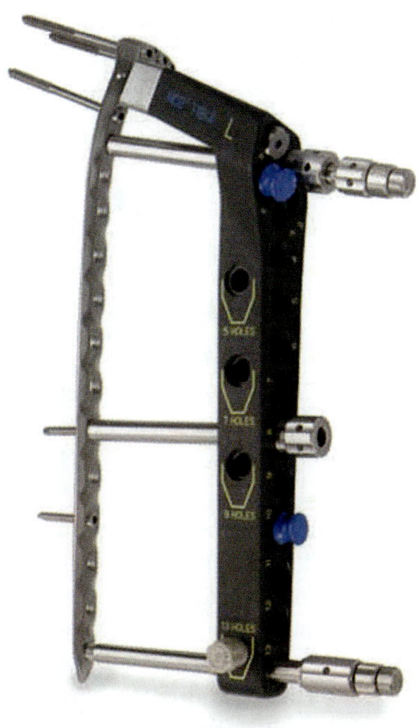

Abb. 3.64 Zielbügelsystem zur minimalinvasiven Implantation einer winkelstabilen Platte an der proximalen Tibia. (mit freundlicher Genehmigung der Fa. Zimmer Biomet, Winterthur/Schweiz)

zeugt werden, da die Winkelstabilität sekundär durch die Verschlusskappe erfolgt. Zugleich presst die Verschlusskappe die Konvexität des Schraubenkopfs unter die Platte, was zur Druckentlastung des darunterliegenden Periosts und somit dem namengebenden „Non Contact“ führt (▸ Abb. 3.63).

Ein **Zielbügelsystem** ermöglicht das Einbringen der Platte in minimalinvasiver Technik zur Überbrückung von Frakturzonen, was günstig für die Knochenheilung ist, da das Frakturhämatom und die periostale Durchblutung weniger tangiert werden als bei „offenen“ Vorgehensweisen (biologische Osteosynthese) (▸ Abb. 3.64).

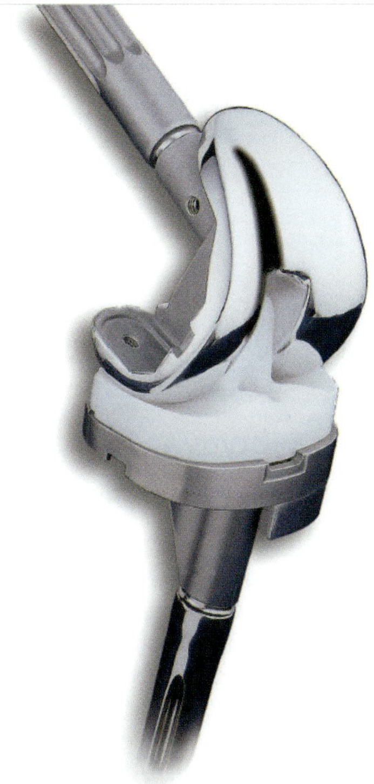

Abb. 3.65 Modulares Revisionssystem für die Knieendoprothetik. (NexGen LCCK [Legacy Constrained Condylar Knee]). (mit freundlicher Genehmigung der Fa. Zimmer Biomet, Winterthur/Schweiz)

Revisionprothese

Bei Frakturtypen mit gelockerter Prothese oder sehr schlechtem verbleibendem Knochenstock bei fest verankerter Prothese muss ein Prothesenwechsel erfolgen. Da in der Regel knöcherne Defekte resultieren, sollte ein Prothesensystem verwendet werden, das neben der veränderten Verankerung einen **Defektaufbau durch Augmente** erlaubt (▸ Abb. 3.65, ▸ Abb. 3.66).

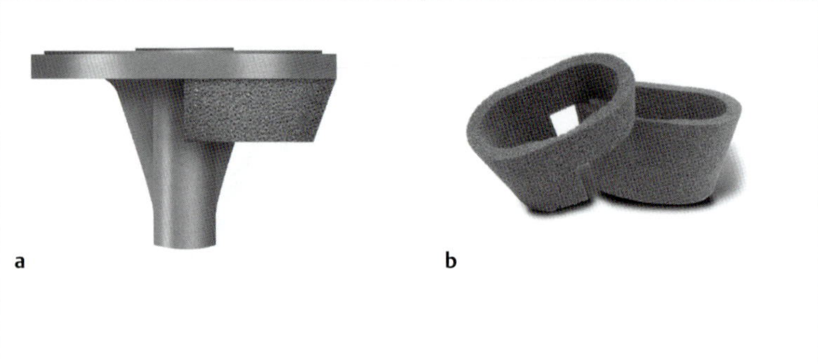

Abb. 3.66 Tibiales Konussystem zur Auffüllung von Defektsituationen bei Prothesenwechsel.

a Exemplarische Montage an einer tibialen Komponente. (Trabecular Metal Tibial Cones – mit freundlicher Genehmigung der Fa. Zimmer Biomet, Winterthur/Schweiz)

b Verschiedene Koni unterschiedlicher Größe. (mit freundlicher Genehmigung der Fa. Zimmer Biomet, Winterthur/Schweiz)

Therapie des Subtyps A

Typ IA: Tibiaplateaufraktur mit stabil verankerter Prothese

Diese Frakturen verlaufen im Interface zwischen Prothese und Knochen und betreffen zumeist das mediale Plateau. Ursächlich zugrunde liegen häufig Stressfrakturen aufgrund einer **Fehlbelastung,** z. B. bei einer varisch eingebrachten tibialen Komponente. Bei geringer Dislokation und geeignetem Patientengut kann eine **konservative Therapie** in Betracht gezogen werden. Hierzu erfolgt initial die Ruhigstellung im Brace oder Gips, was im Verlauf durch eine Kniegelenksorthese mit limitiertem Bewegungsumfang ersetzt werden kann. Des Weiteren ist eine Entlastung von ca. 6 Wochen unter begleitender Thromboemboliephrophylaxe erforderlich. Die Immobilisation des Gelenks und die lang andauernde Entlastung sind beim geriatrischen Patienten kritisch zu betrachten. Deswegen und bei größeren Fragmenten sollte auch beim Typ IA die **osteosynthetische Stabilisierung** mit Schrauben oder Platte großzügig indiziert werden (▶ Abb. 3.67) [3], [5].

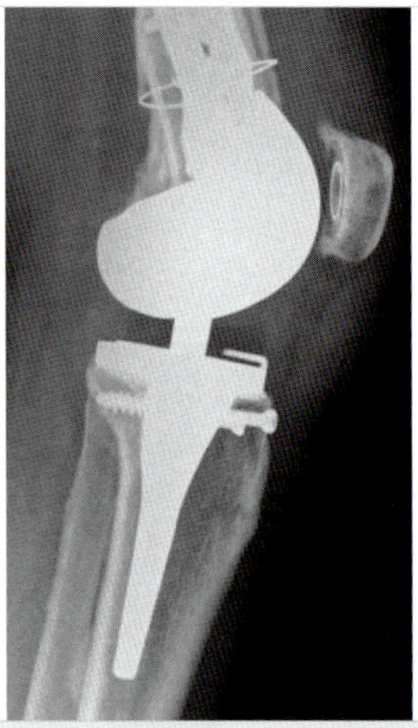

Abb. 3.67 Felix-Typ-IA-Fraktur. Postoperatives Röntgenbild im seitlichen Strahlengang. Die Fraktur wurde mit einer Schraubenosteosynthese versorgt.

Typ IIA: Fraktur des metadiaphysären Überganges mit stabil verankerter Prothese

Im Gegensatz zu den Typ-IA-Frakturen liegt dem Typ IIA häufig ein **traumatisches Ereignis** zugrunde. Außerdem ereignen sich Typ-IIA-Frakturen häufiger bei Prothesendesgins, die Stiele, Stifte oder Finnen aufweisen. Nicht selten sind diese Frakturen nicht disloziert, weswegen grundsätzlich eine **konservative Therapie** in Betracht gezogen werden kann. Jedoch ist auch an dieser Stelle auf die negativen Folgen einer länger dauernden Ruhigstellung hinzuweisen.

Daher sind die Typ-IIA-Frakturen eine Domäne der **operativen Therapie.** Entscheidend für die Therapiewahl ist die Qualität des proximal verbliebenen Knochenlagers. Hiervon hängt es ab, ob eine osteosynthetische Stabilisierung oder ein Prothesenwechsel erfolgen sollte. Letzterer ist bei definitionsgemäß fester Prothese jedoch möglichst zu vermeiden und die Osteosynthese mit polyaxialem, winkelstabilem Implantat zu bevorzugen [4]. Es gilt abzuwägen, ob fallweise eine postoperativ verminderte Primärstabilität mit der Notwendigkeit zur Teilbelastung nach Osteosynthese zu akzeptieren ist. Alternativ müssen sonst u. U. große knöcherne Defekte im Rahmen der Explantation der im proximalen Knochen fest verankerten Prothese in Kauf genommen werden. In solchen Fällen können langstielige Prothesen verwendet werden, die die Fraktur stabil überbrücken und einen schnelleren postoperativen Belastungsaufbau erlauben.

Typ IIIA: Fraktur distal der Prothese mit stabil verankerter Prothese

Auch den Typ-IIIA-Frakturen liegt zumeist ein adäquates **Trauma** zugrunde. Seitens der Prothese können Stressspitzen durch Fehlimplantation begünstigend wirken. Diese Frakturen sind Domäne der **osteosynthetischen Stabilisierung** und lassen sich mit winkelstabilen Platten ggf. in minimalinvasiv durchgeschobener Technik gut adressieren (▶ Abb. 3.68). Aufgrund eines proximal der Fraktur zumeist ausreichenden Knochenstocks sind Wechseloperationen nur selten erforderlich. Problematisch kann bei diaphysärer Lokalisation der Fraktur die knöcherne Heilung sein, da die Durchblutung in diesem Bereich vergleichsweise schlecht ist.

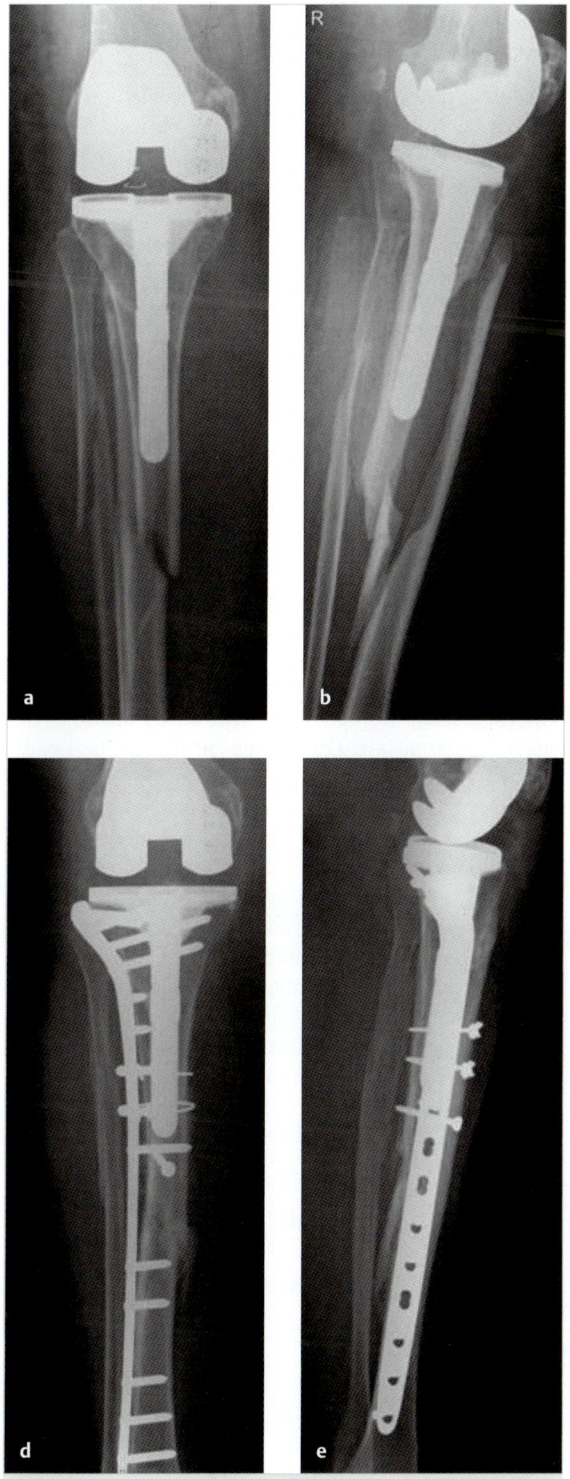

Abb. 3.68 Felix-Typ-IIIA-Fraktur, versorgt mit winkelstabiler Platte.
a Präoperativ a.–p.
b Präoperativ seitlich.
c Postoperativ a.–p.
d Postoperativ seitlich.

Therapie des Subtyps B

Typ IB: Tibiaplateaufraktur mit gelockerter Prothese

Bei diesem Frakturtyp ist das Prothese-Knochen-Interface mit betroffen, was mit einer Lockerung der Prothese einhergeht. Wiederum ist zumeist das mediale Plateau betroffen und es liegt ein **knöcherner Defekt** vor [3]. Die B-Frakturen sind Domäne der operativen Versorgung im Sinne des **Prothesenwechsels.** In das Therapiekonzept mit eingebunden werden muss die Therapie des knöchernen Defekts. Dies kann auf unterschiedliche Weise erfolgen, bspw. mit Knochenzement oder knöchernen Allografts. Zu bevorzugen sind aus Sicht der Autoren moderne Revisionsprothesen, die ggf. mit weiteren Implantaten zur Defektauffüllung augmentiert werden können (► Abb. 3.65, ► Abb. 3.66). Die konservative Therapie hat keinen Stellenwert. Hierfür sind in der Literatur Versagensraten von bis zu 100 % beschrieben [5].

Typ IIB: Fraktur des metadiphysären Übergangs mit gelockerter Prothese

Diese Frakturen treten typischerweise bei gelockerten Implantaten mit Stiel und deutlichen Lysesäumen auf. Auch bei den Typ-IIB-Frakturen liegen häufig knöcherne Defekte vor, die entsprechend zu therapieren sind. Ansonsten müssen **langstielige Revisionsprothesen** verwendet werden, um die Defekte bzw. Frakturzone zu überbrücken. Ist der Streckapparat durch Osteolysen mit betroffen, kann der Einsatz spezieller **Tumorprothesen** nötig sein, um eine Reinsertion der Patellasehne zu ermöglichen [6].

Typ IIIB: Fraktur distal der Prothese mit gelockerter Prothese

Frakturen distal der Prothese bei gleichzeitig gelockertem Implantat sind eher selten, da aufgrund der Osteolysen im Rahmen der Lockerung die Fraktur zumeist dort im geschwächten Implantatlager auftritt, entsprechend einem Typ I oder IIB. Die **operative Therapie** ist sehr anspruchsvoll, da sowohl proximal als auch distal eine Schädigung vorliegt. Therapeutisch kommt primär das einzeitige Vorgehen mit **großen Revisionsprothesen** infrage, die zumeist aus der Tumoprothetik stammen, ggf. mit Allografts zur Defektsanierung und Rekonstruktion des Streckapparats. Alternativ kann vor allem bei jüngeren Patienten zunächst die Fraktur osteosynthetisch stabilisiert und zur Ausheilung gebracht werden, um dann zweizeitig den Prothesenwechsel vorzunehmen. Dieses Vorgehen hat die Implantation einer kleineren Revisionsprothese und den Erhalt eines möglichst großen Knochenstocks zum Ziel [7].

Therapie des Subtyps C

Bei Verdacht auf das Vorliegen einer Typ-C-Fraktur müssen intraoperativ alle Anstrengungen unternommen werden, diese sicher zu diagnostizieren und im Rahmen der Primärimplantation adäquat zu stabilisieren. Gelingt die intraoperative Diagnose nicht, muss bei konservativer Therapie eine Einschränkung der postoperativen Mobilisation akzeptiert oder eine weitere Operation indiziert werden.

Typ IC: intraoperative Tibiaplateaufraktur

Die Typ-IC-Frakturen sind meist gut anatomisch zu reponieren und vor definitiver Platzierung der Prothesenkomponenten **osteosynthetisch** zu stabilisieren. Unter Umständen auftretende Knochendefekte müssen durch Knochenzement, Knochentransplantat oder Prothesenaugmentation behandelt werden. In Abhängigkeit des Ausmaßes der Schädigung des knöchernen Lagers muss ggf. eine **langstielige Prothese** implantiert werden, um eine frühfunktionelle Nachbehandlung zu ermöglichen. Die Ergebnisse der Typ-IC-Frakturen sind zumeist gut [5].

Typ IIC: intraoperative Fraktur des metadiphysären Übergangs

Der Verlauf der Typ-IIC-Fraktur ist typischerweise vertikal. Die Ursache hierfür sind verkippt eingebrachte langstielige Prothesenkomponenten oder die Entfernung von Prothesenkomponenten oder Zement [3]. Die Notwendigkeit der zusätzlichen Stabilisierung durch eine **winkelstabile Platte** oder Wechsel auf einen **längeren Prothesenstiel** muss geprüft werden. Wird die Fraktur in Ausnahmefällen doch erst postoperativ diagnostiziert, kann eine **konservative Therapie** mittels Entlastung und passagerer Ruhigstellung erfolgreich sein. Es gelten jedoch wiederum die mehrfach dargelegten Limitierungen der konservativen Therapie.

Typ IIIC: intraoperative Fraktur distal der Prothese

Auch die Typ-IIIC-Frakturen sind äußert selten und treten zumeist bei Implantation langstieliger zementfreier Prothesen auf. Entsprechend den Typ-IIIA-Frakturen ist die Behandlung Domäne der osteosynthetischen Stabilisierung mit **winkelstabilem Implantat.** Außerdem ist die Möglichkeit der Polyaxialität als vorteilhaft zu erachten, da hierdurch die Schraubenplatzierung insbesondere bei langstieligen Prothesen erleichter wird.

Therapie des Typs IV

Bei diesen Frakturen kommt es zu einer Unterbrechung des Streckapparats durch Dislokation der Tuberositas tibiae. Dementsprechend ist das Therapieziel die **Wiederherstellung der Streckfunktion.** Um eine zumindest limitierte funktionelle Beübung zu erlauben, sollte die stabile Refixation des Fragments bei ausreichender Größe desselben durch **Schraubenosteosynthese** erfolgen. Avulsionen der Patellasehne von ihrem Ansatz im Bereich der Tuberositas tibiae treten bei schwerer Osteoporose oder vorbestehendem Streckdefizit vornehmlich intraoperativ auf. Vorgebeugt werden kann dem durch Spaltung der Quadrizepssehne oder Osteotomie der Tuberositas tibae.

Primäre Rekonstruktionen der Sehne sind gerade beim geriatrischen Patienten aufgrund mangelnder Gewebequalität und -quantität schwierig. Zumeist werden **Weichteilaugmentationen** oder **Allografs** (z. B. Hamstrings) notwendig [8]. Bei schwieriger Situation hinsichtlich der Verankerung der Patellasehne an ihrem Ansatz können spezielle Vorrichtungen an der tibialen Komponente von Revisionsprothesen hilfreich sein. Hierbei wird die Sehne über Kunststoffschläuche direkt an die Prothese fixiert. Gute funktionelle Ergebnisse mit minimalem Streckdefizit können hiermit erzielt werden [6].

▶ Abb. 3.69 stellt einen exemplarischen Algorithmus zur Behandlung periprothetischer Tibiafrakturen dar.

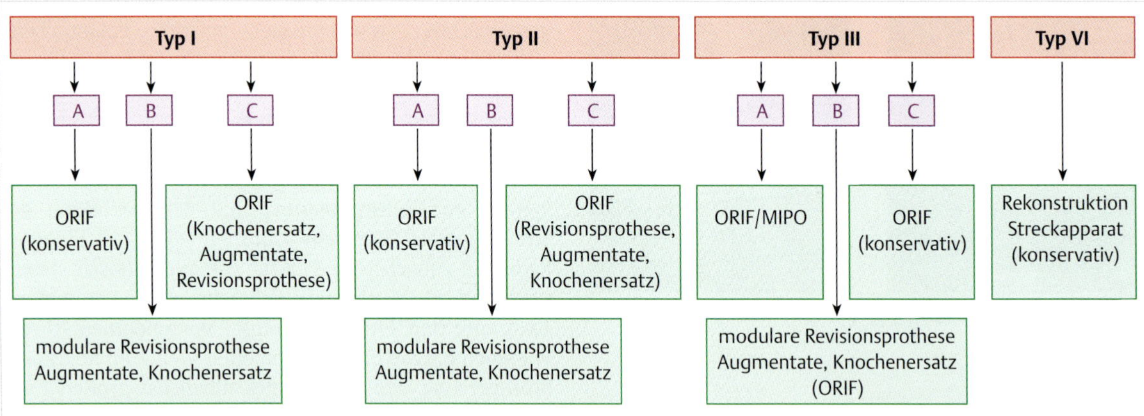

Abb. 3.69 Algorithmus für die Behandlung periprothetischer Tibiafrakturen. (ORIF: offene Reposition und interne Fixation; MIPO: minimalinvasive Plattenosteosynthese).

3.7.9 Nachbehandlung/Rehabilitation

Die Nachbehandlung richtet sich prinzipiell nach dem Ausmaß an Primärstabilität, das mit der jeweiligen Therapieform erzielt wurde. Da es sich bei dem zu behandelnden Patientengut zumeist um geriatrische Patienten handelt, ist eine möglichst **hohe Stabilität** der Versorgung anzustreben, um die insbesondere für dieses Patientenklientel ungünstige oder oftmals Compliance bedingt unmögliche, länger andauernde Immobilisation zu vermeiden. Dies gilt es bei der Wahl des Therapieverfahrens neben den gemäß der Felix-Klassifikation geltenden Behandlungsgrundsätzen zu berücksichtigen. In der Regel muss aber zumindest bis zur gesicherten Wundheilung eine Phase der Entlastung erfolgen.

Teil der Nachbehandlung muss zudem die **krankengymnastische Beübung** des betroffenen Gelenks sein, unter Einbeziehung von Motorschienen. Neben der routinemäßigen Schmerztherapie und Thromboembolieprophylaxe kann aufgrund der oftmals ausgedehnten operativen Eingriffe eine prolongierte Antibiotikatherapie gemäß Leitlinien sinnvoll sein.

3.7.10 Komplikationen/Fallstricke

Bei konservativer oder prothesenerhaltender Therapie sind die **verzögerte oder ausbleibende Frakturheilung** sowie die **sekundäre Dislokation** zu nennen. Bei der Behandlung der Typ-A- oder -C-Frakturen kann es im Verlauf zu einer Lockerung der Prothese kommen. Ferner sind **Prothesenluxationen** sowie bei ausgedehnten Wechseloperationen in Verbindung mit Augmentaten oder anderen Maßnahmen zur Defektauffüllung postoperative Beinlängendifferenzen mögliche Komplikationen. An allgemeinen Komplikationen sind Wundheilungsstörungen, Infektionen, Thrombosen, Embolien und Pneumonien zu nennen.

Auf den Punkt gebracht

Periprothetische Tibiafrakturen sollten nach der Felix-Klassifikation eingeteilt werden. Ziel ist neben der exakten Beschreibung der Fraktur die Beurteilung der Prothese hinsichtlich einer möglichen Lockerung. Therapieziele sind die anatomische Rekonstruktion, sei es durch Osteosynthese oder Prothese sowie eine hohe Primärstabilität, um die frühfunktionelle Nachbehandlung zu ermöglichen.

Bei fester Prothese sollte die osteosynthetische Stabilisierung vorzugsweise mit winkelstabilem Implantat angestrebt werden, da hierdurch eine höhere Primärstabilität auch im osteoporotischen Knochen erzielt werden kann. Außerdem ist die Möglichkeit der polyaxialen Schraubenplatzierung bei liegendem Implantat von Vorteil. Unter Umständen sind auch bei Prothesenerhalt knöcherne Defekte zusätzlich zu therapieren (Allografts, Zement). Bei gelockerter Prothese sind modulare Revisionsprothesen indiziert, die idealerweise mit Augmentaten kombiniert werden können, um knöcherne Defekte zu therapieren.

Literatur

[1] Alden KJ, Duncan WH, Trousdale RT et al. Intraoperative fracture during primary total knee arthroplasty. Clinical orthopaedics and related research 2009; 468: 90–95

[2] Patientensicherheit IfQu (2009). Im Internet: http://www.bqs-qualify.com; Stand: 26.05.2015

[3] Burnett RS, Bourne RB. Periprosthetic fractures of the tibia and patella in total knee arthroplasty. Instructional course lectures 2004; 53: 217–235

[4] Diehl P, Burgkart R, Klier T et al. Periprosthetic fractures after total knee arthroplasty. Orthopade 2006; 35: 961–970

[5] Felix NA, Stuart MJ, Hanssen AD. Periprosthetic fractures of the tibia associated with total knee arthroplasty. Clinical orthopaedics and related research 1997; 345: 113–124

[6] Gerdesmeyer L, Gollwitzer H, Diehl P et al. Reconstruction of the extensor tendons in revision total knee arthroplasty and tumor surgery. Orthopade 2006; 35: 169–175

[7] Hanssen AD, Stuart MJ. Treatment of periprosthetic tibial fractures. Clinical orthopaedics and related research 2000; 380: 91–98

[8] Nazarian DG, Booth RE Jr Extensor mechanism allografts in total knee arthroplasty. Clinical orthopaedics and related research 1999; 367: 123–129

[9] Ritter MA, Faris PM, Keating EM. Anterior femoral notching and ipsilateral supracondylar femur fracture in total knee arthroplasty. The Journal of arthroplasty 1988; 3: 185–187

[10] Ritter MA, Thong AE, Keating EM et al. The effect of femoral notching during total knee arthroplasty on the prevalence of postoperative femoral fractures and on clinical outcome. The Journal of bone and joint surgery American volume 2005; 87: 2411–2414

[11] Röderer G, Gebhard F, Duerselen L et al. Delayed bone healing following high tibial osteotomy related to increased implant stiffness in locked plating. Injury 2013; 45: 1648–1652

[12] Su ET, DeWal H, Di Cesare PE. Periprosthetic femoral fractures above total knee replacements. The Journal of the American Academy of Orthopaedic Surgeons 2004; 12: 12–20

Kapitel 4

Wirbelsäule

4

4 Wirbelsäule

4.1 Halswirbelsäule

O. Gonschorek

4.1.1 Einleitung

Die nachlassende Knochenqualität und Bandscheibenelastizität zusammen mit einer zunehmenden Brustkyphose und nachlassenden Elastizität des Brustkorbs sind die Hauptfaktoren für die verschobene Lokalisationshäufigkeit von Wirbelsäulenverletzungen im Alter. So entstehen vermehrt Verletzungen, Frakturen und Instabilitäten im oberen HWS-Bereich (HWS: Halswirbelsäule) und an der Brustwirbelsäule. Neben der Osteoporose spielen in dieser Altersgruppe noch 2 weitere Erkrankungen eine herausragende Rolle: Morbus Bechterew und Morbus Forestier. Wie allgemein, so stehen auch im Bereich der HWS beim Älteren Bagatelltraumata und Niedrigrasanzunfälle im Vordergrund.

Es kommen die gleichen Klassifikationen zum Einsatz wie beim Knochengesunden. Bei der Versorgung ist die besondere Biomechanik, die regelhaft verminderte Knochenqualität, die o. g. speziellen Erkrankungen und der häufig reduzierte Allgemeinzustand zu berücksichtigen. So sollte die genaue Analyse der aufgeführten Faktoren dazu führen dass die gewählte Therapieform sicher ins Ziel führt und Revisionseingriffe möglichst vermieden werden.

4.1.2 Ätiologie

Im Vordergrund stehen Bagatellstürze im häuslichen Bereich, sog. **Low-Velocity-Traumata.** Es ist nicht ungewöhnlich, dass ein eigentliches Trauma gar nicht mehr erinnerlich ist und die Diagnostik aufgrund länger bestehender Beschwerden erfolgt. Andererseits können im Rahmen der Abklärung nach einem Sturzereignis **ältere Verletzungen** oder bereits Pseudarthrosen gefunden werden. Bei der Differenzialindikation zur Therapie von Verletzungen an der HWS müssen die steigenden Ansprüche auch im Alter bzgl. Selbstständigkeit, Aktivität und Mobilität mit einbezogen werden. Verletzungen finden sich vorwiegend an der oberen HWS. An der unteren HWS können allerdings schon einfache Instabilitäten zu erheblichen neurologischen Ausfällen führen, da der spinale Reserveraum aufgrund degenerativer Veränderungen oft sehr gering ist [6], [11].

> **Cave**
>
> Der aufgrund degenerativer Veränderungen reduzierte spinale Reserveraum führt beim Älteren schon nach geringeren Instabilitäten an der HWS zu einem erhöhten Risiko neurologischer Ausfälle.

4.1.3 Letalität

Das Risiko, zu versterben, steigt naturgemäß in der hier betrachteten Patientengruppe der Älteren. Die Frage, inwiefern Verletzungen an der HWS dieses Risiko erhöhen, hat in den letzten Jahren viele Studien beschäftigt – insbesondere dahingehend, ob die operative Therapie sich hier begünstigend auswirken kann. Die 1-Jahres-Sterberate in den USA liegt bei 2,2 % (Alter > 65 Jahre), 5,3 % (> 75 Jahre) und 13,9 % (> 85 Jahre). Bei gleichaltrigen Patienten mit Verletzungen an der HWS ergeben sich deutlich höhere Raten. In der konservativen Gruppe beträgt die Letalität innerhalb eines Jahres nach Trauma 18 % (Alter > 65 Jahre), 27 % (> 75 Jahre) und 39 % (> 85 Jahre). Während in den beiden ersten Gruppen die operative Therapie einen begünstigenden Einfluss hat, steigt die Mortalität bei operierten **Patienten über 85 Jahre** massiv an. Wesentliche Faktoren für eine erhöhte Mortalität nach HWS-Verletzungen stellen neurologische Läsionen und Begleiterkrankungen dar [21].

4.1.4 Diagnostik

Die klassische **Röntgendiagnostik** in 2 Ebenen, ggfs. ergänzt durch eine Denszielaufnahme, bietet die Grundlage, ist häufig aber nicht ausreichend und kann oft nicht die gesamte HWS bis C 7/T 1 suffizient darstellen. Oft kann aber ein verbreiterter Weichteilschatten Hinweise auf eine Verletzung geben. Bei inkompletter Abbildung der HWS ist eine **CT** mit koronaren und sagittalen Rekonstruktionen durchzuführen, ebenso bei Verdacht auf eine knöcherne Läsion zur weiteren Abklärung. Ein funktionelles CT ist bei der Beurteilung von Instabilitäten im Bereich C 1/2 zuverlässiger und genauer als die einfache Durchleuchtung (▶ Abb. 4.1). Diese wiederum ist bei fraglichen Instabilitäten den konventionellen Funktionsaufnahmen vorzuziehen. Letztere sind – falls doch angeordnet – unter ärztlicher Aufsicht durchzuführen. Gerade an der oberen HWS ist bei geplanten operativen Maßnahmen der Status der hirnzuführenden Gefäße enorm wichtig. Hier hat die Gefäßdarstellung mit Kontratsmitteln im Sinne einer **CTA** einen hohen Stellenwert [3], [11].

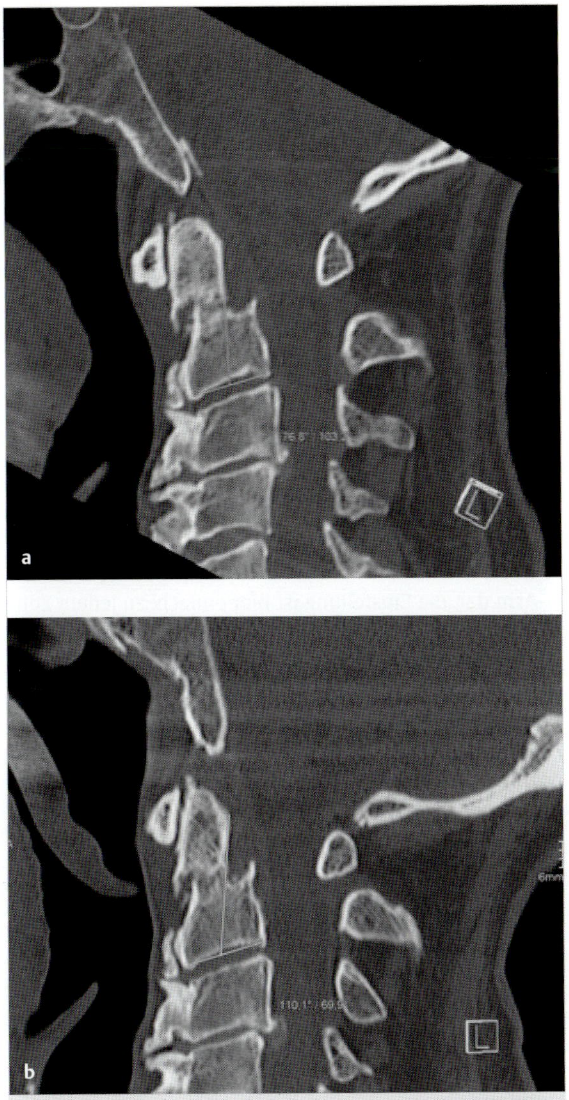

Abb. 4.1 Funktions-CT bei älterer Densfraktur zur Objektivierung der Instabilität.
a Inklination.
b Reklination.

Cave

Aufgrund des variantenreichen Verlaufs und möglicher (Vor-)Schädigungen der hirnzuführenden Gefäße, insbesondere der A. vertebralis, ist gerade vor operativen Maßnahmen an der oberen HWS eine CTA durchzuführen.

Die **Kernspintomografie** (MRT) kann zwischen alten und frischen Läsionen unterscheiden und die Weichteile, z. B. auch Verletzungen von Bandscheiben, genau darstellen. Degenerative Veränderungen können differenziert werden und es können Einengungen von Spinalkanal und Foramina ebenso wie Läsionen des Myelons detektiert werden.

Eine orientierende **neurologische Untersuchung** ist in jedem Fall obligat, bei Hinweisen auf eine neurologische Läsion ist eine differenzierte neurologische Untersuchung durchzuführen und zu dokumentieren [1].

Die **interdisziplinäre Beurteilung** des älteren Patienten ist im Hinblick auf eine differenzierte Therapieeinleitung durch den Traumatologen essenziell. Der Neurologe prüft, ob – unfallbedingt oder begleitend – ein neurologisches Defizit vorliegt. Der Anästhesist muss das Narkoserisiko beurteilen, der Internist Optimierungsmöglichkeiten der Therapie überprüfen, ggfs. auch für den weiteren Verlauf eine Osteoporosetherapie einleiten [4].

4.1.5 Therapie

Merke

Neben der Neurologie beeinflussen 3 wesentliche Faktoren die Therapieentscheidungen beim älteren Patienten:

- Instabilität
- Mobilität
- Morbidität

Nach Prüfung der **Instabilität** der vorliegenden Verletzung an der HWS durch klinische Untersuchung und bildgebende Diagnostik ist die Entscheidung zur konservativen oder operativen Therapie zu treffen. Dabei muss man im Hinblick auf das Alter der Patienten die **Mobilität** in Vordergrund stellen, andererseits aber auch die im hohen Alter doch stark zunehmenden **Komplikationsraten** im Rahmen von Narkose und Operation mit einkalkulieren [12]. In diesem Zusammenhang kann beim ganz alten Patienten durchaus die konservative Behandlung günstiger sein [21]. Beim Entschluss zu einer operativen Maßnahme ist immer auch die meist eingeschränkte Knochenqualität sowie degenerative Veränderungen mit zu berücksichtigen.

Cave

Bei sehr alten Patienten kann die operative Therapie an der HWS zu einer deutlich gesteigerten Letalität führen und sollte daher besonders streng indiziert werden.

Äußere Stützapparate wie der Halo-Fixateur kommen heute nur noch in Ausnahmefällen zum Einsatz. Mit einer gut angepassten Philadelphia-Orthese kann man eine ähnliche Stabilität erzielen. Demgegenüber stehen erhebliche Einschränkungen der Respiration und oft relevante Weichteilkomplikationen. Weiche Orthesen können postoperativ als „Reminder" dienen um für die ersten Wochen die Wundheilung und die Einheilung von Osteosynthesen zu unterstützen [9].

Merke

Die eingeschränkte Knochenqualität und degenerative Veränderungen beeinflussen die operative Strategie bei Verletzungen der HWS beim Älteren.

Zugänge

Der **ventrale Zugang** ist der schonendere, die Weichteilpräparation gestaltet sich meist einfach. Nach einem quer verlaufenden Schnitt entlang der Hautspaltlinien und der Durchtrennung des Platysma werden die darunterliegenden Schichten stumpf präpariert. A. carotis und V. iugularis werden nach lateral, Schilddrüse, Trachea und Ösophagus nach medial hin weggehalten und Selbstspreizer werden eingesetzt. Der N. recurrens ist zu schonen, aber nicht regelhaft darzustellen. Bei längerstreckigen Versorgungen kann ein schräg verlaufender Schnitt entlang des M. sternocleidomastoideus vorteilhaft sein. Der Präparation der Bandscheibenfächer und von Spondylophyten unter Einsatz des OP-Mikroskops kommt eine besondere Bedeutung zu.

Der **Zugang von dorsal** erfordert die Präparation durch die gesamte Nackenmuskulatur, was doch ein erhebliches OP-Trauma darstellt und regelhaft mit einem gewissen Blutverlust einhergeht. Minimalinvasive, auch navigiert gestützte Verfahren sind daher in der Entwicklung und Diskussion, können aber noch nicht als Standard dargestellt werden.

Intraoperative Bildgebung

Die klassische Einstellung des Bildwandlers seitlich während der Operation hat sich bewährt, um das zu operierende Level korrekt zu lokalisieren und orientierend Schraubenlängen und -richtungen zu bestimmen. Bei Densverschraubungen können 2 Bildwandler vorteilhaft sein, die Einstellung aber ist komplex und zeitraubend. **3-D-Bildwandler** können nach Lagerung einen Scan zur Grundlage der Navigation machen und abschließend eine 3-D-Kontrolle noch im OP-Saal ermöglichen, wodurch eventuelle Schraubenfehlpositionen noch in der gleichen Narkose korrigiert werden können. Gerade bei den degenerativ veränderten Wirbelsäulen der älteren Patienten ist dies von besonderer Bedeutung. Die Navigation hilft gerade bei der oberen HWS mit oft variabel verlaufenden Gefäßen bei der korrekten Instrumentierung, sie hilft aber auch, die Strahlenbelastung des Teams im OP-Saal zu verringern (▶ Abb. 4.2).

Eine Besonderheit in diesem Zusammenhang stellt der **O-Arm** dar, die Einstellung ist hier einfach, zu jedem Zeitpunkt während der Operation können die beiden Hauptebenen und auch zusätzliche Einstellungen dargestellt werden, die Positionen können gespeichert und vom Operateur selbst abgerufen und variiert werden. Auch die Anbindung an die Navigation ist einfach und rasch möglich, der O-Arm selbst kann währenddessen in Parkposition gehen [8]. Aktuelle CT-Lösungen und Festinstallationen im OP können eine noch bessere Bildqualität gewährleisten, haben aber bauliche Nachteile.

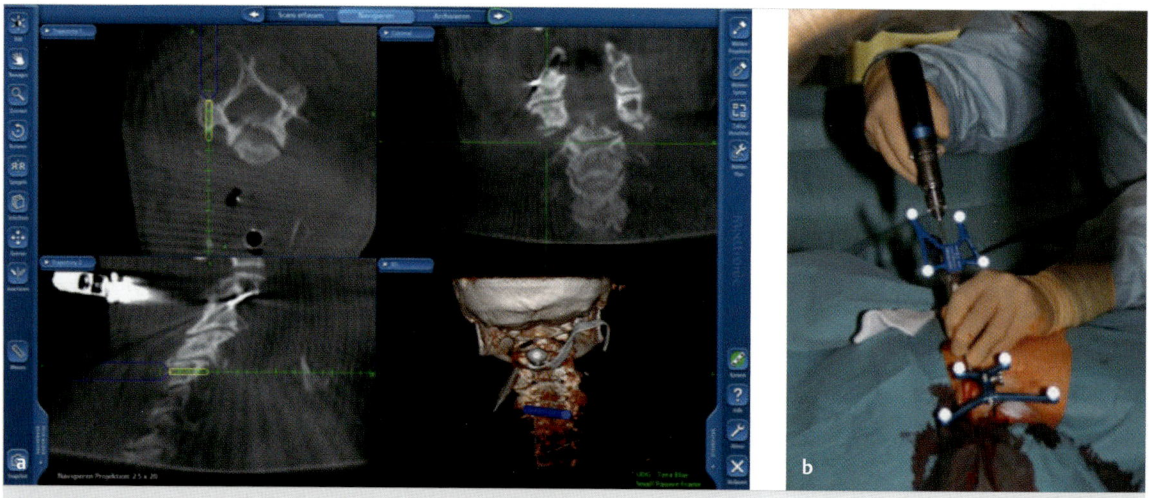

Abb. 4.2 Darstellung und Planungsmöglichkeit mit der Navigation an der oberen HWS.
a Navigierte Bohrhülse.
b Referenzklemme an C 2.

Obere Halswirbelsäule

Auch bei Frakturen des Älteren ist genauso wie beim Jüngeren die Region C 0–C 3 von der unteren HWS abzugrenzen. Die Anatomie und auch die Frakturformen von C 3–C 7 sind relativ einförmig, wobei im Alter aber auch einige Spezifika zu berücksichtigen sind. Die obere HWS ist sehr spezifisch und C 0–C 3 zeigt relevante anatomische Unterschiede. Die atlantoaxialen und die atlantookzipitalen Dissoziationen entstehen regelhaft infolge Hochrasanzverletzungen, sind insgesamt selten und haben beim Älteren nur eine sehr untergeordnete Bedeutung [14], [15].

Kondylenfrakturen

Mit Einführung eines routinemäßigen CT im Rahmen der Polytraumadiagnostik ist die Zahl der festgestellten Kondylenfrakturen drastisch angestiegen. Eine wesentliche therapeutische Konsequenz über die Anlage einer Halskrawatte hinaus ergibt sich gerade für den älteren Patienten in der Regel allerdings nicht. Bei erheblichen Instabilitäten und Dislokationen kann eine Instrumentierung C 0–C 3 erforderlich sein [11].

Atlasfrakturen

Die Einteilung nach **Gehweiler** hat sich auch beim älteren Patienten bewährt [7]. Isolierte Frakturen des vorderen (Gehweiler I) oder des hinteren (Gehweiler II) Atlasbogens sind als stabil anzusehen und können konservativ behandelt werden. Die typischen Jefferson-Verletzungen (Gehweiler III) treten beim Älteren eher selten auf. Diese sind dann als instabil zu werten und operativ zu versorgen. Die direkte Osteosynthese mit einem Fixateur interne kann dorsal oder ventral (dann über transoralen Zugang) vorgenommen werden und ist in beiden Fällen hoch anspruchsvoll [11]. Beim osteoporotischen Knochen ist die C 0–C 3-Instrumentierung am stabilsten.

Die Kombination mit Densfrakturen, zusammen mit einer ausgeprägten Arthrose zwischen Dens und Atlas, wird als **„Unhappy Triad"** von C 1/2 bezeichnet. Die Arthrose zwischen Densspitze und Atlasbogen zusammen mit einer zunehmenden Ossifikation der dort befindlichen Bandstrukturen bedingt eine erhöhte Rigidität. Schon durch Bagatellstürze oder sogar abrupte Bewegungen kann es hier zu einem „Abdrehen" des Dens und gleichzeitig zu Frakturen im Atlasbogen kommen. Zunehmende Dislokationen und hohe Pseudarthrosenraten indizieren eine stabile operative Versorgung mit einer kombinierten Verschraubung von Dens und C 1/2 vorteilhaft über einen Zugang von ventral oder eine dorsale Fusion C 0/C 3 oder C 4 mit Judet-Schrauben in C 2.

Das ebenfalls mögliche **„Harms-Konstrukt"** ist hoch aufwendig, wird eher bei jüngeren Patienten eingesetzt und hat den Vorteil, dass die Gelenke C 1/2 geschont werden (▶ Abb. 4.3). Es dient aber auch als Revisionsverfahren bei fehlgeschlagenen Densversorgungen [10].

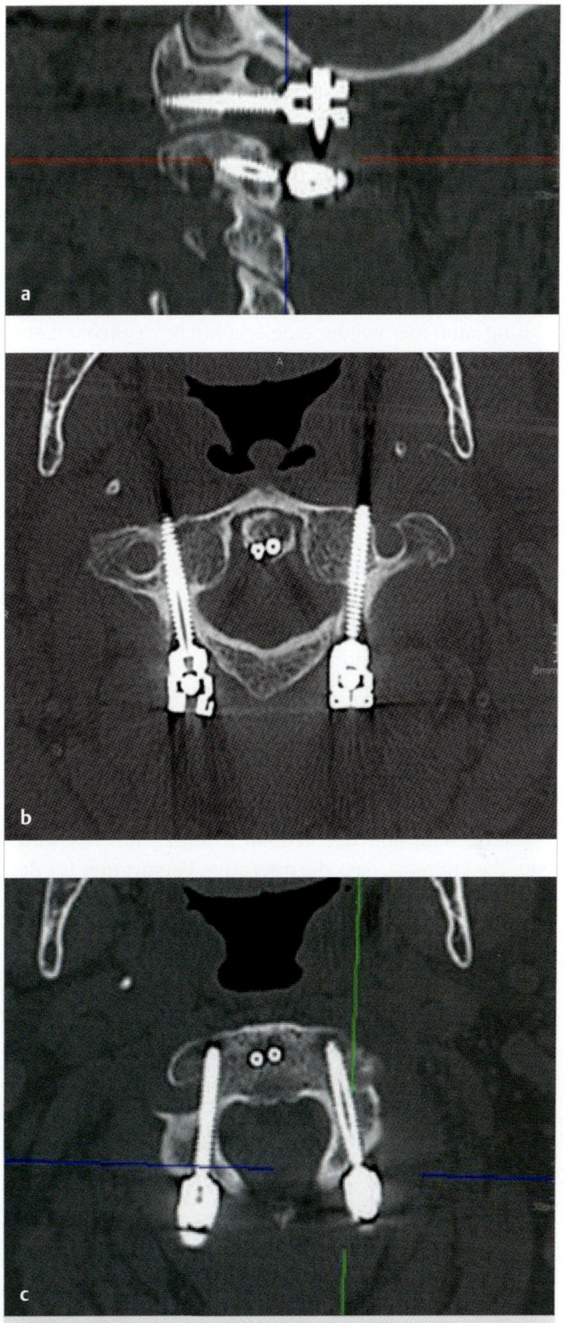

Abb. 4.3 Harms-Konstrukt bei einem 69-Jährigen nach fehlgeschlagener ventraler Densverschraubung.
a Sagittale Rekonstruktion.
b Axialer Schnitt C 1.
c Axialer Schnitt C 2.

Densfrakturen

Densfrakturen stellen mit Abstand die häufigste HWS-Verletzung beim älteren Menschen dar. Eine wesentliche Rolle spielt dabei u. a. die Mikroarchitektur des Axis, weiterhin die erhöhte Steifigkeit der Wirbelsäule im Alter. Oftmals sieht man erhebliche **degenerative Veränderungen** zwischen dem Dens axis und dem Atlas, manchmal bereits im Sinne einer Synostierung in diesem Bereich (▶ Abb. 4.4). Durch die Fraktur z. B. im Sinne einer Anderson-II-Verletzung und nachfolgender Pseudarthrosenausbildung kann hier wieder eine erhöhte Beweglichkeit entstehen, dann aber auch mit einer vermehrten Schmerzhaftigkeit einhergehen [17].

Bei der Beurteilung von Densfrakturen steht die Frage der **Instabilität** im Vordergrund. Nach der in Kap. 4.1.4 klassischen Röntgendiagnostik in 2 Ebenen und einer Denszielaufnahme sind im weiteren schnittbildgebende Maßnahmen durchzuführen. Die CT ist hilfreich bei der Beurteilung der Frakturform, bei der Klassifikation und beim Einschätzen von Dislokation und Instabilität. Bei der Frage der OP-Indikation können Funktionsaufnahmen nützlich sein. Aufgrund der im normalen Bildwandler schwer einzusehenden Densregion treten hier Funktionsaufnahmen im CT mehr und mehr in den Vordergrund. Das MRT kann helfen, zwischen älteren und frischeren Läsionen zu unterscheiden und Begleitverletzungen zu verifizieren.

Gerade aufgrund der erhöhten Sturzgefahr im Alter zeigt die Literatur, dass die **operative Versorgung** für den Patienten vorteilhaft ist. Neuere Untersuchungen aber haben deutlich gezeigt, dass ab einem bestimmten sehr hohen Alter die (peri-)operativen Komplikationen in den Vordergrund treten, sodass bei diesem Patientenkollektiv wiederum die konservative Behandlung günstiger sein kann [21].

Nachdem in bis zu 15 % der Fälle zusätzliche **Atlasbogenfrakturen** vorhanden sein können, muss die Analyse des CT besonders gewissenhaft erfolgen und im Falle einer operativen Maßnahme die entsprechende Verletzung des Atlas ggf. mit berücksichtigt werden.

Die Klassifikation der Densfrakturen nach **Anderson/Alonso** ist nach wie vor als Standard anzusehen. Gegenüber jüngeren Kollektiven nimmt der Anteil der Anderson-II-Frakturen eher zu und derjenige der Anderson-III-Frakturen eher ab. Die Einschätzung des Frakturverlaufs bei Anderson-II-Frakturen nach Grauer bzw. Eysel kann helfen, die korrekte Indikation für eine Densverschraubung oder eine C 1/2-Fusion zu stellen [15]. Erhöhte Pseudarthroseraten finden sich bei initial höhergradigen Dislokationen und bei Extensionsverletzungen, die wiederum bei den älteren Patienten häufiger vorliegen.

Bei der operativen Versorgung stehen prinzipiell ventrale und dorsale Versorgungstechniken zur Verfügung. Die klassische **ventrale Verschraubung** ist aufgrund der meist schlechten Knochenqualität kritisch zu betrachten, in jedem Fall muss mit der Schraube die Spitze des Dens, die meist sklerosiert und damit relativ fest ist, erreicht werden. Zwei Schrauben sind vorteilhaft gegenüber einer einzelnen. Diese liegt dann nämlich meist mittig und somit im Bereich des osteoporosebedingten Hohlraums. Die randständige Lage von 2 Schrauben erreicht eher die kräftigere Trabelstruktur in der Densspitze. Eine der Schrauben sollte die Densspitze perforieren, um einen gewissen Zugschraubeneffekt zu gewährleisten (▶ Abb. 4.5). Der Eintrittspunkt der Schrauben ist besonders wichtig und darf nicht zu weit ventral liegen. Die Bandscheibe C 2/3 darf ohne Weiteres tangiert werden. In Anbetracht der regelhaft fortgeschrittenen Bandscheibendegeneration bei diesem älteren Patientenkollektiv spielt dies keine wesentliche Rolle. Vorteilhaft sind diesbezüglich Doppelgewindeschrauben, die allerdings nicht zu weit einge-

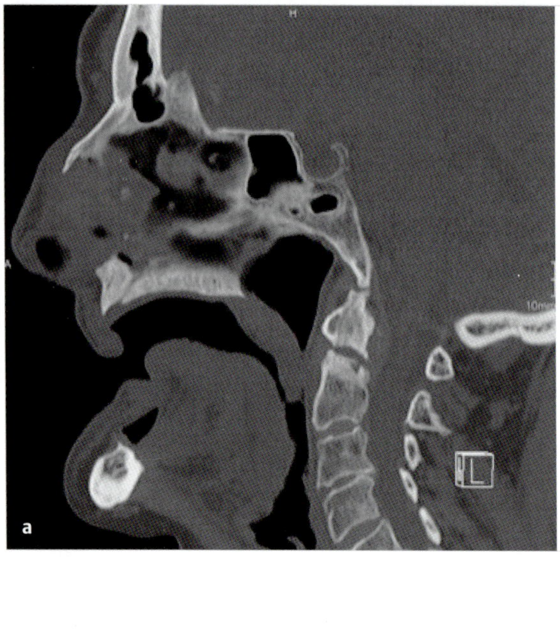

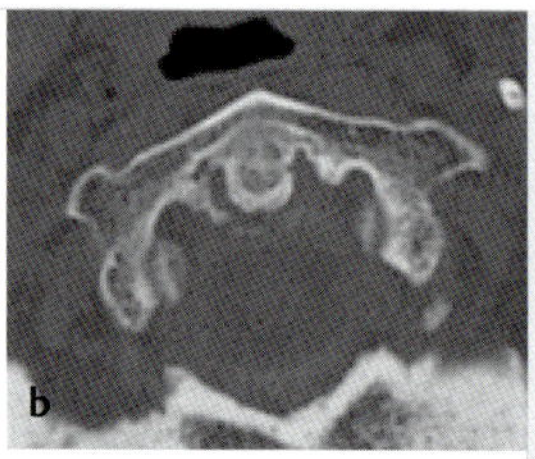

Abb. 4.4 Denspseudarthrose bei einer 94-Jährigen.
a Darstellung in der sagittalen Rekonstruktion des CT.
b Im axialen Schnitt sieht man die Synostierung des kranialen Densanteils mit dem Atlas.

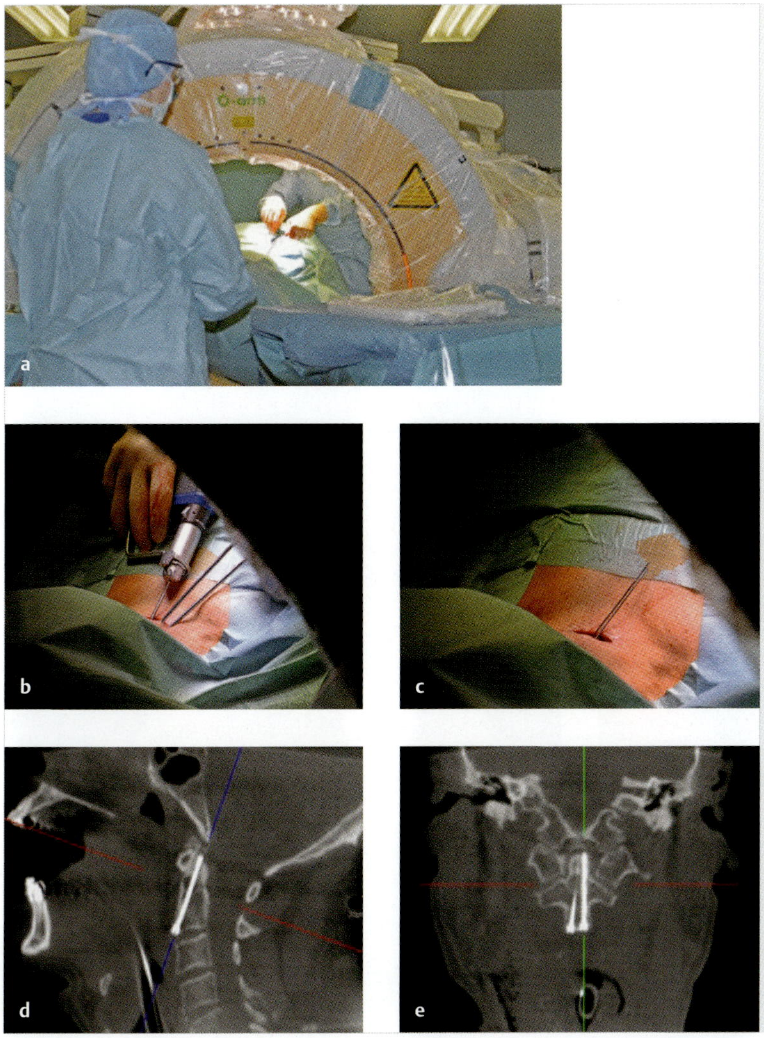

Abb. 4.5 Lagerung zur Versorgung einer Densfraktur mit O-Arm-Kontrolle.
a Mit dem steril eingepackten Panel auf dem Instrumentiertisch kann jederzeit vom Operateur die Einstellung und Position des Bildwandlers geändert werden.
b Einsatz von Zielinstrumentarien zur Platzierung von 2 Kirschner-Drähten.
c Kleine Inzision.
d Intraoperative 3-D-Lagekontrolle mit O-Arm zum Nachweis der korrekten Lage der Doppelgewindeschrauben in sagittaler Rekonstruktion
e und in koronarer Rekonstruktion.

dreht werden dürfen, da sonst der Halt in der Basis von C 2 nicht mehr ausreichend sein kann [11], [15], [17].

Zementaugmentationstechniken sind beschrieben, allerdings noch nicht als Standardverfahren anzusehen [16], [18]. Die **ventrale Densverschraubung** kann erforderlichenfalls mit einer C 1/2-Verschraubung über den gleichen Zugang kombiniert werden [11]. Alternativ dazu kann die Fraktur auch von dorsal angegangen werden, im Sinne einer C 1/2-Verschraubung oder Fusion [11], [13], [14]. Die eigene Erfahrung zeigt hier, dass eine perkutane Verschraubung ohne zusätzliche Fusionstechnik – anders als bei degenerativen/rheumatoiden Indikationen – ausreicht, um eine stabile Ausheilung herbeizuführen. Vorteilhaft ist die weichteilschonende perkutane Technik (▶ Abb. 4.6). Bei erheblichen Dislokationen oder begleitenden Synostosen mit langen Hebelarmen kann auch eine Instrumentierung C 0–C 4 erforderlich werden (▶ Abb. 4.7).

In jedem Fall muss präoperativ der jeweilige **Schraubenweg** am CT analysiert werden. Bei einer – durchaus nicht so seltenen – ausgeprägten Brustkyphose kann die Reklination so weit eingeschränkt sein, dass Schrauben weder ventral noch dorsal korrekt eingebracht werden können. Bei der dorsalen Verschraubung von C 1 und C 2 muss darüber hinaus der variantenreiche Verlauf der A. vertebralis analysiert werden.

Tipp

Das CT sollte zur präoperativen Planung von Schraubenweg und -länge genutzt werden.

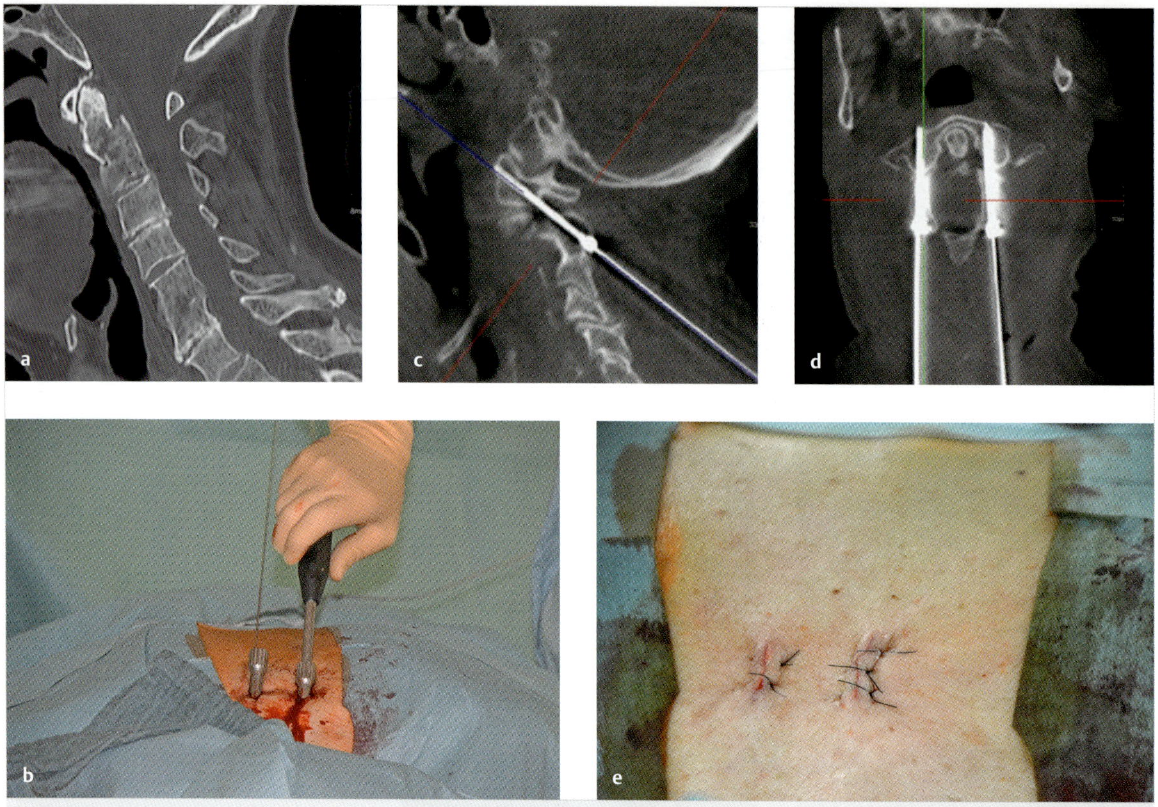

Abb. 4.6 78-jährige Patientin mit instabiler Densfraktur Anderson II nach Stolpersturz.
a Ventrale Versorgung aufgrund der Frakturkonstellation Grauer/Eysel C nicht möglich, daher dorsale gedeckte Verschraubung C 2 auf C 1.
b Platzierung der kanülierten Schrauben mittels Führungshülsen.
c Intraoperative 3-D-Kontrolle mittels O-Arm in sagittaler Rekonstruktion
d und spezieller koronarer Rekonstruktion.
e Verschluss des minimalinvasiven Zugangs.

Intraoperativ ist bei dislozierten Frakturen die Reposition zunächst unter Bildwandlerkontrolle vorzunehmen. Bei komplexen Repositionsmanövern hat es sich bewährt, bei den Patienten in Narkose einen **Halo-Ring** anzulegen. Dieser kann dann auch ggf. in einem HWS-Aggregat eingespannt werden, um das Repositionsergebnis auch sicher zu halten (▸ Abb. 4.8).

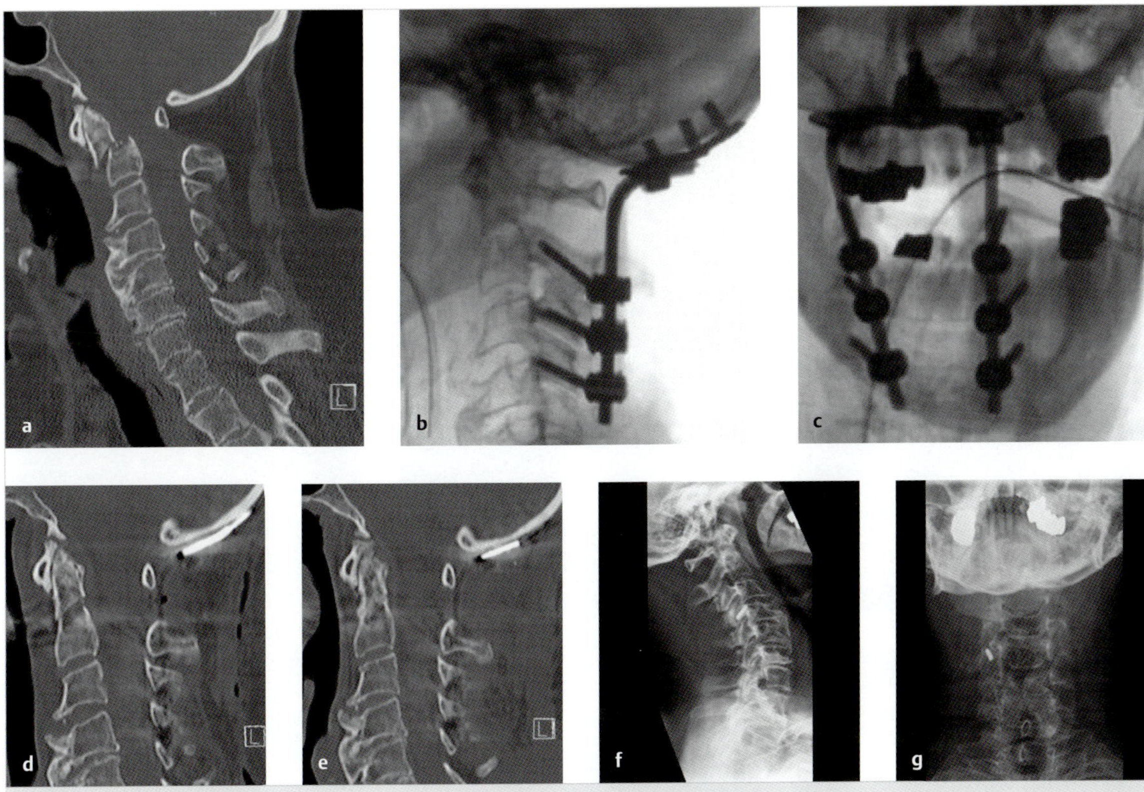

Abb. 4.7 69-jährige Patientin mit erheblich dislozierter Densfraktur nach Fahrradsturz.
a Diffuse idiopathische skelettale Hyperostose (DISH) und erhebliche Synostierungen ab C 2/3.
b Reposition mittels Halo-Ring im OP und dorsale Instrumentierung C 0 auf C 4, seitliche Durchleuchtung.
c A.–p. Durchleuchtung.
d Das postoperative CT zeigt eine gute Reposition.
e Nach 6 Monaten knöcherne Ausheilung in guter Stellung.
f Auf Wunsch der Patientin Materialentfernung mit nachfolgend deutlicher Besserung der HWS-Beweglichkeit, Röntgenkontrolle seitlich.
g Röntgenkontrolle a.–p.

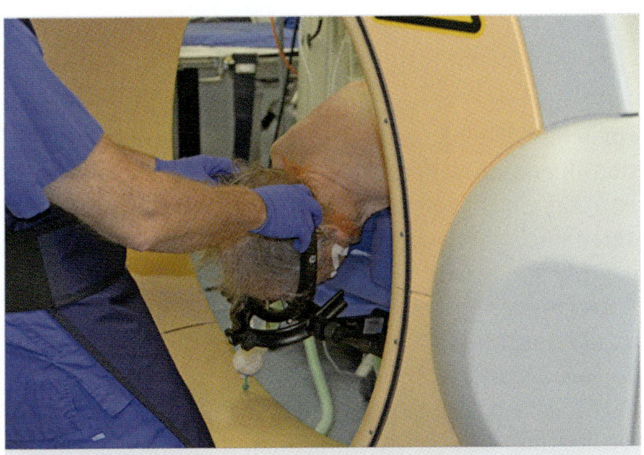

Abb. 4.8 Zur besseren Reposition bei erheblich dislozierten Frakturen der oberen HWS kann ein Halo-Ring angelegt werden.

C 2-Bogenbrüche und Instabilität C 2/3 – Hanged Man

Die Instabilität und damit OP-Indikation bei C 2-Bogenbrüchen hängt im Wesentlichen davon ab, ob das vordere Längsband zerrissen und/oder die Bandscheibe C 2/3 betroffen ist. Bewährt hat sich die **Einteilung nach Effendi in der Modifikation nach Josten.** Die Instabilität C 2/3 ist beim Älteren zunächst genauso mit einer ventralen Spondylodese C 2/3 mit Platte und Cage zu behandeln wie beim jungen Patienten. Zu berücksichtigen ist allerdings, dass bei längerstreckigen degenerativ bedingten knöchernen Überbauungen im mittleren und unteren HWS-Bereich ein langer Hebelarm auf die kurzstreckige Fusion C 2/3 wirkt und dann eine dorsale Fusion C 1–4 günstiger und insbesondere stabiler sein kann [11], [15].

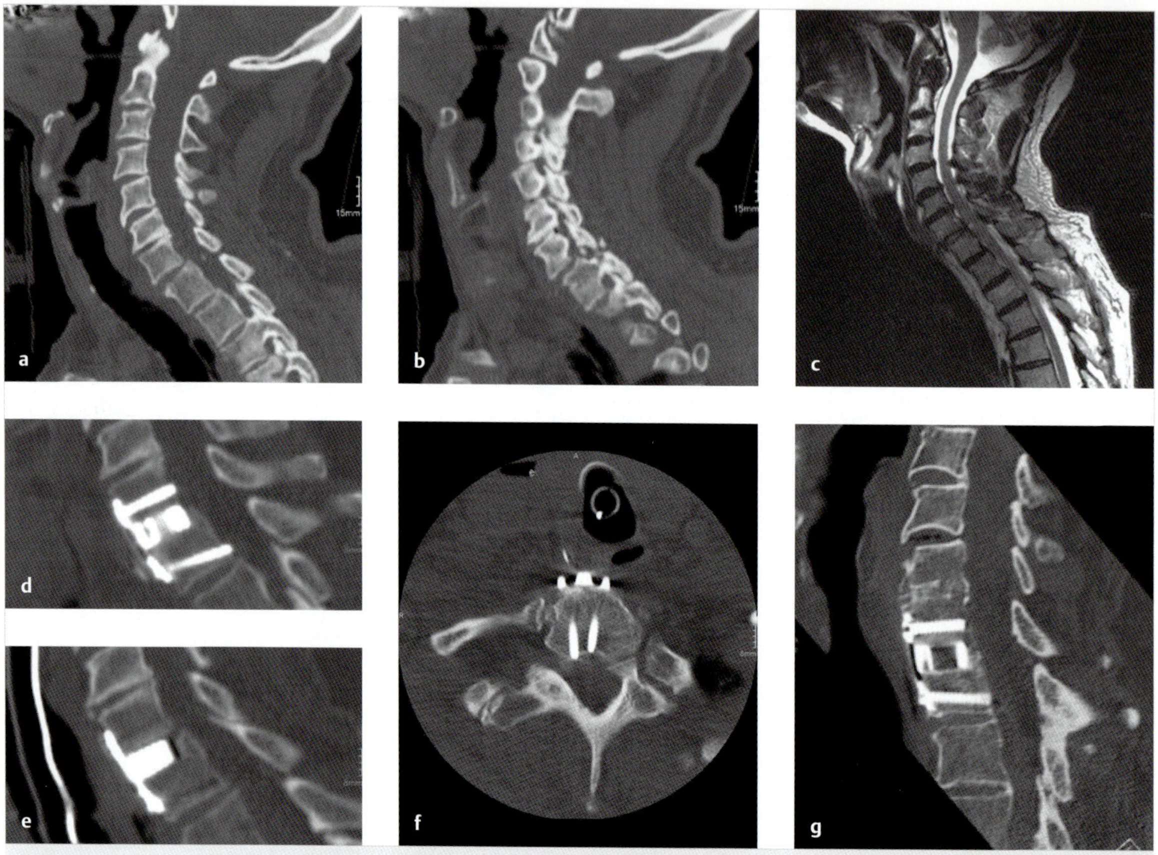

Abb. 4.9 71-jähriger Skifahrer mit primär komplettem Querschnitt ASIA A.
- **a** Das CT zeigt keine wesentliche Dislokation.
- **b** Hinweise im CT auf eine durchgehende Zerreißung ventral und dorsal.
- **c** Auch im MRT keine wesentliche Dislokation, aber Zeichen der Myelonläsion.
- **d** Ventrale Versorgung mit Cage und Platte, postoperative CT.
- **e** Weiterer sagittaler Schnitt im postoperativen CT.
- **f** Korrekte Lage der Schrauben.
- **g** Postoperative Erholung auf ASIA C. Im CT im Rahmen einer Verlaufskontrolle nach 4½ Jahren zeigt sich eine weiterhin gute Stellung bei knöchernem Durchbau auch der dorsalen Strukturen.

Untere Halswirbelsäule

Die typische Luxationsfraktur mit Zerreißung des Bandscheibenfachs ist beim Älteren eher selten, es kommt die klassische **AO-Klassifikation** zur Anwendung [9]. Problematisch in diesem Bereich sind die degenerativen Veränderungen mit entsprechender Spinalkanalstenose und relativ geringem spinalen Reserveraum gerade im Bereich C4–C7. Schon geringere Translationen im Rahmen einer Flexions-/Extensionsverletzung können hier zur Kompromittierung des Rückenmarks führen. Konventionelle Röntgenaufnahmen und sogar die CT zeigen dabei oftmals ein normales Alignment und täuschen eine Stabilität vor. Erst Funktionsuntersuchungen oder das MRT können hier das wahre Verletzungsausmaß darstellen. Im MRT sieht man dann auch die Myelopathie, die die neurologischen Ausfallserscheinungen erklärt (▸ Abb. 4.9).

Die operative Versorgung in diesem Bereich muss zum einen die Stabilität wiederherstellen. Dazu dient eine Fusionsoperation mit Ausräumen der Bandscheibe, Interposition eines Cages und Plattenosteosynthese. Zum anderen muss aber auch ein ausreichender Reserveraum für das Myelon wiederhergestellt werden. Insofern ist das **Abtragen der Spondylophyten** essenziell. Gegebenenfalls ist aber auch eine Corporektomie erforderlich oder eine dorsale längerstreckige Laminektomie (▸ Abb. 4.10). Daher ist die Analyse der stenosierenden Pathologie extrem wichtig und basiert wesentlich auf den Ergebnissen der Schnittbildgebung. Bei der Operation kommt die Lupenbrille, besser noch das Mikroskop, regelhaft zum Einsatz.

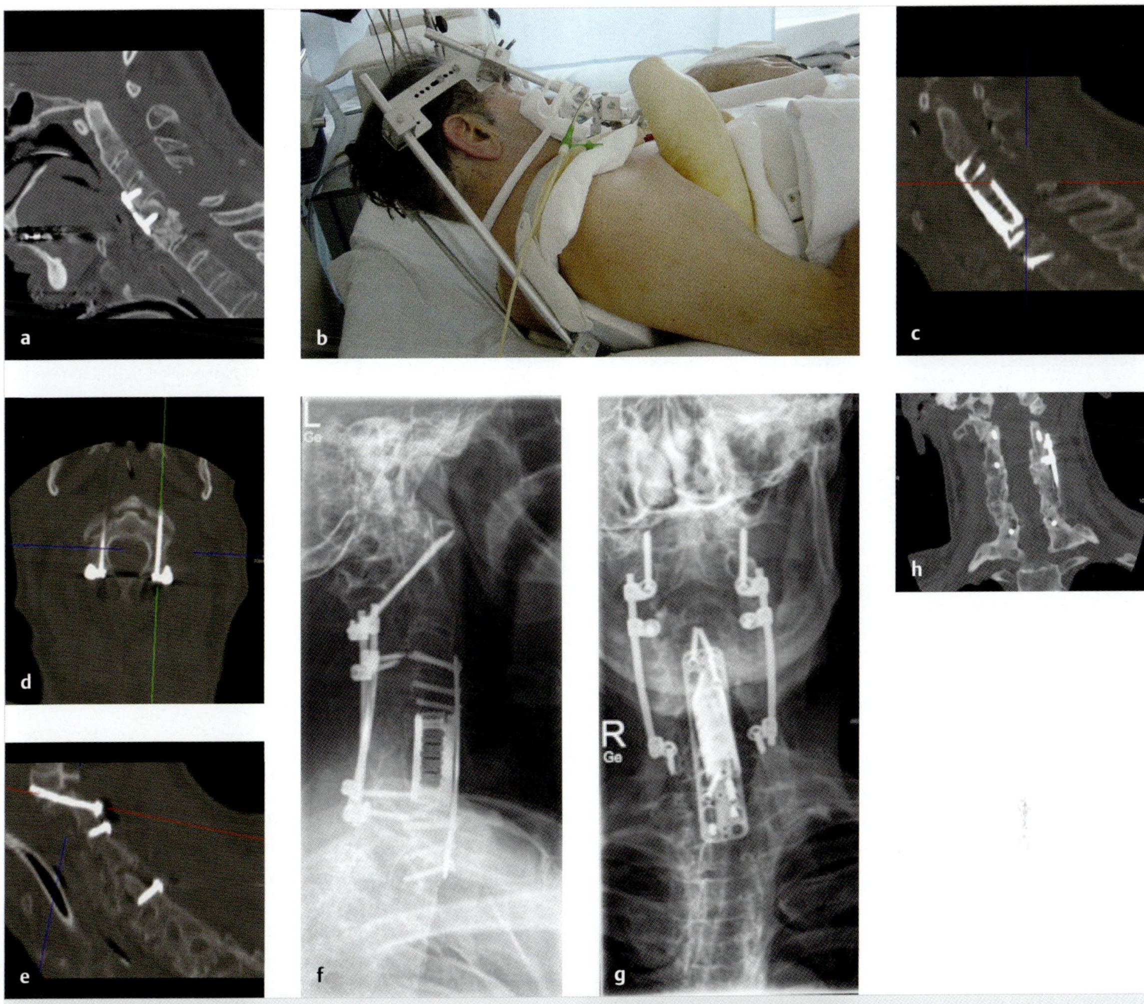

Abb. 4.10 75-jähriger Fahrradfahrer mit C 1-Bogenbruch und C 5-Luxationsfraktur mit initialem inkomplettem Querschnitt ASIA D.

- **a** Auswärtige Versorgung und 2-malige Revision wegen fortbestehender Instabilität mit ventraler Spondylodese und Zement sowie dorsaler Laminektomie.
- **b** 6 Wochen nach Trauma Zuverlegung mit angelegtem Halo-Fixateur zur querschnittspezifischen Rehabilitation.
- **c** Bei weiter instabiler Osteosynthese und massiver Fehlstellung im Halo erfolgt die dorsoventrale Reinstrumentierung mit Ausräumen ventral von Zement und Wirbelkörperresten, Cage-Interposition und Platte.
- **d** Dorsale Zuggurtung von C 1/2 über C 3 auf C 7, axialer Schnitt.
- **e** Sagittale Rekonstruktion.
- **f** Im Rahmen einer 5-Jahres-Kontrolle zeigen sich die Implantate unverändert und ungelockert, seitliches Röntgenbild.
- **g** Röntgen a.–p.
- **h** Im CT ist die dorsale knöcherne Überbrückung gut zu erkennen.

Morbus Bechterew

Die ankylosierende Spondylarthritis (Morbus Bechterew) stellt eine entzündlich-rheumatische Erkrankung des Skeletts dar, die von kaudal nach kranial fortschreitet und somit die HWS zuletzt betrifft. Das Vollbild der generalisierten paravertebralen Verkalkung resultiert in der sog. **Bambuswirbelsäule**, oftmals gekennzeichnet durch eine starke Kyphosierung bis hin zu einer skurrilen Buckelbildung. Männer sind dabei 10-mal häufiger betroffen als Frauen.

Die Verletzung der HWS bei Morbus Bechterew ist zwar insgesamt selten, aber durch einen hohen Anteil an meist **höhergradigen neurologischen Läsionen** gekennzeichnet. Grund hierfür ist zum einen die massiv reduzierte Flexibilität, weshalb hochinstabile Situationen ohne Kompensationsmöglichkeiten resulterien. Zum anderen ist der Spinalkanal der ankylotischen HWS zusätzlich zu den ohnehin altersbedingten degenerativen Stenosen eingeengt. Zerebrale Ischämien, epidurale Begleitblutungen und pulmonale Einschränkungen führen zu einer überproportional hohen perioperativen Komplika-

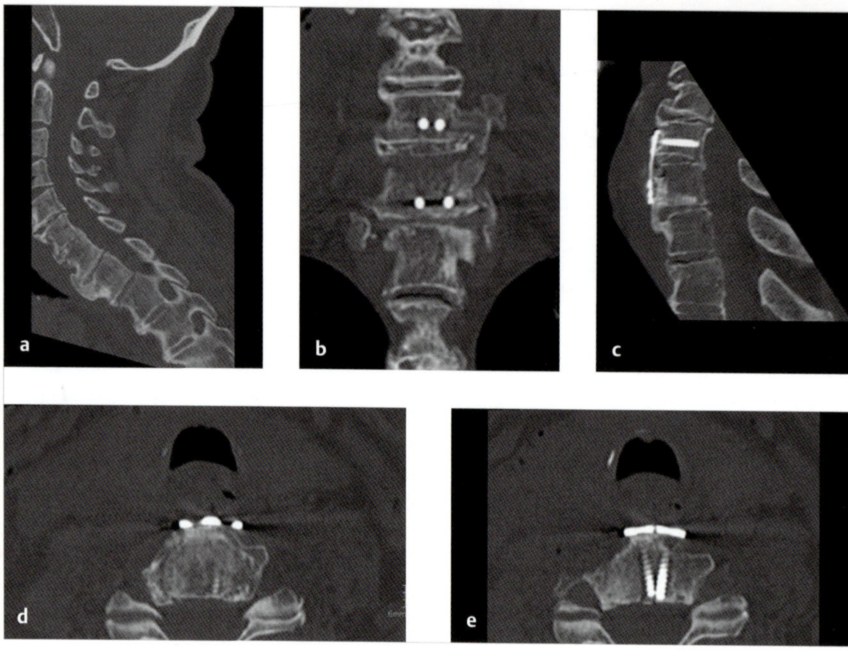

Abb. 4.11 Instabilität C 5/6 bei 78-jährigem Patienten mit DISH.
a In den sagittalen Schnitten des CT sind deutlich die Hyperostosen zu erkennen.
b Postoperative koronare Rekonstruktion.
c Um die ventrale Platte korrekt platzieren zu können, müssen zunächst die Hyperostosen zumindest teilweise abgetragen werden.
d In den axialen Schnitten sieht man den guten Sitz der Platte
e und die korrekte Lage der Schrauben.

tionsrate und Letalität bei Bechterew-Patienten [2], [5], [20].

Verletzungsursache sind regelhaft **niedrigenergetische Hyperextensionstraumata** bzw. **Flexions-Distraktions-Verletzungen.** Primär können diese Verletzungen leicht übersehen werden, relativ häufig führt erst die sekundär eintretende neurologische Verschlechterung zur genaueren Diagnostik. Insofern ist der primäre Einsatz der Schnittbildverfahren bei diesem Patientenkollektiv großzügig zu indizieren. Da Zweitlokalisationen häufig sind, sollte das MRT die gesamte Wirbelsäule abbilden. Bei Diagnosestellung einer Instabilität ist auch die **OP-Indikation** unbedingt großzügig zu stellen, da ein konservatives Vorgehen unweigerlich die sekundäre Dislokation mit gravierenden neurologischen Folgen nach sich zieht. Aufgrund der hohen Kräfte durch lange Hebelarme ist eine langstreckige und regelhaft auch kombiniert dorsoventrale operative Stabilisierung zu fordern.

Zum Festlegen der **operativen Taktik** gehört eine genaue Analyse der Bildgebung. Oftmals ist die Kyphosierung so ausgeprägt, dass ein ventrales Herangehen schon anatomisch gar nicht möglich ist. Auch ist relativ häufig der zervikothorakale Übergang betroffen, sodass bei ausreichender Stabilisierung die oberen Brustwirbelkörper (BWK) eingeschlossen werden müssten, was ebenfalls problematisch sein kann. In diesen Fällen ist der primär dorsale Zugang vorgegeben. Die Lagerung ist aufgrund der ausgeprägten Kyphosierung und der hoch instabilen Situation oft komplex und benötigt viele Helfer im OP-Saal.

Morbus Forestier

Die diffuse idiopathische skelettale Hyperostose (DISH, Morbus Forestier) ist charakterisiert durch eine **Kalzifizierung** und **Ossifikation entlang der anterolateralen Wirbelkörperkontinuität** ohne Höhenminderung der Bandscheibenfächer. Die HWS ist in bis zu 75 % betroffen, vorwiegend in den Segmenten C 4–7. Ausgeprägte Osteophyten können zu mechanischen Obstruktionen des Ösophagus mit Dysphagien führen [19], [20].

Häufige Verletzungsursache ist der **Hyperextensionsmechanismus.** Ähnlich wie beim Morbus Bechterew spielen die langen Hebelarme bei verminderter Elastizität die wesentliche Rolle für die Frakturentstehung. Und auch für Diagnostik und Therapie gelten ähnliche Kriterien: Das konventionelle Röntgen ist durch die Schnittbildgebung mittels CT und MRT zu ergänzen, auch hier können verschiedene Höhen betroffen sein.

Operationstechnisch stellen die knöchernen Exostosen Probleme bei der Orientierung und der Fixierung gerade beim ventralen Zugang dar. Zum Teil müssen Exostosen abgetragen werden, um die Platte sicher fixieren zu können, regelhaft sind hierzu auch längere Schrauben erforderlich (▸ Abb. 4.11).

4.1.6 Nachbehandlung

Ziel ist in jedem Fall die möglichst **rasche Mobilisation,** was beim Älteren naturgemäß gewisse Herausforderungen darstellt. Orthesen sollten nur für kurze Zeiten als Reminder getragen und rasch abtrainiert werden. Die Hilfestellung für die Einleitung einer Kurzzeitpflege, geriatrischen Rehabilitationsmaßnahme oder die Betreuung im häuslichen Umfeld ist eine wichtige Aufgabe des Sozialdienstes der behandelnden Klinik.

4.1.7 Komplikationen

Gerade beim Älteren muss mit hohen Komplikationsraten, auch allgemeiner Art, gerechnet werden. **Thrombosen, Embolien** und **Organversagen** jeglicher Art sind weniger verletzungs- oder eingriffs-, sondern mehr altersspezifisch. Ein postoperatives Monitoring ist sicherlich schon daher gerechtfertigt. Aber auch beim ventralen Zugang, da hier durch ein postoperativ auftretendes **Hämatom** rasch die Atemwege verlegt werden können. **Wundheilungsstörungen** sind bei ventralen Zugängen selten, bei ausgedehnten dorsalen Zugängen sind sie häufiger. **Pseudarthrosen** und Materialversagen sind möglich, gerade wenn die Besonderheiten der verletzten alten Wirbelsäule nicht beachtet werden. Schluckstörungen können postoperativ auftreten, werden aber auch bei konservativen Fällen beobachtet. Irritationen des N. laryngeus recurrens sind relativ häufig zu beobachten, meist aber nur temporär.

Auf den Punkt gebracht

Bei Verletzungen der HWS beim Älteren ist zunächst einmal genau wie beim Jüngeren die obere von der unteren HWS anatomisch abzugrenzen. Es kommen die gleichen Klassifikationen zum Einsatz.

An der oberen HWS ist beim Älteren eher an eine gelenküberbrückende Stabilisierung zu denken als beim Jüngeren, verantwortlich dafür sind die verminderte Knochenqualität bzw. die benachbarten degenerativen Veränderungen. An der unteren HWS sind die Verletzungen gleichförmiger, zu beachten sind degenerative Begleiterkrankungen sowie spezielle Gegebenheiten bei Morbus Bechterew und Morbus Forestier.

Der ventrale Zugang ist schonender als der dorsale, manchmal allerdings aus anatomischen Gründen nicht möglich. Bei Instabilitäten sind prinzipiell operative Maßnahmen einzuleiten. Einzig bei ganz alten Patienten kann ggfs. die konservative Therapie, bezogen auf die Mortalität, der operativen überlegen sein.

Literatur

[1] American Spinal Injury Association. ASIA Classification: Standards for neurological and functional classification of spinal cord injury. Chicago: American spinal injuries association; 1992

[2] Backhaus M, Citak M, Kälicke T et al. Wirbelsäulenfraktur bei ankylosierender Spondylitis. Eine Analyse von 129 Frakturen nach operativer Versorgung. Orthopäde 2011; 40: 917–924

[3] Blauth M, Lange UF, Knop C et al. Wirbelsäulenfrakturen im Alter und ihre Behandlung. Orthopäde 2000; 29: 302–317

[4] Dachverband Osteologie e. V. Prophylaxe, Diagnostik und Therapie der Osteoporose bei Männern ab dem 60. Lebensjahr und bei postmenopausalen Frauen. Bad Kreuznach: DVO; 2014

[5] Einsiedel T, Kleimann M, Nothofer W et al. Besonderheiten der Therapie von Verletzungen der Halswirbelsäule bei Spondylitis ankylosans (M. Bechterew). Unfallchirurg 2001; 104: 1129–1133

[6] Felsenberg D, Silman AJ, Lunt M and the European Prospective Osteoporosis Study (EPOS) Group. Incidence of vertebral fracture in Europe: Results from the European Prospective Osteoporosis Study (EPOS). Journal of Bone and Mineral Research 2002; 17: 716–724

[7] Gehweiler JA, Duff DE, Martinez E. Fractures of the atlas vertebra. Skelet Radiol 1976; 1: 97–102

[8] Gonschorek O, Hauck S, Spiegl U et al. O-arm-based spinal navigation and intraoperative 3D-imaging: first experiences. Eur J Trauma Emerg Surg 2011; 37: 99–108

[9] Gonschorek O. Frakturen der unteren Halswirbelsäule. In: Bühren V, Josten C, Hrsg. Chirurgie der verletzten Wirbelsäule. Berlin, Heidelberg: Springer; 2013: 181–195

[10] Harms J, Melcher RP. Posterior C 1/2 fusion with polyaxial screw an drod fixation. Spine 2001; 26: 2467–2471

[11] Josten C, Bühren V. Halswirbelsäule. In: Bühren V, Josten C, Hrsg. Chirurgie der verletzten Wirbelsäule. Berlin, Heidelberg: Springer; 2013: 135–180

[12] Jubert P, Lonjon G, Garreau de Loubresse C and the Bone and Joint Trauma Study Group – GETRAUM. Complications of upper cervical spine trauma in elderly subjects. A systematic review of the literature. Orthopaedics & Traumatology: Surgery & Research 2013; 99: S 301–S 312

[13] Kaminski A, Gstrein A, Muhr G et al. Die transartikuläre C 1-C 2-Verschraubung. Ergebnisse bei instabilen Frakturen und Pseudarthrosen des Dens axis im Alter. Unfallchirurg 2008; 111: 167–172

[14] Kandziora F, Schnake K, Hoffmann R. Verletzungen der oberen Halswirbelsäule. Teil 2: Knöcherne Verletzungen. Unfallchirurg 2010; 113: 1023–1041

[15] Kayser R, Weber U, Heyde CE. Verletzungen des kraniozervikalen Übergangs. Orthopäde 2006; 35: 244–269

[16] Kohlhof H, Seidel U, Hoppe S et al. Cement-augmented anterior screw fixation of Type II odontoid fractures in elderly patients with osteoporosis. The Spine Journal 2013; 13: 1858–1863

[17] Robinson Y, Robinson AL, Olerud C. Systematic review on surgical and nonsurgical treatment of type II odontoid fractures in the elderly. BioMed Research International 2014; DOI: 10.1155/2014/231 948

[18] Scholz M, Schnake KJ, Hoffmann R et al. Zementaugmentierte anteriore Densverschraubung bei Densfraktur Typ Anderson II und massiver Osteoporose. Fallbeschreibung. Z Orthop Unfall 2011; 149: 308–311

[19] Strohm PC, Zwingmann J, Bley TA et al. Verletzungen der Halswirbelsäule bei der diffusen idiopathischen skelettalen Hyperostose. Probleme der Diagnostik und operativen Stabilisierung. Unfallchirurg 2006; 109: 905–909

[20] Weiss T, Gonschorek O. Morbus Bechterew. In: Bühren V, Josten C, Hrsg. Chirurgie der verletzten Wirbelsäule. Berlin, Heidelberg: Springer; 2013: 365–378

[21] Woods BI, Hohl JB, Braly B et al. Mortality in elderly patients following operative and nonoperative management of odontoid fractures. J Spinal Disord Tech 2014; 27: 321–326

4.2 Frakturen der Brust- und Lendenwirbelsäule

A. Krüger, L. Oberkircher

4.2.1 Epidemiologie

Wirbelkörperfrakturen

Hu et al. untersuchten über einen Zeitraum von 3 Jahren die Gesamtbevölkerung einer kanadischen Provinz und bezifferten die jährliche Inzidenz von Wirbelkörperfrakturen mit 64 pro 100 000 Einwohner [16]. Junge Männer und ältere Frauen waren am häufigsten betroffen. Epidemiologische Daten für Deutschland, die die Gesamtbevölkerung untersuchten, liegen nicht vor. Die HWS und der thorakolumbale Übergang sind die am häufigsten betroffen Abschnitte (▶ Tab. 4.1).

Brust- und Lendenwirbelsäule können aufgrund anatomischer Begebenheiten in **3 Bereiche** unterteilt werden: die kyphotische thorakale Wirbelsäule von Brustwirbelkörper (BWK) 1 bis BWK 10, der nahezu neutral ausgerichtete thorakolumbale Übergang von BWK 11 bis Lendenwirbelkörper (LWK) 2 und die lordotische untere Lendenwirbelsäule von LWK 3 bis LWK 5. Der Bereich des **thorakolumbalen Übergangs,** der die relativ steife Brustwirbelsäule mit der mobileren lordotischen Lendenwirbelsäule verbindet, ist aufgrund dieser biomechanischen Voraussetzungen der am häufigsten verletzte Bereich. Berstungsfrakturen, die nach Kriterien der AG Wirbelsäule der DGU [41] als instabil gelten, machen je nach Studie zwischen 30 und 64 % dieser Verletzungen aus [12], [27].

Osteoporotische Wirbelkörperfrakturen

Wirbelkörperkompressionsfrakturen bilden den häufigsten osteoporotisch bedingten Frakturtyp. Weltweit treten jedes Jahr schätzungsweise 1,4 Mio. neue Wirbelkörperkompressionsfrakturen durch Osteoporose auf [18]. Allein in Deutschland leiden ca. 2 Mio. Frauen und rund 800 000 Männer an einer osteoporosebedingten Wirbelkörperfraktur [9]. Vertebroplastie und Kyphoplastie stellen eine Alternative zur ineffektiven, konservativen Therapie dieser Wirbelkörperfrakturen dar. Die Zahl der jährlich vorgenommenen Interventionen steigt stetig an [22].

4.2.2 Diagnostik

Insbesondere bei älteren Patienten ist eine genaue **Anamnese** zu erheben. Vorbestehende Symptome einer degenerativen Erkrankung des Achsskeletts, z. B. einer Spinalkanalstenose oder einer Claudicatio spinalis, sollten erkannt werden. Des Weiteren sollte die Annamnese eine Unfallanamnese auch für banale Stürze beinhalten. Sowohl der Beginn der Schmerzen als auch der Schmerzcharakter sind zu erfragen. Der Anamnese sollte eine detaillierte **körperliche Untersuchung** folgen, bei der neben Druck- und Klopfschmerz insbesondere neurologische Auffälligkeiten ausgeschlossen werden müssen. Sensibilität und Kraftgrade sollten im Seitenvergleich dokumentiert werden.

Bildgebung

Im Rahmen der bildgebenden Diagnostik gelten die **konventionellen Röntgenaufnahmen** des betroffenen Wirbelsäulenabschnitts in 2 Ebenen als Basisdiagnostik.

Cave

Bei vorbestehenden degenerativen Veränderungen und vorbestehenden Formveränderungen der Wirbelkörper ist es nicht möglich, eine Fraktur als alt oder neu zu klassifizieren.

Zur genaueren Diagnostik osteoporotischer Wirbelkörperfrakturen hat sich die **MRT** als Goldstandard durchgesetzt. Insbesondere mit flüssigkeitssensiblen Sequenzen (z. B. STIR-Sequenz) lassen sich frischere Frakturen und Knochenmarksödeme nachweisen. Bei jüngeren Patienten oder komplexeren Frakturen kann es sinnvoll sein, zusätzlich eine **CT** der betroffenen Wirbelkörper anzufertigen, da knöcherne Strukturen und insbesondere Frakturlinien durch die CT besser abgegrenzt werden können. Nachteil der CT ist jedoch, dass schmerzhafte Mikrofrakturen und Knochenmarksödeme nicht erkannt werden können. Bei einigen Patienten ist sowohl die CT als auch die **MRT** durchzuführen.

Tab. 4.1 Anteil der Frakturen, bezogen auf das Wirbelsäulensegment.

Wirbelsäulenabschnitt	Wirbelsäulensegment	Prozentualer Anteil
zervikal	C 0 bis C 7	60 %
thorakal	BWK 11 bis BWK 10	8 %
thorakolumbal	BWK 11 bis LWK 2	20 %
lumbal	LWK 3 bis LWK 5	10 %
sakral		2 %

BWK: Brustwirbelkörper; LWK: Lendenwirbelkörper

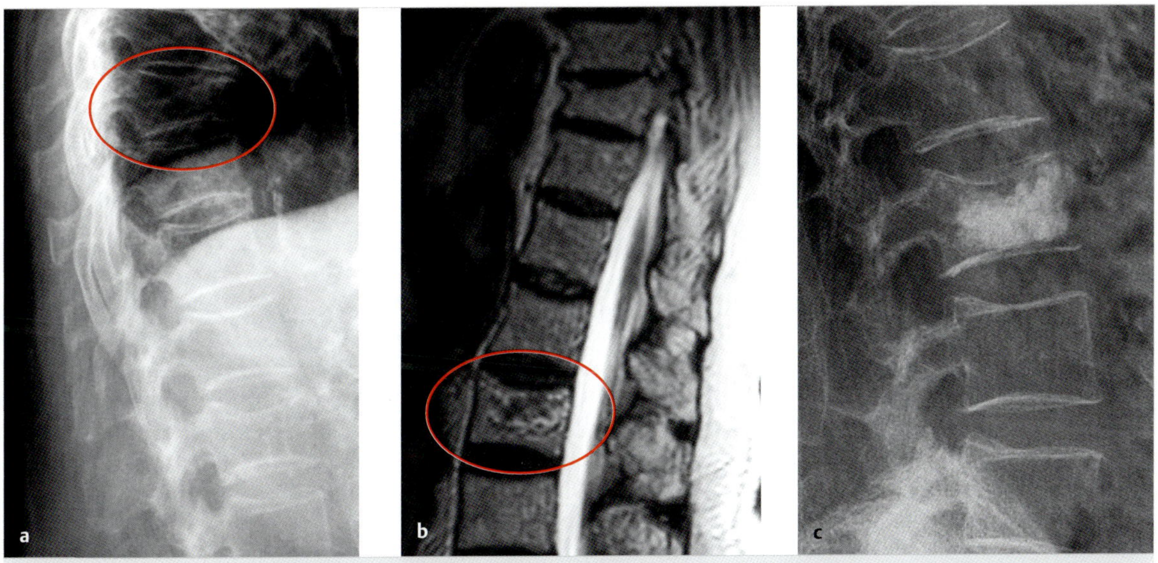

Abb. 4.12 Stellenwert der MRT-Diagnostik.
a Konventionelle seitliche Röntgenaufnahme des throrakolumbalen Übergangs, Fraktur des BWK 10 (rote Markierung).
b MRT (STIR-Sequenz) des thorakolumbalen Übergangs, Knochenmarködem in LWK 2 (rote Markierung), die ehemalige Fraktur des BWK 10 ist bereits verheilt.
c Nach MRT-Diagnostik und unzureichender konservativer Therapie konnte bei persistierenden Schmerzen der richtige Wirbelkörper erfolgreich mittels Kyphoplastie behandelt werden.

Cave

Bei älteren Patienten und schon vorbestehenden Formveränderungen können ohne Anfertigung einer MRT ggf. der falsche oder nicht alle schmerzhaften Wirbelkörper behandelt werden (▶ Abb. 4.12).

4.2.3 Ursachen

Ursächlich für osteoporotische **Sinterungsfrakturen** ist der krankheitsbedingte **Substanzverlust des Knochens** und die damit einhergehende Fragilität der Wirbelkörper. Etwa ⅔ der osteoporotischen Wirbelkörperfrakturen sind nicht schmerhaft und bleiben klinisch initial symptomlos. Da es sich um Mikrofrakturen handelt, die im weiteren Verlauf zu **morphologischen Formveränderungen** führen können, werden morphologische Kriterien im Vergleich zu nicht gesinterten Wirbelkörpern zur Diagnostik einer Fraktur herangezogen. Die Übergänge können jedoch fließend sein [3], [2]. Lediglich ⅓ der osteoporotischen Wirbelkörperfrakturen ist schmerzhaft.

Von den osteoporotischen Sinterungsfrakturen müssen **traumatische Frakturen** bei Patienten mit Osteoporose abgegrenzt werden. Ursächlich für traumatische Frakturen ist zumeist ein **einfacher Sturz** im Sinne eines Niedrigrasanztraumas. Bei schon bestehenden Strukturveränderungen reicht gelegentlich schon das Anheben von schwereren Gegenständen oder das schwungvolle Hinsetzen auf einen Stuhl aus, um Frakturen der Wirbelkörper zu erzeugen. In diesen Fällen ist dann meist ein akuter Begin der Schmerzen erinnerlich. Bei echten traumatischen Frakturen bei Patienten mit Osteoporose gelten die gleichen Instabilitätskriterien wie bei jüngeren Patienten!

Cave

Bei Patienten mit Osteoporose müssen echte traumatische Frakturen erkannt werden. Für diese gelten die gleichen Instabilitätskriterien wie bei jüngeren Patienten.

4.2.4 Klassifikation

Die Klassifikation osteoporotischer Frakturen erfolgt nach semiquantitativen morphologischen Kriterien. Grundlage für diese Klassifikation sind konventionelle seitliche Röntgenbilder. Eine osteoporotische Fraktur liegt dann vor, wenn eine Höhenminderung von mindestens 20 % oder 4 mm im Vergleich zu den angrenzenden Wirbelkörpern vorliegt. Formveränderungen unter 20 % oder 4 mm sind nicht als Fraktur definiert. **Genant et al.** unterscheiden **3 morphologische Typen** von Frakturen [11]:

- Keilfrakturen
- bikonkave Frakturen
- Wirbelkörperkollaps

Zusätzlich wird das **Ausmaß der Formveränderung** bewertet:

- mild (20–25 % Formveränderung)
- moderat (25–40 % Formveränderung)
- schwer (> 40 % Formveränderung)

Der Schweregrad der Formveränderung korreliert mit dem Auftreten weiterer Frakturen. Delmas et al. konnten zeigen, dass bei 40 % der Frauen, bei denen eine schwere Formveränderung vorliegt, innerhalb von 3 Jahren eine weitere Wirbelkörperfraktur diagnostiziert werden kann [4].

Faciszewski und McKiernan [7] schlagen eine für die Vertebroplastie adaptierte Klassifikation vor, die neben der Frakturmorphologie das Frakturalter (akut < 3 Monate, chronisch > als 3 Monate), die reparative Aktivität (Vorhandensein eines Ödems im MRT), die dynamische Mobilität (Unterschiede im Stehen oder Liegen), die Trabekelunterbrechung oder ein Vakuumphänomen im Wirbelkörper sowie das Vorhandensein einer Hinterkantenverletzung mit oder ohne disloziertem Fragment in die Bewertung einschließt.

Klassifikation traumatischer Wirbelkörperfrakturen

Nicoll [29] erkannte 1949 die Bedeutung und Wichtigkeit der dorsalen interspinalen Bänder und unterschied erstmals stabile und instabile Verletzungen bei intakten bzw. zerstörten dorsalen interspinalen Bändern. Die Erstbeschreibung und Definition des PLC (Posterior Ligament Complex, bestehend aus Wirbelbogen, Ligg supra-, intraspinalia und flava sowie den Gelenkkapseln) sowie die erste Klassifikation in Abhängigkeit des PLC erfolgte 1963 durch Holdsworth [15]. Frakturen gelten nach Holdsworth als instabil, wenn der PLC defekt ist.

Das erste 2-Säulen-Modell wurde 1977 von **Whitesides** [44] entwickelt. Er erklärte die Funktion der Wirbelsäule mit einer Analogie zu einem Kran. Für eine Stabilität müsse der Wirbelkörper die axiale Kraft tragen, der dorsale Bandapparat den Zugbelastungen standhalten.

Das 2-Säulen-Modell wurde von **Denis** nach Einführung der CT 1983 um eine dritte Säule erweitert [5]. Denis definierte 3 Säulen der Wirbelsäule, um daraus Stabilitätskriterien abzuleiten. Die vordere Säule ist als die vorderen 2 Drittel der Bandscheibe und des Wirbelkörpers definiert. Die mittlere Säule besteht aus dem hinterem Drittel von Wirbelkörper und Bandscheibe dem hinteren Längsband. Die hintere Säule wurde bereits von **Holdsworth** (PLC) definiert. Als radiologische Charakteristika von Berstungsfrakturen gelten die ventrale und dorsale Höhenminderung des Wirbelkörpers mit Beteiligung der Wirbelkörperhinterwand, die vergrößerte interpedikuläre Distanz und eine eventuelle Fraktur von Wirbelbogen und Lamina. Nach Denis unterscheiden sich die Berstungsfrakturen von den Flexions-Distraktions-Verletzungen (Seat-Belt-Type-Injuries) durch die intakte hintere Säule.

Denis unterscheidet **4 Hauptgruppen:**

- Kompressionsfraktur: intakte mittlere Säule
- Berstungsfraktur: verletzte mittlere Säule
- Seat-Belt-Type Injuries: Flexions-Distraktions-Verletzungen mit zerstörtem dorsalem Bandapparat (PLC)
- Luxationsverletzung: Beteiligung aller Säulen

AO-Klassifikation

Die AO-Klassifikation nach **Magerl** [27] ist für die Einteilung osteoporotischer Frakturen bei Osteoporose nur eingeschränkt zu verwenden. Für akute traumatische Frakturen bietet sie jedoch eine gute Beschreibung der Frakturmorphologie. Frakturen, für die bei jungen Patienten große Kräfte benötigt werden, können bei osteoporotisch veränderten Wirbelkörpern durch wesentlich geringere Krafteinwirkung entstehen. Magerl unterscheidet entsprechend der ABC-Einteilung der AO in **3 Haupttypen** nach typischen Verletzungsmustern (▸ Abb. 4.13):

- Typ A: Kompressionsverletzungen des Wirbelkörpers
- Typ B: Distraktionsverletzung
- Typ C: Rotationsverletzung

Der **Typ A** wird in Hauptgruppen (A1 = Impaktionsbrüche, A2 = Spaltbrüche, A3 = Berstungsbrüche) unterteilt. Charakteristisch für die Hauptgruppe A1 ist, das die Wirbelkörperhinterkante intakt ist. Bei Frakturen der Hauptgruppe A3 muss der dorsale Bandapparat intakt sein, da ansonsten eine B-Verletzung vorliegen würde.

Ursache für **Typ-B-Verletzungen** ist ein Distraktionsmechanismus, der durch Flexion oder Extension bedingt sein kann. Typ-B-Verletzungen sind häufig mit Typ-A-Verletzungen kombiniert.

Typ-C-Verletzungen entstehen durch ein Rotationstrauma. Sie können mit Typ-A-Verletzungen (C 1) oder Distraktionsverletzungen (C 2) auftreten oder als Rotationsscherbrüche (C 3) entstehen.

Die Instabilität und die Anzahl neurologischer Begleitverletzungen nimmt vom Typ A zum Typ C zu.

Die Magerl-Klassifikation ist jedoch nicht unumstritten, da in mehreren Studien gezeigt wurde, das sowohl Intra- als auch Interobserver-Reabilität niedrig sind. Insbesondere wurden bis zu 30 % der B-Verletzungen übersehen bzw. nicht richtig klassifiziert [23], [30], [37].

Vaccaro et al. [40] haben 2013 die neue AO-Klassifikation von Wirbelsäulenverletzungen vorgestellt. Unter Verwendung dieser Klassifikation konnte die Intraobserver-Reliabilität deutlich verbessert werden. Diese Klassifikation kommt momentan in den Umlauf und muss sich in der täglichen Praxis bewähren. In dieser Klassifikation wird an den ehemaligen Hauptgruppen nach AO beibehalten. Die Frakturen des A-Typs werden jedoch nur noch in **4 Untergruppen** eingeteilt.

A		Deckplattenimpressionen	Typ A 1.1	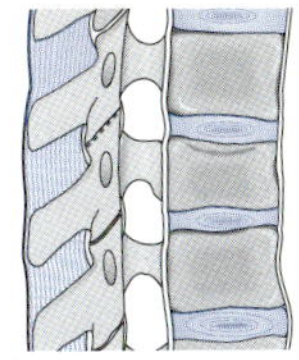
Kompression	Spaltbruch	frontaler Spaltbruch	Typ A 2	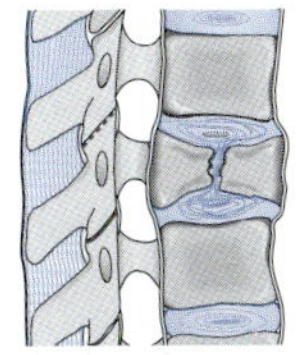
	Berstungsbruch	inkompletter Berstungsbruch	Typ A 3.1	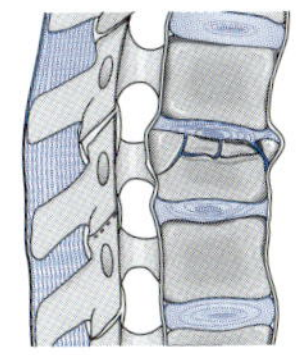
B	transligamentäre Flexions-Distraktions-Verletzung	mit Diskuszerreißung	Typ B 1.1.3	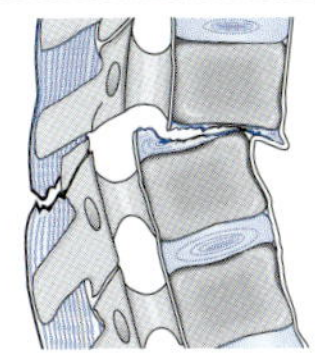
Distraktion	transossäre Flexions-Distraktions-Verletzung	horizontale Wirbelzerreißung	Typ B 2.1	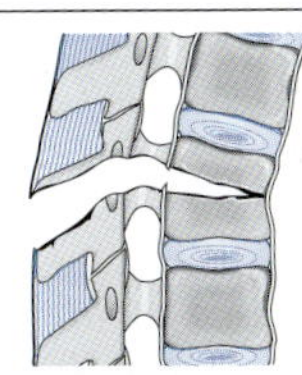
	Hyperextensions-scherverletzung	hintere Luxation	Typ B 3.3	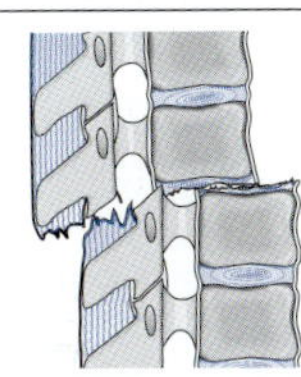
C	Rotation mit Kompression	Rotationsberstungsbruch	Typ C 1.3	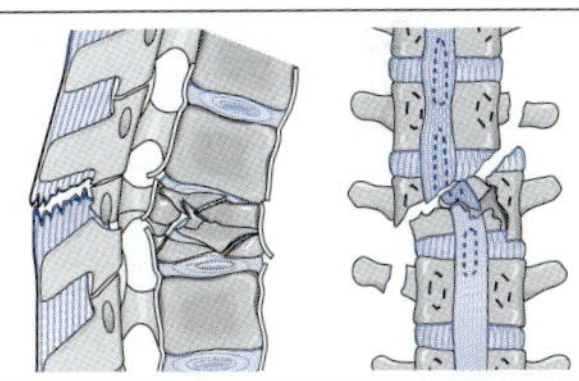
Torsion	Rotation mit Distraktion	Rotation mit B 1	Typ C 2.1	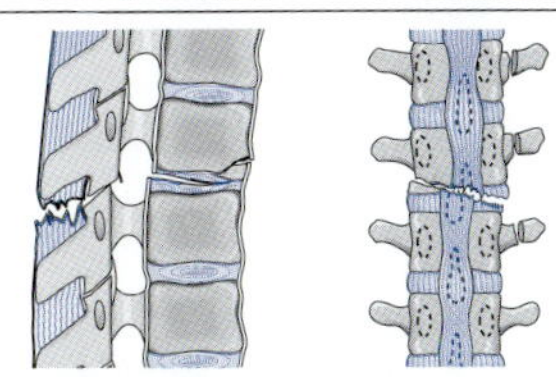
	Rotationsbrüche	Rotationsschrägbruch	Typ C 3.2	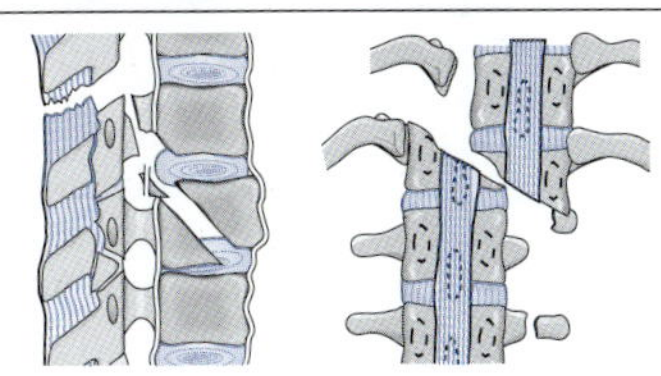

Abb. 4.13 ABC-Klassifikation der AO für Verletzungen der Wirbelsäule von C 3–S 1. (Quelle: [45]).

- A1: Hinterkante intakt, eine Deckplatte beteiligt
- A2: Hinterkante intakt, beide Deckplatten beteiligt (z. B. Spaltfraktur, Kneifzangenbruch)
- A3: Hinterkante beteiligt, eine Deckplatte beteiligt
- A4: Hinterkante beteiligt, beide Deckplatten beteiligt (z. B. Berstungspaltbruch, kompletter Berstungsbruch)

Nach den Therapieempfehlungen der AG Wirbelsäule der DGU [41] wird die Entscheidung zur operativen Therapie, insbesondere zur ventralen Rekonstruktion, anhand der **Zerstörung des Wirbelkörpers** getroffen. Bedeutend hierfür sind sowohl das zerstörte Wirbelkörpervolumen als auch die Dislokation der Fragmente. McCormack et al. [25] haben mit der **Load-Sharing-Klassifikation** (▶ Abb. 4.14) einen Vorschlag zur Beurteilung der Wirbelkörperdestruktion vorgestellt.

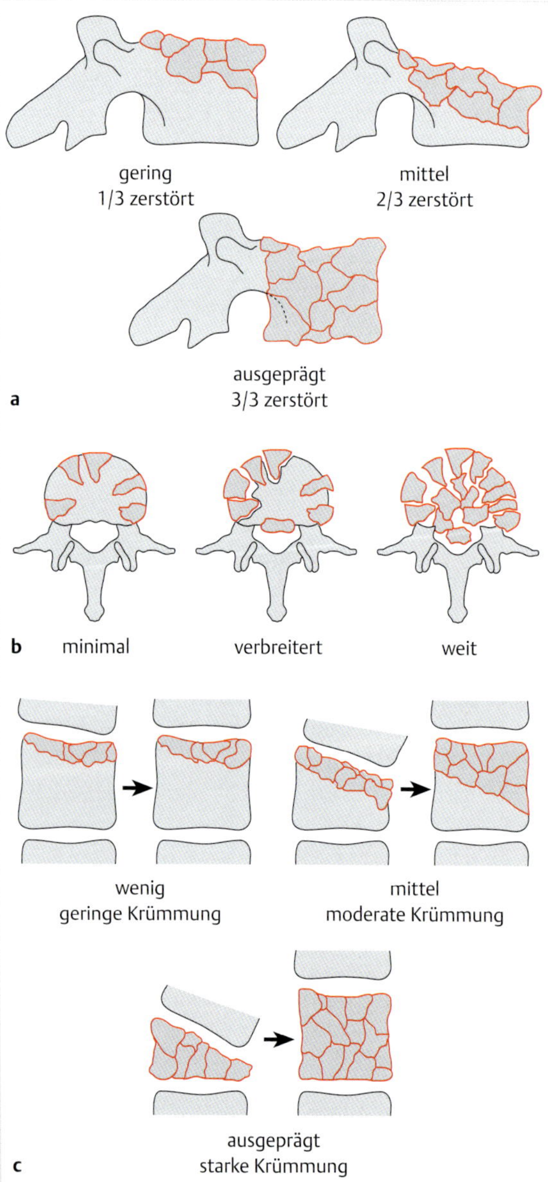

Abb. 4.14 Load-Sharing-Klassifikation nach McCormack [25].

Zur Beurteilung des zerstörten Volumens des Wirbelkörpers wird dieser in 3 gleich große, horizontale Drittel unterteilt. So werden ein kraniales, ein mittleres und ein kaudales Drittel unterschieden. In der Klassifikation wird angegeben, wie viele dieser Anteile durch die Fraktur betroffen sind. Ein weiteres Kriterium ist die Beschreibung der Dislokation der Fragmente. Hier wird in nicht disloziert (< 2 mm) und disloziert (> 2 mm) unterschieden.

4.2.5 Therapie

Ziele in der Therapie **reiner osteporotischer Sinterungsfrakturen** sind:

- Reduktion der Schmerzen
- schnelles Wiedererlangen der Mobilität
- (Wiederherstellung der Anatomie des frakturierten Wirbelkörpers)
- Vermeidung sekundärer Komplikationen

Bei stabilen schmerzhaften osteoporotischen Sinterungsfrakturen steht zunächst die **konservative Therapie** im Vordergrund. Akute neurologische Defizite dürfen nicht vorliegen. Eine ambulante Therapie ist bei ausreichender analgetischer Therapie gerechtfertigt, jedoch müssen in regelmäßigen Abständen radiologische Kontrollen erfolgen, um einen Wirbelkörperkollaps zu vermeiden bzw. eine weitere Sinterung des Wirbelkörpers zu erkennen. Bei unzureichender konservativer Therapie kann entsprechend den Leitlinien der DVO nach 3 Wochen eine Therapie mit **Zementaugmentation** erwogen werden.

Akute traumatische Frakturen bei Osteoporose

Ziele der Behandlung **traumatischer Frakturen** sind die originäre Herstellung von Form und Stabilität, die Vermeidung neurologischer Schäden und chronischer Restbeschwerden. Jede Verletzung muss individuell auf Instabilitätskriterien überprüft werden, um eine optimierte Behandlungsstrategie zu erarbeiten.

Stabilitätskriterien für die Wirbelsäule sind in ▶ Abb. 4.13 aufgeführt.

Das Behandlungsziel älterer Patienten muss jedoch anders als das junger Patienten definiert werden. Bei eingeschränktem Aktivitätsniveau und limitierter Lebenserwartung kommt es weniger auf ein physiologisches Achsskelett an als auf eine schnelle, risiko- und schmerzarme Mobilisation. Ein weiteres Ziel ist die zeitnahe Wiedereingliederung in gewohnte äußere Verhältnisse.

Für alte und sehr alte Patienten wird auch bei stärker ausgeprägten Fehlstellungen ein **konservatives Vorgehen** empfohlen, um diese Patienten nicht den operativen Komplikationen auszusetzen. Des Weiteren sind die operativen Behandlungsmöglichkeiten aufgrund der verminderten Knochenqualität eingeschränkt. Herkömmliche dorsale Stabilisierungen bedürfen z. T. ausgedehnter Freilegung der Wirbelsäule und ggf. zusätzliche Zementaugmentationen der transpedikulären Schrauben. Bei der deutlich erhöhten Komorbidität der älteren Patienten ist eine höhere Komplikationsrate als die von Knop et al. beschriebene Rate zu erwarten.

Augmentierende Verfahren am Wirbelkörper

Vertebroplastie

Mitte der 1980er-Jahre wurde erstmals eine perkutane Vertebroplastie durchgeführt, bei der Zement in ein schmerzhaftes Wirbelkörperhämangion des Dens axis injiziert wurde [10]. Aufgrund des großen analgetischen Effekts wurde die Indikation um schmerzhafte osteoporotische oder tumorbedingte Wirbelkörperfrakturen erweitert. Bei der Vertebroplastie handelt es sich um ein Verfahren, bei dem eine **In-situ-Stabilisierung des Wirbelkörpers** durch den Zement erfolgt. Eine Wiederaufrichtung des Wirbelkörpers ist allenfalls durch die Lagerung bei instabilen oder noch nicht geheilten Frakturen möglich. In der Anfangszeit der Vertebroplastie wurden niedrigvisköse Zemente verwendet, die zu einer hohen Zementextravasatrate geführt haben (▶ Abb. 4.15).

Ballon-Kyphoplastie

Eine Weiterentwicklung der perkutanen Vertebroplastie ist die 1998 erstmals angewandte Ballon-Kyphoplastie [46]. Bei diesem Verfahren wird vor der Zementinjektion mit einem Ballon-Katheter, der mit Kontrastmittel gefüllt ist, im Wirbelkörper ein **Hohlraum** geschaffen. Die so komprimierte Spongiosa dient als Barriere für den Zement. Zunächst wurde die Ballon-Kyphoplastie zur Erhöhung der Patientensicherheit insbesondere zur Reduktion von Zementleckagen entwickelt. Aufgrund der größeren Sicherheit und der potenziellen Wiederherstellung der sagittalen Wirbelkörperkonfiguration hat die Ballon-Kyphoplastie seit ihrer Einführung eine große Verbreitung gefunden [22]. Die Reduktion der Extravasatrate konnte in mehreren Reviews bestätigt werden [17], [8], [38], [39].

Wiederaufrichtung

Das Ausmaß und der Nutzen der Wiederaufrichtung osteoporotischer Wirbelkörperfrakturen sind umstritten. Durch eine lokale kyphotische Fehlstellung kommt es zu einer veränderten Lastverteilung mit Verschiebung des Schwerpunkts nach ventral. Es resultieren höhere Biegemomente und eine erhöhte Belastung der Muskulatur zur Kompensation [47]. Das **Risiko für Anschlussfrakturen** ist durch die lokale Kyphose erhöht [24], [19]. Entsprechend der Therapieempfehlung der AG Wirbelsäule der DGU wird die lokale Achsabweichung als mono- oder bisegmentaler Grund-Deckplatten-Winkel gemessen [41]. Bei einer Abweichung von 15–20° des sagittalen Profils bzw. 30 % Höhenverlust wird die Indikation zur operativen Therapie gesehen.

McKiernan et al. konnten zeigen, das 35 % aller Frakturen bei der Vertebroplastie mobil sind [26]. Einige Autoren konnten für die Vertebroplastie Höhenrekonstruktionen nachweisen, die jedoch nahezu ausschließlich durch Mobilität der Fraktur und die Lagerung des Patienten zu erklären sind [6], [14]. Papanastassiou et al. analysieren in ihren Reviews die Ergebnisse von Verterbroplastie und Kyphoplastie und kommen hinsichtlich der Höhenrekonstruktion zu dem Ergebnis, dass die Ballon-Kyhoplastie bessere Ergebnisse zeigt [31], [32]. Allerdings werden im Durchschnitt mit der Vertebroplastie 2° und mit der Ballon-Kyphoplastie 5° Wiederaufrichtung erzielt.

Kyphoplastie versus Vertebroplastie versus konservative Therapie

Eine Hilfe bei der **Entscheidungsfindung** (▶ Tab. 4.2), welche Therapie erfolgen soll, können die Metaanalysen von Papanastassiou et al. sein. Beim Vergleich der Studien zur konservativen Therapie, Vertebroplastie und Kyphoplastie fassen sie wie folgt zusammen, wobei die Autoren feststellen, dass die Studien sehr heterogen sind und unterschiedliche Ergebnisse vorliegen:

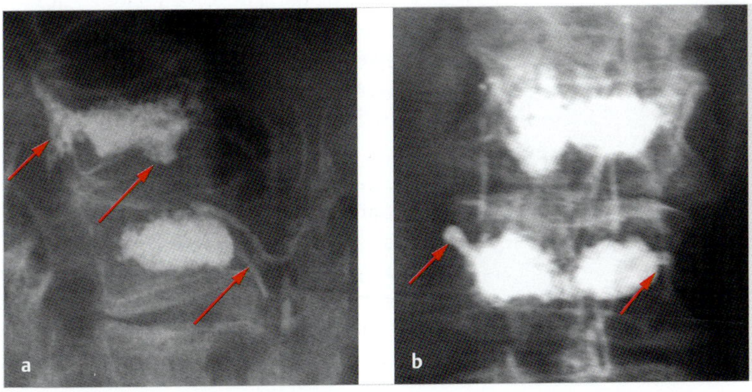

Abb. 4.15 Vertebroplastie LWK 2 und 3 (A 1.2.1), 74-jähriger Patient nach Sturz. Postoperative konventionelle Röntgenaufnahmen LWK 2 und 3 in 2 Ebenen: asymptomatische Zementextravasate in Spinalkanal, Bandscheibenfach und drainierenden Venen.

a Konventionelles Röntgenbild lateral.

b Konventionelles Röntgenbild a.–p.

- Kyphoplastie und Vertebroplastie reduzieren die Schmerzen besser als die konservative Therapie.
- Anschlussfrakturen treten vermehrt bei konsevativer Therapie auf.
- Die Ballon-Kyphoplastie zeigt hinsichtlich der Lebensqualität (SF 36 + SF 12) bessere Ergebnisse als die Vertebroplastie.
- Das Risiko für Zementextravasate ist bei der Ballon-Kyphoplastie im Vergleich zur Vertebroplastie reduziert.
- Die Höhenrekonstruktion bei der Ballon-Kyhoplastie zeigt bessere Ergebnisse (Vertebroplastie 2°, Ballon-Kyphoplastie 5° Wiederaufrichtung).

Operationstechnik

Beide operative Verfahren können sowohl in **Lokalanästhesie** als auch in **Vollnarkose** erfolgen. Die Aufklärung über den operativen Eingriff sollte sowohl die Möglichkeiten der konservativen Therapie als auch die Komplikationen insbesondere die der Zementextravasate beinhalten. Der Patient wird in der Regel in Bauchlage mit Unterpolsterung von Brust und Hüfte gelagert (▶ Abb. 4.16).

Voggenreiter et al. konnten nachweisen, dass 50 % der Wiederaufrichtung der Wirbelkörper allein durch die **Lagerung** zu erreichen sind (▶ Abb. 4.17) [43]. Der Eingriff kann sowohl mit einem als auch mit 2 Bildwandlern erfolgen. Das Verwenden zweier Bildwandler bietet den Vorteil, dass die Bildwandler nur einmal positioniert werden müssen und hieraus insbesondere beim Ungeübten eine deutliche Zeitersparnis resultiert. Interventionelle Radiologen führen die Eingriffe häufig in der Angio-Suite durch und auch die CT wird zur Positionierung der Ar-

Tab. 4.2 Indikationen und Kontraindikationen für Vertebroplastie und Kyphoplastie (Quelle: [1]).

Indikationen/ Kontraindikationen	Beschreibung
Indikationen	• Behandlung symptomatischer, osteoporotischer oder neoplastischer Kompressionsfrakturen nach frustraner konservativer Therapie • schmerzhafte, stabile akuttraumatische Fraktur bei begleitender Osteoporose, nach unzureichender konservativer Therapie • Behandlung symptomatischer Hämangiome • schmerzhafte Fraktur mit aseptischer Osteonekrose (Morbus Kümmel-Verneuil) • palliative Therapie + onkologisches Regime bei disseminierten malignen Tumoren • adjuvante Therapie bei zusätzlicher stabilisierender OP
Kontraindikationen	• Distraktionsverletzungen der Wirbelsäule (Typ B nach Magerl) • Gerinnungsstörungen • akute Infekte • Vertebra plana • generelle Kontraindikationen für eine operative Therapie • Allergien gegen Knochenzemente oder deren Bestandteile (Kontrastmittel etc.)
relative Kontraindikationen	• Verletzung der Wirbelkörperhinterkante mit Spinalkanaleinengung • Behandlung asymptomatischer Wirbelkörper • Behandlung angrenzender Wirbelkörper • Behandlung von Sandwich-Wirbelkörpern (gesunde Wirbelkörper zwischen frakturierten Wirbelkörpern)

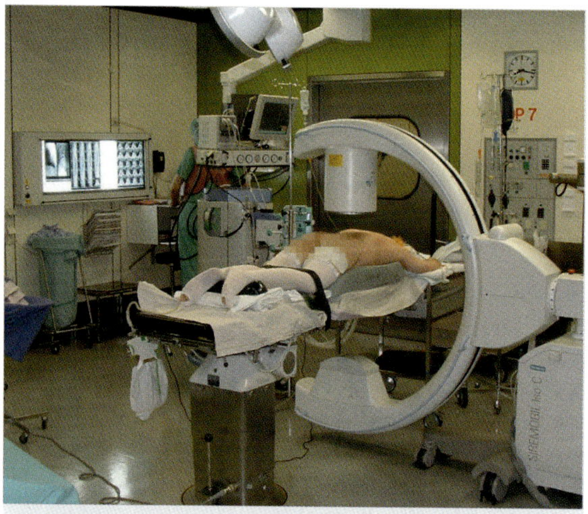

Abb. 4.16 Intraoperative Lagerung des Patienten mit Unterpolsterung von Brust und Hüfte.

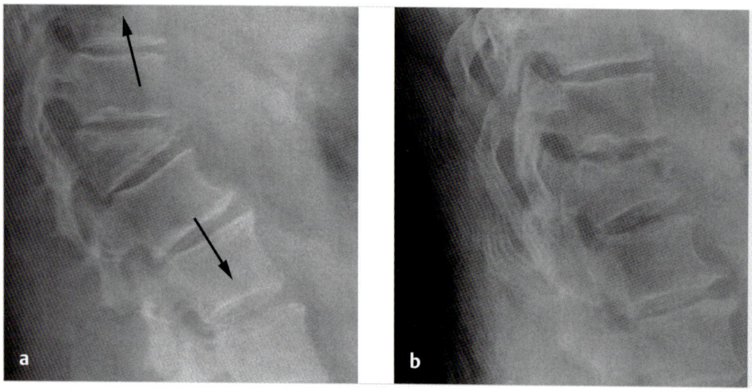

Abb. 4.17 Wiederaufrichtung des Wirbelkörpers. Allein durch Längszug und Lagerung kann eine deutliche Wiederaufrichtung des Wirbelkörpers erreicht werden. Dies zeigt jedoch auch, wie instabil die ventrale Säule letztendlich ist.
a Konventionelles Röntgenbild seitlich.
b Konventionelles Röntgenbild a.-p.

beitskanülen genutzt. Sowohl die Navigation als auch die Verwendung intraoperativer 3-D-Bildgebung spielt zurzeit eine untergeordnete Rolle.

Um sowohl Vertebroplastie als auch Ballon-Kyphoplastie sicher durchzuführen, ist es unabdingbar, den OP-Situs optimal mittels **Bildgebung** zu visualisieren. Bei der Einstellung des Bildwandlers ist darauf zu achten, dass sich der Dornfortsatz des Wirbelkörpers exakt mittig zwischen den Pedikeln befindet (▶ Abb. 4.18). Die obere Deckplatte sollte parallel eingestellt werden. Prinzipiell kann der Bildwandler gekippt werden, einfacher ist es jedoch, die Lagerung des Patienten zu verbessern oder, wenn z. B. skoliotische Fehlstellungen vorliegen, den OP-Tisch zu justieren. Der Zugang für beide Verfahren ist identisch.

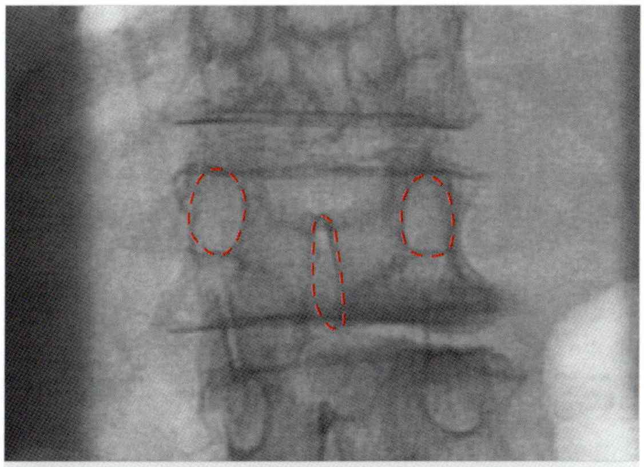

Abb. 4.18 Intraoperative Darstellung a.–p. mit dem Bildwandler. Um den Wirbelkörper genau a.–p. darzustellen, ist darauf zu achten, dass sich der Dornfortsatz genau symetrisch zwischen den Pedikeln befindet.

Über Stichinzisionen werden **Jamshidi-Nadeln** transpedikulär in den Wirbelkörper eingebracht. In der Regel erfolgt der Eingriff bipedikulär. Ist der Eingriff jedoch nur einseitig geplant, ist darauf zu achten, die Nadel mehr zu angulieren, um ein zentrales Füllen des Wirbelkörpers zu ereichen. Das Vorschieben der Jamshidi-Nadeln muss regelmäßig mit dem Bildwandler in 2 Ebenen kontrolliert werden. Bei Erreichen der Wirbelkörperhinterkante mit der Jamshidi-Nadel im seitlichen Strahlengang muss sich die Spitze in der a.–p. Projektion lateral der medialen Pedikelwand befinden (▶ Abb. 4.19).

Cave

Sollte sich die Nadelspitze weiter medial befinden, liegt eine Perforation der medialen Pedikelwand vor. Die Lage der Nadel ist dann unbedingt zu korrigieren.

Bei der Vertebroplastie erfolgt nun das **Einspritzen des Zements.** Der Nutzen des Einspritzens von Kontrastmittel über die Nadel, um Zementleckagen zu vermeiden, ist umstritten, da der Zement aufgrund seiner Viskosität ein vollkommen anderes Fließverhalten als wässriges Kontrastmittel hat. Bei der **Ballon-Kyphoplastie** werden nach Positionierung der Jamshidi-Nadeln 2 Kirschner-Drähte über die Hohlnadeln eingebracht. Diese dienen als Führungsdraht, über die im Anschluss die Arbeitstrokare positioniert werden. Die Trokare sollten im seitlichen Strahlengang wenige Millimeter über die Wirbelkörperhinterkante in den Wirbelkörper hinein positioniert werden. Über die Arbeitstrokare kann jetzt eine **Biopsie** aus dem Wirbelkörper entnommen werden. Alternativ dazu kann das Bohrmehl, das mit dem Handbohrer gewonnen wird,

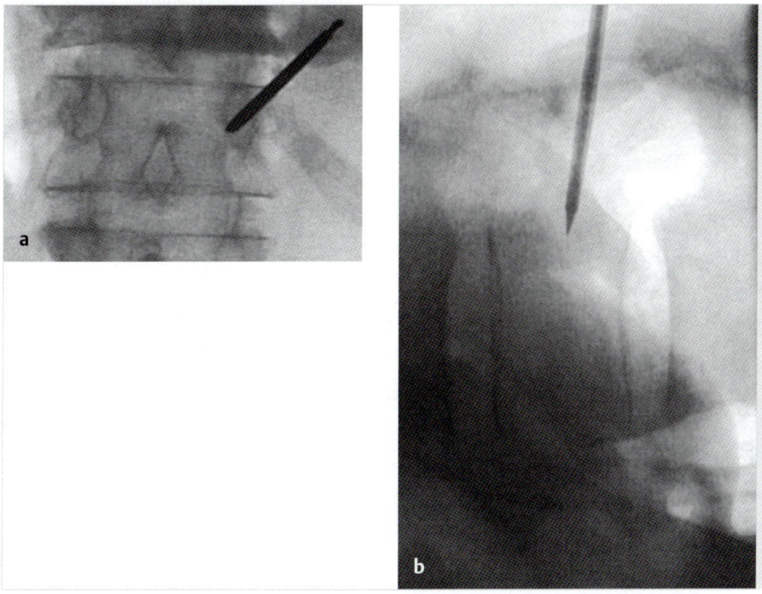

Abb. 4.19 Intraoperative Darstellung mit dem Bildwandler. Bei Erreichen der Wirbelkörperhinterkante mit der Jamshidi-Nadel im seitlichen Strahlengang muss sich die Spitze in der a.–p. Projektion lateral der medialen Pedikelwand befinden. Solllte sich die Nadelspitze weiter medial befinden, liegt eine Perforation der medialen Pedikelwand vor.

a In a.–p. Projektion.

b In seitlicher Projektion.

als Präparat zur histologischen Untersuchung eingeschickt werden.

Nach Schaffen der Hohlräume für die Ballons werden diese im Wirbelkörper positioniert und im Anschluss hydraulisch mit Kontrastmittel dilatiert. Bei traumatischen Frakturen ist das Ziel, die Ballons nahe an die verletzte Deck- bzw. Bodenplatte in den vorderen ⅔ des Wirbelkörpers zu platzieren um eine gute Repostion der Endplatte zu erzielen und den vorderen Bereich des Wirbelkörpers zu stabilisieren. Im Unterschied zur Technik bei der älteren, auf konservative Therapie ungenügend ansprechenden, osteoporotischen Fraktur, bei der die Menge des verwendeten Zements zur Schmerztherapie nicht unmittelbar entscheidend ist, sollte bei der traumatischen Fraktur versucht werden, den Wirbelkörper im Bereich der vorderen ⅔ nahezu vollständig mit Zement aufzufüllen um entsprechend der Vorstellung von Louis eine gute mechanische Stabilität unter Entlastung der Wirbelkörperhinterkante zu erreichen.

Zum Wiederaufrichten der Wirbelkörper können **hohe Ballon-Volumina** erforderlich sein. Der Operateur muss sich entscheiden, ob eine Reposition mit hohen Ballon- und konsekutiv Zementvolumina gewünscht ist oder ob auf eine Reposition verzichtet wird und kleinere Zementvolumina verwendet werden. Um ein peripheres Abfließen des Zements zu vermeiden, sollte so lange mit der Zementierung gewartet werden, bis der Zement eine hochvisköse Konsistenz erreicht hat.

4.2.6 Komplikationen

Es werden prä-, intra- und postoperative Komplikationen unterschieden.

Präoperative Komplikationen

Eine unzureichende Bildgebung kann dazu führen, dass der falsche Wirbelkörper zementiert wird oder/und nicht alle Wirbelkörper adressiert werden, die Schmerzen verursachen.

> **Cave**
>
> Sollten Frakturen nur mittels MRT diagnostiziert worden sein, sollten unbedingt konventionelle Röntgenbilder in 2 Ebenen durchgeführt werden. Können auf diesen Bildern die Pedikel nicht zu 100 % identifiziert werden, wird es intraoperativ auch nicht gelingen, die für die OP unabdingbaren Leitstrukturen zu visualisieren.

Intraoperative Komplikationen

Eine gute Visualisierung der Wirbelkörper ist obligat. Der richtige Wirbelkörper muss identifiziert werden. Dies kann bei wenig formveränderten Wirbelkörpern und im Bereich der oberen Brustwirbelsäule schwierig sein und bei sorglosem Verhalten dazu führen, den **falschen Wirbelkörper** zu behandeln. **Zugangsbedingte Komplikationen** können alle Strukturen betreffen, die mit den Jamshidi-Nadeln oder Trokaren verletzt werden können. Verletzungen von größeren venösen oder arteriellen Gefäßen (inklusive Aorta), Nervenwurzeln, Dura, Myelon, Bandscheibe, Pleura und der Lunge (mit konsekutivem Pneumothorax) sind beschrieben worden. **Zementextravasate,** das Abfließen von Zement außerhalb des Wirbelkörpers, treten regelhaft auf.

Asymptomatische **Leckagen** um den Wirbelkörper herum gelten eher als Schönheitsfehler statt als echte Komplikation (▶ Abb. 4.15), haben aber das Potenzial für schwerwiegende Komplikationen. Unkontrollierte Zementabflüsse können bei Leckage in den Spinalkanal zu bleibenden Querschnittslähmungen oder bei Abfluss in das Neuroforamen zu Wurzelkompressionssyndromen führen. Die gefürchtetste Zementleckage ist die **Zementembolie.** Diese wird bei konsequenter geeigneter Diagnostik (CT des Thorax bei allen Patienten) in bis zu 23 % aller Vertebroplastien gefunden, mehrere letale Verläufe wurden bisher beschrieben [20].

Als postoperative Komplikationen stehen systemische Komplikationen im Zusammenhang mit der **Narkose** im Vordergrund. Lokale Hämatome und Infektionen sind möglich, werden aber sehr selten beobachtet. Die Frage, ob die Rate von Anschlussfrakturen durch operative Verfahren reduziert wird oder ob durch die Veränderungen der mechanischen Eigenschaften der Wirbelkörper Anschlussfrakturen häufiger vorkommen, ist bisher durch Studien nicht geklärt. Einigkeit besteht darüber, dass die Osteoporose leitliniengerecht behandelt werden muss.

4.2.7 Nachbehandlung

Nach Narkoseausleitung ist eine unmittelbare **Mobilisation unter Vollbelastung** möglich. Bei respiratorischer Insuffizienz oder Zeichen einer Embolie ist eine Zementembolie mittels geeigneter Diagnostik auszuschließen [20]. Eine konsequente Diagnose und Therapie der **Osteoporose** als Grunderkrankung ist inbesondere zur Vermeidung weiterer Frakturen unerlässlich. Physiotherapie und Rückenschule sind, soweit möglich, durchzuführen. Eine zusätzliche Therapie mit einem Mieder ist nicht zu empfehlen.

4.2.8 Dorsale Instrumentierung (minimalinvasive/zementaugmentierende Verfahren)

Bei der Behandlung schmerzhafter, stabiler, osteoporotischer Wirbelkörperfrakturen ist die Zementaugmentation zu einem **Standardverfahren** geworden. Bei der Behandlung instabiler traumatischer Frakturen besteht hinsichtlich der richtigen Therapie Unsicherheit. Ein Paradebeispiel hierfür stellt die Behandlung inkompletter Berstungsfrakturen ohne neurologisches Defizit mit intaktem dorsalem Bandapparat dar. Nach Therapieempfehlungen der AG Wirbelsäule der DGU gelten Berstungsfrakturen als instabil [41].

Bei den **A-3.1.1-Frakturen** wird in Deutschland gerade mit einer prospektiv randomisierten Studie (RASPUTIN-Studie) geklärt, ob eine dorsoventrale Stabilisierung oder eine alleinige dorsale Instrumentation das geeignete operative Verfahren darstellt. In den USA werden stabile Berstungsfrakturen ohne Neurologie entsprechend TLICS-Score (Thoracolumbar Injury Classification and Severity Score) [33] eher **konservativ** behandelt. AO-Klassifikation und Therapieempfehlungen sind Thema angeregter Diskussion [36]. Inkomplette Berstungsfrakturen bei Patienten mit Osteoporose können sicher mittels **Ballon-Kyphoplastie** behandelt werden [21]. Die Kombination dorsaler Instrumentationen mit Zementaugmentation wird von einigen Autoren empfohlen [42], [28] (▶ Abb. 4.20, ▶ Abb. 4.21).

Die am häufigsten verwendete Technik traumatischer Wirbelkörperfrakturen ist die **dorsale Instrumentation** [34]. Reinhold et al. konnten in einer Multicenter-Studie zeigen, dass bei bis zu 40 % der operativ behandelten Patienten Implantatlockerungen oder Repositionsverluste beobachtet werden können [35]. Die vordere Säule kann durch alleinige dorsale Instrumentation, insbesondere bei schlechter Knochenqualität, nur eingeschränkt stabilisiert werden. Aus diesem Grunde gibt es unterschiedliche Techniken, um die Stabilität der dorsalen Instrumentation zu verbessern. Sowohl durch Verlängerung der Instrumentation („2 drüber – 2 drunter"), Verwendung monoaxialer Schrauben, dorsale Spondylodesen oder zusätzliche kurze Schrauben in die Pedikel des verletzten Wirbelkör-

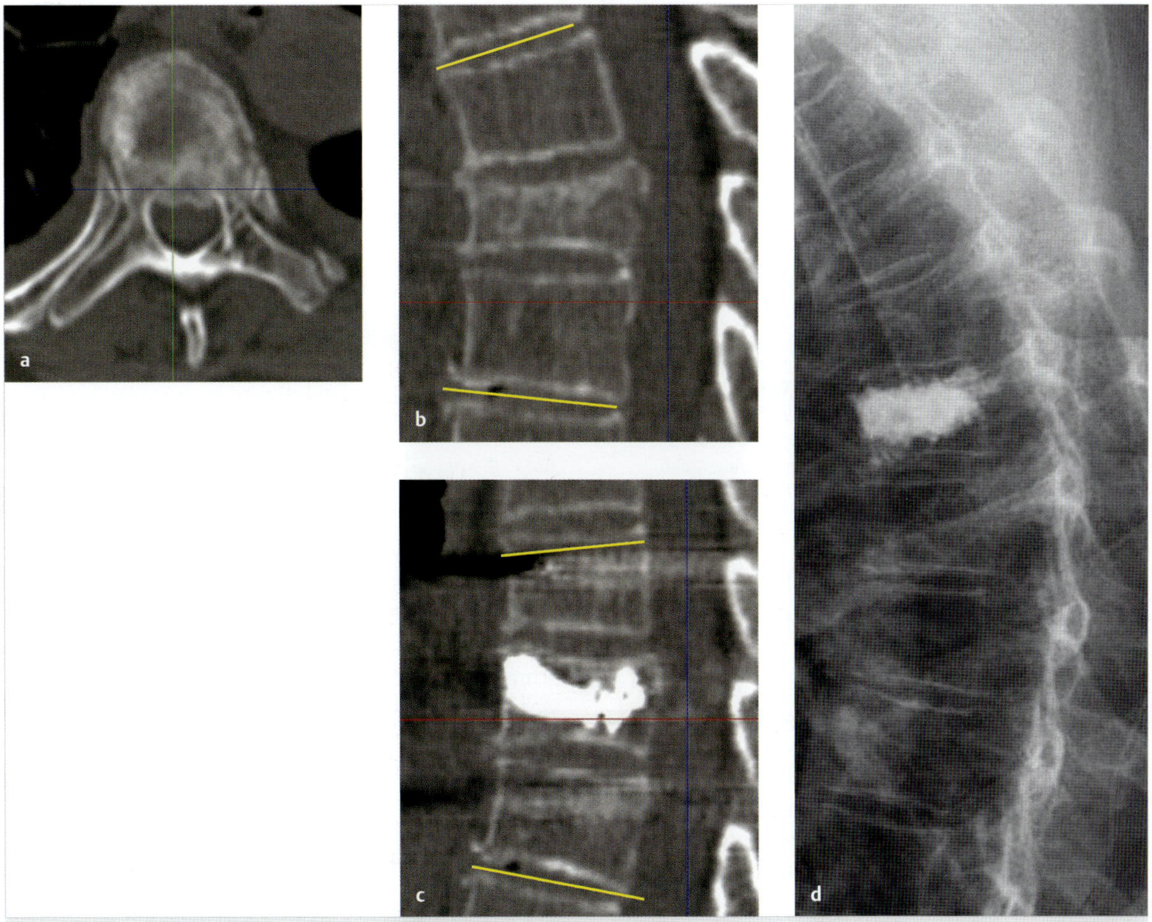

Abb. 4.20 Therapie einer kranialen Berstungsfraktur (TYP A 3.1.1 nach AO).
a CT in der axialen Schichtführung, Hinterkantenbeteiligung mit diskreter Einengung des Spinalkanals.
b CT in der sagittalen Schichtführung präoperativ.
c CT in der sagittalen Schichtführung postoperativ nach Kyphoplastie. Der Wirbelkörper ist nahezu vollständig aufgerichtet.
d Konventionelles seitliches postoperatives Röntgenbild.

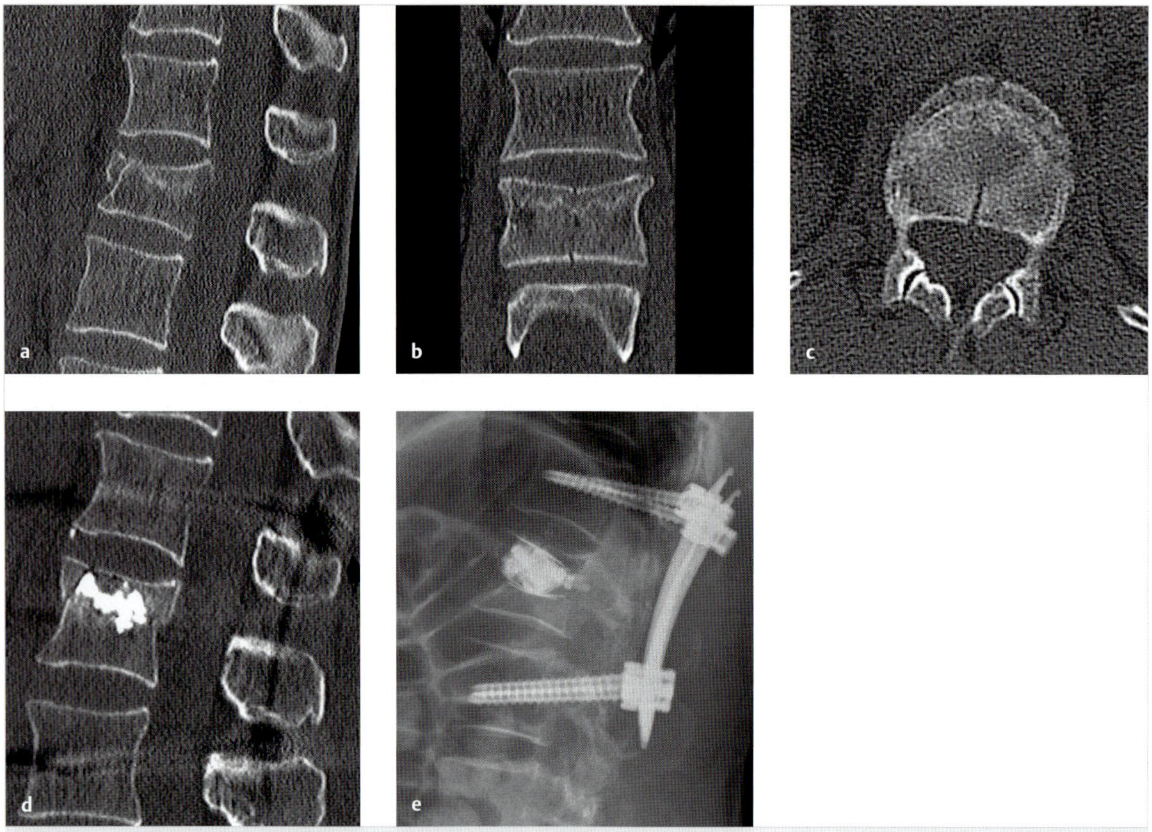

Abb. 4.21 Therapie eines Berstungsspaltbruchs (Typ A 3.2 nach AO).
a Präoperative CT in der sagittalen Schichtführung, Hinterkantenbeteiligung mit diskreter Einengung des Spinalkanals.
b Präoperative CT in der frontalen Schichtführung.
c Präoperative CT in der axialen Schichtführung.
d Postoperative CT in der sagittalen Schichtführung nach dorsaler perkutaner Instrumentation und Kyphoplastie mittels Spine-Jack. Der Wirbelkörper ist nahezu vollständig aufgerichtet.
e Konventionelles seitliches postoperatives Röntgenbild.

pers soll die Stabilität verbessert werden. Gute klinische Studien, die diese Verfahren untermauern, liegen jedoch nicht vor.

4.2.9 Zementaugmentierte Pedikelschrauben

Bei Patienten mit eingeschränkter Knochenqualität kommen in den letzten Jahren vermehrt zementaugmentierte Schrauben zum Einsatz [13]. In der Anfangszeit wurden die angrenzenden Wirbelkörper mittels Vertebroplastie mit Zement gefüllt und die Schrauben im Anschluss in den Zement eingedreht. Die am häufigste beobachtete Komplikation war der **Zementaustritt in den Spinalkanal** [13]. In mehreren biomechanischen Studien konnte eine erhöhte Schraubenfixation durch Augmentation der Schraube gezeigt werden. Amendola et al. konnten nachweisen, dass **Schraubenlockerungen** bei Spondylodesen unter Verwendung von Zementaugmentationen seltener vorkommen. Die Verwendung fenestrierter Schrauben, die zunächst positioniert werden und im Anschluss über die liegende Schraube augmentiert werden, sollen die Leckagerate und damit die Patientensicherheit verbessern. Diese Hypothesen müssen jedoch noch durch Studien belegt werden. Auch mit perkutanen, zementierten Schrauben ist es möglich, eine instrumentelle Reposition zu erreichen (▸ Abb. 4.22).

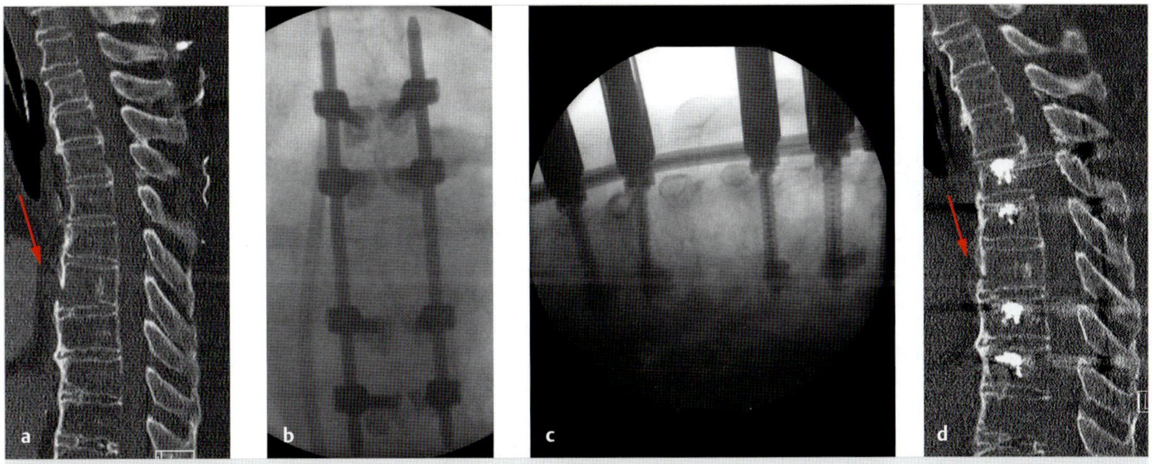

Abb. 4.22 Therapie einer Hyperextionsverletzung bei Morbus Bechterew (Typ B 3.1 nach AO).

a Präoperative CT in sagittaler Schichtführung, das ventrale Klaffen der Wirbelsäule sowie die Verkalkungen der Längsbänder sind gut zu erkennen (a.–p.).

b Intraoperative Aufnahme mit dem Bildwandler: Verwendung zementierter polyaxialer Schrauben (Longitude Medtronic). Unter Verwendung von 4 Schrauben darüber und darunter kann auch mit polyaxialen perkutanen Schrauben unter Vorbiegung der Stange eine anatomische Reposition erfolgen.

c Introperative Aufnahme, seitlicher Strahlengang

d CT in der sagittalen Schichtführung postoperativ nach dorsaler perkutaner Instrumentation mit zementierten Schrauben. Die ansonsten komplett steife Wirbelsäule ist wieder anatomisch reponiert.

Literatur

[1] Bierschneider M, Sabo D, Meeder P et al. Interdisziplinäres Konsensuspapier zur Vertebroplastie/Kyphoplastie. Fortschr Röntgenstr 2005; 177: 1590–1592

[2] Black DM, Palermo L, Nevitt MC et al. Comparison of methods for defining prevalent vertebral deformities: the study of osteoporotic fractures. J Bone Miner Res 1995; 10(6): 890–902

[3] Black DM, Palermo L, Nevitt MC et al. Defining incident vertebral deformity: a prospective comparison of several approaches. The Study of Osteoporotic Fractures Research Group. J Bone Miner Res 1999; 14 (1): 90–101

[4] Delmas PD, Calvo G, Boers M et al. The use of placebo-controlled and non-inferiority trials for the evaluation of new drugs in the treatment of postmenopausal osteoporosis. Osteoporos Int 2002; 13(1): 1–5

[5] Denis F. The three column spine and its significance in the classification of acute thoracolumbar spinal injuries. Spine (Phila Pa 1976) 1983; 8(8): 817–831

[6] Dublin AB, Hartman J, Latchaw RE et al. The vertebral body fracture in osteoporosis: restoration of height using percutaneous vertebroplasty. AJNR Am J Neuroradiol 2005; 26(3): 489–492

[7] Faciszewski T, McKiernan F. Calling all vertebral fractures classification of vertebral compression fractures: a consensus for comparison of treatment and outcome. J Bone Miner Res 2002; 17(2): 185–191

[8] Felder-Puig R, Piso B, Guba B et al. Kyphoplasty and vertebroplasty for the management of osteoporotic vertebral compression fractures: a systematic review. Orthopade 2009; 38(7): 606–615

[9] Felsenberg D, Silman AJ, Lunt M et al. Incidence of vertebral fracture in europe: results from the European Prospective Osteoporosis Study (EPOS). J Bone Miner Res 2002; 17(4): 716–724

[10] Galibert P, Deramond H, Rosat P et al. Preliminary note on the treatment of vertebral angioma by percutaneous acrylic vertebroplasty. Neurochirurgie 1987; 33(2): 166–168

[11] Genant HK, Wu CY, van Kuijk C et al. Vertebral fracture assessment using a semiquantitative technique. Journal of Bone and Mineral Research 1993; 8(9): 1137–1148

[12] Gertzbein SD. Scoliosis Research Society. Multicenter spine fracture study. Spine (Phila Pa 1976) 1992; 17(5): 528–540

[13] Goost H, Kabir K, Wirtz DC et al. PMMA augmentation of pedicle screws: results of a survey in Germany. Z Orthop Unfall 2012; 150(3): 318–323

[14] Hiwatashi A, Moritani T, Numaguchi Y et al. Increase in vertebral body height after vertebroplasty. AJNR Am J Neuroradiol 2003; 24(2): 185–189

[15] Holdsworth FW. Fractures, dislocations, and fracture-dislocations of the spine. J Bone Joint Surg Br 1963; 45-B: 6–20

[16] Hu R, Mustard CA, Burns C. Epidemiology of incident spinal fracture in a complete population. Spine (Phila Pa 1976) 1996; 21(4): 492–499

[17] Hulme PA, Krebs J, Ferguson SJ et al. Vertebroplasty and kyphoplasty: a systematic review of 69 clinical studies. Spine (Phila Pa 1976) 2006; 31(17): 1983–2001

[18] Johnell O, Kanis JA. An estimate of the worldwide prevalence and disability associated with osteoporotic fractures. Osteoporos Int 2006; 17(12): 1726–1733

[19] Klotzbuecher CM, Ross PD, Landsman PB et al. Patients with prior fractures have an increased risk of future fractures: a summary of the literature and statistical synthesis. J Bone Miner Res 2000; 15(4): 721–739

[20] Krueger A, Bliemel C, Zettl R et al. Management of pulmonary cement embolism after percutaneous vertebroplasty and kyphoplasty: a systematic review of the literature. Eur Spine J 2009; 18(9): 1257–1265

[21] Kruger A, Zettl R, Ziring E et al. Kyphoplasty for the treatment of incomplete osteoporotic burst fractures. Eur Spine J 2010; 19(6): 893–900

[22] Kruger A, Hierholzer J, Bergmann M et al. Current status of vertebroplasty and kyphoplasty in Germany: an analysis of surgical disciplines. Unfallchirurg 2013; 116(9): 13–824

[23] Leferink VJ, Veldhuis EF, Zimmerman KW et al. Classificational problems in ligamentary distraction type vertebral fractures: 30 % of all B-type fractures are initially unrecognised. Eur Spine J 2002; 11(3): 246–250

[24] Lindsay R, Silverman SL, Cooper C et al. Risk of new vertebral fracture in the year following a fracture. JAMA 2001; 285(3): 320–323

[25] McCormack T, Karaikovic E, Gaines RW. The load sharing classification of spine fractures. Spine (Phila Pa 1976) 1994; 19(15): 1741–1744

[26] McKiernan F, Jensen R, Faciszewski T. The dynamic mobility of vertebral compression fractures. J Bone Miner Res 2003; 18(1): 24–29
[27] Magerl F, Aebi M, Gertzbein SD et al. A comprehensive classification of thoracic and lumbar injuries. Eur Spine J 1994; 3(4): 184–201
[28] Marco RA, Kushwaha VP. Thoracolumbar burst fractures treated with posterior decompression and pedicle screw instrumentation supplemented with balloon-assisted vertebroplasty and calcium phosphate reconstruction. J Bone Joint Surg Am 2009; 91(1): 20–28
[29] Nicoll EA. Fractures of the dorso-lumbar Spine. J Bone Joint Surg Br 1949; 31-B: 376–394
[30] Oner FC, Ramos LM, Simmermacher RK et al. Classification of thoracic and lumbar spine fractures: problems of reproducibility. A study of 53 patients using CT and MRI. Eur Spine J 2002; 11(3): 235–245
[31] Papanastassiou ID, Phillips FM, Van Meirhaeghe J et al. Comparing effects of kyphoplasty, vertebroplasty, and non-surgical management in a systematic review of randomized and non-randomized controlled studies. Eur Spine J 2012; 21(9): 1826–1843
[32] Papanastassiou ID, Filis A, Gerochristou MA et al. Controversial issues in kyphoplasty and vertebroplasty in osteoporotic vertebral fractures. Biomed Res Int 2014; 2014: 934 206
[33] Patel AA, Dailey A, Brodke DS et al. Thoracolumbar spine trauma classification: the Thoracolumbar Injury Classification and Severity Score system and case examples. J Neurosurg Spine 2009; 10(3): 201–206
[34] Reinhold M, Knop C, Beisse R et al. Operative treatment of traumatic fractures of the thorax and lumbar spine. Part II: surgical treatment and radiological findings. Unfallchirurg 2009; 112(2): 149–167
[35] Reinhold M, Knop C, Beisse R et al. Operative treatment of 733 patients with acute thoracolumbar spinal injuries: comprehensive results from the second, prospective, Internet-based multicenter study of the Spine Study Group of the German Association of Trauma Surgery. Eur Spine J 2010; 19(10): 1657–1676
[36] Reinhold M, Audige L, Schnake KJ et al. AO spine injury classification system: a revision proposal for the thoracic and lumbar spine. Eur Spine J 2013; 22(10): 2184–2201
[37] Schnake KJ, von Scotti F, Haas NP et al. Type B injuries of the thoracolumbar spine: misinterpretations of the integrity of the posterior ligament complex using radiologic diagnostics. Unfallchirurg 2008; 111(12): 977–984
[38] Taylor RS, Taylor RJ, Fritzell P. Balloon kyphoplasty and vertebroplasty for vertebral compression fractures: a comparative systematic review of efficacy and safety. Spine (Phila Pa 1976) 2006; 31(23): 2747–2755
[39] Taylor RS, Fritzell P, Taylor RJ. Balloon kyphoplasty in the management of vertebral compression fractures: an updated systematic review and meta-analysis. Eur Spine J 2007; 16(8): 1085–1100
[40] Vaccaro AR, Oner C, Kepler CK et al. AOSpine thoracolumbar spine injury classification system: fracture description, neurological status, and key modifiers. Spine (Phila Pa 1976) 2013; 38(23): 2028–2037
[41] Verheyden AP, Holzl A, Ekkerlein H et al. Recommendations for the treatment of thoracolumbar and lumbar spine injuries. Unfallchirurg 2011; 114(1): 9–16
[42] Verlaan JJ, Dhert WJ, Verbout AJ et al. Balloon vertebroplasty in combination with pedicle screw instrumentation: a novel technique to treat thoracic and lumbar burst fractures. Spine (Phila Pa 1976) 2005; 30(3): E73–E79
[43] Voggenreiter G. Balloon kyphoplasty is effective in deformity correction of osteoporotic vertebral compression fractures. Spine (Phila Pa 1976) 2005; 30(24): 2806–2812
[44] Whitesides TE Jr Traumatic kyphosis of the thoracolumbar spine. Clin Orthop Relat Res 1977; 128: 78–92
[45] Wirth CJ, Mutschler W, Kohn D et al. Praxis der Orthopädie und Unfallchirurgie. 3. Aufl. Stuttgart: Thieme; 2014: 599
[46] Wong W, Reiley MA, Garfin S. Vertebroplasty/Kyphoplasty. Journal of Women's Imaging 2000; 2(3): 117–124
[47] Yuan HA, Brown CW, Phillips FM. Osteoporotic spinal deformity: a biomechanical rationale for the clinical consequences and treatment of vertebral body compression fractures. J Spinal Disord Tech 2004; 17(3): 236–242

4.3 Ventrale Stabilisierung der Brust- und Lendenwirbelsäule

A. Krüger, L. Oberkircher

4.3.1 Einleitung

In einer Zwei-Punkt-Erhebung der AG Wirbelsäule der DGU konnte gezeigt werden, dass die am häufigsten durchgeführte Technik der operativen Stabilisierung traumatischer Verletzungen die dorsale Instrumentation war. Beachtenswerterweise stieg der Anteil zusätzlicher ventraler Stabilisierungen in Deutschland von 29 % im Jahr 2000 [10] auf 44 % im Jahr 2009 [12] an.

4.3.2 Diagnostik

Im Rahmen der bildgebenden Diagnostik gelten die **konventionellen Röntgenaufnahmen** des betroffenen Wirbelsäulenabschnitts in 2 Ebenen als Basisdiagnostik.

Bei traumatischen Frakturen, bei denen makroskopische Formveränderungen vorliegen, wird in der Regel eine **CT** als erste Schichtbildgebung durchgeführt. Bei schwerverletzten, polytraumatisierten oder Patienten mit sensomotorischem Defizit wird auf die konventionelle Röntgenaufnahmen verzichtet und unmittelbar eine CT durchgeführt.

Zur genaueren Diagnostik osteoporotischer Wirbelkörperfrakturen hat sich die **MRT** als Goldstandard durchgesetzt. Bei jüngeren Patienten oder komplexeren Frakturen kann es sinnvoll sein, zusätzlich eine CT der betroffenen Wirbelkörper anzufertigen, da knöcherne Strukturen und insbesondere Frakturlinien durch die CT besser abgegrenzt werden können. Bei einigen Patienten ist sowohl die CT als auch die MRT durchzuführen.

4.3.3 Ursachen

Wie in Kap. 4.2 erläutert, müssen von den osteoporotischen Sinterungsfrakturen traumatische Frakturen bei Patienten mit Osteoporose abgegrenzt werden. Ursächlich für traumatische Berstungsfrakturen ist je nach Studienkollektiv der Sturz aus größerer Höhe (34–54 %), ein Verkehrsunfall (51–65 %) oder ein Sportunfall (9 %) [5], [8]. Bei echten traumatischen Frakturen bei Patienten mit Osteoporose gelten die gleichen Instabilitätskriterien wie bei jüngeren Patienten (Kap. 4.2).

4.3.4 Klassifikation traumatischer Wirbelkörperfrakturen

Siehe Kap. 4.2.

4.3.5 Therapie

Die Behandlung **traumatischer Wirbelkörperfrakturen** stellt hinsichtlich Indikationsstellung und Therapieplanung weiterhin eine Herausforderung dar. Mehrere systematische Reviews zeigen, dass Behandlungsstrategien eher auf chirurgischen Schulen oder Vorlieben der Operateure basieren, als durch evidenzbasierte Studien belegt zu sein [2], [6], [14]. Verheyden et al. [17] erachten folgende **Operationsindikationen** als dringlich und das notfallmäßige Vorgehen für sinnvoll:

- offene Wirbelsäulenverletzung durch äußere Gewalteinwirkung (Schuss-, Hieb-, Stichverletzung) und/oder grobe Dislokation
- neurologisches Defizit mit relevanter Spinalkanaleinengung. Da ein spinaler Schock bei klinisch kompletter Querschnittsläsion innerhalb der ersten 48 Stunden nicht auszuschließen ist, gilt diese Indikation unabhängig von der Schwere des neurologischen Defizits. Das Gleiche gilt bei unbekanntem neurologischen Status (z. B. intubierter Patient), wenn ein neurologisches Defizit anhand der Morphologie der Verletzung wahrscheinlich erscheint.
- Stabilisierung von hochgradig instabilen Wirbelsäulenverletzungen im Rahmen der Behandlung polytraumatisierter oder mehrfachverletzter Patienten im Sinne einer Primärstabilisierung nach dem Konzept des „Damage Control Orthopaedics"
- Stabilisierung von hochgradig instabilen Wirbelsäulenverletzungen mit drohendem neurologischem Defizit

Ausgehend von der Morphologie der Verletzung, gemessen als segmentaler bzw. bisegementaler Grunddeckplattenwinkel von mehr als 15–20° bzw einer skoliotischen Fehlstellung von > 10°, wird die **operative Therapie** empfohlen, um eine Verschlechterung der Deformität zu vermeiden. Des Weiteren sollten bei der Entscheidungsfindung die Zerstörung des Wirbelkörpers, die Kontinuitätsunterbrechung der Wirbelsäule, die Einengung des Spinalkanals durch Fragmente, die Mitbeteiligung der Bandscheibe und die Hinterkantenhöhe individuell beurteilt werden.

Vaccaro et al. [16] haben zur Entscheidungsfindung, ob eine konservative oder operative Therapie erfolgen soll, den **TLICS-Score** eingeführt. In diesem Score werden 3 Verletzungscharakteristika einem Punktwert zugeordnet und diese Punkte addiert (▸ Tab. 4.3).

Die Summe der einzelnen Gruppen werden addiert. Bei einem **Wert ≤ 3** wird eine konservative Therapie, bei einem **Wert ≥ 5** eine operative Therapie empfohlen. Bei einem **Wert von 4** kann sowohl konservativ als auch operativ behandelt werden.

Operative Techniken

Instrumentation

Die Instrumentation ist durch Einbringen von Implantaten von dorsal oder ventral ohne definitive Fusion eines Bewegungssegments definiert. Typisches Beispiel ist die dorsale perkutane Instrumentation mittels Fixateur interne. Hierbei wird für das **dorsale Verfahren** empfohlen, das nicht verletzte Wirbelsäulensegmente nach knöcherner Konsolidierung durch frühzeitige Metallentfernung wieder freigegeben werden sollten [17] (▸ Abb. 4.23).

Spondylodese

Die Spondylodese bezeichnet die definitive **Fusion zweier Bewegungssegmente** der Wirbelsäule. Diese kann von dorsal und/oder ventral durchgeführt werden. Zu allgemein anerkannten Techniken zählt die Entknorpelung der Wirbelgelenke, das Anfrischen der Laminae mit dem Meißel, Anlagerung von autogenem oder allogenem Knochen sowie die Verwendung von Knochenersatzstoffen (sowohl osteokonduktiv als auch induktiv).

Tab. 4.3 Verletzungscharakteristika, die zur Ermittlung des TLICS-Scores bewertet werden.

Aspekt	Kennzeichen		Punkte
Morphologie	Kompressionsfraktur		1
	Berstungsfraktur		2
	Translations-/Rotationsverletzung		3
	Distraktionsverletzung		4
Beteiligung des PLC (Posterior Ligament Complex)	intakt		0
	Verletzung wahrscheinlich/unklar		1
	nachgewiesene Verletzung		2
neurologischer Status	intakt		0
	Beteiligung der Nervenwurzel		2
	Querschnittssyndrom	inkomplett	3
		komplett	2
		Cauda-Syndrom	3

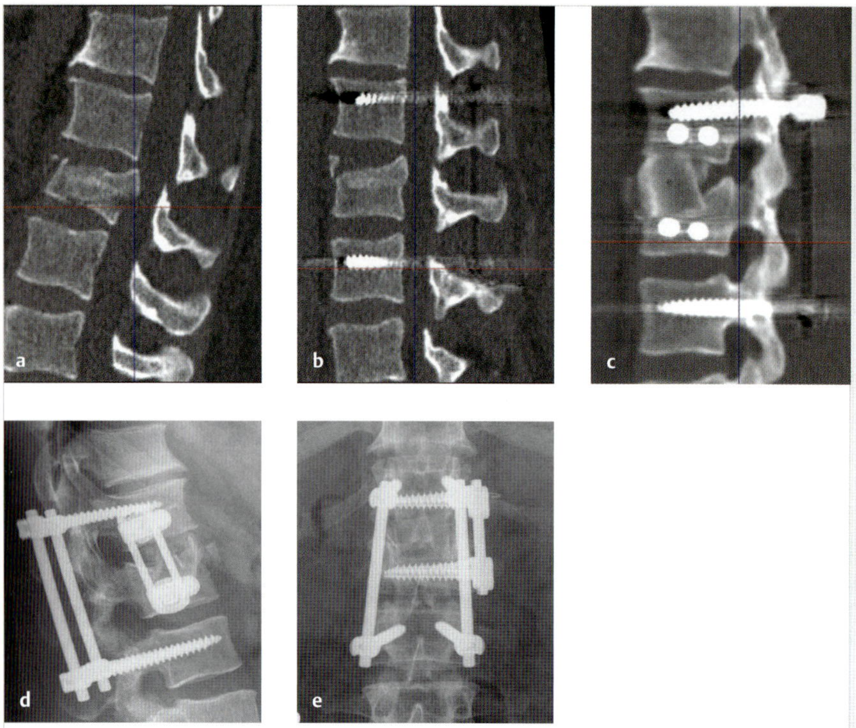

Abb. 4.23 Berstungspaltfraktur LWK 2 ohne neurologisches Defizit, dorsoventrale Spondylodese.

a Präoperatives CT in sagittaler Schichtführung, diskrete Einengung des Spinalkanals.

b Postoperatives CT in sagittaler Schichtführung nach dorsaler bisegmentaler Instrumentation.

c Postoperatives CT in sagittaler Schichtführung nach ventraler Spondylodese mittels trikortikalem Beckenkamm und linkslateraler winkelstabiler Plattenosteosynthese.

d Postoperative konventionelle Röntgenaufnahme.

e Postoperative konventionelle Röntgenaufnahme. Merke: Nach Einwachsen des Spans sollte die dorsale Instrumentation entfernt werden, um das unverletzte Wirbelsäulensegment freizugeben.

Ventrale Rekonstruktion

Unter ventraler Rekonstruktion wird die **Wiederherstellung der ventralen Säule** verstanden. Hierfür können Implantate (z. B. Cages, Trabekular Metal) oder Transplantate (z. B. trikortikale Beckkammspäne) auch in Kombination mit Wachstumsfaktoren (z. B. BMP: Bone morphogenetic Protein) verwendet werden. Die ventrale Rekonstruktion kann sowohl von ventral als auch durch neuere Techniken von dorsal (z. B. PLIF [Posterior lumbar intervertebral Fusion], TLIF [Transforaminal lumbar Interbody Fusion]) erfolgen. Die dorsalen Techniken müssen bei traumatischen Läsionen jedoch kritisch indiziert werden.

Indikation zur ventralen Rekonstruktion

Ventrale Dekompression

Bei neurologischem Defizit durch Fragmente, die den Spinalkanal einengen bzw. das Rückenmark komprimieren, kann primär eine Dekompression von ventral indiziert sein. In diesem Fall bietet sich die Rekonstruktion von ventral an.

Verheyden et al. [17] sehen die Indikation zur ventralen Versorgung bei **grober Zerstörung des Wirbelkörpers.** Bei der alleinigen ventralen Rekonstruktion müssen B- und C-Verletzungen ausgeschlossen werden. In der Regel wird die ventrale Rekonstruktion ein- oder zweizeitig mit einer dorsalen Instrumentation kombiniert [10], [11]. Grundvoraussetzung für das alleinige ventrale Vorgehen ist eine **gute Knochenqualität.** Bei älteren Patienten mit z. B. Osteoporose sollte ein dorsoventrales Verfahren (Kap. 4.2) gewählt werden. In Abhängigkeit der Zerstörung des Wirbelkörpers wird die Indikation bei inkompletten Berstungsfrakturen mit > ⅓ Zerstörung des Wirbelkörpers sowie vermehrter Dislokation der Fragmente gesehen.

Bei einer **intakten Endplatte** kann die ventrale Rekonstuktion kurzstreckig monosegmental durchgeführt werden. Dies gilt auch für Kneifzangenbrüche (A 2.3 nach AO), Berstungsspaltbrüche (A 3.2 nach AO) und komplette Berstungsfrakturen (A 3.3. nach AO). Bei kompletten Berstungsfrakturen sollte bei grober Dislokation der Fragmente und Zerstörung beider Endplatten eine bisegmentale ventrale Rekonstruktion erfolgen. Bei B- und C-Verletzungen richtet sich die Indikation zur ventralen Rekonstruktion nach der korrespondierenden A-Fraktur.

Allain et al. sehen die Hauptindikation für einen ventralen Zugang mit der Möglichkeit zur ventralen Dekompression über partielle oder komplette Korpektomie sowie die Möglichkeit zur ventralen Rekonstruktion [1].

Bei der Akutversorgung thorakolumbaler Verletzungen wird in der Regel eine Reposition über einen **dorsalen Fixateur interne** erreicht. Im weiteren Verlauf kann dann ein- oder zweizeitig eine zusätzliche ventrale Dekompression oder Rekonstruktion erfolgen (▶ Abb. 4.24).

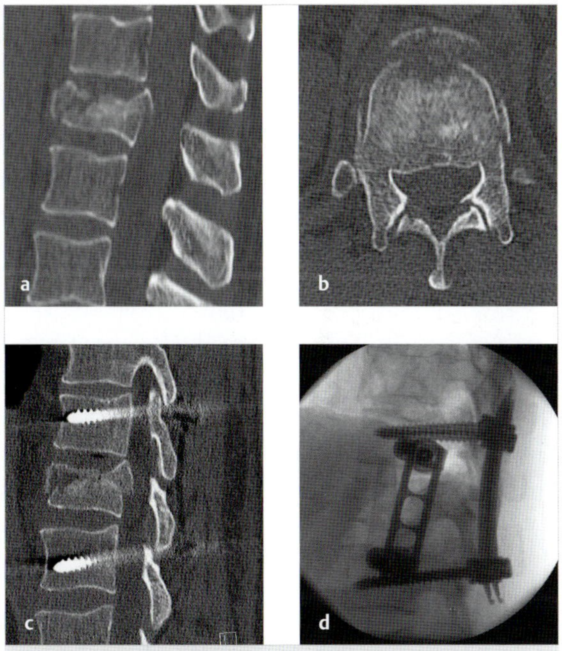

Abb. 4.24 Berstungfraktur LWK 2 ohne neurologisches Defizit, dorsoventrale bisegmentale Spondylodese.
a Präoperatives CT in sagittaler Schichtführung, diskrete Einengung des Spinalkanals.
b Präoperatives CT in axialer Schichtführung.
c Postoperatives CT in sagittaler Schichtführung nach dorsaler bisegmentaler Instrumentation. Der Wirbelkörper ist wieder gut aufgerichtet, hat aber einen großen Substanzverlust, daher Entscheidung zur zusätzlichen ventralen bisegmentalen Spondylodese.
d Intraoperative seitliche Aufnahme, ventrale Spondylodese mittels trikortikalem Beckenkamm und linkslateraler winkelstabiler Plattenosteosynthese. Merke: Eine Metallentfernung der dorsalen Instrumentation ist bei Beschwerdefreiheit nicht erforderlich.

Checkliste

Kontraindikationen für einen ventralen Zugang

- massive Adipositas
- bestimmte Lungen- und Lungengerüsterkrankungen
- respiratorische Insuffizienz (z. B. Lungenkontusion bei Polytrauma)
- eitrige Pleuritis, Pleuraempyem
- Gerinnungsstörungen (disseminierte intravasale Gerinnung [DIC])

Operationstechnik

Lagerung und Anästhesie des Patienten

Die Operation kann sowohl in **Rückenlage** als auch in Seitenlage erfolgen. In **Seitenlage** empfiehlt es sich, den Patienten auf einer Vakuummatratze zu lagern, um eine sichere und stabile Positionierung zu ermöglichen. Der thorakoskopisch assistierte Eingriff erfolgt vom thorakolumbalen Übergang bis zum 8. Brustwirbel von links, ab dem 7. Brustwirbel von rechts.

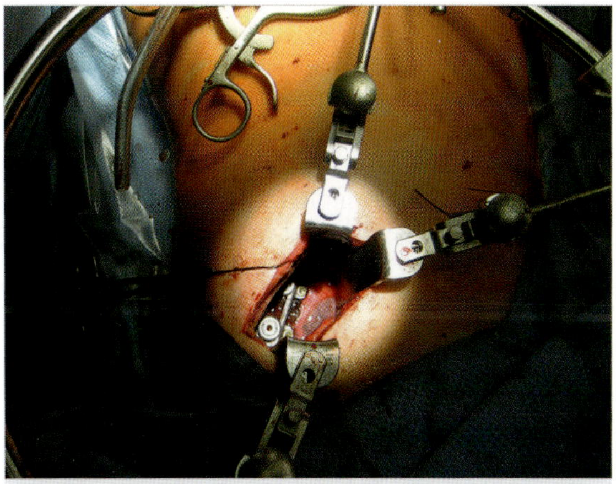

Abb. 4.25 Minimalinvasiver Zugang zum thorakolumbalen Übergang. Durch Verwendung geeigneter Sperrer (hier Synframe, Synthes) sind deutlich kleinere Zugänge möglich.

Tipp

Je nach Ausmaß und Lokalisation des Eingriffs kann es sinnvoll sein, die Lunge seitengetrennt zu beatmen, um intraoperativ auf der Seite, auf der operiert wird, die Lunge kollabieren zu lassen, um mehr Übersicht zu erhalten.

Zugang

Der Eingriff kann im Bereich des thorakolumbalen Übergangs oder der unteren und mittleren Brustwirbelsäule thorakoskopisch assistiert oder über eine Miniinzision erfolgen. Der **thorakoskopisch assistierte Eingriff** erfolgt vom thorakolumbalen Übergang bis zum 8. Brustwirbel von links, ab dem 7. Brustwirbel von rechts. Über 4 Arbeitskanäle wird der Wirbelkörper reseziert und im Anschluss die Spondylodese durchgeführt [4]. Eine Alternative bietet die **Miniinzision** unter Einsatz eines Ringsperrers (z. B. SynFrame Synthes) und spezieller winkelstabiler Implantate oder in situ expandierbarer Wirbelkörperersätze, mit denen über einen sehr kleinen Zugang ventrale Stabilisierungen durchgeführt werden können (▸ Abb. 4.25). Thorakolumbal kann auch die klassische von Louis beschriebene Thorakophrenolumbotomie erfolgen. Dieser Zugang wird jedoch aufgrund minimalinvasiver Techniken seltener genutzt. Im Bereich der mittleren und unteren LWS kommen anteriore, retroperitoneale Zugänge zur Anwendung.

Instrumentation

Viele Platten und Cage-Systeme wurden entwickelt, insbesondere für die minimalinvasiven Techniken. Grundsätzlich sollte das Konstrukt eine **hohe Primärstabilität** haben, um ein postoperatives Nachsintern zu verhindern. Letztendlich sollte aber im mittel- bis langfristigen Zeitraum eine knöcherne Durchbauung und definitive Fusion der Wirbelkörper erfolgen. Bei monosegmentalen Spondylodesen kann ein **trikortikaler Beckenkammspan** implantiert werden (▶ Abb. 4.26). Zusätzlich kann vom Patienten gewonnene Spongiosa angelagert werden. Ein Nachteil autologer Knochenspäne liegt in der hohen Rate an persistierenden und z.T. erheblichen Beschwerden im Bereich der Entnahmestelle [3]. Des Weiteren wurden aseptische Knochenspannekrosen beschrieben, die ursächlich für die Entstehung von Pseudarthrosen und eine unvollständige Fusion sein können.

Bei bisegementalen Spondylodesen, bei denen über größere Strecken stabilisiert werden muss, bieten sich unterschiedliche von der Industrie angebotene **Cages** an. Einfachster Cage ist der Harms Cage, ein Titangeflecht, das mit allogenem oder autogenem Knochen gefüllt wird und zwischen die angefrischten Endplatten bzw. in den Defekt gesetzt wird. Zusätzlich stehen **Knochenersatzstoffe aus Metall** (z.B. Trabecular Metal, Zimmer) (▶ Abb. 4.27) oder **expandierbare Cages** (z.B. Syncage, Synthes; Hydrolift, Äskulap; Obelisc, Ulrich) (▶ Abb. 4.28, ▶ Abb. 4.29) zur Verfügung, die es ermöglichen eine Reposition durchzuführen und den Cage fest im Defekt zu verankern. Das Grundprinzip, dass eine Fusion über eine knöcherne Durchbauung erfolgen muss, besteht aber auch bei Verwendung dieser Cages.

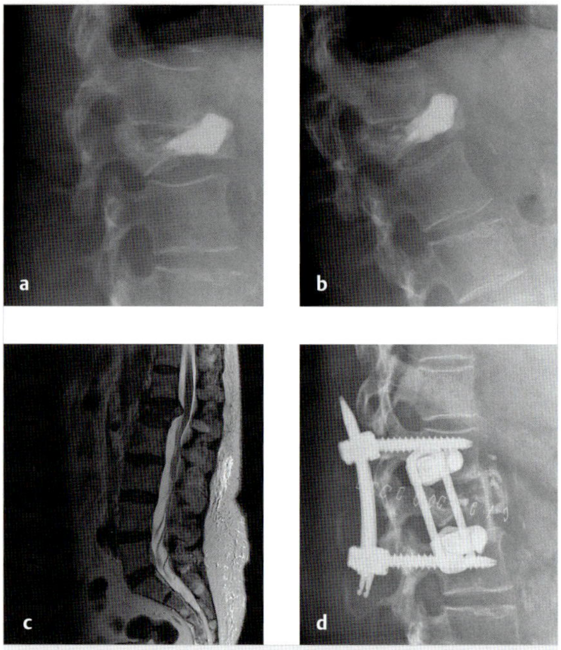

Abb. 4.26 1 Jahr nach Ballon-Kyphoplastie LWK 1. Instabilität und Migration des Zements nach ventral, Revision mit Entfernung des Zements und dorsoventraler bisegmentaler Spondylodese mit Beckenkammspan und linkslateraler Plattenosteosynthese.

a Seitliche Röntgenaufnahme in Inklination, die die Instabilität und Migration der Zementplombe zeigt.

b Seitliche Röntgenaufnahme in Reklination.

c MRT der LWS. Die Einengung des Spinalkanals ist deutlich zu erkennen.

d Konventionelle seitliche Röntgenaufnahme postoperativ nach dorsoventraler bisegmentaler Spondylodese mit Beckenkammspan und linkslateraler Plattenosteosynthese.

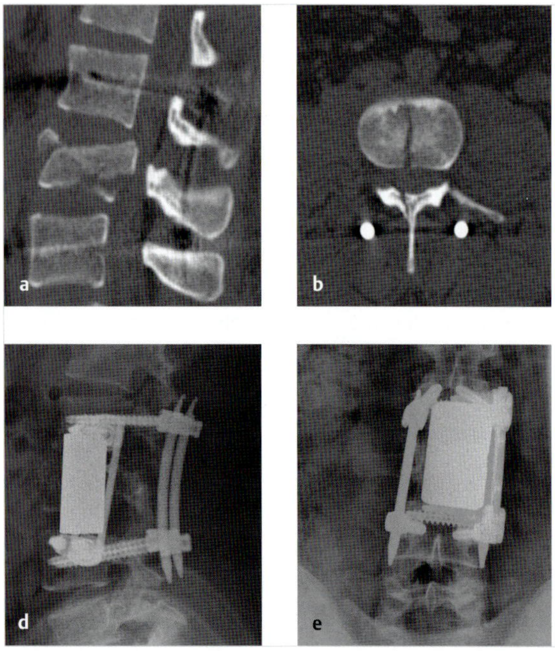

Abb. 4.27 Dorsoventrale einzeitige bisegmentale Spondylodese bei LWK-3-Berstungsspaltbruch (A 3.2. nach AO).

a CT präoperativ in sagittaler Schichtführung.

b CT präoperativ in axialer Schichtführung.

c Postoperatives CT in sagittaler Schichtführung, bisegmentale ventrale Spondylodese unter Verwendung eines Wirbelkörperersatzes aus Trabecular Metal (Zimmer) und seitlicher winkelsatabiler Plattenosteosynthese (MACS, Äskulap).

d Konventionelles Röntgenbild 6 Wochen postoperativ, seitlicher Strahlengang.

e A.-p. Strahlengang.

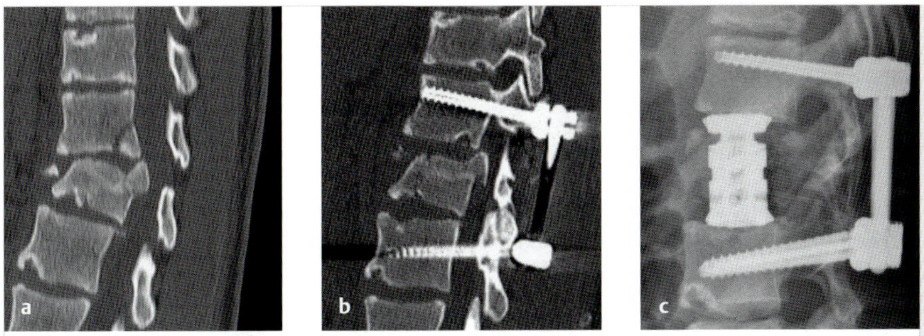

Abb. 4.28 Berstungsspaltfraktur mit Beteiligung des PLC und Subluxation, inkomplettes Querschnittsyndrom, dorsoventrale Spondylodese.

- **a** Präoperatives CT in sagittaler Schichtführung, Einengung des Spinalkanals.
- **b** Postoperatives CT in sagittaler Schichtführung nach dorsaler bisegmentaler Instrumentation und dorsaler Dekompression.
- **c** Postoperative konventionelle Röntgenaufnahme seitlich nach ventraler, zweizeitiger Korporektomie und Einsetzen eines expandierbaren Cages (Obelisc, Ulrich).

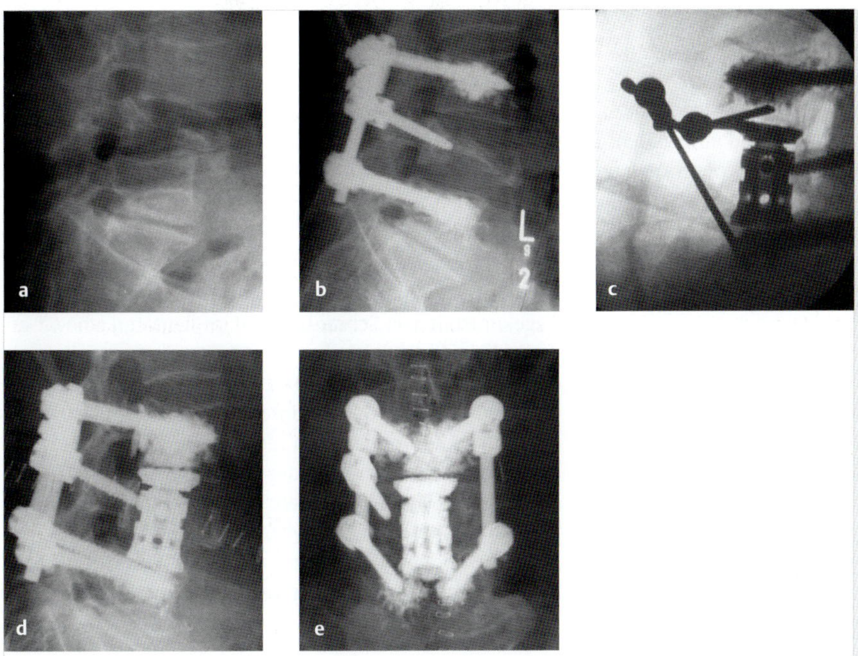

Abb. 4.29 Zuweisung mit schmerzhafter, konservativ behandelter LWK-4-Fraktur (mit freundlicher Genehmigung von Prof. M. Rauschmann, Orthopädische Universitätsklinik Friedrichsheim, Frankfurt am Main).

- **a** Konventionelles seitliches Röntgenbild mit vertebralem Kollaps und Subluxation.
- **b** Seitliches Röntgenbild nach dorsaler zementaugmentierter bisegmentaler Instrumentation, der rechte Pedikel von LWK 4 wurde mit kurzer Schraube besetzt.
- **c** Intraoperative Aufnahme, nach Korporektomie und Einsetzen des expandierbaren Cages (Obelisc, Ulrich) werden die angrenzenden Grund- und Deckplatten mit Zement augmentiert, um das Einsintern des Cages zu vermeiden.
- **d** Postoperative konventionelle Röntgenaufnahme, seitlich.
- **e** A.-p. Strahlengang.

Schnake et al. [15] konnten in einer Studie nachweisen, dass die expandierbaren Cages sowohl signifikant in die angrenzenden Wirbelkörper einsintern als auch frontal bzw. sagittal kippen. Interessanterweise wurden 43 % der Patienten zusätzlich mit einer lateralen Plattenosteosynthese stabilisiert. Die Unterschiede zwischen den Gruppen mit und ohne Plattenosteosynthese waren nicht signifikant. Das Durchschnittsalter der untersuchten Patienten betrug in diesem Kollektiv 43,6 (17–77) Jahre. Es ist davon auszugehen, dass das Einsintern von Cages bei Patienten mit schlechter Knochenqualität häufiger oder in einem größeren Ausmaß beobachtet werden kann.

Bei der Verwendung von Cages bei Patienten mit schlechter Knochenqualität kann die **Stabilität** durch einige Techniken verbessert werden:

- Es ist darauf zu achten, möglichst **große Auflageflächen** der Cages zu benutzen um eine gute Lastübertragung zu ermöglichen und um Spitzendrucke zu vermeiden.

- Die **Deck- und Grundplatten** der Cages können in der Regel modular mit unterschiedlichen Angulationen montiert werden. Sie sollten den angrenzenden Deck- oder Grundplatten möglichst parallel angepasst werden, um ebenfalls eine gute Lastübertragung zu ermöglichen und Spitzendrucke zu vermeiden.
- Es kann sinnvoll sein, die Wirbelkörper, die nicht frakturiert sind und unter bzw. über denen der Cage eingesetzt wird, mit **Zement** zu befüllen und so das Fundament des Cages zu unterfüttern (▶ Abb. 4.29). Durch diese Technik kann das Einbrechen des Cages in die angrenzenden Wirbelkörper vermindert werden. Geiger et al. nutzen hierfür Vertebroplastienadeln, die von ventral eingebracht werden [7].
- Zur Sicherung der Cages oder eines trikortikalen Spanes kann zusätzlich eine **seitliche winkelstabile Plattenosteosynthese** (z. B. MACS, Äskulap) erfolgen.
- Der Cage kann **zwischen den Schrauben** der dorsalen Instrumentation eingebracht werden, um so eine bessere Stabilität zu erhalten.
- In den vom Zugang entfernten Pedikel des verletzten Wirbelkörpers kann eine **Schraube** eingebracht werden. Hierbei muss sichergestellt sein, dass diese Schraube nicht zu lang ist oder zu konvergierend eingebracht wird, da sie ansonsten mit dem Wirbelkörperersatz interferiert (▶ Abb. 4.29).

Tipp

Da in der Regel bei traumatischen Frakturen primär eine dorsale Instrumentation erfolgt, ist darauf zu achten, dass die Schrauben genug Platz bieten, um nicht mit den zukünftigen ventralen Implantaten zu kollidieren. Es ist sinnvoll, bei der Schraubenplatzierung die zukünftige Lage der ventralen Spondylodese zu antizipieren.

Ergebnisse

In der Literatur werden Fusionsraten bis zu 77 und 90 % nach 12 Monaten angegeben. Auch bei der Verwendung ventraler Spondylodesen kommt es zu einem Korrekturverlust.

4.3.6 Komplikationen

Zugangsbedingt ist der ventrale Eingriff nicht selten mit einem erhöhten **Blutverlust** vergesellschaftet. Haas et al. berichten über einen durchschnittlichen intraoperativen Blutverlust von 2250 ml (500–4800 ml) [9]. Durch die Verwendung thorakoskopischer oder minimalinvasiver Techniken konnte der dieser jedoch deutlich reduziert werden (Beisse et al. = durchschnittlich 870 ml) [4]. Der angegebene durchschnittliche Blutverlust in der Metaanalyse von Verlaan liegt jedoch bei 1,3 Litern und kann insbesondere bei älteren Patienten auch unter Verwendung von Cellsavern, moderner Transfusionsprotokolle und verbesserter Gerinnungsdiagnostik problematisch sein.

Cave

Gefürchtetste Komplikation ventraler Spondylodesen ist die unmittelbare Verletzung von arteriellen oder venösen Gefäßen. Die Implantate sollten so positioniert werden, dass sie nicht mit arteriellen Gefäßen in Berührung kommen, da Gefäßarrosionen durch Implantate beschrieben wurden.

Infektionen treten eher selten auf (0,7 % in der Metaanalyse von Verlaan gegen 2 % für den dorsalen Zugang) [18].

Als postoperative Komplikationen bei älteren Patienten stehen **systemische Komplikationen** im Zusammenhang mit der Narkose im Vordergrund. Pulmonale Komplikationen (Atelektasen, Pneumothorax, Hämatothorax oder Pneumonien) werden in 5–15 % der Fälle beobachtet [4], [13]. Aus diesem Grund sind das Blähen der Lungen, Einlage einer Thoraxdrainage und sorgfältiger Wundverschluss obligat.

4.3.7 Nachbehandlung

Nach Narkoseausleitung ist eine **unmittelbare Mobilisation unter Vollbelastung** möglich. Gegebenenfalls ist zur Lagekontrolle von Schrauben und Implantaten eine **CT** erforderlich. Obligat ist die CT, wenn postoperativ sensomotorische Defizite auftreten, die präoperativ nicht vorlagen. Eine unmittelbare intensive Atemgymnastik soll pulmonale Komplikationen reduzieren. Eine konsequente Diagnose und Therapie der **Osteoporose** als Grunderkrankung ist insbesondere zur Vermeidung weiterer Frakturen unerlässlich. Physiotherapie und Rückenschule sind, soweit möglich, durchzuführen. Eine zusätzliche Therapie mit einem Mieder wird zunehmend kritisch gesehen.

Literatur

[1] Allain J. Anterior spine surgery in recent thoracolumbar fractures: An update. Orthop Traumatol Surg Res 2011; 97(5): 541–554

[2] Alpantaki K, Bano A, Pasku D et al. Thoracolumbar burst fractures: a systematic review of management. Orthopedics 2010; 33(6): 422–429

[3] Banwart JC, Asher MA, Hassanein RS. Iliac crest bone graft harvest donor site morbidity. A statistical evaluation. Spine (Phila Pa 1976) 1995; 20(9): 1055–1060

[4] Beisse R. Endoscopic surgery on the thoracolumbar junction of the spine. Eur Spine J 2006; 15(6): 687–704

[5] Bensch FV, Koivikko MP, Kiuru MJ et al. The incidence and distribution of burst fractures. Emerg Radiol 2006; 12(3): 124–129

[6] Dai LY, Jiang SD, Wang XY et al. A review of the management of thoracolumbar burst fractures. Surg Neurol 2007; 67(3): 221–231

[7] Geiger F, Kafchitsas K, Rauschmann M. Sintering prophylaxis of a vertebral body replacement: anterior cement augmentation of vertebral end plates. Orthopade 2010; 39(7): 699–703

[8] Gertzbein SD. Scoliosis Research Society. Multicenter spine fracture study. Spine (Phila Pa 1976) 1992; 17(5): 528–540

[9] Haas N, Blauth M, Tscherne H. Anterior plating in thoracolumbar spine injuries. Indication, technique, and results. Spine (Phila Pa 1976) 1991; 16(3 Suppl.): S 100–S 111

[10] Knop C, Blauth M, Buhren V et al. Surgical treatment of injuries of the thoracolumbar transition. 2: Operation and roentgenologic findings. Unfallchirurg 2000; 103(12): 1032–1047

[11] Reinhold M, Knop C, Beisse R et al. Operative treatment of traumatic fractures of the thorax and lumbar spine. Part II: surgical treatment and radiological findings. Unfallchirurg 2009; 112(2): 149–167

[12] Reinhold M, Knop C, Beisse R et al. Operative treatment of 733 patients with acute thoracolumbar spinal injuries: comprehensive results from the second, prospective, Internet-based multicenter study of the Spine Study Group of the German Association of Trauma Surgery. Eur Spine J 2010; 19(10): 1657–1676

[13] Sasso RC, Best NM, Reilly TM et al. Anterior-only stabilization of three-column thoracolumbar injuries. J Spinal Disord Tech 2005; 18 (Suppl.): S 7–14

[14] Scheer JK, Bakhsheshian J, Fakurnejad S et al. Evidence-based medicine of traumatic thoracolumbar burst fractures: A systematic review of operative management across 20 years. Global Spine J 2015; 5(1): 73–82

[15] Schnake KJ, Görler T, Kandziora F. Fusionskriterien für Cages als Wirbelkörperersatz bei thorakolumbalen Frakturen. Unfallchirurgie 2014; 117: 1105-1011

[16] Vaccaro AR, Lehman RA Jr, Hurlbert RJ et al. A new classification of thoracolumbar injuries: the importance of injury morphology, the integrity of the posterior ligamentous complex, and neurologic status. Spine (Phila Pa 1976) 2005; 30(20): 2325–2333

[17] Verheyden AP, Holzl A, Ekkerlein H et al. Recommendations for the treatment of thoracolumbar and lumbar spine injuries. Unfallchirurg 2011; 114(1): 9–16

[18] Verlaan JJ, Diekerhof CH, Buskens E et al. Surgical treatment of traumatic fractures of the thoracic and lumbar spine: a systematic review of the literature on techniques, complications, and outcome. Spine (Phila Pa 1976) 2004; 29(7): 803–814

Kapitel 5

Becken

5

5 Becken

5.1 Acetabulumfrakturen

R. Aigner, S. Ruchholtz

5.1.1 Einleitung

Die Therapie von Acetabulumfrakturen bei geriatrischen Patienten gewinnt immer mehr an Bedeutung. Über die letzten Jahrzehnte ist eine zunehmende Inzidenz dieser Frakturen bei Patienten im hohen Lebensalter etwa durch Stürze aus niederer Höhe zu beobachten. Gründe dafür sind die demografische Entwicklung, die gestiegene Mobilität und das höhere Aktivitätsniveau älterer Menschen [29].

Die konservative Therapie bei Acetabulumfrakturen erfordert eine lange Immobilisation, die gerade bei älteren Patienten häufig zu Komplikationen führt. Sie ist deshalb allein Patienten in sehr schlechtem (nicht operablem) Allgemeinzustand vorbehalten. Die operative Therapie stellt deshalb bei dislozierten Frakturen heute den Standard in der Versorgung dieser Frakturen dar.

5.1.2 Epidemiologie

Acetabulumfrakturen gehören grundsätzlich zu den weniger häufigen Frakturen. Über die genaue Inzidenz ist wenig bekannt. In einer englischen Studie von 2005 wurde die Häufigkeit mit 3 Frakturen pro 100 000 Einwohner und Jahr angegeben [20]. Dennoch nimmt die Inzidenz von Acetabulumfrakturen im **hohen Lebensalter** deutlich zu [29]. So zeigte eine große epidemiologische Studie aus den Vereinigten Staaten eine 67 % Zunahme der geriatrischen Acetabulumfrakturen in einem Zeitraum von 18 Jahren bis zum Jahre 2010 [37].

5.1.3 Ursachen

Bei älteren Patienten mit verminderter Knochensubstanz im Sinne einer Osteopenie oder einer Osteoporose reichen häufig schon deutlich geringere Krafteinwirkungen zur Entstehung einer Acetabulumfraktur. In den meisten Fällen sind **einfache Stürze auf den Trochanter major** verantwortlich für Acetabulumfrakturen. Entsprechend der Richtung der Krafteinwirkung handelt es sich dabei häufig um Frakturen des vorderen Pfeilers [29].

Hintere Pfeilerfrakturen und komplexere Frakturtypen sind dagegen auch im Alter meist Folge eines Rasanztraumas (Verkehrsunfall).

5.1.4 Diagnostik

Die **klinische Symptomatik** der Acetabulumfraktur ist unspezifisch. Im Vordergrund stehen Schmerzen und eine schmerzhafte Bewegungseinschränkung im Bereich des Hüftgelenks. Da diese Symptome jedoch auch bei anderen Verletzungen auftreten, steht die bildgebende Diagnostik im Vordergrund.

Eine **Röntgenübersichtsaufnahme** des Beckens in anteroposteriorer Projektion stellt die initiale Standarddiagnostik (Screening) bei Verdacht auf eine Fraktur des Beckengürtels oder des proximalen Femurs dar (▸ Abb. 5.1). Sollte hieraus der Verdacht auf eine Acetabulumfraktur entstehen, so schließt sich der konventionellen Röntgenaufnahme eine **CT** an. Hier kann die Fraktur sicher nachgewiesen und die Frakturmorphologie dargestellt werden (▸ Abb. 5.2). Bei initialer CT kann auf weitere Ebenen in der radiologischen Diagnostik verzichtet werden.

Eine CT gehört zur Standarddiagnostik bei Acetabulumfrakturen. Sie dient sowohl dem Frakturnachweis als

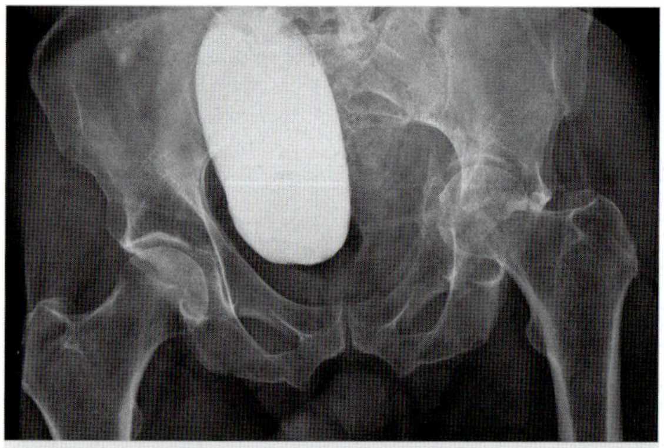

Abb. 5.1 Exemplarische Röntgenaufnahme des Beckens a.–p.

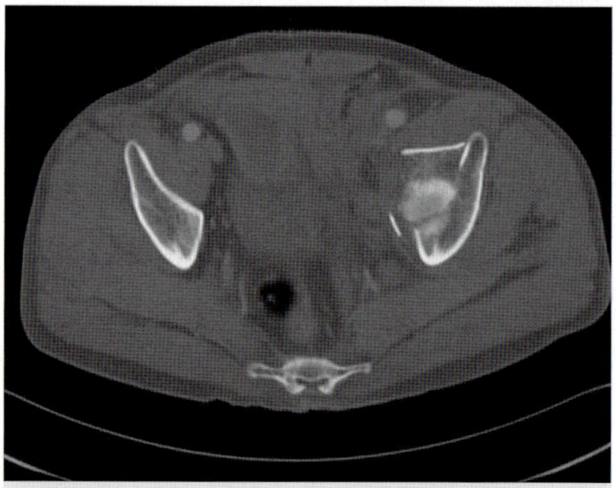

Abb. 5.2 CT (axiale Schicht) bei Acetabulumfraktur.

auch der Planung der operativen Versorgung. Insbesondere die **3-D-Rekonstruktion** ermöglicht ein gutes Verständnis der Frakturmorphologie, die Klassifikation und die exakte präoperative Planung (▶ Abb. 5.3).

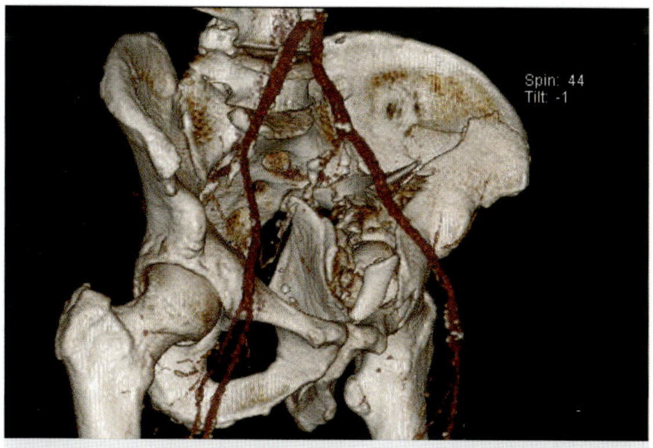

Abb. 5.3 **3-D-Rekonstruktion einer komplexen Acetabulumfraktur.**

> **Merke**
>
> Häufig wird die tatsächliche Komplexität der Frakturen erst in der CT deutlich.

Die früher standardmäßig präoperativ durchgeführten Ala- und Obturatoraufnahmen werden heute vornehmlich zu intraoperativen und zur postoperativen (Verlaufskontrolle!) Beurteilung verwendet. Bei der Alaaufnahme wird die gesunde Beckenhälfte um 45° angehoben. Hierdurch wird die Beurteilung des vorderen Pfannenrands und des hinteren Pfeilers ermöglicht. Bei der Obturatoraufnahme hingegen wird die verletzte Seite um 45° angehoben, wodurch eine Beurteilung des hinteren Pfannenrands und des vorderen Pfeilers ermöglicht wird (▶ Abb. 5.4).

Aus unserer Sicht gehört heute die CT-Kontrolle zum Standard in der postoperativen Diagnostik. Nur hierdurch können die adäquate Reposition, die optimale Lage der Implantate und mögliche revisionspflichtige Komplikationen wie intraartikuläre Schrauben oder Fragmente sicher dargestellt werden (▶ Abb. 5.5).

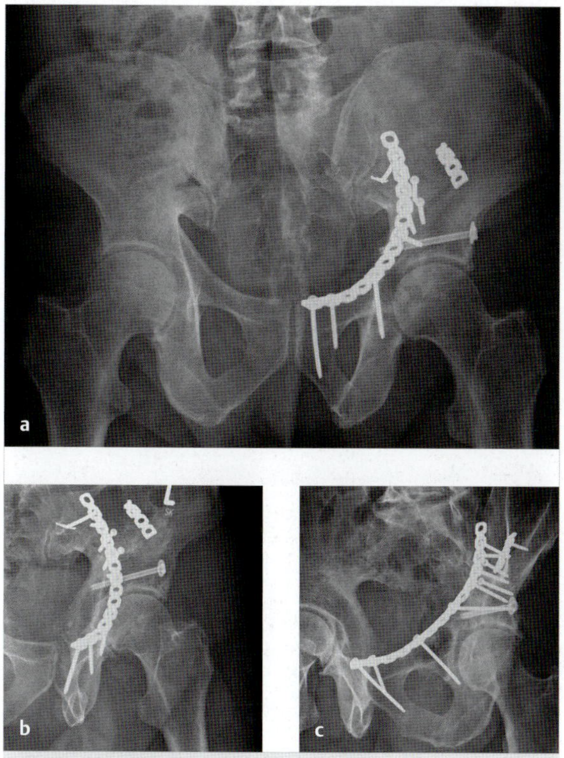

Abb. 5.4 **Postoperative Röntgenkontrolle.**
a In a.–p. Projektion.
b In Alaprojektion.
c In Obturatorprojektion.

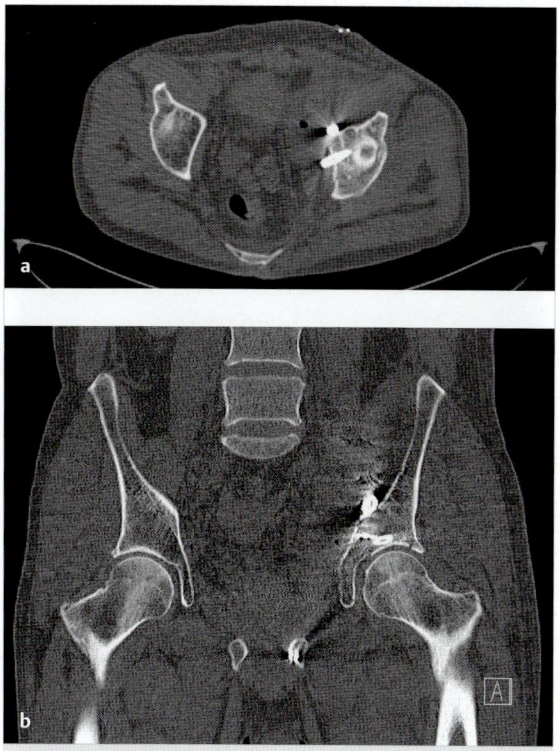

Abb. 5.5 **Postoperative Kontrolle des Operationsergebnisses mittels CT.**
a Axiale Schichtung.
b Anteroposteriore Schichtung.

5.1.5 Klassifikation

In Bezug auf die Acetabulumfrakturen hat sich international die Klassifikation nach **Judet und Letournel** durchgesetzt [18], [23]. Grundlage hierbei ist die Einteilung in einen vorderen und hinteren Pfeiler. Des Weiteren wird zwischen einfachen und komplexen Frakturen unterschieden (▶ Abb. 5.6).

Alternativ wird auch die aus der Einteilung nach Judet und Letournel abgeleitete **AO-Klassifikation** verwendet.

5.1.6 Therapie

Im Vordergrund der initialen Therapie der Acetabulumfraktur steht im Falle von **Luxationsfrakturen** die Reposition unter Analgosedierung. Vor und nach Reposition ist auf die Erfassung und Dokumentation von Nerven- und Gefäßläsionen zu achten. Besteht nach Reposition weiter eine Luxationstendenz, so ist die Anlage einer Drahtextension indiziert.

Geriatrische Acetabulumfrakturen sind häufig Resultat einfacher Stürze und gehen selten mit einer vollständigen Luxation einher. In diesem Falle stellt die operative Versorgung der Acetabulumfraktur keine unmittelbare Notfallindikation dar.

Erst auf Basis der Ergebnisse der bildgebenden Diagnostik kann eine detaillierte Therapieplanung durchgeführt werden. Folgende **Therapieoptionen** spielen dabei eine Rolle:

- konservative Therapie
- operative Therapie
  - offene Osteosynthese
  - perkutane oder minimalinvasive Osteosynthese
  - primäre totale Hüftarthroplastik (ggf. kombiniert mit Osteosynthese)

Konservative Therapie

Die konservative Therapie der Acetabulumfraktur ist aufgrund des großen **Risikos einer ausgeprägten posttraumatischen Arthrose** selten indiziert. Sie kommt lediglich bei undislozierten Frakturen oder bei Patienten mit unverhältnismäßig hohem Narkoserisiko (schlechter gesundheitlicher Allgemeinzustand) infrage.

Checkliste

Für eine erfolgreiche konservative Therapie einer Acetabulumfraktur sollten folgende Voraussetzungen erfüllt sein:

- Ausschluss einer Stufen- oder Spaltbildung > 2 mm
- intakte Hauptbelastungszone
- keine Luxationstendenz

Im Vordergrund der konservativen Therapie steht die **entlastende Mobilisation** unter adäquater Analgesie. Die Mobilisierung erfolgt unter 10-kg-Teilbelastung und kon-

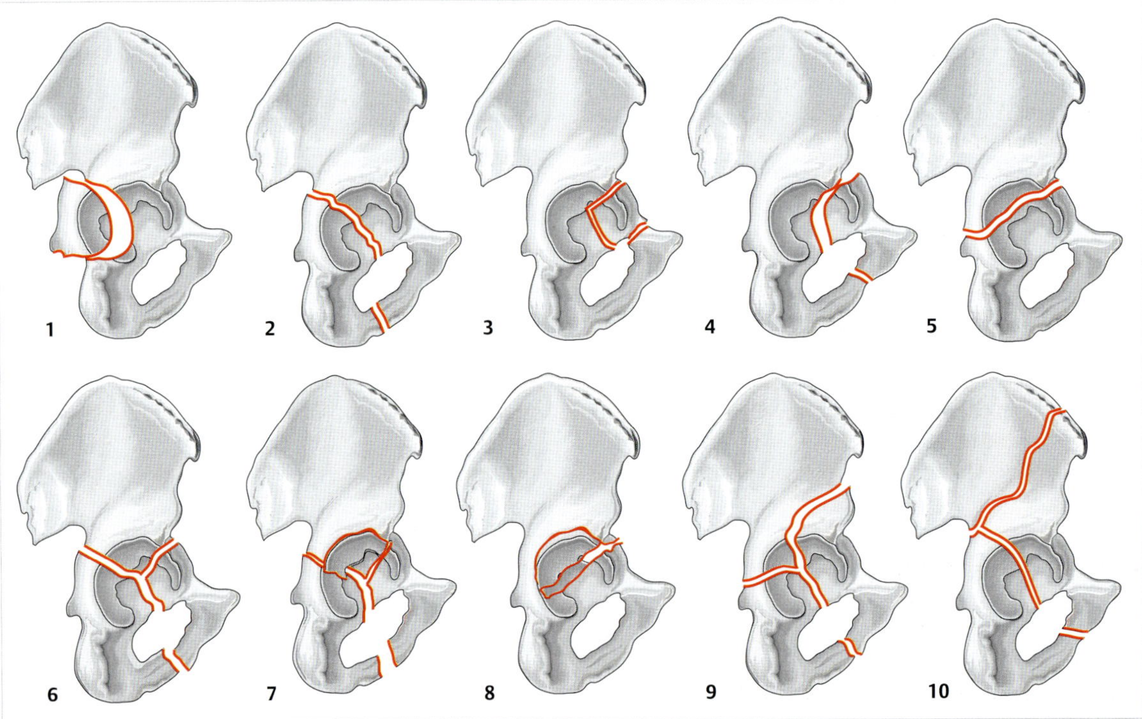

Abb. 5.6 Klassifikation nach Judet und Letournel. (Quelle: [4]).

sequenter Thromboseprophylaxe für mindestens 6 Wochen. Zum Ausschluss einer sekundären Dislokation sollten regelmäßige **Röntgenkontrollen** durchgeführt werden. Anschließend kann die Belastung bei sichtbarer Frakturkonsolidierung bis zur Vollbelastung gesteigert werden.

Operative Therapie

Klassische Osteosynthese

Wahl des Zugangs

Die offene Reposition und interne Fixation stellt auch im geriatrischen Kollektiv die **Standardtherapie** dar. Die Ergebnisse sind in dieser Altersgruppe jedoch bedeutend schlechter als in jüngeren Vergleichskollektiven. So steht eine kürzlich in einer Metaanalyse ermittelte Mortalitätsrate von 19,1 % im geriatrischen Kollektiv einer Mortalitätsrate von 3 % in einem jüngeren Kollektiv gegenüber [10], [14]. Auch die Wahrscheinlichkeit, eine anatomische Reposition zu erreichen, und das Komplikationsrisiko werden negativ durch das Alter beeinflusst. Zudem müssen im Verlauf häufiger Hüft-TEP implantiert werden [10], [14].

Die Wahl des chirurgischen Zugangs wird durch die **Frakturmorphologie** bestimmt. Für Frakturen des vorderen Pfeilers oder zentrale Defekte stellt zumeist der ilioinguinale Zugang das Standardverfahren dar, wobei heute zunehmend minimalinvasivere Zugänge gewählt werden. Frakturen des hinteren Pfeilers werden über den Zugang nach Kocher-Langenbeck versorgt. Massive kombinierte Defekte des vorderen und hinteren Pfeilers erfordern ggf. einen kombinierten ventralen und dorsalen Zugang. Dieses Verfahren kann entweder ein- oder zweizeitig erfolgen. Alternativ können komplexe Frakturen die beide Pfeiler betreffen über erweiterte Zugänge wie etwa den Maryland- Zugang versorgt werden.

> **Merke** (M!)
>
> Vorteil solcher erweiterter Zugänge gegenüber kombinierten Verfahren ist die bessere Darstellbarkeit des gesamten Frakturausmaßes. Aufgrund der enormen Weichteileexposition sind diese jedoch mit einem relativ hohen Risiko für Komplikationen vergesellschaftet. Sie sollten daher Sonderfällen vorbehalten sein und spielen im geriatrischen Kollektiv eine untergeordnete Rolle.

Ilioinguinaler Zugang

Dieser Zugang wurde erstmalig von Emile Letournel beschrieben und stellte lange Zeit den Standardzugang für die Versorgung von **Frakturen des vorderen Pfeilers, der vorderen Wand** und **Frakturen beider Pfeiler** mit geringer Dislokation des hinteren Pfeilers dar [23], [22], [21], [25]. Über insgesamt 3 Arbeitsfenster erlaubt dieser Zugang die Darstellung des gesamten vorderen Pfeilers vom Sakroiliakalgelenk bis zur Symphyse (▸ Abb. 5.7). Zudem kann über diesen Zugang die quadrilaterale Fläche eingesehen und manipuliert werden. Der dorsale Pfeiler ist über den ilioinguinalen Zugang nur bedingt, die Gelenkfläche gar nicht erreichbar. Aufgrund der typischen Frakturmorphologie geriatrischer Acetabulumfrakturen eignet sich der Zugang nach Letournel sehr gut zur operativen Versorgung dieser Frakturen [3], [5].

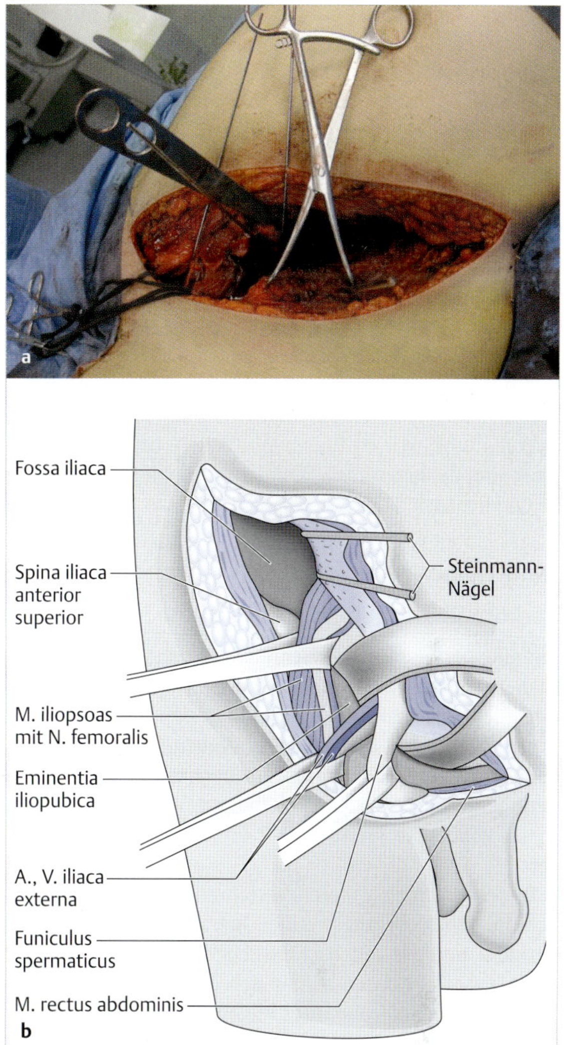

Abb. 5.7 Ilioinguinaler Zugang.
a Intraoperativer Operationssitus.
b Schematische Darstellung. (Quelle: [19]).

Ein Nachteil des Zugangs besteht in der Tatsache, dass der gesamte vordere Anteil der Bauchwand von der Beckenschaufel bzw. dem Leistenband abgelöst werden muss, um Zugang zum eigentlich entscheidenden zweiten Fenster (zwischen Muskel-Nerven-Bündel bzw. Gefäßbündel) zu erhalten [31]. Bedingt durch diese relativ hohe

Zugangsmorbidität ist der ilioinguinale Zugang mit Komplikationen wie etwa Weichteilkomplikationen, Nervenläsionen und Hernien assoziiert.

Kocher-Langenbeck-Zugang

Der Kocher-Langenbeck-Zugang bietet einen guten Einblick auf den hinteren Pfeiler von der Incisura ischiadica bis zum Tuber ischiadicum. Er ist der Standardzugang zur Versorgung von **Acetabulumfrakturen der hinteren Wand, des hinteren Pfeilers** sowie der **Querfaktur mit und ohne Fraktur der hinteren Wand.** Dieser Zugang wird in der Regel in Seitlagerung (ggf. auch in Bauchlage) durchgeführt und das betroffene Bein wird frei gelagert.

Die häufigsten Komplikationen nach Versorgung von Acetabulumfrakturen über den Kocher- Langenbeck-Zugang sind die heterotope Ossifikation, die Hüftkopfnekrose und die Läsion des N. ischiadicus [9].

Minimalinvasive Verfahren

Perkutane Schraubenosteosynthese

Für eine perkutane (Zug-)Schraubenosteosynthesen kommen vornehmlich **Frakturen mit geringer Dislokation** oder der Möglichkeit der **geschlossenen Reposition** infrage. Der Vorteil der geringen Weichteilkompromittierung muss dem Nachteil der erschwerten Reposition gegenübergestellt werden. Bei diesem Verfahren werden meist kanülierte große (6,0–7,4 mm) Schrauben eingesetzt.

Im Vergleich zu anderen Verfahren ist bei perkutanen Schraubenosteosynthesen die Operationsdauer deutlich verkürzt und der durchschnittliche Blutverlust niedriger [10]. Dieses Verfahren eignet sich deshalb vor allem für Patienten, die aufgrund ihres Allgemeinzustands nicht für einen ausgedehnten operativen Eingriff infrage kommen.

Grundsätzlich gilt für perkutane Schraubenosteosynthesen, dass bei diesem Verfahren wenig dislozierte Frakturen fixiert und vor einer weiteren Disklokation in der postoperativen (entlastenden) Behandlungsphase geschützt werden.

In den letzten Jahren konnten mehrere Autoren zeigen, dass Frakturtypen unterschiedlicher Lokalisation sicher und effektiv durch perkutane Schraubenosteosynthese versorgt werden können [8], [13], [28].

Tipp

Dem Problem der erschwerten intraoperativen Darstellung des Repositionsergebnisses und der Schraubenlage kann durch eine erweitertete Bildgebung wie die intraoperative CT entgegengewirkt werden [1].

Bei größerer Dislokation oder unmöglicher geschlossener Reposition kann vor der perkutanen Schraubenosteosynthese eine offene Reposition über einen minimalinvasiven Zugang durchgeführt werden [12].

Minimalinvasive Zugangswege

Der klassische ilioinguinale Zugang zu den Frakturen des vorderen Pfeilers beim älteren Menschen ist mit einer relativ langen Operationsdauer, höherem Blutverlust und mit einer hohen perioperativen Komplikationsrate verbunden.

Aus diesem Grund wurden in letzter Zeit unterschiedliche minimalinvasive Zugänge dargestellt. Ziel dieser Zugänge ist es, die Vorteile der exakten Reposition unter Sicht durch kleinere Zugänge mit geringer Weichteilkompromittierung und einer adäquaten Osteosynthese zu vereinen. So konnten bei **kürzerer Operationszeit** und **geringerem Blutverlust** im Vergleich zu Standardzugängen vergleichbar gute funktionelle und radiologische Ergebnisse erzielt werden [17], [30], [39].

Stoppa-Zugang

Der Stoppa-Zugang wurde ursprünglich 1989 von Stoppa für die Hernienchirurie beschrieben [36]. Mehrere Autoren [7], [16] haben diesen Zugang dann für die Versorgung von Acetabulumfrakturen beschrieben. Der Stoppa-Zugang erfolgt 2 Querfinger oberhalb der Symphyse im Sinne einer **erweiterten Pfannenstielinzision mit Längsspaltung der Linea alba** (▸ Abb. 5.8a). Der Unterschied zum ilioinguinalen Zugang besteht darin, dass auf die Präparation des Leistenkanals und die Darstellung der Gefäße verzichtet wird. Der Zugang erlaubt eine gute Übersicht über die Symphyse, den gesamten vorderen Schambeinast, das Os ilium bis dorsal zur Iliosakralfuge und die quadrilaterale Fläche (▸ Abb. 5.8b). Viele Frakturen, die über einen ilioinguinalen Zugang versorgt werden und eine Exposition der vorderen Anteile des Acetabulums erfordern, können auch über diesen Zugang operiert werden.

In Fällen, in denen die Reposition auf einen Bereich unterhalb der Gabelung der großen Iliakalgefäße limitiert werden kann, ist es möglich, Rekonstruktionsplatten vom sakroiliakalen Gelenk bis zur Symphyse zu positionieren. In solchen Fällen, in denen eine zusätzliche Reposition im Bereich der Darmbeinschaufel notwendig ist, muss jedoch ein weiterer lateralseitiger Zugang mit Ablösung der Bauchwand und des M. iliacus durchgeführt werden.

Entsprechend den aktuellen Publikationen muss in etwa der Hälfte der Fälle ein zusätzlicher lateraler Zugang durchgeführt werden [2], [32].

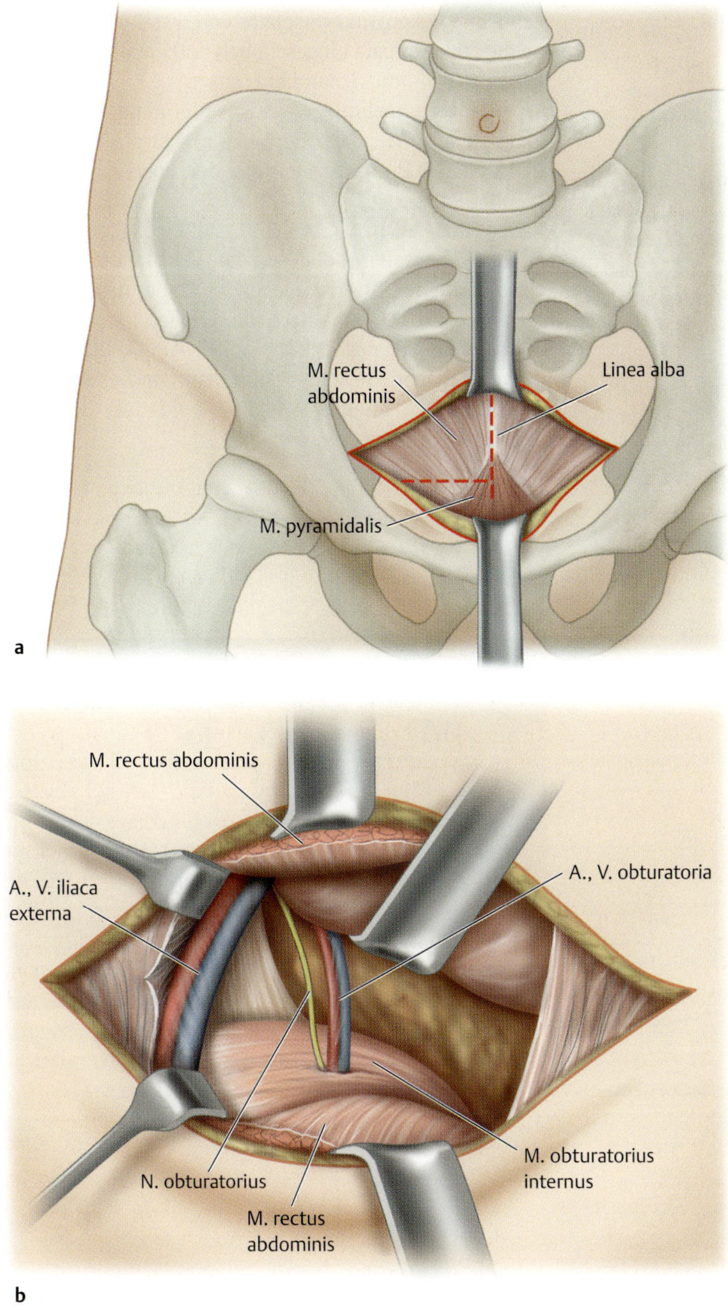

Abb. 5.8 Stoppa-Zugang.
a Schnittführung.
b Schematische Darstellung.

TIMI-Zugang

Als weitere Alternative zum ilioinguinalen Zugang kann der Two Inzision Minimal Invasive (TIMI) angewendet werden [30], [31]. Im Gegensatz zum Stoppa-Zugang erlaubt der TIMI-Zugang die **vollständige Darstellung der ventralen Darmbeinregion.**

Der erste Zugang erfolgt über einen Hautschnitt auf Höhe des proximalen Drittels der Linea arcuata. Nach schichtgerechter Durchtrennung der Bauchwand werden die externen iliakalen Gefäße nach medial, der M. psoas und M. iliacus sowie N. femoralis nach lateral mobilisiert (▶ Abb. 5.9). Zur Exposition der Frakturregion wird ein spezielles Retraktionssystem (z. B. Synframe) verwendet.

Ein zweiter Zugang erfolgt über dem symphysennahen Schambein unter Kerbung des Ansatzes des M. rectus abdominis. Die Weichteile im Bereich der ersten Zugangs werden über ein Retraktionssystem (z. B. Synframe) zurückgehalten (▶ Abb. 5.10). Die Reposition der Fraktur erfolgt in üblicher Technik unter Nutzung der Ligamentotaxis und Setzen von isolierten Zugschrauben. Zur Neutralisation der Osteosynthese bzw. Abstützung wird eine vorgebogene Rekonstuktionsplatte von distal nach proximal an die Linea arcuata eingeschoben und über beide Inzisionen an Darm- und Schambein fixiert.

Die Untertunnelung zwischen erstem und zweitem Zugang stellt sicher, dass die Gefäße nicht skelettiert werden und die Lymphbahnen aus der unteren Extremität erhalten bleiben.

Der TIMI-Zugang (▶ Abb. 5.11) stellt insbesondere beim älteren Patienten mit Blick auf die Weichteile des Beckens eine **schonende Alternative** zu den bisher beschriebenen Zugängen dar. Unter Verwendung eines Retraktionssystems müssen bei der Frakturstabilisierung keine Kompromisse gemacht werden. Damit kann insbesondere bei geriatrischen Patienten die perioperative Morbidität deutlich vermindert werden.

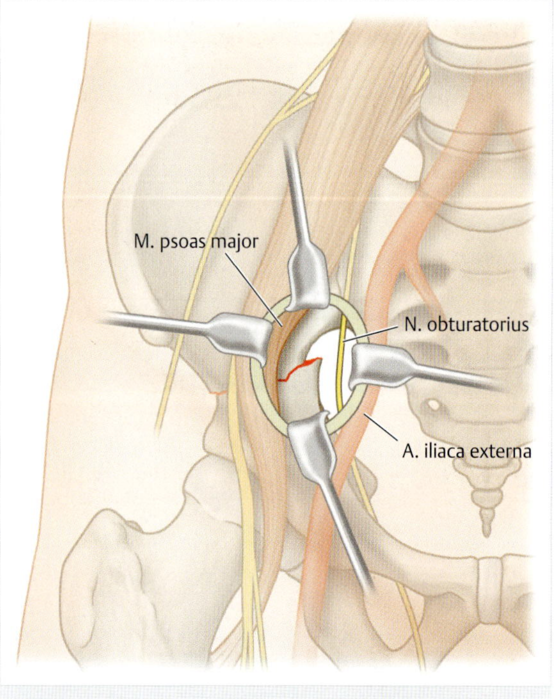

Abb. 5.9 Schematische Darstellung des TIMI-Zugangs.

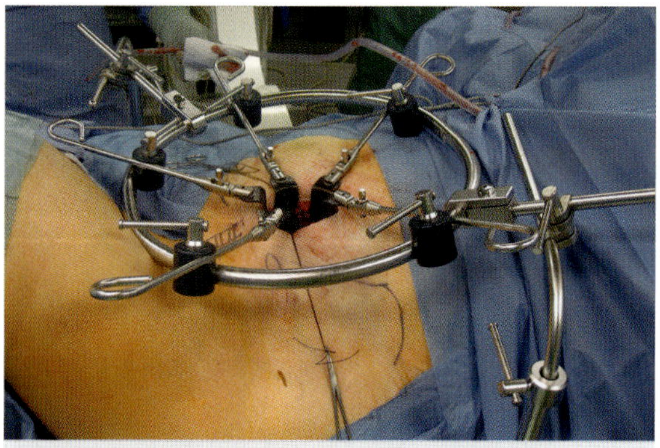

Abb. 5.10 Spezielles Retraktionssystem (Synframe).

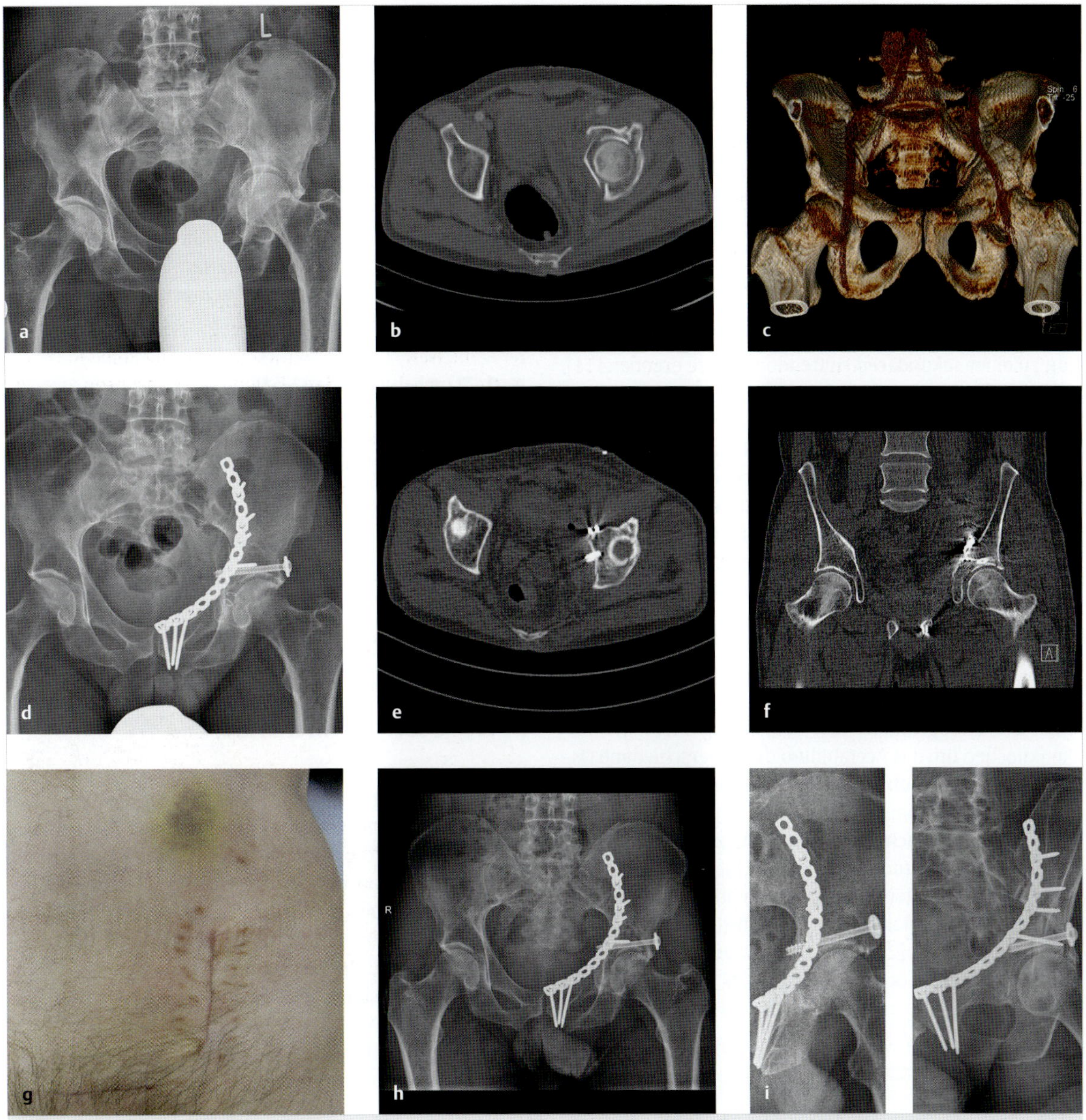

Abb. 5.11 Fallbeispiel TIMI.
a Präoperatives Röntgen a.–p.
b Präoperatives CT axial.
c 3-D-Rekonstruktion präoperativ.
d Postoperatives Röntgen a.–p.
e Postoperative CT-Schicht axial.
f Postoperatives CT a.–p.
g Wundverhältnisse 6 Wochen postoperativ.
h Röntgen a.–p. 6 Wochen postoperativ.
i Röntgen Alaprojektion 6 Wochen postoperativ.
j Röntgen Obturatorprojektion 6 Wochen postoperativ.

Primäre totale Hüftarthroplastik

Bei einer starken Zerstörung der acetabulären Gelenkfläche kann die primäre Implantation einer TEP erwogen werden. Dies gilt insbesondere für das geriatrische Patientenkollektiv, da hier zusätzlich fortgeschrittene arthrotische Veränderungen des Hüftgelenks vorliegen können. Aufgrund der schwierigen Fixation der Hüftgelenkspfanne im zerstörten acetabulären Beckenknochen ist der primäre endoprothetische Ersatz bei Acetabulumfrakturen jedoch seltenen Indikationen vorbehalten. Dagegen kann sich aufgrund einer sekundären posttraumatischen Coxarthrose nach primärer Osteosynthese in die Indikation zu einer sekundären Hüftendoprothese ergeben [11], [35]. Eine kürzlich veröffentlichte Metaanalyse zu geriatrischen Acetabulumfrakturen zeigte eine sekundäre Hüft-TEP-Rate von 22,4 % nach 29,2 Monaten [10].

Potenzielle **Indikationen** für die primäre Hüft-TEP-Implantation sind neben der ausgeprägten Coxarthrose die gleichzeitige ipsilaterale dislozierte Schenkelhalsfraktur, eine vorbestehende avaskuläre Femurkopfnekrose oder eine osteoporosebedingte äußerst schlechte Knochenqualität [11], [35], [38]. In Fällen, in denen eine sichere und stabile Fixation der Pfannenkomponente gelingt, liegt der Vorteil des Verfahrens in der sofortigen Mobilisierbarkeit unter Vollbelastung.

Bei der endoprothetischen Versorgung muss der Beckenknochen um das Acetabulum durch verschiedene Osteosyntheseverfahren primär stabilisiert werden (z. B. Burch-Schneider-Ring; ▸ Abb. 5.12), um eine sichere Fixierung der künstlichen Gelenkpfanne zu gewährleisten. In der Literatur werden dafür unterschiedliche Verfahren mittels Ringsystemen, Plattenosteosynthesen, Drahtcerclagen und perkutanen Schraubenosteosynthesen beschrieben [6], [15], [27]. **Ziel der zusätzlichen Osteosynthese** ist es, den Knochenverlust bei der Implantation der künstlichen Pfanne zu vermindern und das Risiko einer aseptischen Lockerung zu vermindern [6]. Gleichzeitig müssen aber auch **Nachteile** wie eine lange Operationsdauer, erhöhter Blutverlust und beträchtliche Weichteilkompromittierung hervorgehoben werden. Da eine sichere Stabilisierung der Pfanne häufig nicht möglich ist, empfehlen viele Autoren zunächst die postoperative Teilbelastung bis zum sicheren „Einwachsen" der Pfanne mit vergleichbaren Zeiten zum osteosynthetischen Verfahren.

Obwohl einige Autoren gute Ergebnisse nach primärer totaler Hüftarthroplastik publizierten, existiert allenfalls limitierte Evidenz für dieses therapeutische Vorgehen. Prospektive, randomisierte Studien fehlen bis dato.

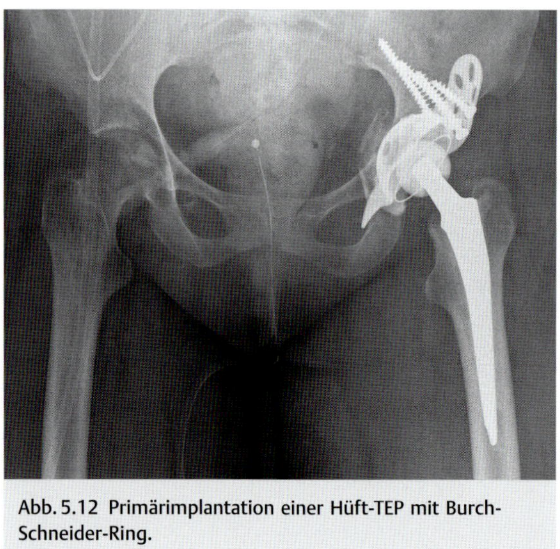

Abb. 5.12 Primärimplantation einer Hüft-TEP mit Burch-Schneider-Ring.

5.1.7 Nachbehandlung

Nachbehandlungsschemata sind sowohl abhängig vom Frakturtyp als auch von der gewählten Therapie. In der Regel ist nach offener Reposition und interner Fixation eine **Mobilisierung unter Teilbelastung** mit 10 kg für 6–12 Wochen notwendig. Hierbei ist durch regelmäßige **Röntgenkontrollen** eine sekundäre Dislokation auszuschließen. Nach primärer totaler Hüftarthroplastik ist, abhängig vom Frakturtyp, ggf. direkt postoperativ eine Vollbelastung möglich.

5.1.8 Komplikationen

Die Vermeidung von Komplikationen ist vor allem bei geriatrischen Patienten mit geringeren physiologischen Reserven aufgrund von Begleiterkrankungen von höchster Bedeutung. Komplikationsspektren und -häufigkeiten sind abhängig von der gewählten Therapie. So sind **Osteosynthesen** über den ilioinguinalen Zugang mit Hernien, Hämatomen und Lymphödemen assoziiert, während die Versorgung über den dorsalen Kocher-Langenbeck-Zugang **Schäden des N. ischiadicus** sowie heterotope Ossifikationen als typische Komplikationen aufweist. Die konservative Therapie ist gerade im geriatrischen Kollektiv aufgrund der langen Immobilisierung häufig mit Komplikationen wie bspw. **nosokomialen Infektionen** oder Dekubiti verbunden. Des Weiteren birgt die konservative Therapie das Risiko einer sekundären Coxarthrose, bedingt dadurch, dass in der Regel keine anatomische Reposition erreicht werden kann.

Selbst wenn bspw. über eine offene Reposition und interne Fixation eine anatomische Rekonstruktion gelingt, kann sich sekundär im Verlauf eine **Coxarthrose** entwickeln. Eine kürzlich veröffentlichte Metaanalyse zeigte, dass beim geriatrischen Patienten nach einem durchschnittlichen Follow up von 29 Monaten bei etwa 22 % der Patienten nach offener Reposition und interner Fixation und bei etwa 25 % nach perkutaner Schraubenosteosynthese aufgrund von sekundärer Coxarthrose die Implantation einer Hüftendoprothese durchgeführt werden musste [10]. Ein weiterer Grund für die sekundäre totale Hüftarthroplastik ist die Hüftkopfnekrose. Diese tritt aufgrund traumatischer oder iatrogener Verletzung der A. circumflexa femoris lateralis auf.

Eine häufige Komplikation nach operativer Versorgung stellt auch die **heterotope Ossifikation** dar. Diese treten am häufigsten nach operativer Versorgung über den Kocher-Langenbeck-Zugang auf, jedoch auch nach anderen Operationsverfahren. Angaben zur Inzidenz von heterotopen Ossifikationen nach operativer Versorgung von Acetabulumfrakturen schwanken in der Literatur enorm und reichen von 18–90 % [4], [25]. In einer Metaanalyse wird die durchschnittliche Inzidenz mit 25,6 % angegeben [14]. Zur Vermeidung von heterotopen Ossifikationen sollte postoperativ entweder eine Therapie mit Indometacin oder durch lokale Bestrahlung durchgeführt werden.

Auch das allgemeine **Narkoserisiko** sowie das Risiko perioperativer Komplikationen dürfen beim alten Patienten nicht vernachlässigt werden.

Literatur

[1] Amoretti N, Huwart L, Hauger O et al. Percutaneous screw fixation of acetabular roof fractures by radiologists under CT and fluoroscopy guidance. AJR Am J Roentgenol 2013; 200: 447–450

[2] Andersen RC, O'Toole RV, Nascone J et al. Modified stoppa approach for acetabular fractures with anterior and posterior column displacement: quantification of radiographic reduction and analysis of interobserver variability. J Orthop Trauma 2010; 24: 271–278

[3] Archdeacon MT, Kazemi N, Collinge C et al. Treatment of protrusion fractures of the acetabulum in patients 70 years and older. J Orthop Trauma 2013; 27: 256–261

[4] Bosse MJ, Poka A, Reinert CM et al. Heterotopic ossification as a complication of acetabular fracture: prophylaxis with low-dose irradiation. J Bone Joint Surg Am 1988; 70: 1231–1237

[5] Carroll EA, Huber FG, Goldman AT et al. Treatment of acetabular fractures in an older population. J Orthop Trauma 2010; 24: 637–644

[6] Chakravarty R, Toossi N, Katsman A et al. Percutaneous column fixation and total hip arthroplasty for the treatment of acute acetabular fracture in the elderly. J Arthroplasty 2014; 29: 817–821

[7] Cole JD, Bolhofner BR. Acetabular fracture fixation via a modified Stoppa limited intrapelvic approach: description of operative technique and preliminary treatment results. ClinOrthop 1994; 305: 112–123

[8] CrowlAC, KahlerDM. Closed reduction and percutaneous fixation of anterior column acetabular fractures. Comput Aided Surg 2002; 7: 169–178

[9] Culemann U, Tosounidis G, Pohlemann T. Die Therapie bei Azetabulumfrakturen – aktuelle Diagnostik und Behandlungsstrategie. ZentralblChir 2005; 130: 58–71

[10] Daurka JS, Pastides PS, Lewis A et al. Acetabular fractures in patients aged > 55 years: a systematic review of the literature. Bone Joint J 2014; 96-B: 157–63

[11] De Bellis UG, Legnani C, Calori GM. Acute total hip replacement for acetabular fractures: a systematic review of the literature. Injury 2014; 45: 356–361

[12] Farouk O, Kamal A, Badran M et al. Minimal invasive para-rectus approach for limited open reduction and percutaneous fixation of displaced acetabular fractures. Injury 2014; 45: 995–999

[13] Gary JL, Lefaivre KA, Gerold F et al. Survivorship of the native hip joint after percutaneous repair of acetabular fractures in the elderly. Injury 2011; 42: 1144–1151

[14] Giannoudis PV, Grotz MR, Papakostidis C et al. Operative treatment of displaced fractures of the acetabulum: ameta-analysis. J Bone Joint Surg Br 2005; 87: 2–9

[15] Herscovici D Jr, Lindvall E, Bolhofner B et al. The combined hip procedure: open reduction internal fixation combined with total hip arthroplasty for the management of acetabular fractures in the elderly. J Orthop Trauma 2010; 24: 291–296

[16] Hirvensalo E, Lindahl J, Kiljunen V. Modified and new approaches for pelvic and acetabular surgery. Injury 2007; 38: 431–441

[17] Jeffcoat DM, Carroll EA, Huber FG et al. Operative treatment of acetabular fractures in an older population through a limited ilioinguinal approach. J Orthop Trauma 2012; 26: 284–289

[18] Judet R, Judet J, Letournel E. Fractures of the acetabulum: classification and surgical approaches for open reduction: preliminary report. J Bone Joint Surg Am 1964; 46: 1615–1646

[19] Kerschbaumer F, Weise K, Wirth CJ. Operative Zugangswege in Orthopädie und Traumatologie. 4. Aufl. Stuttgart: Thieme; 2013

[20] Laird A, Keating JF. Acetabular fractures: a 16-year prospective epidemiological study. J Bone Joint Surg 2005; 87-B: 969–973

[21] Letournel, E. Acetabulum fractures: classification and management. ClinOrthopRelat Res 1980; 151: 81–106

[22] Letournel E. The treatment of acetabular fractures through the ilioinguinal approach. ClinOrthopRelat Res 1993; 292: 62–76

[23] Letournel E, Judet R. Fractures of the acetabulum. 2nd ed. Berlin, Heidelberg, New York: Springer; 1993

[24] Matta JM, Merritt PO. Displaced acetabular fractures. ClinOrthopRelat Res 1988; 230: 83–97

[25] Matta JM, Siebenrock KA. Does indomethacin reduce heterotopic bone formation after operations for acetabular fractures? A prospective randomised study. J Bone Joint Surg Br 1997; 79: 959–963

[26] Mears DC, Velyvis JH. Acute total hip arthroplasty for selected displaced acetabular fractures: two to twelve-year results. J BoneJoint Surg Am 2002; 84-A: 1–9

[27] Mouhsine E, Garofalo R, Borens O et al. Cable fixation and early total hip arthroplasty in the treatment of acetabular fractures in elderly patients. J Arthroplasty 2004; 19: 344–348

[28] Mouhsine E, Garofalo R, Borens O et al. Percutaneous retrograde screwing for stabilisationof acetabular fractures. Injury 2005; 36: 1330–1336

[29] Ochs BG, Marintschev I, Hoyer H et al. Changes in the treatment of acetabular fractures over 15 years: Analysis of 1266 cases treated by the German Pelvic Multicentre Study Group (DAO/DGU). Injury 2010; 41: 839–851

[30] Ruchholtz S, Buecking B, Delschen A et al. The two-incision, minimally invasive approach in the treatment of acetabular fractures. J Orthop Trauma 2013; 27: 248–255

[31] Ruchholtz S, Taeger G, Zettl R. A novel two-incision minimally invasive method for the treatment of anterior acetabular fractures. Unfallchirurg 2013; 116: 277–282

[32] Sagi H, Afsari A, Dzidosz D. The anterior intra-pelvic (modified Rives-Stoppa) approach for fixation of acetabular fractures. J Orthop Trauma 2010; 24; 263–270

[33] Schlickewei W, Baumgärtel F, Draijer F et al. Acetabulumfrakturen: Ergebnisse aus der multizentrischen Studie der Arbeitsgruppe Becken der DGU/AO. Aktuelle Traumatol 1997; 27: 197–203

[34] Schmidt-Rohlfing B, Reilmann H, Pape HC. Fractures of the acetabulum. Diagnostic and therapeutic strategies. Unfallchirurg 2010; 113: 217–229

[35] Sermon A, Broos P, Vanderschot P. Total hip replacement for acetabular fractures. Results in 121 patients operated between 1983 and 2003. Injury 2008; 39: 914–921

[36] Stoppa, RE. The treatment of complicated groin and incisional hernias. World J Surg 1989; 13: 545–551

[37] Sullivan MP, Baldwin KD, Donegan DJ et al. Geriatric fractures about the hip: divergent patterns in the proximal femur, acetabulum, and pelvis. Orthopedics 2014; 37: 151–157

[38] Tidermark J, Blomfeldt R, Ponzer S et al. Primary total hip arthroplasty with a Burch-Schneider antiprotrusion cage and autologous bone grafting for acetabular fractures in elderly patients. J Orthop Trauma 2003; 17: 193–197

[39] Wolf H, Wieland T, Pajenda G et al. Minimally invasive ilioinguinal approach to the acetabulum. Injury 2007; 38: 1170–1176

5.2 Klassifikation von Fragilitätsfrakturen des Beckenrings

P. M. Rommens, A. Hofmann

5.2.1 Einleitung

Die Zunahme der Lebenserwartung unserer Bevölkerung bringt nicht nur eine Zunahme der Häufigkeit von Fragilitätsfrakturen, sondern auch z. T. neue Krankheits- und Verletzungsbilder mit sich. Neben der stetigen Häufigkeitszunahme von altersbedingten Frakturen des Hüftgelenks, des proximalen Humerus, des distalen Radius und der Wirbelsäule stellen wir ebenfalls eine zunehmende Häufigkeit der sog. Insuffizienzfrakturen des Beckenrings fest [1], [2], [3]. Viele dieser Patienten weisen zahlreiche Risikofaktoren wie Osteoporose, Immobilisierung aufgrund der Begleitkrankheiten, Bettlägerigkeit, frühere Bestrahlung des Beckens zur Behandlung eines Malignoms oder Entnahme von Beckenkammspongiosa zum Zwecke des Knochenersatzes an anderen Stellen des Skeletts auf.

Die Anamnese weist im Vergleich zu den Patienten mit Beckenringverletzungen im Jugend- oder Erwachsenenalter auf ganz unterschiedliche Unfallmechanismen hin. Die meisten dieser Patienten geben einen Sturz aus stehender oder sitzender Position in häuslicher Umgebung an. Einige Patienten können sich sogar an gar keinen Unfall erinnern. Auch das klinische Bild der Fragilitätsverletzungen des Beckenrings unterscheidet sich deutlich von dem der Beckenringverletzung des Erwachsenen. Es besteht nur selten eine hämodynamische Instabilität, die mechanische Instabilität des Beckenrings ist klinisch kaum festzustellen. Manche Patienten sind sogar noch in der Lage, mit Hilfsmitteln unter Schmerzen kurze Entfernungen zu gehen. Typischerweise werden dabei symphysennahe oder Leistenschmerzen sowie tiefe Rückenschmerzen oder Schmerzen im dorsalen Beckenring angegeben.

5.2.2 Warum eine eigene Klassifikation?

Beckenringverletzungen nach niedrigenergetischem Trauma sind nicht mit denen im Jugend- und Erwachsenenalter zu vergleichen. Sprengungen des Beckenrings nach hochenergetischem Trauma kommen einer **Explosion des Beckenrings** gleich und sind fast immer mit ernsthaften Begleitverletzungen der Weichteile vergesellschaftet. Ligamentäre Strukturen sind dabei gleichermaßen betroffen wie die knöchernen. Rein ligamentäre Verletzungen wie komplette Sprengungen der Symphysis pubis oder des Iliosakralgelenks (ISG) sind beim jungen Patienten keine Seltenheit. Dies weist darauf hin, dass die Bandstrukturen des Beckens bei jüngeren Patienten z. T. eine geringere Festigkeit aufweisen als der Knochen.

Im Alter dagegen ändert sich dieses Verhältnis deutlich zugunsten der Bandstrukturen, sodass die Bandverbindungen deutlich höheren Belastungen standhalten als der osteoporotische Knochen. Der spongiöse Knochen versagt bereits unter geringen Kräften, während die Bänder intakt bleiben. Dies erklärt mitunter, weshalb die **Instabilitätsausmaße des Beckenrings** deutlich geringer ausfallen im Vergleich zu den Auswirkungen eines hochenergetischen Traumas des jungen Erwachsenen, selbst wenn der hintere Beckenring mit betroffen ist. Die gebrochenen Knochenfragmente werden durch eine äußere „Hülle" von Bandstrukturen zusammengehalten. Oft kommen dabei im Alter **bilaterale Sakrumfrakturen** vor, was bei den Beckenringverletzungen des jüngere Erwachsenen eine Seltenheit ist und auf einen sehr schweren Unfallmechanismus hinweist (AO/OTA-Typ C 3; OTA: Orthopedic Trauma Association).

Die Begriffe „Rotationsinstabilität" und „Translation" einer Beckenhälfte sind bei den Fragilitätsfrakturen nur bedingt anwendbar. Die etablierte ABC-Klassifikation, die wir von M. Tile [10] und der AO/OTA [6] kennen, ist deshalb nicht auf alle Frakturmorphologien anwendbar und würde bei nicht adäquater Anwendung bei geriatrischem Patientengut vor allem ein falsches Bild der Verletzungsschwere widergeben. Insofern ergibt sich aus diesen Überlegungen die Notwendigkeit, zur genauen Beschreibung der Pathologie und zur Einschätzung der Notwendigkeit einer konservativen bzw. operativen Therapie eine spezifische und für das Patientengut validierte Klassifikation anzuwenden.

5.2.3 Klassifikation

In einer retrospektiven Analyse wurden im Zentrum für Orthopädie und Unfallchirurgie der Universitätsmedizin Mainz in einem Zeitraum von 5 Jahren 245 Patienten identifiziert, die aufgrund einer Fragilitätsfraktur des Beckenrings behandelt wurden. Die Analyse der Frakturmorphologie anhand konventioneller Röntgenaufnahmen und der CT ergab ein breites Spektrum von Frakturtypen und verschiedenster Grade der Instabilität. Daraus wurde eine neue Klassifikation für Insuffizienzfrakturen des Beckenrings erarbeitet, die mit aktuellen Empfehlungen für die Behandlung verknüpft wurde [8].

In dieser Klassifikation werden **4 Hauptkategorien** unterschieden, die spezifische anatomische Besonderheiten und morphologisch ein zunehmendes Ausmaß der Instabilität aufweisen. Die Kategorien tragen die Bezeichnung **FFP-Typ I–IV.** FFP steht für „Fragility Fractures of the Pelvis". Die Bezeichnung „Fragility" (Fragilität) wurde bewusst gewählt, weil sie die Stereotypie und die Ursache des Versagens des Beckenrings im Alter viel besser als die Begriffe „osteoporotische Fraktur", „Insuffizienzfraktur" oder „Ermüdungsfraktur" beschreibt.

FFP vom Typ I sind durch isolierte Frakturen des vorderen Beckenrings gekennzeichnet. Sie stellen die Gruppe von Verletzungen mit der höchsten erhaltenen Stabilität dar. Verletzungen vom **FFP-Typ II** umfassen nicht verschobene hintere Beckenringverletzungen, vom **FFP-Typ III** verschobene unilaterale und vom **FFP-Typ IV** verschobene bilaterale hintere Beckenringverletzungen. In der Regel – aber nicht immer – sind die dorsalen Beckenringverletzungen mit Frakturen des vorderen Beckenrings vergesellschaftet. Frakturen, die durch das Ilium, durch das ISG oder durch die Massa lateralis des Sakrums verlaufen, werden in **Untergruppen** eingeteilt. Die Instabilität des Beckenrings nimmt vom FFP-Typ I bis FFP-Typ IV zu.

FFP-Typ I – isolierte vordere Beckenringfrakturen

FFP-Typ Ia weist eine unilaterale (▶ Abb. 5.13), **FFP-Typ Ib** eine bilaterale vordere Instabilität auf (▶ Abb. 5.14). Unilaterale vordere Beckenringfrakturen kamen in unserer Serie insgesamt 43-mal vor, eine isolierte bilaterale Verletzung wurde nur einmal festgestellt. Die isolierten vorderen Beckenringverletzungen bilden damit nicht die größte Gruppe von Beckenringverletzungen (44/245 = 18 %). Dies unterstützt die Notwendigkeit einer CT-Evaluation aller Patienten mit einer konventionell-radiologisch festgestellten vorderen Beckenringfraktur nach niedrigenergetischen Trauma: Im Falle einer festgestellten vorderen Beckenringfraktur besteht eine hohe Wahrscheinlichkeit für das Vorhandensein einer zusätzlichen Verletzung des hinteren Beckenrings, die konventionell-radiologisch und manchmal sogar auch CT-radiologisch nicht nachweisbar ist.

5

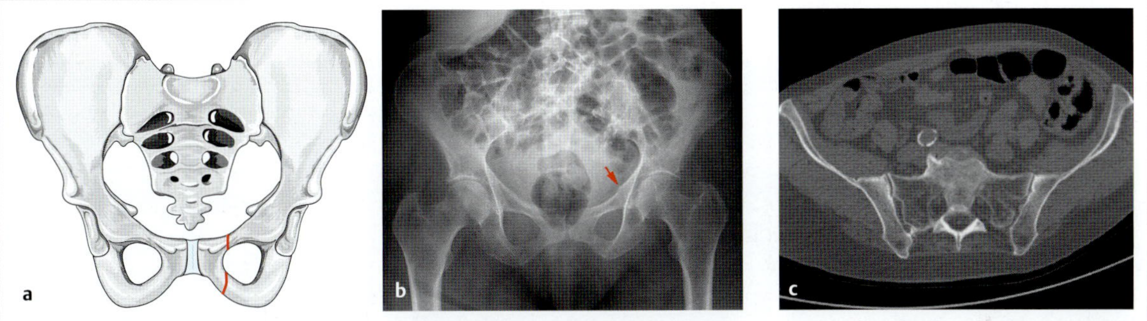

Abb. 5.13 FFP-Typ Ia. Unilaterale isolierte vordere Beckenringfraktur.
a Skizze.
b Konventionelle Röntgen a.-p. Aufnahme des Beckenrings.
c Transversale CT-Aufnahme.

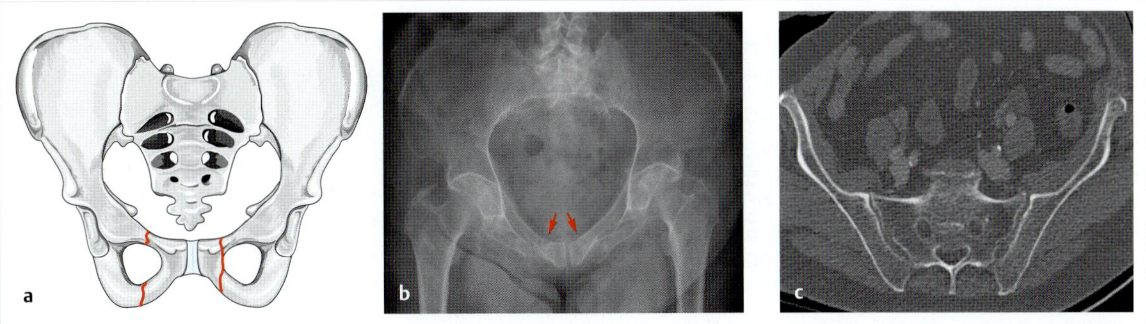

Abb. 5.14 FFP-Typ Ib. Bilaterale isolierte vordere Beckenringfraktur.
a Skizze.
b Konventionelle Röntgen-Inlet-Aufnahme des Beckenrings.
c Transversale CT-Aufnahme.

FFP-Typ II – unverschobene Läsionen des hinteren Beckenrings

FFP-Typ IIa ist eine isolierte dorsale Läsion (▸ Abb. 5.15). Sie kam insgesamt nur 3-mal in unserer Serie vor (3/245 = 1,2 %). **FFP-Typ IIb** ist eine Kompressionsverletzung (Crush) der vorderen Massa lateralis des Os sacrum mit begleitender Instabilität des vorderen Beckenrings (59/245 = 24,1 %) (▸ Abb. 5.16). **FFP-Typ IIc** ist eine unverschobene, vollständige Sakrumfraktur, Iliumfraktur oder Iliosakrale Verletzung mit begleitender Instabilität des vorderen Beckenrings (65/245 = 26,3 %) (▸ Abb. 5.17). Gemeinsam machen FFP-Typ IIb und IIc etwa die Hälfte aller Fragilitätsverletzungen unserer Serie aus (124/245 = 50,4 %).

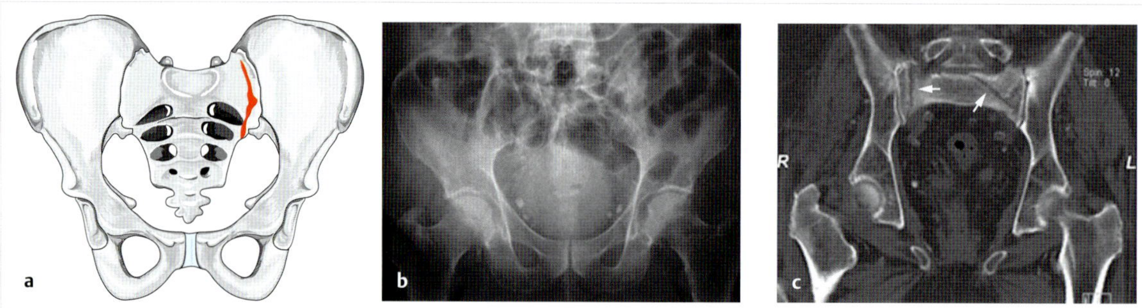

Abb. 5.15 FFP-Typ IIa. Isolierte, unverschobene Sakrumfraktur.
a Skizze.
b Konventionelle Röntgen-a.–p.-Aufnahme.
c Koronare CT-Aufnahme.

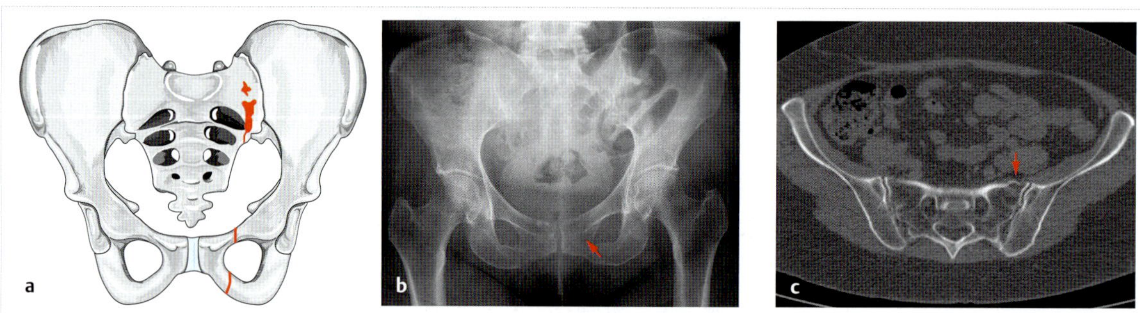

Abb. 5.16 FFP-Typ IIb. Impression der Massa lateralis des Sakrums mit vorderer Beckenringfraktur.
a Skizze.
b Konventionelle Röntgen-a.–p.-Aufnahme.
c Transversale CT-Aufnahme.

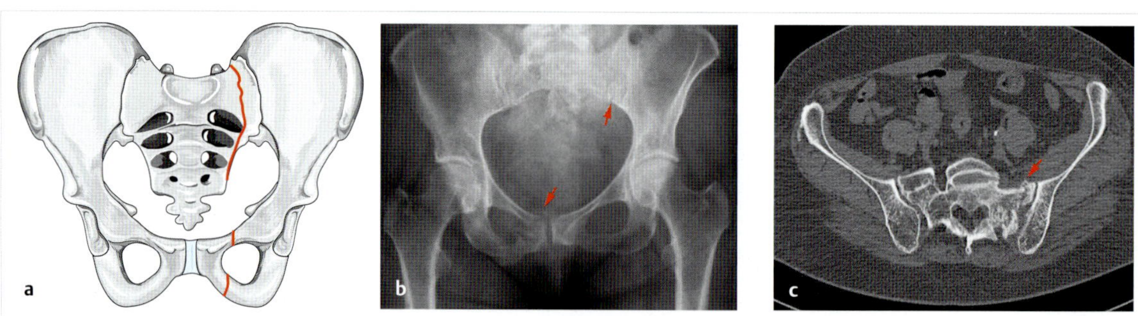

Abb. 5.17 FFP-Typ IIc. Unverschobene Sakrumfraktur, iliosakrale oder Iliumfraktur mit vorderer Beckenringfraktur.
a Skizze.
b Transversale CT-Aufnahme des Beckenrings.
c Transversale CT-Aufnahme des Beckenrings.

FFP-Typ III – dislozierte unilaterale hintere Beckenringverletzung plus Instabilität des vorderen Beckenrings

FFP-Typ IIIa ist eine verschobene Iliumfraktur (20/245 = 8,2 %) (▸ Abb. 5.18), **FFP-Typ IIIb** ist eine verschobene unilaterale iliosakrale Ruptur (4/245 = 1,6 %) (▸ Abb. 5.19), **FFP-Typ IIIc** ist eine verschobene unilaterale Sakrumfraktur (3/245 = 1,2 %) (▸ Abb. 5.20). Unverschobene hintere Beckenringverletzungen waren in unserem Patientengut viel häufiger als verschobene: Alle FFP-Typ-II-Verletzungen bildeten 51,6 % (127/245) der gesamten Gruppe, während FFP-Typ III nur 11,0 % (27/245) ausmachten. Das Verhältnis zwischen FFP-Typ II und FFP-Typ III war damit 4,7 zu 1.

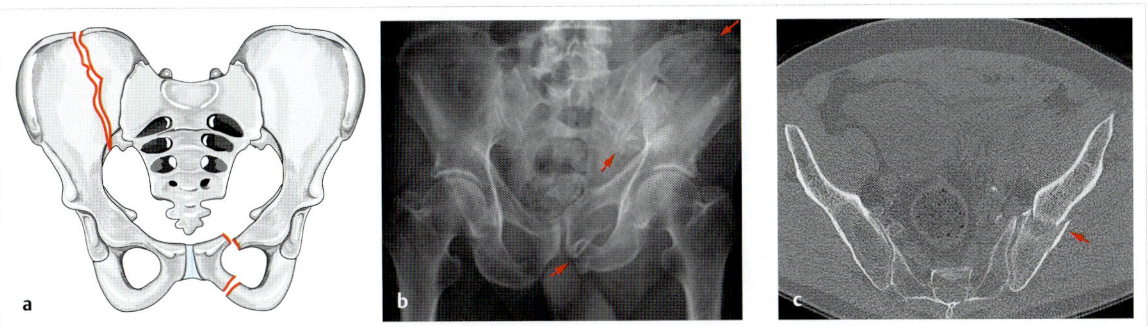

Abb. 5.18 FFP-Typ IIIa. Verschobene unilaterale Iliumfraktur.
a Skizze.
b Konventionelle Röntgen-a.–p.-Aufnahme.
c Transversale CT-Aufnahme des Beckenrings.

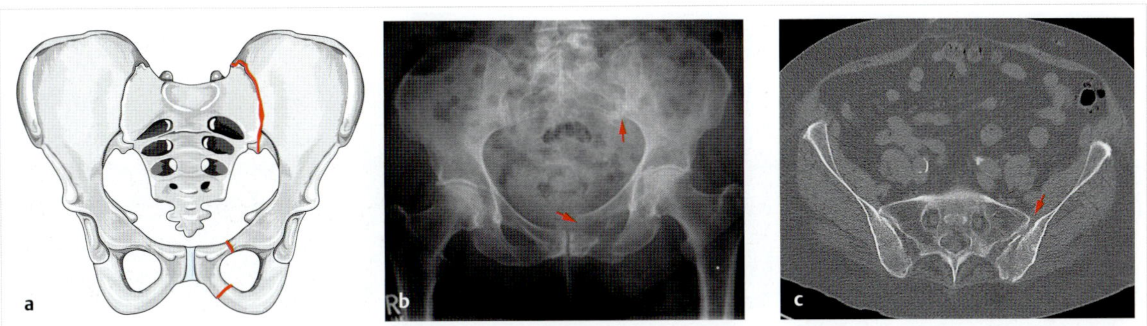

Abb. 5.19 FFP-Typ IIIb. Verschobene unilaterale iliosakrale Frakturdislokation.
a Skizze.
b Konventionelle Röntgen-a.–p.-Aufnahme.
c Transversale CT-Aufnahme des Beckenrings.

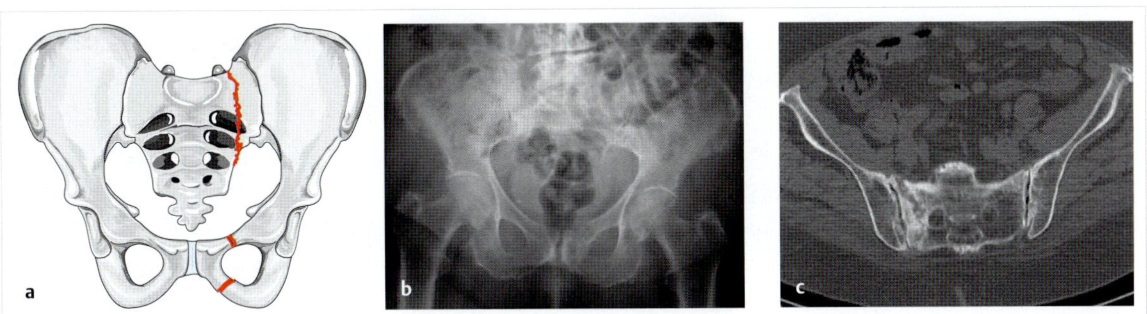

Abb. 5.20 FFP-Typ IIIc. Verschobene unilaterale Sakrumfraktur.
a Skizze.
b Röntgen-a.–p.-Aufnahme.
c Transversale CT-Aufnahme.

FFP-Typ IV – bilaterale verschobene hintere Beckenringverletzungen

FFP-Typ IVa sind bilaterale Iliumfrakturen oder bilaterale iliosakrale Rupturen (2/245 = 0,8 %) (▸ Abb. 5.21). **FFP-Typ IVb** sind spinopelvine Sprengungen mit einer bilateralen vertikalen Komponente durch die Massa lateralis des Os sakrum und einer zusätzlichen horizontale Komponente, die die beiden vertikalen verbindet (37/245 = 15,1 %) (▸ Abb. 5.22). **FFP-Typ IVc** ist eine Kombination verschiedener dislozierter Instabilitäten im hinteren Beckenring (8/245 = 3,3 %) (▸ Abb. 5.23). Von den FFP-Typ-IVb-Verletzungen waren nicht alle auf konventionellen Röntgenbildern erkennbar. Dies betont noch einmal die Wichtigkeit

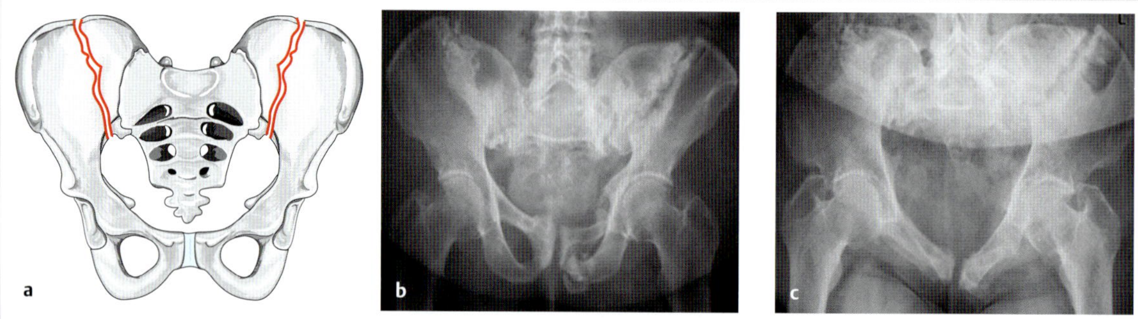

Abb. 5.21 FFP-Typ IVa. Bilaterale Iliumfraktur oder bilaterale iliosakrale Frakturdislokation.
a Skizze.
b Konventionelle Becken-a.-p.-Röntgenaufnahme.
c Konventionelle Becken-Inlet-Röntgenaufnahme.

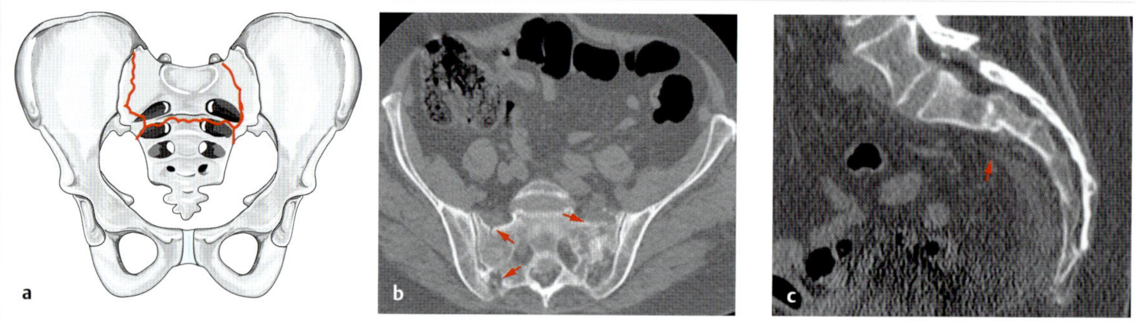

Abb. 5.22 FFP-Typ IVb. Bilaterale Sakrumfraktur, spinopelvine Dissoziation.
a Skizze.
b Transversale CT-Aufnahme.
c Sagittale CT-Aufnahme des Sakrums.

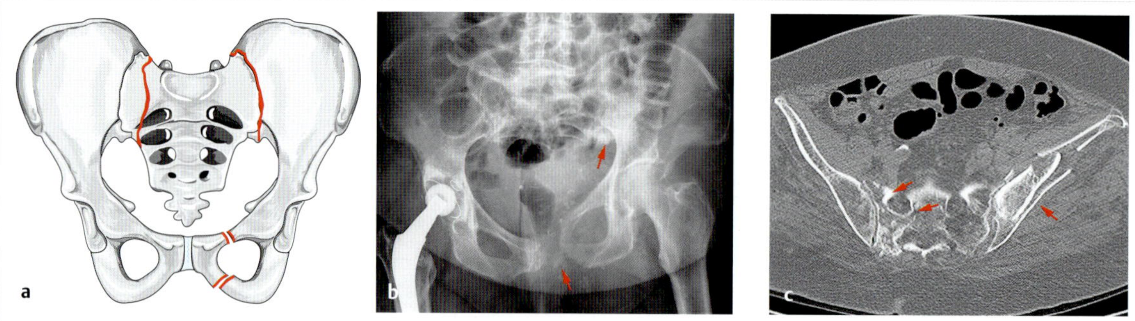

Abb. 5.23 FFP-Typ IVc. Kombination von verschiedenen dorsalen Instabilitäten.
a Skizze.
b Konventionelle Becken-a.-p.-Röntgenaufnahme.
c Transversale CT-Aufnahme des Beckenrings.

der CT-Untersuchung. Dabei sind multidimensionale Rekonstruktionen unabdingbar, weil die horizontale Komponente der spinopelvinen Sprengung oft nur in der sagittalen Rekonstruktion zu erkennen ist. Linstrom et al. beschreiben verschiedene Frakturverläufe im Sakrum von 108 Patienten mit Sakruminsuffizienzfrakturen. Die H-förmige Fraktur kam in 61 % ihrer Patienten vor [5].

Auf den Punkt gebracht

Die hier beschriebene allumfassende Klassifikation von Fragilitätsfrakturen des Beckenrings beschreibt verschiedenste Frakturmorphologien und teilt die Frakturen ebenfalls nach Ausmaß der Instabilität ein. FFP-Typ-I-Frakturen sind stabiler als FFP-Typ II. Verschobene Frakturen sind instabiler als unverschobene, bilateral verschobene Frakturen sind instabiler als unilateral verschobene. Daraus ergeben sich ebenfalls Empfehlungen für die Versorgung. Während die FFP-Typ I konservativ behandelt werden können, werden die FFP-Typ II optional mittels perkutaner Techniken stabilisiert. FFP-Typ III und FFP-Typ IV werden anhand offener Reposition und innere Fixation versorgt, FFP-Typ III unilateral, FFP-Typ IV bilateral [7], [9].

Literatur

[1] Dhanwal DK, Dennison EM, Harvey NC et al. Epidemiology of hip fracture: worldwide geographic variation. Indian J Orthop 2011; 45: 15–22

[2] Dodge G, Brison R. Low-impact pelvic fractures in the emergency department. CJEM 2010; 12: 509–13

[3] Johnell O, Kanis JA. An estimate of the worldwide prevalence and disability associated with osteoporotic fractures. Osteoporos Int 2006; 17: 1726–33

[4] Lau TW, Leung F. Occult posterior pelvic ring fractures in elderly patients with osteoporotic pubic rami fractures. J Orthop Surg (Hong Kong) 2010; 18: 153–7

[5] Linstrom NJ, Heiserman JE, Kortman KE et al. Anatomical and biomechanical analyses of the unique and consistent locations of sacral insufficiency fractures. Spine (Phila Pa 1976) 2009; 34(4): 309–15

[6] OTA. Fracture and dislocation compendium. J Orthop Trauma 1996; 10 (Suppl. 1): 71–5

[7] Rommens PM, Wagner D, Hofmann A. Surgical management of osteoporotic pelvic fractures: a new challenge. Eur J Trauma Emerg Surg 2012; 38: 499–509

[8] Rommens PM, Hofmann A. Comprehensive classification of fragility fractures of the pelvic ring: recommendations for surgical treatment. Injury 2013; 44: 1733–1744

[9] Rommens PM, Pairon P, Ossendorf C et al. Clinical pathways for fragility Fractures of the pelvic ring. Personal experiences and review of the literature. J Orthop Science 2015; 20: 1–11

[10] Tile M. pelvic ring fractures. Should they be fixed? J Bone joint Surg 1988; 70B: 1–12

5.3 Diagnostik und Therapie von Fragilitätsfrakturen des Beckenrings

L. Oberkircher, B. Bücking

An dieser Stelle sei bezüglich der Epidemiologie sowie der Frakturklassifizierung auf Kap. 5.2 verwiesen.

5.3.1 Diagnostik

Patienten mit geriatrischen Beckenringfrakturen stellen sich häufig nach einem **Sturz aus niedriger Höhe** mit Schmerzen im Bereich der Hüfte und v. a. in der betroffenen Leiste vor. Die Sturzanamnese ist in vielen Fällen wenig spezifisch oder aufgrund vorbestehender Demenz eingeschränkt [7]. Achten sollte man neben der üblichen **Anamnese** auf eine vorbestehende Osteoporose, da auch ohne Trauma Läsionen im Bereich des Os sacrum bei fortgeschrittener Osteoporose entstehen können (sog. sakrale Insuffizienzfrakturen).

Eine **klinische Untersuchung** sollte zunächst die Palpation des vorderen und hinteren Beckenrings inklusive der LWS und der proximalen Femura umfassen. Zusätzlich sollte das Becken auf Instabilitäten untersucht werden. Die Prüfung der horizontalen Stabilität wird durch Kompression und Distraktion im Bereich der Beckenschaufel durchgeführt, die Prüfung der vertikalen Stabilität erfolgt durch eine Translationsbewegung der Beckenschaufeln. Neben etwaigen Instabilitäten sollte hierbei auch auf Schmerzen im Bereich des Os sacrum geachtet werden.

Die sich anschließende **Röntgenuntersuchung** sollte als Screeningmethode eine a.–p. Aufnahme des Beckens und optional zusätzliche axiale Hüftaufnahmen zum Ausschluss einer proximalen Femurfraktur umfassen.

Cave

Häufig erfolgt bei geriatrischen Beckenringfrakturen eine verzögerte Diagnosestellung des vollständigen Ausmaßes der Fraktur, da eine Fraktur des hinteren Beckenrings zumeist erst in einer **CT-Diagnostik** sichtbar wird [4] (▸ Abb. 5.24).

Mehrere Autoren konnten zeigen, dass viele zunächst als A-Verletzungen klassifizierten Beckenringverletzungen im CT eine zusätzliche dorsale Läsion zeigten [12], [16]. Cosker konnte sogar in einem Kollektiv von 50 Patienten mit zunächst vermuteter isolierter vorderer Beckenringfraktur bei 95 % der Patienten in der zusätzlich erfolgten MRT-Untersuchung eine Läsion des hinteren Beckenrings nachweisen [2].

5

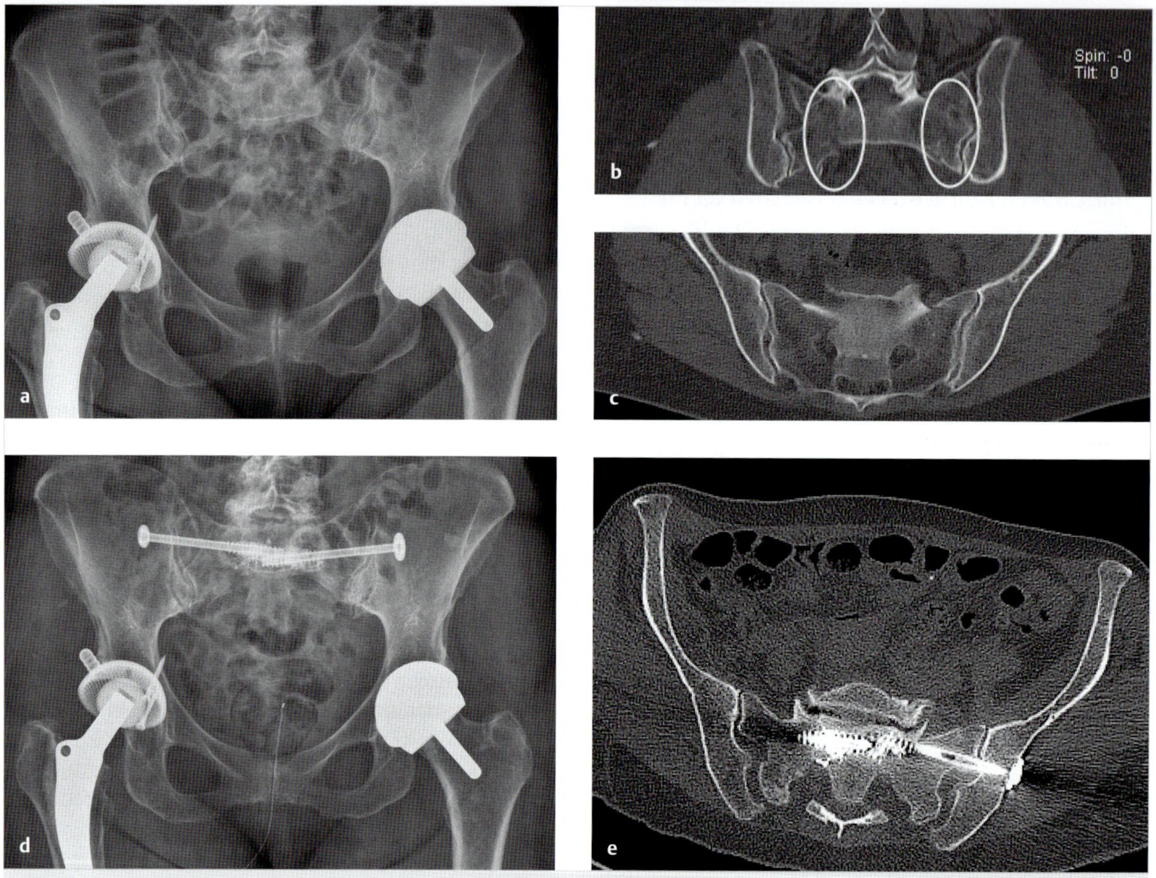

Abb. 5.24 Patientin nach einfachem Sturz und Schmerzen im Bereich des hinteren Beckenrings.
a Röntgendiagnostik Becken a.-p.
b Erst in der CT-Diagnostik zeigt sich die ausgeprägte Sakrumfraktur bilateral (koronare Ansicht).
c Axiale CT-Ansicht der bilateralen Sakrumfraktur.
d Die postoperative a.-p. Beckenaufnahme zeigt das Ergebnis nach Einbringen zweier Iliosakralschrauben mit zusätzlicher Zementaugmentation.
e Entsprechende CT-Aufnahme (axiale Ansicht).

Aus diesem Grund ist eine Schnittbilddiagnostik bei einer in der konventionellen Röntgenuntersuchung sichtbaren vorderen Beckenringverletzung angezeigt. Bei unauffälliger RT-Bildgebung, aber starker Schmerzsymptomatik (insbesondere im Rahmen der körperlichen Instabilitätsdiagnostk) ist dies ebenfalls sinnvoll (▸ Abb. 5.24).

Eine Verzögerung der Diagnostik einer hinteren Beckenringverletzung bei alten Patienten bedeutet oft einen langen Leidensweg durch verschiedene Fachdisziplinen, bis schließlich die entscheidende Diagnostik zur adäquaten Behandlung führt [4]. Daher sollte bei anhaltenden immobilisierenden Beschwerden und fehlendem Frakturnachweis in der CT-Diagnostik die Indikation zur MRT-Untersuchung großzügig gestellt werden.

M!

Merke

Bei geriatrischen Patienten mit V. a. Beckenringfraktur sollte eine frühzeitige und adäquate Diagnostik mittels CT und ggf. auch MRT erfolgen, um den Patienten einen langen Leidensweg bis zur Diagnosestellung und Einleitung einer adäquaten Therapie zu ersparen.

5.3.2 Klassifikation

Siehe Kap. 5.2.

5.3.3 Therapie

Aufgrund des geringen energetischen Verletzungsmusters bei geriatrischen Beckenringfrakturen unterscheidet sich die Behandlung meist von der im Jugend- oder Erwachsenenalter auftretenden Beckenringfraktur. Häufig besteht ein **alleiniger Bruch des Beckenknochens** ohne Zerstörung der umliegenden Weichteile und Gefäße. Eine hämodynamische Instabilität ist selten und in Ausnahmefällen dadurch bedingt, dass scharfe Fragmentkanten zu einer Gefäßverletzung geführt haben.

Daher steht bei der geriatrischen Beckenringfraktur die Behandlung der Schmerzen und des Funktionsverlusts im Vordergrund. Das Ziel ist in erster Linie eine möglichst **schmerzfreie Mobilisation.**

Falls initial eine **hämodynamische Instabilität** vorliegt, muss die Blutungsquelle unmittelbar mittels CT mit arterieller Kontrastmitteldarstellung identifiziert und durch blutstillende Maßnahmen (externe Stabilisierung mit interventioneller Embolisation oder Packing) versorgt werden [11].

In Abstimmung zur der vorhergehenden Fraktureinteilung (Kap. 5.2) werden nachfolgend die entsprechenden Behandlungsmöglichkeiten aufgezeigt.

Frakturtypen

FFP-Typ I (isolierte vordere Beckenringfraktur)

Als isolierte vordere Beckenringfraktur gilt die FFP-Typ I als eine stabile Fraktur und kann **konservativ** behandelt werden. Bei hohem Schmerzlevel (visuelle Analogskala [VAS] ≥ 5) erfolgt nach Ausschluss einer höheren Frakturklassifikation im CT in der Regel die stationäre Aufnahme zur analgetischen Therapie sowie Mobilisation unter Vollbelastung und physiotherapeutischer Anleitung (▶ Abb. 5.25).

Bei der **analgetischen Behandlung** der geriatrischen Patienten sollte man die häufig vorliegenden Komorbiditäten beachten, die oftmals das Anwenden herkömmlicher Protokolle zur Schmerztherapie erschweren. Vor allem die Therapie mittels NSAR sollte bezüglich der Nebenwirkungen und Interaktionen vorsichtig angewandt werden [1], [10]. Opioide sind meist als zusätzliche Therapieoption angezeigt.

Analog zu Frakturen der Wirbelsäule und Frakturen der unter Extremität muss schnellstmöglich eine suffiziente Analgesie zur **Mobilisation** erreicht werden, um die Folgen und Komplikationen einer längeren Bettlägerigkeit zu vermeiden [6].

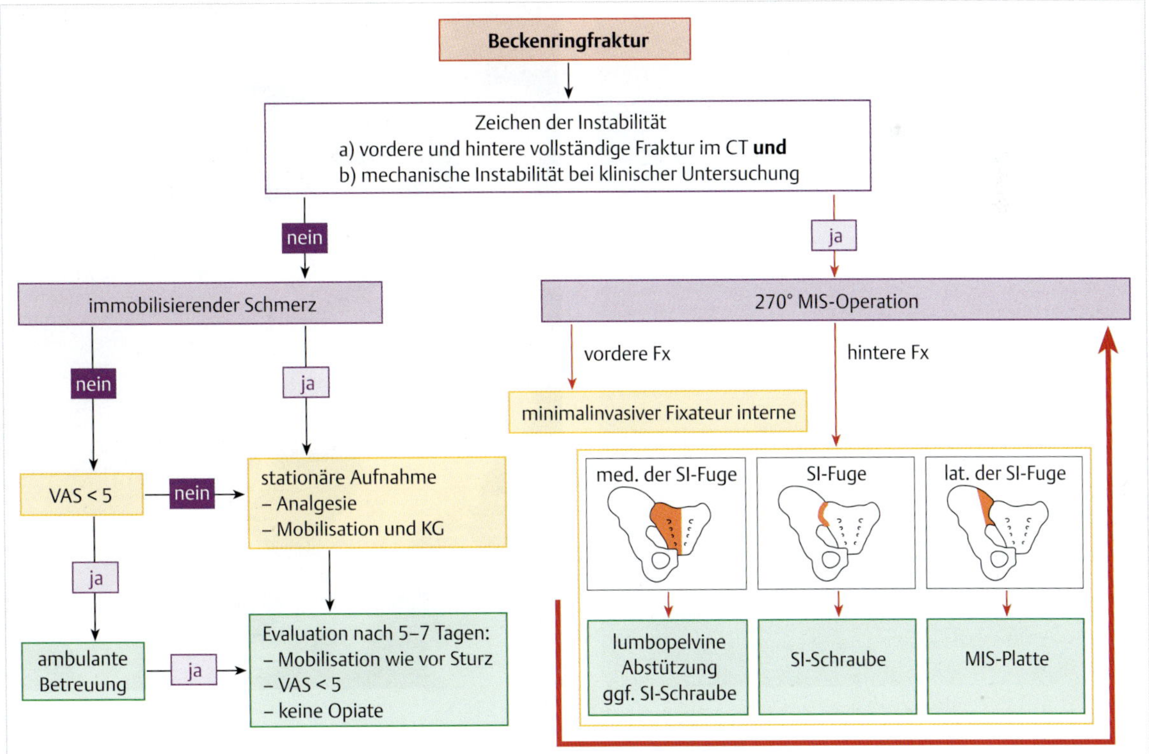

Abb. 5.25 Behandlungsalgorithmus unserer Klinik bei geriatrischen Beckenringfrakturen. (Fx: Fraktur; KG: Krankengymnastik; MIS: minimalinvasiv; SI: sakroiliakal; VAS: visuelle Analogskala).

FFP-Typ II (undislozierte hintere Beckenringfrakturen, meist mit Beteiligung des vorderen Beckenrings)

Im Falle des FFP-Typs II kommt es zu einer zusätzlichen Instabilität im Bereich des hinteren Beckenrings. FFP-Typ IIa (isolierte hintere Beckenringfraktur) tritt, wie bereits in Kap. 5.2 beschrieben, selten auf (▸ Abb. 5.24). Meist kommt es aufgrund des Unfallmechanismus zu einer vorderen Beckenringfraktur und einer zusätzlichen Kompressionsverletzung im Bereich der Massa lateralis oder zu einer unverschobenen, vollständigen lateralen Sakrumfraktur, Iliumfraktur oder iliosakralen Verletzung (FFP-Typ IIb und IIc).

Da keine gravierende mechanische Instabilität besteht, kann zunächst eine **konservative Therapie** durchgeführt werden. Falls sich im stationären Verlauf allerdings keine Beschwerdebesserung zeigt oder eine sekundäre Dislokation in der radiologischen Verlaufskontrolle auftritt, sollte eine **operative Therapie** erwogen werden. Zusätzlich zu einer Stabilisierung des hinteren Beckenrings ist oftmals eine Versorgung des vorderen Beckenrings notwendig. Um auch bei diesen recht komplexen und umfangreichen Frakturformen eine standardisierte Behandlungsstrategie zu etablieren, hat sich im eigenen Vorgehen der beiliegende Algorithmus bewährt (▸ Abb. 5.25).

FFP-Typ III und IV (unilaterale und bilaterale Beckenringfrakturen mit deutlicher mechanischer Instabilität)

Im Falle von FFP-Typ-III- und -IV-Verletzungen besteht eine deutliche unilaterale bzw. bilaterale Instabilität des Beckenrings, die **operativ** versorgt werden sollte (▸ Abb. 5.24, ▸ Abb. 5.26, ▸ Abb. 5.27, ▸ Abb. 5.28).

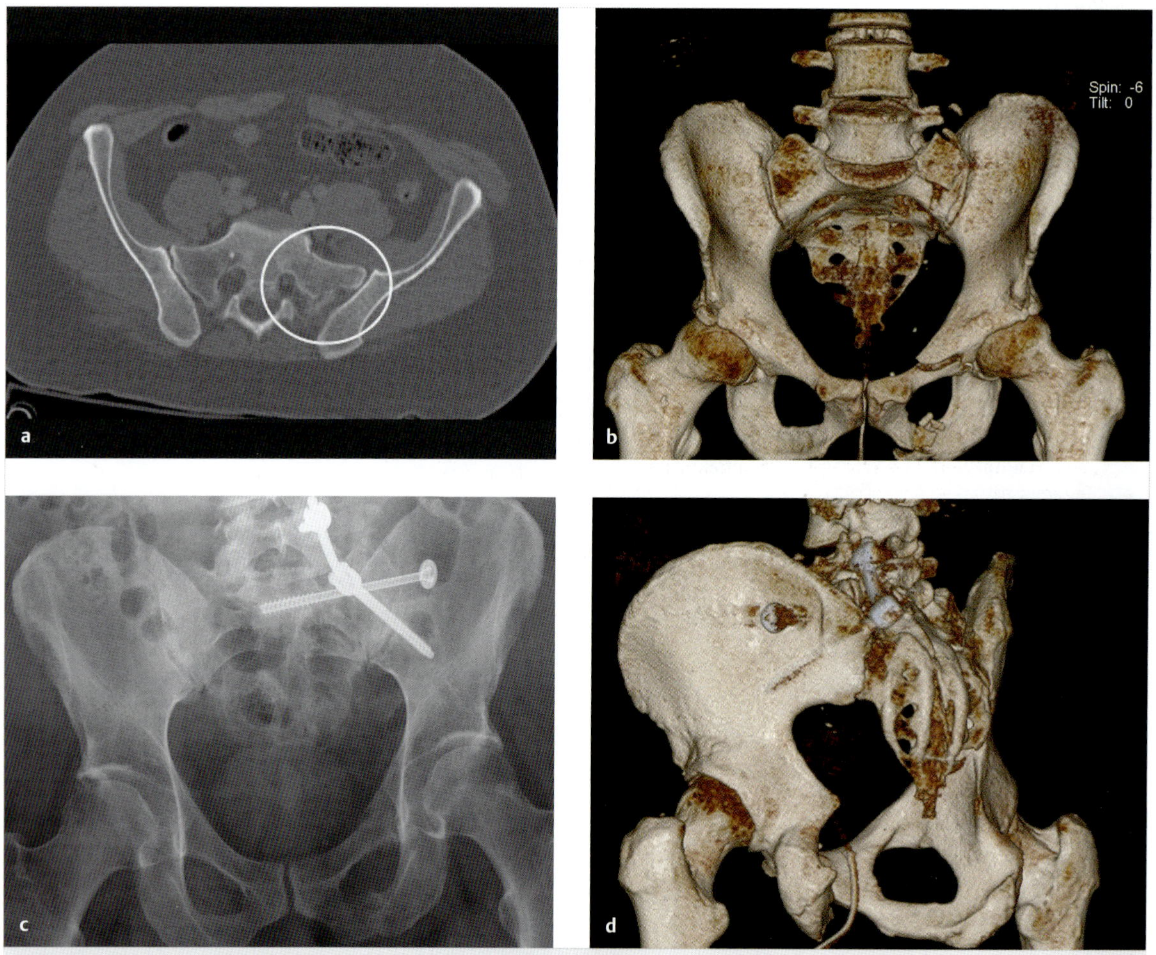

Abb. 5.26 Frakturtyp FFP IIIc (unilaterale verschobene Sakrumfraktur).
a CT-Diagnostik (axiale Ansicht).
b Präoperative 3-D-Darstellung der CT-Diagnostik.
c Lumbopelvine Abstützung sowie zusätzliche iliosakrale Schraubenosteosynthese in der postoperativen Röntgenaufnahme.
d Entsprechende 3-D-Rekonstruktion postoperativ.

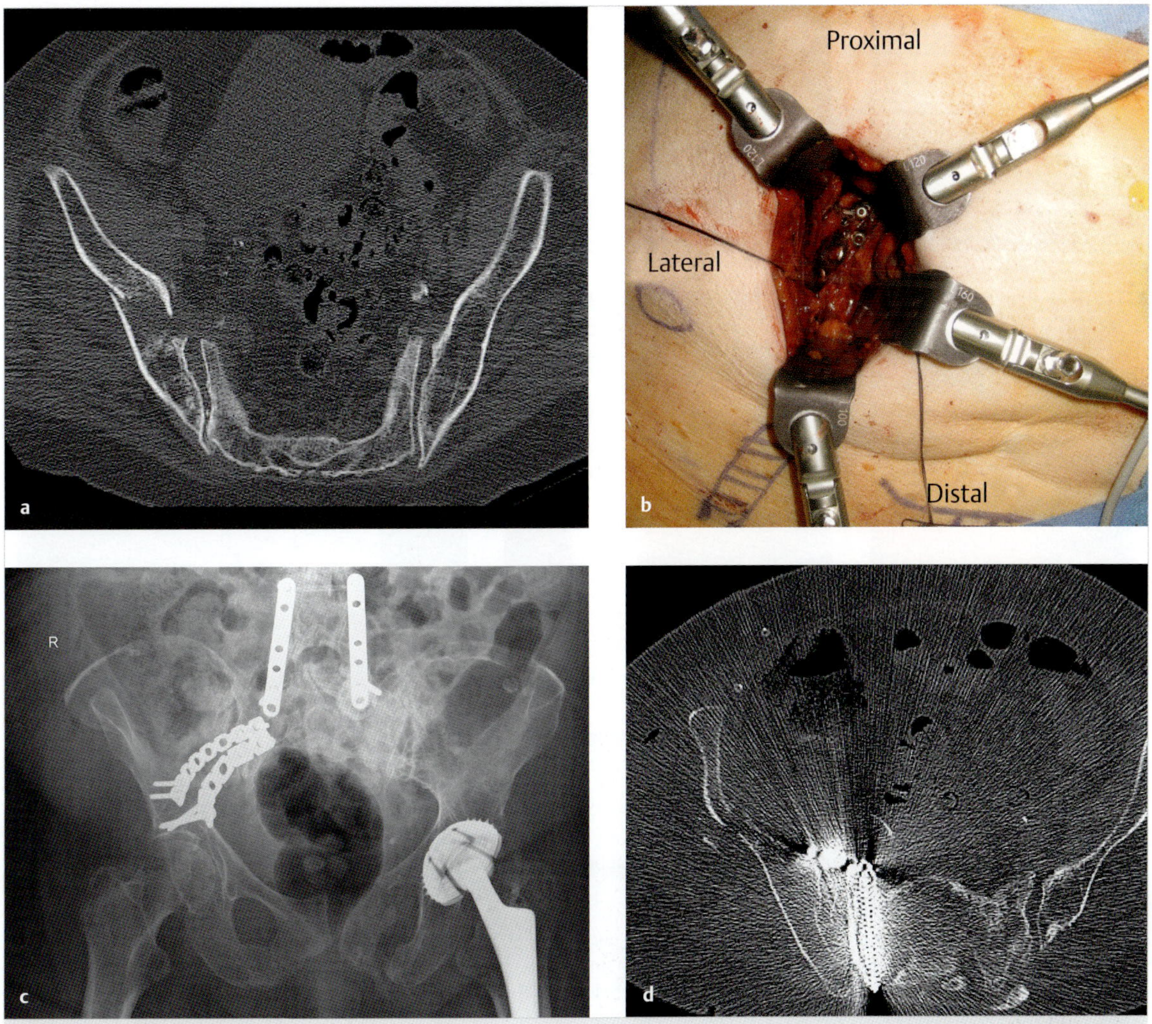

Abb. 5.27 Frakturtyp FFP IIIa (unilaterale Iliumfraktur).

a CT-Diagnostik (axiale Ansicht).

b Operative Versorgung über das erste Fenster des TIMI-Zugangs.

c Die postoperative Röntgenaufnahme zeigt die Plattenosteosynthese.

d Lage der parallel und medial zur ISG-Fuge gelegenen Spongiosaschraube. Aufgrund des Verlaufs der S 1-Wurzel aus dem Plexus lumbosakralis darf weiter medial keine weitere Schraube platziert werden.

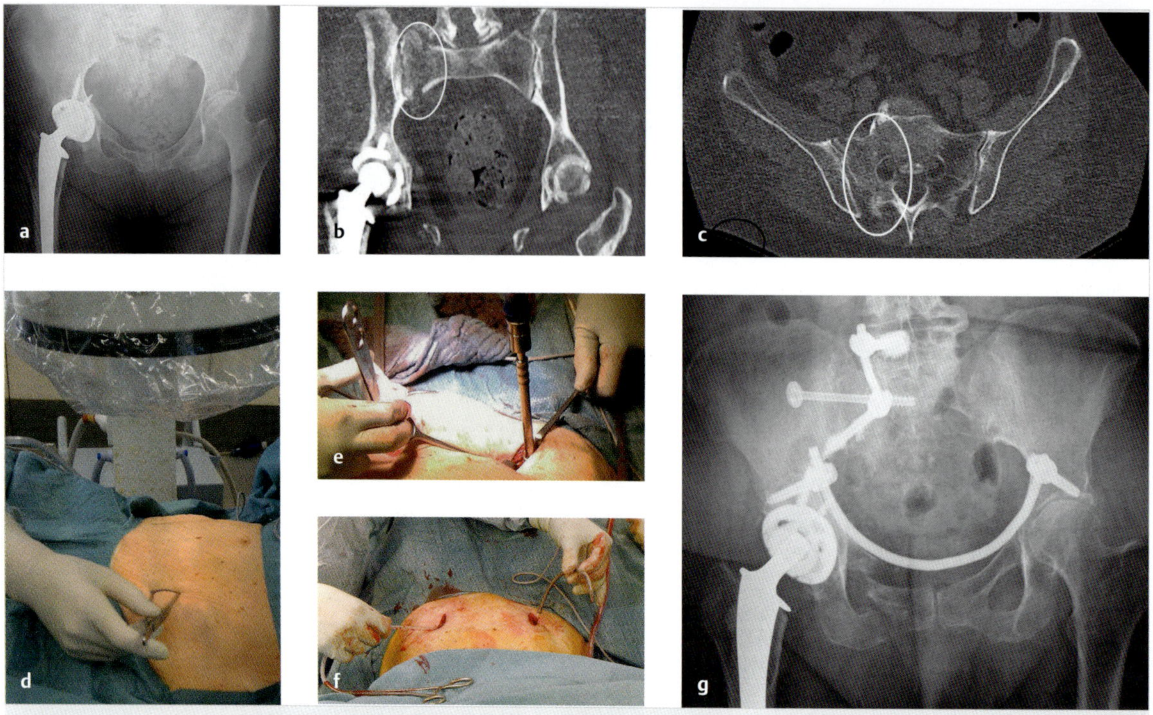

Abb. 5.28 Frakturtyp FFP IIIc (unilaterale verschobene Sakrum- sowie vordere Beckenringfraktur).
a Röntgendiagnostik.
b CT-Diagnostik (koronare Ansicht).
c CT-Diagnostik (axiale Ansicht).
d Zugang zur Platzierung der minimalinvasiven Fixation mittels eines supraacetabulär fixierten Bügels (Fixateur interne). Zur Platzierung der beiden poliaxialen supraacetabulären Schrauben wird analog zum TIMI-Zugang (Kap. 5.1) beim ersten Fenster ein transabdominaler retroperitonealer Zugang verwendet.
e Situs nach Eindrehen der Schraube.
f Stumpfe Weichteilpräparation unter den Gefäßen entlang der beiden Schambeinäste zur Gegenseite.
g Die postoperative Röntgendiagnostik zeigt den eingebrachten Fixateur interne und die zusätzliche Versorgung des hinteren Beckenrings mittels lumbopelviner Abstützung und ISG-Schraubenosteosynthese.

Tipp

Frakturen, die weder in der Schnittbilddiagnostik noch in der klinischen Untersuchung eine Instabilität aufweisen, können zunächst konservativ behandelt werden, im Falle einer Instabilität sollte eine operative Therapie gewählt werden (▶ Abb. 5.25).

Die operativen Möglichkeiten zur Stabilisierung des vorderen und hinteren Beckenrings werden nachfolgend beschrieben.

Operative Stabilisierungsverfahren des hinteren Beckenrings

Perkutane iliosakrale Schraubenosteosynthese

Dieses Verfahren stellt mit oder ohne Zementaugmentation bei Weitem die verbreitetste Osteosynthesetechnik bei diesem Frakturtyp dar (▶ Abb. 5.24).

Komplette und **weniger stark verschobene Frakturen (vertikal < 1 cm) der Massa lateralis** können mittels einer perkutanen Schraubenosteosynthese, die iliosakral verläuft, versorgt werden. Hierfür werden 1 oder 2 Teilgewindeschrauben durch das ISG in den Wirbelkörper S 1 eingebracht. Um eine ausreichende Kompression zur erreichen, sollte darauf geachtet werden, dass die Schraube zentral im Wirbelkörper S 1 zu liegen kommt und das Gewinde medial des Frakturspalts liegt. Um das Einsinken des Schraubenkopfes zu vermeiden, sollte eine Unterlegscheibe verwendet werden.

Aufgrund der meist osteoporotischen Knochenqualität wird oftmals eine zusätzliche **Zementaugmentation** um das Gewinde der Schraube verwendet [4], [15], [17].

Cave

Bei ausgedehnter vorderer und hinterer Instabilität kann die alleinige dorsale Stabilisierung mittels iliosakraler Schraube nicht ausreichend sein, da sich die Schrauben bei Belastung aus dem osteoporotischen Knochen auslockern können.

Epi- oder transsakrale Positionsstabosteosynthese

Bei einer **bilateralen dorsalen Instabilität** kann die Fraktur als Alternative zu zweiseitigen iliosakralen Schraubenosteosynthese mittels episakraler ilioiliakaler Gewindestabosteosynthese stabilisiert werden. Hierbei werden 1 oder 2 Gewindestäbe dorsokranial des Sakrums durch die beiden hinteren Beckenkämme platziert. Eine Kompression wir durch bilaterales Anziehen der Schraubenmuttern erreicht.

Bei **beidseitiger Sakrumfraktur** kann alternativ auch ein transsakraler Stab eingebracht werden, der durch die Mitte des Wirbelkörpers S 1 verläuft. Hierdurch wird eine direkte interfragmentäre Kompression über die beidseitigen Muttern erreicht [8]. Vorteil dieser Methode ist eine Vermeidung der Auslockerung, die bei der iliosakralen Schraubenosteosynthese im osteoporotischen Knochen beobachtet wird [11].

Lumbopelvine Abstützung

Im Falle einer **nicht mehr ausreichenden Möglichkeit zur alleinigen Schraubenfixierung im 1. Sakralwirbelkörper** (z. B. Trümmerfraktur der Massa lateralis) oder einer **ausgeprägten (vertikalen) Dislokation der Fraktur** wie bei Typ III und IV kann nach axialer Reposition durch Zug am Bein eine vertikale unilaterale oder bilaterale lumbopelvine Abstützung erforderlich sein (▸ Abb. 5.26, ▸ Abb. 5.28). Hierfür werden Pedikelschrauben in L3/L4 und/oder L4/L5 eingebracht. Weiterhin erfolgt die Platzierung einer möglichst großkalibrigen und langen Schraube (z. B. 7 mm/120 mm) in die Spina iliaca posterior superior parallel zum Iliosakralgelenk (ISG). Diese Schraube verläuft nach ventral in die supraacetabuläre Region. Diese Schraube wird dann mittels Verbindungsstab mit der/den Pedikelschraube/n verbunden.

Aufgrund der meist mit vorliegenden multiplanaren Instabilität sollte eine zusätzliche **iliosakrale Schraubenosteosynthese** durchgeführt werden, um neben der vertikalen eine horizontale Stabilisierung zu erreichen [3]. Diese Form der Stabilisierung scheint biomechanisch die stabilste Technik zu sein [5], [13] (▸ Abb. 5.26, ▸ Abb. 5.28, ▸ Abb. 5.29).

Interne Fixation von ventral

Seltener treten hintere geriatrische Beckenringfrakturen im Bereich des Ileums lateral der ISG-Fuge auf. In diesen Fällen ist die o. g. Form der dorsalen Stabilisierung nicht möglich.

Die operative Versorgung der **hinteren Ileumfraktur** erfolgt dann durch 2 Platten, die ventral über die Fraktur gelegt werden. Im eigenen Vorgehen werden > 4,5 mm Großfragmentplatten verwendet. Medial der Fraktur sollte parallel und medial zur ISG-Fuge pro Platte jeweils eine Spongiosaschraube gesetzt werden. Aufgrund des Verlaufs der S 1-Wurzel aus dem Plexus umbosakralis darf weiter medial keine weitere Schraube platziert werden (▸ Abb. 5.27). Als Zugang zur Frakturregion kann sowohl der laterale Olerud-Zugang unter Ablösung der lateralen Bauchwand und des M. Iliacus oder ein transabdominaler retroperitonealer Zugang analog zum ersten Fenster beim TIMI-Zugang (Kap. 5.1) verwendet werden [11], [14] (▸ Abb. 5.27).

Sakroplastie

Die Sakroplastie stellt eine Behandlungsalternative im Falle einer **isolierten und inkompletten Kompressionsfraktur der Massa lateralis** (FFP-Typ IIa) dar. Bei dieser Versorgung wird eine alleinige Zementapplikation im Frakturbereich durchgeführt, um so eine Schmerzreduktion und Stabilisierung zu erreichen. Allerdings sollte bedacht werden, dass bislang systematische Studien über Komplikationen und Langzeitergebnisse fehlen [11], [15].

Operative Stabilisierungsverfahren des vorderen Beckenrings

Fixateur externe

Im Falle einer **FFP-Typ-IIb-Verletzung** (Kompressionsverletzung der vorderen Massa lateralis des Os sacrum mit begleitender Instabilität des vorderen Beckenrings) kann die Stabilisierung bei immobilisierenden Schmerzen mittels Fixateur externe als minimalinvasives Verfahren erfolgen. Hierbei werden die Schanz-Schrauben bilateral in den supraacetabulären Bereich eingebracht. Dieses Verfahren wird von manchen Patienten als störend bei der Mobilisation empfunden. Aufgrund der Gefahr einer Pintrakt-Infektion sollte der Fixateur externe nach 6 Wochen wieder entfernt werden.

Interne Fixation

Entsprechend der Versorgung durch den Fixateur externe kann bei **dislozierten oder instabilen Frakturen** des vorderen Beckenrings eine Stabilisierung durch interne Fixationstechniken erreicht werden. Hierzu kommt z. B. die

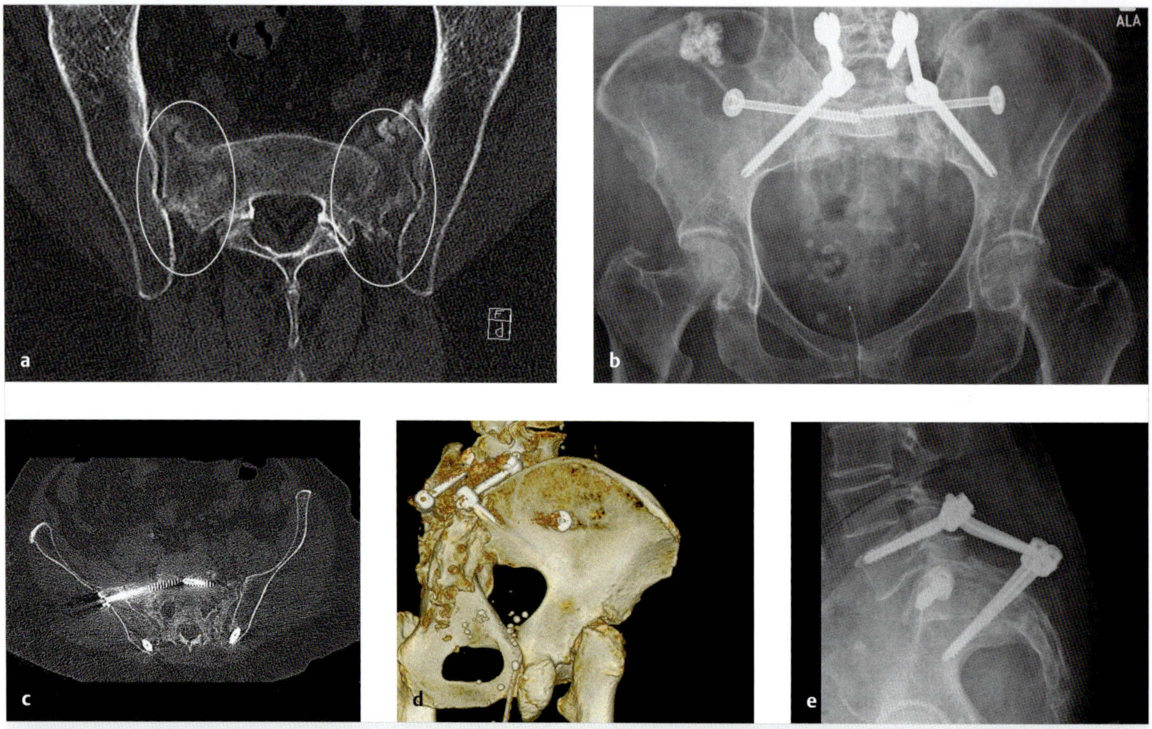

Abb. 5.29 Pseudarthrose im Bereich des Os sacrum bilateral im eigenen Patientenkollektiv.
a CT-Diagnostik (axiale Ansicht).
b Operative Versorgung mittels beidseitiger lumbopelviner Abstützung sowie ISG-Schraubenosteosynthese (a.–p. Aufnahme).
c Postoperative CT-Diagnostik (axiale Ansicht).
d Postoperative CT-Diagnostik (3-D-Rekonstruktion).
e Postoperative Röntgendiagnostik (seitliche Ansicht).

Plattenosteosynthese mit 3,5 mm Rekonstruktionsplatten (analog zur Versorgung vorderer Acetabulumfrakturen) oder die Versorgung mittels eines polyaxialen Schrauben-Stab-Systems zum Einsatz.

Im eigenen Vorgehen wird aufgrund des geringen Weichteiltraumas und der hohen Primärstabilität die minimalinvasive Fixation mittels eines supraacetabulär fixierten Bügels favorisiert (Fixateur interne) (▶ Abb. 5.28).

Für die Platzierung der beiden (jeweils links und rechts) 7,0 mm poliaxialen supraacetabulären Schrauben wird analog zum TIMI-Zugang (Kap. 5.1) beim ersten Fenster ein transabdominaler retroperitonealer Zugang verwendet. Nach Darstellung der supraacetabulären Region werden die beiden polyaxialen 2 Pedikelschrauben eingedreht. Danach erfolgt die stumpfe Weichteilpräparation unter den Gefäßen entlang der beiden Schambeinäste zur Gegenseite. Gegebenenfalls kann ein Hilfsschnitt im Bereich der Symphyse angewendet werden, um das Hindurchschieben des vorgebogenen Stabes (ca. 5–6 mm Durchmesser) zu erleichtern (▶ Abb. 5.28).

Kriechschrauben

Bei **wenig disolizierten Frakturen des Schambeinasts** können sog. Kriechschrauben von medial nach lateral im Schambeinast eingebracht werden. Der Schraubendurchmesser sollte dabei der Dicke des vorhandenen Korridors angepasst werden [9].

5.3.4 Komplikationen und Prognose

Auch wenn die geriatrische Beckenringfraktur an Häufigkeit in den letzten Jahren deutlich zugenommen hat, finden sich bisher nur wenige, lediglich retrospektive Studien. Hier werden zumeist sowohl konservativ als auch operativ behandelte Patienten eingeschlossen.

Im Falle einer konservativen Therapie treten selten therapieassoziierte Komplikationen auf, wenn eine frühzeitige Mobilisation erfolgt. In Einzelfällen kann es zu **Pseudarthrosen** kommen, die ggf. sekundär operativ stabilisiert werden müssen (▶ Abb. 5.29).

Komplikationen nach operativer Therapie reichen von den üblichen OP-Komplikationen (Nachblutung, Infektion, Nervenläsionen, Beinvenenthrombose) bis hin zu **Lungenarterienembolien** und **Multiorganversagen**, diese schwerwiegenden Komplikationen sind allerdings selten. Die Aufenthaltsdauer der Patienten im Krankenhaus beträgt im Schnitt 9,6–21,3 Tage, die 1-Jahres-Mortalität wird zwischen 9,5 % und 27 % angegeben, was letztendlich vergleichbar mit dem Patientenkollektiv der proximalen Femurfrakturen ist [7].

Konsens aller bisherigen Studien bezüglich des Outcomes nach erlittener Beckenringfraktur ist letztendlich eine Erhöhung der Mortalität, eine Abnahme der Mobilität und somit eine Verminderung der sozialen Selbstständigkeit. Das Outcome ist dabei sehr an die vorbestehenden Komorbiditäten geknüpft. Aufgrund der beschriebenen Parallelen zu proximalen Femurfrakturen ist auch bei Beckenringfrakturen anzunehmen, dass die betroffenen Patienten von einer interdisziplinären unfallchirurgisch-geriatrischen Behandlung profitieren.

Auf den Punkt gebracht

In Bezug auf die geriatrische Beckenringfraktur ist eine zügige sowie suffiziente Diagnostik essenziell, um geeignete Behandlungsstrategien zu entwickeln. Ziel aller genannten konservativen und operativen Verfahren ist die frühzeitige Mobilisation der Patienten, um Komplikationen der Immobilisation zu vermeiden. Eine Schichtbilddiagnostik mittels CT oder in Ausnahmen mittels MRT sollte bei entsprechender Symptomatik oder bei Frakturzeichen in der konventionellen Röntgenaufnahme erfolgen, um Instabilitäten des hinteren Beckenrings aufzudecken. Die Behandlung richtet sich nach dem Grad der Instabilität und der Schmerzintensität.

Der FFP-Typ I (isolierte vordere Beckenringfraktur) kann konservativ behandelt werden, während der FFP-Typ II (undislozierte hintere Beckenringfrakturen, meist mit Beteiligung des vorderen Beckenrings) optional bei anhaltenden immobilisierenden Schmerzen trotz analgetischer Therapie oder bei radiologisch nachgewiesener sekundärer Dislokation stabilisiert wird. Bei FFP-Typ III (dislozierte unilaterale hintere Beckenringverletzung kombiniert mit einer Instabilität des vorderen Beckenrings) und FFP-Typ IV (bilaterale verschobene hintere Beckenringverletzungen) liegen meist multiplanare Instabilitäten vor, sodass hier die operative Therapie Anwendung findet.

Unter den operativen Verfahren stehen dorsale Stabilisierungen im Vordergrund. Die Wahl des Osteosyntheseverfahrens richtet sich nach Frakturverlauf bzw. -region und Ausmaß der Instabilität. Hier kommen Ilieosakrale Schrauben (ggf. zementaugmentiert), lumbopelvine Abstützungen und ventrale Plattenosteosynthesen infrage.

Bei höhergradiger Instabilität können zusätzlich möglichst minimalinvasive externe oder interne Osteosynthesetechniken zur Stabilisierung des vorderen Beckenrings verwendet werden.

Ein standardisiertes Vorgehen wie im aufgezeigten Behandlungsalgorithmus (▶ Abb. 5.25) kann in der Therapieentscheidung bei Patienten mit Beckenringfrakturen hilfreich sein.

Neben den genannten Therapieoptionen sollte ebenfalls an die Diagnostik und Therapie der häufig begleitenden Osteoporose gedacht werden.

Literatur

[1] Buffum MD, Hutt E, Chang VT et al. Snow Cognitive impairment and pain management: review of issues and challenges. J Rehabil Res Dev 2007; 44: 315–330

[2] Cosker TD, Ghandour A, Gupta SK et al. Pelvic ramus fractures in the elderly: 50 patients studied with MRI. Acta Orthop 2005; 76: 513–516

[3] Dudda M, Hoffmann M, Schildhauer TA. Sacrum fractures and lumbopelvic instabilities in pelvic ring injuries: classification and biomechanical aspects. Unfallchirurg 2013; 116: 972–978

[4] Fuchs T, Rottbeck U, Hofbauer V et al. Pelvic ring fractures in the elderly. Underestimated osteoporotic fracture. Unfallchirurg 2011; 114: 663–670

[5] Gansslen A. Biomechanical principles for treatment of osteoporotic fractures of the pelvis. Unfallchirurg 2010; 113: 272–280

[6] Irvine RE. Rehabilitation in geriatric orthopaedics. Int Rehabil Med 1985; 7: 115–120

[7] Krappinger D, Kammerlander C, Hak DJ et al. Low-energy osteoporotic pelvic fractures. Arch Orthop Trauma Surg 2010; 130: 1167–1175

[8] Mehling I, Hessmann MH, Rommens PM. Stabilization of fatigue fractures of the dorsal pelvis with a trans-sacral bar. Operative technique and outcome. Injury 2012; 43: 446–451

[9] Ochs BG, Gonser C, Shiozawa T et al. Computer-assisted periacetabular screw placement: Comparison of different fluoroscopy-based navigation procedures with conventional technique. Injury 2010; 41: 1297–1305

[10] Roche JJ, Wenn RT, Sahota O et al. Effect of comorbidities and postoperative complications on mortality after hip fracture in elderly people: prospective observational cohort study. BMJ 2005; 331: 1374

[11] Rommens PM, Wagner D, Hofmann A. Osteoporotic fractures of the pelvic ring. Z Orthop Unfall 2012; 150: e107–e118

[12] Schadel-Hopfner M, Celik I, Stiletto R et al. Computed tomography for the assessment of posterior pelvic injuries in patients with isolated fractures of the pubic rami in conventional radiography. Chirurg 2002; 73: 1013–1018

[13] Schildhauer TA, Ledoux WR, Chapman JR et al. Triangular osteosynthesis and iliosacral screw fixation for unstable sacral fractures: a cadaveric and biomechanical evaluation under cyclic loads. J Orthop Trauma 2003; 17: 22–31

[14] Stuby FM, Schaffler A, Haas T et al. Insufficiency fractures of the pelvic ring. Unfallchirurg 2013; 116: 351–364

[15] Tjardes T, Paffrath T, Baethis H et al. Computer assisted percutaneous placement of augmented iliosacral screws: a reasonable alternative to sacroplasty. Spine (Phila Pa 1976) 2008; 33: 1497–1500

[16] Tosounidis G, Wirbel R, Culemann U et al. Misinterpretation of anterior pelvic ring fractures in the elderly. Unfallchirurg 2006; 109: 678–680

[17] Wahnert D, Raschke MJ, Fuchs T. Cement augmentation of the navigated iliosacral screw in the treatment of insufficiency fractures of the sacrum: a new method using modified implants. Int Orthop 2013; 37: 1147–1150

Sachverzeichnis

A

B

C

D

E

F

G

H

I

J

K

L

M

N

Q

R

S

T

U

V

W

X

Y

Z